Diagnostik
in der Pneumologie

Diagnostik in der Pneumologie

Herausgegeben von

Rudolf Ferlinz

Bearbeitet von

R. Arndt
S. Daum
R. Dierkesmann
H. D. Fuchs
A. Huzly

N. Konietzko
Christina Krasemann
G. Müller
K.-M. Müller
W. Müller
G. Neumann
W. Petro

R. Rubin
P. Satter
U. Smidt
M. Thelen
H. Weigand
H. Werner
P. v. Wichert

223 Abbildungen in 398 Einzeldarstellungen, 124 Tabellen

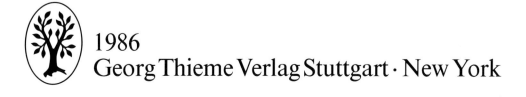

1986
Georg Thieme Verlag Stuttgart · New York

CIP-Kurztitelaufnahme der Deutschen Bibliothek

Diagnostik in der Pneumologie / hrsg. von Rudolf Ferlinz. Bearb. von R. Arndt ... – Stuttgart ; New York : Thieme, 1986.
NE: Ferlinz, Rudolf [Hrsg.]; Arndt, Rüdiger [Mitverf.]

Wichtiger Hinweis: Medizin als Wissenschaft ist ständig im Fluß. Forschung und klinische Erfahrung erweitern unsere Kenntnisse, insbesondere was Behandlung und medikamentöse Therapie anbelangt. Soweit in diesem Werk eine Dosierung oder eine Applikation erwähnt wird, darf der Leser zwar darauf vertrauen, daß Autoren, Herausgeber und Verlag größte Mühe darauf verwandt haben, daß diese Angabe genau dem **Wissensstand bei Fertigstellung des Werkes** entspricht. Dennoch ist jeder Benutzer aufgefordert, die Beipackzettel der verwendeten Präparate zu prüfen, um in eigener Verantwortung festzustellen, ob die dort gegebene Empfehlung für Dosierungen oder die Beachtung von Kontraindikationen gegenüber der Angabe in diesem Buch abweicht. Das gilt besonders bei selten verwendeten oder neu auf den Markt gebrachten Präparaten und bei denjenigen, die vom Bundesgesundheitsamt (BGA) in ihrer Anwendbarkeit eingeschränkt worden sind.

Geschützte Warennamen (Warenzeichen) werden *nicht* besonders kenntlich gemacht. Aus dem Fehlen eines solchen Hinweises kann also nicht geschlossen werden, daß es sich um einen freien Warennamen handele.

Das Werk, einschließlich aller seiner Teile, ist urheberrechtlich geschützt. Jede Verwertung außerhalb der engen Grenzen des Urheberrechtsgesetzes ist ohne Zustimmung des Verlages unzulässig und strafbar. Das gilt insbesondere für Vervielfältigungen, Übersetzungen, Mikroverfilmungen und die Einspeicherung und Verarbeitung in elektronischen Systemen.

© 1986 Georg Thieme Verlag, Rüdigerstraße 14, D-7000 Stuttgart 30
Printed in Germany
Satz und Druck: Appl, Wemding; gesetzt auf Digiset 40T30

ISBN 3-13-668101-0   1 2 3 4 5 6

Meinem klinischen Lehrer

JOACHIM HEIN

Vorwort

Die ätiologische, pathogenetische und pathophysiologische Komplexität bronchopulmonaler Krankheitsbilder verlangt nicht selten eine Vielzahl diagnostischer Überlegungen, um alle Teilaspekte richtig zu erfassen und so eine optimale Therapie festlegen zu können. Das vorliegende Buch soll eine Darstellung aller sinnvollen diagnostischen Schritte geben. Ihre Möglichkeiten und Grenzen werden ebenso aufgezeigt wie ihr technischer, apparativer und personeller Aufwand. Daß dem Einsatz aller dieser Verfahren eine detaillierte Anameseerhebung und eine ebensolche klinische Untersuchung vorausgehen muß, sollte selbstverständlich sein. Beide sind eine unabdingbare Voraussetzung, um den Einsatz der technischen Hilfsmittel richtig planen zu können. Ebenso wichtig hierzu ist ein Überblick über alle zur Verfügung stehenden diagnostischen Maßnahmen. Nur die Kenntnis aller Möglichkeiten, kombiniert mit dem klinischen Verständnis, ermöglicht einen optimalen Einsatz der diagnostischen Hilfsmittel. Deshalb sollte dieses Buch als Ganzes gelesen und kritisch durchgearbeitet sein, bevor es als Nachschlagewerk benutzt wird.

Zunächst sind die bildgebenden Verfahren dargestellt, sie sind nach Anamnese und klinischer Untersuchung die wichtigste diagnostische Hilfe bei pneumologischen Erkrankungen (M. THELEN, H. WEIGAND, G. NEUMANN, H. D. FUCHS, S. DAUM). Breiter Raum ist den bioptischen Verfahren, ein eigener Abschnitt in diesem Zusammenhang der morphologischen Diagnostik eingeräumt. Ein intensives Verständnis des Klinikers für die Arbeit des Pathologen ist besonders wichtig, oft ist bei Problemfällen eine persönliche Besprechung nötig (R. DIERKESMANN, A. HUZLY, R. RUBIN, P. SATTER, K.-M. MÜLLER, G. MÜLLER). Die Funktionsdiagnostik, von der die moderne Pneumologie vor über dreißig Jahren in mancher Hinsicht ihren Ausgang genommen hat, konfrontiert uns heute mit einer Fülle von oft schwer überschaubaren Möglichkeiten. Ihr Einsatz darf nicht l'art pour l'art werden. Er muß in der klinischen Anwendung in einer sinnvollen Relation zum tatsächlichen Nutzen stehen. Die verschiedensten Verfahren speziell unter diesen Gesichtspunkten darzustellen, war ein besonderes Anliegen (W. PETRO, N. KONIETZKO, S. DAUM). Ähnliches gilt für die klinisch-immunologische und die humorale Diagnostik einschließlich der Allergologie. Hier gibt es in den letzten Jahren ein exponentielles Wachstum an neuen Methoden und Ansätzen, in die kritisch und erklärend eine zusammenfassende Einführung gegeben wird. Auf eine Beschreibung der allerneuesten Untersuchungsvorschläge verzichteten wir, wenn sie uns für eine „vorläufig abschließende" Stellungnahme noch nicht genügend ausgereift erschienen (R. ARNDT, P. V. WICHERT, W. MÜLLER). Die mikrobiologische Diagnostik setzt ähnlich der morphologischen Diagnostik eine besonders enge Zusammenarbeit mit dem klinischen Mikrobiologen voraus (H. WERNER, CHRISTINA KRASEMANN). Ein besonderes Problem bilden die Soll- oder Referenz- oder Bezugswerte und die Symbole der Atemphysiologie (U. SMIDT). Das Wesen der Bezugswerte zu verstehen, ist Voraussetzung für ihre sinnvolle Anwendung. Die physikalischen Größen werden in SI-Einheiten angegeben. Wir haben uns nach reiflicher Überlegung dazu entschlossen, nicht nur weil ihre Anwendung seit 1978 für die Bundesrepublik verbindlich ist, sondern vor allem auch weil sie kohärent in Einheitengleichungen verwendbar sind. Bei Begriffen, bei denen die SI-Einheiten noch wenig gebräuchlich sind, sind die alten Einheiten des CGS-Systems mitaufgeführt. Zur schnellen Orientierung im täglichen Gebrauch ist dem Buch ein Kärtchen mit einer Umrechnungstabelle von kPa in mmHg beigegeben. Die atemphysiologischen Symbole wurden den Richtlinien der EGKS angeglichen. Als Symbol für „Druck" wird generell das kleine p verwendet, da dies nach internationaler Übereinkunft der ISO die einzig korrekte Schreibweise für die physikalische Größe „Druck" ist. UDO SMIDT hat es dankenswerterweise übernommen, das gesamte Buch bezüglich der atemphysiologischen Symbole und SI-Einheiten einheitlich auszurichten.

Ich danke allen Mitarbeitern für ihre Kooperation und ihre Aufgeschlossenheit bei den manchmal schwierigen Problemen der Koordination. Dem Georg Thieme Verlag und seinen Mitarbeitern danke ich für die wie immer beispielhaft angenehme und hilfsbereite Zusammenarbeit. Besonderer Dank gilt meiner Frau, Dr. med. CHRISTEL FERLINZ, die mir unendlich viel unsichtbare Arbeit abgenommen hat.

Ich hoffe sehr, daß das Buch dem auf dem weiten Feld der internistischen Pneumologie Tätigen einen umfassenden Leitfaden für sein diagnostisches Vorgehen in die Hand gibt. Ausschlaggebend bleibt aber bei allen diagnostischen Überlegungen das klinische Bild, in das die technischen Befunde mit der nötigen Reserve synoptisch einbezogen oder verworfen werden müssen. Über aller Perfektion dürfen wir nie vergessen, daß sie nur der Sorge um den Menschen und sein Schicksal dienen.

Mainz, Februar 1986 RUDOLF FERLINZ

Anschriften

ARNDT, R., Priv.-Doz. Dr., Institut für angewandte Immunologie Hamburg, Poppenbütteler Bogen 25, 2000 Hamburg 65

DAUM, S., Prof. Dr., Abt. Pneumologie der I. Medizinischen Klinik und Poliklinik, Technische Universität München, Ismaninger Str. 22, 8000 München 80

DIERKESMANN, R., Priv.-Doz. Dr., Klinik Schillerhöhe, Zentrum für Pneumologie und Thoraxchirurgie der Landesversicherungsanstalt Württemberg, 7016 Gerlingen 2

FERLINZ, R., Prof. Dr., Abteilung für Pneumologie am Universitätsklinikum Mainz, Langenbeckstr. 1, 6500 Mainz 1

FUCHS, H. D., Dr., Institut für Röntgendiagnostik des Klinikums r. d. I. der Technischen Universität München, Ismaninger Str. 22, 8000 München 80

HUZLY, A., Prof. Dr., Waldsiedlung, Fritz-v.-Graevenitz-Str. 39, 7016 Gerlingen 2

KONIETZKO, N., Prof. Dr., Ruhrlandklinik Essen-Heidhausen, Tüschener Weg 40, 4300 Essen 16

KRASEMANN, CHRISTINA, Prof. Dr., Bayer AG, Institut für Chemotherapie, Aprather Weg, 5600 Wuppertal-Elberfeld

MÜLLER, G., Dr., Institut für Pathologie der Berufsgen. Krankenanstalten „Bergmannsheil" Bochum, Universitätsklinik, Hunscheidtstr. 1, 4630 Bochum 1

MÜLLER, K.-M., Prof. Dr., Institut für Pathologie der Berufsgen. Krankenanstalten „Bergmannsheil" Bochum, Universitätsklinik, Hunscheidtstr. 1, 4630 Bochum 1

MÜLLER, W., Dr., Rosenstraße 2, 6501 Schwabenheim

NEUMANN, G., Prof. Dr., Urachstr. 3, 7000 Stuttgart 1

PETRO, W., Priv.-Doz. Dr., Abteilung Innere Medizin und Funktionsdiagnostik an der Ruhrlandklinik Essen-Heidhausen, Tüschener Weg 40, 4300 Essen 16

RUBIN, R., Dr., Dotzheimer Str. 20, 6200 Wiesbaden-Biebrich

SATTER, P., Prof. Dr., Abteilung für Thorax-, Herz- und Gefäßchirurgie am Klinikum der Johann-Wolfgang-Goethe-Universität, Theodor-Stern-Kai 7, 6000 Frankfurt 70

SMIDT, U., Prof. Dr., Institut für Arbeitsmedizin, Filderstr. 133a, 4130 Moers

THELEN, M., Prof. Dr., Abteilung für Radiologische Diagnostik und Strahlentherapie, Institut für klinische Strahlenkunde am Universitätsklinikum Mainz, Langenbeckstr. 1, 6500 Mainz 1

WEIGAND, H., Prof. Dr., Dr.-Horst-Schmidt-Kliniken, Abt. für Radiologische Diagnostik, 6200 Wiesbaden

WERNER, H., Prof. Dr., Abteilung Medizinische Mikrobiologie, Hygiene-Institut der Universität Tübingen, Silchenstr. 7, 7400 Tübingen 1

v. WICHERT, P., Prof. Dr., Medizinische Poliklinik, Zentrum für Innere Medizin am Klinikum der Universität Marburg, Baldinger Straße, 3550 Marburg

Inhaltsverzeichnis

1 Bildgebende Verfahren ... 1

Radiologische Verfahren ... 1
M. THELEN und H. WEIGAND

    Indikationen ... 1
    Prinzip des Verfahrens ... 1
    Notwendige Geräte ... 2
    Notwendige Kontrastmittel ... 2
    Notwendiges Personal ... 3
    Vorbereitung des Patienten ... 3
    Untersuchungstechnik ... 3
    Bronchographie ... 7
    Leistungsfähigkeit und Aussagekraft ... 10
    Thoraxskelett ... 11
    Zwerchfell ... 15
    Pleura ... 20
    Mediastinum ... 31
    Lungengefäße ... 51
    Parenchymerkrankungen ... 61

Schirmbilduntersuchungen ... 94
G. NEUMANN

    Indikationen ... 94
    Kontraindikationen ... 95
    Prinzip des Verfahrens ... 95
    Notwendige Geräte ... 95
    Notwendiges Personal ... 96
    Vorbereitung des Patienten ... 96
    Untersuchungstechnik ... 96
    Mögliche Komplikationen ... 96
    Leistungsfähigkeit des Verfahrens ... 96

Ultraschalldiagnostik ... 98
H. D. FUCHS und S. DAUM

    Thorax ... 98
    Indikationen und Prinzip des Verfahrens ... 99
    Notwendige Geräte, Vorbereitung des Patienten und Untersuchungsgang ... 99
    Befunde und Leistungsfähigkeit des Verfahrens ... 99
    Leber ... 108
    Untersuchungsmethode ... 109
    Sonomorphologie der Lebermetastasen ... 109

Literatur ... 110

2 Endoskopische und nadelbioptische Verfahren ... 116

Bronchoskopie ... 116
R. DIERKESMANN und A. HUZLY

    Indikationen ... 116
    Kontraindikationen ... 118
    Prinzip des Verfahrens ... 118
    Notwendige Geräte ... 118
    Notwendiges Personal ... 120
    Vorbereitung des Patienten ... 120
    Untersuchungstechnik ... 121
    Mögliche Komplikationen ... 127
    Nachsorge ... 127
    Leistungsfähigkeit des Verfahrens und Befunde ... 128

Transtracheale Aspiration ... 129
R. DIERKESMANN und A. HUZLY

Transkutane Lungen- und Pleurabiopsie ... 130
R. DIERKESMANN

    Indikationen ... 130
    Kontraindikationen ... 132
    Notwendige Geräte ... 132
    Notwendiges Personal ... 133
    Vorbereitung des Patienten ... 133
    Technik der transkutanen Biopsie ... 133
    Mögliche Komplikationen ... 135
    Nachsorge ... 135
    Leistungsfähigkeit des Verfahrens ... 135

Broncho-alveoläre Lavage 136
R. RUBIN

    Indikationen 137
    Kontraindikationen 137
    Prinzip des Verfahrens 137
    Notwendige Geräte 137
    Zusätzliche Instrumente und
    Reagenzien 137
    Notwendiges Personal 137
    Vorbereitung des Patienten 137
    Mögliche Komplikationen 140
    Befunde 140
    Leistungsfähigkeit des Verfahrens . . 143

Präskalenische Lymphknotenbiopsie nach Daniels 148
P. SATTER

    Indikationen 148
    Kontraindikationen 148
    Notwendige Geräte,
    Untersuchungstechnik
    und notwendiges Personal 148
    Vorbereitung des Patienten 149
    Mögliche Komplikationen 149
    Nachsorge 149
    Leistungsfähigkeit des Verfahrens
    und Ergebnisse 149

Mediastinoskopie 150
P. SATTER

    Indikationen 150
    Kontraindikationen 151
    Anatomische Grundlagen 151
    Notwendige Geräte, Technik und
    notwendiges Personal 153
    Vorbereitung des Patienten 153

    Untersuchungstechnik 154
    Entnahmestellen 157
    Mögliche Komplikationen 157
    Nachsorge 158
    Leistungsfähigkeit des Verfahrens
    und Ergebnisse 158

Thorakoskopie 159
P. SATTER

    Indikationen 159
    Notwendige Geräte 160
    Vorbereitung des Patienten 161
    Untersuchungsgang 163
    Mögliche Komplikationen 165
    Nachsorge 165
    Leistungsfähigkeit des Verfahrens
    und Ergebnisse 165

Offene Lungen- und Pleurabiopsie 165
P. SATTER

    Indikationen und
    Kontraindikationen 166
    Notwendige Geräte 166
    Vorbereitung des Patienten 166
    Untersuchungstechnik 166
    Komplikationen 167
    Nachsorge 167
    Leistungsfähigkeit des Verfahrens
    und Ergebnisse 168

Diagnostische Probethorakotomie 168
P. SATTER

    Indikationen und
    Kontraindikationen 168

Literatur 170

3 Morphologische Diagnostik 175
K.-M. MÜLLER und G. MÜLLER

Untersuchungsmethoden 175
    Untersuchungsgut 175
    Fixierung 175
    Schnellschnittuntersuchung 176
    Tupfpräparat 176
    Besondere Aufarbeitungsverfahren . 176

Untersuchungsantrag 180

Pathologisch-anatomische Diagnostik . . 182
    Diagnostik entzündlicher, spezifischer
    und degenerativer
    Lungenerkrankungen 182
    Tumordiagnostik 185
    Histogenese häufiger bösartiger
    Lungentumoren 186
    Histologische Klassifikation
    bösartiger Lungentumoren 188
    Zytologische Untersuchungen . . . 194
    Aufarbeitung des
    Untersuchungsgutes 194
    Exfoliativ-Zytologie 194

Ergußzytologie 195
Zytologische Kriterien von
Tumorzellen 196

Zytologische Gruppeneinteilung
nach Papanicolaou 198

Literatur 199

4 Lungenfunktionsdiagnostik 200
W. Petro und N. Konietzko

Symbole/Abkürzungen,
Begriffe/Definition/Einheit 200
   Abkürzungen und Definitionen . . . 201

Spirographie 205
   Indikationsbereich 205
   Meßprinzip 205
   Notwendige Geräte 207
   Vorbereitung des Patienten 207
   Untersuchungsgang 207
   Befunde 208
   Leistungsfähigkeit des Verfahrens . . 210

Residualvolumenbestimmung 211
   Indikationsbereich 211
   Meßprinzip 211
   Notwendige Geräte 212
   Untersuchungsgang 212
   Befunde 212
   Leistungsfähigkeit des Verfahrens . . 213

Oszillometrie 214
   Indikationsbereich 214
   Meßprinzip 214
   Notwendige Geräte 216
   Vorbereitung des Patienten 216
   Untersuchungsgang 216
   Befunde 216
   Leistungsfähigkeit des Verfahrens . . 216

**Atemwegswiderstandsmessung mit der
Unterbrechermethode** 217

**Dehnbarkeitsmessung (Bestimmung der
Compliance)** 217
   Indikationsbereich 217
   Meßprinzip 218
   Notwendige Geräte 219
   Vorbereitung des Patienten 219
   Untersuchungsgang 219
   Befunde 220
   Leistungsfähigkeit des Verfahrens . . 222

Ganzkörperplethysmographie 222
   Indikationen 222
   Meßprinzip 223
   Notwendige Geräte 224

   Untersuchungsgang 224
   Befunde 225
   Leistungsfähigkeit des Verfahrens . . 228

Transferfaktor-Bestimmung 229
   Indikationsbereich 229
   Meßprinzip 229
   Notwendige Geräte 231
   Vorbereitung des Patienten 231
   Untersuchungsgang 232
   Befunde 232
   Leistungsfähigkeit des Verfahrens . . 233

Verteilungstests 234
   Indikationsbereich 234
   Meßprinzip 234
   Notwendige Geräte 239
   Vorbereitung des Patienten 239
   Untersuchungsgang 239
   Befunde 240
   Leistungsfähigkeit der Verfahren . . 241

Ergometrie 242
   Indikationsbereich 242
   Prinzip des Verfahrens 242
   Notwendige Geräte 244
   Vorbereitung des Patienten 245
   Untersuchungsgang 245
   Mögliche Komplikationen 245
   Befunde 245
   Leistungsfähigkeit des Verfahrens . . 247

Kombinierte Lungenfunktionstests 248
   Präoperative
   Lungenfunktionsdiagnostik 248
   Extrathorakale Eingriffe 248
   Thoraxchirurgie 249
   Bronchialer Provokationstest (BPT) 252
   Spezifischer BPT 252
   Unspezifischer BPT 252
   Test zur Analyse von
   Atemregulationsstörungen 252
   Shunt-Bestimmung 253

Blutgasanalyse 254
   Bestimmung des arteriellen
   O_2-Partialdruckes 254

Indikationsbereich 254
Meßprinzip 254
Notwendige Geräte 254
Vorbereitung des Patienten 254
Untersuchungsgang 255
Befunde 255
Leistungsfähigkeit des Verfahrens . . 255
Bestimmung des arteriellen
CO_2-Partialdruckes und weiterer
Parameter des Säure-Basen-Haushaltes
(pH, Standard-Bicarbonat,
Basenüberschuß) 256
Indikationsbereich 256
Meßprinzip 256
Notwendige Geräte 256
Vorbereitung des Patienten 256
Untersuchungsgang 256
Befunde 257
Leistungsfähigkeit des Verfahrens . . 257
Die transkutane O_2- und CO_2-Partial-
druckmessung (p_{tc, O_2}; p_{tc, CO_2}) 258
Sauerstoff-Sättigung, blutig gemessen
(S_{a, O_2}, S_{v, O_2}) 259
Indikation 259
Meßprinzip 260
Geräte 260

Vorbereitung und
Untersuchungsgang 260
Befunde 260
Leistungsfähigkeit 260
Sauerstoff-Sättigung, unblutig
gemessen (Ohroxymetrie) 260
Indikationen 261
Meßprinzip 261
Geräte 261
Vorbereitung und
Untersuchungsgang 261
Befunde 261
Leistungsfähigkeit 261
Bestimmung des Sauerstoffgehaltes
(C_{O_2}) 261
Bestimmung des CO-Hämoglobins
(Hb-CO) 262
Indikationsbereich 262
Meßprinzip 262
Geräte 262
Vorbereitung und
Untersuchungsgang 262
Befunde 262
Leistungsfähigkeit des Verfahrens . . 263
Synopsis der Funktionsbefunde . . . 263

Literatur 268

5 Nuklearmedizinische Diagnostik 272

N. KONIETZKO

Perfusionsszintigraphie 272
Indikationen 272
Prinzip des Verfahrens 273
Notwendige Geräte 273
Notwendige Reagenzien 273
Notwendiges Personal 273
Vorbereitung des Patienten 273
Mögliche Komplikationen 274
Nachsorge 274
Befunde 274
Leistungsfähigkeit des Verfahrens . . 278

Ventilationsszintigraphie 278
Indikationen 279
Prinzip des Verfahrens 279
Notwendige Geräte 280
Notwendige Reagenzien 280
Notwendiges Personal 282
Vorbereitung des Patienten 282
Untersuchungsgang 282
Mögliche Komplikationen 283
Befunde 283
Leistungsfähigkeit des Verfahrens . . 284

Tumordiagnostik 284
Tumoraffine Radionuklide 284
Metastasennachweis bei bekanntem
Bronchialkarzinom 284
Operabilität 285

Sonstige Verfahren 285
Inhalationsszintigraphie 285
Indikationen 285
Prinzip des Verfahrens 285
Notwendige Geräte 285
Notwendige Reagenzien 285
Notwendiges Personal 286
Vorbereitung des Patienten 286
Untersuchungsgang 286
Mögliche Komplikationen 286
Befunde 286
Leistungsfähigkeit des Verfahrens . . 286
Radiokardiographie 286
„Gated pool"-Untersuchungen . . . 286
Myokardszintigraphie 287
Gallium-Szintigraphie 287

Literatur 287

6 Untersuchung des Lungenkreislaufs 289
S. Daum

**Allgemeine Indikationen zur
Untersuchung des Lungenkreislaufs** 289
    Methoden zur Untersuchung des
    kleinen Kreislaufs 289
    Methoden zur Untersuchung des
    rechten Herzens in Beziehung zum
    kleinen Kreislauf 289
Rechtsherzkatheter und Sondierung
des kleinen Kreislaufs 289
    Indikationen zum
    Rechtsherzkatheter von seiten der
    Pneumologie 289
    Kontraindikationen 290
    Prinzip des Verfahrens 290
    Notwendige Geräte 290
    Vorbereitung des Patienten 291
    Untersuchungsgang 291
    Komplikationen 298
    Nachsorge 299
    Leistungsfähigkeit und Befunde . . . 299
Pulmonale Hypertonie 300
    Leistungsfähigkeit und Befunde . . . 300
    Differenzierung der Ursachen der
    pulmonalen Hypertonie 301

Untersuchung des Lungenkreislaufs
unter speziellen Bedingungen 303
Formeln zur Berechnung
kardiorespiratorischer Parameter, die
zur Untersuchung des kleinen
Kreislaufs gehören 308
Lungenimpedanzplethysmographie . . 310

**Röntgenologische Untersuchung des
kleinen Kreislaufs** 312
    Pulmonale Hypertonie 312
    Cor pulmonale chronicum 312

**Elektrokardiographie in der Diagnose der
Rechtsherzhypertrophie** 316

**Vektorkardiographie
(Vektor-Elektrokardiographie)** 322

Echokardiographie 325

Anhang 327
    Drucknormwerte 327

Literatur 329

7 Allergologische und klinisch-immunologische Diagnostik 331
R. Arndt und P. v. Wichert

**Allergiediagnostik – Nachweis der Allergie
vom Soforttyp**
    Hauttestverfahren 333
        Prinzip des Verfahrens 333
        Notwendige Reagenzien und Geräte 333
        Vorbereitung des Patienten 334
        Untersuchungsgang (Prick-Test) . . 334
        Mögliche Komplikationen 334
        Nachsorge 334
        Leistungsfähigkeit des Verfahrens . . 334
        Modifikationen des Verfahrens . . . 335
    Inhalative Provokation 336
        Indikationen 336
        Prinzip des Verfahrens 337
        Notwendige Geräte 337
        Notwendige Reagenzien 337
        Notwendiges Personal 337
        Vorbereitung des Patienten 338
        Untersuchungsgang 338
        Bewertung der Reaktion 339
        Komplikationen 339
        Nachsorge 339
        Leistungsfähigkeit des Verfahrens . . 339

Besondere Provokationstests 340
    Unspezifische Provokationen 340
    Basophilen-Degranulationstest . . . 340
    Messung der Histaminliberation aus
    Leukozyten 341
Verfahren zum Nachweis von
Gesamt-IgE, Prinzip und Einteilung
der Verfahren 341
    Indirekter IgE-Nachweis 342
    Doppelantikörper-RIA zum
    Nachweis von IgE 343
    Direkter (nicht kompetitiver)
    IgE-Nachweis 345
    Neuere Indikatorsysteme:
    Enzymimmunoassays 346
    Klinische Relevanz der
    Serum-IgE-Bestimmungen 347
Nachweis spezifischer IgE-Antikörper 348
    Serologischer allergenspezifischer
    IgE-Nachweis 348
Korrelation zwischen
allergenspezifischem IgE-Nachweis
und konventionellem Allergietest . . . 352

Weitere Verfahren zum Nachweis
allergenspezifischer IgE-Antikörper . . 353
    Prausnitz-Küstner-Test 353
    Messung der Histaminfreisetzung . . 353

**Diagnostik der exogenen allergischen
Alveolitis** 353
    Nachweis von
    Aktinomyzeten-Antigenen 355
    Nachweis von Vogelantigenen 357
        Immunologische Untersuchungen . 357
        Antigenpräparation 357
        Serologische Testverfahren zum
        Nachweis von Antikörpern bei
        exogener allergischer Alveolitis . . . 358
    Nachweis präzipitierender Antikörper
    in der Doppel-Immunodiffusion nach
    Ouchterlony 359
        Prinzip des Verfahrens 359
        Interpretation der Testergebnisse . . 359
        Notwendige Reagenzien und Geräte 360
    Nachweis von Immunkomplexen . . 361
    Nachweis von IC durch zelluläre
    FC- oder C-Rezeptoren 362

**Diagnostik chronischer Infektionen mit
Hilfe von Hauttests – Reaktionen vom
Typ IV** 363
    Tuberkulin-Diagnostik 363
        Notwendige Reagenzien und Geräte 363
        Bewertung des Verfahrens 363
        Modifikationen des Verfahrens . . . 363
        Vorbereitung des Patienten 364
        Untersuchungsverfahren 364
    Echinokokkose 364
    Histoplasmose 364
    Kokzidioidomykose 365

    Literatur 365

8 Serologische Diagnostik 368

W. MÜLLER

**Nachweis von
Proteaseninhibitoren-Mangelzuständen** . . 368
    Klinische Bedeutung 369
        Homozygoter α_1-AT-Mangel 369
        Intermediärer α_1-AT-Mangel 370
        M-Subtypen 370
        α_1-AT-Mangel und Hepatopathie . 370
    Bestimmungsmethoden 370
        Quantitative Meßverfahren 370
        α_1-AT-Phänotypisierung 372

Angiotensin-Converting-Enzym 376
    Bestimmung des SACE 376
        Indikation 376
        Photometrische Methode 376
        Alternative Meßverfahren 378
    Beurteilung der SACE-Werte 379
        Normbereich 379
        SACE bei Sarkoidose 379
        SACE bei anderen Erkrankungen . . 379
        Zusammenfassende Wertung 380

Lysozym 380

Infektionsserologie 382
    Untersuchungsmaterial 383
    Bakterielle Infektionen 383
        Mykoplasmen 383
        Chlamydien 384
        Rickettsien 384
        Legionella pneumophila 384
    Virale Infektionen 384
        Serologische Verfahren in der
        Virusdiagnostik 385
    Mykosen 386
        Candidamykosen 386
        Aspergillusmykose 389
        Kryptokokkusmykose 390
        Torulopsis glabrata 390
        Außereuropäische Mykosen 390
    Parasitosen 391
        Echinokokkosen 391

Tumormarker 392
    Karzinofetale Antigene 392
        Karzinoembryonales Antigen (CEA) 392
        Tissue-Polypeptide-Antigen (TPA) . 393
        α_1-Fetoprotein (AFP) 393
    Hormone 394
    Humorale und zelluläre
    Immunreaktionen 394
    Serumproteinveränderungen 395
    Zusammenfassende Wertung der
    Tumormarker 395

Autoimmunphänomene 395
    Klinische Bedeutung 395
    Nachweisverfahren 397

Antinukleäre Antikörper 397
AMA und SMA 398
Komplementsystem und
Immunkomplexe 398

Literatur 398

9 Laborchemische Diagnostik von Pleuraergüssen 402
W. MÜLLER

Material und Verarbeitung 402
Einteilung der Pleuraergüsse 402
Bewertung der laborchemischen
Untersuchungen der Pleuraergüsse . . 403
    Glukose 403
    pH der Pleuraflüssigkeit 403
    Lactatdehydrogenase 403

Fibrinogen und
Fibrinogenspaltprodukte 403
Karzinoembryonales Antigen 405
Autoimmunphänomene 405
Andere Laborparameter 405

Literatur 406

10 Mikrobiologische Diagnostik 407
H. WERNER und Ch. KRASEMANN

Bakteriologie 407
    Indikationen 407
    Prinzip des Verfahrens 408
    Untersuchungsziel und
    Materialentnahme 409
    Untersuchungsgang 411
    Befunde 413
    Leistungsfähigkeit des Verfahrens . . 413

Virologie 414
    Indikationen 414
    Prinzip des Verfahrens 414
    Untersuchungsziel und
    Materialentnahme 414

    Untersuchungsgang 415
    Befunde 416
    Leistungsfähigkeit des Verfahrens . . 416

Mykologie 416
    Indikationen 416
    Prinzip des Verfahrens 416
    Untersuchungsziel und
    Materialentnahme 417
    Untersuchungsgang 417
    Befunde 418
    Leistungsfähigkeit des Verfahrens . . 418

Literatur 420

11 Referenzwerte für die Lungenfunktionsdiagnostik 424
U. SMIDT

Spirometrie 424
    Erwachsene 425
    Kinder und Jugendliche 431

**Atemwiderstände und intrathorakales
Gasvolumen** 431
    Ganzkörperplethysmographie 431
        Erwachsene 431
        Kinder und Jugendliche 433
    Oszillationsmethode 433
    Elastischer Lungenwiderstand
    (Compliance) 433

Blutgasanalyse 434
    Arterieller O_2-Druck ($p_{a,\,O_2}$) 434
    Arterieller CO_2-Druck ($p_{a,\,CO_2}$) 435
    Arterieller pH-Wert (pH_a) und
    Basenexzeß (BE) 435

CO-Transferfaktor 435

Pulmonalarteriendruck 436

Ergometrie 436

Literatur 440

Sachverzeichnis 441

1 Bildgebende Verfahren

Radiologische Verfahren

M. THELEN und H. WEIGAND

Die Röntgenuntersuchung des Thorax zählt zu den am häufigsten angewandten radiologischen Verfahren. In unserem Land beträgt ihr Anteil im ambulanten Bereich ungefähr 20% und in der Klinik annähernd 40% der Röntgenuntersuchungen. Hinzu kommen die Reihenuntersuchungen auf gesetzlicher Grundlage, die aber wegen zu geringer Effizienz zunehmend eingeschränkt werden (STENDER 1982, 1984). Die große Zahl der Thoraxuntersuchungen berechtigt eine kritische Analyse der Indikationen, der diagnostischen Effizienz und des Nutzens für den Patienten, der technischen und ärztlichen Qualität, der Kosten und der Strahlenexposition.

Zur Ausschöpfung der diagnostischen Möglichkeiten muß eine hohe Bildqualität gefordert werden. Die Röntgenuntersuchung der Thoraxorgane erbringt eine Vielzahl von Informationen über den knöchernen Thorax, Lunge, Herz und Mediastinum. Die erhobenen Befunde betreffen in fallender Häufigkeit vor allem Veränderungen des Lungenparenchyms, des Herzens, der Lungengefäße sowie des Mediastinums (STENDER 1982).

Indikationen

Die Indikation zur Thoraxaufnahme wird durch den aktuellen klinischen Befund, den individuellen Krankheitsverlauf und die allgemeine Verlaufserwartung bestimmt. Daher sollte die Durchführung von Verlaufs- und Kontrollaufnahmen nicht zu stark eingeschränkt werden. Es ist z. B. zu berücksichtigen, daß eine Tuberkulose auch ohne klinische Symptome behandlungsbedürftig sein kann, pneumonische Prozesse bei chronisch obstruierenden Lungenerkrankungen ohne deutliche klinische Erscheinungen ablaufen und Pneumonien ohne subjektive Befindensänderung einschmelzen oder fortschreiten können. Zentral obstruierende Tumoren stellen sich häufig erst nach Rückbildung der Retentionspneumonie erkennbar dar. Lungenmetastasen bewirken initial ebenfalls meist keine Symptome.

Die Thorax-Übersichtsaufnahme in 2 Ebenen ist die Basis der Röntgendiagnostik in der Pneumologie. Darüber hinaus verfügt die Radiologie über ein breites Angebot an Untersuchungsmethoden, deren Einsatz von der klinischen Fragestellung sowie vom Ergebnis der Basisdiagnostik abhängt (Tab. 1.1).

Tabelle 1.1 Radiologische Untersuchungsmethoden der Thoraxdiagnostik

- Übersichtsaufnahmen
   a) 2 Ebenen
   b) Seitenlage
   c) Bettaufnahmen
- Rotierende Durchleuchtung ggf. mit Zielaufnahmen
- Konventionelle Tomographie in verschiedenen Ebenen
- Computertomographie
- Digitale Subtraktionsangiographie (DSA)
- Angiographie (Veno-/Arteriographie)
- Bronchographie
- Feinnadelpunktion/Zystographie/Fisteldarstellung unter Durchleuchtung

Prinzip des Verfahrens

Die zur radiologischen Darstellung der Thoraxorgane eingesetzten Verfahren sind vom Aufwand her sehr unterschiedlich. Sie ermöglichen eine Unterteilung in

- nichtinvasive Untersuchungen ohne Kontrastmittel (Nativdiagnostik),
- nichtinvasive Untersuchungen mit Kontrastmittel sowie
- invasive Untersuchungsverfahren.

Bei letzteren handelt es sich um arterielle Katheterangiographien, Bronchographie sowie Punktionstechniken zur Gewebeaspiration oder die Darstellung intrathorakaler Hohlräume und/oder von Fisteln.

Notwendige Geräte

Für Untersuchungen im ambulanten Bereich sind Röntgeneinrichtungen erforderlich, die in der Lage sind, die unterschiedliche Dicke der Thoraxwand, die Rippenüberlagerung, die große Tiefe des Thorax, die hohen Bewegungsgeschwindigkeiten der Herzränder und Gefäße und den unruhigen Hintergrund des Gefäßmusters darzustellen. Alle genannten Faktoren beeinflussen die Abbildung der Feindetails. Eine ausreichende Durchstrahlung aller Thoraxpartien erfordert eine hohe Röhrenspannung, damit diagnostisch wichtige Strukturen in den lateralen Lungenpartien und hinter den Rippen abgebildet werden. Die Expositionszeit muß so kurz sein, daß die Bewegungsunschärfe die übrigen Unschärfen nicht übersteigt (BERGER 1963, STIERE 1960, MEILER 1976, TAUTZ 1970, STENDER 1982).

Das Übertragungssystem des Strahlenbildes zum sichtbaren Bild muß die feinen Schwärzungsunterschiede in deutliche Helligkeitsunterschiede wandeln, so daß pathologische Feindetails im unruhigen Hintergrund der anatomischen Lungenstruktur erkennbar bleiben und die diagnosewichtigen Bildsignale im folienbedingten Rauschen nicht unterdrückt werden (REVESZ 1974, KUNDEL 1976).

Richtlinien für eine Mindestausstattung hinsichtlich der Apparateleistungen hat die Kassenärztliche Bundesvereinigung 1981 festgelegt. Die hier in Frage kommenden Anwendungsklassen entsprechen der Klasse III der Apparaterichtlinien.

Klasse III Gesamte Röntgendiagnostik
Ausgenommen sind:
Aufnahmen zur arteriellen angiographischen Röntgenuntersuchung, zur Venographie des Körperstammes und Aufnahmen der weiblichen und männlichen Brust 30 kW bei 100 kV am 6-Puls- oder 12-Puls-Generator oder äquivalente Welligkeit mit einer der Kurzzeitnennleistung des Generators entsprechenden Drehanodenröhre. Brennfleck nicht über 2,0 mm Kantenlänge. Einrichtung zur Röntgen-Fernseh-Durchleuchtung mit automatischer Dosisleistungsregelung. Bei Aufzeichnungen vom Ausgangsschirm des Röntgenbildverstärkers: Caesiumjodid-Eingangsschirm und Auflösung von mindestens 2 Lp* mm über das gesamte Bildformat. Belichtungsautomatik und Möglichkeit zur freien Wahl der Aufnahmedaten für Spezialeinstellungen. Einrichtung zur Begrenzung des Nutzstrahlenbündels und zur Voranzeige des dem Untersuchungszweck angepaßten Strahleneintrittsfeldes. Rasteraufnahmeeinrichtungen mit Streustrahlenlaufraster (bei mindestens 60 Linien/cm - bzw. 40 Linien/cm für Wirbelsäulenganzaufnahmen – genügt ein feststehender Streustrahlenraster); ein Mindest-FFA von 1 m, für Aufnahmen der Thoraxorgane von 1,5 m, muß eingehalten werden können.

(Auszug aus den Apparate-Richtlinien § a Röntgendiagnostik der Kassenärztlichen Bundesvereinigung vom 8.12.1979 i.d.F. vom 18.5.1981.)

Die Ausstattung mit einem Lungenstativ sowie einer Fernseh-Durchleuchtungseinrichtung ist die Basiseinrichtung, um eine leistungsfähige Thoraxdiagnostik zu betreiben. Unumgänglich sind letztendlich auch ein Bucky-Tisch sowie die Möglichkeit, Schichtuntersuchungen der Lunge und des Mediastinums durchzuführen. Computertomographie, digitale Subtraktionsangiographie sowie Angiographie sind vom technischen und finanziellen Aufwand hochbelastende Untersuchungseinheiten, die dem Fachradiologen oder dem Krankenhausbetrieb vorbehalten sind. Sie runden das Spektrum des radiologischen Instrumentariums ab.

Notwendige Kontrastmittel

In der Nativdiagnostik dient Luft als natürliches Kontrastmittel. Röntgenstrahlenabsorbierende Kontrastmittel werden in den Körper eingebracht um:

- Ösophagus,
- Bronchialsystem und
- Lungengefäße
  darzustellen sowie
- die Kontrastmittelaufnahmefähigkeit von Weichteilgewebe bei der Computertomographie zu überprüfen.

Die Darstellung des Ösophagus kann zur Klärung einer pneumologischen Fragestellung erforderlich sein. Hierzu werden Bariumsuspensionen eingesetzt (FUCHS u. GEITER 1979). Bei nichtinvasiven Untersuchungen (Computertomographie mit Kontrastmittelapplikation/intravenöse digitale Subtraktionsangiographie) sowie invasiven Untersuchungsverfahren (Katheterveno-/Arteriographie, Bronchographie,

---
* Lp = Linienpaare

Füllung von Hohlräumen, Fisteln) (GROSSMANN 1978, ARIDA 1977) werden ionische und/oder nichtionische Kontrastmittel eingesetzt, wie sie heute z. B. auch bei der Ausscheidungsurographie sowie der abdominellen Angiographie üblich sind.

Die ionischen (konventionellen) Kontrastmittel (z. B. Conray, Telebrix, Urovison, Urografin, Rayvist, Urovist) haben eine hohe Osmolarität. Dies wirkt sich hinsichtlich der Verträglichkeit nachteilig aus, da die Kontrastmittel bei intravasaler Applikation eine starke Intimareizung (Injektionsschmerz) und Endothelläsionen provozieren. Demgegenüber zeigen die nichtionischen Kontrastmittel (Solutrast, Omnipaque) eine deutlich bessere Verträglichkeit, da sie in wäßrigen Kontrastmittellösungen nicht dissoziieren. Hierdurch werden die Osmolarität gesenkt und die endovasale Reizung (Schmerzreiz) sowie die Endothelläsion deutlich gemindert. Zur *Bronchographie* sollten Kontrastmittel in Form einer Jodsuspension eingesetzt werden (Hytrast). Hierbei sind die Teilchengrößen und die Viskosität definiert, um beim Vortreiben des Kontrastmittels ein Vollaufen der Alveolen zu verhindern.

Notwendiges Personal

Die Mehrzahl der Untersuchungen in der Nativdiagnostik wird durch radiologisch-technische/medizinisch-technische Assistentinnen durchgeführt.

Bei *Spezialeinstellungen* kann die Assistenz eines Arztes erforderlich sein. Durchleuchtungsuntersuchungen sind ärztliche Aufgaben. Dabei ist der Untersucher nur bei wenig kooperativen Patienten auf die Hilfe eines Kollegen oder einer Röntgenassistentin angewiesen. Die Erstellung von Computertomographien bedarf neben einer hochqualifizierten radiologisch-technischen Assistentin der ärztlichen Unterstützung.

Bei *angiographischen Untersuchungen* sowohl bei der digitalen Subtraktionsangiographie wie auch der regulären Katheterangiographie, sind neben einer ausgebildeten Radiologieassistentin ein Arzt und gelegentlich die Assistenz eines weiteren Arztes erforderlich.

Vorbereitung des Patienten

Bei Untersuchungen ohne Kontrastmittel sind besondere Vorbereitungen nicht erforderlich, auch nicht, wenn es sich um die Darstellung des Ösophagus zur Klärung besonderer Fragestellungen handelt. Eine Nahrungskarenz des Patienten kann entfallen. Der klinische Verdacht auf eine Ösophagusfistel oder Perforation verbietet jedoch den Einsatz bariumhaltiger Kontrastmittel; hier erfolgt eine probatorische Darstellung durch wasserlösliche Kontrastmittel (z. B. Darstellung einer bronchoösophagealen Fistel bei in die Speiseröhre eingebrochenem Bronchialkarzinom).

Untersuchungstechnik

Um über einwandfreie Thoraxaufnahmen zu verfügen, sind folgende technische Daten bei der Standardtechnik günstig:

1. Hartstrahltechnik 120 kV (100–150 kV).
2. Raster 12/40, evtl. 8/40.
3. Expositionszeit unter 40 ms, günstiger unter 10 ms.
4. Folien mittlerer Empfindlichkeit mit niedrigem Rauschen.
5. Eine mittlere optische Dichte der Lunge, die im höchsten Bereich 1,8 nicht überschreitet.
6. Ständige Kontrolle der Filmverarbeitung und Überwachung der Konstanz des Bilderzeugungssystems zur Wahrung der Bildqualität. Für diese technischen Voraussetzungen sind Generatoren einer Leistungsstufe von mindestens 30 kW erforderlich. Besser kommen Generatoren von 50 kW zum Einsatz. Die Röhrenbelastbarkeit sollte nicht unter 50 kW und die Fokusgröße 1,0–1,2 mm Kantenlänge betragen.
7. Der Fokus-Film-Abstand (FFA) liegt zwischen 150 cm und 200 cm. Bei 200 cm Abstand spricht man von der sog. Herzfernaufnahme. Diese Distanz muß bei der Rasterfokussierung berücksichtigt werden (PROTO 1978, FRIK 1969, DIETZE 1969, HORVATH 1976, KRIEG 1972, SCHWEGLER 1979).

Der Vorzug der Hartstrahltechnik besteht in der hohen Detailerkennbarkeit des Lungengewebes, wobei die Überlagerung der Skelettanteile ohne entscheidenden Informationsverlust reduziert wird. Dabei konzentriert sich die Aufmerksamkeit verständlicherweise auf Veränderungen der intrathorakalen Weichteile, speziell des Lungengerüstes. Dies sollte daher aber nicht dazu verleiten, pneumologische Röntgendiagnostik lediglich als Weichteildiagnostik aufzufassen, genauso irrig wäre es

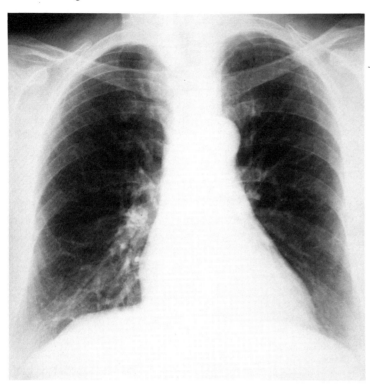

Abb. 1.**1a–c** Normale Thoraxaufnahme desselben Patienten in unterschiedlicher Aufnahmetechnik
a Thoraxaufnahme im d.-v. Strahlengang mit 2 Meter Film-Fokus-Abstand. Maximale Inspiration

anzunehmen, es gäbe eine „kardiologische, internistische, chirurgische" oder sonst eine auf ein Fachgebiet ausgerichtete Betrachtungsweise der *Thorax-Übersichtsaufnahmen* (WENZ 1979). Unabhängig von einem fachgebundenen Interesse kann nur die Summation aller Einzelinformationen aus Weichteil- und Skelettdiagnostik zu einer ebenso erschöpfenden wie sicheren Diagnostik führen.

Nativthoraxaufnahmen werden stets in inspiratorischem Atemstillstand und im Stehen angefertigt (Abb. 1.**1a**) (d.-v. oder sagittaler Strahlengang), weil in Exspiration durch den Zwerchfellhochstand und den verminderten Luftgehalt der Lungen besonders in den Unterfeldern Verdichtungen entstehen, die fehlgedeutet werden können (Ausnahme: bei Verdacht auf Pneumothorax und lokalisiertes Emphysem/Ventilstenose Aufnahmen in Exspiration) (WESENBERG 1979) (Abb. 1.**1b**).

Außerdem kann das durch den Zwerchfellhochstand quergelagerte Herz irrtümlich als verbreitert und in Verbindung mit der verstärkten basalen Lungenzeichnung als myogen dilatiert und dekompensiert gewertet werden. Bei der Seitenaufnahme (seitlicher oder frontaler Strahlengang) muß die Thoraxhälfte mit pathologischen Lungenveränderungen filmnah sein, da nur das filmnahe Objekt scharf zur Darstellung kommt.

Während die Thoraxaufnahme im Stehen im d.-v. Strahlengang angefertigt wird, ergibt sich bei bettlägerigen Patienten der Zwang, von der d.-v. Technik abzuweichen und ventrodorsale Thorax-Übersichtsaufnahmen am liegenden Kranken durchzuführen. Diese wird im Gegensatz zur Aufnahme im Stehen mit einem Fokus-Film-Abstand von einem Meter angefertigt, weil die Decken der Untersuchungsräume zu niedrig sind und bei fahrbaren Röntgengeräten der Fokus-Film-Abstand nicht auf 2 Meter zu vergrößern ist. Im Vergleich zur d.-v. Thoraxübersicht, die am stehenden bzw. sitzenden Patienten aufgenommen wird, ist auf der v.-d. Aufnahme im Liegen die Vergrößerung stärker und die Bildschärfe weniger gut (s. Abb. 1.**1c**).

Aufnahmen des Thoraxskelettes und angiographische Untersuchungen werden am liegenden Patienten bei einem Fokus-Film-Abstand (FFA) von 1 Meter durchgeführt. Eine alleinige Thoraxdurchleuchtung ohne Übersichts- oder Zielaufnahme ist nur bei ganz besonderen Fragestellungen gerechtfertigt. Die

Abb. 1.**1b** Identische Aufnahmebedingungen, jedoch exspiratorische Atemlage

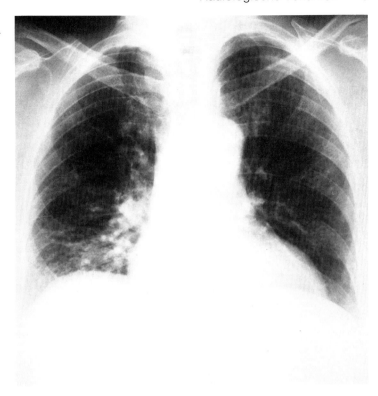

Abb. 1.**1c** Thoraxaufnahme im Liegen im v.-d. Strahlengang. Inspiratorische Atemlage

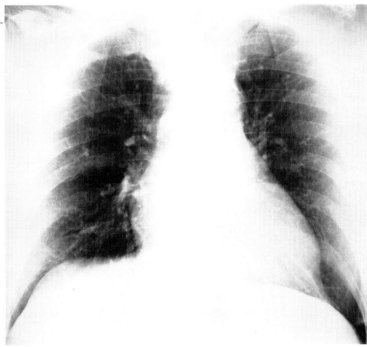

Durchleuchtung ohne oder mit Zielaufnahmen bildet immer nur eine Ergänzungsuntersuchung. Hinsichtlich der apparativen Einrichtung werden an die Durchleuchtung besondere Anforderungen gestellt. Ab dem 30.6. 1988 darf sie nur noch mit Bildverstärker-Fernsehkette durchgeführt werden. Die ab dem 1.7. 1984 geltende Übergangsregelung besagt, daß die konventionelle fluoroskopische Durchleuchtung mit Dunkeladaptation nur unter Einsatz hochempfindlicher Folien ausgeführt werden darf.

Die *Thoraxdurchleuchtung* mit Bildverstärker-Fernseheinrichtung wird vor allem eingesetzt, um in überlagerte Räume einzusehen, Befunde am Herzen und an den zentralen Pulmonalisästen, Veränderungen in verschiedenen Etagen des Mediastinums einschließlich der paravertebralen Partien und das Verhalten des Zwerchfells zu erfassen sowie Gefäße von Rundherden zu unterscheiden. Sie liefert gleichfalls bei der Differenzierung und Organzuordnung extrathorakaler, pleuraler und pulmonaler Veränderungen hilfreiche Beiträge. Bewegungen des Zwerchfells sind überprüfbar. Pleuraergüsse sind an der Umlagerung von Flüssigkeit zu erkennen.

Abnorme Luftverteilungen und Ventilationsverhältnisse der Lunge durch lokale Überblähungen und Emphyseme, Atelektasen und Ventilstenosen bei Bronchuswandprozessen, Bronchuskompression, Wandkollaps oder Fremdkörperaspiration zeigen während der Atmung ein deutlich verändertes Verhalten der Lunge und des Mediastinums. Zu diesen Veränderungen können durch die Durchleuchtungsuntersuchung diagnostisch wesentliche Informationen geliefert werden.

Überlagerte Prozesse können freiprojiziert und eine optimale Einstellung zur Anfertigung von Zielaufnahmen gewählt werden.

Diese kurze Aufzählung kann nur einen Teil des Gewinns aufzeigen, der durch eine Durchleuchtung erreicht wird. Die Befunde verdeutlichen aber, daß zur Differenzierung einer nicht zu vernachlässigenden Zahl von Lungenveränderungen auch bei strenger Indikationsstellung eine Durchleuchtung notwendig ist, wenn man nicht aufwendigere Untersuchungsverfahren (Spezialaufnahmen, Computertomographie) zur Klärung einsetzen will. Die Stellung der Durchleuchtung im Rahmen der Röntgenuntersuchung der Lunge ist in folgender Weise zu sehen: Bei allen Patienten mit Verdacht auf eine Lungenerkrankung oder sekundäre pulmonale Veränderungen werden Übersichtsaufnahmen in 2 Ebenen in Hartstrahltechnik mit einer leistungsfähigen Röntgeneinrichtung, die Schaltzeiten unter 40 ms zuverlässig schaltet, angefertigt. Wenn bei der Beurteilung dieser Aufnahmen Unklarheiten bestehen, die durch eine Untersuchung der topographischen Beziehungen und des dynamischen Verhaltens oder durch gezielte Ausschnittsaufnahmen geklärt werden können, so erfolgt bei strenger und kritischer Indikation die Thoraxdurchleuchtung mit einer Bildverstärker-Fernseheinrichtung an einem kippbaren Untersuchungsgerät (STENDER 1974).

Die Röntgenaufnahme ist der Lungendurchleuchtung jedoch, wenn eben möglich, aus folgenden Gründen vorzuziehen:

1. Die Aufnahme gibt mehr Informationen als die Durchleuchtung (Feinstruktur) und ist, da standardisiert, exakt reproduzierbar.
2. Die Aufnahme stellt ein objektives Dokument dar, das zwischen mehreren Ärzten austauschbar und beurteilbar ist, ohne daß eine erneute Strahlenbelastung des Patienten erforderlich ist.
3. Die Strahlenbelastung des Patienten ist bei einer Aufnahme wesentlich geringer als bei einer Durchleuchtung.
4. Es muß daher betont werden, daß eine Beurteilung der Lungen ausschließlich durch eine Durchleuchtung unzulänglich ist und als Kunstfehler gewertet werden kann (FERLINZ 1974, THURN 1982).

Das *Röntgenschichtverfahren (Tomographie)* ist eine konventionelle röntgenologische Untersuchungsmethode zur bevorzugten Darstellung wählbarer Körperschichten unter weitestgehender Ausschaltung aller oberhalb und unterhalb davon liegenden Schichten. Man erreicht dies dadurch, daß während der Belichtung des Films oder eines anderen Empfangsorgans von dem System Röhre-Objekt-Empfangsorgan zwei dieser drei Komponenten bewegt werden, während die dritte ruht. Die Bewegungen müssen dabei so koordiniert sein, daß sich unter gleichbleibenden geometrischen Verhältnissen alle Punkte der gewählten Objektschicht auf der Abbildungsebene stets auf dieselbe Stelle projizieren, während die Punkte aus anderen Schichten ihre Projektion auf die Abbildungsebene kontinuierlich ändern. Man erreicht dies durch die gegensinnige Bewegung von Röntgengerät und Film, während der Patient nicht bewegt wird. Trotz aller Fortschritte durch die Computertomographie hat die konventionelle Tomographie der Lungen sowie des Mediastinums in der pneumologischen Diagnostik einen festen Platz. Bewährt hat sich eine eindimensionale Bewegung zur Erstellung von Longitudinalschichten. Anders geartete Figuren zur Tomographie (spiralig, ellipsoid, polyzyklisch) haben sich bei der Mediastinal- und Lungenuntersuchung nicht durchgesetzt. Der Schichtwinkel bei der Tomographie soll im 30°-Bereich liegen. Die Schichtabstände betragen im Schnitt 1 cm. Zur subtileren Darstellung kann gelegentlich ein geringerer Schichtabstand (0,5 cm) gewählt werden. Durch Bewegungsartefakte infolge pulsierender Gefäße oder unterschiedlicher Atemlage bei Aufnahmeerstellung, werden Schichtuntersuchungen in diesen kleinen Abständen nur selten durchgeführt.

Da bei der Mediastinal- und Ganzlungentomographie Gewebe unterschiedlicher Dichte und Dicke durchstrahlt werden, bietet sich ein Dickenausgleich durch Zusatzfilter aus Metall an, der für die Tomographie des Lungenhilus im a.-p. Strahlengang obligat eingesetzt werden sollte, da nur so eine Überstrahlung der paramediastinalen Lungenabschnitte verhindert werden kann. Bei schrägen bzw. seitlichen Schichtungen des Mediastinums oder der Hilusregion kann aufgrund des ausgeglichenen Dichte- und Dickeverhaltens des Mediastinums auf einen Dickenausgleich durch Filter verzichtet werden.

Bronchographie

Außer auf die Untersuchungstechnik bzw. Modalitäten der konventionellen Röntgenuntersuchung soll auf die der Bronchographie besonders eingegangen werden. Sie ermöglicht die röntgenologische Darstellung des Bronchialbaumes mit Hilfe von Kontrastmitteln. Diese werden nach Ausschaltung des Würg- und Hustenreizes durch Schleimhautanästhesie (Vorsicht vor Überdosierung) am wachen Patienten oder unter Narkose direkt in die entsprechenden Lungensegmente instilliert. Die Indikation zur Bronchographie stellt sich bei Verdacht auf eine Bronchiektasie (Abb. 1.2); zum einen, um Ausdehnung und Ausmaß irreversibler, organisch bedingter Schäden aufzudecken und die reversible, atonische Weitstellung der Bronchien davon abzugrenzen.

Durchführung

Bei der gezielten Kathetersondierung der Haupt-, Stamm-, Lappen- oder Segmentbronchien mittels Spezialkatheter (Métras-Katheter) mit nachfolgender Kontrastmittelinstillation zum Zweck eines Übersichtsbronchogramms oder der selektiven Kontrastdarstellung bestimmter Bronchialabschnitte (heute übliche Darstellung) kann mittels lokaler oder Intubationsnarkose vorgegangen werden.

Die Lokalanästhesie des Tracheobronchialsystems ist durch eine Reihe schwerwiegender Anästhesiezwischenfälle meist infolge Überdosierung der für solche Fälle üblichen Oberflächenanästhetika belastet. Die möglichen Komplikationen und auch die relativ starke psychische Belastung des Patienten durch solche Eingriffe haben in den letzten Jahren zu einem gewissen Verzicht auf diese Methode geführt. Wir bevorzugen für bronchographische Untersuchungen eine endotracheale Intubationsnarkose unter Relaxierung. Das Verfahren bietet große Vorteile und sollte heute ausschließlich zur Anwendung kommen. Die enge Zusammenarbeit zwischen Anästhesisten, Pneumologen und Radiologen wird sich für alle Fälle einer Narkose-Röntgenuntersuchung infolge besserer Untersuchungsbedingungen zum Wohle des Patienten und mit besseren diagnostischen Ergebnissen durchsetzen (FERLINZ 1970).

Technik

Vor der Bronchographie wird regelmäßig eine Bronchoskopie durchgeführt. Nach Inspektion der Bronchien wird angesammeltes Sekret abgesaugt. Unter Evipan-Lachgas-Narkose mit Relaxation der Atemmuskulatur durch Succinylcholinchlorid wird nach der Bronchoskopie ein Carlens-Tubus intubiert. Sitzt der Tubus der Karina auf, werden durch Aufblasen der Luftmanschetten die Zuführungswege zu beiden Lungen gegeneinander und zur Trachea hin blockiert, um die Lungen einseitig füllen bzw. beatmen zu können.

Die Füllung erfolgt gezielt mittels eines eingeführten Métras-Katheters. Die eingesetzten Kontrastmittelmengen sind gering. Zur Darstellung der Bronchien eines Lungenlappens genügen in der Regel 2–4 ml einer öligen Kontrastmittelsuspension.

8   1 Bildgebende Verfahren

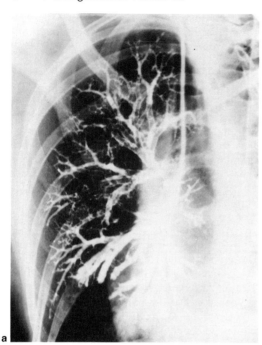

Abb. 1.**2a** u. **b**   Selektive Bronchographie jeweils der rechten Lunge
a Zylindrische Unterlappenbronchiektasen
b Sackförmige Unterlappenbronchiektasen (öliges Kontrastmittel)

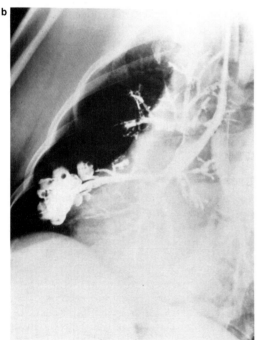 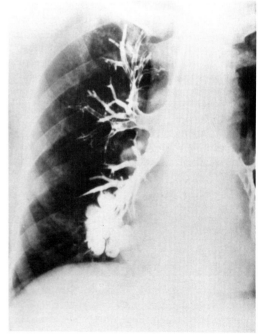

Das Kontrastmitteldepot, das sich bei Injektion jeweils an der Katheterspitze bildet, wird unter Druckinjektion von Luft mittels einer 50 ml Spritze in die distalen Abschnitte des jeweiligen Bronchus befördert, bis ein guter Wandbeschlag erzielt ist. Eine sogenannte „Alveolarfüllung" durch übertriebene Luftinsufflation muß vermieden werden. Nach Kontrastfüllung der Bronchien einer Seite werden Röntgenaufnahmen in sagittaler, schräger oder seitlicher Projektion angefertigt. Eine Drehung des Patienten in die linke und rechte vordere Schräglage erweist sich als günstige Aufnahmeposition. Sodann wird die kontrastgefüllte Lunge an das Narkosegerät angeschlossen und beatmet. Unter Durchleuchtungskontrolle (Fernsehdurchleuchtung) werden nun beide Lungen mehrfach mit Druck bis zu 3,9 kPa (40 cm H_2O) gebläht und bei optimaler Kontrastierung die Bronchienaufnahmen in In- und Exspirationsstellung angefertigt. Bei simultaner Blähung beider Lungen ist ein Wandern der Mediastinalorgane nicht möglich. Ist die Untersuchung abgeschlossen, wird das Kontrastmittel abgesaugt. Bei bestehender Indikation kann dann eine Bronchographie der anderen Seite in gleicher Technik durchgeführt werden. *Gerätetechnisch* sind die Ansprüche hoch:

Die Untersuchung kann durchgeführt werden

1. mit einem Durchleuchtungsgerät mit Bildverstärker-Fernsehdurchleuchtung, indem unter rotierender Durchleuchtung des Patienten Zielaufnahmen angefertigt werden;
2. durch einen C-Bogen mit angeschlossener 100-Millimeter-Kamera. Diese Einrichtung verlangt einen speziellen, röntgenstrahlendurchlässigen Untersuchungstisch.

Eine Fernsehdurchleuchtungskette ist unverzichtbar, da Bronchiektasen auf alleinigen Röntgenaufnahmen, die wegen der Zeichnungsschärfe in Atemstillstand durchzuführen sind, vorgetäuscht werden. Das Verhalten des Bronchialbaumes kann nur unter fortlaufender Durchleuchtungskontrolle während der Beatmung bewertet werden (Beatmungsbronchographie) (Abb. 1.3).

Hinsichtlich des notwendigen Personals wurde bereits der große Aufwand angedeutet. Es sind hier erforderlich die Zusammenarbeit eines Pneumologen/Anästhesiologen mit einem Radiologen. An Hilfspersonal kommt eine medizinisch-technische/oder Radiologieassistentin zum Einsatz.

Komplikationen

Nicht selten besteht in den ersten Tagen nach der Untersuchung ein erheblicher Hustenreiz, der so lange anhält, bis das Kontrastmittel abgehustet ist. Die Expektoration des Kontrastmittels kann durch orale oder parenterale Gabe von β_2-Stimulatoren beschleunigt werden. Manchmal treten in den ersten Tagen nach der Bronchographie Temperaturerhöhungen oder Fieberschübe auf, die als Folge bronchopul-

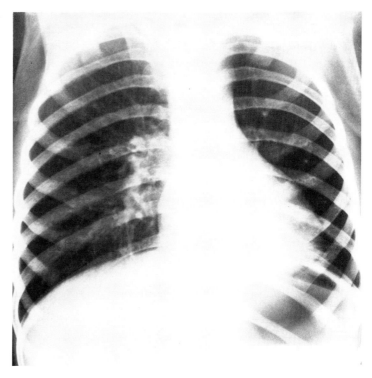

Abb. 1.3 a–c 25jährige Patientin
a Thorax d.-v.: linksseitig helle Lunge, Unterlappendysplasie

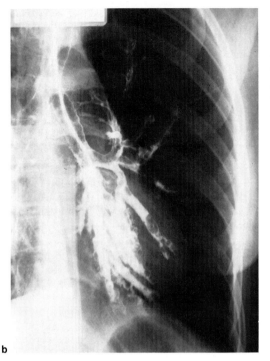 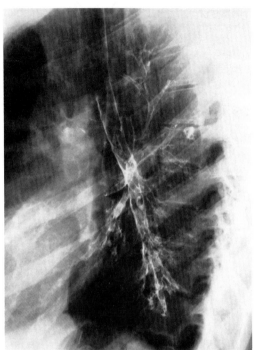

Abb. 1.**3b** u. **c** Bronchographie mit wasserlöslichem Kontrastmittel
b Füllungsbild, das eine starke Volumenverminderung des Unterlappens anzeigt
c Nach mehrfachen Atemexkursionen Kontrastmittelbeschlag des Bronchialsystems im dysplastischen Unterlappen

monischer Infiltrationen hinter den Kontrastmitteldepots aufzufassen sind. In der Regel bedürfen sie keiner antibiotischen Therapie, sie klingen mit Abhusten des Kontrastmittels wieder ab.
Bei emphysematösem Umbau (Bronchiektatiker!) kann sich in seltenen Fällen, insbesondere dann, wenn das Kontrastmittel mit hohem Druck eingespritzt wird, durch Platzen einer Emphysemblase ein Spontanpneumothorax während der Bronchographie ausbilden, der, falls er sich als Spannungspneumothorax entwickelt, unmittelbar lebensbedrohlich sein kann und eine sofortige Entlastung durch eine transthorakale Punktion erfordert.
Bei Überfüllung mit Kontrastmittel entsteht eine sog. „Alveolarfüllung". Sie ist, falls sie nicht sehr große Lungenareale betrifft, in der Regel für den Patienten harmlos. Sie sollte dennoch vermieden werden, da sie die Beurteilung der Bronchogramme erschwert. Auf eine eventuelle Kontrastmittelunverträglichkeit muß geachtet werden.

Nachsorge

Falls klinisch keine manifesten Beschwerden auftreten, sollte ein bis zwei Tage nach der Bronchographie eine Thorax-Übersichtsaufnahme angefertigt werden. Sie orientiert gleichzeitig über den Grad der Elimination des Kontrastmittels.
Die angiographischen Verfahren und die Computertomographie sind in aller Regel spezielle radiologische Untersuchungsmethoden. Die Details ihrer Technik sind hier nicht beschrieben.

Leistungsfähigkeit und Aussagekraft

Die einzelnen Untersuchungsverfahren haben in Abhängigkeit von den darzustellenden Abschnitten eine unterschiedliche Aussagefähigkeit.

Thoraxskelett
(Tab. 1.2)

Tabelle 1.2 Radiologische Untersuchungen bei Erkrankungen des Thoraxskeletts

- Konventionelle Röntgenuntersuchung
  Übersichtsaufnahmen in 2 Ebenen
  Zielaufnahmen mit hochverstärkenden Folien
  Konventionelle Tomographie
- Computertomographie

Konventionelle Röntgenuntersuchung

Die Beurteilung des Thoraxskeletts steht am Anfang der Bildanalyse, da Asymmetrien und Deformierungen, auch in diskreter Ausprägung, pathologische Weichteilbefunde vortäuschen und somit fehlinterpretiert werden können (EDWARDS 1979, BLOOM 1980). Eine deutliche Asymmetrie des knöchernen Thorax kann zum einen Folgeerscheinung einer Lungenerkrankung sein, wie z. B. einer angeborenen Dysplasie bzw. Hypoplasie bzw. einer Pleuraschwiele aus der Jugend (SHENOY 1979, CHAVALITTAMRONG 1980). Im Rahmen von Skoliosen oder Brustwirbelsäulenmißbildungen kann es zu einseitigen Lungentransparenzvermehrungen bzw. -minderungen kommen. Deren Ausdehnung kann sehr unterschiedlich sein und vom umschriebenen Areal eines Segmentes oder einzelner Lungenlappen bis hin zur einseitig hellen Lunge (SCHULTE-BRINKMANN 1970) reichen. Zu unterscheiden ist dabei eine umschriebene Pleuraverdickung oder Weichteilverlagerung von einer relativen Transparenzerhöhung bei Gefäßrarefizierung oder einem lokalen oder ausgedehnten Emphysem der Gegenseite (FERLINZ 1977, AROM 1978, BURKE 1979, CHARNSANGAVE 1979, MORISHIMA 1980, SHIELDS 1980). Bevor man eindrucksvolle Transparenzunterschiede als pa-

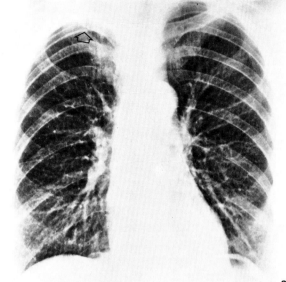
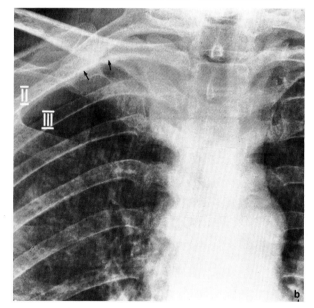
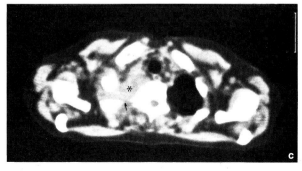

Abb. 1.4a-c Pancoast-Tumor in der rechten Lungenspitze; 73jährige Patientin
a Die Übersichtsaufnahme zeigt eine Weichteilverdichtung in der rechten Lungenspitze, die von einer Pleuraschwiele nicht zu trennen ist (→)
b Hartstrahltechnik mit hochverstärkender Filmfolienkombination: Die Unterkante der 2. Rippe (II) zeigt im Vergleich zu den anderen Rippenunterkanten eine Konturunschärfe (→)
c Computertomogramm mit Weichteilbefund (*) in der rechten Lungenspitze und deutlicher Rippenarrosion (→)

thologisches Substrat einstuft, muß man bedenken, daß auch eine leichte Drehung des Thorax nach rechts oder links bei der Thoraxaufnahme (verkantete Aufnahme) solche pathologischen Veränderungen vortäuschen kann. Vor einer solchen Fehlinterpretation kann man sich schützen, wenn man darauf achtet, daß die Sternoklavikulargelenke senkrecht einsehbar sind.

Zur Darstellung der Rippen hat sich besonders die Hartstrahltechnik bewährt, bei der die Kortikalis und Spongiosa vor allem in den dorsalen Abschnitten deutlich abzubilden ist (Abb. 1.4). Im axillären Bereich werden sie jedoch durch den Weichteilmantel überlagert und speziell im ventralen Anteil auch durch den vergrößerten Objektfilmabstand unscharf abgebildet. Einen Informationsgewinn erhält man durch zusätzlich angefertigte gedrehte Zielaufnahmen auf hochverstärkenden Film-Folien-Kombinationen, wie sie sich in der Skelettradiologie der Extremitäten bewährt haben (Abb. 1.5).

Diese Untersuchungstechnik garantiert gleichfalls die subtile Beurteilungsmöglichkeit der Rippen in anderen Abschnitten, insbesondere die Darstellung von Rippenusuren, die sowohl gefäßbedingt (Abb. 1.6), neural wie auch durch endokrine Erkrankungen verursacht sein können (Tab. 1.3).

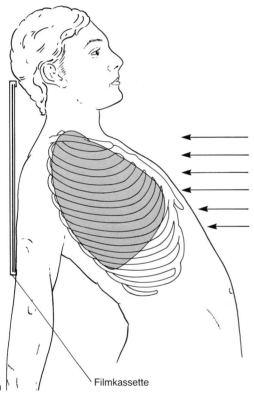

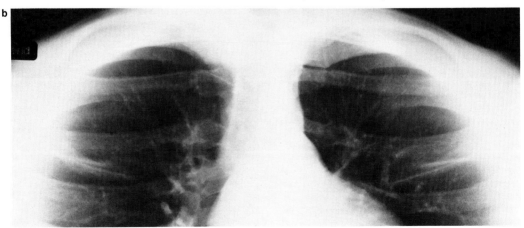

Abb. 1.5a u. b Eine weitere Möglichkeit der übersichtlicheren Lungenspitzen- und Pleurakuppendarstellung bietet die Aufnahme in sog. Lordosetechnik
a Schematische Darstellung
b Entsprechendes Röntgenbild

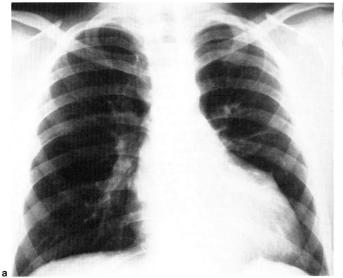 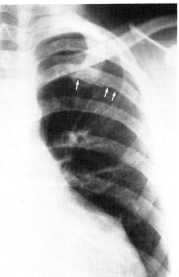

Abb. 1.6a u. b   Aortenisthmusstenose mit Rippenusuren; 11jähriger Patient
a Thorax d.-v.: Nachweis von Rippenusuren links ausgeprägter als rechts
b Zielaufnahme des linken Hemithorax mit Hartstrahltechnik und besserer Darstellung der Rippenusuren (→)

Tabelle 1.3   Klassifizierung der Ursachen für Rippenusuren

I. Arteriell
Obstruktion der Aorta
  1. Aortenisthmusstenose
  2. Thrombose der abdominellen Aorta
Obstruktion der A. subclavia
  1. Blalock-Taussig-Operation
  2. „Pulseless disease"
Vergrößerte Pulsamplitude (?)
Verminderte Durchblutung der Lungenstrombahn
  1. Fallotsche Tetralogie
  2. Pulmonalatresie (Pseudotruncus)
  3. Ebstein-Syndrom
  4. Pulmonalklappenstenose
  5. Unilaterale Pulmonalisatresie
  6. Lungenemphysem

II. Venös
Obstruktion der V. cava superior

III. Arteriovenös
Arteriovenöse Lungenfistel
Interkostale arteriovenöse Fistel

IV. Neurogen
Interkostales Neurinom

V. Knöchern
Hyperparathyreoidismus

VI. Idiopathisch

VII. Normal

Die Forderung einer hochauflösenden Darstellung knöcherner Thoraxabschnitte ergibt sich gleichfalls bei der Metastasendiagnostik. Hier geht es insbesondere um die radiologische Abklärung skelettszintigraphischer Befunde (NAIDICH 1979). Krankhafte Befunde der Brustwirbelsäule werden auf Standardaufnahmen in 2 Ebenen nur allzu leicht übersehen, da bei normaler Aufnahmetechnik im allgemeinen das obere und untere Drittel der Brustwirbelsäule in den Weichteilstrukturen des Mediastinums bzw. in der Zwerchfellkontur untergehen. Keilförmige Deformierungen von Brustwirbelkörpern, auch wenn sie nur angedeutet sind sowie der Verlust der harmonischen Wirbelsäulenkrümmung im thorakolumbalen Übergang, Höhenminderung von Zwischenwirbelräumen und bandförmige Synostosierungen an den Wirbelkörperkanten sind besonders zu beachten. Solche Veränderungen sollten immer Veranlassung zu ergänzenden Aufnahmen der Brustwirbelsäule sein. Die Indikation zu einer Schichtuntersuchung sollte großzügig gestellt werden.

Ein weiterer Hinweis auf gewebsproliferative Vorgänge in der Wirbelsäule im weitesten Sinne ohne und mit bereits eingetretener knöcherner Destruktion ist die Abhebung und Verbreiterung des paravertebralen Begleitschattens (Abb. 1.7). Solche Vorgänge finden

1 Bildgebende Verfahren

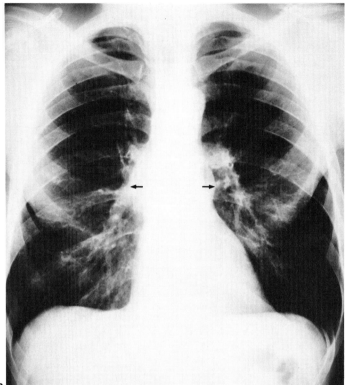
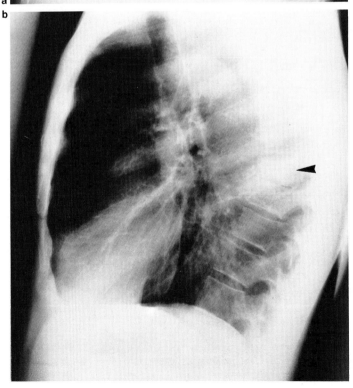

Abb. 1.7 a–c   Spondylitis tuberculosa der BWS; 42jähriger Patient
a u. **b** Thoraxaufnahme in 2 Ebenen: Spindelförmige Verbreiterung des Mediastinums unterhalb der Hilusregion (→). Im Seitenbild diskrete Gibbusbildung (→), Zwischenwirbelraumdestruktion sowie partielle ventrale Wirbelkörperzerstörung

Abb. 1.7c Thorax d.-v.: Nach antituberkulöser Therapie ist der spindelförmige Weichteilabszeß nicht mehr nachweisbar

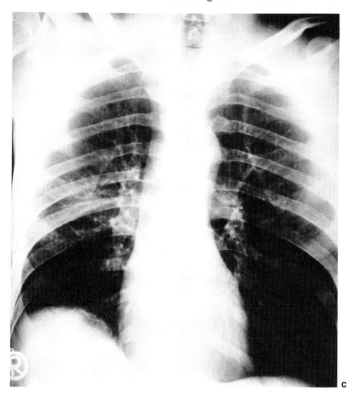

c

sich bei Spondylitiden genauso wie bei traumatischen Hämatomen infolge einer Wirbelsäulenkontusion.

Wertvolle diagnostische Hinweise sind hier gleichfalls von ergänzenden *konventionellen Tomographien,* aber in noch höherem Maße von der *Computertomographie* zu erwarten, die die Ausdehnung paravertebraler Weichteilverdichtungen entzündlicher, tumoröser oder traumatischer Art aufdeckt und durch die eindeutige Beurteilbarkeit der betroffenen Wirbelsäulenabschnitte eine weitgehende Einengung der Differentialdiagnose erlaubt.

Zwerchfell
(Tab. 1.4)

Tabelle 1.4 Radiologische Untersuchungsverfahren bei Erkrankungen des Zwerchfells

- Konventionelle Röntgenuntersuchung
  Übersichtsaufnahmen in 2 Ebenen
  Aufnahme in Seitenlage des Patienten
  Fernsehdurchleuchtung
- Computertomographie
- Angiographie

Konventionelle Röntgenuntersuchung

Als anatomische Begrenzung des Thoraxinnenraumes und als Abgrenzung gegenüber dem Abdomen erfüllt das Zwerchfell eine überaus wichtige aktive und zentralgesteuerte Funktion. Es unterliegt intrathorakalen und intraabdominellen Veränderungen ebenso wie Defekten der zentralen Steuerung. Abweichungen in Form, Lage und Funktion können Hinweise auf intrathorakale oder intraabdominelle Erkrankungen sein. Außerdem gibt es zahlreiche Erkrankungen des Zwerchfells selbst. Da die Lage des Zwerchfells in beiden Thoraxhälften eine nach dorsal geneigte Ebene annimmt, erlaubt erst das Seitenbild (Frontalaufnahme) in Ergänzung der Sagittalaufnahme (d.-v. Aufnahme) einen vollständigen Überblick. Die weit nach dorsal-kaudal reichenden Phrenikokostalwinkel werden erst dann voll entfaltet abgebildet, wenn der Patient bei maximaler Inspiration in leicht nach ventral geneigter Position im seitlichen Strahlengang bei optimaler Einblendung untersucht wird (BRUNNER 1974).

Thoraxaufnahme in Seitenlage

Nicht selten wird ein einseitiger Zwerchfellhochstand durch einen ausgedehnten subpulmonalen Erguß vorgetäuscht, der erst in entsprechender Seitenlage, sofern er nicht gekammert ist, nach kranial ausläuft und dokumentiert werden soll. Zum Nachweis oder auch Ausschluß eines Pleuraergusses sollte immer eine Dokumentationsaufnahme in Seitenlage angefertigt werden.

Durchleuchtung

Störungen der atemabhängigen Motilität (DAHM 1932, 1933), partiell, einseitig oder doppelseitig, sind auch heute noch Befunde, die nur durch eine Durchleuchtung erhoben werden (LUCE 1980). Die Wölbung des Zwerchfells bietet zahlreiche Formvarianten, wobei sich einzelne oder auch mehrere Bucklungen in Abhängigkeit von der Atemphase mehr oder minder ausgeprägt kulissenartig übereinander projizieren. Davon abzugrenzen sind einzelne umschriebene Zonen einer Zwerchfellrelaxation, die neurogen oder toxisch bedingt sein können. Während der beiderseitige Zwerchfellhochstand meist durch intraabdominelle Raumforderungen oder mangelhafte Inspiration (Adipositas) bedingt ist, kann der einseitige Zwerchfellhochstand neurogen, toxisch oder lokal muskulär verursacht sein. Neben der Motilitätsprüfung im In- und Exspirium gilt der Schnupfversuch (HITZENBERGER 1927) als wichtige Funktionsprüfung zum Ausschluß einer halbseitigen Phrenikusparese (Abb. 1.8). Der paralytische Anteil wird durch den plötzlich entstehenden Unterdruck nach kranial verzogen, während sich der gesunde Anteil nach kaudal bewegt. Diese gegenläufige Bewegung wird als Waagebalkenphänomen bezeichnet.

Computertomographie

Tumoröse Veränderungen des Zwerchfells (Abb. 1.9) sind relativ selten und etwa zur Hälfte gutartig. Sie verteilen sich der Häufigkeit nach ausgewogen auf beide Seiten (COCCHI 1972, ALEXANDER 1931, RAMOS 1979). Die differentialdiagnostische Eingrenzung derartiger Befunde ist inzwischen eine Domäne der Computertomographie und des Ultraschalls geworden (Tab. 1.5) (MODIE 1980, CALLEN 1979, PONHOLD 1979, CARON 1980, GERHARDT 1977).

Sofern ein Zwerchfelltumor fettreich ist (differentialdiagnostisch kann es sich hier auch um durch eine Zwerchfellücke prolabiertes intraabdominelles Fett handeln) sind computertomographisch durch gezielte Dichtemessungen artdiagnostische Aussagen möglich. Dasselbe gilt für den angeborenen oder erworbenen Prolaps von Lebergewebe (CONDE 1979, FAGAN 1979).

Dichtemessungen von leberäquivalenten Werten, vor allem aber simultane Dichtewerte zwischen prolabiertem (und tumorverdächtigem Abschnitt) und Lebergewebe bei bolusförmiger Kontrastmittelgabe sind beweisend für einen Leberprolaps (FANTA 1980). Die verschiedenen Formen der Hiatushernien können in die Differentialdiagnose von Zwerchfell-, aber auch Mediastinaltumoren einbezogen werden. Sofern der in den Thoraxraum prolabierte Magenanteil Luft enthält sind Hernien vor allem im Sagittalbild gut zu erfassen. Eine Ösophagus- und Magen-Breipassage mit ausreichender Luftgabe (Doppelkontrastdarstellung) beseitigt diagnostische Zweifel.

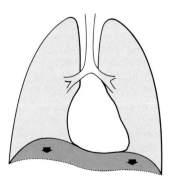
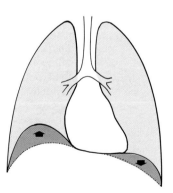

Abb. 1.8 Röntgenologische Diagnose einer Zwerchfellähmung. Li. = Normalfall; re. = Lähmung des rechten Hemidiaphragmas (nach *Ferlinz* 1974)

Abb. 1.**9a–c** Lipom des Zwerchfells; 69jährige Patientin
a u. **b** Thoraxübersichtsaufnahmen in 2 Ebenen, die eine Raumforderung links oberhalb des dorsalen Zwerchfellabschnittes zeigen (→)

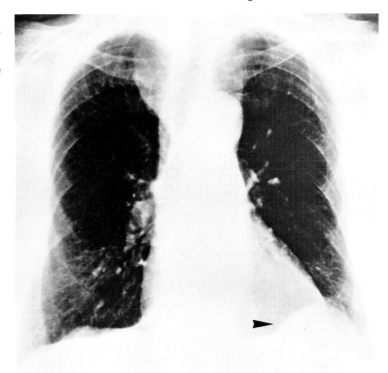
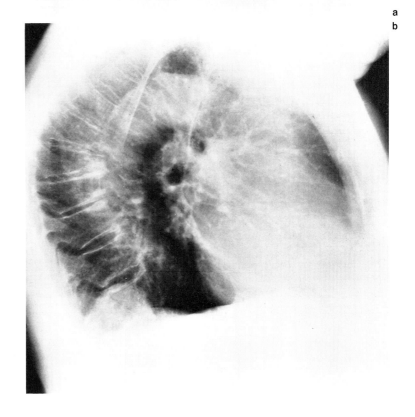

1 Bildgebende Verfahren

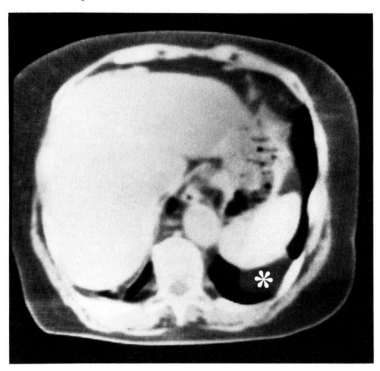

Abb. 1.9c Computertomogramm in Zwerchfellhöhe: Der Tumor im linken dorsalen kostophrenischen Winkel weist fettdichte Werte auf. Somit handelt es sich um ein Lipom

Tabelle 1.5 Röntgenologische Einteilung der Zwerchfellveränderungen

- Funktionsanomalien
- Lageanomalien
- Anomalien der Konfiguration
- Abweichungen in der Größe oder Unversehrtheit
- Dichteveränderungen
- Abweichungen im Aufbau
- Abweichungen im zeitlichen Bewegungsablauf
- Veränderungen aufgrund chirurgischer oder sonstiger ärztlicher Behandlung

Zwerchfell: Lageanomalien

Beidseitiger Zwerchfellhochstand:
Korpulenz
Aszites
Große Leber
Schwangerschaft
Intraabdominelle Raumforderung, die ein anderes Organ als die Leber betrifft

Einseitiger Zwerchfellhochstand:
Verkleinerung einer Thoraxhälfte
Schwäche oder Lähmung einer Zwerchfellhälfte
Zwerchfellvorfall
Magen- oder Kolonüberblähung
Vergrößerung von Leber und/oder Milz
Entzündungsprozeß, Exsudat oder Abszeßbildung unter einer Zwerchfellhälfte

Koloninterposition (Chilaiditi-Syndrom)
Zwerchfelltumor
Geringe Differenzen des Standes der Zwerchfellhälften haben keine Bedeutung.

Beidseitiger Tiefstand des Zwerchfells:
Chronisches oder akutes Lungenemphysem (mit verminderten Atemexkursionen, „Tropfenherz", parallel stehenden Rippen, prominenten Lungenarterien, vermehrter Strahlendurchlässigkeit des vorderen Mediastinalraumes).
Beidseitiger Pneumothorax
Asthenischer Habitus

Einseitiger Zwerchfelltiefstand:
Verschluß eines Bronchus (durch Fremdkörper, Schleimpfropf, Aspiration, Tumor) (Ventilmechanismus)
Einseitiger Pneumothorax

Zwerchfell: Formveränderungen
Tumor innerhalb des Zwerchfells
Pleuratumor
Abgekapselter subpulmonaler Erguß
Subdiaphragmale Zyste
Tumor oder vergrößertes Organ unterhalb des Zwerchfells, dieses lokal hochdrängend, wie z. B. bei Lebervergrößerung
Organprolaps durch eine Zwerchfellücke

Digitale Subtraktionsangiographie/ konventionelle Angiographie

Die intrathorakale Verlagerung intraabdomineller Organe kann zu einer nahezu vollständigen Kompression der betroffenen Lunge führen. In die Differentialdiagnose dieser Befunde gehören Lungensequester, deren Gefäßversorgung der abdominellen Aorta entspringen kann (CHOPLIN 1980). Diese kann angiographisch dargestellt und die Lungensequestration somit bewiesen werden (Abb. 1.10 u. 1.11).

Abb. 1.**10a-c** Linksseitiger Lungensequester; 5jährige Patientin
a Thoraxaufnahme d.-v. mit inhomogener Verschattung im linken Unterfeld, die vom Zwerchfell nicht abgrenzbar ist
b Aortographie, die die Versorgung dieses Bezirks über ein dickkalibriges Gefäß zeigt, das aus der abdominellen Aorta entspringt (→)

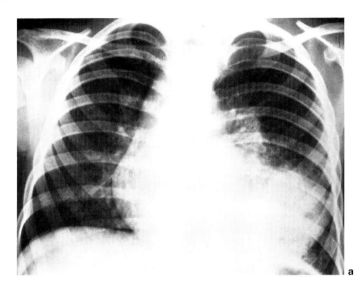

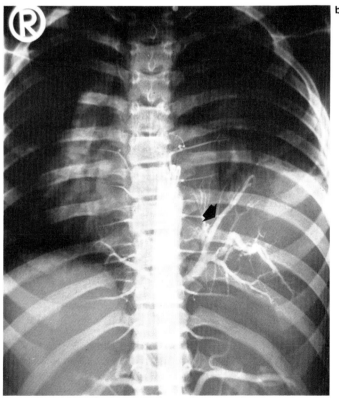

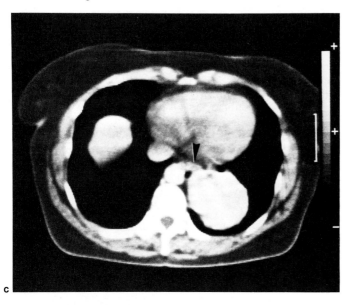

Abb. 1.**10c** Computertomogramm mit Kontrastmittelinjektion. Darstellung des den Sequester versorgenden Gefäßes (→)

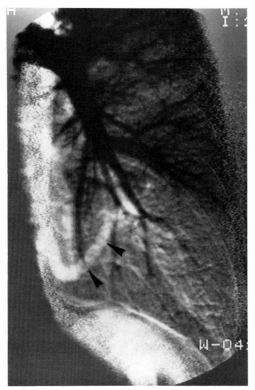

Abb. 1.**11** Linksseitiger Lungensequester. Digitale Subtraktionsangiographie mit intravenöser Bolusinjektion. Durch die digitale Subtraktionstechnik reicht die Aortenkontrastierung aus, das den Sequester versorgende, aus der abdominellen Aorta entspringende Gefäß darzustellen (→)

Pleura
(Tab. 1.6)

Tabelle 1.**6** Radiologische Untersuchungsverfahren bei Erkrankungen der Pleura

– Konventionelle Röntgenuntersuchung
  Aufnahmen in 2 Ebenen
  Aufnahmen in In- und Exspiration
  Aufnahmen in Seitenlage des Patienten
  Fernsehdurchleuchtung
– Computertomographie

Die radiologischen Untersuchungen sollen bei der Pleura folgende Befunde klären:

1. Flüssigkeit oder Luftansammlungen zwischen den Pleurablättern.
2. Pleuraverdickung und Schwartenbildung als Restzustände entzündlicher Veränderungen, chronischer Lymphstauung oder posttraumatischer Genese.
3. Solide Gewebsinfiltration der Pleurablätter von der Thoraxwand oder dem pleuranahen Lungenparenchym ausgehend (GARTMANN 1973).
4. Von der Pleura selbst ausgehender Tumor (Pleuramesotheliom).

Konventionelle Röntgenuntersuchung

Die Thoraxaufnahme in 2 Ebenen ergibt bereits weitgehenden Aufschluß über Flüssigkeitsansammlungen zwischen den Pleurablättern. Die typische Ergußlamelle kann in

Abhängigkeit von der Ausdehnung und Viskosität des Ergusses sowie in Abhängigkeit von vorhandenen Adhärenzen einen sehr unterschiedlichen Verlauf nehmen, da die Flüssigkeit ungleichmäßig flächenhaft, wandständig, subpulmonal, mantelförmig, interlobär spindel- oder rundherdähnlich angeordnet sein kann.

Thoraxaufnahmen in In- und Exspiration, bei denen der Sinus phrenicocostalis unterschiedlich von Randwinkelergüssen ausgefüllt ist, können bereits die Diagnose eines Pleuraergusses sichern. *Sog. Ergußaufnahmen* in Rechts- bzw. Linksseitenlage, je nach Lokalisation des Pleuraergusses, demonstrieren zum einen den Flüssigkeitscharakter einer basal angeordneten Verdichtung (Abb. 1.12 u. 1.13); zum anderen sind sie in der Lage, bereits kleine Ergußmengen (20–30 ml) darzustellen. In Organisation übergehende verklebte Pleuraergüsse sind röntgenologisch schwer darstellbar; vor allem erhält man kaum einen Aufschluß darüber, wie groß der Anteil der Verschwartung bzw. der verbliebenen Flüssigkeitsmenge ist. In diesen Fragestellungen kann die Sonographie eingesetzt werden. Wo die Möglichkeiten konventioneller Röntgenuntersuchung in der Differenzierung pleuraler Veränderungen erschöpft sind, liefert die Computertomographie weitere Aufschlüsselungen. Dies gilt für die Differenzierung der Binnenstrukturen einer pleuralen Verdickung ebenso wie für die Abgrenzung gegenüber ausgedehnten zystischen Strukturen mediastinaler oder auch perikardialer Herkunft. Die Frage eines gefangenen Ergusses auch innerhalb ausgedehnter Schwielenbildungen kann computertomographisch leicht geklärt werden (Abb. 1.14), besonders im Hinblick darauf, daß zusätzlich subphrenische Flüssigkeitsansammlungen auszuschließen sind. Auf die Möglichkeiten der Sonographie soll verwiesen werden.

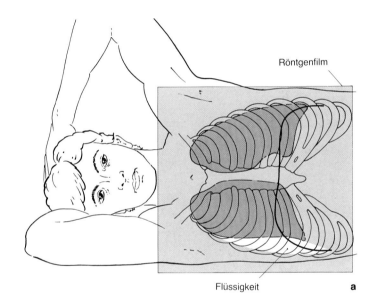

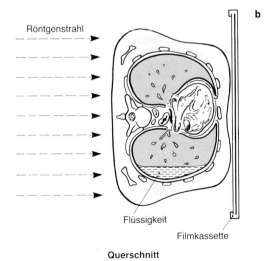

Abb. 1.**12a** u. **b** Schematische Darstellung der Aufnahmetechnik bei Ergußaufnahme; hier bei rechtsseitigem Pleuraerguß, der bei Seitenlagerung des Patienten an der lateralen Thoraxwand ausläuft

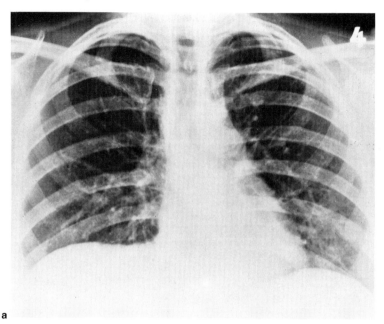

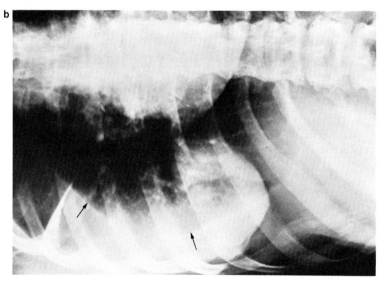

Abb. 1.**13a** u. **b** 33jährige Patientin
a Thorax d.-v.: Abgesehen von einem mäßigen rechtsseitigen „Zwerchfellhochstand" kein Hinweis auf einen Pleuraerguß
b Die Ergußaufnahme in rechter Seitenlage zeigt den nach kranial auslaufenden freien Pleuraerguß, der zusätzlich in den Lappenspalt einstrahlt (Ergußlamelle durch Pfeile markiert)

Abb. 1.**14 a–c** Gekammerter linksseitiger Pleuraerguß; 18jähriger Patient
a u. **b** Thoraxübersichtsaufnahme in 2 Ebenen: Links dorsal findet sich eine ausgedehnte Verdichtung mit „Pleuraabhebung"

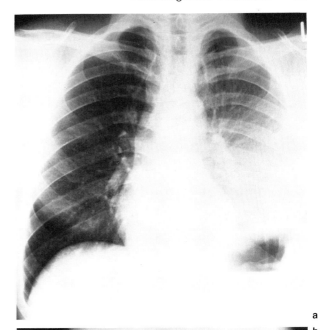

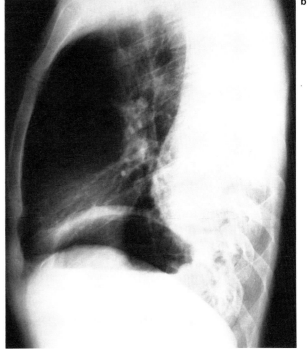

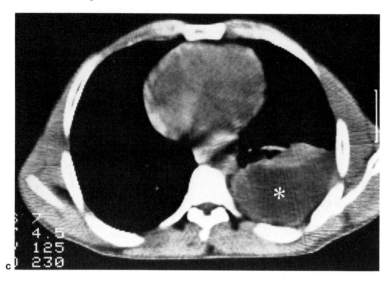

Abb. 1.**14c** Die Computertomographie in dieser Höhe zeigt einen großen Bezirk mit Flüssigkeitsdichtewerten entsprechend einem gekammerten Pleuraerguß (*)

Pneumothorax

Pneumothoraxes entstehen spontan durch Ruptur einer Emphysemblase (FEIN 1980), auf der Grundlage einer Lungenparenchymerkrankung, traumatisch oder als Behandlungsfolge (ROMMELSHEIM 1979).

Konventionelle Röntgenuntersuchung

Die Frage von Luftansammlungen im Pleuraraum (Pneumothorax) kann ohne Zweifel durch die konventionelle Röntgenuntersuchung in *In- und Exspiration* zuverlässig geklärt werden. Es würde zu weit führen, auf die verschiedenen Formen eines Pneumothorax einzugehen (FEIN 1980, ROMMELSHEIM 1979); nur wenige röntgenologisch wichtige Phänomene sollen angeführt werden. Seitendifferente Spannungsverhältnisse können eindrucksvoll unter Durchleuchtung als Mediastinalpendeln nachvollzogen werden (Spannungspneumothorax) (Abb. 1.**15**–1.**17**). Bei geschlossenem Pneumothorax pendelt das Mediastinum inspiratorisch leicht zur erkrankten Seite (s. o.), während es in gleicher Atemphase bei nach außen offenem Pneumothorax dem vermehrten Sog folgend zur gesunden Seite ausweicht (ARONBERG 1980, THOMAS 1979, GRAHAM 1979, OHATA 1980). Da die Verteilung von Luft im Pleuraraum abhängig ist von evtl. vorbestehenden Verklebungen und Adhärenzen, besteht die Möglichkeit, daß ein ventral oder dorsal gefangener Teilpneumothorax lediglich im Seitenbild dokumentiert werden kann. Der Seropneumothorax, das Zusammentreffen freier Luft und Flüssigkeit (Spiegelbildung) im Pleuraspalt (Abb. 1.**18**–1.**20**), wirft nur dann röntgenologische Schwierigkeiten auf, wenn der Röntgenstrahl nicht exakt senkrecht auf den Flüssigkeitsspiegel trifft. Bei der Zentrierung der Röntgenröhre ist hier auf exakte Einstellung zu achten. Wenn nach konventionellen Röntgenuntersuchungen in In- und Exspiration, vor allem beim bettlägerigen Patienten, hinsichtlich der Diagnose Pneumothorax diagnostische Unsicherheiten bestehen, so kann die Diagnose letztlich durch eine Aufnahme bei Seitenlagerung des Patienten gesichert werden. Die an den höchsten Punkt des Thoraxraumes aufsteigende Luft (bei Verdacht auf linksseitigen Pneumothorax rechte Seitenlagerung des Patienten) drängt die Pleurablätter auseinander und beweist so die Luftansammlung zwischen den Pleuraspalten (Abb. 1.**21** u. 1.**22**).

Computertomographie

Das röntgenologische Bild umschriebener Pleuraverdickungen reaktiv-entzündlicher Genese bis zu tumorösen Veränderungen ist fließend. Die Differentialdiagnose extra-pleuraler Tumoren von submesothelialen bis hin zum diffusen Pleuramesotheliom ist röntgenmorphologisch kaum von der Vielzahl benigner Tumoren, Pseudotumoren, Metastasen und abgekapselter Ergüsse unterschiedlicher Herkunft abzugrenzen (Abb. 1.**23** u. 1.**24**). Auch hier hat die Computertomographie – zum Teil auch die Sonographie – inzwischen ihre Leistungsfähigkeit unter Beweis gestellt,

Radiologische Verfahren 25

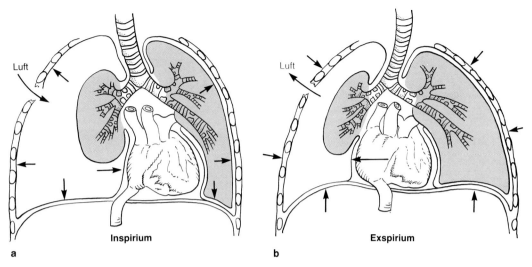

Abb. 1.**15** Schematische Darstellung eines offenen Pneumothorax
a Über die offene Thoraxwunde tritt durch Sogwirkung Luft in den Pleuraraum ein. Der in der Pleura physiologisch herrschende Unterdruck wird aufgehoben, so daß die betroffene Lunge kollabiert und der venöse Rückstrom in das Herz vermindert wird. Durch Verdrängung des Mediastinums wird die kontralaterale Lunge komprimiert

b Mit der Kontraktion der Brustwand und dem Höhertreten des Zwerchfells wird die Luft durch die Wunde aus dem Pleuraraum ausgetrieben. Das Mediastinum verlagert sich zur betroffenen Seite hin. Beim Hin- und Herpendeln nimmt es die Hohlvenen mit, wodurch der venöse Rückstrom weiter beeinträchtigt wird

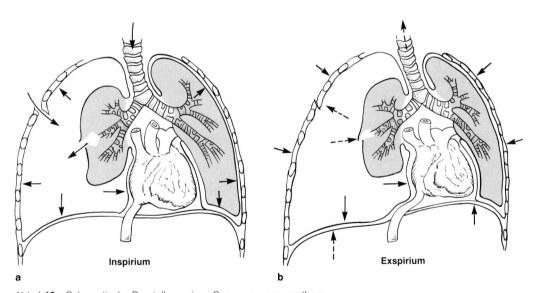

Abb. 1.**16** Schematische Darstellung eines Spannungspneumothorax
a Luft tritt durch pulmonale Verletzung oder rupturierte Blase (mitunter durch penetrierende Thoraxverletzung) über einen Ventilmechanismus in den Pleuraraum ein. Ipsilaterale Lunge kollabiert: Mediastinum wird zur Gegenseite verdrängt, komprimiert dort die Lunge und behindert deren Belüftung

b Durch steigenden Pleuradruck wird die als Ventil wirkende Öffnung verschlossen, so daß Luft nicht aus dem Pleuraraum entweichen kann. Damit steigt der Druck mit jedem Atemzug weiter an. Mediastinum und Trachea werden noch weiter abgedrängt, das Zwerchfell nach unten verlagert, und der venöse Rückstrom wird durch den hohen Druck und die Verdrängung der Hohlvenen behindert

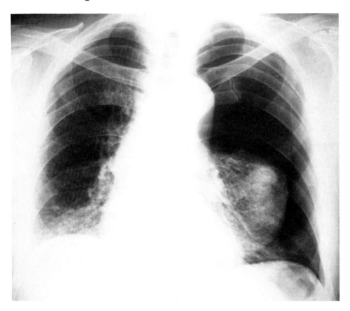

Abb. 1.**17** Linksseitiger iatrogener Spannungspneumothorax; 69jähriger Patient
Thorax d.-v.: weitgehend kollabierte linke Lunge. Schon die Inspirationsaufnahme zeigt eine Rechtsverlagerung von Herz und Mediastinum

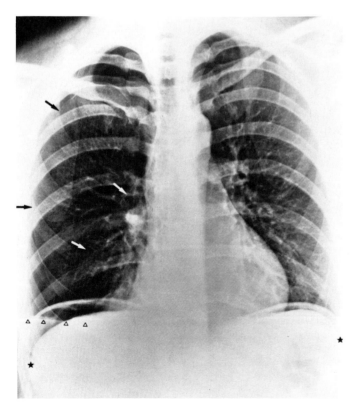

Abb. 1.**18** Rechtsseitiger Seropneumothorax nach operativer Zwerchfellverletzung; 25jährige Patientin. Die abgedrängten Pleurablätter sind durch weiße und schwarze Pfeile markiert. Horizontaler Ergußspiegel als Zeichen des *Seropneumothorax* (△) (✱ = postoperatives Pneumoperitoneum)

Radiologische Verfahren

Abb. 1.**19 a u. b** Rechtsseitiger Seropneumothorax, Aufnahmen im Liegen und im Sitzen; 58jähriger Patient
a Die liegende Aufnahme im v.-d. Strahlengang zeigt den rechtsseitigen Pneumothorax. Auf den Erguß weist lediglich eine geringe Eintrübung an der lateralen Thoraxwand hin
b Eine Spiegelbildung ist nur dann möglich, wenn die Ergußoberfläche horizontal zum Strahlengang steht (Patient in exakt senkrechter Körperposition im Sitzen oder Stehen)

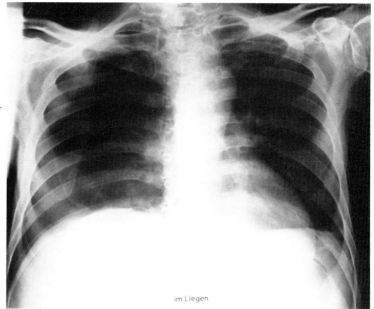

im Liegen

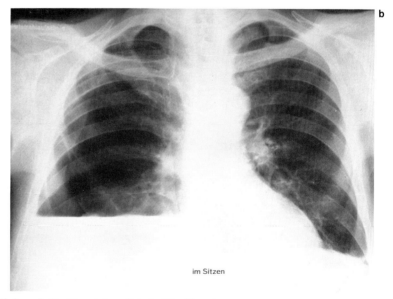

im Sitzen

ganz besonders im Hinblick auf die Beurteilung der Binnenstruktur und Abgrenzung gegenüber der Thoraxwand (KREEL 1978, KOLLINS 1977, GOULIAMOS 1980, GREB 1981, LACKNER 1979, LACKNER u. WEIAND 1981, SCHMITT 1981, LOCHNER 1983).

Die Zusatzinformation, die die Computertomographie über die konventionelle Röntgenuntersuchung hinaus liefert, ist bei Erkrankungen der Pleura besonders anschaulich darzulegen (Tab. 1.7). Bei thoraxwandnahen

Tabelle 1.7 Pleuratumoren

Pathologisch-anatomische Einteilung
1. Primäre Tumoren
   a) Benigne: Fibrom, Angiom, Chondrom
   b) Maligne: Mesotheliom, von den mesothelialen Schichten abstammend; Mesotheliom, vom Grundgewebe ausgehend
2. Sekundäre metastatische Pleuratumoren – gewöhnlich Ausdruck einer lymphogenen Karzinomausbreitung, eines malignen Lymphoms oder aber eines Sarkoms im Pleuraraum

28   1 Bildgebende Verfahren

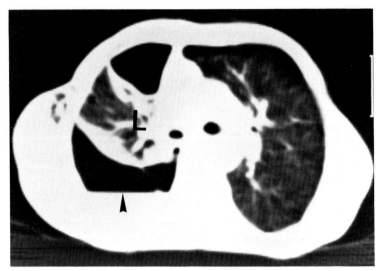

Abb. 1.**20** Rechtsseitiger Seropneumothorax. Thorakales Computertomogramm, Schnitt unter der Karina. Zustand nach Pleurapunktion. Partiell kollabierte rechte Lunge (L). Horizontal verlaufender, dorsal abgesunkener Ergußspiegel (→)

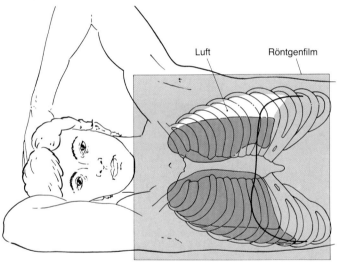

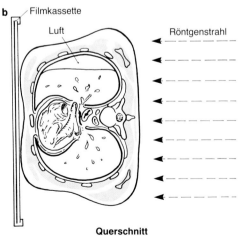

Abb. 1.**21 a** u. **b** Analog zur sog. Ergußaufnahme kann eine Aufnahme in Seitenlage des Patienten in der Pneumothoraxdiagnostik hilfreich sein, da die Luft an die höchste Stelle des Thorax steigt und somit überlagerungsfrei sichtbar wird

Abb. 1.22 a u. b Linksseitiger Pneumothorax nach Subklaviapunktion
a Bettaufnahme: Abgesehen von einer Schwärzung im linken kostophrenischen Winkel kein Hinweis auf Pneumothorax
b Durch Umlagerung des Patienten in Seitenlage steigt die freie Luft unter die linke Thoraxwand auf. Abdrängung der Pleuralinie von der lateralen Thoraxwand (→)

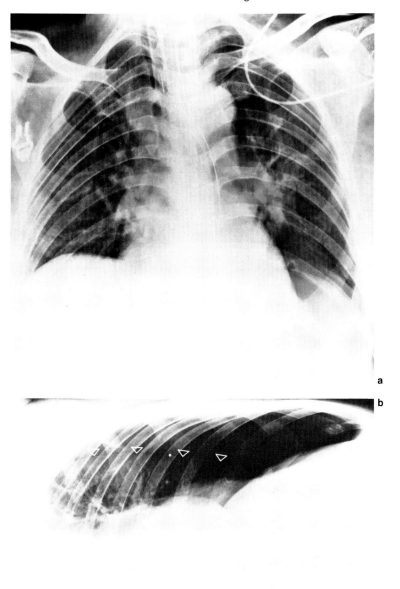

Tumoren ist schon sehr früh und ausschließlich durch die CT der Einbruch durch die Fascia intrathoracica zu erkennen. Das Ausmaß eines Tumorwachstums im Pleurablatt, das bei konventioneller Untersuchung regelmäßig unterschätzt wird, deckt die CT in ganzer Ausdehnung auf. Diese Zusatzinformation ist erheblich und erstreckt sich auf die Ausdehnung des Befundes wie auf die Einengung der Differentialdiagnose. Dabei ist besonders das computertomographisch nachweisbare Dichteverhalten maligner Pleura- und Thoraxwandtumoren hervorzuheben, die ausnahmslos mit Dichtesteigerungen auf Kontrastmittelgabe reagieren (LACKNER u. WEIAND 1981).

1 Bildgebende Verfahren

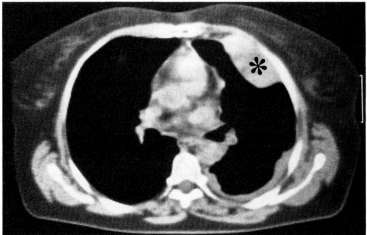
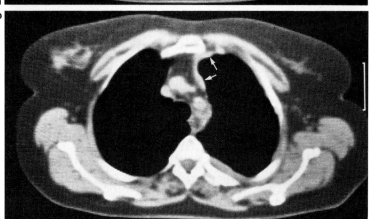

Abb. 1.**23 a** u. **b** Pleuramesotheliom (*) 45jährige Patientin. CT-Schnitte in Höhe der Lungenwurzel (**a**) und supraaortal (**b**). Besser als mit konventionellen Röntgenuntersuchungen stellt die Computertomographie die Ausdehnung des Pleuramesothelioms auf die Pleura mediastinalis (→) sowie die dorsale Pleura des linken Hemithorax dar (**a**)

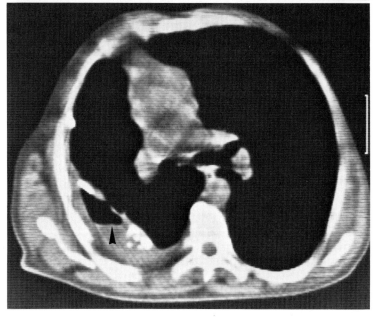

Abb. 1.**24** Pleuritis calcarea; 64jähriger Patient. Computertomographie in Höhe der Lungenwurzel. Rechts dorsal verkalkte Pleuraschwarte mit Flüssigkeitsspiegel aufgrund einer Einschmelzung (→). Dies weist auf eine Reaktivierung der Tuberkulose hin

Mediastinum

Zur radiologischen Untersuchung des Mediastinums stehen zahlreiche Methoden zur Verfügung (Tab. 1.8).

Tabelle 1.8 Radiologische Untersuchungsverfahren bei Erkrankungen des Mediastinums

1. Konventionelle Röntgenuntersuchung
   Übersichtsaufnahme in 2 Ebenen.
   Konventionelle Tomographie in verschiedenen Ebenen
   Durchleuchtung
   Ösophagogramm
2. Computertomographie
3. Digitale Subtraktionsangiographie
4. Katheterangiographie (konventionell)
5. Bronchographie

Konventionelle Röntgenuntersuchung

Die in 2 Ebenen angefertigte Aufnahme ermöglicht einen orientierenden Überblick und erlaubt die Beurteilung größerer mediastinaler Raumforderungen. Die Übersichtsaufnahmen erlauben selten mehr als eine Verdachtsdiagnose, die weiter abgeklärt werden muß.
Eine Objektivierung der Befunde, insbesondere im paratrachealen und hilären Bereich ist durch die lineare konventionelle Schichtuntersuchung möglich (Abb. 1.25). Sie liefert ergänzende Informationen über die Ausdehnung und Wachstumsrichtung der mediastinalen und paratrachealen Raumforderung und gibt über Wandinfiltrationen Aufschluß (STIEVE 1959). Sie erfaßt ferner Trachealwandtumoren oder polypöse, ins Lumen vorspringende Schleimhautverdickungen. Besondere Schwierigkeiten wirft die Diagnose der Hilusregion sowohl im konventionellen Summationsbild als auch in der Auswertung der Tomographie auf, die oft nicht in der Lage sind, Tumorherde selbst bis zu einem Durchmesser von 2 cm oder vergrößerte Lymphknoten zwischen den Segmentverzweigungen zu identifizieren (WASSNER 1970, WEBB 1979, WEINBERG 1980). Bei tumorverdächtigen Strukturen stellt das konventionelle Röntgenbild in 2 Ebenen den räumlichen Zusammenhang dar, der eine gezielte Schichtuntersuchung, unter Umständen in 2 Ebenen, ermöglicht (FORREST 1979, HEYSTRAATEN 1980). Eine Variation der sagittalen und frontalen Tomographie ist die 55°-Schicht, die unter Umständen Aufschluß über kleine segmenteinengende Prozesse liefert (Abb. 1.26) (HOO 1979, DE LIMA 1977, DI MARCO 1978, DAVIS 1978, BRAGG 1978, PINET 1979, RAVIN 1980, ERBE 1977).

Durchleuchtung

Die Indikation hierzu ergibt sich bei Transparenzunterschieden der Lungenfelder und Mediastinalverlagerungen, auch wenn diese unter Umständen sehr diskret sind. Diese Zeichen einer unterschiedlichen Belüftung beider Lun-

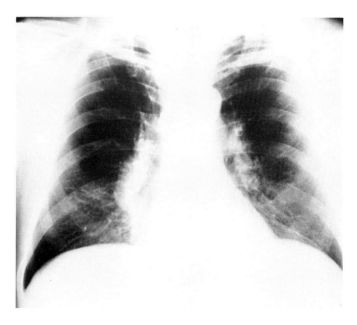

Abb. 1.25a u. b Lymphogranulomatose mit Befall intrathorakaler Lymphknoten; 48jähriger Patient
a Thorax d.-v.: Verdichtung der rechten Hilusregion

32 1 Bildgebende Verfahren

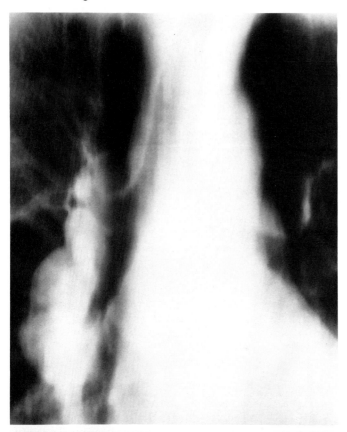

Abb. 1.**25b** Die lineare Hilustomographie zeigt polyzyklisch vergrößerte Lymphknoten im rechten Hilus

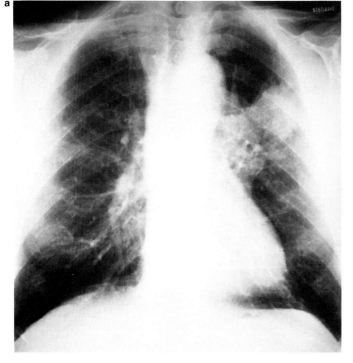

Abb. 1.**26 a–c** Linksseitiges Bronchialkarzinom mit hilären und mediastinalen Lymphknotenmetastasen; 78jähriger Patient
a Thorax d.-v.: Oberlappentumor mit Hilus- und Mediastinalverbreiterung

Abb. 1.**25 b** u. **c** Die Schrägschichten bei 55°-Drehung des Patienten zeigen außer den vergrößerten hilären und mediastinalen Lymphknoten die Infiltration des Tumors in die Trachealwand (→) und den Bronchusabbruch (*)

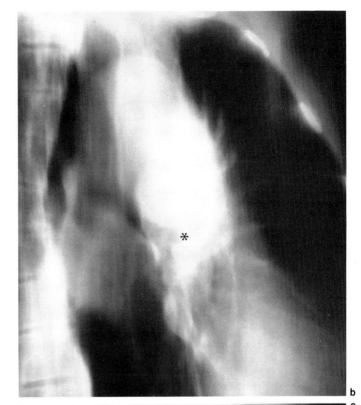

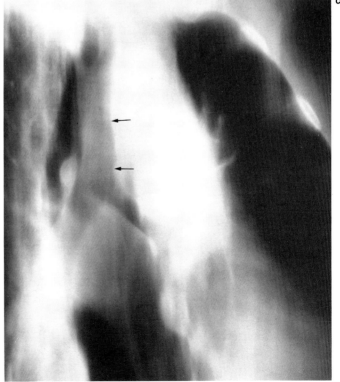

gen (z. B. Ventilstenose) sind unter durchleuchtungskontrollierten Atemexkursionen eindrucksvoller und bewirken ein Mediastinalpendeln (GRÜNEBAUM 1979) (s. o.).

Ösophagogramm

Raumforderungen im Bereich der oberen Thoraxapertur sowie im hinteren Mediastinum können durch eine Ösophagusdarstellung weiter abgeklärt werden. Die häufige Struma mit retrosternalem Anteil ist durch die Schluckprüfung und Ösophaguskontrastierung meist zu klären (Abb. 1.**27**). Eine weiterführende Diagnostik wird nur selten erforderlich, so daß man nur im Ausnahmefall auf szintigraphische und sonographische Untersuchungen zurückgreifen muß. Die Ösophagographie ist weiter in der Lage, retrokardiale Verdichtungen zu diagnostizieren, soweit es sich um axiale oder parösophageale Gleithernien handelt (Abb. 1.**28**).

Computertomographie

Untersuchungsmethode der Wahl zur subtilen Mediastinaldiagnostik ist die Computertomographie. Aufgrund der horizontalen Schnittführung und des hohen Auflösungsvermögens vermag die CT das Mediastinum morphologisch sehr differenziert darzustellen. Der Nachweis pathologischer Veränderungen gelingt bis in den Einzentimeter-Bereich. Die Vorteile der CT liegen in der besseren anatomischen Übersicht (DOPPMAN 1977) (Abb. 1.**29**), einer besseren Detailerkennbarkeit sowie in der Möglichkeit, durch Dichtemessungen eine Gewebedifferenzierung vorzunehmen und damit gegebenenfalls Artdiagnosen zu stellen. Mit Ausnahme der Hilusregion hat die CT-Untersuchung mit hochauflösenden Geräten ihre zunehmende Überlegenheit in der Detailauflösung unter Beweis gestellt (BARON 1981, HAMLIN 1980, MOORE 1982, PUGATCH 1980, SCHNYDER 1981, SIEGEL 1982, SINNER 1980, SOMMER 1981, VOCK 1981, WALTER 1980, WEGENER 1978).
Gewebedifferenzierung bedeutet in diesem Zusammenhang die Möglichkeit, aufgrund unterschiedlicher Dichtemessungen einen soliden gegenüber einem zystischen Tumor abzugrenzen (WEINFELD 1979, OWENS 1980) (Abb. 1.**30**–1.**35**). Durch intravenöse Applikation von Kontrastmittel ist die Durchblutung einer Raumforderung abzuschätzen, so daß in gewissem Maße narbige, entzündliche oder tumoröse Gewebsverdichtungen voneinander getrennt werden können. Invasives Wachstum innerhalb des Mediastinums, vor allem der Einbruch eines malignen Tumors in fetthaltige Grenzschichten und auch die Tumorinvasion in mediastinale Gefäße, ist zum Teil computertomographisch erfaßbar. Durch diese gezielten Aussagen kann die Indikation zur Mediastinoskopie enger gestellt werden (BÄHREN 1982, JOLLY 1980, CHRISTOPHI 1980, MAASSEN 1967, CARLENS 1967, ADLER 1978, JEREB 1977). Mediastinalverbreiterungen, die durch vaskuläre Strukturen hervorgerufen werden, sind mit Hilfe der CT einfach nachzuweisen, da durch Kontrastmittelinjektion die Dichtewerte vaskulärer Strukturen weit über die Werte solider Gewebe angehoben werden (EGAN 1980, ROSENBERGER 1980, CHRISTENSEN 1978, DOMINGUEZ 1978, SCHLEICHER 1978, SINGH 1979, GUPTA u. Mitarb. 1979, TEATES 1980). Die diagnostische Wertigkeit der mediastinalen CT wird durch eine Untersuchung von BARON u. Mitarb. 1981 deutlich. Eine Untersuchungsserie mit 71 Patienten ergab in 92% Unterscheidungsmöglichkeiten zwischen Normvarianten, weichteildichten Raumforderungen und vaskulären Anomalien als Ursache einer Mediastinalverbreiterung. Nur bei 30% der Patienten, bei denen die CT eine weichteildichte Masse aufgedeckt hatte, mußten weiterführende Untersuchungen durchgeführt werden, 4% der CT-Diagnosen waren unklar, 4% falsch.

Abb. 1.**27 a–c** Große Struma mit retrosternalem Anteil; 77jährige Patientin
a u. **b** Thorax d.-v. sowie Zielaufnahme der oberen Thoraxapertur: Die Struma weist einen ausgedehnten retrotrachealen Anteil auf. Die Luftröhre wird nach links und ventral verlagert (→) sowie deutlich eingeengt

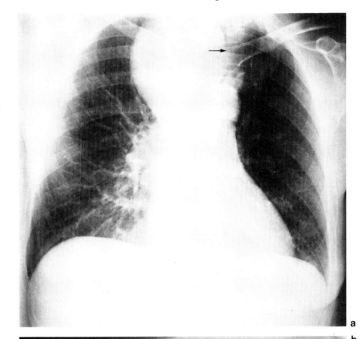

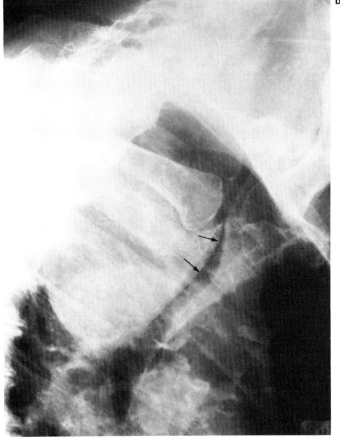

1 Bildgebende Verfahren

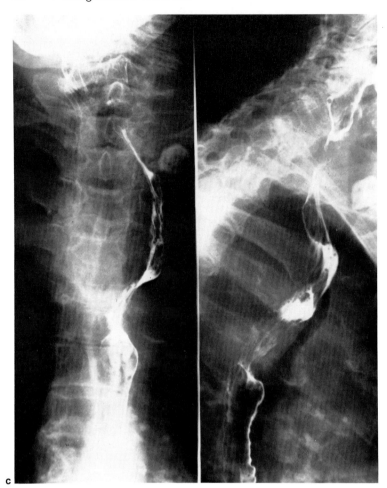

Abb. 1.**27 c** Ergänzende Ösophagusdarstellung mit Verlagerung der Speiseröhre und Konturunregelmäßigkeiten als Zeichen von sog. Down-hill-Varizen

Radiologische Verfahren

Abb. 1.**28 a–c** Paraösophageale Hernie; 25jähriger Patient
a u. **b** Thorax d.-v. mit li. Seitenaufnahme: Große retrokardiale Aufhellungsfigur

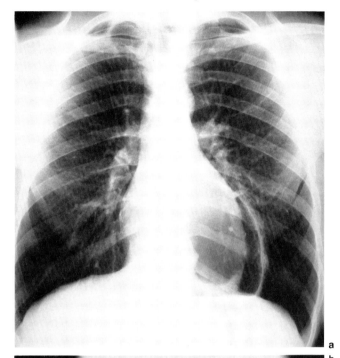
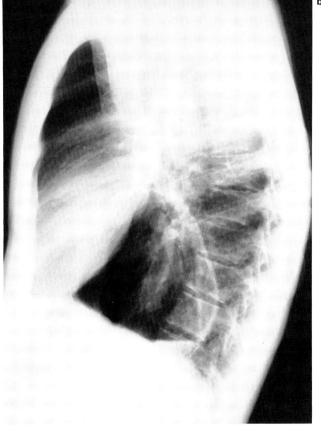

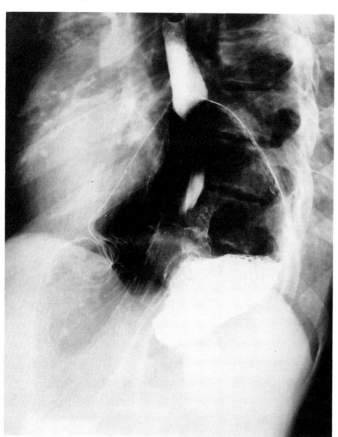

Abb. 1.**28 c** Ösophagogramm: Aufgrund des Kontrastmittelbeschlags handelt es sich um eine große paraösophageale Hernie. Der Magenfundus ist in das hintere Mediastinum prolabiert

Radiologische Verfahren 39

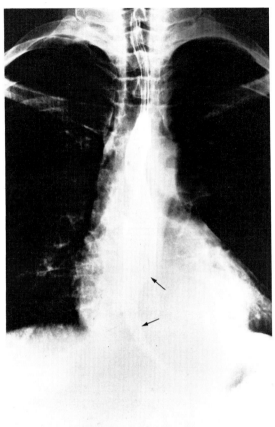

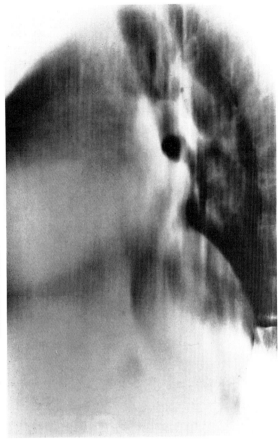

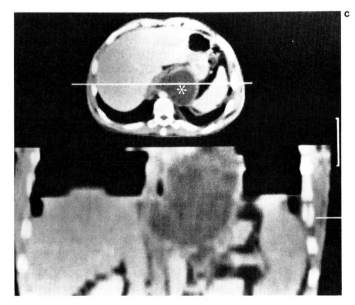

Abb. 1.29 a–d Pankreatitis mit in das hintere Mediastinum reichender Pseudozyste; 24jähriger Patient
a Thorax d.-v., die wegen einer retrokardialen Raumforderung mit kontrastiertem Ösophagus (→) angefertigt wurde. Kompression der distalen Speiseröhre durch diese Raumforderung
b Ergänzende linksseitlich anliegende Tomographie: Raumforderung im dorsalen Mediastinum mit zentraler Aufhellung
c Computertomogramm des oberen Abdomens in 2 Ebenen: Der Transversalschnitt zeigt eine von einer Kapsel umgebene Flüssigkeitsansammlung (*) im hinteren unteren Mediastinum. Die horizontale Rekonstruktion stellt die Lagebeziehung der Zyste zum Retroperitoneum her (unterer Bildanteil)

Abb. 1.29 d ▷

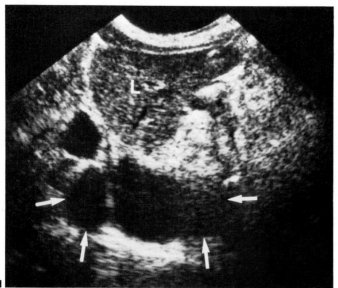

Abb. 1.**29 d** Sonographie mit Längsschnitt über der Körpermitte: dorsal des linken Leberlappens gekammerte, in das Mediastinum reichende Pseudozyste (→) (L = Leber)

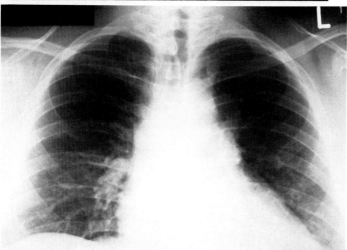

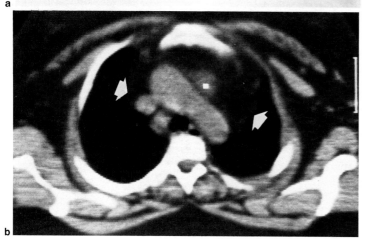

Abb. 1.**30 a** u. **b** Lipomatosis mediastinalis; 26jährige Patientin
a Thoraxaufnahme d.-v.: Verbreiterung des oberen Mediastinums mit unscharfer Kontur
b Computertomographischer Querschnitt in Höhe des Aortenbogens. Die Raumforderung zeigt computertomographisch negative Dichtewerte. Lipomatosis mediastinalis (→)

Radiologische Verfahren 41

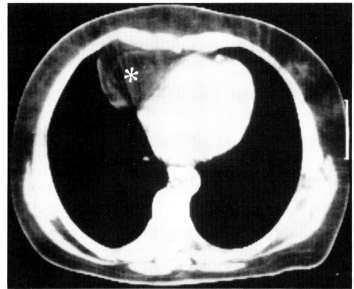

Abb. 1.**31** Perikardlipom. CT-Querschnitt in Höhe des Herzens. Raumforderung am rechten vorderen Herzrand mit negativen Dichtewerten (*)

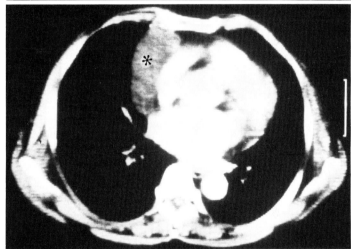

Abb. 1.**32** Perikardzyste; 60jährige Patientin. Computertomographischer Querschnitt in Höhe der Herzbasis. Die Raumforderung am rechten Herzrand (*) zeigt zystische Dichtewerte

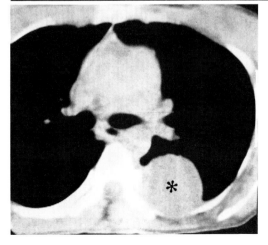

Abb. 1.**33** Neurofibrom des linken hinteren Mediastinums. CT-Querschnitt in Höhe der Lungenwurzel. Das im hinteren linken Mediastinum gelegene Neurofibrom zeigt solide Dichtewerte (*)

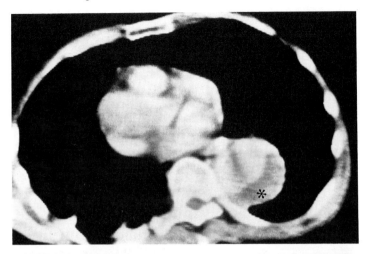

Abb. 1.**34** Partiell thrombosiertes Aneurysma der Aorta descendens; 72jähriger Patient. Computertomographischer Querschnitt in Höhe der Herzbasis nach i.-v. Bolusinjektion eines Kontrastmittels. Die laterale Zirkumferenz des Aortenaneurysmas ist durch einen sichelförmigen Thrombus ausgekleidet (*). Solide Dichtewerte im Thrombus, blutäquivalente Dichtewerte innerhalb des durchgängigen Aortenlumens

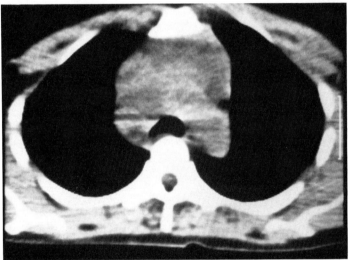

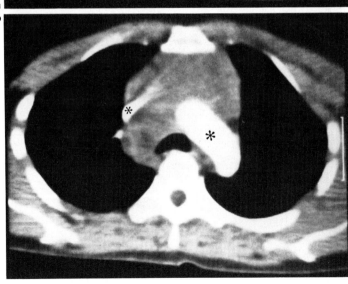

Abb. 1.**35a u. b** Lymphogranulomatose mit Befall der mediastinalen Lymphknoten. CT-Querschnitte in Höhe des Aortenbogens
a Ausgedehnte retrosternale Lymphome, die bis an den Aortenbogen reichen
b Der CT-Schnitt in gleicher Höhe zeigt nach Bolusinjektion von Kontrastmittel, daß die großen Gefäße im oberen Mediastinum durch den Tumor eingeschlossen sind (* = kontrastgefüllte Gefäße)

Digitale Subtraktionsangiographie/ Katheterangiographie

Durch die Darstellung der großen Venen im oberen Mediastinum kann sowohl mit konventioneller angiographischer Technik (Abb. 1.36) über beidseitige Armveneninjektionen als auch mit digitaler Subtraktionsangiographie eine obere Einflußstauung geklärt werden (Abb. 1.37). Die Darstellung der Aorta und der großen Pulmonalgefäße kann sowohl über die intravenöse digitale Subtraktionsangiographie als auch über direkte Katheterangiographie (Abb. 1.38) erfolgen. Diese Verfahren sind in der Abklärung mediastinaler Raumforderungen jedoch nur dann indiziert, wenn die computertomographische Untersuchung nicht ausreichend aussagekräftig bzw. nicht verfügbar ist (Tab. 1.9 u. 1.10).

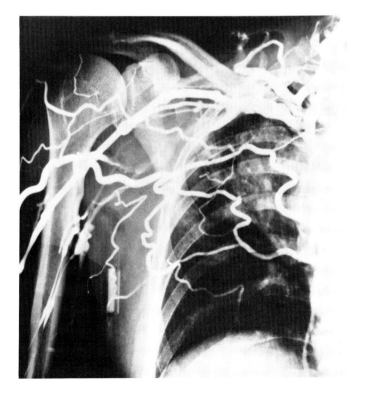

Abb. 1.36 Rechtsseitiges Bronchialkarzinom mit Einbruch in das Mediastinum und Einflußstauung; 54jähriger Patient. Die direkte Armphlebographie zeigt einen Abbruch der V. subclavia und einen ausgedehnten Umgehungskreislauf über Hals- und Thoraxwandvenen

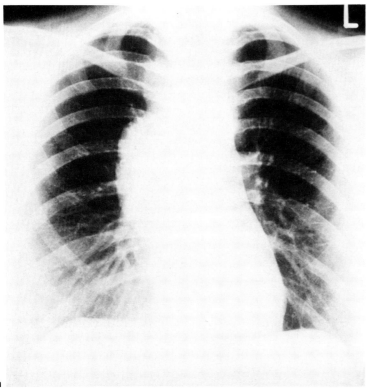
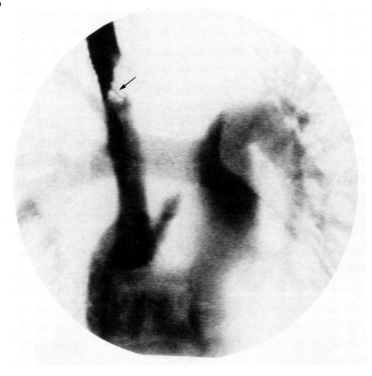

Abb. 1.**37 a** u. **b** Lymphogranulomatose mit Befall der mediastinalen Lymphknoten; 26jährige Patientin
a Thorax d.-v. mit Rechtsverbreiterung des Mediastinums durch befallene Lymphknoten
b i.-v. digitale Subtraktionsangiographie. Tumorzapfen (→), der in die V. cava superior reicht und für die obere Einflußstauung verantwortlich ist

Abb. 1.**38** a u. **b** Thorakales Aortenaneurysma; 73jähriger Patient
a Thorax d.-v. mit Verbreiterung des Mediastinums in Höhe des linken Hilus
b Katheteraortographie mit transbrachialem Zugang von rechts. Kontrastmittelinjektion über den in die Aorta ascendens plazierten Katheter (→). Aneurysmatische Erweiterung der Aorta thoracalis descendens

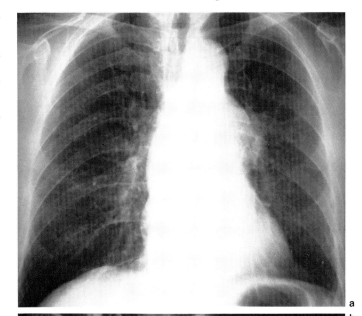
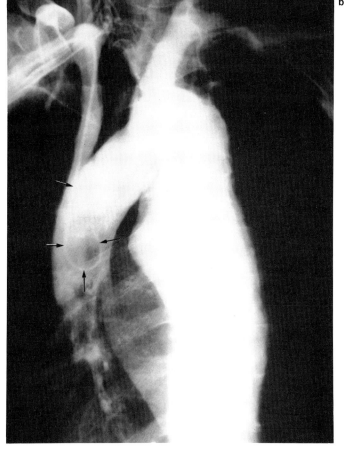

Tabelle 1.9 Schema der Differentialdiagnose mediastinaler Verlagerungen

Mediastinalverlagerung	Pathologische Veränderungen	Röntgendiagnostische/klinische Besonderheiten
Statische Mediastinalverlagerung (unabhängig von der Atemphase)	1. Druckeinwirkung der Gegenseite a) Lungentumor b) Pleuraerguß c) Pleuramesotheliom d) Tumor der Thoraxwand e) Pneumothorax	 Tomographie, Bronchographie, CT Lageverschieblichkeit, Probepunktion, CT nicht abtrennbar von der Thoraxwand, partielle Verknöcherungen, CT Tomographie, Szintigraphie Unfallereignis, akutes Krankheitsbild, Exspirationsaufnahme
	2. Zugeinwirkung der gleichen Seite a) konstriktive pleuromediastinale Schwiele b) Fibrothorax c) Schrumpfender Lungenprozeß d) Kompletter Bronchusverschluß → Obturations-Atelektase Fremdkörperaspiration Schleimpfropf Tumor	 Verziehung von Trachea, Ösophagus, evtl. oberer Hohlvene und Herz. Evtl. Mediastinalhernie, Tomographie Zustand nach Lungenentfernung, evtl. Tomographie zirrhotische Oberlappentuberkulose, chronische Pneumonie, Kontraktionsatelektase; Tomographie, Bronchographie, CT Tomographie, Bronchographie, Schnupf- und Hustenversuch Anamnese mit plötzlichem Verschlucken, Thorax d.-v. In- und Exspiration Tomographie, Tracheobronchographie Bronchoskopie
Dynamische Lageänderung des Mediastinums (atemabhängig)	inkompletter Bronchusverschluß durch stenosierenden Bronchusprozeß → Ventilmechanismus → lokale Überblähung (Air trapping)	Tomographie, Ösophagogramm. Mediastinalwandern beim Schnupfversuch (inspiratorische Bewegung zur kranken Seite). Mediastinalwandern beim Hustenstoß (exspiratorische Bewegung zur gesunden Seite)

Tabelle 1.10 Schema der Differentialdiagnose mediastinaler Erkrankungen (nach *Düx*)

Mediastinalverbreiterung	Pathologische Prozesse	Röntgendiagnostik, Methodik
I Oberes vorderes Mediastinum		
1. von der SD ausgehende RF	a) Substernale Struma	Husten- und Schluckverschieblichkeit, Trachealkompression und Verdrängung, partielle fleckige oder zystische Verkalkungen. } Szintigraphie
	b) Aberrierende Struma (echte und falsche)	Keine Husten- und Schluckverschieblichkeit; Eigene intrathorakale Gefäßversorgung der echten aberrierenden Struma, Versorgung über Schilddrüsenarterien bei der falschen Form.
2. Zystische RF	a) Bronchogene Zyste	Para-, prä- oder retrotracheal; keine Husten- und Schluckverschieblichkeit, Spontanperforation, Infektionsgefahr, gelegentliche schalenförmige Verkalkung. Formänderung beim Husten, CT, Bronchographie
	b) Lymphogene Zyste	Glatt begrenzt, gelegentlich Kontrastmittelfüllung bei Fußrückenlymphographie, CT
3. Lymphknotenvergrößerungen	s.u.	

Tabelle 1.**10** (Fortsetzung) Schema der Differentialdiagnose mediastinaler Erkrankungen (nach *Düx*)

Mediastinalverbreiterung	Pathologische Prozesse	Röntgendiagnostik, Methodik
4. Benigner Tumor	Lipom, Fibrom, Xanthofibrom, Mischtumor	Glatt begrenzte raumfordernde Prozesse, Sanduhrlipom, CT
5. Mediastinalhämatom	s. u.	
6. Aneurysma des Trunkus		Pulsation; CT, thorakale Aortographie, DSA
7. Mediastinaler Pleuraerguß	s. u.	
8. Lungenatelektase	s. u.	
9. Vom Thymus ausgehende RF	s. u.	
10. Neurogener Tumor	Neurinom	s. u.
11. Idiopathische Mediastinalfibrose		Zirrhotische Lungentuberkulose. Trachealverziehung, Kavaverziehung. CT
12. Lipomatose		CT

II Vorderes mittleres Mediastinum

1. Von der SD ausgehende RF	Intrathorakales Strumarezidiv	Szintigraphie
2. Teratoide Zysten	a) Epidermoidzyste	Rundlich, teilweise schalenförmige Verkalkung
	b) Dermoidzyste	Rundlich, oval, teilweise Zahn- oder Knochenanlagen oder schalenförmige Wandverkalkung
	c) Teratom	Rundlich, teilweise Zahn- und Knochenanlagen oder schalenförmige Wandverkalkung
	d) Maligne Entartung (mediastinales Teratokarzinom)	Solider, infiltrierend wachsender Tumor bei jugendlichen Männern, schnelles Wachstum
3. Lymphknotenvergrößerungen	a) Morbus Hodgkin	Mediastinale Form, oft paratracheal beginnend; verbackene Lymphome, schnelle Größenzunahme (Vergleichsaufnahmen), verdrängende Eigenschaft, kein Hinweis auf Bronchusverschluß. Histologische Klärung durch Mediastinoskopie; CT, Tomographie
	b) Maligne Non-Hodgkin-Lymphome	Schnell wachsend, infiltrierend und verdrängend wachsend, oberes Kavaverschlußsyndrom (Kavographie), Azygosvenenblockade, Ösophagusverdrängung, Trachealstenosierung, CT, Tomographie, Mediastinoskopie mit Gewebeentnahme
	c) Lymphknotenmetastasen anderer Primärtumoren (Bronchial-, Ösophagus-, Pankreas-, Urogenitalkarzinom u. a.)	Meist einseitiges schnelles Tumorwachstum, Infiltration von Ösophagus, Bronchialsystem, Venensystem, Ductus thoracicus, Nerven usw., histologische Klärung durch Mediastinoskopie. Präoperative Venographie. Kavographie, CT, Primärtumor bekannt
	d) Tuberkulose	Meistens auch kontralaterale Lymphknotengruppe mitbefallen, geringe Verbackung der einzelnen Lymphknoten, Bronchusperforation, Tomographie, Kultur
	e) Sarkoidose	Meist hiläre Lymphknoten mitbefallen, Tomographie. Bronchoskopie mit Gewebeentnahme
4. Benigner Tumor s. o.	Chondrom, Osteochondrom	Tomographie mit fehlender Abgrenzbarkeit vom Sternum oder den Rippenansätzen. Partielle Verknöcherung. Herzverdrängung

(Teratoide Zysten a–d: Tomographie, CT)

Tabelle 1.**10** (Fortsetzung) Schema der Differentialdiagnose mediastinaler Erkrankungen (nach *Düx*)

Mediastinalverbreiterung	Pathologische Prozesse	Röntgendiagnostik, Methodik
5. Mediastinalhämatom	a) Traumatisch nach stumpfem Thoraxtrauma	Venöse Sickerblutung: allmähliche Mediastinalverbreiterung ohne wesentlichen Kreislaufschock oder Trachealverdrängung (regelmäßige Thoraxkontrollen). Angiokardiographie, CT
	b) iatrogen	Subklaviakatheterisierung mit Venenperforation oder mediastinaler Infusion über falsch liegenden Subklaviakatheter (röntgenologische Lagekontrolle des Katheters)
	c) Chylomediastinum traumatisch, postoperativ	Ruptur des Ductus thoracicus. Kein Kreislaufkollaps. Schnelle Rückbildung der mediastinalen Raumforderung innerhalb von Tagen mit gleichzeitiger Entwicklung eines Chylothorax; Ergußaufnahmen; Punktion → Chylus
6. Vom Pericard ausgehende RF	Perikardzyste s.u.	
7. Mediastinaler Pleuraerguß		Formänderung bei Lageänderung des Patienten
8. Lungenatelektase		Tomographie, Bronchoskopie, CT
9. Vom Thymus ausgehende RF	a) Thymushyperplasie	Kindesalter, ein- oder beidseitig, Wellen- oder Segelform, Größenänderung
	b) Thymus persistens	Bei Jugendlichen und Erwachsenen, häufig mit Myasthenia gravis kombiniert, CT
	c) Thymuszyste	Glatt konturiert, geringe Formänderung, CT
	d) Thymom	Vielseitige Form (rundlich, gelappt, plattenförmig), homogen strukturiert, scharf begrenzt (meist zwischen 35–45 Jahren auftretend), zeitweise verkalkt (10–30%), häufig mit Myasthenia gravis kombiniert (mehr als 25% der Fälle), CT
	e) Maligne Entartung	Schnelles Größenwachstum, Infiltration in die Umgebung
	Thymuskarzinom	Typisch maligne Vaskularisation ⎫ CT
	Thymussarkom	Maligne Vaskularisation ⎭
	Leukämische Thymusinfiltration	Blutbildkontrolle, Knochenmarksbefund
10. Durch die Aorta bedingte Mediastinalverbreiterung	a) Dilatation der Aorta ascendens	Arteriosklerose, Lues Diffuse Dilatation mit partieller oder diffuser Verkalkung, unscharfe Randkonturen, verstärkte Aortenpulsation
	Poststenotische Dilatation	Valvuläre Aortenstenose, Aortographie, Druckmessung
	Sinus-Valsalvae-Aneurysma	Marfan-Syndrom, meistens nur ein Sinus betroffen
	Ascendensaneurysma	Sackförmig, kahnförmig, spindelförmig, komplizierende Aortenklappeninsuffizienz, Koronararterien-Abgangsstenose
	b) Aneurysma dissecans bei Medianekrose oder Blutung der Vasa vasorum	*Echtes Aortenlumen* deformiert und verschmälert, Katheterpositionszeichen. Vergrößerter Abstand zwischen verkalkter Intima und Außenwand der Aorta. *Falsches Aortenlumen* von unterschiedlicher Breite, abgehobene Intima, u.U. als schmaler zarter Füllungsdefekt im Gefäßlumen dargestellt. Einstrom- und Rückflußstelle angiographisch nachweisbar.

Tabelle 1.**10** (Fortsetzung) Schema der Differentialdiagnose mediastinaler Erkrankungen (nach *Düx*)

Mediastinalverbreiterung	Pathologische Prozesse	Röntgendiagnostik, Methodik
	c) Traumatisches Aortenaneurysma	Iatrogen bei Katheterisierung entstanden
	a) stumpfes Thoraxtrauma (Akutphase)	Kreislaufschock, zunehmende Mediastinalverbreiterung innerhalb von Stunden, unscharfe Aortenkontur, Verdrängung der Trachea nach rechts, das Aneurysma greift auf den distalen Aortenbogen und die Aorta descendens über. CT; Digitale Subtraktionsangiographie (DSA), Aortographie
	d) Kinking-Aorta erworben	Höheres Alter, Aortensklerose, keine oder nur geringe Pulsation, linke vordere Schrägaufnahme mit Ösophagogramm
	angeboren	Tomographie, linke vordere Schrägaufnahme mit Ösophagogramm, thorakale Aortographie
	e) Poststenotisches Aortenaneurysma bei Aortenisthmusstenose	Rippenusuren, Ösophagogramm, linke vordere Schrägaufnahme, Sonographie, DSA
11. Vena-cava-Verschluß	Prästenotische Kavadilatation bei vorhofnahem Verschluß, z.B. durch Tumorinfiltration Lymphknotenmetastasen, Mediastinalfibrose	Kavaverschlußsyndrom mit Einflußstauung (venöse Druckerhöhung in den Armvenen) obere Kavographie: spornartiger Verschluß oder unscharf konturierte Stenosierung mit nur mäßig entwickeltem Kollateralkreislauf im Bereich eines raumfordernden Prozesses spricht für maligne Tumorinfiltration DSA, CT
12. Vom Bronchus ausgehende RF	Zentrales Bronchialkarzinom	Tomographie, Bronchoskopie, Zytologie, CT
	Karzinoid des Bronchus	Tomographie, Bronchoskopie, Histologie, CT
	Bronchusadenom	Tomographie, Bronchoskopie, CT
	Bronchogene Zyste	Rundlich, prävertebral gelegen, manchmal Verkalkung der Zystenwand CT, Tomographie, Bronchographie
III Unteres vorderes Mediastinum		
1. Teratoide Zysten	s.o.	
2. Benigner Tumor	Parakardiales Lipom	Gesteigerte Transparenz, Silhouettenzeichen des Herzens
3. Vom Thymus ausgehende RF	s.o.	
4. Vom Perikard ausgehende RF	a) Perikardzyste	Respiratorische Verformbarkeit, Größenänderung, mitgeteilte Pulsation, Echokardiographie
	b) Perikarddivertikel	Größenänderung in Abhängigkeit von der Körperlage, Angiokardiographie, CT, Echokardiographie
	c) Perikardtumor	Allmähliche Größenzunahme, Echokardiographie, Angiokardiographie, CT
	d) Perikarderguß Hämoperikard	Echokardiographie, CT
5. Zwerchfellhernie (Morgagni-Hernie)		MDP zum Ausschluß einer Darmhernierung, Leberszintigramm zum Ausschluß einer Leberhernierung

1 Bildgebende Verfahren

Tabelle 1.**10** (Fortsetzung) Schema der Differentialdiagnose mediastinaler Erkrankungen (nach *Düx*)

Mediastinalverbreiterung	Pathologische Prozesse	Röntgendiagnostik, Methodik
IV Oberes hinteres Mediastinum		
1. Neurogener Tumor	a) Ganglioneurom	Paravertebrale, spindelförmige Verschattung, evtl. verkalkt, Tomographie und seitliche BWS, CT, Druckusuren
	b) Neurinom	Rundlich, Tomographie und seitliche BWS, keine Verbreiterung der Zwischenwirbellöcher, gelegentlich Verkalkungen, CT Wirbelarrosion
	c) Sanduhrneurinom oder andere Sanduhrtumoren	Verbreiterung eines Zwischenwirbelloches, seitliches Tomogramm der BWS, Myelographie, CT
	d) Neurofibrom	Morbus Recklinghausen, CT
	e) Neuroblastom	Großer Tumor, schnell wachsend, meist im Kindesalter, partiell verkalkt, CT
	f) Sympathisches Paragangliom (Phäochromozytom)	Bei Hormonaktivität Katecholaminerhöhung, CT
2. Paravertebrale RF	a) Hämatom	Kompressionsfraktur im Bereich der BWS, Tomographie, CT
	b) Wirbelmetastasen oder paravertebrale Weichteilmetastasen	Grundkrankheit: hämatogene Metastasierung; Plasmozytom, Lymphogranulomatose, Infiltration u. a. mit einseitigem paravertebralem Tumorausbruch. CT, Tomographie
	c) Entzündlich (Senkungsabszeß)	Spondylitis, Tbc der Halswirbelsäule, meist doppelseitige Weichteilverschattung. CT, Tomographie, höhergelegene Wirbeldestruktion
3. Vom Ösophagus ausgehende RF	a) Zenkersches Divertikel	Ösophagographie
	b) Ösophaguszyste	s. u.
	c) Ösophagustumor	s. u.
4. Benigner Tumor	Chondrom, Osteochondrom	Weichteilschatten von der Wirbelsäule oder vom Knochen nicht zu trennen, manchmal Verknöcherung, gezielte Tomographie
5. Mediastinaler Pleuraerguß	s. o.	
6. Intrathorakale Meningozele		Erweiterung mehrerer Zwischenwirbellöcher, seitliches Tomogramm, Myelographie
7. Von der SD ausgehende RF	Aberrierende Struma s. o.	
8. Mediastinaler Pleura-/Lungentumor		Tomographie, CT, Bronchoskopie
V Mittleres hinteres Mediastinum		
1. Neurogener Tumor	s. o.	
2. Paravertebrale RF	s. o.	
3. Vom Ösophagus ausgehende RF	Ösophagustumor s. u.	
4. Echinokokkuszyste		Partielle Verkalkung, evtl. positiver serologischer Test, Tomographie, CT

Tabelle 1.**10** (Fortsetzung) Schema der Differentialdiagnose mediastinaler Erkrankungen (nach *Düx*)

Mediastinalverbreiterung	Pathologische Prozesse	Röntgendiagnostik, Methodik
VI Unteres hinteres Mediastinum		
1. Neurogener Tumor	s.o.	
2. Paravertebrale RF	s.o.	
3. Vom Ösophagus ausgehende RF	a) Duplikationszyste	Umschriebene Ösophagusimpression
	b) Epiphrenisches Divertikel	Luftsichel im Stehen, Breifüllung bei Ösophagusbreipassage
	c) Gastroösophageale Gleithernie	Ösophagusbreischluck in Bauchlage
	d) Paraösophageale Hernie	Ösophagus-Magen-Breiuntersuchung
	e) Intrathorakal verlagerter Magen	Ösophagus-Magen-Breipassage
	f) Achalasie	Ösophagus-Breipassage, Manometrie
	g) Ösophagustumor	Breipassage, CT
4. Lungensequester		Tomographie, Bronchoskopie, Bronchographie, Aortographie, Pulmonalisangiographie, CT, DSA

Abkürzungen: SD = Schilddrüse RF = Raumforderung

Lungengefäße
(Tab. 1.11)

Tabelle 1.**11** Radiologische Untersuchungsverfahren bei Erkrankungen der Lungengefäße

- Konventionelle Röntgenuntersuchung
  Übersichtsaufnahme in 2 Ebenen
  Lungentomographie
  Fernsehdurchleuchtung
- Computertomographie
- Angiographie
  Konventionelle Angiographie
  Digitale Subtraktionsangiographie (DSA)

Konventionelle Röntgenuntersuchung

Die Beurteilung der Lungengefäße stellt bei der Bewertung der Thorax-Übersichtsaufnahme einen weiteren Schwerpunkt dar. Die harmonische Verzweigung normaler Pulmonalarterienstämme läßt sich bei gleichmäßiger Kaliberabnahme bis in die Peripherie scharf und kontinuierlich verfolgen. Lungenvenen sind schwieriger zu identifizieren als Lungenarterien (MILNE 1973). Ihr Nachweis gelingt meist nur im hilusnahen Bereich. Eine deutliche Abbildung von Lungenvenen weist in aller Regel auf pathologische Vorgänge im kleinen oder großen Kreislauf hin bzw. bedeutet anlagebedingte Fehlbildungen (TAYLOR 1978, NEWFELD 1980, NUNN 1980, LABITZKE 1978,

HOFNER 1979, COX 1978, SIELAFF 1968). Eine *verminderte Lungengefäßzeichnung* kann Ausdruck eines reduzierten Blutangebotes an die Lungenstrombahn sein und weist auf angeborene Herzfehler oder eine Füllungsbehinderung des Herzens hin. Reduzierte Pulmonalgefäße, vor allem in der Peripherie, finden sich jedoch auch bei primär vaskulärer Ursache. Zusätzlich kann diese Gefäßreduktion noch durch pathologische Umbauvorgänge des Lungenparenchyms induziert sein (KANEMOTO 1979, KHATTRI 1979).
Besonderer Erwähnung bedarf hier das unilaterale und/oder lobäre Emphysem (SWYER u. JAMES 1953).
Die Abklärung „überstrahlter" Lungenareale kann durch den Nachweis einer Ventilstenose erfolgen, die durch vergleichende Aufnahmen in In- und Exspiration am sichersten möglich ist. Besondere Aufmerksamkeit muß hierbei der Abgrenzung gegenüber einem Cor pulmonale mit typischen Veränderungen der prä- und postkapillären Strecken geschenkt werden (Tab. 1.**12** u. 1.**13**).

Eine vermehrte Lungengefäßzeichnung in Form einer aktiven Hyperämie mit Volumenbelastung der Lungenstrombahn besteht bei Vitien mit Links-rechts-Shunt. Ein vergleichbares röntgenmorphologisches Substrat, aber

Tabelle 1.**12** Für die pulmonale Hypertonie existieren die verschiedensten Einteilungen, z. B. nach

- *Dauer:*
  a) akut
  b) chronisch
- *hämodynamischer Situation im kleinen Kreislauf und Rückwirkung auf die Leistung des rechten Ventrikels:*
  a) latent
  b) manifest
  c) dekompensiert
- *Lokalisation im kleinen Kreislauf:*
  a) präkapillär
  b) kapillär
  c) postkapillär = venös
- *Organlokalisation der Grunderkrankung:*
  a) primär kardial
  b) primär pulmonal
     - parenchymal
     - vaskulär
- *Pathomechanismus:*
  a) Widerstandshochdruck
     - funktionell = Vasokonstriktion
     - strukturell = Gefäßverlust
       - primär vaskulär bedingt (z. B. Embolie, Arteriitis)
       - durch Erkrankung des Lungenparenchyms mit sekundärem Gefäßverlust
  b) HMV-Hochdruck (z. B. bei kongenitalen Vitien mit Links-rechts-Shunt)
- *überwiegend gestörter Funktion:*
  a) primäre Perfusionsstörung
     - okklusiv
     - restriktiv
  b) primäre Ventilationsstörung
     - restriktiv
     - obstruktiv
     - extrapulmonal (z. B. Kyphoskoliose, Pleuraschwarten)
- *Verlauf:*
  a) fixiert
  b) reversibel

Tabelle 1.**13** Klassifizierung der pulmonalen Hypertonie

Präkapilläre pulmonale Hypertonie

I *Primäre Gefäßkrankheiten*
  1. Vermehrte Durchblutung (Großer Links-rechts-Shunt)
  2. Primäre pulmonale Hypertonie
  3. Thromboembolische Lungenkrankheiten:
     Thrombotisch
     Tumormetastasen intravasal
     Parasiten, Fett, Fremdkörper
  4. Angiitiden

II *Primäre pleuropulmonale Erkrankungen*
  1. Alveoläre Hypoxie (im Sinne des Euler-Liljestrand-Mechanismus)
  2. Lungenemphysem
  3. Diffuse interstitielle oder parenchymale Erkrankungen der Lunge:
     Granulomatose
     Fibrosen (idiopathisch und sekundär)
     Neoplastisch: metastatisch, bronchioloalveolär
     Sonstige: alveoläre Mikrolithiasis, idiopathische Hämosiderose, alveoläre Proteinose, Mukoviszidose, Bronchiektasen
  4. Pleuraerkrankungen (Fibrothorax)

III *Brustkorbdeformitäten:*
    Thorakoplastik
    Kyphoskoliose

IV *Alveoläre Hypoventilation:*
    Neuromuskulär
    Fettsucht
    Idiopathisch
    Chronische Obstruktion der oberen Atemwege bei Kindern

V *Aufenthalt in große Höhe*

Postkapilläre Hypertonie

I *Kardial*
  1. Versagen des linken Ventrikels
  2. Erkrankungen der Mitralklappen
  3. Myxom (oder Thrombus) im linken Vorhof
  4. Cor triatriatum

II *Lungenvenen*
  1. Kongenitale Stenose des Abgangs der Lungenvenen
  2. Mediastinale Granulome und Neoplasmen
  3. Idiopathische Venenverschlußkrankheit
  4. Anomaler pulmonaler venöser Rückstrom

völlig anderer pathophysiologischer Ursache, findet sich bei überwässerten Dialysepatienten (Abb. 1.**39**) (WESTCOTT 1978, CRADDOCK 1978, BEYERS 1979). Die häufigste Ursache einer vermehrten Lungengefäßzeichnung stellen die Füllungsbehinderung (Mitralstenose) bzw. Entleerungsstörung des linken Herzens (Linksherzinsuffizienz (Abb. 1.**40** u. 1.**41**) dar (FRANKEN 1975, MILNE 1973). Über eine progrediente Erweiterung der Lungenvenen entwickelt sich ein Rückstau, der auf den kapillären Bereich und später auch auf die pulmonal arterielle Strombahn übergreift (Tab. 1.**14**).

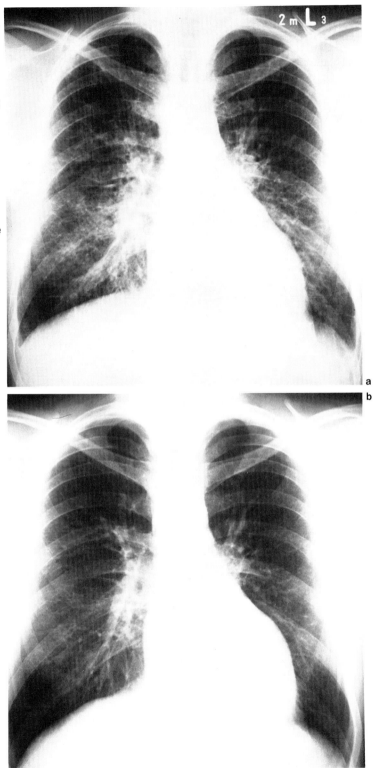

Abb. 1.**39a** u. **b** Chronischer Dialysepatient, 25jährig. Verlaufskontrolle; Rückbildung einer Überwässerung unter fortlaufender Dialyse
a Thorax d.-v. am 3.4.1981: vergrößerter linker Ventrikel. Deutliche Zeichen der Überwässerung mit pulmonalvenöser Stauung, Pleuraergüsse
b Thorax d.-v. am 16.10.1981: Rückbildung der Überwässerung. Es persistiert eine Vergrößerung des linken Ventrikels. Keine kardialen Dekompensationszeichen. Im Einzelfall ist die Thorax-Röntgenuntersuchung aufschlußreicher als die klinische Verlaufsbeobachtung

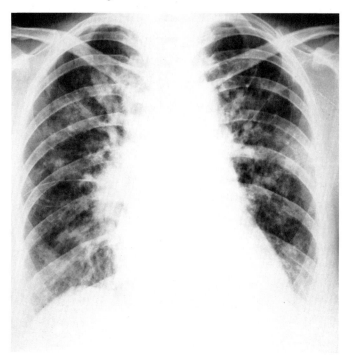

Abb. 1.**40** Akute Myokarditis; 30jährige Patientin. Thorax d.-v.: Bei mäßiger Herzverbreiterung findet sich ein ausgeprägtes interstitielles Lungenödem mit fleckförmigen Wassereinlagerungen. Es besteht die Verwechslungsmöglichkeit mit entzündlichen Infiltraten

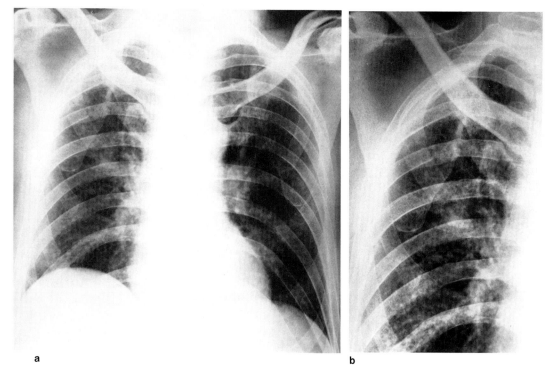

a b
Abb. 1.**41 a** u. **b** Zustand nach abdominellem Eingriff; 48jähriger Patient
a Übersichtsaufnahme im Sitzen mit geringer Trübung des rechten Hemithorax
b Ausschnittsaufnahme der rechten Lunge mit fleckförmigem Muster, entsprechend einem alveolär verteilten Lungenödem

Tabelle 1.14 Veränderungen der Lungengefäßzeichnung

1. Zunahme der Weite der Pulmonalgefäße
   - Bei intrakardialen Links-rechts-Shunts
   - Bei extrakardialen Shunts
     Offener Ductus arteriosus Botalli
     Aortopulmonales Fenster
     Abnorme Pulmonalveneneinmündung
   - Mit einem postkapillären Überdruck
     Bei Mitralklappenerkrankung
     Bei einem Versagen des linken Herzens
     Bei einem Cor triatriatum
     Bei einem linksseitigen Vorhofmyxom
     Bei einer primären Lungenvenenverlegung
     Bei völliger Anomalie der Einmündung der Pulmonalvenen
2. Verminderung der Weite der Pulmonalgefäße
   - Mit Abnahme der Blutzirkulation in den Pulmonalarterien
     Bei angeborenen Herzfehlern (u. a. Rechts-links-Shunt)
     Bei Ebstein-Anomalie
     Bei einer Thrombosierung des Hauptastes der Pulmonalarterie
     Bei Herzinsuffizienz mit relativer Trikuspidalinsuffizienz

In der Diagnostik der pulmonalvenösen Stauung ist der Nachweis von Lymphtransportstörungen (Kerley-Linien) hilfreich (Abb. 1.42). Erkrankungen des Lungenparenchyms sind häufige Ursachen für ein geändertes Lungengefäßbild, vor allem wenn es zu einer Schrumpfung des Parenchyms kommt (HUGHES 1967). Der Schrumpfungsvorgang bedeutet nicht nur eine Streckung und Verziehung der Gefäße mit Kaliberreduktion. Er geht zusätzlich mit einem Traktionsemphysem einher, das die lokalen Perfusionsverhältnisse zusätzlich ändert. Es zeigen sich umschriebene gefäßarme oder auch -freie transparente Zonen, die teilweise, ähnlich einem bullösen Emphysem, zarte Randkonturen erkennen lassen und gelegentlich mit Kavernen verwechselt werden.

Embolie und Infarkt sind selten im Röntgenbild faßbar. Die Unzahl widersprüchlicher Mitteilungen spricht für sich (FELIX 1978). Sicher ist, daß nur die Auswirkungen eines großen Embolus im konventionellen Röntgenbild erkannt werden können (ARENDT 1959, BOOK-

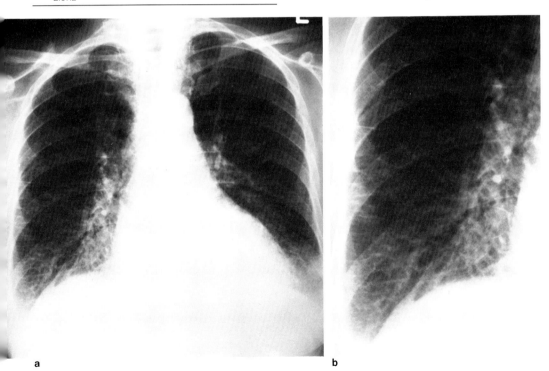

a b
Abb. 1.42 a u. b Chronische Linksinsuffizienz; 61 jährige Patientin
a Thorax d.-v.: biventrikulär vergrößertes Herz mit Zeichen der arteriellen pulmonalen Hypertonie, pulmonalvenöse Stauung
b Deutlichere Darstellung der chronischen Linksinsuffizienz (Kerley-B-Linien) im unteren Lungenabschnitt

STEIN 1980). Der abhängige Perfusionsausfall muß eine beachtliche Größe erreicht haben, um als Areal vermehrter Transparenz in Erscheinung zu treten (Westermarksches Zeichen). *Verlaufskontrollen* sind hier von Bedeutung (s. Abb. 1.44). Einige Stunden nach dem akuten Ereignis beobachtet man nicht selten einen reflektorischen Zwerchfellhochstand mit basalen Dystelektasen (Plattenatelektasen). Tage später kann ein kleiner Randwinkelerguß als Zeichen einer Infarktpleuritis hinzutreten (Tab. 1.15 u. 1.16).

Tabelle 1.15 Befunde auf einer Röntgenübersichtsaufnahme bei Lungenembolie

1. Ischämie des Lungengewebes peripher vom Embolus, erkennbar an einem vermehrt strahlendurchlässigen Lungenbezirk oder mit Verminderung oder Fehlen der Gefäßzeichnung
2. Abrupter Gefäßabbruch, wenn ein großes Gefäß verschlossen ist
3. Erweiterung der im Hilusgebiet sichtbaren Arterien als Folge von Spasmen der peripheren Arterien und des mechanischen Verschlusses
4. Verminderte Belüftung der Lunge durch Bronchospasmus, Brustschmerzen oder Bronchialödem. Als Folge kann eine Atelektase hinzukommen
5. Durch eine Infarktbildung entstehen Nekrosen der Alveolarwände und Blutaustritt in die Alveolarräume
    a) Es entsteht eine homogene, wenig scharf abgegrenzte Verschattung wie bei einer Pneumonie
    b) Es kann zur Ausbildung von Hohlräumen kommen, deren Ausdehnung von der Größe des nekrotischen Prozesses abhängt
6. Zwerchfellhochstand häufig vorhanden
7. Gewöhnlich bilden sich auch kleine Pleuraergüsse
8. Hochdruck in der Pulmonalarterie und akutes Cor pulmonale mit:
    a) Umschriebener Verminderung der Gefäßzeichnung
    b) Vermehrter Gefäßzeichnung in der anderen Lunge oder im angrenzenden Lungenlappen
    c) Veränderung von Herzgröße und -form (Verdacht auf eine Dilatation des rechten Herzens; akute Rechtsbelastung)
    d) Cor pulmonale mit Erweiterung der V. cava superior und der V. azygos
    e) Akutes Lungenödem

Tabelle 1.16 Klassifizierung der Lungenödeme

Erhöhter mikrovaskulärer Druck

Kardiogen:
Versagen des linken Ventrikels
Erkrankungen der Mitralklappen
Myxom des linken Vorhofs
Cor triatriatum

Affektion der Lungenvenen:
Primäre (idopathische) venöse Verschlußkrankheit
Sekundär bei mediastinaler Fibrose oder Granulomatose

Neurogen:
Schädel-Hirn-Trauma
Erhöhter intrakranieller Druck
Postiktal

Normaler mikrovaskulärer Druck
(Erhöhte Kapillardurchlässigkeit)

Inhalation von Reizgasen und löslichen Aerosolen:
Stickstoffdioxid (Siloarbeiterkrankheit)
Schwefeldioxid
Kohlenmonoxid
Sauerstoff
Ozon
Rauch (Brand)
Ammoniak
Chlor
Phosgen
Organophosphate

Inhalation (Aspiration) schädigender Flüssigkeiten:
Flüssiger Mageninhalt (Mendelson-Syndrom)
Beinahe-Ertrinken
Hypertone Kontrastmittel
Äthylalkohol

Große Höhe
Transiente Dyspnoe der Neugeborenen
Rapide Expansion der Lunge bei Pleurapunktion
Andere Ursachen des Lungenödems bei normalem mikrovaskulärem Druck:
Traumatische Fettembolie
Posttraumatisch (Lungenkontusion)
Akute Strahlenreaktion
Zirkulierende Toxine (Alloxan, Schlangengifte)
Zirkulierende vasoaktive Substanzen (Histamin, Kinine, Prostaglandine, Serotonin)
Erniedrigter onkotischer Druck im Kapillarblut
Lymphatische Insuffizienz

Kombination von erhöhtem mikrovaskulärem Druck und erhöhter Kapillardurchlässigkeit

Überdosierung von Narkotika
Akute Lungeninsuffizienz (vielfältige Ursachen: z.B. Atemnotsyndrom des Erwachsenen, Schocklunge)

Lungentomographie

Zur Abklärung pulmonaler Gefäßerkrankungen finden sich hier nur wenige Indikationen. Die Lungentomographie kann gelegentlich bei der bereits erwähnten Diagnose einer AV-Fistel hilfreich sein, da sie zu- und abführendes Gefäß erkennen läßt (Abb. 1.43). Dasselbe gilt für die deutlichere Darstellbarkeit der Lungenvenen vor allem im hilus- und vorhofnahen Bereich.

Durchleuchtung

Die Indikation zur Durchleuchtungsuntersuchung stellt sich bei einer auffälligen Veränderung der Lungengefäße dann, wenn exspiratorische Ventilstenosen auszuschließen sind. Diese sind an paradoxer Zwerchfellbeweglichkeit bzw. am Mediastinalpendeln zu erkennen. Ist ein pulmonaler Rundherd auf eine AV-Fistel verdächtig, so zeigt die Durchleuchtung unter wechselnden Lagerungsbedingungen (Orthostase und Kopf-Tieflage) einen formvariablen Bezirk und meist ein kaliberstarkes zu- und abführendes Gefäß, das bei großen Durchflußvolumina Eigenpulsationen erkennen läßt.

Computertomographie

Vaskuläre Prozesse lassen sich in der Computertomographie bei intravenöser Kontrastmittelgabe sicher identifzieren. Das gilt ebenso für Gefäßaneurysmen wie für AV-Fisteln bzw. anlagebedingte Fehlverläufe pulmonaler Gefäße. Besonderer Erwähnung bedarf hier die Gefäßversorgung eines Lungensequesters über aortale Gefäße, deren Darstellung in der Computertomographie mit bolusförmiger Kontrastmittelapplikation gelingen kann.

Digitale Subtraktionsangiographie/ konventionelle Angiographie

Durch Nativdiagnostik erkennbare Verminderung oder Vermehrung von Lungengefäßen bzw. der klinische Verdacht auf eine Lungenembolie bzw. einen Lungeninfarkt sind Indikationen zur Darstellung der Lungengefäße (Abb. 1.44 u. 1.45).

1. Angiographie der Pulmonalarterien
Punktion oder Präparation der V. brachialis bzw. Punktion der V. femoralis eventuell auch der V. jugularis interna in Seldinger-Technik (ZERR 1981). Einführen von Gefäßkathetern möglichst in den Hauptstamm

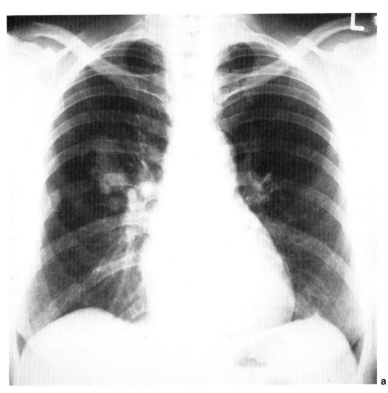

Abb. 1.43 a–c Rechtsseitige arteriovenöse Fistel; 53jährige Patientin
a Thorax d.-v.: oberhalb und lateral des rechten Hilus unscharf begrenzte Verdichtungsfigur. Alte rechtsseitige Rippenfraktur

Abb. 1.43 b und c ▷

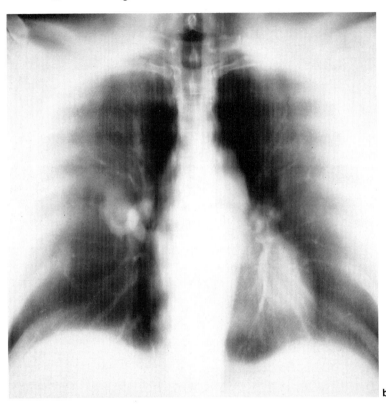

Abb. 1.**43 b** Ganzlungentomographie: Gefäßverbindung zu diesem dorsal gelegenen Verdichtungsbezirk
c Rechtsseitliche Tomographie. Die Untersuchung beweist die Gefäßverbindung zur dorsal gelegenen AV-Fistel (→)

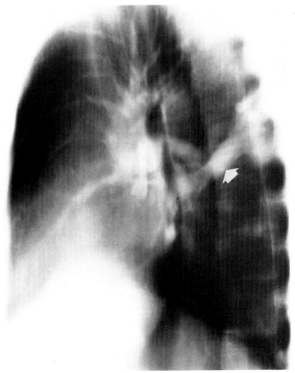

der A. pulmonalis, gegebenenfalls selektiv in die rechte und linke Pulmonalarterie. Gelingt es nicht, die A. pulmonalis zu sondieren, so erfolgt die Druckinjektion des Kontrastmittels in den rechten Vorhof. Die Indikation zur Pulmonalisangiographie sollte der Suche nach ausgedehnten Embolien vorbehalten bleiben, vor allem dann, wenn sich die Fragestellung einer operativen Entfernung des thrombotischen Materials ergibt. Auch besteht hier die Möglichkeit, transfemoral große frische Thromben mit Hilfe von Kathetern abzusaugen, zu fragmentieren oder durch selektive Applikation zu lysieren. Eine Pulmonalisangiographie, unter Umständen in verschiedenen Ebenen (BOSSART 1982), sollte in jedem Fall mit einer Druckmessung in den Pulmonalarterien verbunden werden (MENZOIAN 1979, MILLES 1980, RUDIN 1977, OVENFORS 1978, SNIDER 1973).

2. Angiographie der Pulmonalarterien mit digitaler Subtraktionsangiographie
Hier erfolgt die Kontrastmittelinjektion peripher venös, allenfalls über einen transbrachial in die V. cava superior plazierten Ge-

Abb. 1.**44 a–c** Rechtsseitige Lungenembolie; 50jährige Patientin
a Im Seitenvergleich besteht eine Verminderung der rechtsseitigen Lungengefäßzeichnung
b Pulmonalisangiographie in Kathetertechnik. Plazierung des transfemoral vorgeführten Katheters im Pulmonalarterienhauptstamm. Unauffällige Aufteilung des linksseitigen pulmonalarteriellen Gefäßbaumes. Ausgedehnte Gefäßausfälle im rechten Ober- und Unterfeld. Restperfusion im Bereich des Mittelfeldes

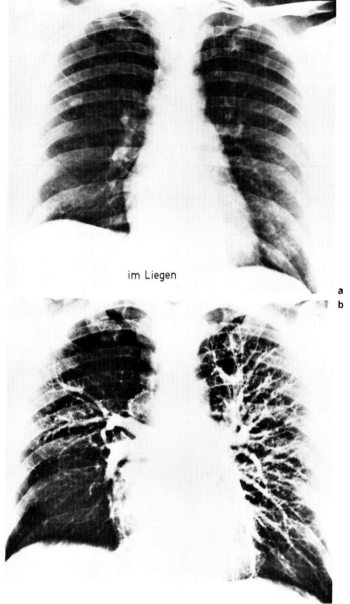

im Liegen

a
b

fäßkatheter (4–5 French Katheter). Die Kontrastmittelinjektion erfolgt maschinell. Bei peripher venösem Zugang sollte die Flußgeschwindigkeit 12 ml/s bei einem Gesamtvolumen von 45–55 ml betragen; bei zentral venösem Zugang kann eine Flußgeschwindigkeit von 15–25 ml/s und ein Gesamtvolumen zwischen 45–40 ml je Untersuchungsgang gewählt werden. Die Ergebnisse der direkten Pulmonalisangiographie sind mit denen der Subtraktionstechnik vergleichbar. Durch die DSA können Embolien bis zu einer Größe von 2 mm nachgewiesen werden (POND 1983) (Abb. 1.**46**).

In 85–90% aller Fälle mit Verdacht auf Lungenembolie kann die DSA die pulmonale Angiographie ersetzen. Sie erspart dem Patienten das Risiko der transkardialen Katheterisierung und ermöglicht Untersuchungen von kürzerer Dauer (MEANEY 1980, GOODMAN 1982).

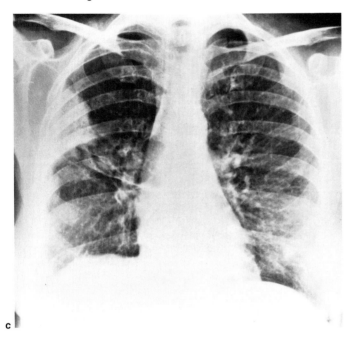

Abb. 1.**44 c** Thorax d.-v.: Verlaufskontrolle. Multiple Lungeninfarkte in der rechten Lunge

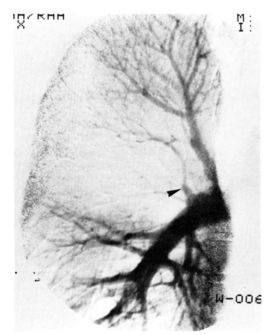

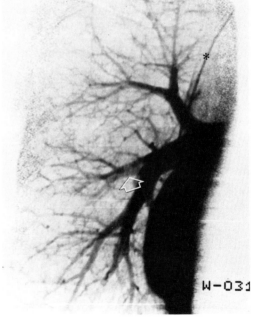

Abb. 1.**45** Rechtsseitige Pulmonalisangiographie mit intravenöser digitaler Subtraktionsangiographie. Abbruch eines großen Pulmonalarterienhauptastes (→) und fast kompletter Perfusionsausfall im rechten Lungenmittelfeld

Abb. 1.**46** Pulmonalisangiographie der rechten Lunge mit digitaler Subtraktionstechnik und i.-v. Bolusinfektion mit zentral venös plaziertem Katheter (*). Kleine Thromben an der Gabel zwischen rechter Mittel- und Unterlappenarterie (→)

Parenchymerkrankungen
(Tab. 1.17)

Tabelle 1.**17** Radiologische Untersuchungsverfahren bei Erkrankungen des Lungenparenchyms

- Konventionelle Röntgenuntersuchung
  Übersichtsaufnahme in 2 Ebenen
  Hilustomographie
  Ganzlungentomographie
  Aufnahme in Seitenlage des Patienten
  Fernsehdurchleuchtung
  Ösophagogramm
- Computertomographie
- Bronchographie
- Feinnadelbiopsie

Das Lungenparenchym erweist sich in seiner Reaktion auf entzündliche Einwirkungen ebenso wie auf Inhalationsnoxen, auf akute wie auf chronische Erkrankungen als sehr unspezifisch. Die Radiologie gibt zahlreiche Hinweise auf das Vorliegen einer Erkrankung, erlaubt aber nur selten eine ätiologische Diagnose. Die Veränderungen finden im alveolären, interstitiellen und peribronchialen bzw. perivaskulären Bereich von Lungenkern und -mantel statt (Abb. 1.47a). Der Verdichtung als Ausdruck einer Infiltration, Fibrose oder Atelektase oder eines Tumors steht die Rarefizierung mit erhöhter Transparenz durch vermehrten Luftgehalt der Lungen gegenüber (NUMBERGER 1974, UTHGENANNT 1975, GALLWAS 1979, GOODMAN 1980, TRAPNELL 1964, CARRINGTON 1966, CHRISTOFORIDIS 1970, FLYNN 1970, GENEREUX 1980, KROSS 1980, OTTO 1979, FEIGIN 1980, HADLOCK 1980, KIM 1978, POE 1978, MILLER 1977, BROWN 1978, EPLER 1978, MÜLLER 1978, SHIGEMATSU 1978, MASSON 1978, OLSSEN 1979, STENDER 1979, YU 1979, CERVANTES-PEREZ 1980, ELBERS 1980).

Infiltrationen

Konventionelle Röntgenuntersuchung
(Tab. 1.18)

Pulmonale Infiltrationen werden nach ihrer Lokalisation, Ausdehnung, Dichte, Außenkontur und Binnenstruktur beurteilt. In der Beschreibung unterscheidet man Begriffe wie lobär, segmental, großflächig, homogen-flächenhaft, rundlich, grobfleckig, mittel- und feinfleckig, inhomogen, nodulär und miliar. Infiltrationen sind uni- oder multilokulär, disseminiert oder konfluierend (STENDER 1977,

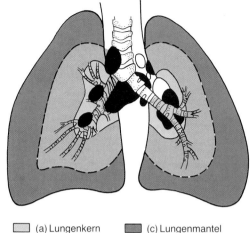

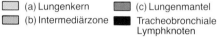

Abb. 1.**47a** Einteilung der Lunge in Lungenkern, Intermediärzone und Lungenmantel

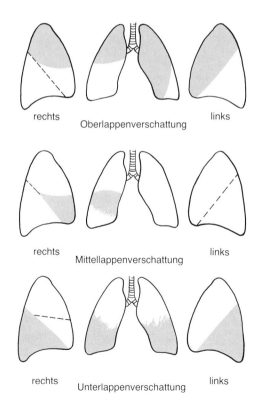

Abb. 1.**47b** Schematische Darstellung lobärer Flächenschatten

STENDER u. MAYESKI 1979, RAU 1980). Eine Differenzierung entzündlicher Infiltrationen viraler oder bakterieller Genese ist radiologisch schwierig und nur selten möglich.

Tabelle 1.18 Charakteristische röntgendiagnostische Kriterien einer alveolären Erkrankung

1. Unscharfe Begrenzung
2. Konfluieren der Herde
3. Segmentale oder lobäre Verteilung (Abb. 1.47b u. 1.48).
4. Schmetterlingsförmige Verschattung
5. Pneumobronchogramm
6. Peribronchiolare (azinäre) Herde
7. Rascher Zeitablauf

Der alveoläre Typ, eher dem bakteriellen Infekt entsprechend mit großflächig dichten, teils lobären oder segmentalen Infiltraten, hält sich im allgemeinen an die Lappengrenzen und zeigt ein positives Pneumobronchogramm (Abb. 1.49 u. 1.50). Die Volumenvermehrung aufgrund des entzündlichen Exsudates wölbt die Interlobärsepten leicht vor, ein Befund, der besonders deutlich im Seitenbild erkennbar ist. Der interstitielle Typ wird mehr bei atypischen Pneumonien beobachtet. Die inhomogenen Infiltrationen breiten sich ungleichmäßig aus, ohne Segment- oder Lappengrenzen zu respektieren, seltener wird dabei ein positives Pneumobronchogramm beobachtet (Abb. 1.51).

Neben der Beurteilungsmöglichkeit des Lungenparenchyms erlaubt sie Aussagen über die Mitreaktion der Pleura und des Zwerchfells. Die seitliche Thoraxaufnahme kann in der Beurteilung pulmonaler Infiltrate eine entscheidende Ergänzung der p.-a. Aufnahme bedeuten. Dabei sollte jeweils die betroffene Seite plattennah liegen. Ein entzündliches Infiltrat kann in vielen Fällen im alleinigen p.-a. Bild von einer umschriebenen Atelektase oder einem Interlobärerguß ohne die Hilfe der Seitenaufnahme nicht ohne weiteres differenziert werden (LANDAY 1979). Eine unscharf begrenzte Hilusvergrößerung könnte sowohl einer Segmentpneumonie des apikalen Unterlappensegmentes als auch einer Infiltration in der ventralen Lunge entsprechen. Die Kenntnis der Lungensegmente ist bei diesen differentialdiagnostischen Überlegungen unerläßlich. Je nach Ausdehnung und Dichte fehlt das Silhouettenzeichen, d. h., im p.-a. Bild läßt sich die Herzkontur von einem Mittellappen bzw. Lingualinfiltrat nicht sicher abgrenzen, während bei einer Unterlappenpneumonie, insbesondere im Zehnersegment, die Außenkontur des Herzens deutlich abgrenzbar bleibt (Tab. 1.19–1.21).

Die Indikation zur *Durchleuchtung* ergibt sich bei Lageänderungen des Zwerchfelles. Diese können eine passagere Begleitreaktion entzündlicher Infiltrate, basaler Ergußbildungen, aber auch Folge einer Phrenikusparese sein.

Tabelle 1.19 Formen der Pneumonie mit bevorzugter Lokalisation in den basalen Lungenabschnitten

1. Bronchiektasen
2. Hypostatische Pneumonie
3. Mukoviszidose
4. Lungenentzündung durch Bakterioides verursacht
5. Mykoplasma- und Viruspneumonie
6. Q-Fieber-Pneumonie
7. Aspirationspneumonie

Tabelle 1.20 Lungeninfiltrationen, die hauptsächlich im inneren Mittelfeld (Lungenkern) angeordnet sind

– Lungenödem
– Einige der Lungenbeteiligungen bei Kollagenosen (Periarteriitis nodosa, Lupus erythematodes disseminatus)
– Alveolarproteinose
– Interstitielle plasmazelluläre Pneumonie durch Pneumocystis carinii
– Lymphogene Pneumonien wie:
  a) bei akuten Exanthemen im Kindesalter
  b) Pneumonie bei Tularämie
– Sarkoidose

Tabelle 1.21 Lungenveränderungen, die in erster Linie die Lungenspitzen und die subapikalen Bereiche befallen

– Lungentuberkulose (postprimäre Formen)
– Pilzerkrankungen der Lunge
– Pseudomonaserkrankung
– Pseudomalleus (Melioidosis), Pseudorotz

Die Hilustomographie ist in der Lage, die Mitbeteiligung von hilus- oder mediastinalen Lymphknoten im Rahmen akut- und chronisch entzündlicher Lungenerkrankungen sichtbar zu machen (Sarkoidose, granulomatöse Lungenerkrankungen, Pilzerkrankungen). Durch die Schichtuntersuchung können in der Thorax-Übersichtsaufnahme geäußerte

Radiologische Verfahren 63

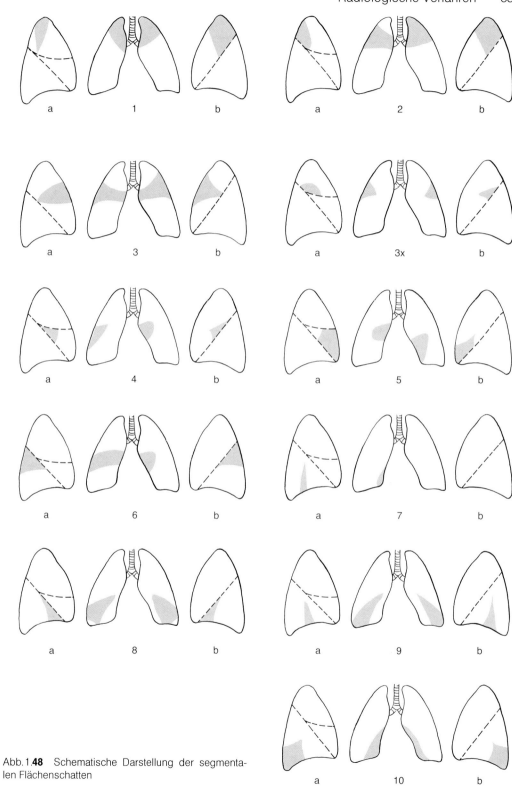

Abb. 1.**48** Schematische Darstellung der segmentalen Flächenschatten

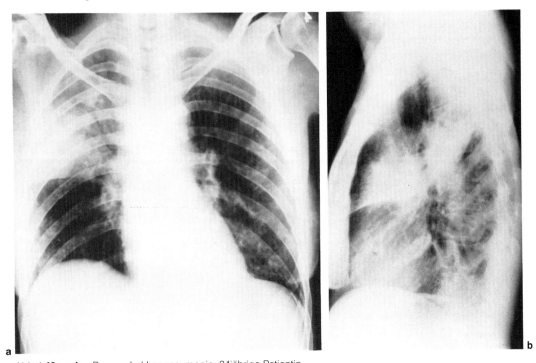

Abb. 1.**49a** u. **b** Pneumokokkenpneumonie; 34jährige Patientin
a Thorax d.-v.: Verdichtung des rechten Oberfeldes, die durch den kleinen Lappenspalt begrenzt wird
b Rechts anliegende Seitenaufnahme, die die exakte Begrenzung der Pneumonie auf den rechten Oberlappen zeigt

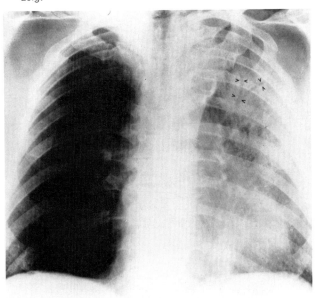
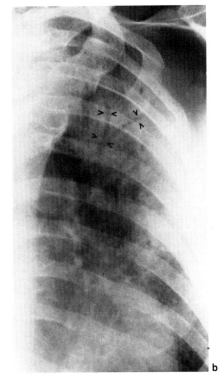

Abb. 1.**50a** u. **b** Lobärpneumonie links; 74jährige Patientin
a Thorax v.-d. im Liegen: pneumonische Verdichtung der gesamten linken Lunge. Positives Pneumobronchogramm im linken Oberfeld (→)
b Vergrößerungsaufnahmen des linken Oberfeldes mit deutlicher Darstellung des Pneumobronchogramms im Bereich des Oberlappens (→)

Abb. 1.**51 a** u. **b** Interstitielle Pneumonie; 55jährige Patientin
a Thorax d.-v.: diffuse inhomogene Infiltrate, die die Oberfelder sowie den Lungenmantel betonen
b Ganzlungentomographie. Ausschluß von Einschmelzungshöhlen. Darstellung der Infiltrationen apikal sowie im Lungenmantel. Keine Vergrößerung hilärer oder mediastinaler Lymphknoten

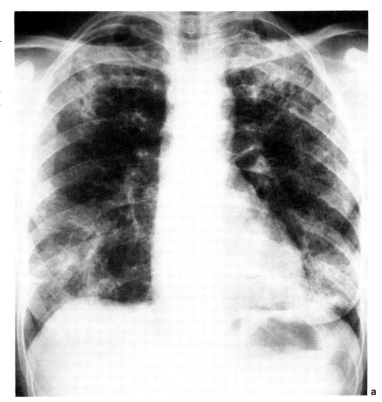

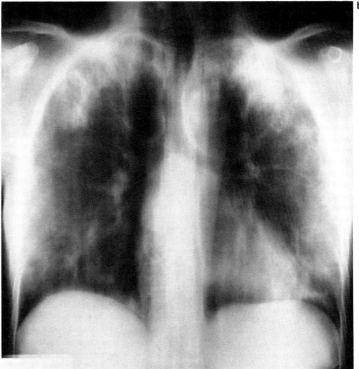

Verdachtsdiagnosen bestätigt und erhärtet werden. Darüber hinaus liefert sie, insbesondere bei subtiler Untersuchungstechnik, unter Umständen in mehreren Ebenen, Zusatzinformationen.

Ganzlungentomographie
Lungenerkrankungen, die mit konfluierenden Infiltraten einhergehen, die Tendenz zur zentralen Einschmelzung aufweisen, sind durch Schichtuntersuchungen des Lungenparenchyms weiter abklärbar (Abb. 1.52; Tab. 1.22).

Tabelle 1.22 Pneumonien, die zur Bildung von Pneumatozelen, zur Vereiterung oder Abszeßbildung neigen und mit einer Pleurabeteiligung verlaufen

- Staphylokokkenpneumonie
- Pneumonie durch Klebsiella und durch Aerobacter (Friedländer-Pneumonie)
- Bei Kindern: Pneumonie durch Haemophilus influenzae
- Pneumonien durch Bakteroides
- Tuberkulose
- Wegenersches nekrotisierendes Granulom
- Lungenhämatom

Letztendlich läßt sich die breite Differentialdiagnose pulmonaler, zu Einschmelzung neigender Erkrankungen jedoch nicht immer im wünschenswerten Ausmaß einengen. Die Schwierigkeiten der Differentialdiagnose zum Beispiel bei Pilzerkrankungen der Lunge werden am Beispiel der Aktinomykose besonders deutlich, die eine verwirrende Vielzahl von Befunden erkennen läßt (Tab. 1.23). Ätiologische Aussagen dürfen auch hier nur mit großer Zurückhaltung gemacht werden. Das Röntgenbild liefert uncharakteristische Befunde, auch wenn die basalen Lungenabschnitte am häufigsten befallen sind. Der Befund wechselt zwischen umschriebenen, dichten, pleuranahen Verschattungen, die darauf hinweisen, daß hier ein krankhafter Prozeß möglicherweise zur Brustwand durchbricht und zur Fistelbildung führen kann und unscharf begrenzten Verschattungen mäßiger Intensität. Gelegentlich beobachtet man ausgedehnte Hilusvergrößerungen, die von einer Lymphknotenerkrankung oder einer Tumorbildung nicht zu unterscheiden sind. An den Rippen können Destruktionen auftreten.

Tabelle 1.23 Röntgenbefunde bei einer Lungenaktinomykose

- Erheblicher Umfang der Veränderungen
- Chronische Alveolarinfiltration
- Lungenfibrose
- Einschmelzung mit Höhlenbildung
- Übergreifen auf die Interlobärspalten
- Pleuraerkrankung (Empyem oder Pleuraverdickung)
- Ösophagopleurale oder bronchopleurale Fistel
- Beteiligung der Brustwand (Weichteilschwellung, Rippenperiostitis, Rippenzerstörung, Wirbeldestruktion)
- Pulmonale Osteoarthropathie

Weitere Erscheinungsformen von Lungenparenchymerkrankungen sind diffuse, feinfleckige, noduläre bzw. miliare Infiltrate (Miliartuberkulose), die bei nicht vorgeschädigter Lunge ein typisches Bild ergeben. In der Differentialdiagnose sind Silikose und andere Pneumokoniosen (Tab. 1.24 s. S. 68 f.), Hämosiderose, Sarkoidose sowie Spätstadien einer chronischen Lungenstauung bei Mitralfehlern, sowie das Spätstadium einer Histoplasmose zu berücksichtigen (Tab. 1.25);

Tabelle 1.25 Erscheinungsbild der Histoplasmose

Akute Form
Chronische Lungenhistoplasmose
Inaktives Stadium
a) Granulombildung
b) Hiluslymphknotenbefall
c) Befall der Mediastinallymphknoten
d) Fibrothorax
e) Konstriktive Perikarditis (*Christoforidis* 1970)

ferner ein Zustand nach Masernpneumonie, das miliare Karzinom, die Adenomatose sowie die miliare Metastasierung eines malignen Tumors. Schreitet der Prozeß entlang den Lymphbahnen fort, so ergibt sich das Bild einer Lymphangitis reticularis (KLEM 1980, UEHLINGER 1973).
Auch eine Lymphangiosis muß in die Überlegungen einbezogen werden (Tab. 1.26–1.28).

Abb. 1.**52 a** u. **b** Pneumokokkenpneumonie links mit Abszedierung; 82jähriger Patient
a Thorax d.-v.: inhomogene Infiltrate im linken Lungenmittel- und Unterfeld
b Links anliegende Tomographie. Ausgedehnte Einschmelzung innerhalb des pneumonischen Infiltrates (*)

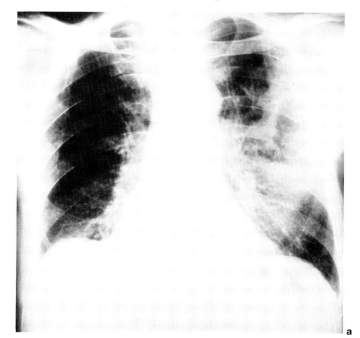
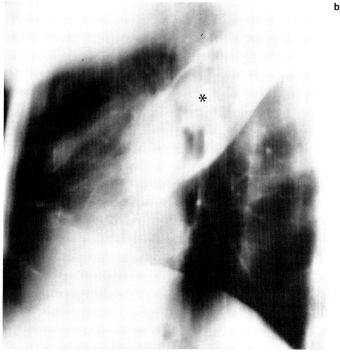

1 Bildgebende Verfahren

Tabelle 1.24a Weiterentwicklung der Internationalen Staublungenklassifikation (nach *Bohlig, Hain, Valentin, Woitowitz* 1981)

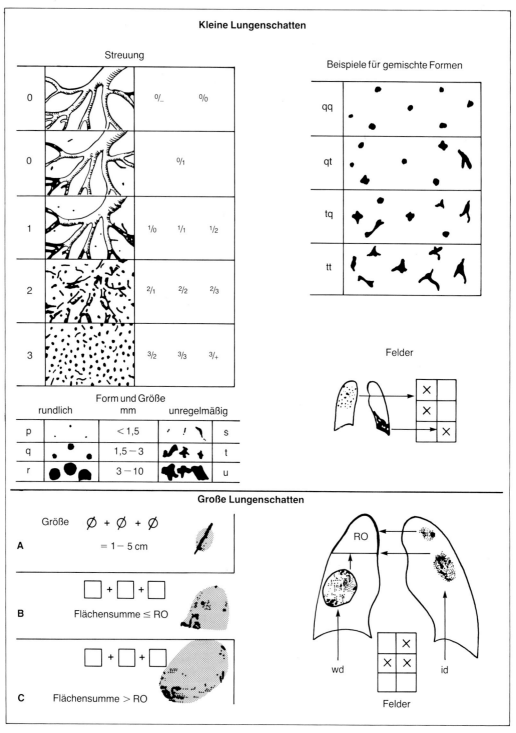

Modifiziertes Diagramm der kodierbaren Lungenveränderungen als Synopsis zur Anwendung der ILO-Klassifikation 1980/Bundesrepublik
(Umfassende Literatur s. *H. Bohlig* u. Mitarb.: Prax. Pneumol. 35 [1981] 1134)

Tabelle 1.**24b** Weiterentwicklung der Internationalen Staublungenklassifikation (nach *Bohlig, Hain, Valentin, Woitowitz* 1981)

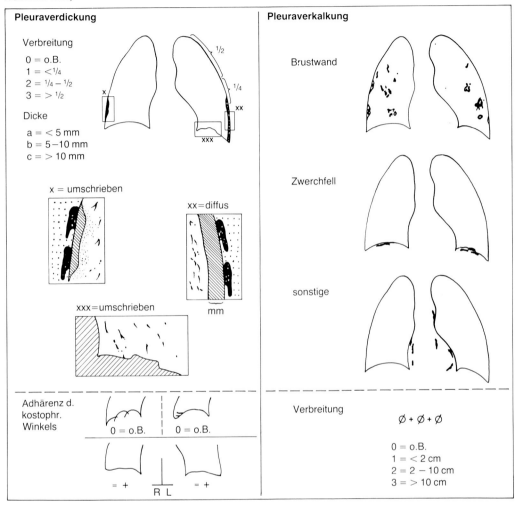

Modifiziertes Diagramm der kodierbaren Pleuraveränderungen als Synopsis zur Anwendung der ILO-Klassifikation 1980/Bundesrepublik

Tabelle 1.**26** Weitere Lungenveränderungen mit vorwiegend miliarer Ausbreitung

Varizellenpneumonie
Pneumonie durch Zytomegalievirus
Pneumonie bei einer Ornithose
Pneumonie durch chemische Stoffe
Pneumonie nach Nierentransplantation
Loeffler-Pneumonie
Granulomatöse Infektionserkrankungen wie Tuberkulose und Mykosen

Tabelle 1.**27** Lungenerkrankungen mit Bevorzugung des interstitiellen wie auch des azinösen Gewebes

Interstitielles Ödem
Atypische Pneumonie (Mykoplasma, Virus)
Retikuloendotheliosen
Goodpasture-Syndrom (pulmonal-renales Syndrom)
Lungenhämosiderose
Lungenhämorrhagie im Kindesalter
Hyaline Membranerkrankung der Neugeborenen
(Atemnotsyndrom der Neugeborenen)
Bronchopulmonale Dysplasie
Pneumonie beim rheumatischen Krankheitskomplex
Sklerodermie
Dermatomyositis
Chronische bindegewebige Form der Tuberkulose

Tabelle 1.28 Disseminierte alveoläre interstitielle Erkrankungen

I. Akut

Häufig
1. Lungenödem
2. Pneumonie ungewöhnlicher Ätiologie
3. Hyaline Membranen und Aspirationssyndrom des Neugeborenen

Selten
4. Lungenhämorrhagie (Trauma, Antikoagulantien, idiopathische Hämosiderose, Goodpasture-Syndrom usw.)

II. Chronisch

Häufig
1. Sarkoidose
2. Tuberkulose
3. Alveolarzellkarzinom
4. Lymphome

Selten
5. Haarspray-Pneumonie
6. Desquamative Pneumonie
7. Mineralölaspiration
8. Alveoläre Mikrolithiasis
9. Pilzerkrankungen
10. Alveoläre Proteinose

durchbrechen (Beispiel: Lungenaktinomykose). Die Möglichkeit der Gewebsdichtebestimmung durch die Computertomographie eröffnet jedoch Wege, umschriebene Lungenareale dichtemäßig zu bewerten (SMITH 1980, ROBINSON 1979, GUR 1979).

Gesundes Lungenparenchym hat, wenn auch bei Männern und Frauen unterschiedlich, eine definierte Dichte. Dichtezunahme bedeutet Gewebsvermehrung (Fibrose usw.) (Abb. 1.53 u. 1.54) oder auch Wassereinlagerung (interstitielles Ödem). Für die primäre Diagnose sind diese Befunde zunächst nicht relevant. Änderungen der Dichte können aber im Rahmen einer Verlaufsbeobachtung zur Mitbewertung eines therapeutischen Effektes hinzugezogen werden. Damit kann die subjektive, semiquantitative Wertung des konventionellen Röntgenbildes verbessert werden, indem die CT-bestimmten Dichtemessungen z. B. objektiv über Regreß oder Progreß einer Fibrose befinden (Tab. 1.30 u. 1.31).

Verlaufskontrolle

Neben der klinischen Anamnese und dem physikalischen Befund wird in vielen Fällen die endgültige röntgenologische Differentialdiagnose nur über eine Verlaufskontrolle möglich sein. Die Progredienz bzw. der Regreß pulmonaler Infiltrate unter Therapie bzw. der flüchtige Wechsel von Infiltraten können hinsichtlich Diagnose und Prognose von zum Teil erheblicher Bedeutung sein (Tab. 1.29).

Tabelle 1.29 Lungengewebsveränderungen mit wechselnden, wandernden Infiltraten

Interstitielle Pneumonie (nach Liebow)
Eosinophiles Infiltrat
Kollagenose (z. B. Lupus erythematodes)
Rheumatische Erkrankungen

Computertomographie

Diese spielt bei der radiologischen Diagnostik zunächst nur in der Differentialdiagnose eine Rolle (SALOMON 1979). Zusätzliche Informationen liefert sie aber dann, wenn entzündliche Lungenerkrankungen auf die Pleura übergehen (BARBER 1980) bzw. in die Thoraxwand

Tabelle 1.30 Krankheiten, die mit einer Lungenfibrose einhergehen

Sarkoidose
Sklerodermie
Lipoidspeicherkrankheit
Berylliumvergiftung
Silikose und Silikatose, Asbestose; andere Pneumokoniosen
Strahlenpneumonie
Hamman-Rich-Syndrom
Narbenbildungen nach infektiösen granulomatösen Prozessen oder nach Infarkten
Lungenhämosiderose
Goodpasture-Syndrom
Mukoviszidose und/oder familiäre Dysautonomie (Riley-Day-Syndrom)
Autoimmunerkrankungen (Kollagenosen), so z. B. Dermatomyositis, Polymyositis, Sklerodermie, Sjögren-Syndrom
Waldenströmsche Makroglobulinämie
Durch Nitrofurantoin verursachte Lungenerkrankung mit Eosinophilie
Langandauerndes interstitielles Lungenödem
Histiozytosis X und eosinophiles Granulom
Bronchopulmonale Dysplasie
Interstitielle Lymphozytenpneumonie

Abb. 1.53 Idiopathische Lungenfibrose mit typischem Verteilungsmuster im Bereich beider Lungenflügel

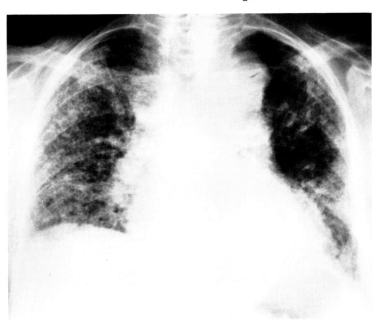

Tabelle 1.31 Ätiologische Möglichkeiten bei Wabenstruktur

Gewöhnlich	Selten
Idiopathische Lungenfibrose	Morbus Gaucher, Morbus Niemann-Pick
Histiozytose	Rheumatische Erkrankung
Sklerodermie	Lipoidpneumonie
Sarkoidose	Tuberöse Sklerose
Pneumokoniose	Lungenmyomatose
	Adenomatoide Malformation
	Pulmonary-Dysmaturity-Syndrom
	Zystische Degeneration (Abb. 1.55)

CT-Schnitt in Thoraxmitte (Zahlenangaben in negativen Hounysfield-Einheiten)		
gesunde Probanden	rechts	links
männl. n = 6	$\bar{X} = 883{,}3$ $s = 5{,}1$	$\bar{X} = 878{,}7$ $s = 8{,}5$
weibl. n = 5	$\bar{X} = 853{,}0$ $s = 15{,}6$	$\bar{X} = 848{,}3$ $s = 12{,}8$

Patienten	CT-Schnitt in Thoraxmitte	CT-Schnitt in Thoraxbasis
01 männl.	856,8	835,8
02 weibl.	713,8	788,9
03 weibl.	630,9	636,4
04 weibl.	767,0	819,2
05 weibl.	648,2	727,1
	$\bar{X} = 723{,}3$ $s = 92{,}2$	$\bar{X} = 761{,}5$ $s = 81{,}3$

Abb. 1.54 a u. b Computertomographische Bestimmung der Lungendichte bei gesunden Probanden und Patienten mit Lungenfibrose
a Gesunde Probanden mit definierten Lungendichten. Schnittebene in Thoraxmitte

b Patienten mit Lungenfibrose, definierte Schnittebene in Thoraxmitte sowie an der Thoraxbasis. Im Vergleich mit den Normaluntersuchungen finden sich deutlich Werte, die durch die histologisch gesicherte Lungenfibrose hervorgerufen werden

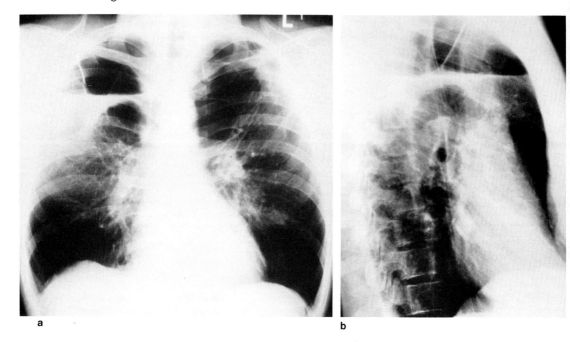

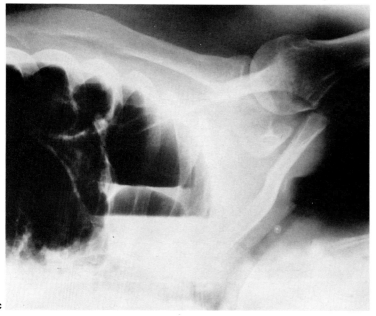

Abb. 1.**55 a–d** Zystische Lungendegeneration; 41jähriger Patient
a u. **b** Thorax d.-v. sowie rechts anliegende Seitenaufnahme: multiple Kammerungen in beiden Lungenoberfeldern mit Flüssigkeitsspiegel rechts apikal
c Thoraxaufnahme in linker Seitenlage. Die Flüssigkeitsspiegel stellen sich durch die Umlagerung des Patienten in die linke Seitenlagerung und Aufnahme in horizontalem Strahlengang erneut dar

Abb. 1.**55d** Die Tomographie in Rückenlage zeigt große Zystenbildung. Durch die senkrecht einfallende Strahlung bei der Tomographie sind die Flüssigkeitsspiegel nicht mehr zu erkennen. Hier bestehen nur noch homogene Verdichtungen innerhalb der großen Zysten. Trachealverziehung durch beginnende Schrumpfung

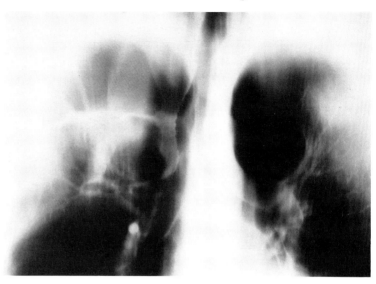

Rundherde

Der Nachweis intrapulmonaler Rundherde war bisher lediglich durch Übersichtsaufnahmen und lineare Tomographie möglich. Die Aussagen der Computertomographie zur Diagnostik intrapulmonaler Rundherde sind derzeit noch umstritten. Unbestritten ist jedoch, daß auch hier die CT eine Informationsmöglichkeit über die Zusammensetzung eines Gewebes (fett, flüssig, solide, kalkhaltig und vaskulär) ermöglicht (GODWIN 1981, LANGER 1982). Hinsichtlich der morphologischen Detailerkennbarkeit werden pleura- und zwerchfellnahe Herde computertomographisch sicherer als mit konventioneller Tomographie aufgedeckt (FELIX 1981, HEUCK 1982, MC LOUD 1979, MOODY 1967, NEIFELD 1977, ROSENBLUM 1980, SCHANER 1978, MUHM 1977) (Abb. 1.56). Die Nachweisempfindlichkeit von Lungenrundherden bzw. Metastasen in der CT läßt sich am besten im Vergleich zu anderen Verfahren verdeutlichen. Die Nachweisgrenze liegt in der linearen Tomographie bei 6 mm Herddurchmesser (Abb. 1.57); bei der CT hingegen bei 3 mm (SCHANER 1978). Rundherde werden in der konventionellen Tomographie in 59% erkannt; hingegen zeigt die CT eine Nachweishäufigkeit von 78% (dies

Abb. 1.**56** Metastasierendes Seminom; 27jähriger Patient. Computertomographie mit Schnittführung an der Lungenbasis. Darstellung kleiner Metastasen zwerchfell- bzw. thoraxwandnah, die im Übersichtsbild und in konventioneller Schichttechnik nicht darstellbar sind

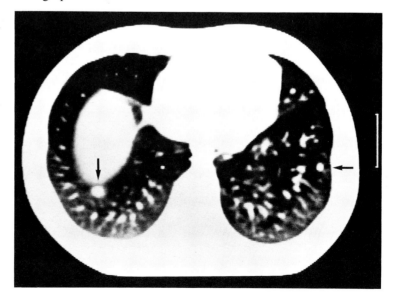

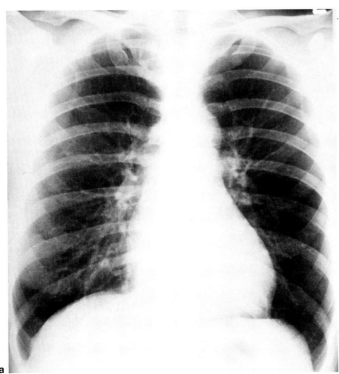
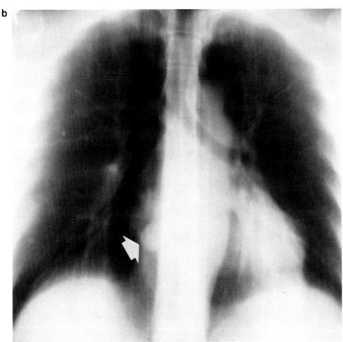

Abb. 1.**57 a–c** Mammakarzinom mit Lungenmetastasen; 42jährige Patientin
a Thorax d.-v.: kein Nachweis von Lungenmetastasen
b u. **c** Konventionelle Ganzlungentomographie mit Aufnahmen in verschiedener Schichttiefe. Rechts paramediastinale Lungenmetastasen (**b**) sowie kleine supradiaphragmale und dorsal gelegene Lungenmetastase (→). Herde dieser Größe reichen an die Auflösungsgrenze der konventionellen Tomographie

Abb. 1.57 c

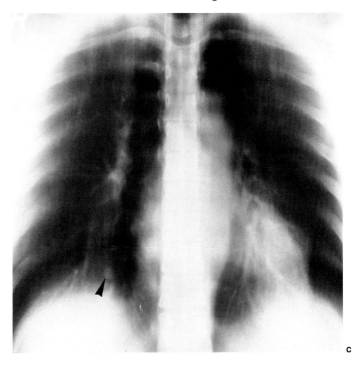

beinhaltet alle Rundherde über 3 mm Durchmesser). In 48% aller Fälle weist die CT numerisch mehr Herde nach als die konventionelle Schichtung. Die Mehrzahl dieser zusätzlich gefundenen Herde liegt pleural/subpleural. Da durch das hohe Auflösungsvermögen der CT in höherem Maße als bisher ätiologisch gutartige Rundherde nachgewiesen werden, wird deren Abgrenzung gegenüber den primär malignen Herden bzw. der Metastase zum wirklichen Problem, zu dessen Lösung das von SIEGELMAN 1980 festgestellte Dichteverhalten unter Kontrastmittel-Anreicherung beitragen kann. Starker Dichteanstieg weist auf Malignität; geringer Dichteanstieg spricht für eine gutartige Veränderung (Tab. 1.32, S. 77).

Atelektase

Die unterschiedlichen Atelektaseformen verlangen in der radiologischen Diagnostik ein differenziertes Vorgehen (Abb. 1.59 u. 1.60). Grundsätzlich sind 3 Typen einer Lungenatelektase zu unterscheiden:

1. Obturationsatelektase durch Okklusion bzw. Blockade der Bronchiallichtung. Durch die Bronchusobturation kann die Luft bei Inspiration nicht mehr in die distal gelegenen Alveolen eintreten. Noch vorhandene alveoläre Luft wird resorbiert, so daß sich das Volumen des entsprechenden Lungenlappen bzw. -segmentes vermindert. Je nach Sitz der Obturation ist zwischen einer zentralen bzw. peripheren Form zu unterscheiden. Die zentrale Obturationsatelektase wird entweder durch eine endobronchiale Veränderung oder einen extrabronchialen komprimierenden Prozeß hervorgerufen (s. u.). Häufigste Ursachen peripherer Obturationsatelektasen sind entzündliche Exsudate bzw. eingedicktes Bronchialsekret, die eine Verlegung der kleinen Bronchiallumina verursachen. Die peripheren Obturationsatelektasen sind im Gegensatz zu den zentralen Formen nicht lappen- oder segmentbegrenzt; sie bedingen vielmehr herdförmige Verdichtungen in einem oder mehreren Lungenlappen (Rundatelektasen/Mantelatelektasen) (HAUBRICH 1976, HANKE 1980). Segmentatelektasen lassen sich durch ihre Begrenzung auf entsprechende anatomische Strukturen erkennen. In aller Regel sind sie keilförmig ausgebildet.

76 1 Bildgebende Verfahren

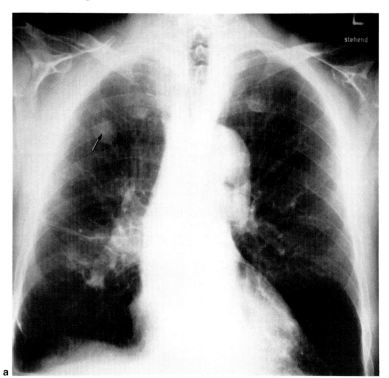

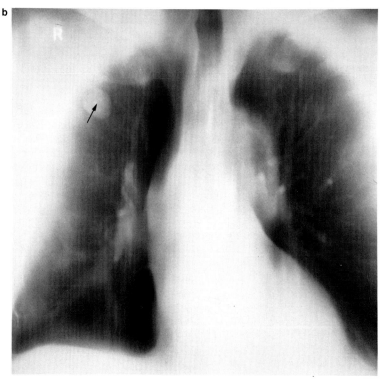

Abb. 1.**58 a** u. **b** Verkalktes Tuberkulom des rechten Oberlappens; 75jähriger Patient
a Thorax d.-v.: dichter Rundherd rechts apikal
b Die ergänzende koventionelle Tomographie des rechten Oberfeldes zeigt Kalkeinlagerungen innerhalb des Rundherdes (→)

Tabelle 1.32 Klinische und röntgenologische Kriterien zur Differenzierung zwischen benignen und malignen solitären Rundherden in der Lunge

Klinisch	Benigne	Maligne
Alter	Jünger als 40 Jahre (Ausnahme: Hamartom)	Älter als 45 Jahre
Geschlecht	Weiblich	Männlich
Symptome	Keine	Vorhanden
Vorgeschichte und berufliche Anamnese	Häufiges Vorkommen von Granulomen in der Wohngegend: Möglichkeit der Ansteckung mit Tuberkulose. Einnahme von mineralölhaltigen Medikamenten	Nachweis eines extrathorakalen primären Neoplasmas
Hauttests	Positiv, meist mit spezifischen Granulomen	Negativ oder positiv
Röntgenologisch		
Größe	Klein (Durchmesser unter 2 cm)	Groß (Durchmesser über 2 cm)
Lokalisation	Keine Prädilektionsstellen (Ausnahme: Tuberkulose [rechter Oberlappen])	Vorwiegend Oberlappen (Ausnahme: Metastasen)
Abgrenzung und Kontur	Scharf begrenzt und glatt	Unscharf begrenzt; gelappt, eingedellt
Kalzifizierung	Fast pathognomonisch für benigne Läsionen, besonders wenn die Kalkeinlagerungen schichtförmig, kleinkörnig oder „Popcornartig" sind (Abb. 1.58)	Sehr selten (Ausnahme Tbc-Narbenkarzinom)
Satellitenherde	Häufig	Selten
Kontrolluntersuchung im Verlauf von 2 Jahren zeigt keine Veränderung	Fast sicherer Hinweis auf Gutartigkeit	Höchst unwahrscheinlich

2. Kontraktionsatelektasen treten bei schrumpfenden chronischen Lungenprozessen auf. Hierbei wird durch die narbige Kontraktion das Volumen des befallenen Lungenabschnittes vermindert. Im Gegensatz zur Obturationsatelektase ist das Bronchiallumen besonders zentral frei durchgängig. Da der geschrumpfte Lappen (Bronchiektasen) bei einer Kontraktionsatelektase noch Luft enthalten kann, werden die Bronchien in dem geschrumpften Lungenabschnitt besonders im Tomogramm sichtbar. Es ist demnach bei der Kontraktionsatelektase im Gegensatz zur Obturationsatelektase häufiger ein positives Bronchopneumogramm nachweisbar.

3. Kompressionsatelektasen entstehen, indem die alveoläre Luft durch Druck von außen evakuiert wird. Das Ausmaß der Kompressionsatelektase einer Lunge hängt von der Höhe der intrapleuralen Drucksteigerung gegenüber der atmosphärischen Luft ab. Häufige Formen der Kompressionsatelektasen sind die vorwiegend basal gelegenen Plattenatelektasen. In Verbindung mit einem gleichzeitigen Pleuraerguß oder Pneumothorax ist eine Lungenkompressionsatelektase einfach zu erkennen (Abb. 1.61).

Die Kriterien einer Atelektase (Volumenminderung bei konsekutiver Ausdehnung benachbarter Strukturen – Mediastinalverziehung, Zwerchfellhochstand, kompensatorische Überblähung anderer Lungenabschnitte, reduzierte Atemexkursion der betroffenen Thoraxhälfte) sind besonders dann gut nachvollziehbar, wenn es sich um größere Atelektasen handelt, die z. B. einen Lungenlappen oder die ganze Lunge umfassen. Lungenlappenatelektasen sind per Definitionem streng auf die anatomische Struktur begrenzt, die bei zunehmender Entlüftung ein typisches Schrumpfungsverhalten aufweist.

78 1 Bildgebende Verfahren

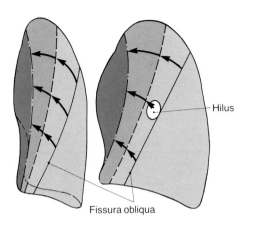

d.-v. Bild Seitenbild
Atelektase, rechter Oberlappen

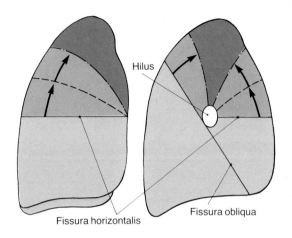

d.-v. Bild Seitenbild
Atelektase, rechter Oberlappen

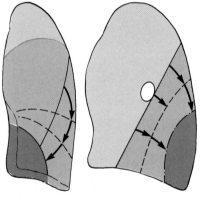

d.-v. Bild Seitenbild
Atelektase, linker Unterlappen

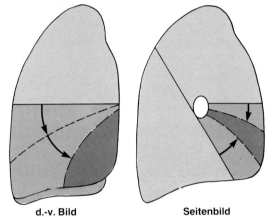

d.-v. Bild Seitenbild
Atelektase, Mittellappen

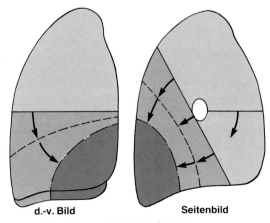

d.-v. Bild Seitenbild
Atelektase, rechter Unterlappen

Abb. 1.**59** Schematische Darstellung des Schrumpfungsverhaltens der einzelnen Lungenlappen bei Atelektasen im d.-v. und Seitenaspekt

Abb. 1.**60a** u. **b**   30jährige Patientin
a Thorax d.-v.: homogene Verdichtung im rechten Lungenunterfeld vorwiegend parakardial
b Die rechts anliegende Seitenaufnahme zeigt die entsprechend der Anordnung des Mittellappens scharf begrenzte Verdichtungslinie; Volumenverminderung des Mittellappens durch Atelektase

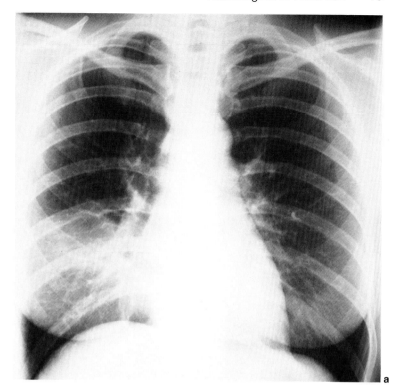

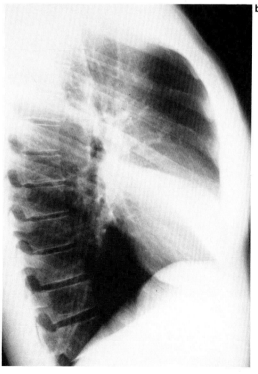

Konventionelle Röntgenuntersuchung

Diagnostische Basis ist die *Thoraxaufnahme in 2 Ebenen*. Um eine Obturation des zentralen Tracheobronchialsystems nachzuweisen, wird die *Tomographie,* unter Umständen mit Aufnahmen in mehreren Ebenen, eingesetzt. Zur besseren Darstellbarkeit speziell der Unterlappenabgänge sowie des Mittellappenabgangs sind 55°-Schrägschichten angebracht.

Durchleuchtung

Diese kann beim Nachweis eines Mediastinalpendelns als Folge der angeführten Ventilstenose hilfreich sein (s. o.).

Computertomographie

Die CT hat in der Atelektasendiagnostik deutliche Fortschritte gebracht. Das schon sehr geringe Dichteunterschiede darstellende Untersuchungsverfahren weist die Minderbelüftung eines Lungenareals schon zu einem sehr frühen Zeitpunkt nach (Abb. 1.**62**); viel früher als dies mit konventionellen Methoden möglich wäre (NAIDICH 1983, SCHILD 1985).

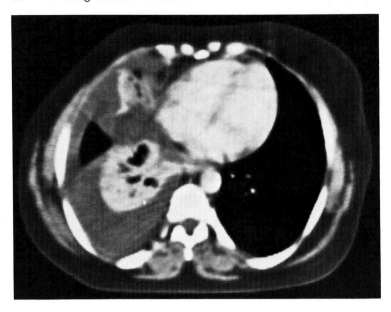

Abb. 1.**61** Rechtsseitiger maligner Pleuraerguß; 64jähriger Patient. Computertomographischer Querschnitt in Herzhöhe. Durch die ausgedehnte rechtsseitige Ergußbildung wird das Lungenparenchym komprimiert (Kompressionsatelektase)

Bronchographie

Weitere Differenzierungsmöglichkeiten, vor allem mit Darstellung des peripheren Bronchialsystems, z. B. bei Bronchiektasen, bietet die Bronchographie.

Sie ermöglicht den Nachweis einer Bronchiektasie als Folge einer Kontraktionsatelektase (LENZ 1969). Trotz des großen methodischen Aufwandes sollte die Indikation nicht zu eng gefaßt werden, da die Diagnose „Bronchiektasen" aufgrund des klinischen Bildes zu häufig gestellt wird (FERLINZ 1970, STEPPÉ 1979).

Emphysem

Röntgenologisch ist ein Bezirk vermehrter Transparenz nur dann als Emphysem zu interpretieren, wenn man die Auswirkungen der vermehrten Binnenspannung als indirekte Zeichen nachweisen kann (HOFNER 1977, THURLBECK 1978).

Konventionelle Röntgenuntersuchung

Das ausgeprägte Emphysem weist neben der vermehrten Transparenz zahlreiche Röntgenzeichen auf:

1. Tiefstand und Abflachung beider Zwerchfellhälften.
2. Verminderte Zwerchfellbeweglichkeit.
3. Keine wesentliche Änderung der Strahlentransparenz der Lungen in In- und Exspiration (d. h. keine Volumenänderung des lufthaltigen Retrosternal- und Retrokardialraumes). Die mangelnde in- und exspiratorische Verformbarkeit der Lungen ist auf Seitenaufnahmen in maximaler In- und Exspiration zu dokumentieren. Bei vergleichbaren Aufnahmebedingungen ermöglicht der Vergleich der Schwärzung des retrosternalen und retrokardialen Raumes eine gewisse graduelle Wertung des Lungenem-

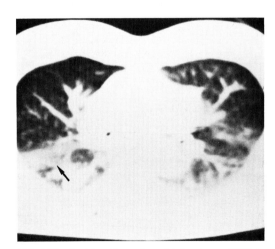

Abb. 1.**62** Rechtsseitiges Bronchialkarzinom; 66jähriger Patient. CT-Schnitt in Höhe der Lungenwurzel. Die Verdichtungen im dorsalen Lungenbereich (→) sind Zeichen einer frühen, im konventionellen Bild noch nicht sichtbaren beginnenden Atelektase

physems. Bei schwerem Emphysem ist die verstärkte Transparenz in In- und Exspiration unverändert. Die vergleichende d.-v. Aufnahme in Exspirationsstellung ist für den Nachweis des unilateralen obstruktiven Emphysems bzw. einer zentralen Bronchusobstruktion allgemein besonders geeignet, da die Luft auf der Seite der Obstruktion nur ungenügend ausströmen kann. Die Lunge bleibt in Exspiration auf dieser Seite gedehnt und daher verstärkt strahlentransparent. Das Mediastinum wird infolge der exspiratorischen Drucksteigerung in der verstärkt transparenten Lunge zur kontralateralen Seite verdrängt. Bei diesem Befund stellt sich die Indikation zur ergänzenden Tomographie des zentralen Tracheobronchialsystems. Die Schichtung des Lungenparenchyms ist dann indiziert, wenn lokale Lungenaufhellungen bestehen. Ursächlich kommen hier weiterhin verminderte Lungengefäßzeichnung (lokales Emphysem, Bullae, Hypoplasie von Lungenarterien) und große intrapulmonale Höhlen oder Zysten bzw. ein gekammerter Pneumothorax in Frage (THURN 1982).

Durchleuchtung
Die Zwerchfellhälften sind in ihrer atemabhängigen Verschieblichkeit eingeschränkt. Verdichtete Lungenareale, die im Übersichtsbild wie „Rundherde" imponieren, lösen sich unter rotierender Durchleuchtung auf und sind als Folgeerscheinung eines regionalen oder generalisierten fibrotischen Parenchymumbaues aufzufassen. Die oft dicht beieinander liegenden, fibrotisch umrandeten lufthaltigen Bläschen unterschiedlicher Größe haben zu dem Begriff der Wabenlunge geführt. Der Begriff ist nicht krankheitsspezifisch, sondern rein deskriptiv. Diese Strukturen sind z. B. für die idiopathische Lungenfibrose (Hamman-Rich) ebenso „typisch" wie für die fortgeschrittene Sarkoidose oder die Fibrose bei Speichererkrankungen wie auch anderen Lungenkrankheiten.

Verkalkungen
Kalkdichte Strukturen können sowohl intra- als auch extrathorakal auftreten und sollten zunächst in ihrer topographischen Zuordnung in beiden Ebenen beurteilt werden (WERNER 1943, ANSPACH 1965, BOHLIG 1975, WURM 1968, SELIKOFF 1965, WILLMANN 1933).

Konventionelle Röntgenuntersuchung
Peripher gelegene Verkalkungen in der Axilla, Struma oder der Mamma lassen sich leicht auf einer Thoraxübersicht in 2 Ebenen gegenüber intrathorakal gelegenen abgrenzen. Unter den intrathorakal gelegenen Verkalkungen muß zwischen den altersbedingten, nahezu als physiologisch zu nennenden und den im Gefolge entzündlicher, tumoröser oder funktioneller Erkrankungen entstehenden Verkalkungen unterschieden werden. In ihrer Zuordnung ist zu differenzieren zwischen pulmonalen, pleuralen, kardiovaskulären und mediastinalen Verkalkungen.
Form, Lage, Größe, Dichte, Außenkontur und Struktur sowie Zahl erlauben in den meisten Fällen bereits einen Rückschluß auf ihre Ätiologie.
Kalkdichte Ringstrukturen in der oberen Thoraxapertur lassen sich unschwer den großen Halsgefäßen, verkalkten Strumaknoten oder Lymphknoten und schließlich auch der verkalkten Knochenknorpelgrenze der ersten Rippe beiderseits zuordnen.
Verkalkungen der Spitzen- oder Unterfelder, besonders im Zusammenhang mit hilären kalkdichten Lymphknoten, sind Hinweise auf einen abgelaufenen tuberkulösen Infekt. Mantelförmige Verkalkungen sind Zeichen einer Pleurosis calcarea. Ihre pleurale, randständige Zuordnung muß jeweils in Aufnahmen in 2 Ebenen oder auch durch zusätzliche *Durchleuchtung* bestätigt werden.
Besonders unregelmäßig schollig-fleckige Verkalkungen, die sich regellos in der Lunge aber auch der Pleura, besonders dem Zwerchfell aufsitzend, progredient entwickeln, kennzeichnen die Folgeerscheinungen der Asbestose. Die lanzettförmigen Fasern durchwandern alle Gewebsschichten und lösen den von Verkalkungen gefolgten Fibroseriz aus. Daher sind die pleuralen Verkalkungen besonders unscharf. Lokal ausgedehnte Verkalkungen treten ebenso im Gefolge einer kavernösen Tuberkulose wie auch nach Empyem oder Fremdkörpereinsprengung auf. Schalenförmige Verkalkungen unterschiedlicher Größe werden als Folgeerscheinung des Echinokokkus beobachtet.
Disseminierte Verkalkungen lassen sich zum Teil nach der Anamnese differenzieren (FIROOZNIA 1977).
Die feinstfleckigen Verkalkungen im Gefolge einer längerbestehenden Mitralstenose (ver-

kalkende Hämosiderofibrose) sind im Lungenkern und -unterfeld betont angeordnet, während sie bei der Hämosiderose, der Mikrolithiasis alveolaris (WEED 1960) oder auch bei der Miliartuberkulose mehr mantel- und spitzenbetont sind. Auch bei der Silikose können sich in der Peripherie mit der Zeit feinflekkige Verkalkungen entwickeln. Unter den Mykosen bietet die miliare Aspergillose im fortgeschrittenen Stadium differentialdiagnostische Schwierigkeiten gegenüber den Verkalkungen der miliaren Tuberkulose.

Die Verkalkungen der Zystizerkose sind im allgemeinen ringförmig scharf konturiert und etwas größer als solche der Tuberkulose oder Mikrolithiasis (THOMSON 1959).

Im Seitenbild zeigen sich in Projektion auf die Wirbelsäule insbesondere auf die Zwischenwirbelräume oväläre Verkalkungsfiguren, die im p.-a. Bild nur schwer im Mediastinum zu identifizieren sind. Meist handelt es sich um spondylophytäre Wulstbildungen oder Ossifikationen kostotransversaler Gelenkarthrosen.

Durchleuchtung

Die Durchleuchtung ist geeignet, thoraxwandständige oder thoraxwandfixierte Prozesse

Tabelle 1.**33** Topographie der Kalkherde und anormaler Verkalkungen im Thorax-Röntgenbild (nach *Bohlig*)

A **Postinfektiöse Zustände**		
Parasitär		
Echinokokken	L	
Trichinen	B	
Zystizerken	B	
Filarien	L	
Toxoplasmose	L	
Sonstige		
Varizellen	L	
Pneumonien	L	
Myositis ossificans	LB	
Osteomyelitis	B	
Bakteriell		
Tuberkulose	LPM	
Lues	LM	
Abszesse, Empyeme	LB	
Mykotisch		
Histoplasmose	LP	
Aktinomykose	LP	
Aspergillose	L	
Torulose	L	
Kokzidioidomykose	L	
B **Kalkmetaplasien und „dystrophische" Verkalkungen**		
Calcinosis generalisata et localisata	LBM	
Knochenneubildungen	B	
Knochensklerosen, Kompaktainseln	B	
Knochenregenerate	B	
Knorpelverkalkungen	B	
Arthrosen, Spondylosen	BM	
Periarthritis calcarea	B	
Sklerodermie	BLM	
Narben	LBM	
Drüsenverkalkungen (Mamma, Thyreoidea, Thymus)	BM	
Lymphknotenverkalkungen	LMB	
Gefäßverkalkungen und Aneurysmen	ML	
Herzklappenverkalkungen		M
Hämatome		B
Thromben und Embolie		L
Pleurale und perikardiale Schwarten		PM
Fibrinkörper		P
C **Konkremente**		
Phlebolithen		LM
Broncholithen		LM
D **Tumoren**		
Benigne: Osteome		BM
Chondrome		BL
Fibrome		B
Lipome		B
Neurofibrome		BL
Neurinome, Ganglioneurome		LM
Hämangiome		LBM
Teratome		BLM
Atherome		B
Thymome		M
Mesotheliome		P
Maligne: Karzinome		L
Sarkome, Osteochondrosarkome		BLM
diffuse Mesotheliome		P
E **Berufskrankheiten**		
Silikose (Schrotkornlunge, Eierschalen Plaques)		LM
Asbestose (Plaques)		P
Talkose		P
Fluorose		B

Zeichenerklärung:
B = Brustwand und Zwerchfell,   L = Lunge,
M = Mediastinum,   P = Pleura

Abb. 1.**63 a–c.** Perikarditis constrictiva calcarea, Leberzirrhose; 64jährige Patientin
a u. **b** Thoraxaufnahme in 2 Ebenen: kein eindeutiger Kalknachweis im Bereich des Perikards. Alte Rippenfrakturen bds. Kleiner rechtsseitiger Pleuraerguß

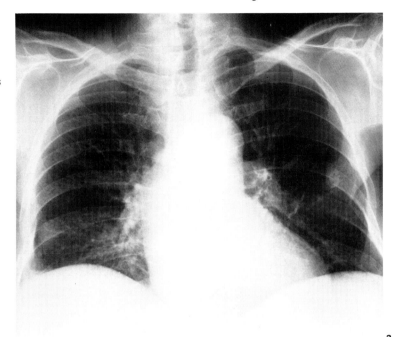

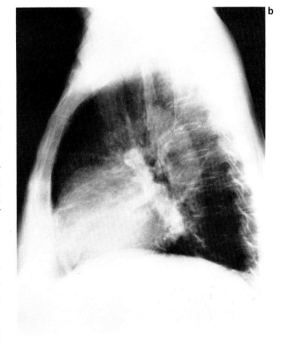

von intrapulmonal marginal gelegenen atemhusten-beweglichen zu trennen.

Computertomographie

Die Darstellbarkeit auch feinster Verkalkungen gelingt computertomographisch besser als mit konventionellen radiologischen Methoden (Abb. 1.63). Bei der Differentialdiagnose von Rundherden kann man sich dies zunutze machen, um aus der Dichte der Herde Aussagen über ihre Dignität zu machen. Auch flächenhafte Verkalkungen, wie z. B. bei einer verkalkenden Perikarditis, sind vor allem in ihrer vollen Ausdehnung im Vergleich zum konventionellen Bild eindeutig erkennbar (Tab. 1.33).

Tumoren

Im Gegensatz zu den Infiltrationen und Gerüstveränderungen der Lunge sind die Tumoren und ihre lokalen Auswirkungen leichter zu differenzieren, allerdings bei großem differentialdiagnostischem Spielraum (ANACKER 1960, LYNCH 1980, BEIN 1980, NORDENSTRÖM 1979, HAVELMANN 1979).

Konventionelle Röntgenuntersuchung

Eine großzügige Gliederung unterscheidet zwischen zentralen, den Stamm- und Segmentbronchien anliegenden oder entstam-

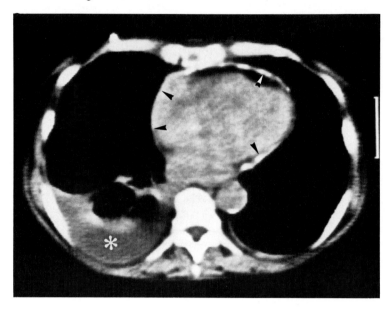

Abb. 1.63 c Computertomographie mit Transversalschnitt in Herzhöhe. Zirkuläre, das Herz einmauernde Kalkspange (→). Rechts dorsaler Pleuraerguß (*)

menden und den peripheren, im Parenchym gelegenen Tumoren (Tab. 1.34).

Tabelle 1.34 Übersicht über die verschiedenen röntgenmorphologischen Formen des Bronchialkarzinoms

Zentral gelegen, mit einem Emphysem verbunden
Zentral gelegen, mit lymphangiotischer Ausbreitung
Zentral gelegen, verbunden mit einer Atelektase
Peripher gelegen, in solider Form
Peripher gelegen, mit Einschmelzungshöhle
Peripher: pneumonischer Typ
Pancoast-Typ
Diffuser lymphangitischer Typ
Alveolarzell- oder bronchioläres Karzinom

Letztere können schon zu einem früheren Zeitpunkt als kleine rundherdähnliche Infiltrate erfaßt werden, während sich zentral ein Tumor langfristig zwischen den Gefäßen, Bronchial- und Mediastinalstrukturen versteckt halten kann. Entweder wird er so groß, daß er die Konturen des Mediastinums oder der paramediastinalen Lunge verändert, oder er löst frühzeitig durch Einbruch in das Bronchial- oder Gefäßsystem, schließlich auch in einigen Fällen in den Ösophagus eine typische Sekundärsymptomatik aus, die sowohl röntgenologisch als auch klinisch manifest wird. Dazu zählen ein diffuser Thoraxschmerz, Hustenreiz, Hämoptoe, Luftnot, Einflußstauung und Schluckbeschwerden (CANE 1979) klinischerseits, sowie röntgenologisch Atelektase, poststenotische Infiltrationen und eine unregelmäßige, asymmetrische Mediastinalverbreiterung.

Unabhängig von diesen beiden Formen des Bronchialkarzinoms muß das Alveolarzellkarzinom aufgeführt werden, das eine erhebliche differentialdiagnostische Bandbreite aufweist (RAVAL 1979) (Tab. 1.35).

Neben diesen Hinweiszeichen gibt es einige sehr diskrete Veränderungen, mit deren Hilfe es möglich ist, einen zentralen Tumor relativ früh, möglicherweise noch in der operablen Phase zu erfassen (OESER 1969, CASTRUP 1978, KIRSCHNER 1979, MARTINI 1979, HENNEMANN 1979, NOHL 1980)

Die Kompression oder der frühe Einbruch in einzelne Segmentbronchien führt zu Minderbelüftung der abhängigen Segmente. Die nachfolgende geringfügige Mediastinalverlagerung ergibt das Bild des paradox kleinen Hilus. Der Begriff wurde von OESER (1969) eingeführt, allerdings unter der Vorstellung einer reflektorischen Drosselung der pulmonalen Durchblutung der betroffenen Seite bei zentral sitzendem Bronchialkarzinom.

Ein weiterer Hinweis auf eine tumoröse Bronchialstenose ist die Transparenzvermehrung der betroffenen Seite durch eine teilweise vorübergehende kompensatorische Überblähung der nachgeschalteten Segmente (Ventilmechanismus); auch hier der sog. paradox kleine Hilus. Es trifft wieder der Begriff der einseitig

Tabelle 1.35   Röntgenbefunde beim Alveolarzellkarzinom der Lunge

- Es gibt keinen pathognomonischen Röntgenbefund. Es kann wie eine Entzündung oder Granulombildung, aber auch wie eine vaskuläre oder tumoröse Struktur imponieren.
- Indessen werden röntgenmorphologisch vier Typen beobachtet:
  a) noduläre
  b) verschmelzende
  c) infiltrative
  d) gemischte Formen
  Die nodulären Verdichtungen können einzeln oder multipel, klein, mittelgroß oder ausgedehnt sein.
  a) Gewöhnlich sind sie weich und haben irreguläre oder gezackte Ränder. Gelegentlich werden auch gleichmäßig und scharf begrenzte rundliche Verschattungen beobachtet
  b) Die Neigung zur „Verschmelzung" weist darauf hin, daß es sich um Gruppen von nodulären Herden handelt. In der Regel sind die Verschattungen nicht homogen
  c) Die infiltrativen Formen dagegen sind in der Regel homogen-strukturlos, mit unscharfer Abgrenzung zum normalen Lungengewebe. Dabei beobachtet man das Auftreten von Kerleyschen „B"-Linien
  d) Mischformen resultieren aus dem Zusammentreten von nodulären Schatten mit infiltrativen Formen; bei letzteren mit allmählichem Übergang in normale Lungengewebszeichnung
- Ein Pleuraerguß ist nicht ungewöhnlich und kann sehr ausgedehnt sein.
- Metastasen treten in 50% der Fälle auf, und es kann jedes Körperorgan von ihnen befallen werden.
- Auftreten bei Männern/Frauen im Verhältnis 25/75%.
- Vorkommen in bronchogenen Zysten
- und in vorgeschädigten Lungen (Fibrose, Tbc u.a.)

hellen Lunge zu („Air trapping"). Die CT ist eine subtile Methode, diese pathologischen Veränderungen nachzuweisen (Abb. 1.64 u. 1.65). Solche Zeichen sind natürlich nicht spezifisch für ein Malignom, sondern sind lediglich Hinweise auf eine Raumforderung gleich welcher Genese. So kann dieser Vorgang z. B. auch durch einen tuberkulösen Lymphknoten ausgelöst werden, der das Bronchialsystem komprimiert oder ein Adenom, das die Bronchiallichtung obturiert. Fernwirkung eines zentral sitzenden Tumors kann ein Randwinkelerguß mit Zwerchfellhochstand bzw. Zwerchfellparese sein. Zur Abklärung dieser, oft sehr diskreten Hinweiszeichen sind verschiedene Zusatzuntersuchungen möglich und notwendig, da sie bereits eine lymphogene Metastasierung in die 2. Station (mediastinale Lymphknoten) oder ein Tumorstadium nach T_3 (Erguß) anzeigen können.

Tomographie

Nachrangig der konventionellen Thoraxaufnahme steht zunächst die konventionelle Schichtuntersuchung.
Normalerweise werden zunächst routinemäßig Schichtaufnahmen des zentralen Bronchialsystems im sagittalen Strahlengang angefertigt. Bei diskreten Befunden ist jedoch fast immer eine Schichtuntersuchung in einer zusätzlichen, meist 90° versetzten Ebene der entsprechenden Seite notwendig (Abb. 1.66 u. 1.67). Die Indikation zu einer Schichtuntersuchung des zentralen Bronchialsystems, unter Umständen in mehreren Ebenen, sollte groß-

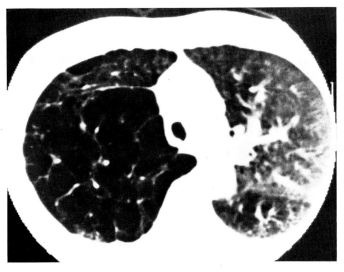

Abb. 1.64   Zentrales rechtsseitiges Bronchialkarzinom des rechten Hauptbronchus, 69jähriger Patient. CT-Schnitt in Höhe des Aortenbogens. Überblähung der rechten Lunge durch die tumorbedingte Ventilstenose. Mediastinalverlagerung in die linke Thoraxhälfte

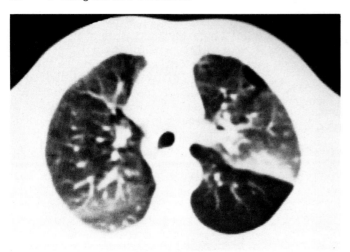

Abb. 1.65 Linksseitiges Bronchialkarzinom; 64jähriger Patient. Thorakale Computertomographie. Querschnitt in Höhe der Karina. Als indirektes Tumorzeichen stellt sich ein überblähter linker Unterlappen dar (Obstruktionsemphysem)

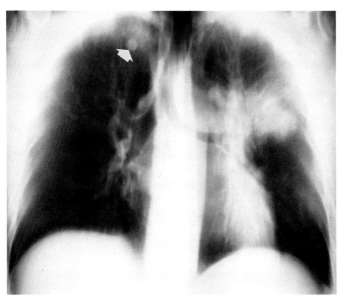

Abb. 1.66 Linksseitiges Bronchialkarzinom mit hämatogenen Metastasen; 34jähriger Patient. Ganzlungentomographie. Außer dem Primärtumor Darstellung von Lymphknotenmetastasen im linken Hilus sowie im linken Tracheobronchialwinkel. Isolierte Lungenparenchymmetastase rechts apikal (→)

zügig gestellt werden. Bei Tumorverdacht unterhalb des Lungenhilus, d.h. im Lingula-, Mittellappen- oder Unterlappenbereich sind frontale (seitliche) (Abb. 1.68) oder schräge (55°) Tomographien (s. Abb. 1.26) gleichfalls aussagefähiger als jene im sagittalen (v.-d.) Strahlengang.
Umschriebene Trachealwandverdickungen, Verziehungen des zentralen Bronchialsystems ohne peripher erkennbare Ursachen, Spreizungen bzw. Deformierungen der Karina oder auffällige Dichtedifferenzen sowie diskrete Konturunregelmäßigkeiten im hilären Bereich, die nicht eindeutig einem Gefäß zuzuordnen sind, ergeben eine klare Indikation zu einer gezielten Schichtuntersuchung. Besonders eindrucksvoll dokumentiert die rechts anliegende Hilusschicht komprimierende oder obturierende Ursachen bei einem Mittellappensyndrom (HUZLY 1962, KUHNS 1980).
Das peripher im Lungenmantel gelegene Karzinom gehört mit zu den Rundherden und kann somit alle Varianten einer umschriebenen Infiltration unter Bevorzugung der Oberfelder imitieren (HEUCK 1979, KAGAN 1980). Es wächst verdrängend und verursacht selten Atelektasen; es kann allerdings in einem ausgedehnten Erguß oder einer lobären Infiltration untergehen. Wiederum ist die Schichtuntersuchung in der Lage, die tumorverdächti-

Abb. 1.67 a u. b Bronchialkarzinom des linken Hauptbronchus mit Totalatelektase der linken Lunge; 62jähriger Patient
a Thoraxaufnahme d.-v.: Totalatelektase links mit hochgradiger Mediastinalverziehung. Zwerchfellhochstand links
b Eingeblendete Zielaufnahme: Durch Ausblendung der überblähten Lungenabschnitte bieten sich belichtungstechnische Verbesserungen, die den tumorbedingten Abbruch des linken Hauptbronchus zeigen (→)

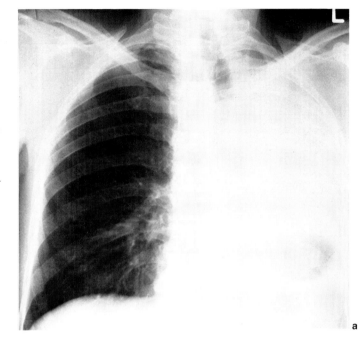

gen Strukturen aufzudecken. Nicht selten wird in der Umgebung einer tumorverdächtigen Infiltration ein Aufhellungssaum beobachtet, der einer emphysematösen Randzone entspricht. Sie wird teilweise auf Durchlüftungsstörungen im Sinne des „Air trapping" und teilweise auf regionale Perfusionsstörungen zurückgeführt (Tab. 1.36).

Tabelle 1.36 Indirekte und direkte Hinweise auf ein Bronchialkarzinom

Hochstehender Hilus
Paradox kleiner Hilus
Abflachung des rechten arteriovenösen Winkels
Verbreiterung des Zwischenraumes zwischen Ösophagus und Tracheobronchialraum
Verschwinden des vorderen hellen Mediastinalraumes
Verschwinden der paramediastinalen Aufhellungslinie
Doppelkonturierung des Aortenbogens
Einseitiger Zwerchfellhochstand, gepaart mit Heiserkeit des Patienten
Segmentatelektase oder Segmentemphysem
Verstärkung der Interlobärlinien
Septierte Streifenlinien nach Kerley (Kerleysche „B"-Linien)
Exzentrische Kavernenbildung in einer peripher gelegenen dichten Verschattung (DD Tbc-Rundherd mit zentraler Einschmelzung)
Sich nicht lösende Bronchopneumonie
Begleitende chronische Lungenerkrankung

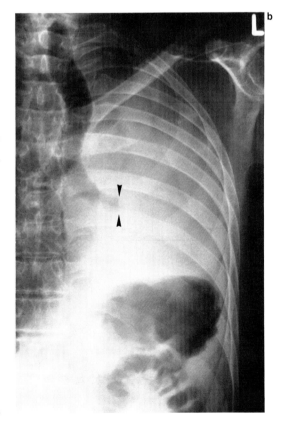

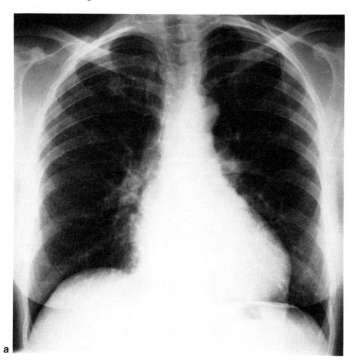
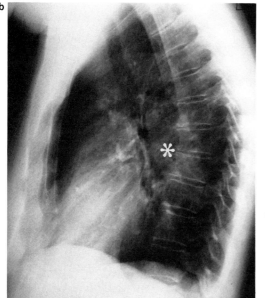
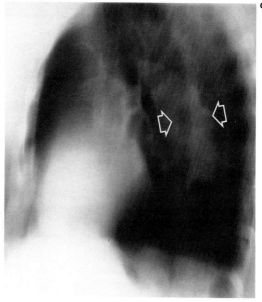

Abb. 1.**68 a–c** Zentrales Bronchialkarzinom links; 62jährige Patientin **a** Thoraxaufnahme d.-v.: kein direktes oder indirektes Tumorzeichen **b** Links anliegende Seitenaufnahme. Sehr flaue Verdichtung dorsal der Hilusregion (*). **c** Links anliegende Tomographie des linken Hilus. Polyzyklisch begrenzte Verdichtung, die den Unterlappenbronchus vor allem im apikalen Abschnitt (→) einmauert

Unter den heute üblichen invasiven diagnostischen Maßnahmen wie Bronchoskopie, Mediastinoskopie, Thorakoendoskopie und Skalenusbiopsie (DANIELS 1949) wird der *Feinnadelbiopsie* (HOUSE 1979) unter Durchleuchtung oder CT-Kontrolle eine besondere Bedeutung eingeräumt. Trotz hoher Trefferquote (SINNER 1976, 1980) sollte man unter dem Aspekt der Komplikationen jedoch immer daran denken, daß eine negative Zytologie oder Histologie die maligne Potenz eines tumorverdächtigen Rundherdes nicht ausschließt (d. h., bei positiver Tumorhistologie muß operiert werden, bei negativer Histologie auch, da sie einen Tumor letztlich nicht ausschließt). Auf die Verschleppungsgefahr von Tumorzellen muß hingewiesen werden.

Ösophagogramm

Eine der einfachsten Maßnahmen, nämlich der *Ösophagus-Breischluck*, sollte bei zentral sitzenden Tumoren keinesfalls außerachtgelassen werden. Nicht selten bestimmen Schluckbeschwerden das Krankheitsbild der Ösophagusform des Bronchialkarzinoms mit Verdrängung und Stenose oder Wandinfiltration des Ösophagus (DIETHELM 1956) (Abb. 1.**69**).

Tabelle 1.**37** Differentialdiagnose pulmonaler Einschmelzungen

1 Lungenabszeß
2 Tuberkulöse Kaverne
3 Einschmelzende Neoplasie
4 Kongenitale Zyste
5 Pneumatozele
6 Mykotische Kaverne
7 Bronchiektasie
8 Abgekapselter Pneumothorax
9 Abgekapseltes Pleuraempyem
10 Parasitose

Computertomographie

Die Möglichkeiten radiologischer Diagnostik des peripheren und zentralen Bronchialkarzinoms haben durch die Computertomographie eine zusätzliche Erweiterung erfahren, die zu einer verbesserten Einstufung der Tumorausbreitung und zu einer genaueren Stadieneinteilung führt (Abb. 1.**70** u. 1.**71**) (ENAMI 1979, ECKHOLM 1980, MÜLLER 1981, RINGELSTEIN 1981, SOMMER 1981, THELEN 1982).
Periphere Tumoren (z. B. Pancoast-Tumoren), deren Nachweis auch konventioneller Radiologie Schwierigkeiten bereiten kann, werden computertomographisch hinsichtlich ihrer Infiltration in benachbarte Strukturen wie Pleura parietalis, Thoraxwand, Zwerchfell und Mediastinum sicherer erkannt und eingestuft (Abb. 1.**72**). Auch kleinere Pleuraergüsse, die der konventionellen Radiologie selbst unter Zuhilfenahme von Spezialaufnahmen und Durchleuchtungskontrolle entgingen, werden im Computertomogramm sichtbar. Dieser Befund hat insofern besondere Bedeutung, als er ein Tumorstadium nach T_3 anzeigen kann. Bei der Diagnostik des zentralen Bronchialkarzinoms, bei dem der direkte Tumornachweis gegenüber den indirekten Hinweisen häufig in den Hintergrund tritt, werden die diagnostischen Verbesserungen am deutlichsten. Bei den indirekten Tumorzeichen haben insbesondere Obstruktions- und vikariierende Emphyseme einerseits sowie Belüftungsstörungen andererseits einen hohen Stellenwert. Beide sind computertomographisch sicher und frühzeitig zu erkennen.
Mit dem Befall der regionären Lymphknoten durch das Bronchialkarzinom verschlechtert sich die Heilungschance der Patienten drastisch. Die Kenntnis des Befalls der hilären und mediastinalen Lymphknoten ist also für eine prognostische Aussage und die Entscheidung über die Therapie eines Bronchialkarzinoms von erheblichem Gewicht, insbesondere wenn man bedenkt, daß mit zunehmender Entdifferenzierung des Tumors eine kontralaterale oder bilaterale Lymphknotenmetastasierung im Mediastinum zunimmt. Bei der Wertung der computertomographischen Untersuchung kristallisiert sich zunehmend heraus, daß die Beurteilung sowohl der hilären als auch der mediastinalen Lymphknoten computertomographisch sicherer erfolgt als mit konventionellen Methoden (Abb. 1.**73**), vor allem retrosternal, paraaortal und retrokaval (Abb. 1.**74**).
Die Klassifizierung von Fernmetastasen verläuft nicht weniger erfolgreich, so daß die CT-Klassifikation bei ihrer Verifikation zur Methode der Wahl geworden ist. Dies gilt insbesondere dann, wenn Metastasen in schwer einsehbaren Regionen wie Leber, Nieren, Nebennieren und peripankreatischem Raum differenziert werden sollen. Beim Nachweis von Hirnmetastasen ist die Computertomographie das Untersuchungsverfahren der Wahl (Abb. 1.**75**).

1 Bildgebende Verfahren

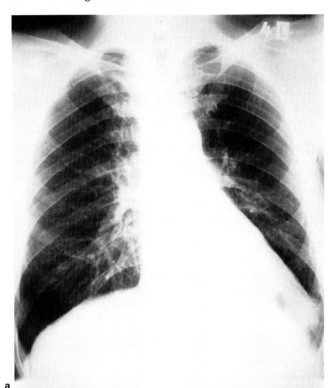
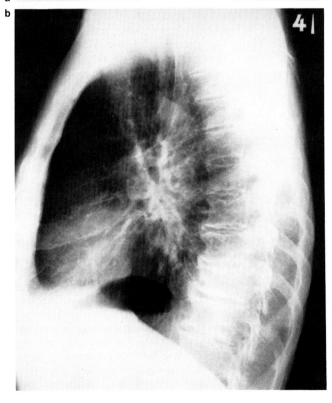

Abb. 1.**69 a–d** Linksseitiges zentrales Bronchialkarzinom; 62jähriger Patient
a u. **b** Thoraxaufnahme in 2 Ebenen mit Darstellung einer Unterlappenatelektase

Radiologische Verfahren

Abb. 1.**69 c** Hilustomographie: hochgradige Stenosierung des linken Hauptbronchus am Unterlappenabgang
d Ösophagogramm: zahlreiche Impressionen beweisen Lymphknotenmetastasen im hinteren Mediastinum

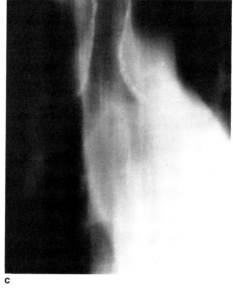
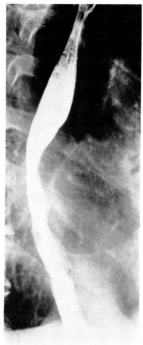

Abb. 1.**70** Peripheres Bronchialkarzinom mit Horner-Symptomatik; 46jähriger Patient. CT in Höhe der oberen Thoraxapertur: Der 2 cm große Tumor (*) wurde zytologisch nach CT-gesteuerter Punktion gesichert

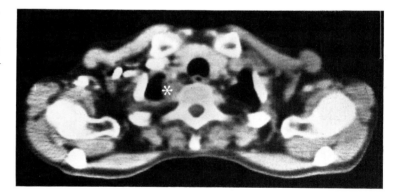

Venographie

Die *Phlebographie* (unter Umständen mit digitaler Subtraktionstechnik) nach periphervenöser Kontrastmittelinjektion simultan in die rechte und linke V. brachialis bleibt Fragestellungen nach einer oberen Einflußstauung mit Umgehungskreislauf vorbehalten.

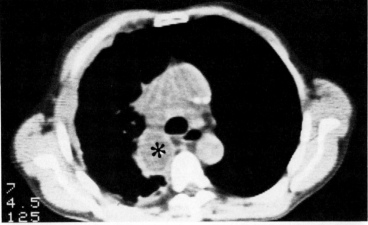
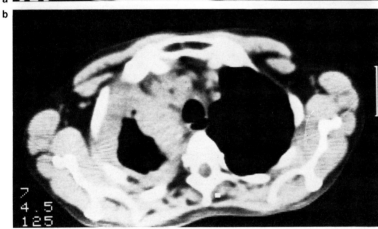

Abb. 1.**71a** u. **b** Peripheres Bronchialkarzinom des rechten Oberlappens; 68jähriger Patient. CT-Schnitte in Höhe der Karina (**a**) sowie der Lungenspitze (**b**). Sowohl die ausgedehnten mediastinalen Lymphknotenmetastasen (*) als auch das infiltrative Wachstum im Bereich der gesamten Pleurakuppe sind computertomographisch sicherer als mit konventioneller Röntgenuntersuchung zu erkennen

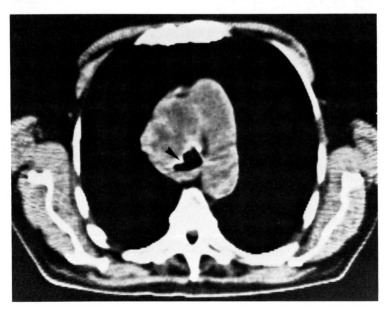

Abb. 1.**72** Rechtsseitiges Bronchialkarzinom mit mediastinalen Lymphknotenmetastasen. CT-Schnitt in Höhe des Aortenbogens. Die mediastinalen Lymphknotenmetastasen sind in die Trachea (→) eingebrochen

Abb. 1.**73** CT-Klassifikation regionärer Lymphknotenmetastasen bei Bronchialkarzinom (nach *Vock* u. *Haertel*)

			N_x	Verifikation			
				N_0	N_1	N_2	
CT-Klassifikation	N_0	25 (18%)	8	**17**			17
	N_1	12 (9%)	3		**7**	2	9
	N_2	98 (73%)	37	6	8	**47**	61
	Gesamt	135 (100%)	48	23	15	49	87

CT-Klassifikation
  korrekt   71/87 = 82%
  falsch-positiv   14/87 = 16%
  falsch-negativ   2/87 = 2%

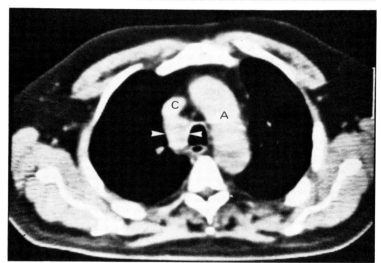

Abb. 1.**74** Rechtsseitiges Bronchialkarzinom; 64jährige Patientin. Thorakale CT in Höhe des Aortenbogens. Retrokavales Lymphom (→). Auf den Übersichts- und konventionellen Schichtaufnahmen nicht zu erkennen. C = V. cava superior, A = Aortenbogen

Abb. 1.**75** Computertomographische Nachweishäufigkeit von Fernmetastasen (M-Stadium) bei 201 Patienten mit histologisch gesichertem Bronchialkarzinom

untersuchte Patienten	n = 201
davon mit solitären oder multiplen Fernmetastasen	n = 64
Nachweishäufigkeit:	
Hirn	14
Niere	10
Nebenniere	20
Leber	26
Milz	7
Pankreas	5
paraaort. Lymphknoten	7

Schirmbilduntersuchungen

G. NEUMANN

Eine Schirmbilduntersuchung ist angezeigt, wenn eine größere Anzahl von Personen bei hoher Tagesleistung auf Vorhandensein einer bisher nicht bekannten Erkrankung der Brustorgane radiologisch unter Lieferung eines Dokuments untersucht werden soll.

Indikationen

Ausgang und zugleich klassische Indikation ist die Suche nach der unbekannten Tuberkulose (NEUMANN 1972). Die in den 20er Jahren eingeführten Reihendurchleuchtungen konnten nicht befriedigen. Erst die Technik der Leuchtschirmphotographie brachte den entscheidenden Fortschritt.

Die Schirmbilduntersuchung ist ein Instrument der Präventivmedizin, genauer: zur Krankheitsfrüherkennung (JUNKER 1977). Sie spielt im kurativen Bereich nur eine untergeordnete Rolle; ihr Einsatz erfolgt im wesentlichen im Rahmen der institutionalisierten Medizin, also in Krankenhäusern, im öffentlichen Gesundheitsdienst, bei Betriebsärzten, der Berufsgenossenschaft, der Bundeswehr und ähnlichen Einrichtungen.

Wenn keine Vorauslese getroffen wird, müssen bei allen Früherkennungsmaßnahmen vergleichsweise viele Personen untersucht werden, um einen einzigen Merkmalsträger zu finden. Eine genügende Ausbeute ist deshalb nur mit leistungsfähigen Untersuchungseinrichtungen zu erzielen. Diese Forderung erfüllt das Schirmbildverfahren.

Es gibt folgende medizinische Indikationen:
1. Untersuchung der Gesamtbevölkerung auf Tuberkulose. Diese Hauptindikation hat durch den Rückgang der Tuberkulose erheblich an Wert verloren (TOMAN 1976), auch verringern die ausgezeichneten Behandlungsaussichten die Bedeutung von Früherkennungsmaßnahmen wegen Tuberkulose. Die Untersuchung ist solange vertretbar, bis noch wenigstens 4 unbekannte behandlungsbedürftige Tuberkulosen auf 10 000 Aufnahmen entdeckt werden. Ersatzweise bietet sich eine Konzentration auf sog. Risikogruppen an, z.B. Gefangene, manche Asylanten, aber auch bestimmte Altersklassen (MEIER u. CVITANOVIĆ 1983).

2. Untersuchung von Tuberkulosegefährdeten oder -bedrohten. Hier ist mit einer vergleichsweise hohen Ausbeute zu rechnen. In Frage kommen Umgebungsuntersuchung, die Quellensuche, Personalüberwachung in entsprechenden Einrichtungen, vorausgesetzt, die Kollektive sind entsprechend groß.

3. Fahndung nach Bronchialkarzinom. Grundsätzlich ist das Schirmbild auch hierfür geeignet; speziell für die Erfassung des peripheren symptomlosen Bronchialkarzinoms. Erfahrungsgemäß werden bevorzugt Karzinome mit langer Verdopplungszeit erfaßt (HEELAN u. Mitarb. 1984). Die Fehlerquote braucht keineswegs höher zu sein als bei entsprechender Untersuchung mit Großfilm (NEUMANN 1983). Entscheidend für eine zurückhaltende Einstellung zu systematischen Untersuchungen sind die unbefriedigenden Behandlungserfolge. Es ist fraglich, ob eine Lebensverlängerung über das Maß der Vorverlegung der Diagnose hinaus überhaupt bzw. in nennenswertem Umfang erreicht werden kann (HUHTI u. Mitarb. 1983).

Beschränkt man sich auf Risikogruppen, wie starke Raucher über 45 Jahre, so können Alter oder herabgesetzte Lungenfunktion Inoperabilität bedingen. Damit verliert eine vorverlegte Erkennung zusätzlich an Wert. Derzeit sollte nach dem unbekannten Bronchialkarzinom nur im Rahmen von Studien gesucht werden. Das ergibt sich als Schlußfolgerung aus drei jetzt abgeschlossenen amerikanischen Pilotstudien (zusammenfassende Besprechung s. NEUMANN 1985)

4. Überwachung staubgefährdeter Beschäftigter. Das Erkennen einer Pneumokoniose mittels Schirmbild ist gut möglich. Unbefriedigend ist dies nur bei der beginnenden Asbestose; allerdings hat hier die neue Bildverstärkertechnik eine Verbesserung gebracht (RAITHEL u. Mitarb. 1983).

5. Untersuchungen auf Vorliegen von Erkrankungen des Herzens und der Gefäße. Die Nativ-Röntgenuntersuchung des Herzens liefert nur begrenzte Informationen über dessen Zustand, so auch das Schirmbild. Für die Beurteilung des Herzens wird zusätzlich eine seitliche Aufnahme benötigt. Prinzipiell steht hier die Leistungsfähigkeit des Schirmbildes nicht hinter der des Großfilms zurück (WEIGL u. Mitarb. 1970). Störend wirkt sich beim Schirmbild der kurze Fokus-Film-Abstand aus. Spezielle Suchprogramme haben sich nicht bewährt. Herz und Gefäße sollten jedoch auf jedem Schirmbild genau betrachtet und entsprechend befundet werden.

6. *Untersuchungen auf Vorliegen sonstiger Erkrankungen im Thoraxbereich.* Versuche, für den knöchernen Thorax, speziell die Wirbelsäule, Suchprogramme einzuführen, sind fehlgeschlagen. Auch hier gilt, daß unabhängig von der primären Indikation alle auf dem Schirmbild erkennbaren Befunde zu berücksichtigen sind.

Die medizinische Indikation allein reicht nicht aus, um über den Einsatz des Schirmbildes entscheiden zu können; es ist auch der quantitative Aspekt zu beachten: Unter 25–30 Aufnahmen pro Arbeitstag und Arbeitsplatz ist der Einsatz nicht zu empfehlen, ab 100 Aufnahmen überwiegen die Vorteile des Schirmbildes. Im Zwischenbereich können organisatorische Gesichtspunkte, z.B. getrennte Einrichtungen für Blutspender oder Platzmangel, den Ausschlag für oder gegen das Schirmbild geben.

Kontraindikationen

Es gibt keine echte medizinische Kontraindikation. Etwas anderes ist die medizinisch nicht oder nicht ausreichend begründete Indikation. Unzweckmäßig ist der Einsatz, wenn mit hoher Wahrscheinlichkeit ein pathologischer Befund zu erwarten ist, also bei Vorhandensein von Symptomen seitens der Atemwege. Auch zur Kontrolle bekannter Befunde kann das Schirmbild nicht empfohlen werden. Kleine Personen, insbesondere Kinder unter 140 cm Körperlänge, sollten immer mit Großfilm untersucht werden.

Prinzip des Verfahrens

Das Leuchtschirmbild des Untersuchten wird verkleinert auf einen Film abgebildet (STEINBRÜCK u. ANGERSTEIN 1971, WEGELIUS 1967). Der Leuchtschirm befindet sich in einer geschlossenen Apparatur. Die Verkleinerung erfolgte ursprünglich mittels eines Systems von Linsen, später und heute weitgehend durch ein Hohlspiegelsystem.

Ganz neu ist die elektronenoptische Bildverstärkung mit einem für Thoraxaufnahmen geeigneten Großformat von 57 cm Durchmesser (NEUFANG u. Mitarb. 1982). Unabhängig vom Prinzip erfolgte eine Verkleinerung mit Linsenoptik ursprünglich auf das Format 24 × 24 mm, später 24 × 36 mm, mit Spiegeloptik von Anfang an auf 70 × 70 bzw. 100 × 100 mm (gibt es inzwischen auch mit Linsenoptik), mit Bildverstärker nur auf 100 × 100 mm.

Beim Bildverstärker handelt es sich nicht mehr um ein Schirmbildverfahren im eigentlichen Wortsinn; die meisten allgemeinen Voraussetzungen gelten jedoch auch für diese Technik.

Notwendige Geräte

Wie bei jeder Röntgeneinrichtung sind Gerät (Generator) und Röhre erforderlich, dazu die eigentliche Schirmbildapparatur sowie die Filmkassetten. Bis zum Format 70 × 70 mm wird der Film in Rollen geliefert, 100 × 100 mm meistens als Blattfilm in Packs. Einzelaufnahmen sind mit Sonderzusatz möglich, letztendlich aber systemwidrig. Sofortauswertung scheidet praktisch aus. Eine Belichtungsautomatik sollte vorhanden sein.

Es gibt transportable Geräte, die in Bussen montiert, die Schirmbildeinrichtung benutzerfreundlich zu den zu Untersuchenden transportieren. Derartige Einrichtungen verfügen meist über eine Strahlenschutzkabine, die nur im geschlossenen Zustand das Auslösen der Aufnahme erlaubt.

Bei ortsfesten Anlagen ist eine möglichst gerätenahe Abschirmung mit gutem Sichtkontakt zum Untersuchten ratsam, um die Wege für das Personal kurz zu halten und eine wirksame Kontrolle des Atemanhaltens zu garantieren.

Die Entwicklung erfolgt zweckmäßigerweise in Spezialgeräten. An sich können Schirmbilder auch in einer der üblichen Rollenmaschinen entwickelt werden. Bei größerem Rollenabstand sind Blattfilme diagonal einzugeben. Wenn in solchen Maschinen auch Großfilme entwickelt werden, kommt es zu keiner vollständigen Ausfixierung der Schirmbilder, die dann kaum länger als 20 Jahre auswertbar bleiben.

Das verkleinerte Format des Schirmbilds verlangt eine zusätzliche Auswertungsvorrichtung. Bloßes Betrachten gegen das Tageslicht oder vor dem nichteingeblendeten Schaukasten ist grob fehlerhaft. Das für die Formate 24 × 24 und 24 × 36 mm übliche Projektionsverfahren ist mit Verschwinden dieser Formate außer Gebrauch gekommen.

Ein von der Industrie geliefertes Gerät vergrößert das Schirmbild auf einer Mattscheibe auf das Format eines Großfilms. Dies ist nur scheinbar ein Vorteil. Zunächst bedingt die unvermeidbare optische Transformation einen gewissen Informationsverlust. Zum andern kann weder die unterschiedliche Projektion infolge des kurzen Fokus-Film-Abstandes noch die kissen- und tonnenförmige Verzeichnung (LUSTER u. HEINRICHS 1962) bei der Spiegeloptik auf diese Weise korrigiert werden. Schließlich geht einer der Hauptvorteile des Schirmbildes, die vereinfachte Betrachtung mit nur wenig Augenstellungen, verloren.

Keines der verfügbaren Auswertesysteme, in der Regel Lupen mit verschiedenen Haltevorrichtungen, gestattet einen Vergleich mit anderen Schirmbildern unter optimalen Bedingungen.

Notwendiges Personal

Bei der Schirmbilduntersuchung können Arzt und technisches Personal entkoppelt eingesetzt werden. Bei hoher Aufnahmefrequenz muß eine Hilfskraft einweisen und dokumentieren. Außerdem ist für gelegentliche Ablösung der Assistentin zu sorgen. Die standardisierten Aufnahmebedingungen erlauben, ausreichende Aufsicht vorausgesetzt, die Beschäftigung von angelernten Kräften.

Die Auswertung ist Ärzten vorbehalten, obwohl über Ausnahmen mit gutem Erfolg berichtet wird. Sofern mehr als 200 Aufnahmen pro Tag anfallen, ist Doppelauswertung durch zwei von einander unabhängigen Ärzten notwendig. Es war das Schirmbildverfahren, bei dem systematische Untersuchungen über die Beobachtervarianz durchgeführt wurden mit dem Ergebnis, die Doppelauswertung zu fordern (YERUSHALMY u. Mitarb. 1950). Ob bei divergierender Bewertung ein Dritter als Schiedsrichter tätig werden soll, hängt vom Ausbildungs- und Erfahrungsstand der beiden anderen Auswerter ab. Bei hohem Erfahrungsstand ist jede Beanstandung zu berücksichtigen.

Vorbereitung des Patienten

Der zu Untersuchende muß nicht vorbereitet werden. Sofern irgend möglich, sollte die Aufnahme mit freiem Oberkörper gefertigt werden. Schattengebende, insbesondere metalldichte Gegenstände sind aus dem Aufnahmebereich zu entfernen.

Untersuchungstechnik

Der Strahlengang ist wie bei jeder Thoraxgroßaufnahme posterior/anterior. Auf Anhalten des Atems in möglichst tiefer Inspiration ist zu achten. Hat sich der ambulant Untersuchte im Augenblick des Schaltens zweifelsfrei bewegt, so sollte sicherheitshalber die Aufnahme sofort wiederholt werden.

Mögliche Komplikationen

Direkte Schädigungen sind bei sachgemäßer Handhabung nicht bekannt.

Diskutiert wird, wie bei jeder Röntgenuntersuchung, unter der Annahme des Fehlens einer Schwellendosis eine mögliche Erhöhung des Leukämierisikos. Dabei kann nicht übergangen werden, daß Schirmbildaufnahmen mit Linsen- und Spiegeloptik eine mindestens um das 2- bis 3fache höhere Strahlendosis erfordern als eine Großaufnahme (ANGERSTEIN 1977, FRIK 1966). Wie hoch die Dosis im konkreten Einzelfall wirklich war, bleibt mangels laufender Dosismessung unbekannt. Eine Reduktion der Strahlendosis ist auch mit Spiegeloptik möglich (EDER 1981). Das Argument der erhöhten Strahlenbelastung trifft jedoch nicht mehr die moderne Bildverstärkertechnik, liegt doch hier die absorbierte Dosis weit unter der einer Großaufnahme (NEUFANG u. Mitarb. 1982). Die benötigte Strahlendosis soll bei Verwendung von Leuchtschirmen auf der Basis seltener Erden (= Gadolinium) deutlich verringert werden können (SCHÖFER u. EDER 1984).

Leistungsfähigkeit des Verfahrens

Die Domäne des Schirmbildes ist die Massenuntersuchung. Der Transport eines Filmes 100 × 100 mm in der Kassette benötigt entschieden weniger Zeit als eines Filmes im Großformat oder eines Kassettenwechsels nach jeder Aufnahme. Große Gruppen können also, so-

fern dies in begrenzter Zeit und an einem Arbeitsplatz geschehen soll oder muß, nur mittels Schirmbild untersucht werden.
Die Auswertung eines Schirmbildes mit Lupe ist wesentlich einfacher, in kürzerer Zeit und mit erheblich geringerer Anstrengung möglich als die eines Großfilmes.
Die Schirmbilduntersuchung ist ein Screening-Verfahren. Eine eingehende Beschreibung entfällt. Im Prinzip ist nur zu entscheiden: weitere Maßnahmen erforderlich oder nicht. Dabei kann durchaus mit verschiedenen Abstufungen gearbeitet werden: Sofortige, baldige oder spätere Kontrolle, Befundmitteilung an Untersucher oder dessen Arzt. Kurzinformationen für den Nachuntersucher über Lokalisation, Art der Veränderung sowie eine Arbeitsdiagnose müssen gegeben werden. Eine Personalunion von Auswerter und Nachuntersucher wirkt sich positiv aus.
Die veränderte Projektion, die größere Bewegungsunschärfe infolge der verlängerten Belichtungszeit, das verringerte Auflösungsvermögen im Vergleich zum Großfilm (SCHOBER 1954) erfordert kritische Einarbeit, zu Beginn auch öfter Vergleich mit Großfilmen.

Die bei Spiegeloptik relative Vergrößerung peripher gelegener Herde ist für ein Suchverfahren günstig.
Filme im Format 100 × 100 mm sind viel einfacher zu archivieren als herkömmliche Großfilme, ein nicht unwichtiger Vorteil der Methode.
Der Ersparnis durch beträchtlich niedrigere Filmkosten beim Schirmbild im Vergleich zum Großfilm stehen die hohen Anschaffungskosten der eigentlichen Schirmbildapparatur gegenüber. Ein wirtschaftlicher Vorteil stellt sich erst bei höherer Aufnahmefrequenz ein. Die Schirmbildapparatur selbst ist wenig störanfällig. Schwachpunkt ist der Filmtransport bzw. die Kassette. Bei einem Fehler kann eine ganze Kassette oder gar eine ganze Filmrolle technisch unbrauchbar werden. Die relativ geringe Anzahl von Schirmbildeinrichtungen kann Kundendienstprobleme aufwerfen.
Zusammenfassend stellt die Schirmbildtechnik ein ausgereiftes, jahrzehntelang millionenfach eingesetztes Verfahren dar, dessen Zukunft davon abhängt, in welchem Umfang Röntgenuntersuchungen des Thorax als Suchverfahren weiterhin für notwendig gehalten werden.

Ultraschalldiagnostik

H. D. Fuchs und S. Daum

Thorax

Die Organe des Brustraumes sind im allgemeinen der Ultraschalluntersuchung unzugänglich, da sowohl die lufthaltigen Lungen wie die knöchernen Thoraxwandstrukturen ein Eindringen des Ultraschallimpulses infolge Totalreflexion bzw. Absorption verhindern (Kratochwil 1977, Matalon u. Mitarb. 1983, Wimmer 1980). Demzufolge stellen sich im normalen Thoraxsonogramm praktisch nur die Brustwandstrukturen dar (Abb. 1.76). Von den mediastinalen Organen läßt sich lediglich das Herz über die parasternalen Interkostalräume untersuchen, da es hier der vorderen Thoraxwand anliegt und damit für den Ultraschallimpuls erreichbar ist (Kratochwil 1977, Lutz 1978). Grundsätzlich gilt also für die Sonographie thorakaler Veränderungen: Es lassen sich nur direkt mit der Thoraxwand in Verbindung stehende pleurale, sub-

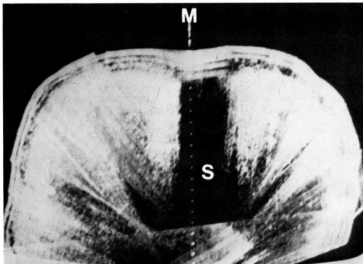
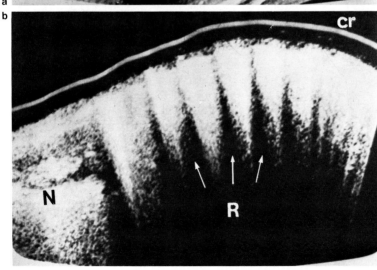

Abb. 1.**76a** u. **b** Normale Lunge. Dargestellt sind nur Thoraxwandstrukturen, Artefakte infolge Totalreflexion an lufthaltigen Lungenabschnitten (weiß) sowie Schallschatten hinter knöchernen Strukturen (Rippen, Sternum)
a Transversalschnitt in Rückenlage
M = Medianlinie
S = Sternalschatten
b Longitudinalschnitt in Bauchlage
cr = kranial
R = Rippenschallschatten
N = linke Niere

pleurale und mediastinale Prozesse darstellen (DOUST u. Mitarb. 1975, HIRSCH u. Mitarb. 1978, KRATOCHWIL 1977, MATALON u. Mitarb. 1983, RAVIN 1977, WIMMER 1980, WOLSON 1976), sofern sie nicht hinter knöchernen Strukturen (Rippen, Sternum, Skapula) verborgen sind.

Indikationen und Prinzip des Verfahrens

Wie auch in anderen Körperregionen gelingt mit der Ultrasonographie sehr sicher die Unterscheidung zwischen Flüssigkeit und solidem Gewebe (DOUST u. Mitarb. 1975, HIRSCH u. Mitarb. 1978, KURTZ u. SMITT 1983). Demgemäß stellen röntgenologisch nachgewiesene umschriebene oder flächenhafte Verschattungen, die oft eine Differenzierung zwischen Flüssigkeitsansammlung (Zyste, freier oder abgekapselter Erguß, Empyem, Hämatom) und soliden Gewebsstrukturen (Tumor, Pleuraschwarte) nicht zulassen, die wesentlichste Indikation zur Ultraschalluntersuchung des Thorax dar (BARON u. Mitarb. 1980, DOUST u. Mitarb. 1975, GRYMINSKI u. Mitarb. 1976, HIRSCH u. Mitarb. 1978, KRATOCHWIL 1977, MATALON u. Mitarb. 1983, RANFT u. WEISS 1983, WIMMER u. KOTOULAS 1981).

Flüssigkeitsansammlungen (Zyste, Erguß, Empyem, Hämatom, Herzhöhlen und Gefäße) sind charakterisiert durch echofreie Innenstrukturen sowie gute Schalltransmission mit scheinbarer Schallverstärkung hinter dem flüssigkeitsgefüllten Areal.

Solide Strukturen (benigner oder maligner Tumor, organisiertes Hämatom bzw. Empyem, transdiaphragmale Leber- und Netzhernien usw.) zeigen dagegen mehr oder weniger starke Innenechos und unterschiedliche Schallabsorption.

Notwendige Geräte, Vorbereitung des Patienten und Untersuchungsgang

Es werden B-Bild-Compound-Scanner oder, heute überwiegend, Real-Time-Geräte, beide mit Grey-Scale-Darstellung und im Nahfeld fokussierten Schallköpfen bzw. Transducern von 3,5 bis 5 MHz, verwendet. Compound-Scanner gestatten die Abbildung eines ganzen Thoraxquerschnittes, das erleichtert die topographische Zuordnung von pathologischen Veränderungen (MATALON u. Mitarb. 1983, WIMMER u. KOTOULAS 1981). Sie werden wegen der etwas umständlicheren Handhabung und des großen Platzbedarfes der Geräte aber kaum noch verwendet. Real-Time-Geräte (hier sind wegen der kleinen Auflagefläche des Transducers für inter- und subkostale Schnittführung besonders Sektor-Scanner geeignet) ermöglichen ein schnelleres Auffinden des interessierenden Befundes sowie die direkte Darstellung von Bewegungen und Pulsationen (MATALON u. Mitarb. 1983, RANFT u. Mitarb. 1980, RANFT u. WEISS 1983, WIMMER u. KOTOULAS 1981). Bei beiden Gerätetypen gestatten digitale Meßeinrichtungen die millimetergenaue Größenbestimmung des pathologischen Befundes sowie seine Distanz von Körperoberfläche oder anderen Bezugspunkten.

Der Ultraschalluntersuchung werden immer Röntgenaufnahmen des Thorax in zwei Ebenen und ggf. noch Schichtaufnahmen zugrunde gelegt.

Eine spezielle Vorbereitung des Patienten ist nicht erforderlich. Kontraindikationen bestehen wegen der fehlenden Strahlenbelastung bei dieser nichtinvasiven diagnostischen Methode nicht, so daß auch Schwangere und Kinder unbedenklich untersucht werden können. Die Ultraschalluntersuchung erfolgt je nach den Gegebenheiten im Sitzen oder Liegen (Bauchlage, Rückenlage, Seitenlage). Vorzugsweise werden Transversalschnitte in den Interkostalräumen ausgeführt, subkostale Sektor-Scans im Oberbauch dienen der Darstellung der basalen Lungenanteile und der Zwerchfelle (ASOKAN u. Mitarb. 1977, BARON u. Mitarb. 1980, LARDAY u. HARLESS 1977, REITHER 1983). Sektor-Scans im Jugulum kommen zur Anwendung, wenn Veränderungen im vorderen oberen Mediastinum das Sternum seitlich nicht überragen. (Die speziellen Untersuchungsmethoden der Echokardiographie werden hier nicht dargestellt.)

Befunde und Leistungsfähigkeit des Verfahrens

Ultraschallgezielte Punktion

Voraussetzung für eine Punktion sind normaler Gerinnungsstatus und, bei liquiden Gebilden, eine negative Echinokokkus-Serologie. Für die Punktion wird die optimale Stelle auf der Haut markiert, die Tiefenausdehnung der zu punktierenden Veränderungen (Erguß, Tumor usw.) mit der elektronischen Meßvorrichtung ermittelt und die Punktionstiefe auf der Nadel mittels Nadelstopper oder sterilem Klebeband markiert. Nach Desinfektion und Lokalanästhesie wird die Punktionsnadel (21-Gauge-Feinnadel für die zytologische, Tru-cut-Biopsie-Nadel für die histologische Untersuchung) in üblicher Technik eingeführt. Objektträgerausstriche für die Zytologie werden luftgetrocknet, Stanzzylinder für die Histologie in Formalin fixiert. Gegebenenfalls wird Punktionsflüssigkeit bakteriologisch untersucht (IKEZOE u. Mitarb. 1984, IZUMI u. Mitarb. 1982, RAVIN 1977).

Bei kleineren und stärker atembeweglichen Punktionszielen kann die Verwendung eines speziellen perforierten Real-Time-Punktionsschallkopfes, der vorher sterilisiert wird, notwendig werden.

Hier erfolgt die Führung der Punktionsnadel in Richtung des Schallstrahles durch die zentrale Bohrung des Schallkopfes, wobei die Nadelspitze als punktförmiges helles Echo auf dem Monitor beobachtet werden kann. Ein durch Atembewegungen verursachtes Verfehlen des Punktionszieles wird durch entsprechende Korrektur der Punktionsrichtung unter Ultraschallsicht vermieden (IKEZOE u. Mitarb. 1984, IZUMI u. Mitarb. 1982). Da diese Linear-array-Punktionsschallköpfe einen seitlichen Schlitz besitzen, können sie nach Einführen der Nadel in das Punktionsziel entfernt werden und behindern den weiteren Punktionsvorgang nicht mehr. Bei adäquater Punktionstechnik treten nur sehr selten Komplikationen wie Pneumothorax oder Hämatothorax auf (IKEZOE u. Mitarb. 1984, IZUMI u. Mitarb. 1982).

Differentialdiagnose flächenhafter Verschattungen im Thorax-Röntgenbild (Tab. 1.38)

Sonographisch ist in der Regel nicht zwischen Erguß (Abb. 1.77), Empyem und frischem Hämatom zu differenzieren, da alle genannten Veränderungen überwiegend flüssigkeitshaltig sind und sich als echofreie Areale mit guter Schalltransmission darstellen (GRYMINSKI u. Mitarb. 1976, HIRSCH u. Mitarb. 1978, KURTZ u. SCHMITT 1983, RAVIN 1977). In Organisation begriffene Ergüsse oder Hämatome sowie Abszesse mit größerem Anteil von nekrotischem Gewebe zeigen jedoch zunehmend Innenechos und verlieren damit ihr liquides Erscheinungsbild (HIRSCH u. Mitarb. 1978, KURTZ u. SCHMITT 1983, MATALON u. Mitarb. 1983, TAYLOR 1978). Flüssigkeitsansammlungen unter 1 cm Dicke sind wegen der von den Brustwandstrukturen ausgehenden Artefakte nicht immer darstellbar (DOUST u. Mitarb. 1975, HIRSCH u. Mitarb. 1978, WIMMER 1980).

Tabelle 1.38 Sonographische Differentialdiagnose flächenhafter Verschattungen im Röntgenbild

Liquides Schallmuster:
    Erguß
    Empyem
    Hämatom

Gemischtes Schallmuster:
    in Organisation begriffene Ergüsse, Empyeme, Hämatome

Solides Schallmuster:
    Pleuraschwarte
    Fibrothorax
    Infiltration
    Atelektase

Die Lunge unter einem Erguß stellt sich infolge einer Kompression manchmal als homogen echodichtes Gewebe dar. In ihrer sonographischen Struktur „leberähnlich" ist neben der komprimierten auch die infiltrierte und atelektatische Lunge (Abb. 1.78) sowie eine Pleuraschwarte (DOUST u. Mitarb. 1975, HIRSCH u. Mitarb. 1978, KURTZ u. SCHMITT 1983, WIMMER u. KOTOULAS 1981). Alle diese Veränderungen zeigen im Gegensatz zu normal belüfteten Lungen (s. Abb. 1.76) eine gute Schalltransmission, die oft tieferliegende Strukturen, wie z. B. Herzanteile, darstellbar werden läßt (DOUST u. Mitarb. 1975).

Differentialdiagnose umschriebener Verschattungen im Thorax-Röntgenbild (Tab. 1.39)

Zysten und Tumoren sind häufig auf Thorax-Röntgenaufnahmen nicht zu unterscheiden, insbesondere wenn sie eine homogene Dichte und glatte Konturen haben. Ihr sonographisches Erscheinungsbild ist jedoch grundsätzlich unterschiedlich (ASOKAN u. Mitarb. 1977, DOUST u. Mitarb. 1975, HIRSCH u. Mitarb. 1978, KURTZ u. SCHMITT 1983, RANFT u. Mitarb. 1980, REITHER 1983, WIMMER u. KOTOULAS 1981, WOLSON 1976). *Zysten* stellen sich im Ultraschallbild als runde, homogen echofreie Areale mit guter Schalltransmission bzw.

Abb. 1.**77 a** u. **b**   Pleuraerguß
a Röntgen-Thorax p.-a.: großer, lateral ansteigender Pleuraerguß rechts
b Sonographischer Transversalschnitt des Oberbauches in Rückenlage, 6 cm kaudal des Xiphoids. Dorsal der Leber (L) eine sichelförmige, liquide Zone (schwarz) mit dorsaler Schallverstärkung, dem Pleuraerguß (E) im kostophrenischen Rezessus entsprechend. Von der Leber durch das Zwerchfell (weiße Sichel) abgegrenzt

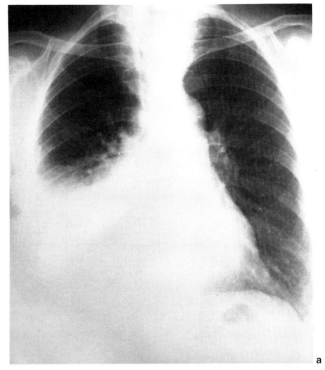

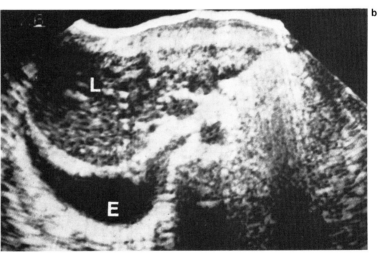

sogenannter „dorsaler Schallverstärkung" dar, wobei nicht zwischen dysontogenetischen (Abb. 1.79) und parasitären Zysten (Abb. 1.80) unterschieden werden kann. Auch *Gefäßprozesse,* z. B. ein Aortenaneurysma (Abb. 1.81), weichen nicht von diesem sonographischen Bild ab (RANFT u. Mitarb. 1980). Lokalisation sowie starke, im Real-Time-Bild sichtbare, Pulsationen können hier zur Diagnose führen.

Tumoren zeigen mehr oder weniger homogen verteilte Binnenechos, teilweise durchsetzt mit kleinen liquiden echofreien Arealen, die nekrotischen Anteilen entsprechen (Abb. 1.**82**–1.**84**).
In sehr seltenen Fällen weisen aber Tumoren mit sehr homogener Binnenstruktur auch ein liquides Echomuster auf, so daß die Unterscheidung von flüssigkeitshaltigen Gebilden

erschwert sein kann (WIMMER 1980). Basale Verschattungen im Thorax-Röntgenbild können auch durch *Zwerchfellhernien* (Leberanteile, Omentum u.a.) (BARON u. Mitarb. 1980, LARDAY u. HARLESS 1977, REITHER 1983) verursacht sein, sie geben ebenfalls ein solides Schallmuster und zeigen typischerweise einen sonographisch darstellbaren Zwerchfelldefekt.

Schwierigkeiten kann die Unterscheidung von Abszessen mit viel nekrotischen Gewebsresten, in Organisation begriffenen abgekapselten Ergüssen und Hämatomen sowie subtotal nekrotisch zerfallenden Tumoren machen. Alle diese Veränderungen geben ein komplexes Echomuster, zusammengesetzt aus echofreien

Tabelle 1.39 Sonographische Differentialdiagnose umschriebener Verschattungen im Thorax-Röntgenbild

Liquides Schallmuster:
  Zysten (dysontogenetische Zyste, parasitäre Zyste, Schilddrüsenzyste, Perikardzyste)
  Abgekapselte Ergüsse, Empyeme und Hämatome
  Perikarderguß
  Aortenaneurysma
  Tumoren mit äußerst homogenem Gewebsaufbau

Gemischtes Schallmuster:
  Tumoren mit regressiven Veränderungen
  Partiell organisierte Ergüsse usw.
  Abszeß mit nekrotischen Gewebsresten

Solides Schallmuster:
  Benigne und maligne Tumoren
  Zwerchfellhernien

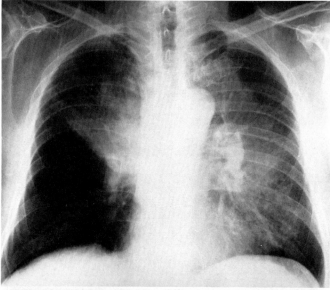
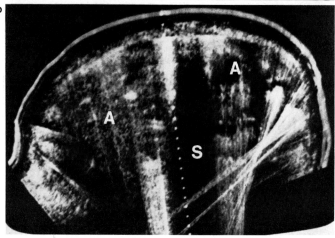

Abb. 1.78a u. b Atelektase
a Thorax-Röntgenaufnahme p.-a.: Atelektase beider Oberlappen und der Lingula bei zentralem Bronchuskarzinom
b Sonographischer Transversalschnitt in Hilushöhe. Echodichte („leberähnliche") Struktur der atelektatischen Lungenanteile
A = Atelektase
S = Sternalschallschatten

Abb. 1.**79a** u. **b** Dysontogenetische Thymuszyste
a Thorax-Röntgenaufnahme p.-a.: glatt begrenzte, kugelige, homogene Verschattung, nicht vom Mediastinum abzugrenzen, den unteren und mittleren rechten Thoraxraum ausfüllend
b Sonographischer Längsschnitt durch den rechten Oberbauch zeigt eine homogene, durch ein Septum gekammerte, liquide Masse kranial des rechten Zwerchfelles
L = Leber
C = Zyste
cr = kranial

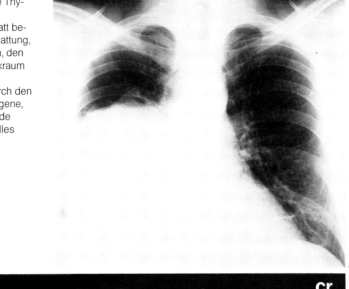

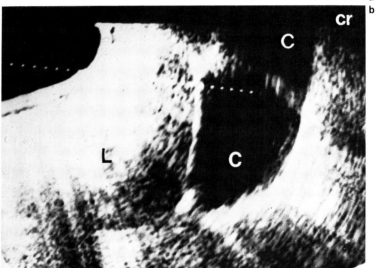

und echoreichen Arealen (HIRSCH u. Mitarb. 1978, RAVIN 1977). Hier helfen jedoch Anamnese, Klinik und das konventionelle Thorax-Röntgenbild meist weiter.

Die der thorakalen Ultrasonographie zugänglichen pathologischen Veränderungen (mit Ausnahme echokardiographischer Befunde) sind in Tab. 1.**40** noch einmal zusammenfassend dargestellt.

Tabelle 1.**40** Sonographisch darstellbare pathologische Veränderungen im Thorax

1. Pleura:
   Erguß
   Empyem
   Fibrothorax
   Hämatothorax
   Schwarte
   Tumor
2. Lunge:
   Infiltration
   Atelektase
   Abszeß
   Tumor
3. Mediastinum:
   Perikarderguß
   Perikardzyste
   Aneurysma
   Abszeß
   Tumor
4. Zwerchfell:
   Relaxatio, Parese
   Hernie

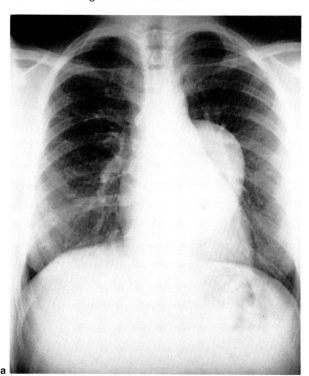

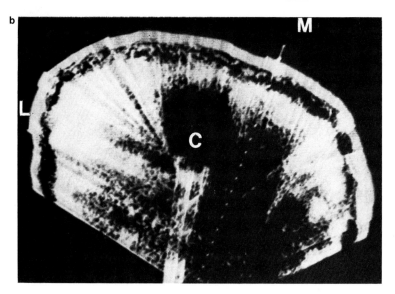

Abb. 1.**80 a** u. **b** Ecchinokokkuszyste
a Thorax-Röntgenaufnahme p.-a.: im apikalen Segment des linken Unterlappens eine große, glatt begrenzte, paravertebrale, homogene Verschattung
b Sonographischer Transversalschnitt in Bauchlage: homogen echofreies Gebilde links lateral der Medianlinie
M = Medianlinie
L = links
C = Zyste

Ultraschalldiagnostik 105

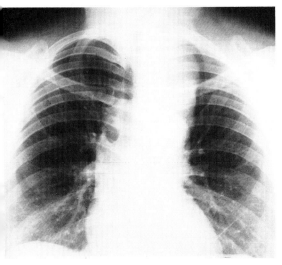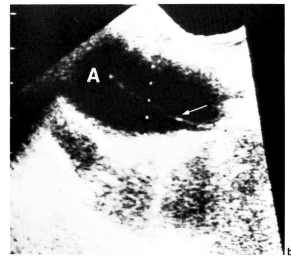

Abb. 1.**81**a u. **b**   Aortenaneurysma
a Thorax-Röntgenaufnahme: glatt begrenzte Verbreiterung des linken oberen Mediastinums
b Sonographischer Sektor-Scan in der linken Supraklavikulargrube zeigt ein durch eine feine Dissektionsmembran geteiltes echofreies Gebilde
A = Aneurysma
→ = Dissektionsmembran

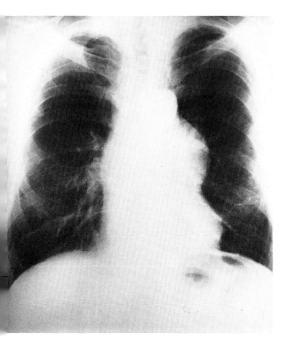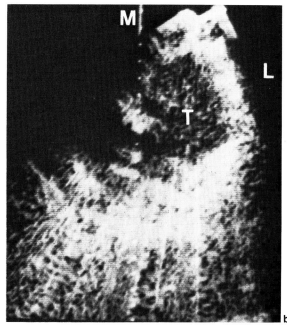

Abb. 1.**82**a u. **b**   Thymom
a Thorax-Röntgenaufnahme p.-a.: glatt begrenzte Verbreiterung des linken Mediastinums
b Sonographischer Sektor-Scan, im 3.ICR links runde, solide Masse
M = Medianlinie
L = links
T = Thymom

1 Bildgebende Verfahren

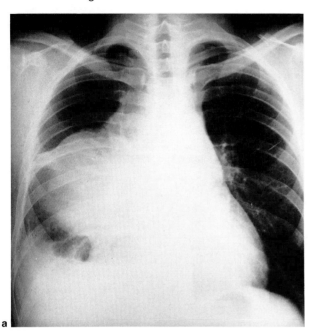

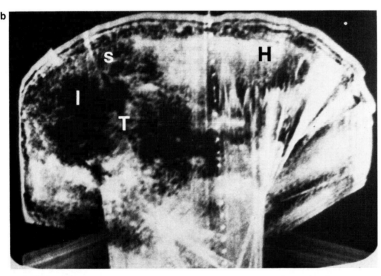

Abb. 1.**83a** u. **b** Dysontogenetischer Tumor (sog. Dottersackmalignom)
a Thorax-Röntgenaufnahme p.-a.: glatt begrenzter, homogener Verschattungsbezirk im rechten Mittel- und Unterfeld, nicht vom Mediastinum abzugrenzen
b Sonographischer Querschnitt in Rückenlage: inhomogene, teils solide, teils liquide (Nekrosezonen) Masse im rechten Thorax
T = Tumor
s = solide Anteile
l = liquide Nekrosezonen
H = Herz

Abb. 1.**84 a** u. **b** Bronchuskarzinom
a Thorax-Röntgenaufnahme p.-a.: großer, inhomogener, aber relativ glatt begrenzter Verschattungsbezirk im rechten Mittelfeld
b Sonographischer Transversalschnitt in Bauchlage: inhomogene, überwiegend echoreiche Innenstruktur mit einzelnen kleinen Nekrosezonen
M = Medianlinie
R = rechts
T = Tumor

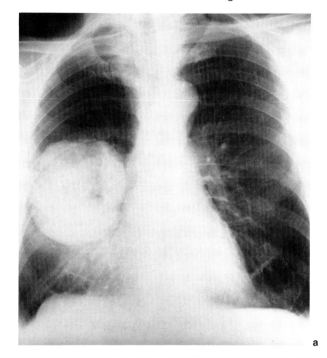

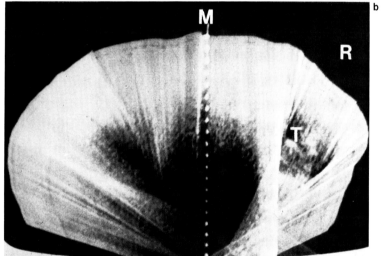

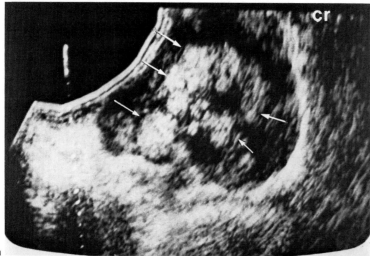
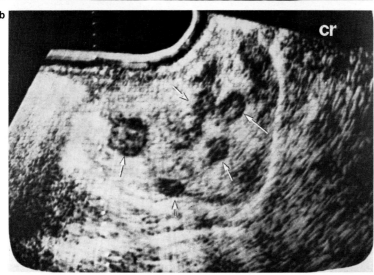

Abb. 1.85 a u. b Lebermetastasen
Sonographischer Längsschnitt des rechten Leberlappens. Multiple, teils konfluierende Parenchymstrukturdefekte.
a Echodichtes Schallmuster der Lebermetastasen
b Echoarmes Schallmuster, teilweise auch ringförmige Metastasen mit echodichtem Zentrum
→ = Metastasen
cr = kranial

Leber

Im Rahmen des Tumor-Staging beim Bronchuskarzinom kommt der Sonographie des Oberbauches zum Nachweis von Lebermetastasen eine große Bedeutung zu, da diese nichtinvasive diagnostische Methode ab einer bestimmten Größe der Metastase (Durchmesser über ca. 2 cm [GREEN u. Mitarb. 1977]) sehr zuverlässig und wegen der fehlenden Strahlenbelastung auch im Rahmen der Nachkontrollen (hier besonders auch zur Erfolgskontrolle der Chemotherapie [BERNARDINO u. Mitarb. 1982]) beliebig oft wiederholbar ist. Nachteilig ist, daß zwar sehr sicher zwischen zystischen und soliden raumfordernden Veränderungen im Leberparenchym unterschieden werden kann (GREEN u. Mitarb. 1977), eine Aussage über die Dignität oder gar den histologischen Typ eines Tumors jedoch nicht zu treffen ist (BERNARDINO u. Mitarb. 1982, KOISCHWITZ 1980, MOSS u. Mitarb. 1984, SCHEIBLE u. Mitarb. 1977, SCHWERK u. SCHMITZ-MOORMANN 1981, SHEU u. Mitarb. 1984).

Untersuchungsmethode

Die Untersuchung erfolgt beim nüchternen und entblähten Patienten in Rückenlage bei Atemstillstand in tiefer Inspiration. Verwendet werden fast ausschließlich Real-Time-Geräte mit 3,5 mHz-Schallköpfen und langem bzw. kontinuierlichem Fokus. Für die gelegentlich notwendig werdende interkostale Schnittführung eignen sich wegen der kleinen Schallkopf-Auflagefläche besonders (mechanische oder elektronische) Sektor-Scanner (BERNARDINO u. Mitarb. 1982). Um eine vollständige Erfassung der Leber zu gewährleisten, müssen in den Längsschnitten das gesamte Zwerchfell und in den Querschnitten die lateralen Konturen sowohl des rechten wie linken Leberlappens voll dargestellt sein.

Bezüglich der Technik der ultraschallgezielten Punktion gilt das im Abschnitt Thorax gesagte. Durch die Punktion unter Real-Time-Sicht kann eine versehentliche Punktion der Gallenblase oder des Darmes vermieden werden, was insbesondere bei Verwendung von Stanzbiopsie-Nadeln wichtig ist (SCHWERK u. SCHMITZ-MOORMANN 1981). Bei echoarmen bzw. echofreien Gebilden sollte auch hier ein Echinokokkus serologisch ausgeschlossen sein.

Sonomorphologie der Lebermetastasen

Metastasen eines Bronchuskarzinoms können solitäre oder multiple Knoten oder eine diffuse Durchsetzung des Leberparenchyms hervorrufen (GREEN u. Mitarb. 1977, KOISCHWITZ 1980, SCHEIBLE u. Mitarb. 1977, WEILL 1982). Das Echomuster der *umschriebenen* Metastase kann von echofreien (selten! [SCHEIBLE u. Mitarb. 1977]) über echoarme (Abb. 1.85b) bis hin zu echoreichen (Abb. 1.85a) Erscheinungsbildern führen (GREEN u. Mitarb. 1977, KOISCHWITZ 1980, SCHEIBLE u. Mitarb. 1977). Darüber hinaus kommen Ringformen mit unterschiedlicher Echogenität von Tumorzentrum und Tumorperipherie (sog. Bulls-Eye-Typ [SCHEIBLE u. Mitarb. 1977]) vor (Abb. 1.85b). Differentialdiagnostisch müssen alle benignen und malignen Lebertumoren in Erwägung gezogen werden, bei den echoreichen Tumoren besonders die Hämangiome, bei den echoarmen Formen u. a. auch der seltene echoarme Lobus caudatus (MITCHELL u. Mitarb. 1982).

Eine eindeutige Zuordnung bestimmter sonographischer Erscheinungsbilder zu einem histologischen Tumortyp ist nicht möglich GREEN u. Mitarb. 1977, KOISCHWITZ 1980, SCHEIBLE u. Mitarb. 1977, SCHWERK u. SCHMITZ-MOORMANN 1981, SHEU u. Mitarb. 1984, TAYLOR 1978), was auch dadurch belegt wird, daß Metastasen *eines* Primärtumors mit *unterschiedlicher* Sonomorphologie nebeneinander in der Leber vorkommen können (Abb. 1.85b).

Neben dem umschriebenen Strukturdefekt ist die Unregelmäßigkeit der Leberkontur (Vorbuckelung) ein weiteres diagnostisches Kriterium (SCHEIBLE u. Mitarb. 1977).

Eine *diffuse* Durchsetzung der Leber mit metastatischem Gewebe kann zu einer oft schwer erkennbaren Inhomogenität der Parenchymstruktur sowie zu einer Vergrößerung und Verplumpung des Organs führen. Diese Metastasierungsform kann letztendlich nur durch die Punktionszytologie von diffusen benignen Lebererkrankungen differenziert werden.

Literatur

Adler, O., A. Rosenberger, E. Malberger et al.: Percutaneous fine needle aspiration biopsy of the lung. J. Isr. med. Ass. 95 (1978) 324

Alexander, H.: Der künstliche Pneumothorax. Springer, Berlin 1931

Anacker, H.: Die Entwicklungsstadien des Bronchialcarcinoms. Radiologe 1 (1961) 52

Angerstein, W.: Die Strahlenbelastung bei Schirmbilduntersuchungen der Thoraxorgane und ihr Anteil an der Strahlenbelastung durch röntgendiagnostische Maßnahmen insgesamt. In: Strahlenschutz in Forschung und Praxis, Bd. XVIII: Messerschmidt, O., G. Möhrle, R. Zimmer: Vorsorgemedizin und Strahlenschutz (Risiko/Nutzen-Analyse). Thieme, Stuttgart 1977 (S. 76)

Anspach, M.: Zur Ätiologie von Pleuraverkalkungen. Radiol. diagn. 6 (1965) 341

Arendt, J., M. Rosenberg: Thromboembolism of the lungs. Amer. J. Roentgenol. 81 (1959) 245

Arida, E. J. et al.: Nephrobronchial fistula: resulting from perinephric abscess. N. Y. St. J. Med. 77 (1977) 2276

Arom, K. V. et al.: Pulmonary artery aneurysm. Amer. Surg. 44 (1978) 688

Aronberg, D. J. et al.: Traumatic fissural hemopneumothorax. Radiology 135 (1980) 318

Asokan, S., D. Alagratnam, M. Eftaka, J. Radhakrishnan, L. T. Lim, M. Teresi: Ultrasonography of a mediastinal pseudocyst. Amer. J. Roentgenol. 129 (1977) 923

Bähren, W., G. Sigmund, M. Lenz: Wertigkeit der Computertomographie im Vergleich zu Mediastinoskopie und Probethorakotomie bei intrathorakalen Raumforderungen mit mediastinaler Beteiligung. Fortschr. Röntgenstr. 137 (1982) 269

Barber, C. E. et al.: Differentiating empyemas and peripheral pulmonary abscesses: the value of computed tomography. Radiology 135 (1980) 755

Baron, R. L., J. K. T. Lee, G. L. Melson: Sonographic evaluation of right juxtadiaphragmatic masses in children using transhepatic approach. J. clin. Ultrasound 8 (1980) 156

Baron, R. L., R. G. Levitt, St. S. Sagel, R. J. Stanley: Computed tomography in the evaluation of mediastinal widening. Radiology 128 (1981) 107

Bartrum, R. J., H. C. Crow: Gray Scale Ultrasound. Saunders, Philadelphia 1977

Bein, M. E. et al.: Pulmonary nodules. Amer. J. Roentgenol. 135 (1980) 513

Berger, A.: Die Bewegungsgeschwindigkeit in der Lunge. Röntgenblätter 16 (1963) 122

Bernardino, M. E., J. L. Thomas, N. Maklad: Hepatic sonography: technical considerations, present applications, and possible future. Radiology 142 (1982) 249

Beyers, J. A.: Radiological features of pulmonary edema. S. Afr. med. J. 55 (1979) 792

Bloom, R. et al.: Pleuropulmonary complications. Thorax 35 (1980) 156

Bohlig, H.: Zur Differentialdiagnose intrapulmonaler Verkalkungen. Münch. med. Wschr. 109 (1967) 2229

Bookstein, J. J. et al.: Diagnosis of pulmonary embolism. Radiology 136 (1980) 15

Bossart, P. J., K. W. Snidermann, C. Beinart, S. Saddekni, T. A. Sos: Pulmonary arteriography: the importance of multiple projections. Cardio vasc. intervent. Radiol. 5 (1982) 105

Bragg, D. G.: The clinical, pathologic and radiographic spectrum of the intrathoracic lymphomas. Invest. Radiol. 13 (1978) 2

Brown, W. G. et al.: Reversibility of severe bleomycin-induced pneumonitis. J. Amer. med. Ass. 239 (1978) 2012

Brunner, A.: Erkrankungen des Zwerchfelles. In Schinz, H. R.,
W. E. Baensch, W. Frommhold, R. Glauner, E. Uehlinger, J. Wellauer: Lehrbuch der Röntgendiagnostik, Bd. IV/2. Thieme, Stuttgart 1973

Burke, D. W. et al.: Pulmonary arterial compression. Angiology 30 (1979) 780

Callen, P. W. et al.: Ultrasonography of the diaphragmatic crura. Radiology 130 (1979) 721

Cane, R. D. et al.: Carcinoma of the oesophagus and obstructive airway disease. S. Afr. J. Surg. 17 (1979) 159

Carlens, E., G. M. Hambraeus: Mediastinoscopy. Indications and limitations. Scand. J. resp. Dis. 48 (1967) 1

Caron-Poitreau, C. et al.: Computer tomography examination of the diaphragmatic pillars. J. Radiol. 61 (1980) 1

Carrington, C. B., A. A. Liebow: Limited forms of angiitis and granulomatosis of Wegner's type. Amer. J. Med. 41 (1966) 497

Castrup, W.: Roentgenological signs of bronchial carcinoma. Ther. Umsch. 35 (1978) 1010

Cervantes-Perez, P. et al.: Pulmonary involvement in rheumatoid arthritis. J. Amer. med. Ass 243 (1980) 1715

Charnsangavej, C.: Occlusion of the right pulmonary artery. Amer. J. Roentgenol. 132 (1979) 274

Chavalittamrong, B. et al.: Agenesis of the left lung associated with vertebral anomalies. Fusion of rib and sacralization. Report of a case. J. med. Ass. Thailand 63 (1980) 46

Choplin, R. H. et al.: Pulmonary sequestration: six unusual presentations. Amer. J. Roentgenol. 134 (1980) 695

Christensen, E. E. et al.: Buckling of the artery simulating a right apical lung mass. Amer. J. Roentgenol. 131 (1978) 119

Christoforidis, A. J.: Radiologic manifestations of histoplasmosis. Amer. J. Roentgenol. 109 (1970) 478–490

Christophi, C. et al.: Preoperative mediastinoscopy. Med. J. Aust. 3 (1980) 436

Cocchi, U.: Pneumoperitoneum und Retropneumoperitoneum. In Schinz-Baensch-Friedl-Uehlinger: Lehrbuch der Röntgendiagnostik, Bd. IV. Thieme, Stuttgart 1972 (S. 3474)

Conde, J. et al.: Congenital bilateral posterolateral and anterior diaphragmatic defects. J. pediat. Surg. 14 (1979) 185

Cox, K. L. et al.: Hereditary generalized juvenile polyposis. Gastroenterology 78 (1980) 1566

Craddock, P. R. et al.: Pulmonary dysfunction in hemodialysis. New Engl. J. Med. 298 (1978) 283

Dahm, M.: Rippen- und Zwerchfellbewegungen im Röntgenbild. Fortschr. Röntgenstr. 46 (1932) 484

Dahm, M.: Rippen- und Zwerchfellbewegungen im Röntgenbild. Fortschr. Röntgenstr. 47 (1933) 276

Daniels, A. C.: Method of biopsy useful in diagnosing certain intrathoracic diseases. Dis. Chest 16 (1949) 360

Davis, J. M. et al.: Benign blood vascular tumors of the mediastinum. Report of four cases and review of the literature. Radiology 126 (1978) 581

De Lima, R.: Bronchial adenoma. Chest 77 (1977) 81

Diethelm, L.: Die Oesophagusform des Bronchialkarzinoms. Bruns' Beitr. klin. Chir. 193 (1956) 113

Dietze, R., E. Köcher: Physik und Praxis der Röntgenaufnahmetechnik. VEB Fischer, Jena 1969

Di Marco, A. F. et al.: Papillomas of the tracheo bronchial tree. Chest 74 (1978) 464

Dominguez, R. et al.: Left aortic arch with right descending aorta. Amer. J. Roentgenol. 130 (1978) 917

Doppman, J. L. et al.: Computed tomography for parathyroid localization. J. Comp. assist. Tomogr. 1 (1977) 30

Doust, B. D., K. J. Baum, N. R. Maklad, V. L. Doust: Ultrasonic evaluation of pleural opacities. Radiology 114 (1975) 135

Düx, A.: Differentialdiagnose pathologischer Mediastinalprozesse. In Teschendorf, W., H. Anacker, P. Thurn: Röntgenologische Differentialdiagnostik, Bd. I/2. Thieme, Stuttgart 1977 (S. 616)

Eder, H.: Möglichkeiten zur Reduzierung der Strahlenbelastung bei Röntgen-Schirmbildaufnahmen. Öff. Gesundh.-Wes. 43 (1981) 48

Edwards, D. K.: Radiographic aspects of broncho pulmonary dysplasia. J. Pediat. 95 (1979) 823

Egan, Th. J., H. L. Neiman, R. J. Herman, S. R. Malave, J. H. Sanders: Computed tomography in the diagnosis of aortic aneurysm dissection or traumatic injury. Radiology 136 (1980) 141

Ekholm, S., U. Albrechtsson, J. Kugelberg, U. Tylén: Computed tomography in praeoperative staging of bronchogenic carcinoma. J. Comput. assist. Tomogr. 4 (1980) 763

Elbers, J. R. et al.: Primaire pulmonale histiocytosis X. Ned. T. Geneesk. 124 (1980) 418

Enami, B., A. Melo, B. L. Carter: Value of computer-tomography in radiotherapy of lung cancer. Amer. J. Roentgenol. 131 (1979) 63

Epler, G. R. et al.: Normal chest roentgenograms in chronic diffuse infiltrative lung disease. New Engl. J. Med. 298 (1978) 934

Erbe, W. et al.: Radiological diagnosis of mediastinal tumors. Thoraxchir. Vask. Chir. 25 (1977) 320

Fagan, C. J. et al.: Traumatic diaphragmatic hernia. J. Comput. assist. Tomogr. 3 (1979) 405

Fanta, C. H. et al.: Pseudotumor of the lung. Hepatic herniation into the right major fissure imitating a pseudotumor on chest roentgenogram. Chest 78 (1980) 346

Fein, A. et al.: Spontaneous pneumothorax. Chest 77 (1980) 455

Feigin, D. S. et al.: Chest radiography in desquamative interstitial pneumonitis: a review of 37 patients. Amer. J. Roentgenol. 134 (1980) 91

Felix, R., O. H. Wegener: Computed tomography in space-occupying lesions in the thoracic area. Europ. J. Radiol. 1 (1981) 345

Felix, R. et al.: Roentgen diagnosis of pulmonary embolism. Radiologe 18 (1978) 412

Ferlinz, R.: Lungen- und Bronchialerkrankungen. Thieme, Stuttgart 1974

Ferlinz, R.: Das Lungenemphysem. In Schwiegk, H.: Handbuch der inneren Medizin, Bd. IV/2. Springer, Berlin 1979

Ferlinz, R., H. Lenz, C. Boldt: Bronchographische Funktionsuntersuchungen bei Bronchiektasen in Vollnarkose mit simulierter Spontanatmung. Pneumonologie 143 (1970) 185

Firooznia, H. et al.: Diffuse interstitial calcification of the lungs in chronic renal failure mimicking pulmonary edema. Amer. J. Roentgenol. 129 (1977) 1103

Flynn, M. W., B. Felson: The roentgen manifestations of thoracic actinomycosis. Amer. J. Roentgenol. 110 (1970) 707–716

Forrest, J. V. et al.: The lateral radiograph. Radiology 131 (1979) 309

Fraser, R. G., J. A. P. Paré: Diagnosis of Diseases of the Chest. Saunders, Philadelphia 1979

Fraser, R. G., J. A. Paré: Diagnostik der Erkrankungen im Brustraum. Schattauer, Stuttgart 1982

Frick, W.: Hartstrahltechnik. Thieme, Stuttgart 1969

Frick, W.: Strahlenexposition in der Röntgendiagnostik. Radiologe 6 (1966) 310

Fuchs, H. F., B. Geiter: Röntgenologische Untersuchungen. In Domschke, W., H. Koch: Diagnostik in der Gastroenterologie. Thieme, Stuttgart 1979 (S. 1–66)

Gallwas, K. et al.: Report on multilocated nonspecific coin-like pneumonias. Z. Erkrank. Atmungsorg. 152 (1978) 300

Gartmann, J. Chr.: Erkrankungen der Pleura. In Schinz, H. R., W. E. Baensch, W. Frommhold, R. Glauner, E. Uehlinger, J. Wellauer: Lehrbuch der Röntgendiagnostik, Bd. IV/2. Thieme, Stuttgart 1973

Genereux, G. P. et al.: The acute bacterial pneumonias. Semin. Roentgenol. 15 (1980) 9

Gerhardt, P., H. Redlich, H. Ganter, M. Duwig: Die Computer-Tomographie in der Diagnostik der Thorax- und Abdominalorgane. Röntgenpraxis 30 (1977) 181

Godwin, J. D., W. R. Webb: Dynamic computed tomography in the evaluation of vascular lung lesions. Radiology 138 (1981) 629–635

Goodman, L. R. et al.: The radiographic evaluation of pulmonary infection. Med. Clin. N. Amer. 64 (1980) 553

Goodman, P. C., M. Brant-Zawadzki: Digital subtraction pulmonary angiography. Amer. J. Roentgenol. 139 (1982) 305

Gouliamos, A. D., B. L. Carter, B. Emami: Computed tomography of the chest wall. Radiology 134 (1980) 433–436

Graham, J. M. et al.: Penetrating trauma of the lung. J. Trauma 19 (1979) 665

Greb, K. H., H. Ludes, H. J. Treutler: Zur Ergänzung der Diagnostik von Pleuraerkrankungen durch die Computertomographie. Prax. Klin. Pneumol. 36 (1982) 84

Green, B., R. L. Bree, H. M. Goldstein, C. Stanley: Gray scale ultrasound evaluation of hepatic neoplasms: patterns and correlations. Radiology 124 (1977) 203

Grossman, A. et al.: Pancreatico-broncho-pleural fistula. Brit. J. clin. Pract. 32 (1978) 298

Grünebaum, M. et al.: The paradoxical movement of the mediastinum. Pediat. Radiol. 8 (1979) 213

Gryminski, J., P. Krakówka, G. Lypacewicz: The diagnosis of pleural effusion by ultrasonic and radiologic techniques. Chest 70 (1976) 33

Gupta, D. K. et al.: Cervical and mediastinal fibrosis. Indian Heart J. 31 (1979) 302

Gur, D. et al.: Dynamic computed tomography of the lung: regional ventilation measurements. J. Comput. assist. Tomogr. 3 (1979) 749

Hadlock, F. P. et al.: Unusual radiographic findings in adult pulmonary tuberculosis. Amer. J. Roentgenol. 134 (1980) 1015

Hamlin, D. J. et al.: Upper extremity contrast medium infusion in computed tomography of upper mediastinal masses. J. Comput. assist. Tomogr. 4 (1980) 617–620

Hanke, R. et al.: Round atelectasis. Semin. Roentgenol. 15 (1980) 174

Haubrich, R.: Über die Randatelektase des Unterlappens. Fortschr. Röntgenstr. 125 (1976) 1

Heelan, R. T., B. J. Flehinger, M. R. Melamed, M. B. Zaman, W. B Perchick, J. F. Caravelli, N. Martini: Non-small cell lung cancer: results of the New York screening program. Radiology 151 (1984) 289

Hennemann, H. H. et al.: Early detection of bronchial cancer. Med. Klin. 74 (1979) 959

Heuck, F., D. Ulbricht: Zur Problematik des radiologischen Nachweises versteckter Lungenbefunde. Radiologe 22 (1982) 300–309

Heuck, F. et al.: The small nodular pattern. Radiologe 19 (1979) 475

Heystraten, F. M.: Technique of tomography of the lung and mediastinum. Diagn. Imaging 49 (1980) 153

Hirsch, J. H., S. J. Carter, P. M. Chikos, C. Colacurcia: Ultrasonic evaluation of radiographic opacities of the chest. Amer. J. Roentgenol. 130 (1978) 1153

Hitzenberger, K.: Das Zwerchfell im gesunden und kranken Zustand. Springer, Wien 1927

Hofner, W. et al.: Radiological aspects of emphysema. Fortschr. Röntgenstr. 127 (1977) 520

Hofner, W. et al.: Diagnosis of combined malformation. Röntgen-Bl. 32 (1979) 384

Hoo, J. J.: Familial middle lobe bronchiectasis. Clin. Genet. 15 (1979) 85

Horvath, F.: Unsere Erfahrungen mit der Hartstrahltechnik. Pneumol. hung. 29 (1976) 539
House, A. J.: Biopsy techniques. Radiol. Clin. N. Amer. 17 (1979) 393
Hughes, J. M. B., J. B. Glazier, J. E. Maloney, J. B. West: Effect of interstitial pressure on pulmonary blood flow. Lancet 1967/I, 192
Huhti, E., M. Saloheimo, S. Sutonen: The value of roentgenologic screening in lung cancer. Amer. Rev. resp. Dis. 128 (1983) 395
Huzly, A.: Das Mittellappensyndrom. Fortschr. Röntgenstr. 97 (1962) 407
Ikezoe, J., S. Sone, T. Higashihara, S. Morimoto, J. Arisawa, K. Kuriyama: Sonographically guided needle biopsy for diagnosis of thoracic lesions. Amer. J. Roentgenol. 143 (1984) 229
Izumi, S., S. Tamaki, H. Natori, S. Kira: Ultrasonically guided aspiration needle biopsy in diseases of the chest. Amer. Rev. resp. Dis. 125 (1982) 460
Jaiswal, T. B. et al.: Azygography. Indian J. Chest Dis. 21 (1979) 193
Jereb, M., M. Uskrasowec: Transthoracic needle biopsy of mediastinal and hilar lesions. Cancer 40 (1977) 1345
Jolly, P. C. et al.: Anterior and cervical mediastinoscopy. J. thorax. cardiovasc. Surg 79 (1980) 366
Junker, E.: Die Bedeutung der Schirmbilduntersuchung der Thoraxorgane in der Vorsorgemedizin. In: Strahlenschutz, in Forschung und Praxis, Bd. XVIII: Messerschmidt, O., G. Möhrle, R. Zimmer: Vorsorgemedizin und Strahlenschutz (Risiko/Nutzen-Analyse). Thieme, Stuttgart 1977 (S. 65)
Kagan, A. R. et al.: Asymptomatic peripheral lung nodule. Amer. J. Roentgenol. 135 (1980) 417
Kanemoto, N. et al.: Chest roentgenograms in primary pulmonary hypertension. Chest 76 (1979) 45
Khattri, H. N. et al.: Peripheral pulmonary angiography. Indian Heart J. 31 (1979) 255
Kim, A. Ch. et al.: Infiltrative bronchial tuberculosis. Probl. Tuberk. 10 (1978) 80
Kirschner, P. A.: Lung cancer. N. Y. St. J. Med. (1979) 2036
Klein, D. D. et al.: Thoracic manifestations of aspergillosis. Amer. J. Roentgenol. 134 (1980) 543
Koischwitz, D.: Sonomorphologie primärer und sekundärer Leberneoplasmen. Fortschr. Röntgenstr. 133 (1980) 372
Kollins, St. A.: Computed tomography of the pulmonary parenchyma and chest wall. Radiol. Clin. N. Amer. 15 (1977) 297
Kratochwil, A.: Ultraschalldiagnostik in der Inneren Medizin, Chirurgie und Urologie, Thieme, Stuttgart 1977
Kreel, L.: Computed tomography of the lung and pleura. Semin. Roentgenol. 13 (1978) 213
Krieg, R.: Zur Detailerkennbarkeit bei Röntgenaufnahmen vor inhomogenem Hintergrund. Fortschr. Med. 90 (1972) 1114
Kross, D. E.: Adult aspiration pneumonia. Amer. Fam. Physcn 21 (1980) 73
Kuhns, L. R. et al.: The „twinkling star". Radiology 135 (1980) 763
Kundel, H. R., G. Revesz: Lesion conspicuity, structured noise and film reader error. Amer. J. Roentgenol. 126 (1976) 1233
Kurtz, B., W. G. H. Schmitt: Ultraschalldiagnostik pleuraler Verschattungen im Vergleich mit der Computertomographie. Fortschr. Röntgenstr. 138,5 (1983) 577
Labitzke, R. et al.: Pulmonale Veränderungen bei hypoplastischer Pulmonalarterie. Prax. Pneumol. 32 (1978) 696
Lackner, K., G. Weiand, O. Köster: Erweiterung der Röntgendiagnostik raumfordernder Prozesse der Thoraxwand durch die Computertomographie. Fortschr. Röntgenstr. 134 (1981) 607
Lackner, K., R. Felix, H. Oeser, O. H. Wegener, E. Bücheler, R. Buurman, L. Heuser, U. Mödder, P. Thurn: Erweiterung der Röntgendiagnostik im Thoraxbereich durch die Computer-Tomographie. (Joint study of the radiological clinics of the universities of Bonn, Berlin, Hamburg and Cologne.) Radiologe 19 (1979) 79
Landay, M., W. Harless: Ultrasonic differentiation of right pleural effusion from subphrenic fluid on longitudinal scans of the right upper quadrant: importance of recognizing the diaphragm. Radiology 123 (1977) 155
Landay, M. J. et al.: Lung abscess mimicking empyema on ultrasonography. Amer. J. Roentgenol. 133 (1979) 731
Langer, R., M. Langer, K. A. Schumacher: Darstellbarkeit intrapulmonaler a. v. Shunts unter besonderer Berücksichtigung der Computertomographie. Fortschr. Röntgenstr. 136 (1982) 563
Landay, M., W. Harless: Ultrasonic differentiation of right pleural effusion from subphrenic fluid on longitudinal scans of the right upper quadrant: importance of recognizing the diaphragm. Radiology 123 (1977) 155
Lenz, H., R. Ferlinz, C. Boldt: Die künstliche Lungenblähung als Funktionstest bei der Bronchographie in Intubationsnarkose. Fortschr. Röntgenstr. 110 (1969) 480
Lochner, B., R. Loddenkemper, C. Claussen, O. H. Wegener: Thorakoskopische und computertomographische Befunde beim Pleuramesotheliom. Fortschr. Röntgenstr. 138 (1983) 570
Luce, G. M. et al.: Bilateral diaphragmatic paralysis. West J. Med. 132 (1980) 456
Luster, G., H.-J. Heinrichs: Die maßstäblichen Veränderungen von Herzaufnahmen mit der Odelca 100/100. Röntgen-Bl. 15 (1962) 49
Lutz, H.: Ultraschalldiagnostik (B-scan) in der Inneren Medizin. Springer, Berlin 1978
Lynch, J. P. et al.: Endobronchial mass. Arch. intern. Med. 140 (1980) 1090
Maassen, W.: Ergebnisse und Bedeutung der Mediastinoskopie und anderer thorakoskopischer Verfahren. Springer, Berlin 1967
Macleod, W. M.: Abnormal transradiancy of one lung. Thorax 9 (1954) 147
McLoud, Th. C., J. Wittenberg, J. T. Ferruci: Computed tomography of the thorax and standard radiographic evaluation of the chest: a comparative study. J. Comput. assist. Tomogr. 3 (1979) 170–180
Martini, N.: Carcinoma of lung. N. Y. St. J. Med. 54 (1979) 2033
Masson, R. G. et al.: Pulmonary eosinophilic granuloma with hilar adenopathy simulating sarcoidosis. Chest 73 (1978) 682
Matalon, T. A., H. L. Neiman, R. A. Mintzer: Noncardiac chest sonography. Chest 4 (1983) 675
Meaney, T. F., M. A. Weinstein, E. Buonocore et al.: Digital subtraction angiography of the human cardiovascular system. Amer. J. Roentgenol. 135 (1980) 1153
Meier, E., M. Cvitanović: Ein Jahr gezielte und freiwillige Röntgenreihenuntersuchung (RRU) in Schleswig-Holstein. Öff. Gesundh.-Wes. 45 (1983) 422
Meiler, J.: Die Modulationsübertragung des Röntgenbildes. Fortschr. Röntgenstr. 125 (1976) 559
Menzoian, J. O. et al.: Is pulmonary angiography essential. Amer. J. Surg. 137 (1979) 543
Miller, A. et al.: The sequence of physiologic changes in pulmonary sarcoidosis: correlation with radiographic stages and response to therapy. Mt Sinai J. Med. 44 (1977) 852
Mills, S. R. et al.: Angiographic evaluation of chronic pulmonary embolism. Radiology 136 (1980) 301
Milne, E. N. C.: Die röntgenologische Diagnose der Linksinsuffizienz. In Fuchs, W. A., E. Voegeli: Röntgendiagnostik der Lunge. Huber, Bern 1973

Mitchell, S. E., B. H. Gross, H. B. Spitz: The hypoechoic caudate Lobe: an ultrasonic pseudolesion. Radiology 144 (1982) 569

Modie, M. T. et al.: Computed tomography. J. Compt. assist. Tomogr. 4 (1980) 521

Moody, D. L., R. F. Edlich, E. Gedgaudas: The roentgenologic identification of pulmonary metastases: evaluation of an operatively proven series. Dis. Chest 51 (1967) 306–310

Moore, A. V., M. Korobkin, B. Powers, W. Olanow, C. E. Ravin, C. E. Putman, R. S. Breiman, P. C. Ram: Thymoma detection by mediastinal CT: patients with myasthenia gravis. Amer. J. Roentgenol. 138 (1982) 217–222

Morishima, M.: The unilateral hyperlucent lung. Nurse Pract. 5 (1980) 60

Moss, A. A., H. J. Goldberg, D. B. Stark, P. L. Davis, A. R. Margulis, L. Kaufman, L. E. Crooks: Hepatic tumors: Magnetic resonance and CT appearance. Radiology 150 (1984) 141

Muhm, J. R., L. R. Brown, J. K. Crowe: Detection of pulmonary nodules by computed tomography. Amer. J. Roentgenol. 128 (1977) 267

Müller, H. A., G. van Kaick, J. Schaaf, H. Lüllig, I. Vogt-Moykopf, A. Delphendahl: Präoperatives Staging des Bronchialkarzinoms: Wertigkeit der Computertomographie im Vergleich zur konventionellen Radiologie. Fortschr. Röntgenstr. 134 (1981) 601–607

Müller, K. M. et al.: Bronchial arteries in interstitial pulmonary fibrosis. Fortschr. Röntgenstr. 128 (1978) 409

Naidich, D. P. et al.: Computed tomography of lobar collapse: 1. Endobronchial obstruction. 2. Collapse in the absence of endobronchial obstruction. J. Comput. assisted tomography 7 (1983) 745, 758

Naidich, J. B. et al.: The big rib sign. Radiology 131 (1979) 1

Neifeld, J. P., L. L. Michaelis, J. L. Doppman: Suspected pulmonary metastases: correlation of chest X-ray, whole lung tomograms, and operative findings. Cancer 39 (1977) 383–387

Neufang, K. F. R., G. Friedmann, P. E. Peters, P. G. Fischer, H. L. Kronholz: Erste klinische Erfahrungen mit einem neuen Großbildverstärker in der Thoraxdiagnostik. Fortschr. Röntgenstr. 137 (1982) 535

Neumann, G.: Die Bedeutung der Röntgenreihenuntersuchung für die Tuberkulosebekämpfung. Advanc. Tuberc. Res. 18 (1972) 103

Neumann, G.: Der falsch-negative Schirmbildbefund. Med. Sachverst. 79 (1983) 100

Neumann, G.: Kontrollierte randomisierte Studien zur Früherfassung des Lungenkrebses. Eine Übersicht über drei Studien in den USA, Prax. Klin. Pneumol. 39 (1985) 187

Newfeld, E. A. et al.: Pulmonary vascular disease. Circulation 61 (1980) 103

Nohl-Oser, H. C.: The long-term survival of patients with lung cancer. Thorac. cardiovasc. Surg. 28 (1980) 158

Nordenström, B. et al.: Early diagnosis of malignant pulmonary lesions. Radiologe 19 (1979) 162

Numberger, E.: Das miliare Röntgenbild der Lunge. Fortschr. Med. 92 (1974) 6

Nunn, D. B. et al.: Pulmonary arteriovenous fistulas. J. cardiovasc. Surg. 21 (1980) 99

Oeser, H., H. Ernst, E. Gerstenberg: Das „paradoxe Hiluszeichen" beim zentralen Bronchuskarzinom. Fortschr. Röntgenstr. 110 (1969) 205

Ohata, M. et al.: Pathogenesis of spontaneous pneumothorax. With special reference to the ultrastructure of emphysematous bullae. Chest 77 (1980) 771

Olssen, T. et al.: Bronchusstenosis due to sarcoidosis. Chest 75 (1979) 663

Otto, H. et al.: Morphology and therapeutic chances of interstitial lung disease. Respiration 38 (1979) 171

Ovenfors, C. O. et al.: Intensive care unit radiology. Radiol. Clin. N. Amer. 16 (1978) 407

Owens, G. R. et al.: CT evaluation of mediastinal pseudocysts. J. Comput. assist. Tomogr. 4 (1980) 256

Pinet, F. et al.: Mediastinal bronchogenic cysts in adults. Cardiovascular symptomatology. J. Radiol. 60 (1979) 733

Poe, R. H.: Middle-lobe atelectasis. N. Y. St. J. Med. 78 (1978) 2095

Pond, G. D. et al.: Comparison of conventional pulmonary angiography with intravenous digital subtraction angiography for pulmonary embolic disease. Radiology 147 (1983) 345

Ponhold, W. et al.: The sonographic differential diagnosis. Fortschr. Röntgenstr. 130 (1979) 315

Proto, A. V. et al.: 350 kVp chest radiography: review and comparison with 120 kVp. Amer. J. Roentgenol. 130 (1978) 859

Pugatch, R. D., L. J. Faling, A. H. Robbins, R. Spira: CT diagnosis of benign mediastinal abnormalities. Amer. J. Roentgenol. 134 (1980) 685–694

Raithel, H. J., I. Stahnke, G. Sturm, H. Valentin: Erste Erfahrungen mit einem neuen Röntgen-Großbildverstärker bei der Diagnose von Asbestose und Silikose. electromedica 51 (1983) 73

Ramos, A. J. et al.: Intrathoracic kidney. Urology 13 (1979) 14

Ranft, K., A. Weiss, H. Weiss: Die thorakale Sonographie mit dem schnellen B-Bild. Münch. med. Wschr. 122 (1980) 1633

Ranft, K., A. Weiss: Beitrag der zweidimensionalen Sonographie mit dem schnellen B-Bild zur Diagnostik thorakaler Erkrankungen. Prax. Klin. Pneumol. 37 (1983) 875

Rau, W. S., K. Wybitul, A. Tassinari: Die Feinstruktur der Lunge. Fortschr. Röntgenstr. 133 (1980) 571

Raval, B. et al.: Alveolar cell carcinoma. J. Canad. Ass. Radiol. 30 (1979) 64

Ravin, C. E.: Thoracocentesis of loculated pleural effusion using grey scale ultrasonic guidance. Chest 71 (1977) 666

Ravin, E.: Traumatic para-mediastinal air cysts. Brit. J. Radiol. 53 (1980) 45

Reither, M.: Thorakale Sonographie im Kindesalter. Radiologe 23 (1983) 49

Revesz, G. et al.: The influence of structured noise on the detection of radiologic abnormalities. Invest. Radiol. 9 (1974) 479

Ringelstein, E. B., H. Zeumer, W. Hacke, P. Keulers: Indikation zur kranialen Computertomographie bei metastasierenden Tumoren. Dtsch. med. Wschr. 106 (1981) 1566

Robinson, P. J. et al.: Pulmonary tissue attenuation with computed tomography: comparison of inspiration and expiration scans. J. Comput. assist. Tomogr. 3 (1979) 740

Rommelsheim, K., M. Thelen, W. Distelmaier, F. Vogel: Röntgenologische Differentialdiagnose des Pneumothorax bei Intensiv-Patienten. Prakt. Anästh. 14 (1979) 512

Rosenberger, A. et al.: Superior vena cava syndrome. Cardio vasc. intervent. Radiol. 3 (1980) 127

Rosenblum, L. J., R. A. Mauceri, D. E. Wellenstein, F. D. Thomas, D. A. Bassano, B. N. Raasch, Ch. C. Chamberlain, E. R. Heitzman: Density patterns in the normal lung as determined by computed tomography. Radiology 137 (1980) 409

Rudin, M. L. et al.: Pulmonary embolism and pulmonary angiography. J. Amer. med. Ass. 238 (1977) 2366

Schaner, E. G., A. E. Chang, J. L. Doppman, D. M. Conkle, M. W. Flye, St. A. Rosenberg: Comparison of computed and conventional whole lung tomography in detecting pulmonary nodules: a prospective radiologic-pathologic study. Amer. J. Roentgenol. 131 (1978) 51

Scheible, W., B. B. Gosink, G. R. Leopold: Gray scale echographic patterns of hepatic metastatic disease. Amer. J. Roentgenol. 129 (1977) 983

Schleicher, Ch. et al.: The right position of the aorta – a contri-

bution to the differential diagnostic differentiation of space-requiring processes in the mediastinum. Radiol. diagn. 19 (1978) 198
Schmitt, W. G. H., K. H. Hübener: Verkalkte Pleuraschwarte und Pleuraempyem mit Wandverkalkung - Differentialdiagnostik unter besonderer Berücksichtigung der Computertomographie. Fortschr. Röntgenstr. 134 (1981) 619
Schnyder, P. A., G. Gamsu: CT of the pretracheal retrocaval space. Amer. J. Roentgenol. 136 (1981) 303
Schober, H.: Die Detailerkennbarkeit bei der Schirmbildaufnahme im Vergleich zur Großaufnahme und Durchleuchtung. Röntgen-Bl. 7 (1954) 368
Schöfer, H., H. Eder: Verminderung der Strahlenexposition bei Schirmbildaufnahmen durch den Einsatz von Leuchtschirmen auf das Basis der Seltenen Erden. Fortschr. Röntgenstr. 141 (1984) 223
Schulte-Brinkmann, W.: Aortenbogenaneurysma als Ursache einer „einseitig hellen Lunge". Fortschr. Röntgenstr. 112 (1970) 459
Schulze, W.: Röntgenologische Morphologie und klinische Anhaltspunkte zur Differentialdiagnose diffuser Lungenfibrosen. Röntgen-Bl. 30 (1977) 425
Schwerk, W. B., P. Schmitz-Moormann: Ultrasonically guided fine-needle biopsies in neoplastic liver disease: cytohistologic diagnoses and echo pattern of lesions. Cancer 48 (1981) 1469
Selikoff, I. J.: The occurence of pleural calcification among asbestos insulation worker. Ann N. Y. Acad. Sci. 132 (1965) 351
Shenoy, S. S. et al.: Agenesis of lung in an adult. Amer. J. Roentgenol. 133 (1979) 755
Sheu, J. Ch., J. L. Sung, D. Sh. Chen, J. Y. Yu, T. H. Wang, Ch. T. Su, Y. M. Tsang: Ultrasonography of small hepatic tumors using high-resolution linear-array real-time instruments. Radiology 150 (1984) 797
Shields, J. J. et al.: Pulmonary artery constriction. Amer. J. Roentgenol. 135 (1980) 147
Shigematsu, N. et al.: Clinicopathologic characteristics of pulmonary acinar sarcoidosis. Chest 73 (1978) 186
Siegel, M. J., St. S. Sagel, K. Reed: The value of computed tomography in the diagnosis and management of pediatric mediastinal abnormalities. Radiology 142 (1982) 149
Siegelman, St. S. et al.: CT of the solitary pulmonary nodule. Amer. J. Roentgenol. 135 (1980) 1
Sielaff, H. J.: Zirkulationsstörungen der Lunge. In Diethelm, L., F. Heuck, O. Olsson, F. Strnad, H. Vieten, A. Zuppinger: Handbuch der medizinischen Radiologie, Bd. IX/3. Springer, Berlin 1968 (S. 670)
Singh, H. et al.: Idiopathic mediastinal fibrosis. Indian J. Chest Dis. 21 (1979) 151
Sinner, W. N., B. Sandstedt: Small-cell carcinoma of the lung. Cytological, roentgenologic, and clinical findings in a consecutive series diagnosed by fine-needle aspiration biopsy. Radiology 121 (1976) 269
Sinner, W. N.: Risk factors in percutaneous transthoracic needle biopsy. Fortschr. Röntgenstr. 132 (1980) 363
Sinner, W. N.: Zur computertomographischen Differentialdiagnostik von gut- und bösartigen lipoiden Raumforderungen des Mediastinums und deren Ausbreitung. Fortschr. Röntgenstr. 132 (1980) 613
Smith, C. B. et al.: Effect of viral infections on pulmonary function in patients with chronic obstructive pulmonary diseases. J. infect. Dis. 141 (1980) 271
Snider, G. L.: Primary pulmonary hypertension: a fatality during pulmonary angiography. Clinical conference from Boston University School of Medicine. Chest 64 (1973) 628
Solomon, A. et al.: Computed tomography in pulmonary sarcoidosis. J. Comput. assist. Tomogr. 3 (1979) 754

Sommer, B., W. M. Bauer, M. Rath, G. Fenzl, W. J. Stelter, J. Lissner: Die computertomographische Stadieneinteilung des Bronchuskarzinoms. Auswirkungen auf das diagnostische und therapeutische Vorgehen. Computertomographie 1 (1981) 193
Sommer, B., J. L. Doppman, W. Stelter, B. Mayr, R. Rienmüller, J. Lissner: Der diagnostische Stellenwert der Computertomographie bei mediastinalen Erkrankungen in Abhängigkeit von deren Lokalisation. Computertomographie 1 (1981) 35
Steinbrück, P., W. Angerstein: Die Röntgenschirmbildphotographie und ihre medizinische Anwendung. VEB Volk und Gesundheit, Berlin 1971
Stender, H. St.: X-ray diagnosis of interstitial lung disease. Röntgen-Bl. 30 (1977) 558
Stender, H. St.: Vorgehen und Effizienz bei der Röntgenuntersuchung des Thorax. Radiologe 22 (1982) 291
Stender, H. St.: Stellenwert der Thoraxdurchleuchtung. Prax. Klin. Pneumol. 38 (1984) 427
Stender, H. St.: Stellungnahme zu dem von der WHO herausgegebenen Report: Zu 2. Thorax. Inform. dtsch. Röntgenges. 1 (1984) 16
Stender, H. St., A. Majewski: Feinfleckige Lungenverschattungen bei entzündlichen und granulomatösen Prozessen. Radiologe 19 (1979) 461
Steppé, R. et al.: Actual role of the bronchography. J. belge Radiol. 62 (1979) 553
Stieve, F.-E.: Untersuchungen über die Tomographie der Mediastinalorgane im Röntgenschichtbild. Ann. Med. intern. Fenn. 48, Suppl. 28 (1959) 252
Stieve, F.-E.: Kontrast und Schärfe im Röntgenbild der Lunge. In Stieve, F.-E.: Bildgüte in der Radiologie. Fischer, Stuttgart 1966 (S. 217)
Swischuk, L. E.: Two lesser known but useful signs of neonatal pneumothorax. Amer. J. Roentgenol. 127 (1976) 623
Swyer, P. R., G. C. W. James: A case of unilateral pulmonary emphysema. Thorax 8 (1953) 133
Tautz, M., S. Ertl: Ein Vergleich der Abbildungsgüte bei der Übersichtsaufnahme und Radiophotographie des Thorax. Radiol. diagn. 11 (1970) 621
Taylor, B. G. et al.: Therapeutic embolization of the pulmonary artery in pulmonary arteriovenous fistula. Amer. J. Med. 64 (1978) 360
Teates, C. D.: Radiographic changes in the irradiated lung. Radiology 134 (1980) 795
Taylor, K. J. W.: Atlas of Gray Scale Ultrasonography. Churchill-Livingstone, Edinburgh 1978
Thelen, M.: Der heutige Stand der radiologischen und sonographischen Diagnostik des Lungenkarzinoms. Med. Welt 33 (1982) 307
Thomas, J. H. et al.: Bilateral pneumothoraces secondary to colonic endoscopy. J. nat. Med. Ass. 71 (1979) 701
Thomson, W. B.: Pulmonary alveolar microlithiasis. Thorax 14 (1959) 76
Thurlbeck, W. M. et al.: Radiographic appearance of the chest in emphysema. Amer. J. Roentgenol. 130 (1978) 429
Thurn, P., E. Bücheler: Einführung in die Röntgendiagnostik, 7. Aufl. Thieme, Stuttgart 1982
Toman, K.: Mass radiography in tuberculosis control. WHO Chronicle 30 (1976) 51
Trapnell, D. H.: Radiological appearances of lymphangitis carcinomatosa of the lung. Thorax 19 (1964) 251
Uehlinger, E.: Lungentuberkulose. In Schinz, H. R., W. Baensch, W. Frommhold, R. Glauner, E. Uehlinger, J. Wellauer: Lehrbuch der Röntgendiagnostik. Thieme, Stuttgart 1973
Uthgenann, H.: Die Fleckschatten. In Teschendorf, W., H. Anacker, P. Thurn: Röntgenologische Differentialdiagnose, Bd. I/1. Thieme, Stuttgart 1975

Vock, P., M. Haertel: Die Computertomographie zur Stadieneinteilung des Bronchuskarzinoms. Fortschr. Röntgenstr. 143 (1981) 131

Wassner, U. V., H. Alai, E. R. Helmstaedt: Geschwülste im Mediastinum. Chirurg 41 (1970) 12

Walter, E., K.-H. Hübener: Computertomographische Charakteristika raumfordernder Prozesse im vorderen Mediastinum und ihre Differentialdiagnose. Fortschr. Röntgenstr. 133 (1980) 391

Webb, W. R.: Hilar and mediastinal lymph node metastases in malignant melanoma. Amer. J. Roentgenol. 133 (1979) 805

Weed, L. A., H. A. Andersen: Etiology of broncholithiasis. Dis. Chest 37 (1960) 270

Wegelius, G.: Röntgenreihenuntersuchungen mit dem Schirmbildverfahren. In Diethelm, L., O. Olsson, F. Strnad, H. Vieten, A. Zuppinger: Handbuch der medizinischen Radiologie, Bd. III. Springer, Berlin 1967 (S. 600)

Wegener, O.-H.: Die Computertomographie des Mediastinums. Fortschr. Röntgenstr. 129 (1978) 727

Weigl, E., L. Jestel, M. Schieche, H. Schwarz: Erfahrungen in der kardiologischen Auswertung von Röntgenschirmbildern, Z. Erkrank. Atmungsorg. 132 (1970) 171

Weill, F. S.: Ultrasonography of Digestive Diseases. Mosby, St. Louis 1982

Weinberg, B. et al.: Posterior mediastinal teratoma. Chest 77 (1980) 694

Weinfeld, A. et al.: Mediastinal pancreatic pseudocyst. Gastrointest. Radiol. 4 (1979) 343

Wenz, W. et al.: Radiology in chest trauma. Radiologe 19 (1979) 201

Werner, M.: Doppelseitige Kalkablagerungen in der Mamma. Röntgenpraxis 16 (1944) 229

Wesenberg, R. L. et al.: Assisted expiratory chest radiography. Radiology 130 (1979) 538

Westcott, J. L. et al.: Cardio pulmonary effects. Radiology 129 (1978) 577

Willmann, K.: Über das Lungentuberkulom. Fortschr. Röntgenstr. 78 (1953) 281

Wimmer, B.: Sonographische Diagnostik von Tumoren der Thoraxwand. Fortschr. Röntgenstr. 132 (1980) 633

Wimmer, B., K. Kotoulas: Sonographie am Thorax. Röntgenpraxis 34 (1981) 281

Wolson, A. H.: Ultrasonic evaluation of intrathoracic masses. J. Clin. Ultrasound 4 (1976) 269

Wurm, K., H. Reindell, E. Doll: Entwicklung von Verkalkungen bei Lungensarkoidose. Radiologe 8 (1968) 107

Yerushalmy, J., J. T. Harkness, J. H. Cooper, B. R. Kennedy: The role of dual reading in mass radiography. Amer. Rev. Tuberc. 61 (1950) 443

Yu, H. et al.: Inflammatory pseudotumor of the lung an analysis of 41 cases. Clin. med. J. 92 (1979) 548

Zerr, C., A. Levrot, G. Fauchon, P. Lebreton, J. Quesnel, A. Khayat: Le cathétérisme de l'artère pulmonaire. Intérêt de la voie jugulaire interne. 75 cas. Anaesth. Analg. Réanim. 38 (1981) 15

2 Endoskopische und nadelbioptische Verfahren

Bronchoskopie

R. DIERKESMANN u. A. HUZLY

Die erste Bronchoskopie wurde 1897 von KILIAN durchgeführt. In der Folgezeit wurde das Bronchoskop vor allem zur Entfernung von Fremdkörpern verwendet. Als diagnostisches Verfahren in der Pneumologie hat die Methode erst ab den frühen 50iger Jahren dieses Jahrhunderts zunehmende Verbreitung gefunden. Die Entwicklung des beweglichen Glasfiberbronchoskops durch IKEDA 1968 hat zu einer weiteren Verbreitung der Methode und vor allem zu einer erheblich geringeren Belastung der Patienten geführt. Neben der Röntgendiagnostik ist die bronchologische Untersuchung heute als die wichtigste pneumologische Untersuchung, vor allem im Hinblick auf die ätiologische Klärung von bronchopulmonalen Erkrankungen anzusehen.

Die Anästhesie ist von der ursprünglichen Lokalanästhesie über Relaxationsnarkose mit Beatmung durch das Fiberskop wieder zur Lokalanästhesie zurückgekehrt. Allerdings hat die Beatmungsnarkose durch die Injektorbeatmung von SANDERS 1967 (nach Venturi-Prinzip) und in letzter Zeit durch die hochfrequente Jet-Ventilation die Möglichkeit eröffnet, bei offenem Rohr zu arbeiten. Der Emerson-Chest-Respirator, welcher nach dem Prinzip der eisernen Lungen funktionierte, hat sich außerhalb Englands nicht durchgesetzt.

Das folgende Kapitel beschäftigt sich vorrangig mit den diagnostischen Möglichkeiten. Allerdings werden auch kurz die wichtigsten therapeutischen Verfahren im Rahmen der Bronchoskopie erwähnt, da diese sich zum Teil nicht von den diagnostischen Verfahren und insbesondere der Behebung von Komplikationen trennen lassen.

Indikationen

Indikation zur diagnostischen Bronchoskopie:
- ungeklärte Bronchitis,
- Hämoptoe,
- Verdacht auf Bronchialkarzinom,
- Verdacht auf zentral gelegene Bronchialobstruktion,
- Atelektase,
- Ausschluß einer poststenotischen Pneumonie,
- unspezifische Pneumonie bzw. Tuberkulose zur Keimgewinnung,
- Verdacht auf traumatische Schäden im Bereich der Atemwege,
- diffuse interstitielle Lungenkrankheiten,
- Therapiekontrolle bei malignen Tumoren,
- Kontrolle nach Lungenoperationen,
- mediastinale, hiläre und pleurale Prozesse.

Eine länger bestehende Bronchitis, die mit den sonst üblichen Methoden nicht in ihrer Ätiologie ausreichend abgeklärt werden kann, sollte stets Anlaß für eine bronchologische Untersuchung sein; es kann z.B. ein okultes Karzinom vorliegen, das röntgenologisch nicht sichtbar ist und durch die bronchologische Untersuchung gesichert werden könnte; weiterhin geht es darum, einen aspirierten Fremdkörper auszuschließen; auch können andere Schleimhauterkrankungen (z.B. Sarkoidose, Tuberkulose) eine Bronchitis unterhalten, ohne daß z.B. das Röntgenbild pathologisch ist. Ähnliches gilt für eine Hämoptoe, bei der peripher gelegene Veränderungen durch Bronchographie ausgeschlossen werden müssen, wenn im einsehbaren Bereich kein pathologischer Befund zu erheben ist.

Am häufigsten wird die Indikation zur Bronchoskopie bei Verdacht auf Bronchialkarzinom gestellt, wobei dann meistens auch ein pathologisches Röntgenbild vorliegt, so daß die Lokalisation des Tumors schon weitgehend bekannt ist. Die endoskopische Untersuchung ist in diesen Fällen erforderlich, um einerseits den histologischen Typ des Tumors zu sichern und andererseits die endobronchiale Ausdehnung festzustellen; diese Untersuchungsbefunde stellen dann die Grundlage für die Therapie (z.B. Rekanalisation, Be-

strahlung, zytostatische Therapie, Operation) dar.
Bei einem einseitigen Auskultationsbefund, einer Überblähung einer Lungenseite oder z. B. einem atemabhängigen Mediastinalpendeln muß der Verdacht auf eine mehr zentral gelegene Bronchialobstruktion (z. B. Hauptbronchus) geäußert werden; solche Befunde sind deswegen auch bei sonst unauffälligem Röntgenbefund auf jeden Fall eine Indikation zur Bronchoskopie.
Auch eine Atelektase muß bronchoskopisch abgeklärt werden; es muß eine Atelektase bei offenem Bronchus von einer Atelektase durch eine Obturation eines Bronchus differenziert werden; bei einem Bronchusverschluß muß die Ätiologie bioptisch abgeklärt werden.
Bei sog. chronischen Pneumonien sowie bei z. B. sonst ungeklärten nekrotisierenden pulmonalen Befunden ist ebenfalls eine Bronchoskopie zum Ausschluß eines poststenotischen Prozesses erforderlich; dies gilt insbesondere auch für eine an derselben Stelle rezidivierende Pneumonie. Bei unspezifischen Pneumonien ebenso wie bei der Tuberkulose kann die Bronchoskopie mit Sekretabsaugung und eventuell Spülung zur Keimgewinnung hilfreich sein.
Wichtig ist eine Bronchoskopie als Kontrolluntersuchung nach Lungenoperationen. Auch nach anderen Operationen ist eine Bronchoskopie gelegentlich erforderlich; es kann nicht oft genug betont werden, daß insbesondere bei Patienten mit chronischer Bronchitis, die also bereits vorher Husten und Auswurf hatten, vor allem nach Bauchoperationen häufig eine Sekretverhaltung auftritt, die durch physikalische Maßnahmen allein nur inadäquat beseitigt werden kann.
Neben den bronchialen Erkrankungen stellen auch diffuse interstitielle Lungenerkrankungen seit Einführung der transbronchialen Biopsie und der Lavage eine Indikation zur Bronchoskopie dar. Bei Verdacht auf eine immunologische Erkrankung kann auf diesem Wege auch Gewebe zur Immunfluoreszenzmikroskopie entnommen werden. Weiterhin werden infiltrative Lungenveränderungen bei immungeschwächten Patienten, z. B. unter zytostatischer oder unter immunsuppressiver Therapie nach Organtransplantationen, bronchoskopisch abgeklärt. So läßt sich z. B. eine Pneumocystis-carinii-Infektion meistens nur durch eine histologische Untersuchung eines Lungenbioptates ausreichend sichern (ELLIS 1975); vor einer offenen Lungenbiopsie bzw. einer transthorakalen Nadelbiopsie sollte deswegen in der Regel eine transbronchiale Lungenbiopsie vorgenommen werden (CHUANG u. Mitarb. 1984). Eventuell kann auch eine bronchoalveoläre Lavage von diagnostischem Wert sein (DREW u. Mitarb. 1974).
Bei mediastinalen und hilären Prozessen sollte bronchologisch untersucht werden, bevor eine Mediastinoskopie durchgeführt wird; die Bronchoskopie stellt den kleineren Eingriff dar und erlaubt in vielen Fällen bereits eine Diagnose, auch wenn dies vom Röntgenbild her zunächst nicht zu vermuten war. Da die meisten Pleuritiden mit einer Lungenerkrankung zusammenhängen, sollte bei pleuralen Prozessen ebenfalls eine Bronchoskopie durchgeführt werden, wenn die Ätiologie der Pleuritis auf eine andere Weise nicht zu klären ist.
In neuerer Zeit werden Berichte veröffentlicht, in denen die diagnostischen Möglichkeiten insbesondere hinsichtlich einer Früherkennung des Bronchialkarzinoms durch eine Photosensibilisierung und anschließende Laser-Bestrahlung beschrieben werden (DORION u. Mitarb. 1979); die durch dieses Verfahren sichtbar werdenden Veränderungen lassen sich zur Zeit jedoch noch nicht mit ausreichender Wahrscheinlichkeit im Sinne eines malignen Tumors interpretieren; offensichtlich färben sich in gleicher Weise auch Metaplasien der Bronchialschleimhaut an, ohne daß bereits maligne Veränderungen vorliegen. Diese Methode kann deshalb zur Zeit noch nicht als Routineverfahren zur Früherkennung des Bronchialkarzinoms empfohlen werden.
Therapeutische Bronchoskopie:

- Tamponade bei großer Blutung,
- Rekanalisation zentraler Atemwege,
- Entfernung eines Fremdkörpers,
- Entfernung von Granulomen oder chirurgischen Fäden,
- Lavage bei schwerstem Kortikosteroid-refraktärem Asthma bronchiale, bei Alveolarproteinose oder nach Aspiration von Magensaft oder z. B. Kontrastmittel.

Bei einer großen Hämoptoe stellt die endoskopische Tamponade häufig eine lebensrettende Maßnahme dar. Diese Tamponade kann bis zu 2 Tage belassen werden; wenn nach Entfernung der Tampons die Blutung nicht steht, wird man in den meisten Fällen operieren müssen, soweit dies funktionell und technisch möglich ist. Die Tamponade ist nur eine vorübergehende Lösung, mit der man Zeit für weitere gezielte Maßnahmen gewinnt. Glücklicherweise steht die Blutung in den meisten Fällen, wenn die Tampons nach 2 Tagen wieder entfernt werden. Eine Embolisierung der Bronchialarterie kann nach vorheriger Angiographie durchgeführt werden; die Bronchialarterie kann Ursache und Quelle der Blutung sein.

Bei hochgradigen zentral gelegenen Stenosen kann man die Lungenfunktion durch die Beseitigung des endobronchialen Hindernisses wesentlich verbessern (DIERKESMANN 1982). Auch bei der Lavage ist das Ziel eine Verbesserung der Lungenfunktion; beim Asthma bronchiale lassen sich dann häufig zähe Bronchusausgüsse entfernen (HUZLY 1971), die sich in der Regel durch Husten nicht expektorieren lassen.

Bei der Alveolarproteinose sind deutliche Verbesserungen sowohl der Lungenfunktion als auch des Röntgenbildes im Zusammenhang mit einer Lavage beschrieben worden (DuBois u. Mitarb. 1983); es gibt jedoch Fälle, bei denen zumindest röntgenologisch mit einer solchen Lavage nicht viel zu erreichen war.

Bei einer Aspiration, z. B. von Magensaft, kommt es in erster Linie darauf an, das aspirierte Material so weit wie möglich aus dem Bronchialbaum zu entfernen, wobei auch die Lungenperipherie mit einer leicht alkalischen Lösung gespült werden muß.

Kontraindikationen

Für das Einführen des Bronchoskops an sich und die Inspektion gibt es keine Kontraindikationen. Die Fiberglasbronchoskopie ist selbst bei schwerstkranken Patienten möglich. Bei einem irritablen Bronchialsystem muß man allerdings mit einer obstruktiven bronchialen Reaktion rechnen, die sich in der Regel jedoch durch eine vorherige bronchodilatatorische Therapie verhindern läßt; bei gefährdeten Patienten sollte auf jeden Fall ein venöser Zugang gelegt werden; man gibt dann 100 mg Prednisolon zur Vorbereitung sowie inhalativ 1–2 Hübe aus dem Dosier-Aerosol eines β_2-Mimetikums. Weiterhin gibt es Komplikationen durch die Lokalanästhesie sowie durch eine eventuelle Hypoxämie. Die Mortalität, die mit einer fiberoptischen Untersuchung in Zusammengang gebracht wurde, war bei etwa 25 000 Eingriffen geringer als 0,01% (CREDLE u. Mitarb. 1974).

Prinzip des Verfahrens

Die Bronchoskopie ermöglicht die direkte endoskopische Inspektion des zentralen Bronchialsystems. Darüber hinaus dient sie der Gewinnung von Material sowohl zur histologischen und zytologischen Untersuchung als auch zur mikrobiologischen Untersuchung.

Notwendige Geräte

Jede Bronchoskopie-Abteilung sollte neben dem flexiblen Instrument auch über ein starres Instrumentarium verfügen, damit z. B. bei größeren Blutungen auf das starre Instrument umintubiert und gegebenenfalls tamponiert werden kann. Auch ist das starre Instrument bei verschiedenen Fremdkörpern unentbehrlich; ein weiterer Vorteil des starren Instruments ist die größere Biopsie-Zange, mit der auch etwas tiefer liegende Schichten der Bronchialwand erfaßt werden können.

Es sollten nach Möglichkeit mindestens 2 flexible Instrumente vorhanden sein (Abb. 2.1), von denen eines einen größeren Arbeitskanal besitzen sollte. Dazu gehört natürlich eine leistungsstarke Kaltlichtquelle. Für besondere Fragestellungen ist auch ein kleinlumiges Kinder-Fiberskop wünschenswert. Zur Materialgewinnung werden mindestens 2 Bürsten, 2 Biopsie-Zangen, eine Krokodilzange, einige kleine Katheter zum Spülen und Absaugen benötigt. Es werden mindestens 2–3 Bronchoflex-Tuben benötigt sowie einige Beißringe.

Das starre Instrumentarium (Abb. 2.2) sollte mindestens 2 Bronchoskope mit 2 verschiedenen Durchmessern (8,5 mm und 6 mm) enthalten sowie ein Tracheoskop. Das Bronchoskop sollte mit einem Injektoranschluß versehen sein. Es werden mindestens 3 Optiken benötigt (0°, 60° und 90°) ebenfalls mit Verbindung zur Kaltlichtquelle. Zur Materialgewinnung werden neben dem Instrumentarium des Fiberskops eine größere Saugbiopsie-Nadel, eine Fremdkörper-Zange sowie eine optische Zange benötigt; weiterhin ein Lenkinstrument, durch das z. B. eine Bürste oder eine

Bronchoskopie 119

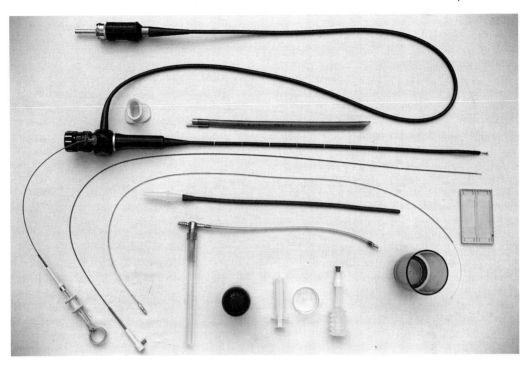

Abb. 2.**1** Fiberoptisches Instrumentarium

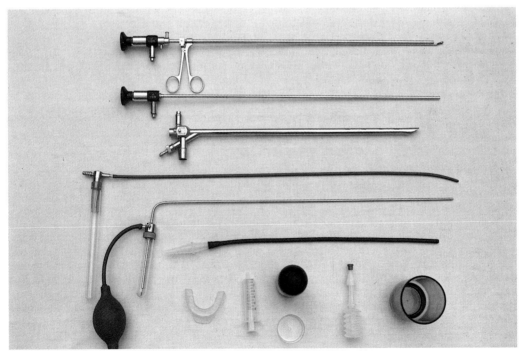

Abb. 2.**2** Starres Instrumentarium

Biopsie-Zange hindurchgeführt werden kann. Mehrere lange Tupferstäbe zur endoskopischen Anwendung. Weiterhin benötigt man verschiedene Absaugkatheter. Für eine eventuelle Tamponade müssen die entsprechenden sterilen Tampons (z. B. röntgenfähige Präpariertupfer) vorbereitet werden. Diese werden mit einer speziellen glatten Faßzange eingeführt und mit einem Stößel nachgedrückt (HUZLY 1977).

Wichtig ist auch eine Teaching-Einheit, damit einerseits andere Kollegen angelernt werden können und andererseits die endoskopischen Befunde demjenigen Kollegen demonstriert werden können, der den Patienten ansonsten betreut. Zur Dokumentation sollte auf jeden Fall eine Kamera zur Verfügung stehen.

Eine Absaugvorrichtung wird benötigt, wobei zwischen das Endoskop und die Pumpe ein Auffanggefäß von etwa 20 ml zwischengeschaltet werden muß. Diese Vorrichtung sollte so beschaffen sein, daß der Unterdruck über einen Seitenschluß leicht mit derselben Hand reguliert werden kann, die das Auffanggefäß hält.

Instrumentiert wird von einem speziellen Instrumentenwagen aus, in den zumindest die Kaltlichtquelle für das starre Instrument eingebaut ist. In den Schubladen werden leicht zugängig die verschiedenen Instrumente aufbewahrt. Für das Fiberskop benötigt man allerdings eine eigene Vorrichtung, in der das Instrument am besten hängend aufbewahrt werden kann.

Der Patient liegt bei der Untersuchung auf einem in der Höhe verstellbaren OP-Tisch, bei dem insbesondere die Kopfstütze eine große Bewegungsfreiheit aufweisen muß. Bei Patienten mit schwerer Dyspnoe wird die Untersuchung im Sitzen oder in schräger halb-liegender Position durchgeführt; der Operationstisch muß dafür entsprechend einstellbar sein, und für den Operateur muß ein Fußschemel bereitstehen.

Der gekachelte Endoskopie-Raum muß groß genug sein, damit zusätzlich auch noch Anästhesie-Geräte Platz finden. Weiterhin gehört in den Raum ein Kühlschrank, in dem neben verschiedenen Medikamenten auch kaltes Kochsalz (ca. 0 °C) zur Blutstillung auf Vorrat gehalten wird. Für gefährdete Patienten muß O_2 zur Verfügung stehen, auch muß eine Monitor-Überwachung möglich sein.

Hinsichtlich des Röntgens ist für die endoskopische Untersuchung die günstige Lösung ein an der Decke aufgehängter C-Bogen, der nach Möglichkeit mit einer digitalen Bildverarbeitung versehen sein sollte, um ein möglichst gutes Auflösungsvermögen zu garantieren. Diese Einrichtung bietet eine sehr gute Möglichkeit, bestimmte Veränderungen unter Röntgenkontrolle in verschiedenen Strahlenrichtungen zu sondieren (ARAI u. Mitarb. 1984). Ein Nachteil ist der relativ nahe Fokus und damit der relativ kleine Bildausschnitt, so daß sich ein solcher C-Bogen für Bronchographien weniger eignet. Man wird also nicht auf eine Röntgenapparatur verzichten können, mit der der Thorax nahezu vollständig dargestellt werden kann; diese Apparaturen haben jedoch mit ihren geraden, starren Unterlagen, auf denen der Patient zu Liegen kommt, erhebliche Nachteile, so daß man für Routine-Bronchoskopien nicht auf einen OP-Tisch verzichten sollte. Die Grundausstattung beinhaltet also einen OP-Tisch und eine größere Röntgenapparatur, die am besten in zwei verschiedenen benachbarten Räumen untergebracht werden kann. Der Instrumententisch, ebenso wie die Anästhesiegeräte und die Überwachungsgeräte müßten dann also transportabel sein. Eine optimale Lösung wäre ein zusätzlicher C-Bogen an einem strahlendurchlässigen OP-Tisch.

Notwendiges Personal

Der untersuchende Arzt sowie eine Endoskopieschwester. Es hat sich als sinnvoll erwiesen, daß eine zweite Endoskopieschwester assistiert und die Geräte zureicht und versorgt. Bei Narkosebronchoskopien ist zudem ein Anästhesist gegebenenfalls mit einer Anästhesieschwester erforderlich.

Vorbereitung des Patienten

Wegen der erhöhten Gefahr einer Aspiration von Mageninhalt sollten die Patienten für die Untersuchung nüchtern sein; wichtig ist es jedoch, daß notwendige Medikamente außer Antidiabetika eingenommen werden; insbesondere muß eine eventuelle bronchodilatatorische Therapie weitergeführt werden. Auch nach der Untersuchung dürfen die Patienten wegen der Aspirationsgefahr bei Schluckstörungen mindestens 2 Stunden nichts essen und trinken. Bei einer Notfallbronchoskopie eines nicht nüchternen Patienten muß ein Magenschlauch gelegt werden, und der Patient muß anschließend streng überwacht werden. Allerdings kann auch ein nüchterner Patient viel Sekret im Magen haben, eine Magenatonie kommt unberechenbar vor. Da bei einer Bronchoskopie eine arterielle Hypoxämie auftreten kann, sollte bei gefährdeten Patienten (koronare Herzkrankheiten, vorherige Hypoxämie) während der Untersuchung im Bypass Sauerstoff gegeben werden.

Bei den verschiedenen speziellen endoskopischen Verfahren müssen jedoch einige Kontraindikationen berücksichtigt werden. So stellen natürlich insbesondere die bioptischen Verfahren ein erhöhtes Blutungsrisiko dar; deshalb sollte z. B. eine transbronchiale Biopsie nicht bei einer schweren pulmonalen Hypertonie durchgeführt werden. Auch stellt natürlich das Lungenemphysem keine Indikation zur transbronchialen Biopsie dar. Eine vermehrte Blutungsneigung sollte vor einer Biopsie ausgeschlossen sein; hier genügt in der Regel die anamnestische Exploration nach einer Blutungsneigung. Dabei ist natürlich auch nach einer Antikoagulantien-Therapie zu fragen. Bei Biopsien an bestimmten Stellen (z. B. Karina von B7) muß man wegen der engen anatomischen Beziehung zur Pulmonalarterie mit größeren Blutungen rechnen; man muß dann darauf vorbereitet sein, daß mit dem starren Rohr intubiert und notfalls auch tamponiert werden kann. Zu größeren Blutungen kann es allerdings auch bereits durch Berührung, z. B. eines Tumors, mit dem Endoskop oder bei der Verwendung der Bürste kommen; besondere Vorsicht ist auch geboten bei der Entfernung von Blutkoagel, da diese möglicherweise eine größere Blutungsquelle abdecken.

Bei der transbronchialen Biopsie muß weiterhin in etwa 4–5% mit einem Pneumothorax gerechnet werden (DIERKESMANN u. HUZLY 1983, HERF u. Mitarb. 1977), der dann in ungefähr 50% drainiert werden muß. In seltenen Fällen kann es erforderlich sein, daß nach einer solchen Biopsie entweder wegen einer schweren Blutung oder eventuell auch wegen eines Pneumothorax thorakotomiert werden muß; insbesondere bei schweren diffusen Lungenveränderungen muß mit einer erhöhten Komplikationsrate gerechnet werden. Bei Patienten, die nicht thorakotomiert werden können, darf eine transbronchiale Biopsie deswegen nur in besonderen Ausnahmefällen vorgenommen werden. Die Blutungen kann man meistens allerdings durch die Tamponade gut beherrschen, da es sich um eine periphere Blutung handelt.

Untersuchungstechnik
Prämedikation

Etwa ½ Stunde vor einer Untersuchung in Lokalanästhesie wird 0,5 mg Atropin subkutan oder intramuskulär verabreicht, um eine Reflexbronchokonstruktion, vagovasale Reaktionen sowie eine vagus-induzierte Bradykardie zu verhindern. Eine gleichzeitige intramuskuläre Injektion von 10 ml Valium hatte in einer mit Placebo kontrollierten Studie hinsichtlich der Toleranz der Untersuchung oder hinsichtlich einer sedierenden Wirkung keinen meßbaren Effekt (REES u. Mitarb. 1983). Eine intravenöse Verabreichung von 10 mg Valium wirkte sich dagegen günstig auf die Toleranz der Untersuchung aus; unter anderem war auch die Hustenfrequenz reduziert (REES u. Mitarb. 1983). Bei älteren Patienten sollte man jedoch mit einer Sedierung sehr vorsichtig sein.

Die Anästhesie

Von entscheidender Bedeutung für den weiteren Verlauf der endoskopischen Untersuchung ist eine gute lokale Anästhesie. Die lokale Anästhesie von Mund und Rachen erfolgt mit dem Versprühen von Xylocain (ca. 10%ige Lidocain.-Lösung). Der Larynx wird entweder im Sitzen mit einem gebogenen Instrument anästhesiert (0,5%ige Novesine-Lösung), wobei man sich mit einem HNO-Spiegel die Epiglottis und die Glottis einstellen kann. Dabei ist auch bereits eine Funktionsprüfung der Stimmbänder möglich. In vielen endoskopischen Zentren wird die Anästhesie des Larynx mit dem Fiberskop durchgeführt, wobei der Patient bereits auf dem OP-Tisch liegt. Wichtig ist dabei, daß man schrittweise vorgeht, indem man jeweils 1 ml des Anästhetikums appliziert, etwa 10 Sekunden wartet, bis dann gezielt die nächste Dosis verabreicht wird, so daß man dann ohne größere Abwehrreaktion die Glottis des Patienten passieren kann. Eine Gesamtdosis von etwa 14 ml einer 0,5%igen Novesine-Lösung sollte nicht überschritten werden. Es wird dann, bevor man weiter in die Tiefe geht, die Trachea inspiziert (s. u.); bevor die Segmentostien betrachtet

werden, werden jeweils nochmals 1 ml des Anästhetikums rechts und links verabreicht, wobei man am besten jeweils auf die OL-Karina zielt, damit auch ein Teil in das OL-Ostium gelangt. Der nach ventral abgehende Mittellappen muß vor irgendwelchen Manipulationen meistens zusätzlich anästhesiert werden.
Es sei nochmals betont, daß eine gute Anästhesie nicht nur für den Patienten die Untersuchung erträglicher macht, sondern auch für den Untersucher eine erhebliche Erleichterung darstellt. Je ruhiger die Untersuchung vor sich geht, desto sicherer ist sie nicht nur hinsichtlich der eventuellen Risiken, sondern auch hinsichtlich der Auswertung der Untersuchung. Eine gute Lokalanästhesie sowie eine ruhige Atmosphäre tragen wesentlich zu einer erfolgreichen Untersuchung bei. Aus psychologischen Gründen ist es wünschenswert, wenn der Bronchoskopeur selbst anästhesiert und sich dabei mit dem Patienten unterhält.

Fiberglasbronchoskopie – starre Bronchoskopie

Bei der endoskopischen Verfahrenstechnik muß unterschieden werden zwischen einer Fiberglasbronchoskopie und einer Bronchoskopie mit dem starren Instrument.
Bei der *Fiberglasbronchoskopie* wird in der Regel der orale Zugang bevorzugt, wobei unter fiberoptischer Sicht ein Bronchoflex-Tubus eingeführt wird, der in einem Nebenschluß eine O_2-Zufuhr erlaubt (KRONENBERGER u. Mitarb. 1981). Durch diesen kleinen Kanal an der Seite des Tubus kann auch eine größere Biopsie-Zange eingeführt werden, wobei allerdings der Nachteil in Kauf genommen werden muß, daß sich die Zange in diesem Fall kaum dirigieren läßt.
Ein solcher Tubus hat für die Fiberglasbronchoskopie den entscheidenden Vorteil, daß sich das Fiberskop leicht ein- und ausführen läßt, um z. B. die Spitze des Fiberskops zu reinigen oder den Arbeitskanal durchzuspülen, wenn dieser verstopft ist. Bei Biopsien braucht die Biopsiezange dann nicht jedes Mal durch den Arbeitskanal gezogen zu werden, wobei dann das außerhalb des Zangenmauls liegende Material meistens verlorengeht. Um das Fiberskop vor einer Zerstörung zu sichern, wird ein Beißring verwandt.
Für klar-begrenzte endoskopische Untersuchungen, wie z. B. ausschließlich Inspektion zur Kontrolle oder Materialgewinnung zur Keimanalyse, kann man auf einen solchen Tubus verzichten; in diesen Fällen kann man dann auch nach zusätzlicher vorheriger lokaler Anästhesie mit z. B. Xylocain-Gel den nasalen Zugang wählen.
Bei intubierten und beatmeten Patienten wird das Fiberskop über ein mit einer perforierten Gummikappe abgedichtetes T-Stück eingeführt, so daß die Beatmung während der Untersuchung nicht unterbrochen werden muß. Voraussetzung ist hierfür natürlich, daß der Tubus einen ausreichenden inneren Durchmesser hat. Ein nasaler Tubus kann so geknickt sein, daß die Passage nur für ein Kinderfiberskop möglich ist. Wegen der verschlechterten Ventilation während der Untersuchung sollte mit 100% Sauerstoff beatmet werden.
Bei einer guten Vorbereitung läßt sich auch das *starre Bronchoskop* in Lokalanästhesie einführen (HUZLY 1976); meistens wird die starre Bronchoskopie zumindest in Deutschland jedoch in Allgemeinnarkose durchgeführt. Bei dem auf dem Rücken liegenden Patienten wird das Bronchoskop mit dem Schnabel nach oben auf der Oberfläche der Zunge bis zum Zungengrund eingeführt. Mit der linken Hand wird dabei der Oberkiefer umfaßt und der Kopf so gedreht, daß das Kinn nach oben und der Hinterkopf nach unten bewegt wird, während der Daumen der linken Hand als Hebelpunkt für das Bronchoskop dient. Der häufigste Fehler bei der Intubation mit dem starren Rohr besteht darin, daß mit dem Endoskop zu tief eingegangen wird und man dann z. B. in einer aryepiglottischen Falte landet; wegen der Verletzungsgefahr muß bei einer Manipulation mit dem starren Rohr der Grundsatz gelten, daß das Bronchoskop immer zurückgezogen wird, wenn man sich über die Topographie des durch das Bronchoskop sichtbaren Ausschnittes nicht im klaren ist. Auf keinen Fall darf man versuchen, das Bronchoskop mit Druck weiter vorzuschieben. Ein weiterer häufiger Fehler besteht darin, daß der Kopf zu weit nach dorsal flektiert wird, wodurch die Intubation erheblich erschwert sein kann.
Wenn nach Anheben der Epiglottis die Glottis sichtbar wird, wird das Bronchoskop um 90° gedreht, damit der Schnabel parallel zur Richtung der Rima glottidis zu liegen kommt. In dieser Position wird das Bronchoskop dann vorsichtig durch die Mitte der Rima glottidis

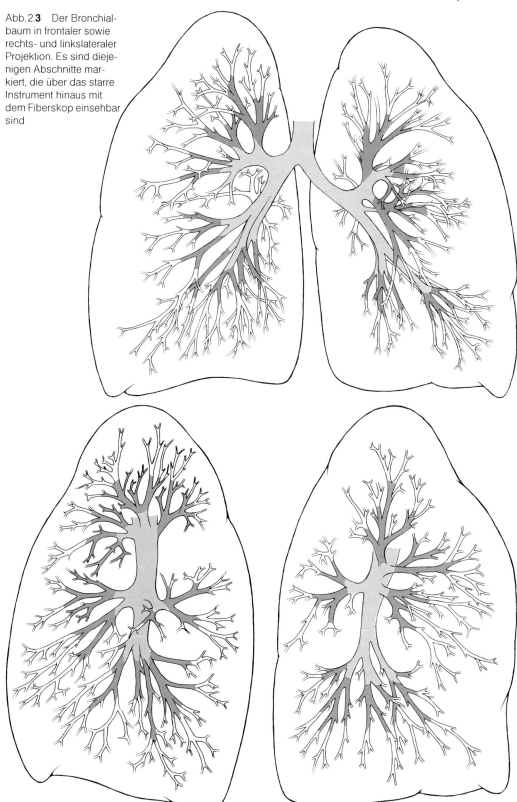

Abb. 2.**3** Der Bronchialbaum in frontaler sowie rechts- und linkslateraler Projektion. Es sind diejenigen Abschnitte markiert, die über das starre Instrument hinaus mit dem Fiberskop einsehbar sind

eingeführt und dann wieder in die ursprüngliche Position zurückgedreht.

Das Bronchoskop kann sowohl über einen der Mundwinkel als auch über die Medianlinie eingeführt werden; hierbei sollte man nach Möglichkeit größere Zahnlücken ausnützen; weiterhin ist über den linken Mundwinkel zu intubieren, wenn der pathologische Befund im rechten Bronchialsystem zu erwarten ist, und umgekehrt. Eine starre Regel kann man hier jedoch nicht aufstellen.

Die Beatmung bei einer starren Bronchoskopie in Allgemeinnarkose geschieht am besten über einen Injektor (ZVEIBIL u. Mitarb. 1982), da man dann im offenen System ungestört arbeiten kann, und dennoch eine ausreichende Belüftung gewährleistet ist. Allerdings ist dann keine Inhalationsanästhesie z. B. mit N_2O möglich.

Auch bei der starren Bronchoskopie kommt man meistens nicht ohne das Fiberskop aus, da das flexible Instrument das endoskopisch einsehbare Gebiet deutlich vergrößert (Abb. 2.3). Während man mit einem dünnen Fiberskop bis zur 5. oder gar 6. Subsegmentgeneration sehen kann, reicht die Sicht durch das starre Instrument in der Regel nur bis zur Aufteilung der Segmentbronchien. Der Vorteil des starren Instruments liegt in dem großlumigen Rohr; bei größeren Blutungen sowie zur Rekanalisation bei trachealen Tumoren oder z. B. zur Fremdkörperentfernung kann das starre Instrument durch Fiberskope nicht ersetzt werden.

Der Nachteil der Fiberskope liegt einmal darin, daß nur ein relativ kleiner Arbeitskanal zur Verfügung steht (größter Durchmesser bei Machida 2,8 mm) und zum anderen darin, daß diese Instrumente sehr empfindlich sind. Mehrere Firmen haben jetzt allerdings eine neue Generation von Fiberskopen herausgebracht, die stabiler sein sollen und z. B. jetzt insgesamt kalt sterilisiert werden können; der Kopf der bisherigen Fiberskope durfte nicht vollständig in Desinfektionslösung gelegt werden. Ein weiterer Vorteil dieser neuen Fiberskope ist ein größerer Bildausschnitt, der es auch dem Ungeübten etwas leichter macht, sich in dem Bronchialbaum zurechtzufinden.

Inspektion

Als erstes muß eine genaue Inspektion des Larynx vorgenommen werden. Hierbei muß besonders auf die gleichmäßige Beweglichkeit der Stimmbänder geachtet werden wie auch auf eventuelle Beläge oder Ulzerationen oder auch tumoröse Veränderungen. Die Funktion der Glottis ist bei einer Intubation in Allgemeinanästhesie nicht zu prüfen.

Der nächste Abschnitt stellt die Trachea dar; hier kommt es auf die Beschreibung der Form der Trachea an, wobei der Anteil der Hinterwand am Umfang der Trachea eine große Rolle spielt; je flacher der durch die Knorpelspangen stabilisierte Teil der Trachea ist und je größer dementsprechend der Anteil der membranösen Hinterwand ist, desto eher ist mit einem Verschluß der Trachea durch einen Prolaps der Hinterwand bei der forcierten Exspiration oder bei Husten zu rechnen. Dieser Trachealprolaps (Trachealdyskinesie) kann die Ursache eines schweren, meist trockenen Reizhustens sein, der infolge der erheblichen Exspirationsbehinderung bis zur Bewußtlosigkeit gehen kann. Der Trachealprolaps stellt einen wichtigen Befund bei der endoskopischen Untersuchung dar. Solche funktionelle endoskopische Befunde können bei Allgemeinnarkose leicht übersehen werden; dies ist ein weiteres Argument dafür, daß die bronchiologische Untersuchung nach Möglichkeit in Lokalanästhesie erfolgen sollte. Die Zeichnung der Knorpelspangen läßt Rückschlüsse auf die Schleimhaut zu; bei einer atrophischen Schleimhaut treten die Knorpelspangen deutlich hervor; bei einer entzündlichen oder auch tumorösen Infiltration sind die Knorpelringe manchmal nicht mehr im einzelnen zu erkennen. In diesem Zusammenhang muß auch auf die Oberfläche der Schleimhaut geachtet werden; eine Karzinose deutet sich z. B. durch eine granulierte oder höckerige Schleimhautoberfläche an, wobei dann meistens auch die Vulnerabilität bei Berührung deutlich erhöht ist. Lokalisierte Knötchen kommen bei der Tuberkulose, der Sarkoidose und der Karzinose vor; wenn diese Knötchen sehr hart sind und sich nicht biopsieren lassen, sprechen diese für eine Tracheopathia osteoplastica.

Einengungen des Trancheallumens von außen mit erhaltener Schleimhaut kommen bei mediastinalen Tumoren sowie bei großen Gefäßen (z. B. Aortenaneurysma, Gefäßanomalie) vor; auch muß nach Unfällen an eine arterielle Blutung in das Mediastinum gedacht werden. Eine Biopsie ist bei solchen Veränderungen nicht nur sinnlos sondern auch höchst gefährlich und muß deswegen immer unterbleiben. Insbesondere muß auch vor Biopsien im Bereich der Hinterwand gewarnt werden, weil diese nur dünn ist und schnell perforiert wird. Liegen ulzeröse Veränderungen an der Hinterwand vor, muß immer an eine ösophago-tracheale Fistel gedacht werden; eine solche Veränderung darf auf keinen Fall sondiert oder biopsiert werden.

Besonders beachtenswert ist der Tracheo-Bronchialwinkel, weil hier häufig metastatische Lymphknoten zu einer Vorwölbung führen.

Die Karina der Bifurkation sollte schlank sein und beim liegenden Patienten in vertikaler Richtung stehen. Hier gibt es jedoch eine große physiologische Variabilität. Häufig kann man an dem Verlauf der Schleimhautfalten an der Hinterwand der Trachea sowie der Hauptbronchien erkennen, ob es sich um eine physiologische Variante handelt oder z. B. um eine Verdrängung durch einen an der Hinterwand gelegenen Tumor; in letzterem Fall sind die Schleimhautfalten dann meistens nach lateral verdrängt und die Bifurkation nach der anderen Seite.

Für die beiden Hauptbronchien gilt im wesentlichen das gleiche wie für die Trachea. Im besonderen muß auf Vorwölbungen an der medialen Wand geachtet werden; hier finden sich häufig große Metastasen in den Bifurkationslymphknoten, die dann eine mediale Einengung des Hauptbronchus zur Folge haben. Hier sind ebenfalls wieder die Schleimhautfalten der Hinterwand hilfreich, die bei einem medial gelegenen Tumor häufig nach lateral verdrängt sind.

Es werden dann die einzelnen Segmentbronchien des einen und danach des anderen Bronchialsystems inspiziert. Der Abgang des rechten Oberlappens erfolgt meistens kurz nach dem Abgang des rechten Hauptbronchus. Er wird unter anderem durch die Schleimhautfalten der Hinterwand des rechten Hauptbronchus markiert; diese zweigen sich in Richtung des Oberlappens und des Zwischenbronchus auf. Der rechte Oberlappenbronchus teilt sich in der Regel sternförmig in 3 Oberlappensegmente auf. Vom Zwischenbronchus geht dann nach ventral der Mittellappenbronchus ab, der sich dann in B 4 und B 5 aufzweigt. Nach dorsal gerichtet ist in dieser Höhe meistens der Abgang von B 6 zu finden. Von dem gemeinsamen Unterlappenbronchus geht dann nach medial B 7 ab; danach folgen die basalen Unterlappensegmente B 8 bis B 10.

Der linke Hauptbronchus ist deutlich länger und häufig auch etwas gebogen; er teilt sich dann in den linken Oberlappen- und Unterlappenbronchus. Unmittelbar lateral von der Oberlappenkarina geht der Lingulabronchus ab, der sich dann in B 4 und B 5 aufteilt. Das lateral von der Lingula gelegene Ostium stellt den anterioren Segmentbronchus (B 3) dar. Nochmals weiter lateral liegt das in den meisten Fällen in Richtung der linken Schulter weisende Ostium für den gemeinsamen apikoposterioren Oberlappenbronchus, der sich dann in B 1 und B 2 aufteilt. Der linke Unterlappenbronchus, der häufig einen nach medial gerichteten etwas bogenförmigen Verlauf aufweist, gibt meistens direkt nach seinem Abgang nach dorsal einen größeren Ast für das apikale Unterlappensegment (B 6) ab. Weiter in der Tiefe erfolgt dann die Aufteilung in 3 Unterlappensegmente (B 8–B 10). Ein mediales (kardiales) Unterlappensegment wird links meistens vermißt.

Hinsichtlich der Aufteilung der einzelnen Segmentbronchien gibt es eine große Variabilität, auf die hier im einzelnen nicht eingegangen werden kann. Es ist von entscheidender Bedeutung, zu überprüfen, daß die einzelnen Ostien offen sind und die Karinen zwischen den Ostien schlank sind, Wie auch oben bereits beschrieben, muß besonders auf endobronchiale Tumoren sowie auf Vorwölbungen der Schleimhaut und Veränderungen der Schleimhaut selbst geachtet werden. Hierzu müssen die einzelnen Segmentbronchien der Reihe nach aufgesucht werden, wobei man dann den verschiedenen Varianten der Segmentabgänge Rechnung tragen muß. Neben der Beurteilung von lokalisierten oder generalisierten Schleimhautveränderungen (Rötung, Gefäßmuster, Schwellung, Knorpelzeichnung, Oberflächenstruktur) wird auch die Menge sowie die Beschaffenheit des Sekrets beurteilt; dabei ist es auch wichtig zu untersuchen, ob sich z. B. eitriges Sekret aus einem bestimmten Ostium entleert. Weiterhin ist die Frage einer Blutung von großer Bedeutung; auf Blutspuren muß man besonders achten, bevor man mit dem Bronchoskop in die Tiefe geht, weil man sonst kaum mehr unterscheiden kann, ob es sich um eine pathologische oder um eine artifizielle Blutung handelt. Im Hinblick auf die sich anschließende weitere Diagnostik und Therapie sollte nach Möglichkeit geklärt werden, aus welchem Lappen die Blutung stammt; zumindest muß man versuchen festzustellen, ob die Blutung von rechts oder von links kommt. Häufig ist eine eindeutige Entscheidung allerdings nicht möglich, da das Blut z. B. durch Husten auch in andere Bronchien verteilt werden kann, so daß man sich vor falschen Schlußfolgerungen hüten muß. Als erstes wird eventuell vorhandenes Sekret – je nach Fragestellung rechts und links getrennt – aspiriert. Dieses Material wird routinemäßig zytologisch auf Tumorzellen sowie kulturell auf Tb untersucht. Eine kulturelle Untersuchung auf unspezifische Keime ist nur sinnvoll, wenn man entweder Eiter findet oder wenn die Untersuchung speziell zur Erregersuche durchgeführt wird.

Ist von der vorherigen Röntgenuntersuchung die Lokalisation des fraglichen pathologischen Befundes bekannt, ohne daß endoskopisch ein auffälliger Befund zu erheben ist, muß man versuchen, Material aus der Peripherie zu bekommen. Wenn es sich um einen lokalisierten Befund handelt, versucht man am besten, diesen Herd unter Röntgenkontrolle mit der Bürste oder einer Biopsie-Zange zu sondieren. Man kann auch einen Katheter in das entsprechende Segment- oder besser Subsegmentostium einführen, 10 ml physiologischer NaCl instillieren und anschließend wieder absaugen. Weiterhin kann man versuchen, mit dem Selektor näher an den Herd zu gelangen und hier Material zur zytologischen Untersuchung zu aspirieren.

Ist makroskopisch bereits ein pathologischer Befund zu erheben, so sollte auf jeden Fall versucht werden, eine Zangenbiopsie aus diesem Areal zu entnehmen. Bei Veränderungen, die sich nicht unmittelbar an der Karina befinden und sich nur wenig von der Schleimhautoberfläche abheben, gelingt es häufig nicht mit der fiberoptischen Biopsie-Zange ausreichend Material zu bekommen; in diesen Fällen wird die verdächtige Stelle ausgiebig gebürstet.

Ist die Schleimhaut im Bereich einer pathologischen Vorwölbung der bronchialen Wand unauffällig, sollte dennoch eine Schleimhautbiopsie erfolgen; zusätzlich kann man mit einer Stanze in diese Vorwölbung einstechen und eine Saugbiopsie entnehmen. Das Material reicht allerdings bei dem fiberoptischen Instrument nur für eine zytologische Untersuchung, so daß bei den meisten primären Lymphknotenerkrankungen auf diese Weise keine eindeutige Diagnosestellung möglich ist. Bei Lymphknotenmetastasen eines Bronchialkarzinoms ist diese Methode dagegen erfolgreicher.

Hämoptoe

Bei der endobronchialen Blutung muß man unterscheiden zwischen der Blutung, die während einer Bronchoskopie auftritt (z. B. nach Biopsie) und der Hämoptoe, bei der die Blutungsquelle nicht näher bekannt ist. In dem zweiten Fall ist man zumindest bei einer größeren Hämoptoe gezwungen, ohne vorherige Lokalanästhesie mit dem starren Rohr zu intubieren, nachdem es gelungen ist, Mund und Rachen vom Blut zu befreien; in einer solchen Situation ist es sinnlos, mit dem Fiberskop zu arbeiten. Bei den häufig sehr unruhigen Patienten, die auch immer wieder husten, kann dies bereits erhebliche Probleme darstellen; ein solcher Eingriff sollte deswegen nur von dem erfahrensten Operateur vorgenommen werden. Man wird verschiedentlich eine Allgemeinnarkose benötigen; bei schweren Blutungen reicht allerdings die Zeit für eine Narkose meistens nicht aus. Apnoe durch Relaxantien und Überschwemmung mit Blut kann blitzartig tödlich sein. Gleiches geschieht durch intrabronchiale Gerinnung und Klumpenbildung.

Wenn der Patient dann intubiert ist, versucht man unter kräftigem Absaugen herauszufinden, von welcher Seite es blutet. Daraufhin wird diese Seite mit Spezialtampons (z. B. röntgenfähige Präpariertupfer) austamponiert, bis die Blutung steht (HUZLY 1977). Wichtig ist es, daß man den Patienten danach nicht intubiert läßt, da er dann einen sich lösenden Tampon nicht aushusten kann und Gefahr läuft zu ersticken, wenn sich ein solcher Tampon im Tubus einklemmt.

Bei einer schweren Blutung während einer fiberoptischen Untersuchung empfiehlt es sich, mit dem starren Rohr umzuintubieren. Eine kleinere Blutung kann man eventuell dadurch beherrschen, daß man den fraglichen Segmentbrochus mit dem Fiberskop blockiert (ZAVALA 1976); diese Methode versagt jedoch bei größeren Blutungen, da die Sicht durch das Fiberskop verlegt ist, und man möglicherweise den falschen Segmentbrochus blockiert, wobei es dann unkontrolliert weiterblutet. Ob man bei einem Fogarty-Katheter (GARZON u. Mitarb. 1982) sehr viel mehr erreicht, ist fraglich; je größer die Blutung ist, desto schwieriger ist die Plazierung des Katheters.

Wird von dem flexiblen Instrument auf das starre umintubiert, sollte das starre Instrument bis an den Larynxeingang parallel zu dem Bronchoflex-Tubus eingeführt werden, damit dann unter Sicht unmittelbar nach Entfernen des flexiblen Tubus wieder intubiert werden kann.

Kleinere Blutungen kommen meistens nach der Instillation von kalter NaCl-Lösung oder einer 1:1000 verdünnten Adrenalin-Lösung zum Stehen. Gefährlicher sind allerdings Blutungen aus gefäßreichen Tumoren, da diese auf eine solche lokale Behandlung häufig schlechter ansprechen. In diesem Zusammenhang sei auch betont, daß bioptische Untersuchungen bei schweren tumorösen Trachealstenosen höchst gefährlich sind und ausschließlich mit dem starren Instrument durchgeführt werden dürfen. Solche tracheale Tumoren stellen eine Domäne der Laser-Therapie dar (DIERKESMANN u. HUZLY 1983).

Mögliche Komplikationen

Bei einer Bronchoskopie muß man immer bedenken, daß ein Organ untersucht wird, bei dem nur für kurze Zeit eine Unterbrechung der Passage toleriert wird. Es muß deswegen von jeder endobronchialen Manipulation erwogen werden, ob die Gefahr besteht, daß z. B. durch eine Blutung die Atmung unterbrochen wird, und – dies ist besonders wichtig – welche konkreten Maßnahmen in einem solchen Fall ergriffen werden (Sicherstellung eines großen Saugers, Möglichkeit der Intubation mit dem starren Rohr usw.). Dies muß auch mit dem anwesenden Pflegepersonal genau besprochen sein. Auf die verschiedenen Behandlungsmöglichkeiten bei einer Hämoptoe wurde oben bereits eingegangen. Mit Blutungen ist vorwiegend bei Biopsien zu rechnen; es kann jedoch auch bei Berührung des Endoskops mit einer Tumoroberfläche bereits zu einer erheblichen Blutung kommen. Besondere Vorsicht ist auch geboten beim Absaugen von Koageln: Man muß damit rechnen, daß sich die Blutungsquelle dahinter verbirgt und das Koagel den Bronchus abdichtet; wenn dieser „Pfropf" abgesaugt wird, kann es zu einer schweren Blutung kommen. Besonders gefährlich ist es auch, wenn man versucht mit dem Endoskop an einer hochgradigen Trachealstenose vorbeizufahren; wenn es dann blutet, kann das Restlumen verlegt werden.

Das Einführen des Bronchoskops hat weiterhin zur Folge, daß zumindest das Tracheallumen teilweise verlegt wird. Diese zusätzliche Widerstandserhöhung in den Atemwegen kann bei gefährdeten Patienten die Atmung erheblich erschweren, und es kann zu einer schweren Hyperkapnie und Hypoxämie kommen, besonders wenn vorher Medikamente gegeben werden, die eine Atemdepression bewirken. Es sind dann auch Herzrhythmusstörungen zu erwarten, die schnell eine akute Bedrohung darstellen. Da man bei einer Bronchoskopie immer mit einer Hypoxämie rechnen muß, ist bei gefährdeten Patienten unbedingt während der Untersuchung Sauerstoff zu geben und für eine EKG-Überwachung zu sorgen.

Während Verletzungen der Atemwege mit dem fiberoptischen Instrument extrem selten sind, muß mit dem starren Instrument besonders vorsichtig hantiert werden. Man darf nie das Rohr mit Druck vorschieben, ohne daß man sich genau über die Position der Spitze des Rohrs vergewissert hat. Es kann schnell zu einer Perforation der dünnen Hinterwand einschl. einer Verletzung des Ösophagus kommen. Diese Gefahr ist auch groß, wenn z. B. die Narkose nicht tief genug ist, und der Patient versucht, den Kopf zu heben: die Spitze des Bronchoskops bohrt sich dann in die Hinterwand der Trachea.

Nachsorge

Eine fiberoptische Untersuchung eines ansonsten nicht besonders gefährdeten Patienten bedarf keiner besonderen Nachsorge, wenn außer dem Atropin keine Prämedikation gegeben wurde. Lediglich wenn Komplikationen bei der Untersuchung aufgetreten sind, wird eine Beobachtung von einigen Stunden bzw. sogar eine stationäre Aufnahme notwendig. Jeder Patient muß sehr eindringlich darauf hingewiesen werden, daß 2 Stunden nach der Untersuchung wegen der Aspirationsgefahr weder flüssige noch feste Nahrung aufgenommen werden darf.

Leistungsfähigkeit des Verfahrens und Befunde

Gewinnung von Material zur histologischen und zytologischen Untersuchung

Die Erfolgsquoten der bronchologischen Untersuchung hängen entscheidend von der Lokalisation der endobronchialen Veränderung ab. Tumoren im einsehbaren Teil des Bronchialsystems lassen sich durch Zytologie aus Sekret und Bürste sowie durch Biopsie in mehr als 90% sichern und typisieren (POPOVICH u. Mitarb. 1982). Bei stark nekrotischen Tumoren ist die Sicherung der Diagnose erschwert, da man sowohl in der Histologie als auch in der Zytologie nur Nekrosen sieht, die eine ätiologische Einordnung nicht zulassen. Eine gute Zytologie ist allerdings nach vielseitigen, vorwiegend amerikanischen Mitteilungen einer Histologie gleichzusetzen.

Eine weitere Schwierigkeit stellen submuköse Tumoren dar, bei denen die bedeckende Schleimhaut noch intakt ist; z. B. wachsen Metastasen häufig zunächst submukös und entgehen deswegen der zytologischen Untersuchung und oberflächlichen Biopsie (ALBERTINI u. EKBERG 1980). Die endoskopisch sichtbare vorgewölbte Masse ist oft von normalem Flimmerepithel bedeckt; das Tumorgewebe schiebt sich darunter. Hier bietet die größere Zange des starren Instruments gegenüber dem fiberoptischen Instrument Vorteile, da eine tiefere Biopsie entnommen werden kann. Eventuell kann dies auch durch perbronchiale Punktion mit der flexiblen Nadel erreicht werden, wobei man sich allerdings mit einer Zytologie begnügen muß.

Von den mehr peripher gelegenen Tumoren lassen sich durch Absaugen von Sekret, Einführen einer Bürste unter Durchleuchtungskontrolle bis an den Herd sowie durch transbronchiale Biopsien etwa 75% der endoskopisch nicht sichtbaren malignen primären Bronchustumoren sichern (POPOVICH u. Mitarb. 1982). Metastasen gehen meistens nicht von der Bronchialschleimhaut aus und liegen häufig submukös (ALBERTINI u. EKBERG 1980), so daß die Endoskopie bei diesen Tumoren oft versagt, insbesondere wenn sie peripher gelegen sind. Benigne periphere Tumoren lassen sich meistens ebenfalls nicht endoskopisch abklären. Es muß allerdings betont werden, daß ein negativer Befund einen malignen Tumor keineswegs ausschließt (WILSON u. Mitarb. 1978); man darf sich also nie mit einem solchen negativen Befund zufriedengeben; ein tumorverdächtiger Herd muß mit allen Mitteln einschließlich der Thorakotomie abgeklärt werden, soweit dies der Zustand des Patienten erlaubt. Hinsichtlich der transthorakalen Biopsie s. S. 130ff.

Bei der Diagnostik von Lymphknotenvergrößerungen ist die Bronchoskopie weniger erfolgreich als bei den endobronchial wachsenden Tumoren. Die fiberoptische Punktionsnadel erlaubt nur eine Zytologie und kann deswegen nur bei eindeutig pathologischen Zellen, wie z.B. bei Karzinommetastasen, diagnostisch sein. Maligne Lymphome lassen sich auf diese Weise meistens nicht sichern; hier ist das starre Instrument wegen der größeren Nadel dem flexiblen überlegen (PAULI u. Mitarb. 1984). Auch kann eine Sarkoidose zytologisch nicht diagnostiziert werden (zur transbronchialen Biopsie s. u.); man muß sich davor hüten, einige Riesenzellen, auch wenn sie vom Langhans-Typ sind, als ausreichenden Beweis für eine Sarkoidose oder eine Tuberkulose anzusehen. Gerade in den Lymphknoten gibt es epitheloidzellige Granulome, wenn diese im Abflußgebiet eines malignen Tumors liegen.

Mit der transbronchialen Lungenbiopsie läßt sich bei diffusen Lungenerkrankungen eine definitive Diagnose nur in etwa der Hälfte der Fälle stellen. Berücksichtigt werden muß dabei, daß z. B. eine „herdförmige Fibrose" nicht als endgültige Diagnose gelten sollte (NISHIO u. LYNCH 1980). Die Gewebsstückchen bei der transbronchialen Biopsie sind zu klein, als daß sie repräsentativ für die ganze Lunge wären, wenn histologisch nicht ein ätiologisch eindeutiger Befund erhoben werden kann. Dies gilt auch dann, wenn mehrere Segmente biopsiert werden. In diesen Fällen sollte nach Möglichkeit eine offene Lungenbiopsie erfolgen.

Die Literaturangaben über Erfolgsquoten schwanken erheblich; rechnet man die unspezifischen interstitiellen Fibrosen jedoch zu den ungeklärten Diagnosen, so ergibt sich bei einer Zusammenfassung von 2800 transbronchialen Biopsien eine mittlere Diagnosesicherung von 47% derjenigen Fälle, bei denen ausreichendes Gewebe gewonnen wurde (DIERKESMANN u. HUZLY 1983). Ausreichendes Gewebe ergab sich bei diesen 2800 Biopsien in etwa 85%, so daß insgesamt bei etwa 40% eine Diagnosesicherung möglich war. Die Anzahl der Biopsien pro Untersuchung beeinflußt die Häufigkeit von Alveolen im Bioptat: Es sollten jeweils mindestens 4 Bioptate entnommen werden; die 4. Biopsie hat noch einen eindeutigen zusätzlichen diagnostischen Wert (GILMAN u. WANG 1980). ROETHE u. Mitarb. berichteten über eine prospektive Studie (1980), in der auch bei einer Sarkoidose Röntgen-Stadium I, also ohne röntgenologisch sichtbare Beteiligung des Lungenparenchyms, immer die Diagnose gestellt werden konnte, wobei sie allerdings je 5 Biopsien aus dem rechten Ober- und Unterlappen entnahmen. In 4 Fällen von insgesamt 10 war nur eine von den 10 Bioptaten von diagnostischem Wert. Bei einer Sarkoidose Röntgen-Stadium II reichen jedoch 4 Bioptate; die diagnostische Ausbeute ist bei solchen Sarkoidosen mit über 90% (GILMAN u. WANG 1980) besonders gut im Gegensatz zu diffusen Fibrosen, bei denen das Gewebe bereits stark narbig umgewandelt ist. Recht günstig sind die Ergebnisse auch bei mehr diffusen malignen Erkrankungen wie z. B. der Adenomatose oder der Lymphangiosis carcinomatosa.

Gewinnung von Material zur mikrobiologischen Untersuchung

Die diagnostische Wertigkeit der *fiberoptischen Erregergewinnung* ist noch nicht eindeutig entschieden. Das Problem liegt einmal darin, daß das Endoskop bei der Intubation mit der oropharyngealen Flora kontaminiert wird. In einer neueren Studie, in der endoskopisch Material mit der Bürste entnommen wurde, fanden sich nur 68% der in der Blutkultur oder der transkutanen Aspiration isolierten Keime (DAVIDSON u. Mitarb. 1976). Nahezu die Hälfte aller endoskopisch gewonnenen Keime hatten jedoch keine ätiologische Beziehung zu der Pneumonie. Ob die Ergebnisse bei neueren endoskopischen Methoden, bei denen die Bürste oder der Katheter steril verpackt durch den Arbeitskanal des Endoskops eingeführt wird, und die sterile Hülle erst peripher endobronchial durchstoßen wird, viel besser sind, kann zur Zeit nicht endgültig entschieden werden; eine kürzlich veröffentlichte Studie (HALPERIN u. Mitarb. 1982) zeigt, daß auch mit dieser Methode häufig Keime isoliert werden, die für die Entstehung der Pneumonie ätiologisch unbedeutend sind. OGIHARA (1984) hat einen neuen Bürstenkatheter angegeben: Auf gleichem Träger befindet sich eine weiche Schwammbürste für die Bakteriologie und eine steife Nylonbürste für die Zytologie.

Transtracheale Aspiration

R. DIERKESMANN und A. HUZLY

Die transtracheale Aspiration ermöglicht die Gewinnung von Bronchialsekret unter Umgehung der oropharyngealen Flora (Abb. 2.4). Sie kommt vor allem bei schwerkranken Patienten mit Pneumonien zur Anwendung, bei denen eine ätiologische Erregerdifferenzierung erzwungen werden soll. Bei dieser Untersuchungsmethode wird das Lig. Cricothyreoideum perkutan nach vorheriger Lokalanästhesie mit einer etwas größeren Hohlnadel durchstochen; durch diese Hohlnadel wird dann ein dünner Katheter eingeführt, wobei darauf zu achten ist, daß die Öffnung der Na-

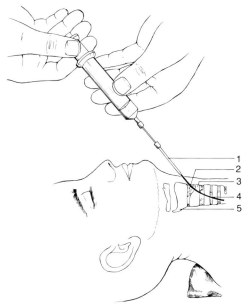

Abb. 2.4 Transtracheale Aspiration

del kaudalwärts zeigt und somit der Katheter in kaudaler Richtung vorgeschoben wird. Es kann ein handelsüblicher Venenkatheter benutzt werden.
Der Katheter wird etwa 10-15 cm tief eingeführt; es ist darauf zu achten, daß dieser Katheter auf keinen Fall ohne die Nadel zurückgezogen wird, da er sonst durch die Nadelspitze abgeschnitten werden kann und dann endoskopisch aus dem Bronchialsystem wieder entfernt werden muß. Am besten zieht man die Nadel gleich zurück, nach dem der Katheter weit genug eingeführt ist. Man instilliert dann 2 ml einer sterilen Kochsalzlösung und aspiriert anschließend kräftig. Der Katheter kann dann wieder entfernt werden und sollte noch mit etwas steriler Kochsalzlösung durchgespült werden.
Die Schwierigkeit aller Methoden zur endobronchialen Keimgewinnung besteht darin, daß der Tracheobronchialbaum auch physiologischerweise nicht steril ist und somit wahrscheinlich nie zu verhindern ist, daß irrelevante Keime auf endoskopischem Wege miterfaßt werden. Allerdings waren die Ergebnisse der transtrachealen Aspiration, bei der eine oropharyngeale Kontamination nicht auftritt, deutlich besser als die endoskopischen Verfahren, so daß mit einer verfeinerten endoskopischen und mikrobiologischen Technik eventuell auch noch bessere Ergebnisse zu erzielen sind (WINTERBAUER u. Mitarb. 1983). Andererseits ist nicht zu erwarten, daß die Sensibilität dadurch wesentlich besser wird, daß eine Kontamination mit Keimen aus den oberen Atemwegen verhindert wird.
Bei gefährdeten Patienten sollte immer versucht werden, die Erreger durch transkutane Aspiration (s. unten), durch Blutkultur und gegebenenfalls durch Pleurapunktion zu gewinnen: Diese drei Methoden stellen die Referenzmethoden zur Keimgewinnung dar und sind mit nur geringen Komplikationen verbunden.
Bei Tuberkulosen hat sich die bronchoskopische Absaugung dagegen bewährt; hierbei spielt die oropharyngeale Flora keine Rolle, da hier physiologischerweise keine Tuberkelbakterien gefunden werden. Die kulturellen Wachstumsraten bei endoskopischer Sekretabsaugung sind allerdings gegenüber den Sputumbefunden etwas schlechter, was möglicherweise auf die wachstumshemmende Wirkung der Lokalanästhesie zurückzuführen ist; die transbronchiale Biopsie war bei Tuberkulosen etwas erfolgreicher als die kulturelle Untersuchung.
Da Sputumuntersuchungen nach einer Bronchoskopie sowohl zytologisch als auch hinsichtlich des Tuberkulosenachweises relativ häufig erfolgreich sind, sollte bei unklaren Befunden am Tag danach auf jeden Fall auch Sputum untersucht werden.

Transkutane Lungen- und Pleurabiopsie

R. DIERKESMANN

Über die ersten perkutanen transthorakalen Nadelbiopsien wurde bereits Ende des vorigen Jahrhunderts berichtet (LEYDEN 1983). Es hat sich damals um die Punktion bei einer Pneumonie gehandelt, wobei die Röntgenuntersuchung noch nicht bekannt war, und man sich hinsichtlich der Lokalisation des pathologischen Befundes auf die Auskultation und die Perkussion beschränken mußte. Anfang dieses Jahrhunderts wurden dann auch Lungentumoren punktiert; allerdings waren Bronchialkarzinome damals eine Seltenheit. Bei diesen Punktionen sind relativ häufig zum Teil schwere Komplikationen aufgetreten; zusätzlich wurde die Befürchtung der Tumorverschleppung geäußert, so daß die Methode der transthorakalen Lungenbiopsie zunächst keine allgemeine Anerkennung fand.

Indikationen

Indikation zur Pleurabiopsie und Prinzip des Verfahrens

Eine Pleurabiopsie ist bei allen unklaren Peuritiden indiziert; es handelt sich um einen einfachen und bei Anwendung einer korrekten Technik um einen nahezu komplikationslosen Eingriff. Die Pleurastanze sollte deswegen neben der zytologischen, biochemischen und bakteriologischen Untersuchung des Pleurapunktates zur Routinediagnostik gehören, wenn eine Tuberkulose, ein maligner Tumor oder eine Autoimmunerkrankung vermutet werden kann. Bei einem Empyem ist dagegen eine Pleurabiopsie nicht erforderlich, da es sich vorwiegend um ein bakteriologisches Problem handelt, das durch Untersuchungen des Pleurapunktates ausreichend abzuklären ist.

Indikation zur transkutanen Lungenbiopsie und Prinzip des Verfahrens

Mit der transkutanen Lungenbiopsie erfaßt man vorwiegend Veränderungen, die in der Außenzone der Lunge liegen; nur in Ausnahmefällen ist es indiziert, auch mehr zentral gelegene Herde zu punktieren, wobei wegen des erhöhten Risikos besondere Anforderungen an die Untersuchungstechnik und die zu verwendende Biopsienadel gestellt werden müssen. Prinzipiell unterscheidet man eine Punktionsaspiration (Zytologie, Bakteriologie) und eine Punktionsbiopsie (Hohlnadel, Spreiznadel für Histologie)

Bei peripheren intrapulmonalen *Rundherden* ist eine transthorakale Nadelbiopsie nur dann sinnvoll, wenn Inoperabilität besteht bzw. wenn eine Erkrankung vermutet wird, die man nicht operativ behandeln würde. In den meisten Fällen wird man bei Verdacht auf ein Bronchialkarzinom die Diagnose durch eine solche transthorakale Lungenbiopsie zwar stellen können; wenn sich jedoch dann als therapeutische Konsequenz die operative Resektion dieses Herdes ergibt, wäre es besser, wenn man gleich operiert hätte, ohne durch eine solche vorherige Biopsie zusätzliche Komplikationen zu riskieren und eine zeitliche Verzögerung des möglicherweise kurativen Eingriffs zu verursachen. Auch wenn man bei einem solchen Rundherd in dem Punktionsmaterial nur eine unspezifische Entzündung findet, besteht weiterhin die Indikation zur operativen Behandlung, weil man nicht ausschließen kann, daß das Punktionsmaterial lediglich aus der Umgebungsreaktion eines eventuell doch malignen Tumors stammt. Insofern ist also die Indikation zur operativen Behandlung in den meisten Fällen unabhängig davon gegeben, ob in dem Punktionsmaterial zytologisch bzw. histologisch die Diagnose eines malignen Tumors gestellt werden kann oder nicht. Selbst wenn sich aus dem Bioptat eine andere Diagnose, wie z. B. eine Tuberkulose, ergibt, ist nicht mit ausreichender Sicherheit ausgeschlossen, daß sich neben dem erfaßten Areal z. B. ein Narbenkarzinom befindet. Gutartige Tumoren lassen sich zytologisch meistens nicht diagnostizieren; Material zur histologischen Untersuchung ist bei diesen benignen Tumoren schwierig zu erhalten, da diese meistens von sehr fester Konsistenz sind und deswegen von der Biopsienadel häufig nicht erfaßt werden können. Bei einer Nutzen-Risiko-Abwägung kommt man in den meisten Fällen zu dem Ergebnis, daß sich der Eingriff mit einer transthorakalen Punktions- bzw. Biopsienadel nicht lohnt, wenn es sich um periphere operable, tumorverdächtige Befunde handelt.

Bei inoperablen Patienten (z. B. Fernmetastasen) ist es jedoch von großer Bedeutung, den Tumor histologisch zu typisieren, um dann eine gezielte Chemo- oder Strahlentherapie durchführen zu können. Wenn bei diesen Patienten die zytologische Sputumuntersuchung sowie eine bronchologische Untersuchung keine endgültige Klärung erbringen konnte, sollte eine transthorakale Lungenbiopsie vorgenommen werden.

Bei *diffusen interstitiellen Lungenerkrankungen* ist eine Diagnostik mit Hilfe der Zytologie nur in Ausnahmefällen, z. B. bei einer diffusen Karzinose, möglich. Deswegen ist eine Feinnadelbiopsie bei interstitiellen Lungenerkrankungen nicht indiziert, zumal eine diffuse Karzinose durch eine bronchologische Untersuchung in den meisten Fällen zu sichern ist. Die Benutzung größerer Biopsienadeln, mit denen ausreichend Lungengewebe zur histologischen Untersuchung gewonnen werden kann, ist bei diffusen interstitiellen Lungenerkrankungen mit einem deutlich erhöhten Risiko verbunden, da das Lungengewebe relativ starr und somit die Gefahr einer Luftembolie größer ist; auch ist die Gefahr eines Pneumothorax infolge des erhöhten elastischen Retraktionsdrucks der Lunge größer, wobei es recht schwierig sein kann, den anpunktierten Lungenlappen nachher wieder zur Ausdehnung zu bringen. Bei diffusen beidseitigen pulmonalen Prozessen sind auch die respiratorischen Reserven meistens erheblich vermindert, so daß eine Blutung oder ein Pneumothorax eher zu einer tödlichen Komplikation führen können.

Andererseits ist eine transkutane Nadelbiopsie bzw. -punktion indiziert bei schweren *Pneumonien,* wenn der Erreger auf andere Weise (insbesondere Blutkultur) nicht gefunden werden kann. Bei Pneumonien gilt der Grundsatz: Je gefährdeter der Patient, desto aggressiver muß die Diagnostik sein. So kann z. B. bei immunsupprimierten Patienten, bei denen Pneumonien häufig einen atypischen Verlauf nehmen, ein solcher Eingriff angezeigt sein, wenn man sich nicht sogar gleich zur Thorakotomie entschließt. Bei lobären Pneumonien ist die Punktion mit einer dünnen Aspirationsnadel ungefährlich, da keine großen Läsionen gesetzt werden und die Gefahr eines Pneumothorax nicht besteht, wenn das punktierte Lungengewebe durch entzündliches Exsudat ausgefüllt ist. Bei gefährdeten Patienten mit Pneumonien ist deswegen die Indikation zur Feinnadel-Aspiration großzügig zu stellen.

Kontraindikationen

Gegen eine transkutane Pleurabiopsie gibt es eigentlich keine Kontraindikation. Eine Blutgerinnungsstörung sollte bei allen transkutanen Biopsietechniken vorher ausgeschlossen sein.

Als Kontraindikation für die transkutane Lungenbiopsie wird eine pulmonale Hypertonie angesehen. Falls der Verdacht besteht, daß das zu biopsierende intrapulmonale Gebilde ein Gefäß sei, ist die transthorakale Biopsie ebenfalls kontraindiziert.

Notwendige Geräte

Die Silverman-Hausser-Nadel (s. Abb. 2.5) sowie die Travenol-Nadel eignen sich zur Lungenbiopsie, wobei man mit beiden Nadeln Gewebszylinder mit einem Durchmesser von 1 mm und 10 mm Länge erhält.

Die Silverman-Hausser-Nadel hat den großen Vorteil, daß man die Hülse mit dem Trokar bis an den Herd heranschieben und dann durch die Hülse auch mehrere Bioptate entnehmen kann. Der Gewebszylinder wird über die Spreiznadel, in der sich das Gewebe befindet, herausgeschnitten, in dem die Hülse, die an ihrem distalen Ende scharf ist, mit drehender Bewegung über die Spreiznadel hinweggeschoben wird; das Lungengewebe klemmt sich dabei in die Spreiznadel ein.

Die Travenol-Nadel hat den großen Nachteil, daß man die Nadel zusammen mit der äußeren Hülse aus dem Thorax entfernen muß, um das biopsierte Gewebsstück zu entnehmen. In Japan ist eine etwas ähnliche Nadel entwickelt worden, die ebenfalls einen Außendurchmesser von etwa 2,5 mm hat; im Unterschied zur Travenol-Nadel wird das Gewebe in eine Öffnung der äußeren Hülse eingesaugt und dann innerhalb der Hülse mit einer entsprechenden Hohlnadel herausgeschnitten (CHO 1982); es ist also wie bei der Vim-Silverman-Nadel möglich, die äußere Hülse im Thorax zu belassen und z. B. bei makroskopisch bereits erkennbar ungenügendem Material nochmals eine Biopsie zu versuchen, ohne die Thoraxwand und die Pleura erneut durchstechen zu müssen. Je häufiger die Pleura visceralis durchstochen wird, desto eher ist auch mit einem Pneumothorax zu rechnen (NORDENSTRÖM u. SINNER 1978).

Es sind zahlreiche Methoden beschrieben worden, mit denen man durch Aspiration Material transthorakal aus der Lunge entnehmen kann, um es zytologisch zu untersuchen. Gemeinsam ist diesen Biopsie-Nadeln ein sehr geringer Außendurchmesser und damit auch eine geringere Verletzungsgefahr. Ein Nachteil der sehr dünnen Nadel ist die schlechte Steuerbarkeit im Gewebe; man muß sehr darauf achten, daß man von vornherein exakt in Richtung auf den Herd durch die Thoraxwand geht, was gelegentlich Schwierigkeiten bereiten kann. Die einfachste Methode ist eine Aspirationsbiopsie mit einer Nr. 16- bzw. Nr. 18-Nadel (TURNER u. SARGENT 1968), mit der man den fraglichen Herd unter Sog anpunktiert. Es gibt auch Nadeln, die durch eine äußere Hülse hindurchgeführt werden, wobei sich an der Spitze z. B. eine Bürste oder andere Vorrichtungen befinden, an denen die Zellen hängen bleiben, und diese dann auf einen Objektträger ausgestrichen werden können. Es ist kürzlich über eine große Anzahl solcher Biopsien berichtet worden, wobei die Biopsienadel nach Nordenström benutzt wurde (DUBAY u. Mitarb. 1983); es wurden dabei nicht nur Rundherde sondern auch andere infiltrative Lungenveränderungen biopsiert; in etwa 45% fanden sich Zellen eines malignen Tumors; das zytologische Ergebnis bei nicht malignen Veränderungen muß mit größtem Vorbehalt betrachtet werden; bei einer auch nur entfernt tumorverdächtigen Verschattung darf man sich auf keinen Fall auf irgendwelche entzündlichen oder sonst unspezifischen Befunde verlassen.

Der Vorteil der Biopsienadeln, die durch eine Hülse eingeführt werden, ist, daß man mehrmals mit der eigentlichen Biopsie-Nadel eingehen kann und somit auch verschiedene Areale der verdächtigen Verschattung erreicht, ohne jedesmal die Thoraxwand erneut durchstechen zu müssen. Mit diesen zytologischen Methoden sind die Erfolgsquoten bei malignen Tumoren bis 90% beschrieben worden (HAYATA u. Mitarb. 1973, POE u. TOPLEIN 1980); die Ergebnisse liegen damit ähnlich wie bei den Biopsiemethoden mit größeren Gewebsstücken, jedoch mit geringerem Risiko. Der Vorteil ist die geringere Komplikationsrate; der Nachteil die schlechtere Handhabung und Steuerbarkeit. Weiterhin benötigt man einen sehr guten Zytologen. Auch ist wahrscheinlich die falsch-positive Diagnose eines malignen Tumors (CHO 1982) größer.

Notwendiges Personal

Die Punktion muß von einem Arzt durchgeführt werden. Eine assistierende Schwester ist zudem erforderlich. Falls die Untersuchung unter Röntgensicht erfolgt, ist auch das entsprechende röntgenologische technische Hilfspersonal nötig.

Vorbereitung des Patienten

Es empfiehlt sich generell, insbesondere aber ängstliche Patienten durch eine leichte Sedierung (z. B. Diazepam [Valium]) vor der Untersuchung ruhigzustellen.

Technik der transkutanen Biopsie

Pleurabiopsie

Die Pleurabiopsie wird am sitzenden Patienten durchgeführt. Nach vorheriger Lokalanästhesie, bei der auch ein größeres Depot unmittelbar vor Durchtritt in den Pleuraraum gesetzt werden sollte, wird zunächst etwas Pleuraflüssigkeit aspiriert und die Tiefe der Pleurahöhle sondiert. Eine Pleurabiopsie mit der Ramel-Nadel (Abb. 2.5) ist nur möglich, wenn entweder ein Erguß oder ein Pneumothorax vorliegt. Bei einem abgekapselten Erguß kann eine solche Biopsie erfolgreich unter sonographischer Kontrolle durchgeführt werden (AFSCHRIFT u. Mitarb. 1982). Es wird die Hülse der Biopsienadel mit dem Trokar so weit eingeführt, bis die Spitze im Pleuraraum liegt. Es ist darauf zu achten, daß diese Nadel un-

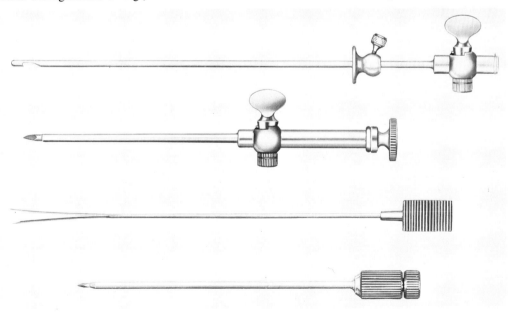

Abb. 2.5 Pleurabiopsie-Nadel nach Ramel (oben) und die Lungenbiopsie-Nadel nach Silverman-Hausser (unten). Die eigentliche Biopsie-Nadel ist jeweils oberhalb des zugehörigen, in die Hülse eingeführten Trokars dargestellt (*K. Storz*, Tuttlingen)

mittelbar an dem oberen Rand einer Rippe eingeführt wird. Der Trokar wird daraufhin durch die eigentliche Biopsienadel ersetzt, wobei man sich vor der Biopsie durch Aspiration nochmals davon überzeugt, daß sich die Nadelspitze frei im Pleuraraum befindet. Die Nadel wird dann mit leichtem kaudalwärts gerichtetem Druck soweit herausgezogen, bis man einen deutlichen Widerstand verspürt; es ist dabei darauf zu achten, daß die Öffnung der Nadel ebenfalls nach kaudal zeigt, so daß sich die parietale Pleura in diese Öffnung hineinschieben kann. Die Hülse wird dann mit drehender Bewegung über die Biopsienadel geschoben und dadurch dasjenige Stückchen Pleura abgeschnitten, das sich in der Öffnung der Biopsienadel befindet. Die Biopsienadel kann dann aus der Hülse herausgezogen und das biopsierte Pleurastück entfernt werden.

Lungenbiopsie

Zur transkutanen Lungenbiopsie liegt der Patient auf dem Röntgentisch. Während bei größeren pneumonischen Veränderungen und Kenntnis des Röntgenbildes die Einstichstelle durch eine klinische Untersuchung (Dämpfung!) festgelegt werden kann, muß die Biopsie eines Rundherdes unter Durchleuchtungskontrolle erfolgen. Hierbei ist es wichtig, daß man mindestens in 2 Ebenen durchleuchten kann, um sicher zu stellen, daß man den tumorverdächtigen Herd mit der Biopsienadel erreicht hat. Es soll bei dieser Untersuchung auf jeden Fall die Röhre um den Patienten gedreht werden, wobei ein C-Bogen oder zum Beispiel ein Orbiskop (Siemens) benutzt werden sollte. Bei starrer Röntgenröhre müßte man den Patienten bewegen, was mit einem größeren Risiko verbunden ist, zumal die Nadel ja bereits in die Lunge eingeführt ist und hier zu größeren Zerreißungen des Lungengewebes Anlaß geben kann, wenn eine starre Biopsienadel benutzt wird. Bei den sehr dünnen Nadeln ist die Gefahr allerdings geringer, da diese sich den Bewegungen etwas anpassen können.

Bei thoraxwandständigen Veränderungen kann eine solche Lungenbiopsie auch unter sonographischer Kontrolle erfolgen (AFSCHRIFT u. Mitarb. 1982). Durch Wackeln an der in den Thorax eingeführten Biopsienadel kann man überprüfen, ob sich die Nadel in dem fraglichen Herd befindet; die Bewegungen der Nadelspitze müssen sich unmittelbar auf den Herd übertragen. Mit dem Einführen der Nadel ist es auch möglich, zu überprüfen, ob es sich um ein sehr festes Material handelt oder eventuell um z. B. weiches nekrotisches Gewebe.

Bei den Biopsienadeln gibt es 2 grundsätzlich unterschiedliche Typen: Es gibt Nadeln, mit denen man ein ausreichendes Gewebsstück zur histologischen Untersuchung bekommt; mit anderen Nadeln kann man nur Material zur zytologischen Untersuchung gewinnen. Die Biopsietechnik ist bei beiden Nadeltypen ähnlich.

Pleurabiopsie

Die Pleurabiopsie ist ansonsten nahezu komplikationslos. Es muß allerdings sicher gestellt sein, daß die Interkostalarterie nicht verletzt wird; dies erreicht man dadurch, daß man mit der Biopsienadel unmittelbar am Oberrand einer Rippe eingeht und die eigentliche Biopsie immer in kaudaler Richtung vorgenommen wird. Voraussetzung für eine solche Biopsie ist ein freier Pleuraraum (Erguß oder Pneumothorax).

Eine Verletzung der Lunge kann bei regelrechter Technik nicht vorkommen; die Biopsienadel ist stumpf und die viszerale Pleura kann sich nicht in die Biopsieöffnung schieben, wenn die beiden Pleurablätter nicht verklebt sind. Bei malignen Erkrankungen kann eine metastatische Absiedlung von Tumorgewebe in dem Stichkanal nicht ausgeschlossen werden (WOLINSKY u. LISCHNER 1969); in der Regel spielt dies allerdings keine große Rolle, zumal eine kurative Behandlung einer diffusen Pleurakarzinose nicht möglich ist und eine solche Impfmetastase somit das Schicksal des Patienten kaum beeinflußt.

Transkutane Lungenbiopsie

Bei einer Biopsie von Lungengewebe muß man damit rechnen, daß Blutgefäße verletzt werden; es kann dadurch einerseits zu schweren, in Ausnahmefällen auch tödlichen Blutungen kommen (LODDENKEMPER 1973); andererseits besteht die Gefahr, daß Luft in das Gefäßsystem eintritt und es zu einer schweren Luftembolie kommt. Obwohl diese Gefahren bei der Feinnadelaspiration wesentlich geringer sind, gibt es auch bei dieser Methode tödliche Luftembolien (WESTCOTT 1973).

Bei einer Lungenbiopsie muß man deswegen notfalls bronchoskopisch tamponieren können. Wegen der Gefahr einer Luftembolie muß der Patient für 24 Stunden streng liegen, wobei es besonders darauf ankommt, daß der Kopf nicht hochgelagert wird. Die Gefahr solcher Komplikationen ist um so größer, je zentraler die Biopsie im Lungengewebe liegt und je größer die Chance ist, größere Gefäße zu verletzen. Auch ist die Blutungsgefahr bei einer pulmonalen Hypertonie erhöht. Höchst gefährlich wäre es natürlich, ein Aneurysma zu biopsieren; ein solches muß also vorher ausgeschlossen sein. Es muß auch verhindert werden, daß eine Echinokokkuszyste angestochen wird, obwohl es manchmal schwierig ist, den Verdacht auf einen Echinokokkus vorher auszuschließen. Auch diese Tatsache spricht dafür, daß Rundherde bei operablen Patienten ohne vorherige bioptische Abklärung operativ reseziert werden sollten.

Mögliche Komplikationen

Hinsichtlich der Pneumothoraxrate sind alle transthorakalen Lungenbiopsiemethoden ähnlich; in einzelnen Arbeiten wird ein Pneumothorax in über 30% (POE u. TOPLIN 1980) angegeben. Andere Autoren haben dagegen eine Pneumothoraxrate von unter 10% (CHO 1982). Es handelt sich hierbei allerdings um Zahlen bei malignen Tumoren; bei der Punktion, z.B. einer Lobärpneumonie oder einer wandständigen Infiltration mit pleuraler Beteiligung, besteht kaum die Gefahr eines Pneumothorax. Sehr wahrscheinlich spielt die Selektion der Patienten, die biopsiert werden, eine große Rolle; bei älteren Patienten sowie bei Patienten mit emphysematösen Lungenveränderungen muß man häufiger mit einem Pneumothorax rechnen. Je tiefer mit der Nadel eingegangen wird, desto größer sind die Komplikationen (POE u. Mitarb. 1984).

Ebenfalls gemeinsam ist den transthorakalen Biopsiemethoden die Gefahr einer Impfmetastasierung im Einstichkanal in der Thoraxwand; dies ist zwar anscheinend ein seltenes Ereignis. Es liegen jedoch mehrere Berichte aus der Literatur vor (CHO 1982). Diese Tatsache unterstreicht nochmals die Fragwürdigkeit einer transthorakalen Lungenbiopsie bei solitären operablen Rundherden. Bei inoperablen Patienten spielt dagegen eine solche Impfmetastase wahrscheinlich keine Rolle.

Wegen der erhöhten Blutungsgefahr muß vor der Biopsie eine Gerinnungsstörung ausgeschlossen sein; in Abhängigkeit von der Fragestellung kann es jedoch durchaus möglich sein, daß man auch bei vermehrter Blutungsneigung mit einer dünnen Nadel einen Biopsieversuch unternimmt, wenn von dem Ergebnis dieser Untersuchung entscheidende therapeutische Maßnahmen abhängen. HARRISON u. Mitarb. (1984) haben aus der Literatur mehrere Todesfälle infolge von Aspiration bei Lungenpunktion zusammengestellt; immer handelte es sich um diffuse Erkrankungen der Lunge.

Nachsorge

Falls die Biopsie ohne klinisch manifeste Komplikationen verläuft, ist am Tag danach eine Thorax-Übersichtsaufnahme anzufertigen mit der Frage, ob ein Pneumothorax entstanden ist. Aus diesem Grund soll die Aufnahme zweckmäßigerweise in In- und Exspiration erfolgen.

Leistungsfähigkeit des Verfahrens

Pleurabiopsie

Mit der blinden transthorakalen Nadelbiopsie lassen sich etwas mehr als 50% der Pleuritiden ätiologisch sichern. Zusammen mit der Zytologie liegt die diagnostische Rate etwa bei 80% (WINKELMANN u. PFITZER 1980); etwa 70% der malignen Pleuritiden wurden zytologisch gesichert, wobei allerdings zu berücksichtigen ist, daß die Zytologie insbesondere des bereits länger bestehenden Pleuraergusses außerordentlich schwierig ist. Am besten ist die histologische Ausbeute bei der tuberkulösen Pleuritis mit etwa 60%, wohingegen sich die Diagnose einer malignen Erkrankung durch die Pleurabiopsie nur in etwa 50% klären läßt (VON HOFF u. LIVOLSI 1975). Allerdings läßt sich die diagnostische Trefferquote noch erhöhen, wenn man nach der ersten negativen Biopsie noch eine zweite durchführt (SCERBO u. Mitarb. 1971). LODDENKEMPER (1973) konnte einschließlich der Thorakoskopie in über 90% aller Pleuritiden die Diagnose sichern.

Transkutane Lungenbiopsie

Peripher gelegene Tumoren lassen sich mit einer transthorakalen Nadelbiopsie in etwa 85% sichern, wohingegen mehr zentral gelegene Tumoren sehr viel weniger geeignet sind für eine transkutane Biopsie (HAYATA u. Mitarb. 1973). Schwierigkeiten bestehen natürlich bei benignen Tumoren, da diese sich zytologisch meistens nicht eindeutig genug abklären lassen und andererseits auch bioptisch mit einer transkutanen Nadel nur schwer zu fassen sind, da sie meistens sehr hart sind.

Bei den malignen Tumoren sind die zytologischen Ergebnisse einer Aspirationsbiopsie ähnlich gut wie die histologischen Ergebnisse einer Biopsie, z. B. mit der Vim-Silverman-Nadel; allerdings ist eine differenzierte Typisierung bei der histologischen Untersuchung einfacher.

Bei den transkutanen Aspirationsbiopsien muß man bei etwa 20% der malignen Tumoren mit falsch-negativen Ergebnissen rechnen; umgekehrt sind bis zu 6% falsch-positive maligne Befunde erhoben worden (POE u. TOPLIN 1980).

In diesem Zusammenhang sei nochmals betont, daß ein maligner Tumor keineswegs ausgeschlossen ist, wenn sich in dem Biopsiematerial keine Tumorzellen identifizieren lassen; es ist durchaus möglich, daß man lediglich Material aus der Umgebungsentzündung um einen Tumor biopsiert hat.

Broncho-alveoläre Lavage

R. RUBIN

Bis vor wenigen Jahren wurden Lungengerüsterkrankungen vergleichsweise selten diagnostiziert. Verfeinerte radiologische und lungenfunktionsanalytische Verfahren haben in neuerer Zeit dazu beigetragen, daß diese Erkrankungen häufiger erkannt werden. Hinsichtlich ihres morphologischen Erscheinungsbildes sind die interstitiellen Lungenerkrankungen vielfältig. So können auch verschiedene histologische Muster, selbst in den akuten Krankheitsphasen, nebeneinander in ein und derselben Lunge auftreten. Allen Formen ist jedoch die uniforme Fibrose im Endstadium eigen. Charakteristisch ist außerdem eine entzündliche Reaktion im Bereich des alveolären Interstitiums, deren zelluläre Beschaffenheit im Ausmaß und Zusammensetzung erheblich variiert.

Die entzündlichen Vorgänge im Bereich der Alveolen und des angrenzenden Interstitiums werden in dem Begriff „Alveolitis" subsumiert.

In zunehmendem Maße rückte die am Anfang der Pathogenese stehende entzündliche Reaktion im Gewebe – die Alveolitis – in den Mittelpunkt der Betrachtungen. Wesentlich hierbei war die Überlegung, daß die Alveolitis – im Gegensatz zur Fibrose – unter bestimmten Voraussetzungen reversibel und daher auch erheblich besser zu behandeln ist.

Aufgrund der multifokalen Veränderungen und der Dynamik der morphologischen Vorgänge bei den fibrosierenden Alveolitiden erwies sich eine einmalige bioptische Untersuchung als nicht ausreichend repräsentativ, um das Ausmaß der zellulären Reaktion der Alveolitis und somit das Stadium der Erkrankung hinreichend beschreiben zu können. Es ergab sich daher die Notwendigkeit, mehrfache Biopsien als Verlaufskontrollen durchzuführen. Da diese Techniken mit einer gewissen Komplikationsrate verbunden und nicht unbegrenzt wiederholbar sind, erwuchs das Bedürfnis, Untersuchungsverfahren zu entwickeln, die einerseits wenig invasiv sind, andererseits die Schwere der alveolärentzündlichen Veränderungen in der gesamten Lunge zu demonstrieren vermögen. Hierbei sollten die Vorgänge im alveolären Interstitium nicht nur qualitativ beschrieben, sondern auch unter möglichst objektivierbaren Kautelen quantitativ erfaßt werden.

Mit der Gewinnung der Alveolarzytologie mittels der bronchoalveolären Lavage fand sich ein Untersuchungsverfahren, das den vorangegangenen Überlegungen gerecht wurde und eine neue Dimension in der Beurteilung der fibrosierenden Alveolitiden einleitet.

Wesentlich bei der Entwicklung dieser Technik war die Erkenntnis, daß die auf der epithelialen Oberfläche befindlichen zellulären Bestandteile und Proteinkomponenten mit großer Exaktheit die im unteren Respirationstrakt sich abspielenden immunentzündlichen Vorgänge wiederzuspiegeln vermögen (GADEK u. Mitarb. 1979, HUNNINGHAKE u. Mitarb. 1979). Es ergab sich somit zum ersten Mal die Möglichkeit, die verschiedenen beteiligten Komponenten und deren Funktion unmittelbar und wiederholt zu untersuchen.

Indikationen

Die Indikationen zur broncho-alveolären Lavage ergeben sich bei Verdacht auf diffuse Lungengerüsterkrankungen. Hier sind in erster Linie die diversen fibrosierenden Alveolitiden bekannter und unbekannter Ätiologie anzuführen. Insbesondere erwies sich das Verfahren als sehr aufschlußreich bei der Untersuchung der Sarkoidose.

Kontraindikationen

Als einzige Kontraindikation zur Durchführung der broncho-alveolären Lavage ist eine respiratorische Insuffizienz anzusehen. Hier muß durch die Manipulation mit dem Bronchoskop und die Instillation der Lavageflüssigkeit mit einer Verschlechterung des pulmonalen Gasaustausches gerechnet werden.

Prinzip des Verfahrens

Die broncho-alveoläre Lavage ist eine endoskopische Untersuchung, bei der Vorbereitung und Ausführung sich zunächst an der Fiberglasbronchoskopie in Lokalanästhesie orientieren (s. dort).

Notwendige Geräte

Es werden die üblichen Fiberbronchoskope mit einer Kaltlichtquelle verwendet (s. Kap. Bronchoskopie). Darüber hinaus sind eine Absaugvorrichtung (z. B Distrubutor, Ameda AG, Zug, Schweiz) und Auffanggefäße für die aspirierte Lavageflüssigkeit (z. B. Eruplast, Fa. Rüsch, Rommelshausen, Deutschland) notwendig.
Für die Trennung der zellulären Komponenten von der aspirierten Flüssigkeit werden übliche Zentrifugen (z. B. Rotixa K, Fa. Hettich, Tuttlingen) verwendet.

Zellaustriche werden mit Hilfe einer Zellzentrifuge (Cytospin 2, Shandon, Frankfurt/Main hergestellt.
Die Differenzierung der Zellen erfolgt mit einem Lichtmikroskop.

Zusätzliche Instrumente und Reagenzien

Steripack-Mullkompressen zum Entfernen der Schleimflocken aus dem Aspirat.
Hämozytometer zur Berechnung der absolut gewonnenen Zellzahl. Ringerlösung zur Waschung der Zellen.
Hämacolor-Schnellfärbung (Fa. Merck, Darmstadt) zur Färbung des angefertigten Ausstrichs.
100-Mikroliter-Pippete
Esterase Färbung: Mono Fix, Mono Dye, Mono Nitrite, Mono Buffer, Mono Substrat (Fa. Technicon Chemicals Co., Orco-Tournai, Belgien). Brutschrank.

Notwendiges Personal

s. S. 120

Vorbereitung des Patienten

s. S. 120

Untersuchungsgang

Im folgenden wird zunächst das technische Vorgehen bei der Durchführung der broncho-alveolären Lavage beschrieben. Spezielle Angaben hierzu müssen in der Originalliteratur nachgelesen werden (REYNOLDS 1979, REYNOLDS u. Mitarb. 1975, 1977, ROSSMAN u. Mitarb. 1979).
Der Vorgang der broncho-alveolären Lavage ist in der Abb. 2.**6** schematisch dargestellt. Nach Prämedikation und Anästhesie der oberen Luftwege mit einem Oberflächenanästhetikum (z. B. 1%ige Novocainlösung) wird in üblicher Weise ein flexibles Bronchoskop eingeführt. Besonders bewährt hat sich der transnasale Zugang nach vorheriger Anästhesie der Nasenschleimhaut mit 2%igem Xylocaingel (s. S. 121 f.).
Die Spitze des Bronchoskops wird im Bereich eines Subsegmentbronchus der Lingula oder des Mittellappens positioniert. Das Bronchoskopende sollte das Ostium nicht gänzlich okkludieren, da dieses die Ausbeute verschlech-

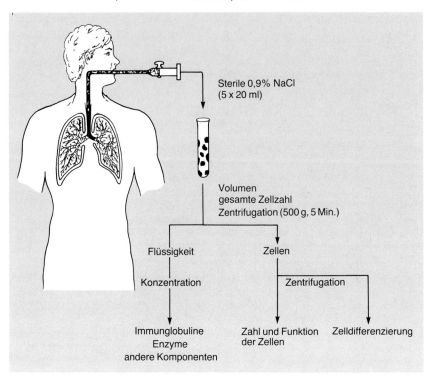

Abb. 2.**6** Schematische Darstellung des Lavagevorganges (nach *Hunninghake*)

tert. Prinzipiell können Lavagen auch in anderen Bereichen des Ober- und Unterlappens durchgeführt werden, jedoch ist hier die Rückgewinnung der instillierten Flüssigkeit erschwert. Nach Positionierung des Bronchoskops werden insgesamt 100 ml steriler physiologischer NaCl-Lösung in 20 ml Portionen instilliert. Man benutzt dazu Spritzen, die einem 3-Wege-System aufgesetzt sind. Die Vorrichtung hat somit Verbindung sowohl zum Arbeitskanal des Bronchoskops als auch zu einem Absauggerät, das einen negativen Druck von ca. 0,5–1,0 kPa (5–10 cm H_2O) erzeugt. Durch Justieren des 3-Wege-Hahns ist es möglich, sofort nach der Instillation des NaCl die Flüssigkeit wieder zu aspirieren. In der Regel werden ca. 40–60% des eingeführten Volumens wiedergewonnen (REYNOLDS u. Mitarb. 1975, 1977).

Die aspirierte Flüssigkeit wird in Auffangbehältern gesammelt und anschließend über Steripak Mullkompressen geseiht, um von Schleimflocken befreit zu werden.

Mit Hilfe einer kleinen Probe wird im Hämozytometer die Zellzahl bestimmt und auf die Gesamtflüssigkeit hochgerechnet. Damit wird die absolut aspirierte Zellzahl bestimmt.

Es erfolgt anschließend die Zentrifugation bei 500 g für 10 Minuten, um die zellulären Bestandteile von der flüssigen Phase zu trennen. Der Überstand wird abpipettiert und kann für eventuelle Bestimmungen von Enzym- und Proteinkomponenten eingefroren werden. Diese Untersuchungen haben bislang noch nicht in die Routinediagnostik Eingang gefunden. Ihre Aussagekraft ist noch unsicher, so daß auf ihre detaillierte Darstellung in diesem Rahmen verzichtet werden soll.

Die nach der Zentrifugation erhaltenen Zellen werden in einer Ringer Spüllösung resuspendiert und erneut 5 Minuten bei 500 g geschleudert. Der Überstand wird weggekippt und die zellulären Bestandteile sodann durch Schütteln des Zentrifugationsröhrchens erneut suspendiert.

Aus der Zellsuspension wird mit einer 100-Mikrogamm-Pipette eine Probe entnommen und mit Hilfe der Zellzentrifuge (Cyto-

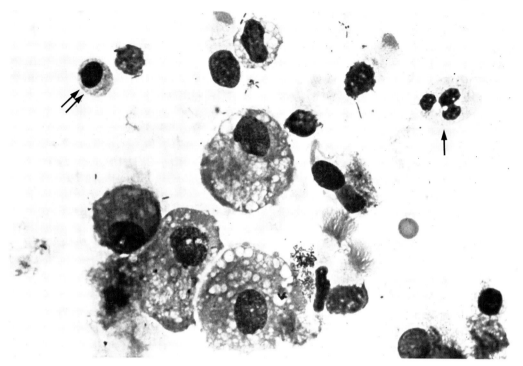

Abb. 2.7 Zellausstrich der broncho-alveolären Lavage. Große Zellen = Alveolarmakrophagen, ⇉ Lymphozyt, →Granulozyt

spin) bei 5000 Umdrehungen/Minute 5 Minuten lang zentrifugiert. Die Zellen werden dabei auf einen Objektträger geschleudert und können nach Färbung (z.B. Hämacolor Schnelltest der Fa. Merck oder Giemsa-Färbung) differenziert werden (Abb. 2.7). Dies gelingt meistens nach einiger Übung problemlos. Dabei wird der prozentuale Anteil der verschiedenen Fraktionen in dem Ausstrich registriert.

Bisweilen ergeben sich Probleme bei der Unterscheidung kleinerer Alveolarmakrophagen von Lymphozyten. Hierfür hat sich im Routinebetrieb die unspezifische Esterasefärbung nach Tucker bewährt (TUCKER u. Mitarb. 1977). Die Methode beruht auf der Anwesenheit der unspezifischen Esterase im Zytoplasma von Makrophagen. Diese Esterase reagiert mit dem bei der Färbung zugeführten α-Naphthyl-acetat und ermöglicht dabei die leichte Identifizierung von Alveolarmakrophagen.

Steht ein immunologisches Labor zur Verfügung, so sollte der Anteil der B- und T-Lymphozyten in der Lavagezytologie untersucht werden.

Dazu werden die mononukleären Zellen zunächst über Hypaque-Ficoll-Gradient-Zentrifugation gebunden (BÖYUM 1968). Danach werden die restlichen Monozyten und Makrophagen mit Sephadex G-10 entfernt (LY u. MISHELL 1974, SCHWARTZ u. Mitarb. 1975). Die jetzt noch verbliebenen Zellen stellen zu 95–98% eine reine Lymphozytenpopulation dar (REYNOLDS u. Mitarb. 1977). Diejenigen Lymphozyten, die mit Schafserythrozyten Rosetten bilden, werden als T-Zellen definiert. Die B-Lymphozyten können mit Hilfe von Immunfluoreszenzverfahren identifiziert werden (REYNOLDS u. Mitarb. 1975).

Über diese Differenzierungsverfahren hinaus existieren diverse morphologische und funktionelle Tests mit den in der broncho-alveolären Lavage identifizierten Zellbestandteile. Sie sind nicht in der Routine anwendbar und der Grundlagenforschung vorbehalten. Da sie jedoch wesentlich zur Aufklärung pathogenetischer Zusammenhänge der fibrosierenden Alveolitiden geführt haben, sollen sie, zumindest als Befundbeschreibung, nachfolgend erwähnt werden.

Mögliche Komplikationen

Die breite klinische Anwendung der bronchoalveolären Lavage hat gezeigt, daß das Verfahren mit nur sehr wenigen, relativ harmlosen Komplikationen behaftet ist. Voraussetzung ist natürlich die Erfahrung im Umgang mit dem flexiblen Bronchoskop.

Als Nebenwirkungen der Untersuchung werden gelegentlich leichte Temperaturerhöhungen, selten bronchopneumonische Affektionen beobachtet. Durch den Aspirationsvorgang können leichte Blutungen der Bronchialschleimhaut ausgelöst werden, die jedoch nie ernsthafter Natur sind.

Die Komplikationsquote liegt nach unseren Erfahrungen um 2% und läßt sich in Anbetracht der relativen Harmlosigkeit der Erscheinungen und der erheblichen diagnostischen Vorteile des Verfahrens vernachlässigen.

Befunde

Bestandteile der broncho-alveolären Lavage in der gesunden Lunge

Bei der Beurteilung pathologischer Prozesse im Lungeninterstitium ist der Vergleich mit den Vorgängen in der gesunden Lunge unabdingbar. Hierzu werden sowohl zelluläre als auch nicht zelluläre Bestandteile der broncho-alveolären Lavage berücksichtigt.

Zelluläre Komponenten

Untersucht man ein Normalkollektiv, so werden per 100 ml Lavageflüssigkeit durchschnittlich ca. $5-10 \times 10^6$ Zellen gefunden. Die Differenzierung dieser Zellen ergibt die in Abb. 2.8 graphisch demonstrierte prozentuale Verteilung (HUNNINGHAKE u. Mitarb. 1979, 1980, LOW u. Mitarb. 1978, WEINBERGER u. Mitarb. 1978). Die Alveolarmakrophagen stellen demnach den Hauptbestandteil der immunkompetenten Zellen in der broncho-alveolären Lavage, gefolgt von Lymphozyten. Die polymorphkernigen Granulozyten finden sich nur vereinzelt als Zellkomponente in der broncho-alveolären Lavage von Gesunden.

Diese zelluläre Zusammensetzung entspricht in ihrer Verteilung der Zellpopulation, wie sie bei der Analyse von Lungenbiopsiematerial

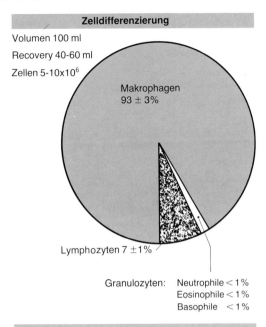

Abb. 2.8 Prozentuale Verteilung der in der bronchoalveolären Lavage eines gesunden Kollektivs vorgefundenen Zellen (nach *Hunninghake*)

gesunder Individuen gefunden wird (DAVIS u. Mitarb. 1976, HUNNINGHAKE u. Mitarb. 1979, 1980, 1981, LOW u. Mitarb. 1978). Im Hinblick auf die interstitiellen Lungenerkrankungen ist die Zusammensetzung der Lavagezytologie eng verbunden mit den Aufgaben und dem Funktionszustand dieser Zellen, die somit einen Schlüssel zum Verständnis der Leiden darstellen. Nachfolgend sollen deshalb Eigenschaften der zellulären Bestandteile stichwortartig aufgeführt werden.

Alveolarmakrophagen

Sie gehören dem mononukleären Phagozytosesystem an. Ihre Anwesenheit in der Lunge erklärt sich zum einen durch eine Immigration aus dem Knochenmark (THOMAS u. Mitarb. 1976) zum anderen durch lokale Proliferation im Interstitium der Lunge (BOWDEN u. ADAMSON 1972, GOLDE u. Mitarb. 1972). Vom Interstitium wandern diese Zellen an die alveolarepitheliale Oberfläche.

Die Alveolarmakrophagen sind mit Komplement- sowie Fc-Rezeptoren für Immunglobulin G bestückt (REYNOLDS u. Mitarb. 1975, WARR u. MARTIN 1977), die ihnen ermöglichen, nach Opsonisierung den Antigen-Anti-

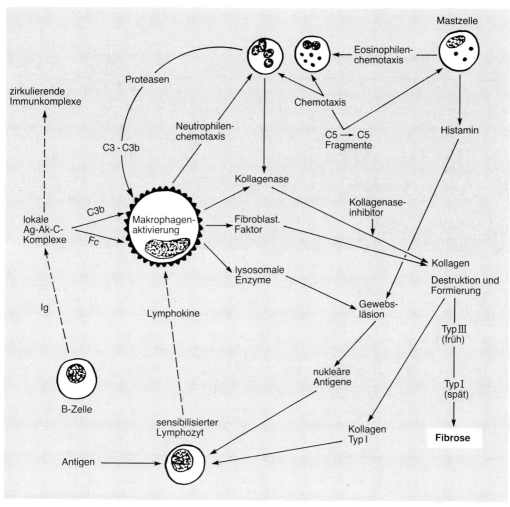

Abb. 2.9 Zelluläre Interaktion von Makrophagen, Lymphozyten und Granulozyten, an deren Ende die Lungenfibrose steht (nach *Turner-Warick*)

körper-Komplex zu binden. Bei diesem Vorgang wird der Alveolarmakrophage aktiviert und produziert eine ganze Reihe entzündlicher und immunkompetenter Mediatoren (Tab. 2.1). Diese Mediatorsekretion kann zu einer komplexen zellulären Interaktion Anlaß geben (Abb. 2.9).
Hinsichtlich der Pathogenese interstitieller Lungenerkrankungen sind die Beeinflussung der Monozytenimmigration in die Lunge (GOLDE u. Mitarb. 1972), die Interaktion mit Lymphozyten (LAUGHTER u. Mitarb. 1977, LUSSIER u. Mitarb. 1978) und die Produktion des neutrophilen chemotaktischen Faktors (HUNNINGHAKE u. Mitarb. 1978, KAZMIE-ROWSKI u. Mitarb. 1977) von besonderer Bedeutung.

Lymphozyten

Die in der normalen Lunge befindliche Lymphozytenverteilung kann mit Hilfe von Oberflächenmarkern wie folgt identifiziert werden: 73% sind T-Zellen, 7% B-Zellen und ca. 19% sog. „Null"-Lymphozyten (HUNNINGHAKE u. Mitarb. 1979, 1980, 1981). Eine ähnliche Zusammensetzung findet sich auch im peripheren Blut.
Mit Hilfe immunologischer Verfahren lassen sich innerhalb der T-Lymphozyten Subpopulationen erkennen. Danach besitzen über 50%

Tabelle 2.1 Funktion und Mediatorsubstanzen von Makrophagen und T-Lymphozyten

Zelltyp	Effektorfunktionen
Makrophage	„Entzündungsmediatoren": Superoxidradikal, Hydroxylradikal, Komplementkomponenten, Prostaglandine, Kollagenase, Elastase, Neutrale Protease, Plasminogenaktivator, β-Glucuronidase, Fibroblastenwachstumsfaktor, Modulator der Lymphozytenfunktion, Mediator der AK-abhängigen zellulären Toxizität, Modulation des entzündlichen Zelltransportes, Neutrophilen-Chemotakt. Faktor, Lymphozyten-Chemotakt, Faktor
T-Lymphozyt	„Lymphokine", Makrophagen-migrationsinhibierenden Faktor, Leukozyten inhibierender Faktor, Monozyten Chemotakt. Faktor, Makrophagen-aktivierender Faktor, Modulation der B-Lymphozyten-Funktion

Tabelle 2.2 Funktion und Mediatorsubstanzen von B-Lymphozyten und neutrophilen Granulozyten

B-Lymphozyt	Produktion der Immunglobuline
Neutrophiler Granulozyt	„Entzündungsmediatoren": Superoxidradikal, Hydroxylradikal, Myeloperoxidase, Kollagenase, Elastase, Kathepsin D und G, β-Glucuronidase, aktiviert humoralentzündliche Nebenreaktionen, vermittelt zelluläre Toxizität

der T-Zellen Fc-Rezeptoren für Immunglobulin M, etwa 10% weisen Fc-Rezeptoren für Immunglobulin G auf. Die letzteren werden als „aktivierte" oder sensibilisierte T-Lymphozyten angesehen (HUNNINGHAKE u. Mitarb. 1979, 1980). Aktivierte T-Zellen sind in der Lage, vermehrt Lymphokine zu produzieren (s. Tab. 2.1), wodurch, in Verbindung mit Alveolarmakrophagen und Monozyten, eine Immunkaskade abläuft.

Die B-Lymphozyten weisen stabile Immunglobuline, vorwiegend der Immunglobulinklasse M und D, an ihrer Oberfläche auf (DANIELE u. Mitarb. 1975, HUNNINGHAKE u. Mitarb. 1979). Lediglich 0,5% dieser Zellen produzieren aktiv Immunglobuline (TOMASI u. GREY 1972). Der Anteil der aktiv immunglobulinproduzierenden B-Lymphozyten steigt unter pathologischen Bedingungen.

Granulozyten

Diese Zellpopulation wird als klassische „Entzündungszelle" angesehen. Aufgrund ihres Gehaltes an immunkompetenten Mediatorsubstanzen (Tab. 2.2) werden besonders dem neutrophilen Granulozyten immunologische Potenzen zugesprochen. Die Granulozyten treten bei Rauchern und bei Personen mit chronischen oder akuten Atemwegserkrankungen vermehrt auf (DAVIS u. Mitarb. 1976, HUNNINGHAKE u. Mitarb. 1979, REYNOLDS u. Mitarb. 1977, WEINBERGER u. Mitarb. 1978). In diesen Fällen sind sie nicht „alveolären" Ursprungs, sondern liegen dem Bronchialepithel an, aus dem sie bei der Lavageprozedur ausgewaschen werden (HUNNINGHAKE u. Mitarb. 1979). Auch eine Kontamination der Lavageflüssigkeit mit Blut kann eine Granulozytose in der broncho-alveolären Lavage vortäuschen.

Andere Komponenten der Lavageflüssigkeit

Neben dem Surfactant-Lipoprotein-Komplex finden sich verschiedene Proteinbestandteile und Enzymkomponenten, die teilweise durch die Alveolarepithelien produziert oder durch die immunkompetenten Zellen in der Lunge sezerniert werden. In diese Gruppe gehören vor allem Immunglobuline, die routinemäßig in der Lavageflüssigkeit vorgefunden werden. Neben diesen Bestandteilen können Komplementfaktoren, Antiproteasen und diverse andere Fraktionen untersucht werden (DREISIN u. Mitarb. 1978, HUNNINGHAKE u. Mitarb. 1979, JURAND u. Mitarb. 1978, KUHN u. SENIOR 1978, LOW u. Mitarb. 1978, REYNOLDS u. Mitarb. 1977).

Aufgrund der großen Variabilität der Befunde und den durch die Lavageprozedur bedingten wechselnden Konzentrationen der Substanzen in der broncho-alveolären Lavage sind allgemein verbindliche Aussagen hierzu nicht möglich.

Die Bestimmungen sind darüber hinaus mit großen Schwierigkeiten verbunden und speziell ausgestatteten Labors vorbehalten. Dennoch konnten durch die Grundlagenforschung Tendenzen aufgezeigt werden, die wesentlich zum pathogenetischen Verständnis interstitieller Lungenerkrankungen beitrugen (HUNNINGHAKE u. Mitarb. 1979).

Zelluläre Bestandteile der broncho-alveolären Lavage bei interstitiellen Lungenerkrankungen

Die Lungengerüsterkrankungen sind charakterisiert durch eine chronische Alveolitis. Im wesentlichen wird diese Entzündung durch jene Zellen getragen, die schon aus der gesunden Lunge „ausgewaschen" werden können: Alveolarmakrophagen, T- und B-Lymphozyten sowie neutrophile Granulozyten. Potentiell vermögen also gesunde Zellpopulationen – aufgrund ihres Gehaltes an Entzündungsmediatoren – eine interstitielle Reaktion hervorzurufen. Die Ingangsetzung dieses immunologischen Vorganges bedarf lediglich einer auslösenden Noxe, die zu einer primären Läsion im Bereich der Alveolarstrukturen führt und eine „Aktivierung" dieser Zellkompartimente zur Folge hat. Die interstitielle Fibrose steht hier am Ende einer überaus komplexen zellulären Interaktion (s. Abb. 2.**9**).

Leistungsfähigkeit des Verfahrens

Klassifizierung der interstitiellen Lungenerkrankungen durch die broncho-alveoläre Lavage

Erwartungsgemäß ändert sich bei interstitiellen Lungenerkrankungen sowohl die Zahl als auch der Funktionszustand der immunkompetenten Zellen. Entsprechend der entzündlichen Immigration – der Alveolitis – ist die absolute Zellzahl in der broncho-alveolären Lavage etwa um das 2- bis 4fache erhöht im Vergleich zum Normalkollektiv (DAVIS u. Mitarb. 1978, REYNOLDS u. Mitarb. 1977, WEINBERGER u. Mitarb. 1978). Diese Zellvermehrung ist im wesentlichen Folge einer Zunahme der monozytären Elemente und der Alveolarmakrophagen.

Wesentlich aufschlußreicher ist jedoch die Bestimmung der prozentualen Verteilung der in der broncho-alveolären Lavage enthaltenen Zellfraktionen und deren Differenzierung in dem angefertigten Ausstrich. Hierbei zeigt sich eine deutliche Verschiebung der Zellproportionen im Vergleich zu Lungengesunden. Danach lassen sich die Alveolitiden interstitieller Lungenerkrankungen im wesentlichen in 2 Hauptformen unterteilen: Eine Alveolitis, die mit einer prozentualen Zunahme der neutrophilen Granulozyten einhergeht und eine solche, die durch einen erhöhten Anteil von Lymphozyten charakterisiert ist (Tab. 2.**3**).

Granulozytäre Alevolitis

Da die Granulozyten in der broncho-alveolären Lavage von gesunden Nichtrauchern nur spärlich zu finden sind, ist ihre prozentuale Zunahme besonders markant. Bereits ein Anteil von über 5% dieser Zellen in dem angefertigten Ausstrich ist – bei Abwesenheit entzündlicher Atemwegserkrankungen – als relevant anzusehen.

Die meisten fibrosierenden Alveolitiden vom sog. idiopathischen Typ gehen mit einer Granulozytose in der broncho-alveolären Lavage einher (HUNNINGHAKE u. Mitarb. 1979, REY-

Tabelle 2.**3** Gegenüberstellung wesentlicher zellulärer Merkmale bei der Lymphozyten- und Neutrophilenalveolitis

Entzündliche und immunkompetente Zellen	normal	Alveolitis	
		Lymphozyten-typ	Neutrophilen-typ
Gesamte Zellzahl	8×10^6/100 ml	erhöht	erhöht
Relativer Anteil der Zellen:			
Makrophagen	93 ± 3%	erniedrigt	erniedrigt
Lymphozyten	7 ± 1%	erhöht	unverändert
davon:			
T-Lymphozyten	73 ± 4%	erhöht	unverändert
Aktivierte T-Lymphozyten	6 ± 2%	erhöht	unverändert
B-Lymphozyten	8 ± 3%	unverändert	erhöht
Neutrophile	< 1%	unverändert	erhöht
Eosinophile	< 1%	unverändert	± unverändert
Basophile	< 1%	unverändert	unverändert

NOLDS u. Mitarb. 1977, WEINBERGER u. Mitarb. 1978). Auch bei der Asbestose findet sich eine Vermehrung des granulozytären Anteils (JURAND u. Mitarb. 1978). Die prozentuale Zunahme der neutrophilen Granulozyten in der broncho-alveolären Lavage geht vor allem à Konto der Makrophagen, deren Anteil sich entsprechend reduziert. Die relative Lymphozytenzahl ist hier unverändert, jedoch zeigt die immunologische Typisierung dieser Zellen eine Zunahme der aktiv immunglobulin-produzierenden B-Lymphozyten (HUNNINGHAKE u. Mitarb. 1979). Die Charakteristika dieser Alveolitis sind in der Tab. 2.3 zusammengestellt. Experimentelle Untersuchungen des funktionellen Zustandes der Zellen in Zusammenhang mit dem Nachweis von Protein- und Enzymkomponenten in der Lavageflüssigkeit haben neue Erkenntnisse zur Pathogenese der interstitiellen Fibrose in der Neutrophilenalveolitis erbracht.

Neben der Tatsache der Akkumulation von neutrophilen Granulozyten in der broncho-alveolären Lavage und der Produktion von proteolytischen Enzymen durch sie (KUHN u. SENIOR 1978, MCDONALD u. Mitarb. 1979) sind vor allem die Anwesenheit von Immunkomplexen in Alveolarstrukturen und Lavageflüssigkeit (DREISIN u. Mitarb. 1978, GADEK u. Mitarb. 1978) sowie das Vorhandensein aktivierter Alveolarmakrophagen (GADEK u. Mitarb. 1978, 1979) in dieser Hinsicht bedeutsam. Aufgrund dieser Befunde gelang es, ein einleuchtendes pathogenetisches Konzept dieser Form der Alveolitis zu erstellen (Abb. 2.10). Danach produzieren aktivierte B-Lymphozyten Immunglobuline (HUNNINGHAKE u. Mitarb. 1979), die mit einem unbekannten Antigen – möglicherweise eine Komponente der Alveolarstrukturen – Immunkomplexe formieren. Diese lagern sich Fc-Rezeptoren von Alveolarmakrophagen an und „aktivieren"

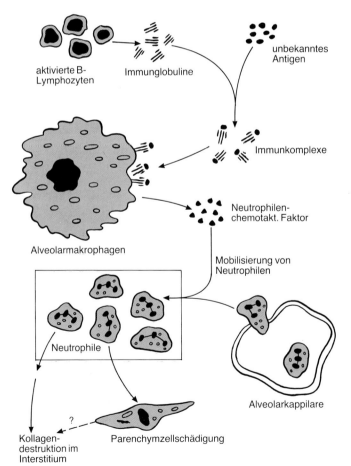

Abb. 2.10 Pathogenetisches Konzept der Neutrophilenalveolitis. Erklärung s. Text

sie. Der Alveolarmakrophage sezerniert daraufhin vermehrt den neutrophilen chemotaktischen Faktor (GADEK u. Mitarb. 1978, 1979), der zur Mobilisierung von neutrophilen Granulozyten in die Alveole führt. Diese Zellen, die auch vermehrt in der broncho-alveolären Lavage nachzuweisen sind, produzieren ihrerseits verstärkt eine ganze Reihe zellschädigender Enzyme (KUHN u. SENIOR 1978, MCDONALD u. Mitarb. 1979). Diese Enzyme sind es letztlich, die zu einer Parenchymzellschädigung und zur Kollagendestruktion führen.

Lymphozytäre Alveolitis

Die Lymphozytenerhöhung in dem angefertigten BAL-Ausstrich über 10% auf Kosten der Alveolarmakrophagen und die fehlenden Granulozyten zeichnen vor allem *granulomatöse fibrosierende Alveolitiden* aus. Hier sind in erster Linie die *Sarkoidose* (CRYSTAL u. Mitarb. 1981, HUNNINGHAKE u. Mitarb. 1979, 1980, ROSSMAN u. Mitarb. 1979, WEINBERGER u. Mitarb. 1978) und die *exogen allergische Alveolitis* (REYNOLDS u. Mitarb. 1977, LY u. MISHELL 1974) anzuführen.

Eine Lymphozytose in der broncho-alveolären Lavage wurde außerdem bei der Tuberkulose beobachtet (HUNNINGHAKE u. Mitarb. 1979, LENZINI u. Mitarb. 1978), die im weitesten Sinne ebenfalls den „Granulomatosen" zuzuordnen ist.

Aufgrund des relativ häufigen Vorkommens der Sarkoidose sind dort die Verhältnisse in der broncho-alveolären Lavage am besten untersucht. Danach zeigt die immunologische Differenzierung der dort auftretenden Lymphozyten, daß der Anteil der T-Zellen erhöht ist gegenüber der Norm (HUNNINGHAKE u. Mitarb. 1979, 1980, LOW u. Mitarb. 1978, REYNOLDS u. Mitarb. 1977). Die T-Lymphozyten sind aktiviert und produzieren spontan vermehrt Lymphokine, unter anderem den monozytenchemotaktischen Faktor (CRYSTAL u. Mitarb. 1981, HUNNINGHAKE u. Mitarb. 1979, 1980, ROSSMAN u. Mitarb. 1979). Mit Hilfe monoklonaler OKT-4- und OKT-8-Antikörper lassen sich die T-Lymphozyten in aktivierte Zellen (mit sog. T-Helfer-Funktion) und Suppressorlymphozyten einteilen (HUNNINGHAKE u. Mitarb. 1981). In der gesunden Lunge beträgt die Relation T-Helfer- zu T-Suppressor-Zellen 1,8:1. Dieses Verhältnis ist bei vielen Sarkoidosepatienten deutlich zugunsten der T-Helfer-Lymphozyten verschoben, so daß die regulatorische Funktion der Suppressorzellen erheblich reduziert ist (HUNNINGHAKE u. Mitarb. 1981).

Unter Berücksichtigung dieser Befunde wurde auch für die *lymphozytäre Form der fibrosierenden Alveolitis* ein realistisches pathogenetisches Schema erstellt (Abb. 2.**11**). Danach werden zunächst T-Lymphozyten durch ein unbekanntes Antigen aktiviert und zur Produktion des monozytenchemotaktischen Faktors stimuliert. Die Freisetzung dieses Faktors führt zur Mobilisierung von Blutmonozyten in die Alveole, wahrscheinlich moduliert über Alveolarmakrophagen (GOLDE u. Mitarb. 1972). Die im Alveolarbereich befindlichen Monozyten sind aktiviert und differenzieren sich zur Riesenzellen und Epitheloidzellen. Dabei werden die für diese Krankheitsgruppe morphologisch charakteristischen Granulome gebildet. Die Zerstörung des Interstitiums und des Parenchyms ist sodann eine unmittelbare Folge der Granulomformation.

Stadium und Prognose der Alveolitis

Die Möglichkeit, immunoregulative Zellen unmittelbar aus dem Ort des Geschehens zu gewinnen, hat zu einer näheren Klassifizierung der Alveolitis beigetragen. Dabei scheint diese Klassifizierung auch eng mit der Prognose der Erkrankung verbunden zu sein.

Untersucht man Lavagezytologie von Patienten mit interstitiellen Lungenerkrankungen, so fällt auf, daß der Granulozytenanteil bei der Neutrophilenalveolitis einerseits und der Lymphozytenanteil bei der lymphozytären Form andererseits erheblichen Schwankungen unterworfen ist (CRYSTAL u. Mitarb. 1981, RUBIN u. MÜLLER-QUERNHEIM 1984). Entsprechend dem pathogenetischen Konzept dieser Erkrankungen lag daher die Schlußfolgerung nahe, daß diese unterschiedliche Relation der Zellen – in gewissen Grenzen – auch das Ausmaß der entzündlichen und immunologischen Vorgänge in der Lunge dieser Patienten und somit die Aktivität der Erkrankung wiederspiegelt.

Diese Überlegung führte dazu, den zytologisch ermittelten Alveolitisgrad klinischen Parametern zuzuordnen.

Dabei zeigt sich zunächst, daß die Schwere der Alveolitis – wie sie sich aus dem Anteil der gefundenen Granulozyten und Lymphozyten ableiten läßt – mit dem momentanen klinischen Status der Patienten, dem Ausmaß

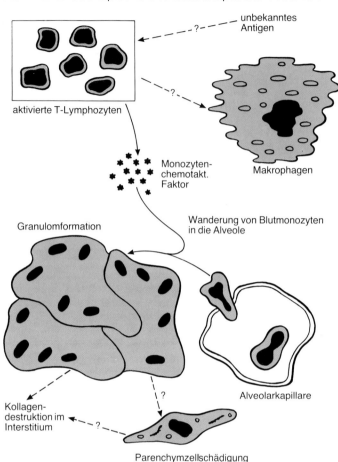

Abb. 2.11 Pathogenetisches Konzept der Lymphozytenalveolitis. Erklärung s. Text

der aktuellen Lungenfunktionseinschränkung und dem röntgenologischen Befund nicht korreliert.

Wendet man jedoch lungenfunktionsanalytische und radiologische Verfahren zur Verlaufskontrolle der interstitiellen Lungenerkrankungen an, so erweist sich der zytologisch ermittelte Alveolitisgrad als besonders aufschlußreich hinsichtlich Therapierbarkeit und Prognose dieser Leiden.

Bemerkenswert ist hier vor allem die strenge Korrelation zwischen dem Prozentsatz der neutrophilen Granulozyten und Lymphozyten in der broncho-alveolären Lavage zum radiologischen und funktionsanalytischen Zustandsbild im Verlauf der Erkrankung. Verfolgt man nämlich diese Patienten über eine Periode von 6–12 Monaten, so ergibt sich im Hinblick auf den in der broncho-alveolären Lavage vorgefundenen prozentualen Zellanteilen die Unterteilung in hoch- und geringentzündliche Alveolitis (Tab. 2.4).

Tabelle 2.4 Unterteilungsmerkmale der Alveolitis in eine hoch- und geringentzündliche Form; Ly = Lymphozyten, Gra = Granulozyten

BAL – Prognostische Auswertungskriterien bei Alveolitis		
	lymphozytär	granulozytär
High Intensity	> 28% Ly	> 10% Gra
Low	< 28% Ly	< 10% Gra

Die meisten Patienten mit hochentzündlicher Alveolitis zeigen eine Verschlechterung ihrer Lungenfunktionsparameter und des radiologischen Verlaufes innerhalb der untersuchten Zeitspanne (CRYSTAL u. Mitarb. 1981, RUBIN u. MÜLLER-QUERNHEIM 1984). Von erheblicher prognostischer Bedeutung ist auch die Tatsache, daß diese Formen, besonders bei der Neutrophilenalveolitis, auf eine Therapie im allgemeinen nur schlecht ansprechen. Somit ergibt sich die Schlußfolgerung, daß die meisten Patienten mit hochentzündlicher Alveolitis einen allgemein komplizierteren Krankheitsverlauf erwarten lassen, als diejenigen mit geringentzündlicher Erkrankung.

Das unterschiedliche klinische Verhalten der 2 Untergruppen bei der lymphozytären Alveolitis (z. B. Sarkoidose) läßt sich durch das vermehrte Vorhandensein von T-Helfer-Lymphozyten bei der hochentzündlichen Form erklären (HUNNINGHAKE u. CRYSTAL 1981). Daraus resultiert eine Imbalanz zwischen T-Helfer- und T-Suppressor-Zellen, die eine nachhaltige Schädigung über Mediatorsubstanzen aktivierter Lymphozyten bedingt (s. Pathogenese). Generell ist jedoch die lymphozytäre Alveolitis wesentlich besser therapeutisch zugänglich als die neutrophile Form. Oft ist hier auch beim Vorliegen einer geringentzündlichen Alveolitis eine Regression der Erkrankung ohne Einsatz von Medikamenten zu beobachten. Es ergibt sich somit in diesen Fällen die Möglichkeit, zunächst den Spontanverlauf der Erkrankung abzuwarten.

Die Bedeutung der broncho-alveolären Lavage für therapeutische Entscheidungen bei der Sarkoidose

Das therapeutische Vorgehen bei interstitiellen Lungenerkrankungen, insbesondere der lymphozytären Alveolitis der Sarkoidose, ist bislang uneinheitlich.

Wegen der relativ hohen Spontanremissionsrate der letztgenannten Erkrankung einerseits und der Unkenntnis der Faktoren, die diese Rückbildung prädisponieren andererseits, werden unterschiedliche Parameter für die Entscheidung zum Einsatz von Glukokortikosteroiden zugrunde gelegt.

Entsprechend dem pathogenetischen Konzept des Leidens, das seinen Ausgang von einer Alveolitis nimmt, scheinen sich die Hinweise zu verdichten, daß die Bestimmung des Entzündungsgrades und des Funktionszustandes der in der Alveolitis involvierten Zellen für Therapie und Prognose der Erkrankung entscheidende und zuverlässigste Parameter darstellen.

Zwischen den Aktivitätskriterien, die durch die broncho-alveoläre Lavage gewonnen werden und der Höhe des SACE, besteht bei der Sarkoidose keine Korrelation (RUBIN u. MÜLLER-QUERNHEIM 1984). Offenbar werden mit beiden Methoden differente Phänomene erfaßt, die nicht immer konkordant verlaufen.

Diese Beobachtung führt zur Überlegung, daß bei der Verlaufskontrolle der Erkrankung die Besserung eines Parameters alleine nicht unbedingt den klinischen Regreß der Erkrankung anzeigt, da andere Mechanismen der Pathogenese unbeeinflußt geblieben sein können.

Untersucht man Patienten mit hochentzündlicher Alveolitits hinsichtlich Therapiebedürftigkeit unter Berücksichtigung des späteren klinischen Verlauf, so zeigt sich, daß viele dieser Patienten ein normales SACE zum Zeitpunkt der Lavage aufweisen (RUBIN u. MÜLLER-QUERNHEIM 1984).

Daraus läßt sich die Schlußfolgerung ziehen, daß die Bestimmung des Alveolitisgrades in der Lavagezytologie eine höhere prognostische Aussagekraft zu besitzen scheint. Dies bestätigt sich eindrucksvoll wenn man den radiologischen Verlauf in Zusammenhang mit der BAL-Zytologie betrachtet (RUBIN u. MÜLLER-QUERNHEIM 1984). Danach bedürfen Sarkoidosepatienten mit geringgradiger lymphozytärer Alveolitis oder normaler Lavagezytologie in der Regel keiner Therapie. Sie weisen entweder eine Spontanregression ihrer Erkrankung oder ein unverändertes radiomorphologisches Erscheinungsbild im Beobachtungszeitraum auf.

Patienten mit hochentzündlicher Alveolitis neigen hingegen zu einem Progreß ihres Leidens und sind nach diesen Kriterien als therapiepflichtig anzusehen.

Bemerkenswert ist in diesem Zusammenhang die Tatsache, daß Problemfälle gerade in dieser Gruppe zu lokalisieren sind und hier die meisten Therapieversager auftreten.

Hinsichtlich der häufig angewandten radiologischen Stadieneinteilung (DEREMEE 1983) ergibt sich keine Beziehung zu dem durch die brochno-alveoläre Lavage nachgewiesenen Entzündungsgrad. Auch bei radiologisch inapparentem Parenchymbefall findet sich häufig eine Alveolitis (RUBIN u. MÜLLER-QUERNHEIM 1984).

Werden entzündliche Reaktionen im Parenchym erwartet, so lassen sich diese meistens durch die Lavagezytologie aufzeigen. Die Existenz eines Sarkoidoseverlaufes ohne Lungen-

parenchymbeteiligung - auch wenn dieser radiologisch inapperzept ist - erscheint nach diesen Befunden unwahrscheinlich.
Dies ist aus den dargelegten Erkenntnissen zur Pathogenese verständlich, da als Primärläsion der Sarkoidose eine Alveolitis demonstriert werden konnte.

Zusammenfassend läßt sich also feststellen, daß die alleinige Begründung von Therapieentscheidungen auf das radiologische Erscheinungsbild gerade im Stadium I nach De-Remee (DEREMEE 1983) zu Fehleinschätzung führen kann, wenn hier eine hochentzündliche Alveolitis vorliegt.

Präskalenische Lymphknotenbiopsie nach Daniels

P. SATTER

Aufbauend auf der Beschreibung von VIRCHOW (Virchowsche Drüse) beschrieb DANIELS 1949 erstmals die Möglichkeit, durch Entnahme von Lymphknoten die zwischen dem M. scalenus anterior und dem M. sternocleidomastoideus gelegen sind, die histologische Diagnose von Bronchialtumoren bzw. deren Lymphknotenmetastasierung zu sichern. Voraussetzung für diese Untersuchungsmethode ist die Tatsache, daß das Lymphabflußgebiet der Lunge hauptsächlich über das Mediastinum und den Ductus thoracicus erfolgt, welcher supraklavikulär in das Hohlvenengebiet einmündet und Verbindungen zu den dort gelegenen Lymphknoten aufweist. Bei einer Metastasierung sind die Lymphknoten mitbefallen. Entsprechend dem Lymphabfluß soll die Biopsie bei Sitz des Tumors in der *rechten* Lunge und im *linken* Unterlappen *rechts* und nur bei Lokalisation des Prozesses im linken Oberlappen *links* vorgenommen werden. Auch bei Verdacht auf lymphatische Systemerkrankungen und Sarkoidose kann in seltenen Fällen eine präskalenische Lymphknotenbiopsie erwogen werden.

Indikationen

Indikationen sind:
1. tastbare supraklavikuläre Lymphknoten,
2. röntgenologischer oder computertomographischer Verdacht auf mediastinalen Lymphknotenbefall und absolute oder relative Kontraindikationen zur Mediastinoskopie (s. dort),
3. Verdacht auf generalisierte Lymphknotenerkrankung mit eingeschränkter Narkosefähigkeit.

Seit Einführung der Mediastinoskopie ist die Indikation für die präskalenische Lymphknotenbiopsie beim Bronchialtumor beträchtlich rückläufig. Der in Lokalanästhesie durchzuführende und im Vergleich zur Mediastinoskopie jedoch deutlich kleinere Eingriff, kann in vielen Fällen schon bei der ersten ambulanten Untersuchung durchgeführt werden. Bei fortgeschrittenen Bronchialneoplasmen können dann weitere diagnostische Maßnahmen wie Bronchoskopie und Mediastinoskopie entfallen. Besteht der Verdacht auf eine generalisierte Lymphknotenerkrankung wird man sich eher zur Danielsschen Biopsie entschließen, da an typischer Stelle immer Lymphknoten vorhanden sind und bei Systemerkrankung mit diffusem Lymphknotenbefall eher mit einem positiven Befund gerechnet werden kann als beim Bronchialtumor.

Kontraindikationen

Keine.

Notwendige Geräte, Untersuchungstechnik und notwendiges Personal

Das Instrumentarium entspricht dem zur kollaren Mediastinotomie (s. dort). In Lokalanästhesie wird bei gedrehtem und etwas rekliniertem Kopf ein etwa 3-4 cm langer Hautschnitt parallel zum Schlüsselbein, unmittelbar dorsal des M. sternocleidomastoideus angelegt (Abb. 2.12). Nach Durchtrennung des Platysmas wird der hintere Rand des M. sternocleidomastoideus aufgesucht, der Muskel mobilisiert und nach vorne gezogen. Die dahinter

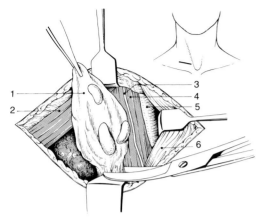

Abb. 2.**12** Präskalenische Lymphknotenbiopsie nach Daniels
1 = präskalenische Fettkörper mit Lymphknoten, 2 = M. omohyoideus, 3 = N. phrenicus, 4 = M. scalenus anterior, 5 = V. jugularis interna, 6 = M. sternocleidomastoideus

gelegenen Lymphknoten befinden sich in einem Fettgewebskörper. Bei vergrößerten Lymphknoten ist die Probeentnahme einfach. Um keine lokalen Impfmetastasen zu setzen, sollte man immer versuchen, die Lymphknoten in toto zu exstirpieren. Sind sicht- und tastbare Lymphknoten jedoch nicht vorhanden, wird der Fettkörper mit den darin befindlichen Lymphknoten mobilisiert und als Block entfernt. Tastet man gegen das Mediastinum hin weitere Lymphknoten, können diese stumpf mobilisiert und ebenfalls entfernt werden. Ansonsten ist heute die Erweiterung der Danielsschen Biopsie unter Verwendung von optischen Instrumenten bis hin zur sog. „lateralen Mediastinoskopie", wie sie früher von HARKEN (1954) empfohlen und auch in Lokalanästhesie durchgeführt wurde, nicht mehr indiziert.

Vorbereitung des Patienten

Der kleine Eingriff wird in Lokalanästhesie durchgeführt. Er kann ambulant erfolgen. Eine besondere Vorsorge ist nicht erforderlich.

Mögliche Komplikationen

Komplikationen kommen in ca. 3% vor, wobei es sich um Verletzungen der hier verlaufenden Gebilde, wie der V. jugularis, des N. phrenicus und des Ductus thoracicus handelt (BERGER u. Mitarb. 1963). Das Ausmaß der Komplikationen steht dabei in direkter Beziehung zur Ausdehnung des Eingriffs. Wenn man sich auf die Entnahme von tastbaren Lymphknoten beschränkt, sind die Komplikationen praktisch zu vernachlässigen (NIEMANN u. Mitarb. 1966, FREISE u. RENSCH 1967).

Nachsorge

Die Nachsorge besteht in der Kontrolle der Wundverhältnisse und erstreckt sich auf die Möglichkeit von Blutung und Infektion.
Da die diagnostische Ausbeute der präskalenischen Lymphknotenbiopsie wesentlich schlechter als die der Mediastinoskopie ist, ist die präskalenische Lymphknotenbiopsie heute fast vollständig durch die Mediastinoskopie verdrängt.

Leistungsfähigkeit des Verfahrens und Ergebnisse

Werden nur Patienten mit tastbaren Lymphknoten biopsiert, liegt die Trefferquote beim malignen Prozeß um 75%. Biopsiert man dagegen alle Patienten mit röntgenologischem Verdacht auf Bronchialneoplasma, liegt die Trefferquote bei nur ca. 45%. Die Mediastinoskopie ist hier deutlich das überlegenere Verfahren. Dies wird vor allem wegen der heute vorhandenen Möglichkeiten einer entsprechenden zytostatischen Therapie beim kleinzelligen Bronchialkarzinom von Bedeutung. Da das kleinzellige Bronchialkarzinom besonders häufig und rasch metastasiert, wird es auch bei der Danielsschen Biopsie in einem höheren Prozentsatz erfaßt. Beim Vorliegen einer Systemerkrankung der Lymphknoten sind positive Ergebnisse in höherem Prozentsatz zu erwarten. Sie betragen für den Morbus Hodgkin ca. 80% und bei der Sarkoidose ca. 65% (OTTE, SCHIESSLE, KÖNN, 1971).

Mediastinoskopie

P. SATTER

Nachdem HARKEN 1954 bereits eine Erweiterung der Danielsschen supraklavikulären Lymphknotenbiopsie unter Verwendung von Laryngoskopen und Bronchoskopen auf den Paratrachealraum rechts empfahl und auch Lymphknotenbiopsien durchführte, war es CARLENS, der 1959 erstmals die typische Mediastinoskopie von einem suprasternalen Zugang aus in die Routinediagnostik einführte. Eine Erweiterung dieses Verfahrens wurde 1965 von SPECHT angegeben, welcher neben dem prä- und paratrachealen Raum auch den unmittelbaren retrosternalen und den paraösophagialen Anteil des Mediastinums explorierte.

Indikationen

Die Mediastinoskopie ist ein operativer diagnostischer Eingriff. Sie ist nur dann indiziert, wenn aus dem Ergebnis der Untersuchung therapeutische Konsequenzen gezogen werden können. Da der Eingriff immer in Narkose durchgeführt wird, sollte auch diese Tatsache bei der Indikation entsprechend berücksichtigt werden.

Indikationen sind:
1. die Beurteilung der Operabilität von histologisch gesicherten malignen Lungentumoren,
2. die Sicherung der Diagnose von klinisch und röntgenologisch vermuteten, aber histologisch noch nicht nachgewiesenen Lungentumoren mit Mediastinalverbreiterung,
3. die histologische Abklärung von sog. „Hilus- oder Mediastinalverbreiterungen" bei Verdacht auf diffuse Lungenparenchymveränderungen oder Erkrankungen des Lymphsystems,
4. Verdacht auf diffuse disseminierte Lungenparenchymerkrankungen, auch ohne Mediastinalverbreiterung (eingeschränkte Indikation s. Thorakoskopie, offene Lungenbiopsie).

Die beiden Hauptindikationen sind die Überprüfung der Operabilität beim malignen Bronchialtumor und die histologische Sicherung der Diagnose bei röntgenologischem Verdacht auf Systemerkrankung mit Befall der mediastinalen Lymphknoten (Morbus Hodgkin, Sarkoidose, Lymphosarkom usw.). Über die Indikation der Mediastinoskopie zur histologischen Abklärung bei Hilus- oder Mediastinalverbreiterung und Verdacht auf diffuse Parenchymveränderungen sowie bei Verdacht auf Erkrankungen des Lymphsystems herrscht Einigkeit. Unterschiedlich dagegen sind die Meinungen über die Indikation zur Mediastinoskopie beim Vorliegen eines Bronchialkarzinoms (KONRAD u. SCHULTE 1969). Während MAASSEN u. GRESCHUCHNA (1971) und andere generell präoperativ mediastinoskopieren und damit ihre Probethorakotomierate unter 10% drücken konnten, sind BRANDT u. Mitarb. (1968) wegen der Gefahr von Impfmetastasen eher zurückhaltend. LÜLLIG u. Mitarb. (1977) und auch wir mediastinoskopieren nur bei röntgenologischem Verdacht auf Hilusmetastasen, eingeschränkter Operabilität und bei histologisch gesicherten kleinzelligen Karzinomen.

Stellt man bei noch ungeklärter Tumordiagnose mit röntgenologischem Verdacht auf Lymphknotenbeteiligung die Indikation zur Mediastinoskopie, sollte man diese mit der leicht kombinierbaren Bronchoskopie in einer Sitzung durchführen. Damit wird dem Patienten nicht nur Zeit, sondern auch ein zweiter Eingriff erspart. Voraussetzung ist, daß entweder die gesamte bronchologische Diagnostik vom Chirurgen durchgeführt wird, oder daß eine organisatorische und räumliche Kombination dieser beiden Untersuchungsverfahren existiert.

Keine Indikation für eine Mediastinoskopie ist der röntgenologische oder computertomographisch nachgewiesene isolierte und umschriebene Mediastinaltumor. Nach dem heute mittels Kontrastmittel-Computertomographie leicht durchführbaren Ausschluß eines Aortenaneurysmas sollte die histologische Abklärung eines Mediastinaltumors gleichzeitig mit der Exstirpation durch diagnostische Thorakotomie erfolgen (s. diese). Jede „vorherige" Sicherung der histologischen Diagnose ist in Anbetracht der großen Fehlermöglichkeiten bei Nadelbiopsien sowie des jederzeit möglichen Übergangs zur Malignität überflüssig (TSCHIRKOV u. SATTER 1975). Lediglich bei allgemeiner, durch Herz- oder respiratorische Insuffizienz bedingter Einschränkung der Operabilität, kann beim Vorliegen eines Tumors im vorderen Mediastinum, die Mediastinoskopie u. U. wertvolle diagnostische Hinweise zur zytostatischen oder Strahlenbehandlung liefern.

Nicht mehr indiziert ist eine Mediastinoskopie, wenn bei bereits nachgewiesener Inoperabilität durch Fernmetastasen, Rekurrensparese usw. die Indikation zur palliativen Resektion des Tumors (zerfallende Tumoren, Tumorblutung, Schmerzen, Einbruch in die Brustwand usw.) gestellt wird.

Kontraindikationen

Kontraindikationen sind akut entzündliche Mediastinal- und Lungenprozesse, wobei die Gefahr der Verschleppung und Infektion des Mediastinums besteht.

Ausgeprägte Kyphosen, Trachealverziehungen, eine sehr starre Halswirbelsäule können eine Mediastinoskopie unmöglich machen. Faktoren, welche eine Mediastinoskopie erschweren sind:

1. obere Einflußstauung,
2. große, auch retrosternale Struma,
3. nach vorausgegangener Mediastinoskopie,
4. nach Bestrahlung.

Das Vorhandensein solcher Faktoren stellt zwar keine Kontraindikation zur Mediastinoskopie dar, doch sollte man in Anbetracht der erhöhten Komplikationsmöglichkeiten die Indikation besonders streng stellen. Die Tab. 2.5 faßt die Indikationen zur Mediastinoskopie kurz zusammen.

Anatomische Grundlagen

In Anbetracht der vielen und lebenswichtigen Strukturen, welche das Mediastinum durchziehen und bei einer Mediastinoskopie potentiell gefährdet sind, ist eine genaue Kenntnis der Anatomie erforderlich. In diesem Rahmen soll jedoch nur auf die im vorderen Mediastinum gelegenen und bei der Mediastinoskopie sicht- und tastbaren Strukturen eingegangen werden. Es sind dies:

1. die Trachea bis zur Bifurkation,
2. die Aorta ascendens bis zum Aortenbogen mit ihren Ästen, insbesondere der Truncus brachiocephalicus,
3. die V. brachiocephalica,
4. die beiden Nn. recurrentes,
5. die Lymphknoten mit ihrem Abflußsystem.

Tabelle 2.5 Indikationen zur Mediastinoskopie

Diagnose	Mediastinoskopie	andere Maßnahmen
Bronchialkarzinom zentral histologisch gesichert	+++	--
Verdacht auf Bronchialkarzinom mit Hilusverbreiterung	+++	+Bronchoskopie
Rundschatten peripher mit Hilusverbreiterung	+++	+Bronchoskopie +transthorakale Punktion
Rundschatten peripher	--	Operation
Mediastinalverbreiterung diffus, polyklisch	+++	--
Mediastinaltumor lokalisiert	--	Operation
Lungenparenchymerkrankung mit Hilusverbreiterung	+++	--
Lungenparenchymerkrankung ohne Hilusverbreiterung	(+)	offene Lungenbiopsie, Thorakoskopie

Die Trachea, beim Mann etwa 12 cm, bei der Frau etwa 10 cm lang, ist das wichtigste Leitgebilde für diese Untersuchung (Abb. 2.13). Sie wird von der Fascia praetrachealis, einer Fortsetzung der Fascia colli media, bedeckt, welche bei der Untersuchung durchtrennt werden muß, um in den gefahrlosen und gewünschten Raum prä- und paratracheal zu gelangen. Unmittelbar auf der Trachea kann eine V. oder A. thyreoidea ima in ca. 25% vorhanden sein. Links neben der Trachea befindet sich die linke A. carotis und der linke N. recurrens, welcher sich um den Ductus Botalli schlingend, im gesamten Verlauf der linken Trachealseite anliegt. Unmittelbar vor der Trachea gelegen, gibt die Aorta ascendens als ersten Ast den Truncus brachiocephalicus ab, welcher die Trachea kreuzend, nach rechts zieht und vor der Fascia praetrachealis gelegen ist. Die großen Venen liegen meist vor den Arterien, nur die V. azygos und die V. cava

152   2 Endoskopische und nadelbioptische Verfahren

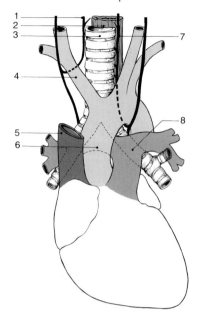

Abb. 2.**13** Anatomie des Mediastinums unter Berücksichtigung der für die Mediastinoskopie wichtigsten Strukturen
1 = Nervus recurrens rechts, 2 = Ösophagus, 3 = Trachea, 4 = Truncus brachiocephalicus, 5 = V. cava superior, 6 = Aorta ascendens, 7 = N. recurrens links, 8 = A. pulmonalis

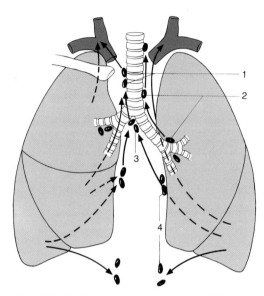

Abb. 2.**14** Regionale Lymphknoten und Abflußwege aus den verschiedenen Lungenabschnitten
1 = Nodi lymphatici paratracheales, 2 = Nodi lymphatici tracheobronchiales superiores, 3 = Nodi lymphatici tracheobronchiales inferiories (Bifurkationslymphknoten), 4 = Nodi lymphatici mediastinales posteriores (paraoesophageales et paraaortales)

caudalis reichen im rechten Tracheobronchialwinkel bis nahe an das Untersuchungsgebiet heran. Anomalien, insbesondere des Aortenbogens (doppelter Aortenbogen), können, obwohl sehr selten, Schwierigkeiten bereiten. Die Pulmonalarterie teilt sich in ihre beiden Hauptäste, unmittelbar distal der Trachealbifurkation, wobei die Äste über den Bronchien zum Lungenhilus ziehen. Bei ausgedehnter Präparation der Bifurkationslymphknoten besteht hier eine Verletzungsmöglichkeit.

Das peritracheale Lymphknotensystem

Neben den vorderen mediastinalen Lymphknoten, welche in erster Linie die großen Gefäße begleiten und den hinteren mediastinalen Lymphknoten (paraösophageal und paraaortal), sind vor allem die peritrachealen Lymphknoten das Ziel der Mediastinoskopie (Abb. 2.14). ROUVIÈRE verdanken wir die heutigen Kenntnisse über die Anatomie des Lymphabflusses und besonders über die gekreuzten Lymphwege, welche für die Interpretation der Untersuchungsergebnisse unerläßlich sind.

Die Tab. 2.6 zeigt die Lymphabflußwege und die regionalen Lymphknoten, unter Berücksichtigung der Tumorlokalisation.

Tabelle 2.**6**   Regionale Lymphknoten in Abflußwegen der Lunge

	Paraösophageal	Tracheobronchial		Paratracheal		Bifurkation
		links	rechts	links	rechts	
Rechter Oberlappen	−	−	+	−	+	+
Rechter Mittellappen	−	−	+	−	+	+
Rechter Unterlappen	+	−	+	−	+	+
Linker Oberlappen	−	+	+	+	+	+
Linker Unterlappen	+	+	+	+	+	+

Notwendige Geräte, Technik und notwendiges Personal

Instrumentarium

Das Instrumentarium besteht aus dem Instrumentarium für die kollare Mediastinotomie und dem Instrumentarium für die Inspektion und die Gewebsentnahme. Das Instrumentarium für die kollare Mediastinotomie enthält: Skalpell, Pinzetten, zwei schmale Wundhaken, schlanke Klemmen für die Blutstillung, eine abgewinkelte Tupferzange, die Möglichkeit der Elektrokoagulation sowie resorbierbares hämostyptisches Material für die Tamponade (Abb. 2.**15**).

Instrumentarium für die Gewebsabnahme und die Inspektion

Das Mediastinoskop gibt es in verschiedenen Längen mit einem seitlichen Schlitz, wobei die Lichtquelle an der Basis sitzt und durch einen kleinen Keil in den Handgriff eingeschoben wird (Abb. 2.**16**), oder man benutzt Lichtfaserbündel, welche bis an die Spitze des Gerätes führen. Der seitliche Schlitz erlaubt übersichtliches Arbeiten. Eine ausschwenkbare Lupe kann die Übersicht verbessern. Der bis knapp an die Spitze isolierte Metallsauger ist das wichtigste und am meisten benützte Instrument. Er dient zur Präparation im lockeren Bindegewebe mit gleichzeitigem Absaugen des Blutes und kann gleichzeitig auch zur Koagulation verwendet werden, ohne das Instrument wechseln zu müssen. Lange Probepunktionskanülen und Biopsiezangen vervollständigen das Instrumentarium (s. Abb. 2.**16**).

Vorbereitung des Patienten

Da es sich bei der Mediastinoskopie um einen operativen Eingriff in einem lockeren Bindegewebsraum handelt, sind die üblichen Voruntersuchungen einschließlich Gerinnungsstatus, EKG, Thorax-Röntgen, Elektrolyte und Blutgruppe durchzuführen. Zwei Konserven sollten für den Eingriff bereitgestellt werden. Die Operation als aseptischer Eingriff

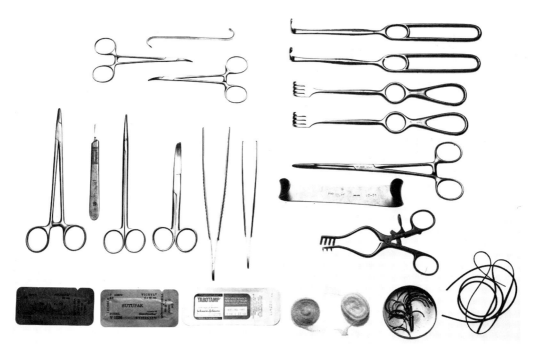

Abb. 2.**15** Instrumentarium für die kollare Mediastinotomie: 2 schmale Langenbeckhaken, 2 Wundhaken scharf, 2 Wundhaken stumpf, 1 selbsthaltender Sperrer, 2 Klemmen für die Blutstillung, Scheren, Skalpell, Pinzetten, Nadelhalter, Nahtmaterial, resorbierbares Material für die Blutstillung, schmale Streifentamponaden, Gummizügel zum Anschlingen der Gefäße

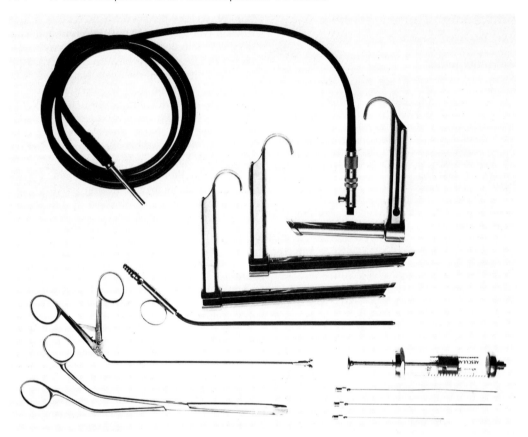

Abb. 2.**16** Instrumentarium zur Mediastinoskopie und Gewebsentnahme: Mediastinoskope verschiedener Länge mit seitlichem Schlitz für die proximale Lichtquelle, isolierter Saugansatz, Biopsiezange, Tupferzange, gewinkelt, Punktionsnadeln 15 und 20 cm, Spritze

sollte in einem entsprechenden Operationssaal vorgenommen werden, wobei jederzeit bei auftretenden Komplikationen die Möglichkeit zur Thorakotomie gegeben sein muß. Sind neben der Mediastinoskopie weitere diagnostische Eingriffe wie Bronchoskopie oder Ösophagoskopie vorgesehen, so sollten diese *vor* der Mediastinoskopie vorgenommen werden. Erst dann wird intubiert, gelagert, desinfiziert und mediastinoskopiert. In manchen Fällen, z. B. beim ausgedehnten Tumorbefall der Bifurkation, erübrigt sich die Mediastinoskopie bereits wegen lokaler Inoperabilität.

Lagerung und Narkose

Der Patient liegt auf dem Rücken mit einem unter die Schulter geschobenen Kissen, so daß die Kinnspitze nicht höher als das Brustbein zu liegen kommt. Der Eingriff wird in Intubationsnarkose am vollständig relaxierten Patienten durchgeführt. Ein Spiraltubus wird aus dem linken Mundwinkel herausgeleitet und das Narkosegerät und der Anästhesist stehen links vom Kopf des Patienten. Durch den Spiraltubus wird ein Abknicken und eine Kompression durch das Mediastinoskop bei der Untersuchung verhindert (Abb. 2.17).

Untersuchungstechnik

Der Eingriff umfaßt:
1. die kollare Mediastinotomie,
2. die stumpfe Eröffnung des Mediastinums und digitale Exploration,
3. die Inspektion und die Gewebsentnahme und
4. den Wundverschluß.

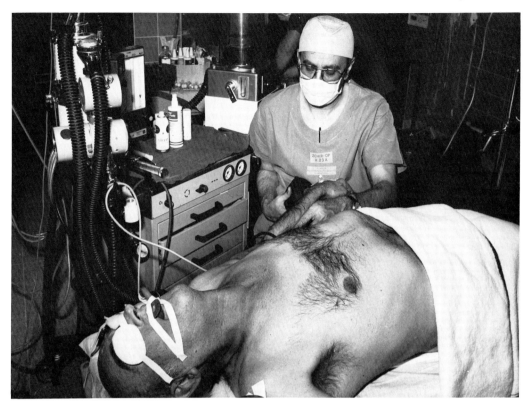

Abb. 2.17 Lagerung des Patienten zur Mediastinoskopie

Die kollare Mediastinotomie

Querer Hautschnitt 2 cm oberhalb des Jugulums. Nach querer Durchtrennung des Platysmas erfolgt die weitere Präparation in der Längsrichtung auf die Tracheavorderfläche. Der Schilddrüsenisthmus wird nach kranial abgeschoben. Evtl. vorhandene Venen werden zur Seite gedrängt oder ligiert. Unmittelbar an der Tracheavorderwand können eine Arterie oder V. tyhreoidea ima den Zugang versperren und bei Verletzungen unangenehme Blutungen hervorrufen. Beim Vorliegen einer retrosternalen Struma muß diese, falls möglich, luxiert und vorgelagert werden. Gelingt dies nicht, ist eine Mediastinoskopie nicht durchführbar. Erst nach Spaltung der Fascia praetrachealis, welche entweder stumpf mit dem Zeigefinger, meist aber durch eine quere Inzision mit der Schere vorgenommen werden muß, gelangt man direkt auf die Vorderwand der Trachea. Sie muß für den weiteren Verlauf der Untersuchung *sichtbar* sein.

Stumpfe Eröffnung des Mediastinums und digitale Exploration

Ist die Trachealvorderwand dargestellt, wird der Zeigefinger zwischen Trachea und Fascia praetrachealis eingeführt und das Mediastinum stumpf exploriert. Dabei schafft man gleichzeitig einen Kanal für das Mediastinoskop. Der Truncus brachiocephalicus muß dabei ventral als pulsierendes Gefäß tastbar sein (Abb. 2.18). Der tastende Finger, welcher sich immer unmittelbar an der Trachea orientiert, gibt bereits wichtige Aufschlüsse. Folgende Faktoren sind bei der Beurteilung zu berücksichtigen:

1. Infiltration des Mediastinums durch Übergreifen eines Bronchialtumors,
2. massive Lymphknotenpakete, schon paratracheal,
3. abnorme Gefäßverläufe der großen Arterien,
4. Verdrängung und Verziehung der Trachea,
5. Lage des Ösophagus.

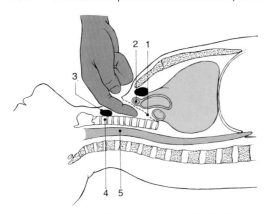

Abb. 2.**18** Digitale Exploration des Mediastinums, 1 = Fascia praetrachealis, 2 = Truncus brachiocephalicus, 3 = Struma, 4 = Trachea, 5 = Ösophagus

Beim Vorhandensein von größeren Lymphknotenpaketen kann durch vorsichtige Mobilisation die Probeentnahme schon vorbereitet werden. Liegt ein größerer pulsierender Tumor vor, sollte man auch an die Möglichkeit eines Aortenaneurysma denken. Die Trachealbifurkation ist mit dem Finger jedoch nicht zu erreichen.

Inspektion und Gewebsentnahme

Hat der Finger einen Kanal für das Mediastinoskop geschaffen, läßt sich dieses relativ leicht einführen und gleitet an der Vorderwand der Trachea entlang. Beim Erwachsenen sollte man, wenn nicht bereits tastbar paratracheale Lymphknotenpakete vorliegen, immer das längere Instrument verwenden. Verschwinden die sichtbaren Trachealknorpel beim weiteren Vorschieben, ist die Bifurkation erreicht. Die Bifurkationslymphknoten sind jedoch noch von der Membrana bronchopericardiaca bedeckt, welche perforiert werden muß, um die hier gelegenen Lymphknoten zu erreichen (Abb. 2.**19**). Ist es nicht möglich, das Mediastinoskop leicht an der Vorderwand der Trachea vorzuschieben, wie dies insbesondere nach Entzündungen, Bestrahlungen oder bei Zweituntersuchungen der Fall ist, muß man vorsichtig unter Sicht mit dem stumpfen Sauger präparierend, sich langsam vorarbeiten. Jedes gewaltsame und blinde Vorschieben des Instrumentes kann zu katastrophalen Blutungen führen.
Verletzungsgefahr von Gefäßen besteht:

Distal der Bifurkationslymphknoten = Stamm der A. pulmonalis,
rechter Hauptbronchus = rechte A. pulmonalis,
rechter Tracheobronchialwinkel = V. azygos (Azygoslymphknoten).

Verletzungsgefahr von Nerven besteht:
im linken Tracheobronchialwinkel = linker N. recurrens.

Bei der Inspektion stellen sich die Lymphknoten sehr unterschiedlich dar, und es ist unmöglich, aus der makroskopischen Beurteilung oder auch aus der Palpation eine Diagnose zu stellen. Dies gilt sowohl für die Lymphknoten mit Tumorverdacht als auch bei Systemerkrankung. Ist der Lymphknoten mit Hilfe des Saugrohres dargestellt, so sollte man, falls er nicht zu groß ist, die Exstirpation des ganzen

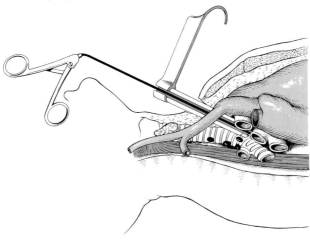

Abb. 2.**19** Schematische Darstellung der Mediastinoskopie mit Probeentnahme aus den Bifurkationslymphknoten

Knotens anstreben. Meist lassen sich die Lymphknoten leicht aus ihrer Umgebung lösen. Ist der Lymphknoten jedoch dunkel oder graublau, sollte man immer vor der Exstirpation oder auch der Probenentnahme mit der Zange eine Probepunktion mit einer dünnen langen Kanüle vornehmen, um Verletzungen von Venen oder der Pulmonalarterie zu vermeiden. Die Probeexzision aus dem Lymphknoten selbst erfolgt dann mit einer Zange, wobei sich bei uns sowohl für die Präparation als auch für die Exzision die in der Abb. 2.16 dargestellte besonders bewährt hat. Blutungen aus der Exzisionsstelle können unterschiedlich stark sein, stehen jedoch entweder spontan oder nach kurzer Tamponade. Auch eine Elektrokoagulation bringt die Blutungsquelle nach *Probeexzision* rasch zum Stehen. Kommt es jedoch während der *Präparation* zu einer Blutung, sollte man nicht versuchen diese durch Elektrokoagulation zu stillen, denn diese kann bei Verletzungen eines Gefäßes den ursprünglich kleinen Defekt vergrößern und zu einer massiven Blutung führen. Wird zur Blutstillung resorbierbares Material eingebracht, ist es empfehlenswert, dieses wenn möglich, vor Wundverschluß wieder zu entfernen, da es sonst in diesem Gebiet zu einer starken bindegewebigen Reaktion kommt, welche später u. U. die Operation behindert.

Entnahmestellen

Je nach Indikation ist die Entnahmestelle mehr oder weniger von Bedeutung. Erfolgt die Mediastinoskopie zur Diagnosestellung beim Vorliegen einer mediastinalen Verbreiterung und Verdacht auf Systemerkrankung oder zur Diagnostik bei diffusen Lungenveränderungen, ist die Lokalisation des entnommenen Lymphknoten unwesentlich. Sobald man paratracheal sicher einen oder mehrere Lymphknoten zur histologischen Untersuchung gewonnen hat, kann man sich die weitere und ausgedehntere Dissektion ersparen. Beim Bronchialtumor, zur Prüfung der Operabilität, ist die Lokalisation jedoch von entscheidender Bedeutung für die Interpretation des Untersuchungsergebnisses. Deshalb muß man, wenn möglich, aus allen Bereichen paratracheal, tracheobronchial beiderseits und in der Bifurkation Lymphknoten zur Untersuchung gewinnen. Sind jedoch schon die paratrachealen Lymphknoten makroskopisch erkennbar befallen, kann man besonders bei schwierigen Verhältnissen auf die weitere Präparation verzichten. Sind makroskopisch auch bei genauer Exploration keine Lymphknoten auffindbar, sollte man trotzdem Gewebsproben aus dem Paratrachealbereich der erkrankten Seite entnehmen. Es gelingt manchmal, besonders beim kleinzelligen Bronchialkarzinom, auch ohne Lymphknotenbefall die diffuse Infiltration nachzuweisen.

Mögliche Komplikationen

Bei einer Letalität von 0,1–0,7% wird die Häufigkeit der Komplikationen zwischen 0,2 und 8% angegeben. Blutungen, Pneumothorax und Phrenikuspsresen, insbesondere des linken N. phrenicus waren die häufigsten und typischen Komplikationen. Während schwere Blutungen in erster Linie bei Patienten mit fortgeschrittenem Bronchialkarzinom auftraten und oft eine Thorakotomie erforderlich machten, war zur Behandlung eines Pneumothorax in fast allen Fällen eine Drainage ausreichend. Von den Rekurrenspsresen, meist durch Druck des Instrumentes entstanden, bildeten sich fast die Hälfte wieder zurück. Verletzungen des Ösophagus können im linken Tracheobronchialwinkel und beim Vorliegen eines Ösophagusdivertikels entstehen. Je nach Symptomatik und Ausmaß schwankt die Therapie zwischen Drainage, Abwarten und Thorakotomie. Entwickelt sich im Anschluß an eine Mediastinoskopie eine Mediastinitis, ist dies eine schwerwiegende Komplikation mit meist tödlichem Ausgang. Lokale Wundinfektionen dagegen heilen meist ohne Probleme ab und hinterlassen nur häßliche Narben. Impfmetastasen wurden ebenfalls beschrieben, was manche Autoren veranlaßte, ihre Indikation einzuschränken (BRANDT u. Mitarb. 1968, BRANDT 1977).

Die erweiterte Mediastinoskopie nach Specht: Mit Hilfe eines längeren Mediastinoskops ist es möglich, neben dem bei der Carlensschen Mediastinoskopie zugänglichen paratrachealen Raum auch das Gebiet distal der Pulmonalarterienstämme, das vorderste vor den großen Gefäßen gelegene Mediastinum und das hintere Mediastinum, entlang des Ösophagus zu explorieren (Abb. 2.20a u. b) (SPECHT 1965, 1977). Die Zahl der Komplikationen liegt zumindest in der Hand von SPECHT nicht höher

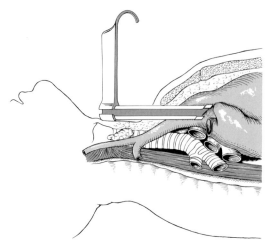 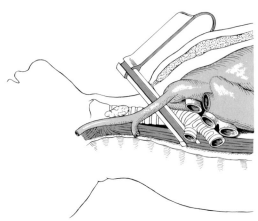

Abb. 2.**20a** Erweiterte Mediastinoskopie nach Specht mit Exploration des präaortalen Raumes

Abb. 2.**20b** Exploration des hinteren Mediastinums nach Specht

als bei der Mediastinoskopie. Es kam nur einmal in der Anfangszeit zu einer Ösophagusperforation. Bevor man sich jedoch dieser Untersuchungstechnik zuwendet, sollte man große Erfahrung in der routinemäßigen Mediastinoskopie nach Carlens besitzen.

Nachsorge

Neben der Kontrolle der üblichen Kreislaufparameter im Anschluß an einen Eingriff in Intubationsnarkose sollte eine Thorax-Röntgenaufnahme durchgeführt werden, um größere Blutungen in das Mediastinum auszuschließen. Eine Antibiotikaprophylaxe ist nicht erforderlich. Bei unkompliziertem Verlauf können die Patienten am nächsten Tag entlassen werden.

Leistungsfähigkeit des Verfahrens und Ergebnisse

Die Ergebnisse der Mediastinoskopie, d.h. die Anzahl der positiven und negativen Befunde, stehen in direkter Beziehung zur Indikation. Mediastinoskopiert man alle Patienten mit Verdacht auf Bronchialkarzinom, so wird die Zahl der positiven Befunde naturgemäß niedriger liegen, als wenn man nur bei röntgenologischem Verdacht auf mediastinalen Lymphknotenbefall die Indikation stellt. Schließt man die peripheren Rundherde dagegen wieder als Indikation zur Mediastinoskopie aus, obwohl auch bei diesen eine regelmäßig durchgeführte Mediastinoskopie einen mediastinalen Lymphknotenbefall von im Durchschnitt 28% ergab (Maaßen u. GRESCHUCHNA 1971), so kann man diese Befunde wie folgt zusammenfassen:

Tumorsitz zentral, positive Lymphknotenbefunde	30–40%,
Tumorsitz peripher, positiver Lymphknoten	20–28%,
Tumorsitz linke Lunge, positive Befunde	30–40%,
Tumorsitz rechte Lunge	40–50%,
Tumorsitz rechter Oberlappen, Metastasen	40–60%,
Tumorsitz linker Oberlappen	30–40%.

Histologischer Typ:
Plattenepithel	25–30%,
kleinzelliges	55–65%,
Adenokarzinom	40–50%.

Häufigkeit des kontralateralen oder bilateralen Befalls der mediastinalen Lymphknoten:	20–30%,
beim kleinzelligen Bronchialkarzinom bis	50%.

Die aus den Ergebnissen zu ziehenden therapeutischen Konsequenzen sind je nach Autor verschieden, und es ist daher schwierig, generelle Empfehlungen zu geben. PARIS u. Mitarb. (1975) haben 43 Chirurgen verschiedener Länder angeschrieben und folgende Auskünfte erhalten:

Mediastinoskopie routinemäßig: 14 ja,
bei Verdacht auf mediastinalen Lymphknotenbefall 17,
selten 11.

Mediastinoskopie positiv =
inoperabel 15,
inoperabel, abhängig vom Zelltyp
nicht beim kleinzelligen Bronchialkarzinom 10,
ungünstig, aber nicht inoperabel 17.

Unsere therapeutische Konsequenz liegt in der Mitte und ist kurz zusammengefaßt:

Mediastinoskopie positiv:
bei kontralateralem oder bilateralem Befall = Inoperabilität,
Tumorsitz im Unterlappen und paratracheale Lymphknoten befallen = Inoperabilität,
histologisch kleinzelliges Bronchialkarzinom = Inoperabilität,
nur ipselaterale Lymphknoten befallen, kein kleinzelliges Bronchialkarzinom = Probethorakotomie.

Sind die mediastinalen Lymphknoten infolge einer Systemerkrankung des lymphoretikulären Systems befallen, beträgt die Zahl der positiven Befunde zwischen 90 und 100% (OTTE u. Mitarb. 1971, AKVOBIANZ 1977).

Thorakoskopie

P. SATTER

1910 schrieb JAKOBÄUS seine Arbeit über die Verwendung des Zystoskops zur Untersuchung von serösen Höhlen. Neben der Durchtrennung von Strängen zur Tuberkulosetherapie war es vor allem SATTLER (1953), welcher die Thorakoskopie beim Spontanpneumothorax und zur Diagnostik beim Pleuraerguß, insbesondere bei der Pleuritis tuberculosa, zur Anwendung brachte und weiterentwickelte. SATTLER (1958, 1959) und BRANDT u. KUND (1964) waren es auch, welche neben einer ausführlichen Beschreibung der makroskopischen Befunde auf die Bedeutung und die unproblematische Gewinnung von Material durch Punktion und Probeexzision hinwiesen. KUX (1949) und WITTMOSER (1963) haben in Ergänzung zur diagnostischen Thorakoskopie die therapeutische Thorakoskopie mit Eingriffen am vegetativen Nervensystem hinzugefügt. Das Untersuchungsverfahren setzt einen freien Pleuraspalt voraus. Es gestattet die Inspektion der Pleura parietalis und visceralis sowie der von dieser überzogenen Strukturen, insbesondere der Lungen und des Mediastinums. Unter Sicht können mit Hilfe von Sonden die Konsistenz geprüft, durch Punktion, Zangenbiopsie und Abstrich Material für histologische, zytologische, bakteriologische und histochemische Befunde gewonnen werden.

Indikationen

Die Indikation ist gegeben bei:

1. umschriebenen oder diffusen primären Erkrankungen der Pleura mit und ohne Erguß,
2. beim Pleuraerguß unklarer Genese,
3. bei diffusen Lungenparenchymerkrankungen,
4. beim Pneumothorax,
5. bei Mediastinaltumoren des hinteren Mediastinums und gleichzeitigem Vorliegen einer Kontraindikation zur Thorakotomie.

Während von der Pleura primär ausgehende Prozesse relativ selten sind (Pleurahyalinose, Pleuramesotheliom), sind von der Lunge ausgehende Prozesse mit sekundärem Befall der Pleura, einschließlich Pleuraerguß (Bronchialkarzinom, Pleuritis exsudativa tuberculosa, postpneumonische Pleuritis usw.) wesentlich häufiger. Als Hauptindikation zur Thorakoskopie sind daher alle Erkrankungen der Pleura mit Pleuraerguß unklarer Genese anzusehen, wenn eine Klärung des Befundes durch vorausgegangene Punktion oder Stanzbiopsie nicht möglich war bzw. negativ ausfiel. Bei Verdacht auf Pleuritis tuberculosa sollte immer thorakoskopiert werden, da durch die Probeexzision unter Sicht der histologische Nachweis rasch zu bringen ist, während man für die Kultur nach Punktion mehrere Wochen ansetzen muß. Eine weitere Indikation zur Thorakoskopie ist das Vorliegen einer diffusen Lungenparenchymerkrankung. Das durch Thorakoskopie gewonnene Material ist größer als bei der direkten Feinnadelbiopsie. Durch den größeren Parenchymdefekt sind jedoch auch die Komplikationen, insbesondere Pneumothorax, geringfügig häufiger. Thoraxchirurgen sehen daher beim Vorliegen einer disseminierten Lungengefäßerkrankung eine Indikation für die offene Lungenbiopsie (s. diese).

Beim Pneumothorax empfiehlt BRANDT (1977), schon vor Anlegen einer Drainage durch die vorgesehene Drainagestelle in Lokalanästhesie zu thorakoskopieren. Aus praktischen und organisatorischen Gründen stellen wir die Indikation zur Thorakoskopie jedoch erst, wenn nach dreitägiger Saugdrainagenbehandlung die Fistel persistiert. Dann wird allerdings die diagnostische Thorakoskopie mit einem Therapieversuch zum Fistelverschluß durch Aufbringen eines Fibrinklebers oder Äthoxysklerol 1%ig auf die Fistelstelle kombiniert.

Besteht bei einem Mediastinaltumor eine Kontraindikation zur Operation und liegt dieser im hinteren Mediastinum, so daß Mediastinoskopie und Punktion nicht in der Lage sind, ein histologisches Ergebnis zu bringen, kann durch Thorakoskopie der Befund geklärt werden. Eine umfassende Darstellung von Indikationen und Technik der diagnostischen Thorakoskopie gibt der Atlas von BRANDT u. Mitarb. 1983.

Notwendige Geräte

Instrumentarium zum Anlegen des Pneumothorax

Besteht kein Spontanpneumothorax, muß vor dem Eingehen mit dem Thorakoskop ein Pneumothorax angelegt werden. Dazu dienen entweder der klassische Pneumothoraxapparat, unter Verwendung von Luft oder CO_2, welcher infolge des geringen Druckunterschiedes und der Möglichkeit, durch eine einfache Hebelbewegung auch die geringen negativen Druckschwankungen in der Pleurahöhle zu messen, deutliche Vorteile besitzt (Abb. 2.21). Als andere Möglichkeit stehen Pumpen zur Verfügung, welche CO_2 unter Druck- und Volumenkontrolle applizieren. Besteht ein Erguß, kann man zunächst mit einer dicken Nadel größere Mengen der Ergußflüssigkeit abpunktieren und durch die liegende Nadel Luft einströmen lassen. Ob man den Pneumothorax tags zuvor anlegt, das Ergebnis röntgenologisch kontrolliert und nur beim Vorhandensein eines freien Pleuraspaltes dann die Thorakoskopie vornimmt oder den Pneumothorax unmittelbar vor der Thorakoskopie anlegt, wie wir und die meisten Untersucher es vorziehen, ist von untergeordneter Bedeutung. Um Lungenverletzungen beim Anlegen des Pneumothorax zu vermeiden, empfiehlt es sich, die vorne geschlossene und mit einem seitlichen Schlitz versehene Pneumothoraxnadel zu verwenden. Bei Verwendung starrer Thorakoskope, welche durch eine Trokarhülse eingeführt werden, ist das vorherige Anlegen eines Pneumothorax Voraussetzung für die Untersuchung. Bei Verwendung flexibler Geräte kann man darauf verzichten. Die Pleurahöhle wird dann stumpf eröffnet und der Pneumothorax gleichzeitig mit dem Einführen des Gerätes durch die entsprechenden Kanäle angelegt.

Skalpell, Schere, Pinzette, Naht, Nadelhalter und Trokar bilden das kleine erforderliche Instrumentarium. In der Trokarhülse befindet sich ein Ventil, welches nach Entfernung der Instrumente den Pleuraraum automatisch abdichtet (Abb. 2.22).

Die Thorakoskope

Es gibt im wesentlichen zwei Ausführungen:
1. Das gerade Thorakoskop (Abb. 2.22): Hier werden die Instrumente zur Probeentnahme entweder als flexible Instrumente durch einen gesonderten schrägen Kanal eingeführt oder als kombinierte Beobachtungs- und Biopsieinstrumente durch den Beobachtungskanal eingebracht (Abb. 2.23). Bei der Probeexzision ist dann ein luftdichter Abschluß meist nicht möglich, aber auch nicht erforderlich.
2. Das abgewinkelte Thorakoskop (Abb. 2.24): Der Arbeitskanal ist gerade und abgedichtet. Durch diesen Arbeitskanal können je nach Bedarf verschiedene Optiken, Kanülen, Sonden, Biopsiezangen, Koagulationselektroden

Abb. 2.21 Pneumothoraxapparat
Firma Erka

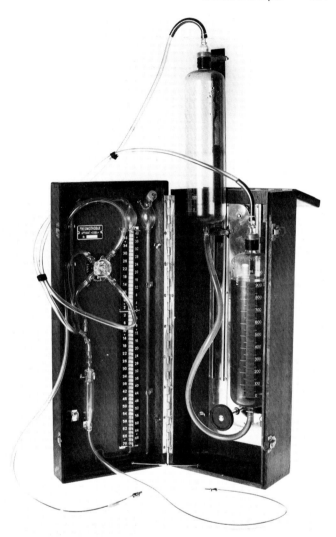

usw. eingebracht werden. Die Lichtleitung ist eingebaut.

Vorbereitung des Patienten

Die Thorakoskopie ist ein kleiner operativer Eingriff in der Brusthöhle mit Komplikationsmöglichkeiten, welche eine Thorakotomie notwendig machen können. Deshalb sind die üblichen Voruntersuchungen einschließlich Gerinnungsstatus, Blutbild, EKG, Thoraxröntgen, Elektrolyte, Blutgruppe usw. vorzunehmen. Eine Lungenfunktionsprüfung ist nicht regelmäßig erforderlich. Es empfiehlt sich, zwei Blutkonserven bereitzustellen. Im Hinblick auf die, beim Auftreten von Komplikationen notwendig werdende Thorakotomie, sollte die Untersuchung unter aseptischen Bedingungen und nur an entsprechend eingerichteten und erfahrenen Kliniken durchgeführt werden.

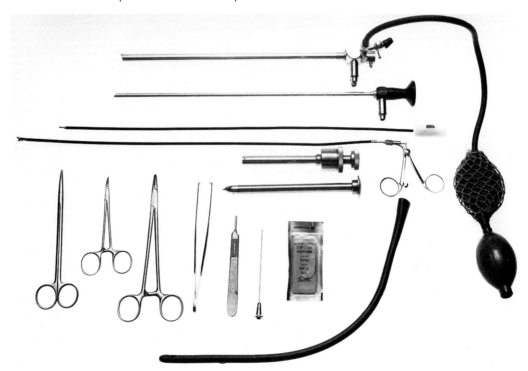

Abb. 2.**22** Instrumentarium zur Thorakoskopie: Schere, kleine Klemme, Nadelhalter, Pinzette, Skalpell, Pneumothoraxnadel mit seitlichem Schlitz, Trokar mit Ventil, Absaugschlauch (Darmrohr), Thorakoskop gerade, – mit 30°-Optik, schrägem Arbeitskanal und Ballon zum Nachfüllen des Pneumothorax, flexible Sonde, flexible Probeexzisionszange, isoliert – auch zur Koagulation

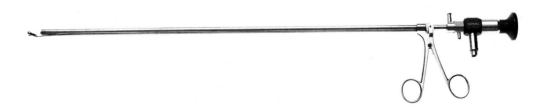

Abb. 2.**23** Optische Biopsiezange

Lagerung und Anästhesie

Die früher übliche Technik des gesonderten Zuganges für das Thorakoskop und die Biopsieinstrumente ist inzwischen, auch beim geraden Thorakoskop, überholt. Der Eingriff kann sowohl in Lokalanästhesie als auch in Intubationsnarkose durchgeführt werden. Liegt ein Spontanpneumothorax vor oder ist zur Abklärung eines Pleuraergusses nur eine Probeexzision erforderlich, wird man die Lokalanästhesie vorziehen, besonders wenn im Hinblick auf Alter und Allgemeinzustand Bedenken gegen eine Vollnarkose vorhanden sind. Ist jedoch eine ausgedehntere Untersuchung mit Entnahme von mehreren Probeexzisionen aus verschiedenen Stellen oder eine therapeutische Thorakoskopie am vegetativen Nervensystem geplant, empfiehlt sich die Intubationsnarkose mit Relaxation durch Curare. Die Verwendung eines Carlens-Tubus mit Blockierung der zu untersuchenden Lunge erleichtert die Übersicht. Lagert man den Pa-

Thorakoskopie

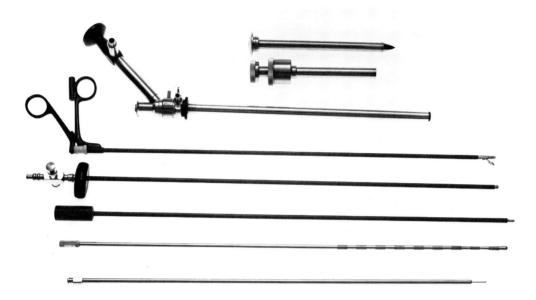

Abb. 2.**24** Abgewinkeltes Thorakoskop mit geradem Arbeitskanal (Fa. Storz). Trokar mit Ventil, Thorakoskop, Probeexzisionszange, isoliert – auch zur Elektrokoagulation. Sauger isoliert, Koagulationssonde, Punktions- und Injektionskanüle

tienten jedoch so, daß der Zugang für das Thorakoskop am höchsten Punkt erfolgt, sinkt die Lunge durch die Schwerkraft zurück und eine gesonderte Blockierung ist nicht erforderlich. Der Ort des Zuganges sollte sich nach dem Zielpunkt der Thorakoskopie richten. Bei nicht festgelegtem Zielpunkt empfiehlt es sich, den Eingriff in Seitenlage mit Zugang in der Axillarlinie zu wählen (Abb. 2.**25**). Man erhält dann von hier aus den besten Überblick und kann bei kollabierter Lunge die gesamte Pleurhöhle, von der Pleurakuppe bis zum Zwerchfell, einschließlich des Mediastinums und den Lungenhilus sehen. Dies gilt auch für die therapeutische Thorakoskopie bei Spontanpneumothorax.

Untersuchungsgang

Inspektion und Gewebsentnahme

Nach Hautinzision wird, teils stumpf, teils mit der Schere, die Muskulatur gespreizt und die Pleurahöhle entweder mit dem Finger oder dem Trokar eröffnet. Nach Entfernung des Trokars wird durch die Hülse mit dem Thorakoskop eingegangen. Nach Bedarf wird Luft oder CO_2 eingeblasen. Sind Adhäsionen oder

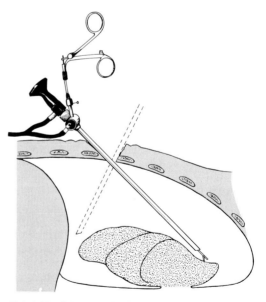

Abb. 2.**25** Schematische Darstellung der Thorakoskopie in Seitenlage mit Probeexzision aus der kollabierten Lunge

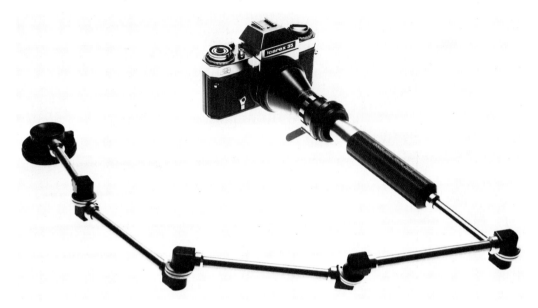

Abb. 2.26 Gliederoptik nach Wittmoser mit Fotoapparat zur Befunddokumentation

Stränge vorhanden, kann man diese durchtrennen und je nach Untersuchungsziel Gewebeproben aus der Pleura parietalis, visceralis, dem Mediastinum oder dem Lungenparenchym entnehmen. Neben der makroskopischen Beurteilung mit der Möglichkeit der photographischen Befunddokumentation, am besten über die im Nebenschluß verwendbare Gliederoptik (Abb. 2.26), welche auch ein ungestörtes Mitbeobachten durch Assistenten oder Studenten ermöglicht, dienen die Proben zur histologischen, zytologischen, bakteriologischen und mineralogischen Diagnostik. Kleinere Blutungen werden durch Elektrokoagulation gestillt.

Nach Entfernung des Thoraskopes wird ein entsprechend dicker und weicher Gummischlauch mit seitlicher Öffnung (z. B. Darmrohr) durch die Trokarhülse in die Pleurahöhle eingebracht und unter kontinuierlichem Sog bei gleichzeitigem Blähen der Lunge durch den Anästhesisten bzw. unter Pressen des nichtintubierten Patienten zusammen mit der Hülse entfernt. Die Hautinzision wird durch Klammer oder Naht verschlossen. Eine Röntgenaufnahme des Thorax soll unmittelbar anschließend die Lungenausdehnung dokumentieren. Ist bei parenchymatösen Lungenerkrankungen eine Probeexzision aus der Lunge selbst entnommen worden, kann man einen dünneren Drainageschlauch durch die Inzision für 24 Stunden in der Pleurahöhle belassen und an eine Bülau-Drainage anschließen.

Bei der therapeutischen Thorakoskopie zur Behandlung des Pneumothorax, verbleibt nach Einbringen des sklerosierenden Agens oder der Verschorfung des Defektareals, die eingelegte Pleuradrainage ebenfalls für 24 Stunden.

Untersuchungstechnik mit flexiblen Bronchoskopen

In Lokalanästhesie wird am sitzenden oder liegenden Patienten, nach Hautinzision, stumpf mit der Schere bis auf die Pleura eingegangen. Nach Anlegen einer Tabaksbeutelnaht an der Haut oder unter Verwendung von Spezialkanülen (BEN ISAAC u. SIMMONS 1975) wird das Fiberbronchoskop in die Pleurahöhle eingeführt. Über die verschiedenen Arbeitskanäle kann Luft installiert, Pleuraerguß abgesaugt und unter Sicht Material zur Biopsie aus der Pleura oder der Lunge entnommen werden (GWIN u. Mitarb. 1975). Entsprechend dem kleineren Querschnitt des Gerätes und dem optischen Auflösungsvermögen ist, verglichen mit den starren Instrumenten, die Übersicht schlechter und die Größe des Materials für die histologische Untersuchung geringer. Sicherlich spielt auch die Erfahrung des Untersuchers mit dem Umgang von flexiblen Bronchoskopen eine wesentliche Rolle. Es ist jedoch bemerkenswert, daß einige Autoren von der Fiberoptik auf die starre Optik übergegangen sind (OLDENBURG u. NEWHOUSE 1979).

Mögliche Komplikationen

Die Komplikationen sind zu vernachlässigen, insbesondere wenn man bei Probeentnahme aus dem Lungenparenchym routinemäßig die Pleurahöhle drainiert.

Nachsorge

Neben der Kontrolle der üblichen Kreislauf- und Atmungsparameter nach Intubationsnarkose sollte unmittelbar im Anschluß an die Thorakoskopie eine Thorax-Röntgenkontrolle durchgeführt werden, um die Lungenausdehnung zu kontrollieren. Da sich ein Pneumothorax noch später entwickeln kann, ist die Röntgenkontrolle nach 24 Stunden zu wiederholen. Bei komplikationslosem Verlauf kann der Patient nach 24 Stunden entlassen werden.

Leistungsfähigkeit des Verfahrens und Ergebnisse

Der Vorteil der Thorakoskopie gegenüber den sog. „blinden Verfahren" besteht in der gezielten Gewebsentnahme und der damit verbundenen höheren Trefferquote. Dies betrifft sowohl die Abklärung bei Verdacht auf primäre Pleuraerkrankungen oder Pleurabeteiligung bei malignen Erkrankungen, wobei ein positiver Befund in 95% der Fälle erhoben werden konnte. Auch bei der umschriebenen Frühform des Pleuramesothelioms ist die Thorakoskopie praktisch die einzige Möglichkeit, solche Prozesse rechtzeitig zu erfassen. Beim Vorliegen einer Lungenparenchymerkrankung kann die thorakoskopische Gewinnung von Material ebenfalls wesentlich bessere Ergebnisse liefern als die Feinnadelpunktion. Trotzdem sollte die Thorakoskopie erst nach negativer Feinnadelpunktion durchgeführt werden. Nach BRANDT (1975, 1977) beträgt die Trefferquote bei thorakoskopischer Biopsie und Vorliegen einer Lungenparenchymerkrankung 87%. Sie liegt jedoch damit noch deutlich unter der chirurgischen Trefferquote von 98%.

Offene Lungen- und Pleurabiopsie

P. SATTER

1949 von KLASSEN u. Mitarb. in die Diagnostik bei diffusen Lungenerkrankungen eingeführt, hat sich diese „Minithorakotomie" rasch als sichere Methode zur histologischen Beurteilung bewährt. Während die typische Lungenbiopsie nach KLASSEN nur die Entnahme von Material aus Pleura und Lungenparenchym in unmittelbarer Nachbarschaft der Thorakotomie erlaubt, hat MAASSEN 1972 mit der Verwendung des Mediastinoskops bei diesem Eingriff die Vorteile der offenen Lungenbiopsie mit denen der Thorakoskopie kombiniert. Durch die Verwendung des Mediastinoskops, eines Thorakoskops oder auch eines Bronchoskops gelingt es, von der kleinen Thorakotomie aus, den gesamten Pleuraraum zu inspizieren. Mit der bei der Bronchoskopie üblichen optischen Biopsiezange können Inspektion und Probeexzision auch aus weit von

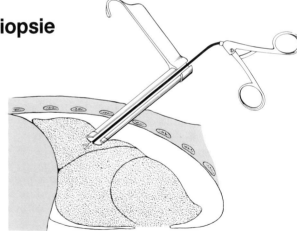

Abb. 2.**27** Technik der offenen Lungenbiopsie (nach *Maassen*)

der Minithorakotomie entfernten Stellen entnommen werden (Abb. 2.27). Das untersuchte Material wird je nach Bedarf histologisch, bakteriologisch, biochemisch oder auch mineralogisch untersucht. Bei der Entnahme von größeren Gewebsproben aus der Lunge ist die Versorgung der Entnahmestellen allerdings *nur* in Thorakotomienähe durch Naht möglich. Daß dieser Eingriff, der auch als erweiterte Thorakoskopie bezeichnet werden kann, in erster Linie von Thoraxchirurgen bevorzugt wird, ist verständlich. Der Eingriff ist klein, eine postoperative Drainage meist nicht erforderlich und eine Wiederholung möglich.

Indikationen und Kontraindikationen

Bei diffusen Erkrankungen der Lungen finden sich bei ein und demselben Krankheitsbild in unmittelbarer Nachbarschaft und nebeneinander die unterschiedlichsten Reaktionen und histologischen Bilder. Daraus erklärt sich, daß zur Diagnosestellung das bei der Feinnadelbiopsie gewonnene Material oft nicht ausreicht und eine falsche Diagnose resultiert (s. dort). Auch bei der Verwendung von größerkalibrigen Nadeln liegt die Trefferquote nicht über 60%. Die Zahl der Komplikationen steigt jedoch mit dem größeren Querschnitt der Nadeln und ist im Gegensatz zur gezielten Tumorpunktion deutlich größer. Sie liegt bei durchschnittlich 25% (BRANDT 1977).

Indikationen zur offenen Lungenbiopsie sind:
1. chronische diffuse Lungenparenchymerkrankungen, bei denen eine histologische Abklärung erwünscht ist (z. B. Begutachtung),
2. progrediente Lungenparenchymerkrankung unklarer Genese,
3. therapieresistente akute bis subakute Lungenparenchymerkrankungen (Pneumonie),
4. Erkrankungen der Pleura, wenn Punktion und Pleurastanze negativ ausfielen.

Wie aus der Tab. 2.5 ersichtlich, überschneiden sich die Indikationen zur Thorakoskopie und zur offenen Lungenbiopsie. Beim Vorliegen einer Pleuritis exsudativa oder einer Pleuraerkrankung wird man eher der in L.A. durchführbaren Thorakoskopie mit Probeexzision den Vorzug geben, während man zur histologischen Abklärung von generalisierten Lungenparenchymerkrankungen mit der offenen Lungenbiopsie rascher und sicherer zum Ziel kommt. GAENSLER u. CARRINGTON haben 1980 bei unklarer progredienter Dyspnoe und pathologischen Blutgaspartialdrücken eine Indikation zur offenen Lungenbiopsie gesehen, auch wenn der Röntgenbefund unauffällig ist. Daß die primäre Einstellung und Erfahrung des Untersuchers, je nachdem ob endoskopisch erfahrener Pneumologe oder endoskopierender Thoraxchirurg, mit eine Rolle bei der Verfahrenswahl spielt, ist verständlich.

Kontraindikationen können von seiten des Herz-Kreislauf-Systems, im Zusammenhang mit der Narkosefähigkeit, gegeben sein. Sie sind jedoch praktisch zu vernachlässigen. Die Untersuchung kann auch bei maschinell beatmeten Patienten durchgeführt werden, falls dies zur Klärung der Ursache der Ateminsuffizienz erforderlich ist (KLECKOW u. VOGT-MOYKOPF 1983).

Notwendige Geräte

Zum normalen kleinen chirurgischen Instrumentarium, bestehend aus Skalpell, Schere, Pinzette, Moskitoklemme, Nadelhalter, Nahtmaterial usw., kommen ein Kinderthorakotomiesperrer, eine gebogene Gefäßklemme und ein dünner Drainageschlauch (Abb. 2.**28**). Für die modifizierte Biopsie wird zusätzlich ein Mediastinoskop mit seitlichem Schlitz, ein Thorakoskop oder ein Bronchoskop mit verschiedenen Biopsiezangen, Optiken, Punktionskanülen usw. benötigt.

Vorbereitung des Patienten

Der Eingriff wird in Intubationsnarkose mit Eröffnung der Pleurahöhle durchgeführt. Deshalb sind die üblichen Voruntersuchungen, einschließlich Gerinnungsstatus, Blutbild, EKG, Thoraxröntgen, Elektrolyte, Blutgruppe usw., vorzunehmen. Es empfiehlt sich, zwei Blutkonserven bereitzustellen.

Untersuchungstechnik

Der Eingriff wird meist in Intubationsnarkose durchgeführt, wobei ein doppellumiger Carlens-Tubus die isolierte, seitengetrennte Beatmung der Lungen erlaubt und den Eingriff erleichtert (MAASSEN 1975). Der Zugang und damit die Hautinzision sollte gegenüber dem Ort der ausgeprägtesten röntgenologischen Veränderungen liegen, bei diffusen Parenchymerkrankungen, meistens im 4. ICR anterolateral oder axillär. Liegt dagegen ein um-

Abb. 2.28 Instrumentarium zur offenen Lungenbiopsie

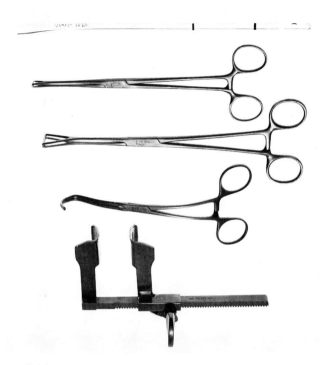

schriebener Pleuraprozeß vor, empfiehlt es sich, diesen präoperativ unter Durchleuchtungskontrolle an der Haut zu markieren. Nach stumpfer Spaltung der Muskulatur wird der ICR dargestellt und bei Pleuraerkrankungen jetzt eine Biopsie entnommen. Ist der Pleuraraum eröffnet, tastet man zunächst mit dem Zeigefinger die Pleurahöhle aus. Dann erst wird mit dem Mediastinoskop eingegangen oder der Kinderthoraxsperrer eingesetzt. Mit einer Klemme wird die vorliegende Lunge gefaßt, in die Thorakotomieöffnung gezogen und die Gefäßklemme angelegt (Abb. 2.29). Eine Matratzennaht mit resorbierbarem Material wird unter der Klemme vorgelegt, die Biopsie entnommen und die Matratzennaht mit überwendlicher Naht gedeckt. Nach Verknoten der Fadenenden wird eine dünne Thoraxdrainage durch die Inzision in die Pleurahöhle eingelegt und der Sperrer entfernt. Die Muskulatur wird mit 2–3 Einzelnähten (keine Perikostalnaht) adaptiert und die Haut darüber verschlossen. Bei gleichzeitigem Blähen der Lunge durch den Anästhesisten und Sog an der eingelegten Drainage, wird diese unmittelbar vor dem Anlegen des Hautverbandes, entfernt. Nach Extubation soll durch eine Röntgenaufnahme die Lungenausdehnung kontrolliert werden.

Komplikationen

Die Komplikationsrate für die offene Lungenbiopsie wird nach einer Sammelstatistik von GRESCHUCHNA (1980) mit 6% gegenüber der Nadelbiopsie von 13% angegeben. Für die modifizierte Lungenbiopsie nach KLASSEN liegt die Komplikationsrate um 1,1% und damit in der gleichen Größenordnung wie für die Thorakoskopie. Es handelt sich dabei in erster Linie um Pneumothorax und Blutungen. Verwachsungen entstehen durch diesen Eingriff nicht und eine Wiederholung – z. B. zur Therapiekontrolle bei progredienten Lungenparenchymerkrankungen – ist ohne weiteres möglich.

Nachsorge

Die offene Lungenbiopsie ist ein operativer Eingriff in Intubationsnarkose mit Eröffnung der Brusthöhle. Neben der Kontrolle der üblichen Atmungs- und Kreislaufparmeter sollte auch bei Patienten mit liegender Thoraxdrainage eine Thorax-Röntgenkontrolle durchgeführt werden, um Blutungen in die Pleurahöhle auszuschließen und die Lungenausdehnung zu kontrollieren. Eine Kurzzeitantibiotikaprophylaxe für 12 Stunden kann sinnvoll sein.

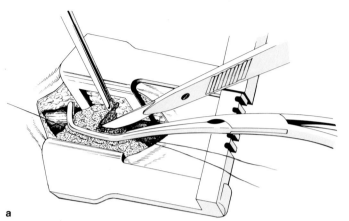

Abb. 2.**29a** Entnahme der Exzision nach Legen einer Matratzennaht unter der gebogenen Gefäßklemme

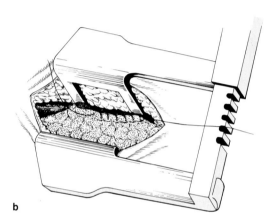

Abb. 2.**29b** Überwendliche Naht nach Abnahme der Klemme

Nach Sistieren der Wundsekretion und röntgenologisch kontrollierter Lungenausdehnung wird die Drainage entfernt.

Leistungsfähigkeit des Verfahrens und Ergebnisse

Die positiven Ergebnisse der offenen Lungenbiopsie schwanken unabhängig von der Modifikation zwischen 95 und 100% (DENCK u. Mitarb. 1976, GABLER 1975, KLECKOW u. VOGT-MOYKOPF 1983, WERDEMANN u. Mitarb. 1974). Somit ist dieses diagnostische Verfahren mit Abstand das am ehesten zur Diagnose führende.

Diagnostische Probethorakotomie

P. SATTER

Unter einer Probethorakotomie versteht man einen, in Allgemeinnarkose durchgeführten Eingriff mit Eröffnung einer oder beider Pleurahöhlen und anschließender Drainage zur Ableitung von Luft, Blut und Wundsekret. Durch die Größe der Inzision ist es möglich, ohne optische Instrumente die Pleurahöhle zu überblicken und deren Inhalt sowie die sie begrenzende Strukturen wie Zwerchfell, Mediastinum, Thoraxwand, auch zu betasten. Probeexzisionen können unter Sicht entnommen werden. Als Probethorakotomie ist auch die mediane Sternotomie ohne Eröffnung einer Pleurahöhle zu bezeichnen. Die diagnostische Probethorakotomie kann jederzeit zur therapeutischen Thorakotomie erweitert werden.

Indikationen und Kontraindikationen

Indikationen sind:
1. röntgenologischer Tumorverdacht ohne histologisches oder zytologisches Ergebnis bei vorangegangenen Untersuchungen, einschließlich Sputum, Bronchoskopie, Mediastinoskopie,
2. der periphere Rundherd,
3. Patienten mit Indikationen zur palliativen Tumorresektion,
4. der isolierte Mediastinaltumor ohne Kontraindikation zur Thorakotomie,
5. der therapieresistente persistierende Pneumothorax,
6. die Myasthenia gravis.

Während die Zahl der Patienten der Gruppe 1 in direkter Beziehung zur Qualität der endoskopischen und zytologischen Diagnostik steht, wird die Frage der primären diagnostischen Thorakotomie beim peripheren Rundherd mit gleichzeitiger Entfernung desselben auch von der Einstellung des Chirurgen zur Frage der Operabilität, bei Befall der mediastinalen Lymphknoten, beeinflußt. Liegen keine Kontraindikationen zur Lungenresektion vor, ist es in den meisten Fällen von Tumorverdacht und in allen Fällen bei peripheren Prozessen möglich, die lokale Operabilität des Tumors mit großer Wahrscheinlichkeit vorauszusagen. *Bejaht man die Frage, daß jeder lokal operable Tumor entfernt werden soll, sind alle weiteren diagnostischen Maßnahmen überflüssig.*

Der diagnostizierende Arzt sollte nicht den Ehrgeiz besitzen, einen vorhandenen Prozeß mit allen zur Verfügung stehenden endoskopischen und röntgenologischen Methoden bis ins Detail abzuklären, um die perfekte und vollständige Diagnose zu liefern, wenn am Ende dieser Untersuchungsreihe die bereits vorher abzusehende therapeutische Konsequenz der Thorakotomie steht. Besonders für den sog. peripheren Rundherd gelten die von VOGT-MOYKOPF u. Mitarb. (1977) und vielen anderen formulierten Schlußfolgerungen:

1. jugendliches Alter schließt einen bösartigen Tumor nicht aus,
2. maligne Prozesse können über Jahre hinweg nicht oder nur sehr langsam wachsen,
3. in Mißbildungen, tuberkulösen Narben usw. können Narbenkarzinome neben normalen Gewebsbezirken vorhanden sein,
4. Punktionen und Biopsien können falschnegative Befunde liefern,
5. die Verschleppung von Tumormaterial bei der Punktion ist möglich und nachgewiesen,
6. es gibt keine röntgenologischen oder computertomographischen Kriterien zur Beurteilung der Dignität eines Rundherdes,
7. das Operationsrisiko nimmt mit zunehmendem Alter zu.

Aus allen diesen Faktoren ergibt sich die klare Konsequenz: „*Beim peripheren Rundherd ist, wenn keine Kontraindikation zur Thorakotomie vorliegt, die diagnostische Thorakotomie mit Entfernung des gesamten Prozesses zur histologischen Abklärung das Vorgehen der Wahl.*"

Diese Aussage gilt auch für das kleinzellige Bronchialkarzinom.

Ist dagegen ein maligner Prozeß nachgewiesen und die kurative Resektion nicht mehr durchführbar, weil entweder Fernmetastasen oder auch lokale Zeichen der Inoperabilität wie Rekurrensparese, Infiltration der Thoraxwand, Einflußstauung usw. vorliegen, kann bei großem Tumor, bei Zerfallshöhlen, bei unstillbaren Schmerzen oder Blutungen die Indikation zur palliativen Resektion gegeben sein. Die diagnostische Probethorakotomie prüft dann die Resektionsfähigkeit.

Beim Vorliegen eines umschriebenen mediastinalen Prozesses (isolierter Mediastinaltumor) wird von manchen Autoren die histologische Abklärung durch Mediastinoskopie, Thorakoskopie oder computergesteuerte direkte Punktion empfohlen (BETTENDORF u. BAUER 1981). Die für den peripheren Rundherd gemachten Aussagen gelten jedoch uneingeschränkt auch für den isolierten Mediastinaltumor. Abgesehen davon, daß bei Lage im hinteren Mediastinum diese Prozesse sowohl der Punktion als auch der endoskopischen Diagnostik nur schwer zugänglich sind und damit die Zahl der Fehlversuche und Komplikationen steigt, ist nur durch die histologische Untersuchung des gesamten Präparates eine Diagnose zu stellen (TSCHIRKOV u. SATTER 1975). Deshalb stellt der Mediastinaltumor beim Fehlen von allgemeinen Kontraindikationen ebenfalls eine primäre Indikation zur diagnostischen Thorakotomie mit gleichzeitiger Entfernung des Tumors dar. Ob man die Thorakotomie beim Vorliegen eines persistierenden Pneumothorax nach mehrtägiger Saugdrainage als diagnostische oder therapeutische Maßnahme bezeichnet, ist unwesentlich. Sie ist indiziert, wenn auch nach Thorakoskopie keine Luftaustrittsstelle gefunden wurde bzw. der Versuch, das sichtbare Leck zu schließen, ineffektiv blieb.

Eine weitere Indikation zur diagnostischen Thorakotomie ist die Myasthenia gravis, auch ohne nachweisbaren Mediastinaltumor. Erst die detaillierte histologische Untersuchung des vollständig entfernten Thymus ist in der Lage, ein Thymom als Ursache für die Myasthenia gravis auszuschließen. Der Zugang erfolgt dabei durch mediane Sternotomie ohne Eröffnung der Pleurahöhle.

Kontraindikationen zur diagnostischen Thorakotomie können von seiten der Lungenfunktion und des Herz-Kreislauf-Systems vorhanden sein.

Auf Instrumentarium, Technik, Ergebnisse und Komplikationen der diagnostischen und der von ihr nicht zu trennenden therapeutischen Thorakotomie einzugehen, überschreitet den Rahmen dieses Beitrages, es wird auf die einschlägigen Operationslehren und Handbücher verwiesen.

Literatur

Afschrift, M., P. Nachtegaele, D. Voet, L. Noens, W. van Hove, M. van der Straeten, G. Verdonk: Puncture of thoracic lesions under sonographic guidance. Thorax 37 (1982) 503

Akvobianz, A.: Die Mediastinoskopie. In Aktuelle Probleme in der Chirurgie und Orthopädie. Huber, Bern 1977

Albertini, R. E., N. L. Ekberg: Endobronchial metastasis in breast cancer. Thorax 35 (1980) 435

Arai, T., A. Nakano, K. Inagalli, S. Kimuratahirata: Application of a ring-arm X-ray apparatus to fluoroscopic guidance of bronchofiberscopic biopsy for diagnosis of peripheral lung cancer. Rom, 4. World Congr. of Bronchol., 1984. Abstracts, Minerva Medica (p. 106)

Ben-Isaac, F. E., D. H. Simmons: Flexible fiberoptic pleuroscopy: pleural and lung biopsy. Chest 67 (1975) 573

Berger, R. L., T. F. Boyd, J. W. Strieder: Complications of scalene lymph node biopsy. J. thorac. cardiovasc. Surg. 45 (1963) 307

Bettendorf, U., K.-H. Bauer: Thymomdiagnostik unter besonderer Berücksichtigung der computertomographisch gesteuerten perthorakalen Biopsie. Dtsch. med. Wschr. 106 (1981) 84

Boutin, C., P. Cargnino, J. R. Viallat: Thoracoscopy in the early diagnosis of malignant pleural effusions. Endoscopy 12 (1980) 155

Bowden, D. H., I. Y. R. Adamson: The pulmonary interstitial cell as immediate precursor of the alveolar macrophage. Amer. J. Path. 68 (1972) 521

Böyum, A.: Isolation of mononuclear cells and granulocytes from human blood. Scand. J. clin. Invest. 21 (1968) 77

Brandt, H.-J.: Diagnostik der Pleuraerkrankungen einschließlich Thorakoskopie und Biopsie. Thoraxchirurgie 22 (1974) 371

Brandt, H.-J.: Die Bedeutung der Thorakoskopie für die Pneumologische Diagnostik. Dtsch. Ärztebl. 42 (1975) 2895

Brandt, H.J.: Endoskopie und Biopsie in der Diagnostik pneumologischer Krankheiten. Prax. Pneumol. 31 (1977) 384

Brandt, H.-J., H. Kund: Die Leistungsfähigkeit der diagnostischen Thorakoskopie. Prax. Pneumol. 18 (1964) 304

Brandt, H.J., Z. Atay, A. Gabler: Gefahren bioptischer Untersuchungen bei Verdacht auf Lungenkrebs. GBK. Mitt.-Dienst 2 (1968) 157

Brandt, H.-J., R. Loddenkemper, J. Mai: Atlas der diagnostischen Thorakoskopie. Thieme, Stuttgart 1983

Carlens, E.: Mediastinoscopy: a method for inspection and tissue biopsy in the superior mediastinum. Dis. Chest 36 (1959) 343

Cho, K.: Experience with the percutaneous transthoracic needle biopsy in Tokyo, Japan. In Sinner, W. N.: Needle Biopsy and Transbronchial Biopsy. Thieme, Stuttgart 1982 (pp. 88)

Chuang, Mt., T. Tow, M. J. Rosen, A. S. Teirstein: Flexible bronchoscopy in the diagnosis of Pneumocystis carinii pneumonia in patients with acqired immuno deficiency syndrome (AIDS), Rom, 4. World Congr. of Bronchol. 1984, Abstracts, Minerva Medica (p. 122)

Credle jr. W. F., J. F. Smiddy, R. C. Elliott: Complications of Fiberoptic Bronchoscopy. Amer. Rev. resp. Dis. 109 (1974) 67

Crystal, R. G., J. E. Gadek, V. J. Ferrans et al.: Interstitial lung disease: Current concepts of pathogenesis, staging and therapy. Amer. J. Med. 70 (1981) 542

Crystal, R. G., W. C. Roberts, G. W. Hunninghake et al.: Pulmonary sarcoidosis: a disease characterized and perpetuated by activated lung T-lymphocytes. Ann. intern. Med. 94 (1981) 73

Daniele, R. P., M. D. Altose, D. T. Rowlands jr.: Immunocompetent cells from the lower respiratory tract of normal human lungs. J. clin. Invest. 56 (1975) 986

Daniels, A. C.: A method of biopsy useful in diagnosing certain intrathoracic diseases. Dis. Chest 16 (1949) 360

Davidson, M., B. Tempest, D. L. Palmer: Bacteriologic diagnosis of acute pneumonia. J. Amer. med. Ass. 235 (1976) 158

Davis, G. S., A. R. Brody, J. E. Craighead: Analysis of airspace and intersitial monocellular cell population in human diffuse interstitial lung disease. Amer. Rev. resp. Dis. 118 (1978) 7

Davis, G. S., A. R. Brody, J. N. Landis et al.: Quantitation if inflammatory activity in interstitial pneumonitis by bronchofiberscopic pulmonary lavage. Chest 69, Suppl. (1976) 265

Denck, H., M. Neumann, N. Pridun, E. Zwintz: Indikation und Technik der offenen Lungenbiopsie. Akt. Chir. 11 (1976) 111

DeRemee, R. A.: The roentgenographic staging if sarcoidosis. Chest 83 (1983) 128

Dierkesmann, R.: Rekanalisierung bronchialer Tumorstenosen mit dem Nd-YAG-Laser. Internist 23 (1982) 283

Dierkesmann, R., A. Huzly: Lungbiopsie: offen oder endoskopisch. Vortrag auf der Tagung „Endoskopie des Internisten", Wiesbaden 1983

Dierkesmann, R., A. Huzly: Technik der endobronchialen Laser-Behandlung. Prax. Klin. Pneumol. 37 (1983) 211

Dorion, D. R., E. Profio, R. G. Vincent, T. J. Dougherty: Fluorescence bronchoscopy for detection of lung cancer. Chest 76 (1979) 27

Dreisin, R. B., M. I. Schwarz, A. N. Theofilopouloś et al.: Circulating immune complexes in the idiopathic interstitial pneumonias. New Engl. J. Med. 298 (1978) 128

Drew, W. L., T. N. Finley, M. Lawrence, H. Z. Klein: Diagnosis of pneumocystis carinii pneumonia by bronchopulmonary lavage. J. Amer. med. Ass. 230 (1974) 713

Dubay, M., I. Gyenei, J. Strausz, P. Kiss: Erfahrungen mit der transthorakalen Nadelbiopsie nach Nordenström anhand von 1064 Fällen. Prax. Klin. Pneumol. 37 (1983) 1115

du Bois, R. M., W. A. C. McAllister, M. A. Branthwaite: Alveolar proteinosis: diagnosis and treatment over a 10-year period. Thorax 38 (1983) 360

Ellis jr. J. H.: Transbronchial lung biopsy via the fiberoptic bronchoscope. Chest 68 (1975) 524

Freise, G., H. Rensch: Ergebnisse der Skalenuslymphknotenbiopsie nach Daniels und der Biopsie des oberen vorderen Mediastinums nach Carlens. Thoraxchirurgie 15 (1967) 133

Gabler, A.: Die offene Lungenbiopsie. Dtsch. Ärztebl. 26 (1975) 1931

Gadek, J. E., G. W. Hunninghake, T. Lawley et al.: Role of the immune complexes in amplifying the alveolitis of idiopathic pulmonary fibrosis. Clin. Res. 26 (1978) 446A

Gadek, J. E., G. W. Hunninghake, R. Zimmermann et al.: Pathogenetic studies in idiopathic pulmonary fibrosis: Control of neurophil migration by immune complexes. Chest 75, Suppl. (1979) 264

Gaensler, E. A., C. B. Carrington: Open lung biopsy for chronic diffuse infiltrative lung disease. Ann. thor. surg. 30 (1980) 411

Garzon, A. A., M. M. Cerruti, M. E. Golding: Exsanguinating hemoptysis. Thorac. cardiovasc. Surg. 84 (1982) 829

Gilman M. J., K. P. Wang: Transbronchial lung biopsy in sarcoidosis. Amer. Rev. resp. Dis. 122 (1980) 721

Golde, D. W., L. A. Byers, T. N. Finley: Proliferative capacity of human alveolar macrophage. Nature (Lond.) 247 (1974) 373

Golde, D. W., T. N. Finley, M. J. Cline: Production of colony-stimulating factor by human macrophages. Lancet 1972/II, 1397

Greschuchna, D.: Indikation der modifizierten chirurgischen Lungen- und Pleurabiopsie nach Maaßen für die Differentialdiagnose disseminierter Lungenerkrankungen. Prax. Pneumol. 34 (1980) 517

Greschuchna, D., W. Maaßen: The importance of histological classification and tumor staging for prognosis after resection of bronchial carcinoma. Thorac. cardiovasc. Surg. 28 (1980) 115

Gwin, E., G. Pierce, M. Boggan, G. Kerba, W. Ruth: Pleuroscopy and pleural biopsy with the flexible fiberoptic bronchoscope. Chest 67 (1975) 5

Halperin, S. A., P. M. Suratt, J. M. Gwaltney jr., D. H. M. Gröschel, J. O. Hendley, P. A. Eggeleston: Bacterial cultures of the lower respiratory tract in normal volunteers with and without experimental rhinovirus infection using a plugged double catheter system. Amer. Rev. resp. Dis. 125 (1982) 678

Harken, D. E., H. Black, R. Clauss, R. E. Farrand: A simple carvicomediastinal exploration for tissue diagnosis of intrathoracic disease. New Engl. J. Med. 251 (1954) 1041

Harrison, B. D. W., R. S. Thorpe, P. G. Itchener, B. G. McCann, J. R. Pilling: Percutaneous trucut lung biopsy in the diagnosis of localised pulmonary lesions. Thorax 39 (1984) 493

Hayata, K., J. Oho, M. Ichiba et al.: Percutaneous pulmonary punctures for cytologic diagnoses – its diagnostic value for small peripheral pulmonary carcinomas. Acta. cytol. 17 (1973) 469

Heine, F.: Die Probeexcision aus Veränderungen in Thoraxraum und Lunge unter thorakoskopischer Sicht. Beitr. klin. Tuberk. 116 (1957) 615

Herf, S. M., P. M. Suratt, N. S. Arora: Deaths and complications associated with transbronchial lung biopsy. Amer. Rev. resp. Dis. 115 (1977) 708

Von Hoff, D. D., V. Livolsi: Diagnostic reliability of needle biopsy of the parietal pleura. Amer. J. clin. Path. 64 (1975) 200

Horowitz, A. L., A. J. Hance, R. G. Crystal: Granulocyte collagenase: selective digestion of type I relative to type III collagen. Proc. nat. Acad. Sci. (Wash.) 74 (1977) 897

Hunninghake, G. W., R. G. Crystal: Pulmonary sarcoidosis. A disorder mediated by excess helper T-lymphocyte activity at sites of diseases activity. New Engl. J. Med. 305 (1981) 429

Hunninghake, G. W., J. I. Gallin, A. S. Fauci: Immunologic reactivity of the lung: in vivo and in vitro generation of neutrophil chemotactic factor by alveolar macrophages. Amer. Rev. resp. Dis. 117 (1978) 15

Hunninghake, G. W., J. D. Fulmer, R. C. Young et al.: Localisation of the immune response in sarcoidosis. Amer. Rev. resp. Dis. 120 (1979) 49

Hunninghake, G. W., J. Fulmer, R. Young et al.: Comparison of Lung and Blood Lymphocyte Subpopulations in Pulmonary Sarcoidosis. Eight int. Congr. Sarcoidosis and Other Granulomatous Diseases. Pergamon, Oxford 1980

Hunninghake, G. W., Gadek, J. E. Gadek, O. Kawanami et al.: Inflammatory and immune processes in the human lung in health and disease: Evaluation by bronchoalveolar lavage. Amer. J. Path. 97 (1979) 149

Hunninghake, G. W., J. E. Gadek, S. Weinberger et al.: Comparison of the alveolitis of sarcoidosis and idiopathic pulmonary fibrosis. Chest 75, Suppl. (1979) 266

Hunninghake, G. W., J. E. Gadek, R. C. Young jr. et al.: Maintenance of granuloma formation in pulmonary sarcoidosis by T lymphocytes within the lung. New Engl. J. Med. 302 (1980) 594

Hunninghake, G. W., O. Kawanami, V. J. Ferrans et al.: Characterization of inflammatory and immune effector cells in the lung parenchyma of patients with interstitial lung disease. Amer. Rev. resp. Dis. 123 (1981) 407

Hunninghake, G. W., N. Schmit, M. Rust et al.: Lung immunglobulin production in chronic lung disease. Clin. Res. 27 (1979) 493A

Huzly, A.: Atlas der Bronchoskopie. Thieme, Stuttgart 1960 (engl. ed. Grune & Stratton, New York)

Huzly, A.: Bronchuswaschung beim therapieresistenten Status asthmaticus. Endoscopy 3 (1971) 152

Huzly, A.: Bronchoskopie in Lokalanaesthesie. In Ferlinz, R., R. Frey, H. U. Gerbershagen, K.-H. Rommel: Bronchologische Eingriffe. Thieme, Stuttgart 1976

Huzly, A.: Diagnostische und therapeutische Bronchoskopie. Intensivbehandlung 2 (1977) 35

Jackson, Ch., Ch. L. Jackson: Bronchoesophagology. Saunders, Philadelphia 1958

Jacobaeus, H. C.: Über die Möglichkeit, die Zystoskopie bei Untersuchung seröser Höhlen anzuwenden (Vorläufige Mitteilung). Münch. med. Wschr. 57 (1910) 2090

Jurand, M. C., J. Bignon, L. Magne et al.: Enzymes in bronchoalveolar lavage fluid from patients with asbestos exposure. Amer. Rev. resp. Dis. 117 (1978) 243A

Kazmierowski, J. A., J. I. Gallin, H. Y. Reynolds: Mechanisms for the inflammatory response in primate lungs: demonstration and partial characterization of an alveolar macrophage-derived chemotactic factor with preferential activity of polymorphonuclear leukocytes. J. clin. Invest. 59 (1977) 273

Klassen, K. P., A. J. Anliyan, G. M. Curtis: Biopsy of diffuse pulmonary lesions. Arch. Surg. 59 (1949) 694

Kleckow, M., I. Vogt-Moykopf: Die diagnostische Thorakotomie in der Abklärung unklarer Lungenbefunde. Prax. Klin. Pneumol. 37 (1983) 781

Knoche, E., H. Rink: Mediastinoskopie. Schattauer, Stuttgart 1964

Konrad, R. M., H. D. Schulte: Die Aussagefähigkeit der Mediastinoskopie zur Beurteilung der Operabilität des Bronchuskarzinoms. Dtsch. med. Wschr. 94 (1969) 368

Kronenberger, H., K. H. Nerger, M. Rust, M. Schneider: A new double lumen endotracheal tube for fiberoptic bronchoscopy. In Nakhosteen, I. A., W. Maassen: Bronchology. Nijhoff, Den Haag 1981 (p. 117)

Kuhn, C., R. M. Senior: The role of elastases in the development of emphysem. Lung 155 (1978) 185

Kux, E.: Der endoskopische transpleurale Zugang zum vegetativen System in der Brusthöhle. Dtsch. med. Wschr. 74 (1949) 753

Kux, E.: Thorakoskopische Eingriffe am Nervensystem. Thieme, Stuttgart 1954

Laughter, A. H., R. R. Martin, J. R. Twomey: Lymphoproliferative response to antigens mediated by human pulmonary alveolar macrophages. J. Lab. clin. Med. 89 (1977) 1326

Lenzini, L., C. J. Heather, L. Rottoli et al.: Studies on bronchoalveolar cells in humans: I. Preliminary morphological studies in various respiratory diseases. Respiration 36 (1978) 145

Leyden, H.: Über infektiöse Pneumonien. Dtsch. med. Wschr. 9 (1883) 52

Lindberg, F.: Fatal pulmonary haemorrhage following Rotex screw needle percutaneous pulmonary biopsy. Fortschr. Röntgenstr. 135 (1981) 602

Loddenkemper, R.: Diagnostik des Pleuraergusses. Intern. Welt 6 (1973) 293

Low, R. B., G. S. Davis, M. S. Giancola: Biochemical analyses of bronchoalveolar lavage fluids of healthy human volunteer smokers and nonsmokers. Amer. Rev. resp. Dis. 118 (1978) 863

Lüllig, H., K. Hewera, I. Vogt-Moykopf: Die Mediastinoskopie: Indikation und Aussagefähigkeit. Prax. Pneumol. 31 (1977)

Lussier, L. M., D. K. F. Chandler, A. Sybert et al.: Human alveolar macrophages: antigen-independent binding of lymphocytes. J. appl. Physiol. 45 (1978) 933

Ly, I. A., R. I. Mishell: Separation of mouse spleen cells by passage through columns of sephadex G-10. J. immunol. Meth. 5 (1974) 236

Maaßen, W.: Die Bedeutung der Mediastinoskopie nach Carlens für die Operationsbeurteilung des Bronchialkarzinoms. Thoraxchirurgie 11 (1964) 65

Maaßen, W.: Mediastinale Endoskopie und Biopsie. Chir. Prax. 12 (1968) 347

Maaßen, W.: Direkte Thorakoskopie ohne vorherige oder mögliche Pneumothoraxanlage. Endoscopy 4 (1972) 95

Maaßen, W.: Mediastinoskopie und chirurgische Lungenbiopsie. In Hein, J., H. Kleinschmidt, E. Uehlinger: Handbuch der Tuberkulose, Bd. III. Thieme, Stuttgart 1975

Maaßen, W., D. Greschuchna: Allgemeine und spezielle Ergebnisse der Mediastinoskopie (2.500) unter besonderer Berücksichtigung des Bronchialkarzinoms. Thoraxchirurgie 19 (1971) 289

McDonald, J. A., B. J. Baum, D. M. Rosenberg et al.: Destruction of a major extracellular adhesive glycoprotein (fibronectin) of human fibroblast by neutral proteases from polymorphonuclear leukocyte granules. Lab. Invest. 40 (1979) 350

Niemann, R., R. M. Konrad, J. Drewes: Über den Wert der Daniels'schen Biopsie für die Diagnostik und Beurteilung der Operabilität des Bronchialkarzinoms. Zbl. Chir. 91 (1966) 1424

Nishio, J. N., J. P. Lynch: Fiberoptic bronchoscopy in the immunocompromised host: the significance of a „nonspecific" transbronchial biopsy. Amer. Rev. resp. Dis. 121 (1980) 307

Nordenström, B., W. N. Sinner: Nadelbiopsie von Lungenherden. Vorsichtsmaßnahmen und Behandlung von Komplikationen. Fortschr. Röntgenstr. 129 (1978) 414

Ogihara, M.: A new brush method. Rom, 4. World Congr. of Bronchial., 1984, Abstracts, Minerva Medica

Oldenburg, F. A., M. T. Newhouse: Thoracopy: a safe, accurate diagnostic procedure using the rigid thoracoscope and local anesthesia. Chest 75 (1979) 1

Otte, W., W. Schiessle, G. Könn: Bioptische Diagnostik endothorakaler Erkrankungen. Ergebn. ges. Lungen- u. Tuberkuloseforsch. Bd. XX. Thieme, Stuttgart 1971

Paris, F., V. Tarazona, E. Blasco, A. Canto, M. Casillas, J. Pastor: Mediastinoscopy in the surgical management of lung carcinomas. Thorax 30 (1975) 146

Pauli, G., A. Pelletier, C. Bohner, N. Roeslin, W. Warter, E. Roegel: Transbronchial needle aspiration in the diagnosis of sarcoidosis. Chest 85 (1984) 482

Poe, R. H., R. E. Topbin: Sensitivity and specificity of needle biopsy in lung malignancy. Amer. Rev. resp. Dis. 122 (1980) 725

Poe, R. H., M. C. Kallay, C. M. Wicks, C. L. Odoroff: Predicting risk of pneumothorax in needle biopsy of the lung. Chest 85 (1984) 232

Popovich jr. J., P. A. Kvale, M. S. Eichenhorn, J. R. Radke, J. M. Ohorodnik, G. Fine: Diagnostic accuracy of multiple biopsies from flexible fiberoptic bronchoscopy. Amer. Rev. resp. Dis. 125 (1982) 521

Rees, P. J., J. G. Hay, J. R. Webb: Premedication for fiberoptic bronchoscopy. Thorax 28 (1983) 624

Reynolds, H. Y.: Assessment of bronchoalveolar lavage (BAL) analysis in the diagnostis of patients with interstitial lung diseases. Bull. Europ. Physiopath. Resp. 15 (1979) 28P

Reynolds, H. Y., J. P. Atkinson, H. H. Newball et al.: Receptors for immunoglobulin and complement on human alveolar macrophages. J. Immunol. 114 (1975) 1813

Reynolds, H. Y., J. D. Fulmer, J. A. Kazmierowski et al.: Analysis of cellular and protein content of bronchoalveolar lavage fluid from patients with idiopathic pulmonary fibrosis and chronic hypersensitivity pneumonitis. J. clin. Invest. 59 (1977) 165

Roethe, R. A., P. B. Fuller, R. B. Byrd, D. R. Hafermann: Transbronchoscopic lung biopsy in sarcoidosis. Chest 77 (1980) 400

Rossman, M. D., R. P. Daniele, J. H. Dauber: Bronchoalveolar lymphocytes in sarcoidosis. Amer. Rev. resp. Dis. 119 (1979) 79A

Rouviere, H.: Anatomie des lymphatiques de l'homme. Masson, Paris 1932

Rubin, R., J. Müller-Quernheim: Studien zur Funktion von Makrophagen in der Sarkoidose. II. Klinische Aktivitätsparameter der Erkrankung in Korrelation zur Zytologie der bronchoalveolären Lavage. Prax. Klin. Pneumol. 38 (1984) 452

Rubin, R., J. Müller-Quernheim: Klinische Aktivitätsparameter der Sarkoidose in Korrelation zur Zytologie der bronchoalveolären Lavage. Verhh. Dtsch. Ges. inn. Med. 90 (1984) 1107

Sattler, A.: Zur neuzeitlichen, rationellen Therapie des Spontanpneumothorax. Wien. klin. Wschr. 65 (1953) 507

Sattler, A.: Zur Diagnostik des sogenannten Pleuraendothelioms. Wien. klin. Wschr. 70 (1958) 765

Sattler, A.: Die bioptische Untersuchung der Pleurahöhle und ihre Bedeutung für die Forschung, Diagnostik und Therapie. Dtsch. med. J. 9 (1959) 117

Scadding, J. G.: Fibrosing alveolitis. Brit. med. J. 1964/II, 686

Scerso, J., H. Keltz, D. J. Stone: A prospective study of closed pleural biopsies. J. Amer. med. Ass. 218 (1971) 377

Schulte, H. D., R. M. Konrad, S. Tabiat: Möglichkeiten und Grenzen der Mediastinoskopie. Münch. med. Wschr. 24 (1970) 1158

Schuyler, M. R., T. P. Thigpen, J. E. Salvaggio: Local pulmonary immunity in pigeon breeder's disease. Ann. intern. Med. 88 (1978) 355

Schwartz, R. H., A. R. Bianco, B. S. Handwerger et al.: Demonstration that monocytes rather than lymphocytes are the insulin-binding cells in preparations of human blood mononuclear leukocytes; Implications for studies of insulin-resistant states in man. Proc. nat. Acad. Sci. (Wash.) 72 (1975) 474

Soulas, A., P. Mounier-Kuhn: Bronchologie. Technique endoscopique et pathologie tracheo-bronchique. Masson, Paris 1974

Specht, G.: Erweiterte Mediastinoskopie. Thoraxchirurgie 13 (1965) 401

Specht, G.: Risiken und Komplikationen bei Mediastinoskopien. Thoraxchirurgie 25 (1977) 336

Thomas, E. D., R. E. Ramberg, G. E. Sale et al.: Direct evidence for a bone marrow origin of the alveolar macrophage in man. Science 192 (1976) 1016

Tomasi, T. B., H. M. Grey: Structure and function of immunoglobulin A. Progr. Allergy 16 (1972) 81

Tschirkov, F., P. Satter: Diagnostik und Therapie der primären Mediastinaltumoren. Chir. Prax. 19 (1975) 617

Tucker, S. B., R. V. Pierre, R. E. Jordan: Rapid identification of monocytes in a mixed mononuclear cell preparation. J. immunol. Meth. 14 (1977) 267

Turner, A. F., E. N. Sargent: Percutaneous pulmonary needle biopsy: improved needle for simple direct method of diagnosis. Amer. J. Roentgenol. 104 (1968) 846

Turner-Warwick, M., L. Haslam, A. Luboszek et al.: Cells, Enzymes and intersitial lung disease. J. roy. Coll. Phys. 15 (1981) 5–16

Vogt-Moykopf, I., C. Arens, D. Zeidler: Der solitäre Lungenrundherd. Med. Welt 28 (1977) 620

Wall, C. P., E. A. Gaensler, Ch. B. Carrington, J. A. Hayes: Comparison of transbronchial and open biopsies in chronic infiltrative lung diseases. Amer. Rev. resp. Dis. 123 (1981) 280

Warr, G. A., R. R. Martin: Immune receptors of human alveolar macrophages: comparison between cigarette smokers and nonsmokers. J. reticuloendothel. Soc. 22 (1977) 181

Weinberger, S. E., J. A. Kelman, N. A. Elson et al.: Bronchoalveolar lavage in interstitial lung disease. Ann. intern. Med. 89 (1978) 459

Werdermann, K., D. Greschuchna, W. Maaßen: Ergebnisse chirurgischer Lungen- und Pleurabiopsien. Thoraxchirurgie 22 (1974) 453

Westcott, J. L.: Air embolism complicating percutaneous needle biopsy. Chest 63 (1973) 108

Wilson, R. K., R. E. Fechner, S. D. Greenberg, R. Estrada, P. M. Stevens: Clinical implications of a „nonspecific" transbronchial biopsy. Amer. J. Med. 65 (1978) 252

Winkelmann, M., P. Pfitzer: Blind pleural biopsy in combination with cytology of pleural effusions. Acta cytol. (1980) 373

Winterbauer, R. H., J. F. Hutchinson, G. N. Reinhardt, S. E. Sumida, B. Dearden, C. A. Thomas, P. W. Schneider, N. E. Pardee, E. H. Morgan, J. W. Little: The use of quantitative cultures and antibody coating of bacteria to diagnose bacterial pneumonia by fiberoptic bronchoscopy. Amer. Rev. resp. Dis. 128 (1983) 98

Wittmoser, R.: Thorakoskopische Denervation, Fehler und Gefahren. Intern. Prax. 3 (1963) 451

Wolinsky, H., M. W. Lischner: Needle track implantation at tumours after a percutaneous lung biopsy. Int. Med. 71 (1969) 359

Zavala, D. C.: Pulmonary hemorrhage in fiberoptic transbronchial biopsy. Chest 70 (1976) 584

Zveibil, F., J. Lemer, S. de Myttenaere, J. Birhan, S. Bursztein: Effects on respiratory patterns during bronchoscopy by the Sanders attachment technique. Chest 81 (1982) 596

3 Morphologische Diagnostik

K.-M. Müller und G. Müller

Untersuchungsmethoden

Der Ausbau endoskopisch-bioptischer Untersuchungsmethoden der Lungen ermöglicht heute die Entnahme von Gewebsproben und Zellmaterial aus nahezu jedem Lungenanteil. Grundsätzlich sollten alle im Rahmen klinisch-diagnostischer Eingriffe gewonnenen Gewebsproben einer histologischen oder zytologischen Untersuchung durch einen entsprechenden Facharzt zugeführt werden. Validität und Spezifität der für therapeutische Bemühungen oft entscheidenden pathologisch-anatomischen Diagnose aus dem Untersuchungsgut sind wesentlich von der Zusammenarbeit zwischen klinischen Kollegen und Pathologen abhängig. Außerdem ist das Untersuchungsergebnis auch vom Zustand des Untersuchungsgutes sowie von der Fixierung und Aufarbeitung einschließlich spezieller Untersuchungsverfahren abhängig. In jedem Falle sollte auch bei besonderen Fragestellungen das Untersuchungsgut immer zuerst dem Pathologen übersandt werden, mit dem die tägliche praktisch-diagnostische Zusammenarbeit durchgeführt wird. Die Konsultation von speziell ausgewiesenen Registern und sog. Referenz-Pathologen zu bestimmten Fragestellungen sollte immer nur über und in Absprache mit dem örtlichen Pathologen erfolgen.

Untersuchungsgut

In der Regel erreicht das Untersuchungsgut den Pathologen bereits im fixierten Zustand. Zahlreiche kleine, endoskopisch-bioptisch gewonnene Gewebsproben werden für die praktisch-diagnostische Begutachtung in besonderen Glas- oder Kunststoffgefäßen mit 4- bis 10%igem Formalin eingeschickt. Der Erhaltungszustand und damit die Aussagekraft für die histologische Untersuchung sind entscheidend abhängig vom Zeitpunkt der Fixation nach der Gewebeentnahme. Immer ist eine möglichst umgehende Fixierung anzustreben.

Fixierung

Die Fixierung von Gewebsstücken bis 1×1 cm Kantenlänge ist für den Versand unproblematisch. Bei größeren, soliden parenchymatösen Gewebsstücken ist eine vollständige Fixierung nur dann zu erreichen, wenn die Fixierungsflüssigkeit in das Gewebe eindringen kann. Bei relativ kleinen, u.a. mit Zangen bioptisch aus Bronchialsystem und Mediastinum gewonnenen Gewebsproben sind Quetsch-Artefakte oft nicht zu vermeiden. Sie sollten aber so gering wie möglich gehalten werden und bei u. U. nur eingeschränkter histologischer Festlegung des Pathologen berücksichtigt werden. Für die Fixierung operativ gewonnener Präparate von der Größe einzelner Lungensegmente bis hin zu Pneumektomie-Präparaten hat sich die Fixierung der entsprechenden Lungeneinheiten durch Formalininstillation über das Bronchialsystem sehr bewährt. Bei frühzeitiger Auffüllung der Lungen bleibt auch das Oberflächenepithel der Bronchien gut erhalten. Die Lungenstruktur ist entsprechend ihrer strengen Gliederung bei einer Auffüllung der Lungen bis zum Grad der tiefen Inspirationsstellung schnell und sicher zu beurteilen und pathologische Prozesse können topographisch gut zugeordnet werden. Die Fixierungsflüssigkeit kann über einen Trichter oder mittels einer großen Kanüle in das Bronchialsystem eingefüllt werden. Dabei sollte aber ein Druck von 2,0–2,5 kPa (20–25 cm H_2O) nicht überschritten werden, um Gewebszerreißungen im Alveolarbereich zu vermeiden.

Diese etwas aufwendigere Form der Fixation größerer Lungenpräparate ermöglicht dem Pathologen bereits makroskopisch eine gute Übersicht von lokalen oder disseminierten Veränderungen. Expandiert fixierte Präparate sind auch gut für die Fotodokumentation sowie mögliche Aufarbeitung durch Spezialuntersuchungen (z.B. Großschnitt-Verfahren,

Plastinierung, quantitative Bildanalyse usw.) geeignet (Abb. 3.1) GOUGH u. WENTWORTH 1949, HARTUNG 1964, OTTO 1970).
Ganz ungeeignet ist die Fixierung und Versendung eines größeren Gewebsstückes in einem Versandgefäß unzureichender Größe, möglicherweise noch mit konisch zulaufendem Halsteil. Das noch frische Präparat kann zwar mühelos in das Gefäß gelegt werden, nach der Gewebshärtung und Deformierung im Rahmen des Fixationsvorganges ist das Präparat aber nur noch mit großer Mühe unter weiteren artefiziellen Veränderungen wieder zu entnehmen. Besonders bewährt hat sich in den letzten Jahren die Verwendung von verschweißbaren Kunststoffolien für Versand und Aufbewahrung von Gewebsproben. Für den Versand wird in die luftdicht verschweißte Tüte flüssiges Formalin in Abhängigkeit von der Größe des Präparates zugegeben. Sofern eine Auffüllung erhaltener Resektate mit Fixierungsflüssigkeit nicht möglich ist, kann im Einzelfall je nach Fragestellung eine teilweise Eröffnung von Bronchial- oder Gefäßsystem bzw. ein gezielter rekonstruierbarer Parenchymschnitt erfolgen. In jedem Falle sollten alle bioptisch oder chirurgisch gewonnenen Proben oder Organteile zur pathologisch-anatomischen Untersuchung gelangen (Einzelheiten s. auch REMMELE 1981).

Schnellschnittuntersuchung

Eine Schnellschnittdiagnose vom Pathologen ist nur dann angezeigt, wenn der intraoperative Eingriff durch den histologischen Befund wesentlich beeinflußt wird. Typische Beispiele sind die Schnellschnittanalyse des peripheren Rundherdes zur Differentialdiagnose von gutartigem Lungentumor bzw. Tuberkulom und bösartiger Neubildung. Weitere Fragestellungen für Schnellschnittuntersuchungen sind der mögliche metastatische Befall mediastinaler Lymphknoten oder der Befund im Bereich der Abtragungsränder bei bösartigen Tumoren (GRUNDMANN 1979). Sofern der Pathologe die Schnellschnittuntersuchung am Ort durchführen kann, sollte das Untersuchungsgut für die Aufarbeitung mit dem Kryostaten frisch und *unfixiert* überbracht werden. Hierdurch bleibt die Möglichkeit zur Einleitung ergänzender Untersuchungen (z. B. Impulszytophotometrie, biochemische Analysen usw.) nach Kenntnis des Untersuchungsbefundes der Schnellschnittuntersuchung erhalten. Für einen notwendigen längeren Transport werden von der Industrie spezielle Einbettmittel zur Schnellschnittuntersuchung angeboten (z. B. IEC-Cryotom-Einbettungsmedium der Tissue-Tec-OCT-Compound).
Bei der histologischen Untersuchung von Gewebsproben durch die Schnellschnittmethode wird bei der Tiefgefrierung eine wechselnd starke Denaturierung des Gewebes hervorgerufen. Dadurch ist die weitere Aufarbeitung im Vergleich zu den gewöhnlich fixierten Gewebsproben gelegentlich erschwert. Sofern möglich, ist Untersuchungsgut neben dem Material für die Schnellschnittuntersuchung auch für eine Formalin-fixierte Vergleichshistologie zu asservieren (BÜNTE 1981, HEYMER 1981).

Tupfpräparat

Von großem diagnostischen Wert insbesondere bei der Tumordiagnostik sind Tupfpräparate von Biopsaten oder den Schnittflächen der Tumoren. Die zytologischen Präparate können in wenigen Minuten gefärbt werden und ermöglichen oft bereits die Diagnose auch ohne den histologischen Schnellschnitt (Einzelheiten s. Kap. Zytologie). Tupfpräparate von Lungenschnittflächen geben gelegentlich ebenfalls wesentliche Hinweise auf ätiologische Faktoren bei ausgedehnteren Lungenprozessen, wie z. B. bei Silikatosen oder Pilzinfektionen (Abb. 3.2).

Besondere Aufarbeitungsverfahren
Röntgenuntersuchung

Bei größeren Gewebsproben bis zu vollständig resezierten Lungen ist eine Röntgendokumentation sowohl für den Pathologen als auch für die Korrelation zum klinischen Röntgenbild oft sehr hilfreich. So können z. B. posttu-

---

Abb. 3.1   Schnittflächen von Lungen nach transbronchialer Fixierung   ▷
A   Regelrechte Lunge mit diskreter, feinherdiger Anthrakose (54 J., männl., S. 236/76)
B   Miliartuberkulose (50 J., männl., S. 50/75)
C   Großblasiges Lungenemphysem im Lungenspitzenbereich (39 J., männl., S. 1157/78)
D   Interstitielle Lungenfibrose (67 J., weibl., S. 480/78)

Untersuchungsmethoden 177

Abb. 3.1

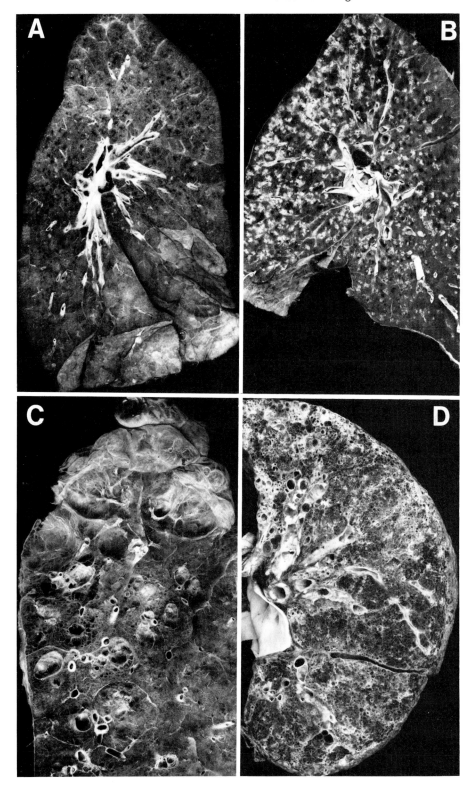

178   3 Morphologische Diagnostik

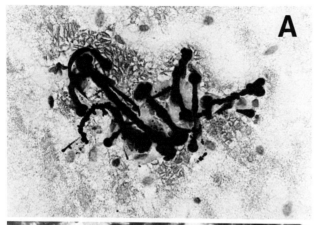

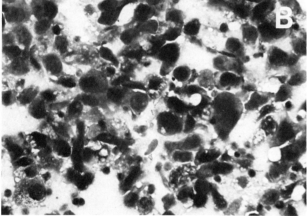

Abb. 3.2   Tupfpräparate von frischen Lungenschnittflächen
A Asbestkörperchen bei Asbestose (59 J., männl., S. 217/81, 350x)
B Tumorzellen eines Narbenkarzinoms (Adenokarzinoms) des linken Lungenunterlappens im Abklatschpräparat (70 J., weibl., S. 236/81, 350x)

berkulöse Verkalkungen, Fremdkörper, emphysematische Lungenveränderungen und interstitielle Gerüstbefunde im Röntgenbild vor der Sektion des Präparates festgehalten werden. Diese Art der Dokumentation erfordert eine leistungsfähige Röntgeneinrichtung in der Pathologie oder eine enge Kooperation mit dem Radiologen. Bronchographische und angiographische Untersuchungen können ebenso wie Ausgußpräparate in der Regel nur am frisch entnommenen Präparat ohne vorherige Fixierung durchgeführt werden und erfordern entsprechende Zusatzeinrichtungen (Abb. 3.3). (MÜLLER 1973, HARTUNG 1975). Bei besonderen Fragestellungen wie elektronenoptischen, histochemischen und immunologischen Untersuchungsverfahren ist ebenso wie zur Vorbereitung angiographischer und funktionsanalytischer Studien an operativ gewonnenem Untersuchungsgut eine Konsultation der klinischen Kollegen mit dem Pathologen sinnvoll und hilfreich. Diese Untersuchungsverfahren bleiben bis heute in der Regel speziellen Einrichtungen vorbehalten.

Elektronenmikroskopische Untersuchungen

Für dieses Untersuchungsverfahren ist eine besondere Fixierung, in der Regel in gepuffertem 3%igem Glutaraldehyd, erforderlich. Die Gewebsproben dürfen nur eine maximale Kantenlänge von 2 mm haben und müssen mit besonders scharfen Messern zugeschnitten werden. Bei der Asservierung für die Elektronenmikroskopie ist ganz besonders auf eine umgehende Fixierung der Gewebsproben zu achten, da schon nach wenigen Minuten im unfixierten Material irreversible autolytische Veränderungen der Zellen auftreten. Einzelheiten, besonders auch bezüglich einer kritischen Fragestellung in Hinblick auf den großen Arbeitsaufwand wird man jeweils örtlich in Zusammenarbeit mit dem elektronenoptischen Labor abklären.

Histochemische und immunologische Untersuchungen

Für histochemische und immunoptische Untersuchungsverfahren sollten die vorgesehenen Gewebsproben *umgehend* frisch oder in tiefgefrorenem Zustand dem entsprechenden Labor zur Verfügung gestellt werden. Enzymhistochemische Reaktionen können an unfixiertem oder Formalin-Calcium-fixierten Präparaten durchgeführt werden. Die Schnittdicke der im Kryostaten bei $-20°$ geschnittenen Präparate liegt bei ca. 6 µm. Bei dieser Aufarbeitung sind Enzymaktivitäten von unspezifischen Esterasen, Phosphatasen usw. zu bestimmen (ausführliche Übersicht s. KISSLER, 1982).

Für immunologische Reaktionen wird das im Kälteschock gefrorene Material mit Spezialmikrotomen geschnitten und mit spezifischen Fluoreszin-markierten Antiseren überschichtet. Der Nachweis von Immunkomplexen erfolgt im UV-Licht. Die Untersuchungen können in Ausnahmefällen auch an Formalinfixiertem Material durchgeführt werden (MORGENROTH 1972, WITTING 1977 u.a.).

Immunhistochemische Untersuchungen

Immunhistochemische Untersuchungen haben auch in der morphologischen Diagnostik der Lungenerkrankungen in den letzten Jahren ihren festen Platz erlangt. Insbesondere bei der Subtypisierung von Lungentumoren und Lungenmetastasen ist diese Methode sehr wertvoll. Bezüglich der verschiedenen Untersuchungsmethoden muß auf die Spezialliteratur verwiesen werden (Übersicht s. SEIFERT u. Mitarb. 1984).

Besonders bewährt hat sich die Peroxidase-Antiperoxidase-(PAP-) Methode. Das Prinzip der PAP-Methode beruht auf der Reaktion von Antikörpern mit Antigenen. Gegen das Gewebe, das zur Darstellung kommen soll und das als Antigen bezeichnet wird, müssen primäre Antikörper gewonnen werden. Sie werden über einen Brückenantikörper mit dem Peroxidase-Antiperoxidase-Komplex verbunden. Gängige Indikatorlösungen die mit der Peroxidase reagieren, sind Aminoäthylcarbazol (AEC) und Diaminobenzidin (DAB). Eine rotbraune Färbung dieser Substanzen zeigt eine positive Reaktion in Zellen und Geweben an. Die Gegenfärbung erfolgt in der Regel mit Hämatoxilin.

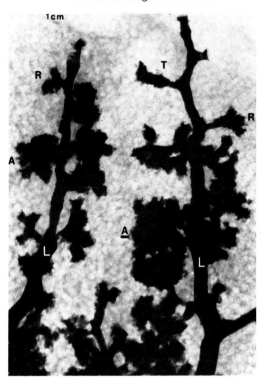

Abb.3.3 Feinstruktur der Lunge im postmortalen Bronchogramm. Verzweigungsmuster von zwei Bronchioli lobulares (L). Fast rechtwinklige Abgänge der Bronchioli terminales (T). Aufteilung in die Bronchioli respiratorii (R). Moosartige Verschattung in Azini mit beginnender (A) bis vollständiger Alveolarfüllung. 5,5x (aus *Müller, K.-M.:* Chronische Bronchitis und Emphysem. Veröffentl. Morphol. Path. 93, Fischer, Stuttgart 1973)

Die relativ einfache Auswertung mit dem Lichtmikroskop und die Möglichkeit, quantitative Aussagen über bisher lichtmikroskopisch kaum darstellbare Zell- und Gewebestrukturen bilden die großen Vorteile dieser Methode. Immunhistochemisch lassen sich nachweisen z. B. Immunglobuline (IgA, IgG, IgM, Kappa- und Lambda-Kette), Enzyme (z. B. Lysozym, Prostata – saure Phosphatase), onkofetale Antigene (α-Fetoprotein (AFP), karzinoembryonales Antigen (CEA), gewebsspezifische Marker und zelluläre Antigene, Viren und Hormone. Es gibt in der Zwischenzeit käufliche „Kits", die alle Reagenzien zur Durchführung einer immunhistochemischen Untersuchung nach der PAP-Methode enthalten. Vorteile dieser Untersuchungen sind die relativ große Sensitivität und Spezifität. Die Untersuchungsergebnisse sind teilweise abhängig von der Art der Fixierung. Zahlreiche Reaktionen können aber noch am formalinfixierten und in Paraffin eingebettetem Untersuchungsgut durchgeführt werden. Hierdurch sind auch retrospektive Studien an asservierten Proben möglich. Umfangreichere immunhistochemische Untersuchungen in der Lungenpathologie erfordern ein hierfür besonders eingerichtetes Labor, die Kosten sind relativ hoch (SEIFERT u. Mitarb. 1984).

Untersuchungsantrag

Jede zur pathologisch-anatomischen Untersuchung eingesandte Probe muß - auch bei größter Zeitnot - mit einem Untersuchungsantrag bzw. Überweisungsschein versehen sein. Unabdingbare Voraussetzung für die Bearbeitung, Übermittlung und Dokumentation der Untersuchungsergebnisse sind Name, Vorname und Geburtsdaten des Patienten sowie Absender des behandelnden Arztes und des Krankenhauses. Das pathologisch-anatomische Begutachtungsergebnis einschließlich einer möglichen differentialdiagnostischen und epikritischen Würdigung des Einzelfalles wird wesentlich von den seitens der klinischen Kollegen zur Verfügung gestellten Daten abhängen. Neben den Angaben zur Untersuchungstechnik und den Entnahmeorten der Gewebsproben sind für den Pathologen Auskünfte zur klinisch gesicherten oder vermuteten Diagnose und Differentialdiagnose besonders wichtig. Fragestellungen seitens der klinischen Kollegen sind ebenso wie ergänzende Angaben zur Anamnese erwünscht. Besonders bedeutungsvoll für mögliche vergleichende histologische Analysen ist der Verweis auf vorausgegangene pathologisch-anatomische Untersuchungen, dabei sind Angaben über möglicherweise zwischenzeitlich erfolgte antibiotische, radiologische oder zytostatische Maßnahmen für die Diagnose gelegentlich von entscheidender Bedeutung.

Bei endoskopisch-bioptischen Untersuchungen des Bronchialsystems und gleichzeitiger Mediastinoskopie fallen mitunter zahlreiche Gewebsproben, bestehend aus Biopsien, Abstrichpräparaten, Spülmaterial und Lymphknotenpräparaten, an. Zur übersichtlichen Dokumentation der Befunde und Probeentnahmen haben sich an verschiedenen Kliniken schematische Befundbögen bewährt. Von den für das Krankenblatt in mehrfachen Kopien vorliegenden Bögen wird ein ausgefülltes Exemplar dem Pathologen mit den entsprechenden Eintragungen über Topographie der Entnahmestellen und Art des Untersuchungsgutes übersandt. Wir haben mit dem an der Chirurgischen Universitätsklinik Münster entworfenen Bogen (Prof. DITTRICH) gute Erfahrungen gemacht (Abb. 3.4). Zur Befunddokumentation eignen sich auch Skizzen des Bronchialsystems, in die die entsprechenden Entnahmestellen von Biopsien und Befunden grob schematisch eingezeichnet werden (Abb. 3.5). Nützlich ist für den begutachtenden Pathologen bei Patienten mit bösartigen Lungentumoren die Kenntnis des klinischen TNM-Stadiums, zu dem Abb. 3.6 typische Befundkombinationen enthält. In derartigen, nach klinischen Gesichtspunkten unterschiedlich zu konzipierenden Schemata können ohne großen schriftlichen Arbeitsaufwand die Befunde gut dokumentiert werden. Bei der Neuentwicklung eines entsprechenden Formblattes sollte der Pathologe konsultiert werden. Unvollständig ausgefüllte Anträge für den konsiliarisch tätigen Pathologen erschweren und verzögern die Begutachtung, u. U. mit Nachteilen für den Patienten.

Chirurgische Klinik und Poliklinik
der **Westfälischen Wilhelms-Universität**
Direktor: Prof. Dr. med. H. Dittrich
Lehrstuhl für Thorax-, Herz- und Gefäßchirurgie

44 Münster (Westf.), den ....
Jungeblodtplatz 1

☎ (02 51) Durchwahl 83 ......
Vermittlung 83-1

Bronchoskopie ○
Mediastinoskopie ○
Transbronch. Biopsie ○
Daniels Biopsie ○
Bronchographie ○
Hygienepräparat ○
Kontrastmittel:................

Pat.
Name:_____

Station:_____

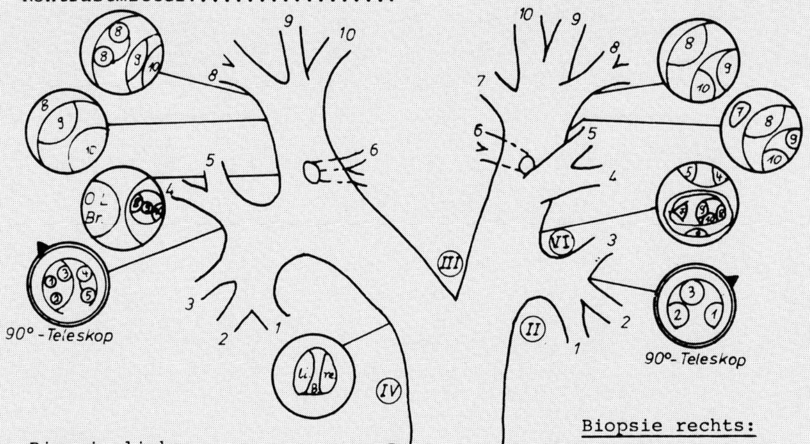

Biopsie links:

Segmente	Absaug	Bürste	Zange
	1	1	1
	2	2	2
	3	3	3
	4	4	4
	5	5	5
	6	6	6
	8	8	8
	9	9	9
	10	10	10
Hauptbr.			
OL Br.			
UL Br.			

Lymphknoten:

bifurkal (III)
bronchopulm. (VI)
(IV) tracheobronch. (II)
(V) paratracheal (I)

Biopsie rechts:

	Bürste	Zange	Absaug	
	1	1	1	Segmente
	2	2	2	
	3	3	3	
	4	4	4	
	5	5	5	
	6	6	6	
	7	7	7	
	8	8	8	
	9	9	9	
	10	10	10	
				Hauptbr.
				OL Br.
				Jnt. Br.
				UL Br.

Beurteilung: bronchoskopisch ○   mediastinoskopisch ○
Unauffällig ○   Bronchitis leicht ○   mittel ○   schwer ○
Tu-Verdacht ○   Tu ○   Verd. M. Hodgkin ○   Verd. M. Boeck ○
Tbc ○   Sonstiges :

Unterschrift

Abb. 3.**4** Schematisches Protokoll zum Untersuchungsantrag für bronchoskopisch und mediastinoskopisch gewonnenes Untersuchungsgut (nach Prof. *H. Dittrich,* Chirurgische Universitätsklinik Münster)

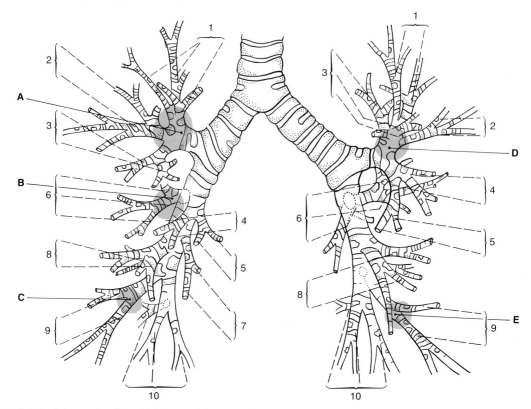

Abb. 3.5 Schema des Bronchialbaumes bis zu den Subsegmentästen zur übersichtlichen Dokumentation von PE-Stellen bei Bronchoskopien als Anlage zum histologischen und zytologischen Untersuchungsantrag für den Pathologen

Pathologisch-anatomische Diagnostik

Die durch endoskopische, mediastinoskopische, transthorakale und transbronchiale Eingriffe gewonnenen Gewebsproben haben heute neben Punktionsmaterial und bei Lungenbiopsien gewonnenen Präparaten einen festen Platz in der pathologisch-anatomischen Diagnostik. Die tägliche histologische Untersuchung an operativ und endoskopisch gewonnenem Untersuchungsgut ist besonders auf entzündliche, spezifische, degenerative und tumoröse Erkrankungsprozesse ausgerichtet. Die operativen diagnostischen Methoden bedürfen im Einzelfall einer strengen klinischen Indikation (WOLFART 1980).

Diagnostik entzündlicher, spezifischer und degenerativer Lungenerkrankungen

Für die histologische Diagnostik unklarer parenchymatöser Lungenprozesse ist die *offene Lungenbiopsie* zu einem wichtigen diagnostischen Hilfsmittel mit geringem Risiko geworden. Die relativ großen, unter Inspektion gewonnenen Gewebsproben erlauben fast immer eine verbindliche histologische Klärung unklarer meist disseminierter Lungenprozesse

Abb. 3.**6** Schematische Dokumentation verschiedener TNM-Stadien für das Bronchialkarzinom nach der überarbeiteten Empfehlung der Union Internationale Contre Le Cancer (UICC) 1979 (aus *Müller, K.-M.:* Lungentumoren. In *Doerr, W., Seifert G.:* Spezielle pathologische Anatomie. Springer, Berlin 1983)

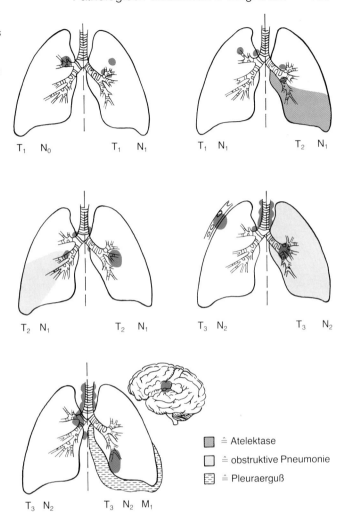

und ermöglichen ergänzende immunhistochemische, elektronenoptische, quantitative und mikroanalytische Untersuchungen. An *peribronchial gewonnenen Lungenbiopsien* sind verbindliche pathologisch-anatomische Befunde in bis zu 80% der Gewebsproben zu erheben (BRANDT 1977, CUJNIK 1979 u.a.).
Granulomatöse Lungenerkrankungen wie Sarkoidose, Tuberkulose und Silikose in mediastinalen Lymphknoten oder Lungenbiopsien sind durch ihr charakteristisches histomorphologisches Substrat klar zu diagnostizieren (Abb. 3.7). Bei klinisch atypisch verlaufenden Pneumonien gelingt gelegentlich auch in kleineren *Lungenpunktaten* der histologische Nachweis von Erregern wie z. B. Pilzen oder Aktinomykosedrusen (Abb. 3.7).

Besondere Bedeutung hat die Lungenbiopsie für die Diagnostik vorwiegend interstitiell verlaufender Pneumopathien (sog. Alveolitiden) und Lungenfibrosen erlangt (Abb. 3.**8**). Nach einem Vorschlag von LIEBOW (1968) lassen sich nach morphologischen Kriterien 5 verschiedene Typen interstitieller Pneumonien unterscheiden:
1. usual interstitial pneumonia (UIP) mit Alveolitis und Mesenchymknospen,
2. interstitial pneumonia with bronchiolitis obliterans (BIP), ebenfalls mit Alveolitis, Mesenchymknospen und zusätzlichen Zeichen einer Bronchiolitis obliterans,
3. desquamative interstitial pneumonia (DIP) mit Alveolitis und Alveolarzelldesquamation,

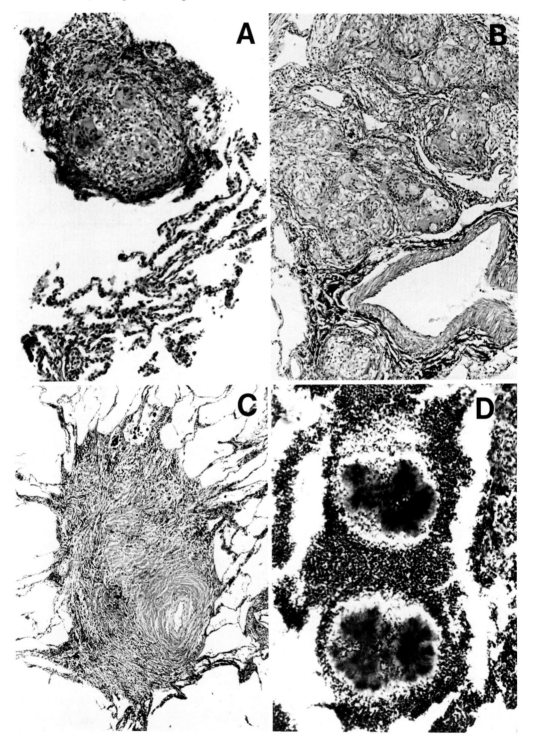

Abb. 3.7 Histologische Diagnosen unklarer Krankheitsbilder durch bioptisch gewonnene Lungenpräparate
A Tuberkel (23 J., männl., E. 11 376/81, 140x)
B Granulome bei Morbus Boeck (39 J., männl., E. 52 341/79, 85x)
C Silikoseknötchen mit hyaliner Fasernekrose (61 J., männl., E. 297/72, 85x)
D Aktinomykosedrusen (50 J., männl., E 7 165/78, 140x)

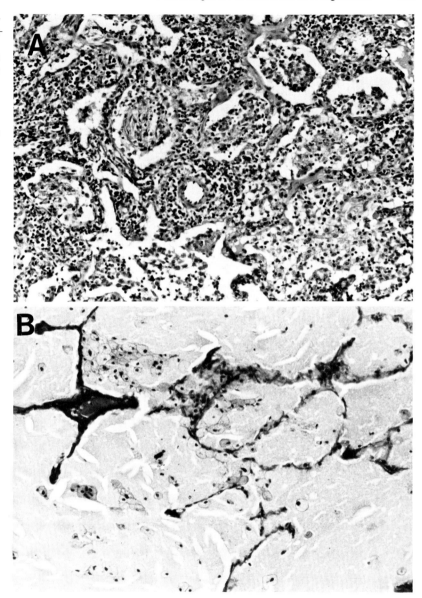

Abb.3.8 Durch offene Lungenbiopsie gewonnene histologische Lungenbefunde
A Floride interstitielle und alveoläre Pneumonie (Alveolitis) (10J., männl., E.14 624/80, 140x)
B Alveolarproteinose (48J., männl., E.17 571/80, 140x)

4. lymphoid interstitial pneumonia (LIP) mit lymphfollikulärer interstitieller Pneumonie und häufiger Alveolitis und
5. interstitial pneumonia with giant cells (GIP) mit tuberkuloider, granulomatöser interstitieller Pneumonie und häufiger Alveolitis.

Bedingt lassen sich verschiedene histologische Bilder interstitieller Pneumonien mit klinischradiologischen Befunden und ätiologischen Faktoren korrelieren (OTTO u. MIETH 1979) (Abb.3.9).

Tumordiagnostik

Bösartige Lungentumoren stehen heute beim Mann mit mehr als 30% aller bösartigen Tumoren an der Spitze. Krankheitsverlauf, Therapie und Prognose bösartiger Lungentumoren hängen wesentlich vom histologischen Tumortyp ab.

Die morphologische Vielfalt der Tumoren hat in den letzten Jahrzehnten zu zahlreichen histologischen Klassifikationsvorschlägen ge-

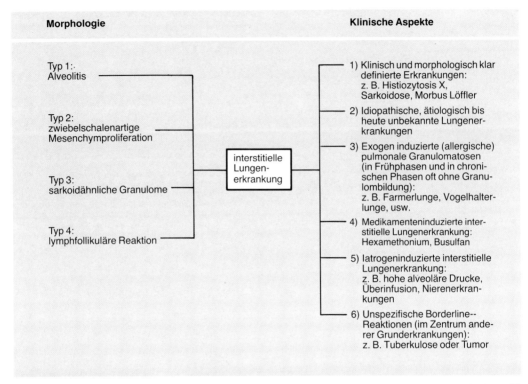

Abb. 3.9 Morphologie und klinische Aspekte interstitieller Lungenerkrankungen (aus *Otto, H., l. Mieth:* Resp. 38 [1979] 171-176)

führt, die in die 1977 von einem Expertenkomitee der Pathologen bei der WHO überarbeitete Klassifikation einmündeten (Tab. 3.1 u. 3.2).

Histogenese häufiger bösartiger Lungentumoren

Die Histogenese bösartiger Neubildungen des Bronchialsystems ist eng verknüpft mit der Frage nach den Krebsvorstadien der Bronchialschleimhaut. Der normale Schleimhautaufbau des Bronchialsystems kann in vielfacher Weise gestört sein. Nach Unregelmäßigkeiten im Gewebsverband (Zellschichtung und Anordnung der Zellen) und abnormen oder atypischen zytologischen Kriterien lassen sich als anormale und präneoplastische Zellveränderungen unterscheiden:

1. Basalzellhyperplasie und Becher-Zellen-Hyperplasie,
2. Plattenepithelmetaplasie und Mikropapillomatose,
3. Dysplasie Grad I bis Grad III und
4. das Carcinoma in situ.

Die häufigste Epithelanomalie unter den möglichen präneoplastischen Veränderungen ist neben der Basalzellhyperplasie die Plattenepithelmetaplasie. Histologisches Charakteristikum ist der Ersatz des zilientragenden Oberflächenepithels durch ein wechselnd breites mehrschichtiges, epidermisähnliches Epithel. Bei der Dysplasie treten zu der Plattenepithelmetaplasie Zell- und Kernatypien. Je nach Ausdehnung der unregelmäßigen Zellschichtung und der Zellatypien können an histologischen Schnittpräparaten Dysplasien vom Schweregrad I bis zum Grad III unterschieden werden (Abb. 3.10).

Die Übergänge schwerer Dysplasien zum Carcinoma in situ sind fließend. Beim Carcinoma in situ des Bronchialsystems sind nach zytologischen Kriterien und Befunden über die Desorganisation des Gewebsverbandes alle Kriterien wie bei einem Karzinom erfüllt, es handelt sich aber nicht bzw. noch nicht um ein Karzinom, da das Kriterium des infiltrieren-

Tabelle 3.1 Histological Classification of Lung Tumours (WHO 1977)

I. Epithelial Tumours
   A. Benign
      1. Papillomas
         a. Squamous cell papilloma
         b. „Transitional" papilloma
      2. Adenomas
         a. Pleomorphic adenoma („mixed" tumour)
         b. Monomorphic adenomas
         c. Others
   B. Dysplasia and carcinoma in situ
   C. Malignant
      1. Squamous cell carcinoma (epidermoid carcinoma)
         Variant:
         a. Spindle cell (squamous) carcinoma
      2. Small cell carcinoma
         a. Oat-cell-carcinoma
         b. Intermediate cell type
         c. Combined oat-cell carcinoma
      3. Adenocarcinoma
         a. Acinar adenocarcinoma
         b. Papillary adenocarcinoma
         c. Bronchiolo-alveolar carcinoma
         d. Solid carcinoma with mucus formation
      4. Large cell carcinoma
         Variants:
         a. Giant cell carcinoma
         b. Clear cell carcinoma
      5. Adenosquamous carcinoma
      6. Carcinoid tumour
      7. Bronchial gland carcinomas
         a. Adenoid cystic carcinoma
         b. Mucoepidermoid carcinoma
         c. Others
      8. Others
II. Soft Tissue Tumours
III. Mesothelial Tumours
   A. Benign mesothelioma
   B. Malignant mesothelioma
      1. Epithelial
      2. Fibrous (Spindle-cell)
      3. Biphasic
IV. Miscellaneous Tumours
   A. Benign
   B. Malignant
      1. Carcinosarcoma
      2. Pulmonary blastoma
      3. Malignant melanoma
      4. Malignant lymphomas
      5. Others
V. Secondary Tumours
VI. Unclassified Tumours
VII. Tumour-like Lesions
   A. Hamartoma
   B. Lymphoproliferative lesions
   C. Tumourlet
   D. Eosinophilic granuloma
   E. „Sclerosing haemangioma"
   F. Inflammatory pseudotumour
   G. Others

Tabelle 3.2 Histologische Klassifikation der Lungentumoren in Anlehnung an die WHO 1981 (*Müller* 1983)

A. Bronchialkarzinom
   I. Plattenepithelkarzinom
      Spindelzelliges Plattenepithelkarzinom
   II. Kleinzelliges Bronchialkarzinom
      Kleinzelliges Bronchialkarzinom/oat-cell-type
      Kleinzelliges Bronchialkarzinom/intermediate cell type
      Kleinzelliges Bronchialkarzinom/combined oat-cell-carcinoma
   III. Adenokarzinome
      Azinäre Adenokarzinome
      Papilläre Adenokarzinome
      Solide, schleimbildende Adenokarzinome
   IV. Großzelliges Bronchialkarzinom
      Großzelliges Karzinom mit Riesenzellen
      Hellzelliges Bronchialkarzinom
B. Sonstige epitheliale Tumoren
   I. Papillome
      Plattenepithelpapillome
      Transitional-Zell-Papillome
   II. Adenome
      Pleomorphes Adenom (Mischtumor)
      Monomorphes Adenom
      Zystadenome
      Onkozytome
      Klarzellentumoren
   III. Karzinoidtumoren (APUDome)
   IV. Karzinome der Bronchialwanddrüsen
      Zylindromatöse Adenokarzinome
      Mukoepidermoidtumoren
C. Benigne mesenchymale Tumoren
   I. Chondrome
   II. Osteome
   III. Lipome
   IV. Myxome
   V. Fibrome
   VI. Leiomyofibrome
   VII. Angiogene Tumoren
D. Sarkome
   I. Fibrosarkome
   II. Myogene Sarkome
   III. Angioblastome
   IV. Karzinosarkome
E. Maligne Lymphome
   I. Morbus Hodgkin
   II. Non-Hodgkin-Lymphome
   III. Leukämische Lungeninfiltrate
F. Sonstige seltene Lungentumoren
   I. Neurogene Tumoren
   II. Paragangliome
   III. Granularzelltumoren
   IV. Melanome
   V. Teratome
   VI. Lungenblastome

(Fortsetzung nächste Seite)

188   3 Morphologische Diagnostik

Tabelle 3.2 (Fortsetzung)

G. Tumorartige Läsionen
  I. Hamartome
     Tuberöse Sklerose
     Lymphangioleiomyomatose
     Fetales Lungenadenom
  II. Plasmazellgranulom (entzündlicher Pseudotumor)
  III. Pseudolymphome (lymphoproliferative Läsionen)
  IV. Amyloidtumor
  V. Endometriose
  VI. Sklerosierendes Angiom
  VII. Intravaskulärer und sklerosierender Bronchiolo-Alveolar-Tumor (IVSBAT)
  VIII. Histiozytosis X
  IX. Maligne Histiozytose

H. Metastasen

den Tumorwachstums fehlt (NASIELL 1963, SACCOMANNO u. Mitarb. 1974, AUERBACH u. Mitarb. 1961, 1979, MÜLLER 1979).
Aus den präneoplastischen Veränderungen der Bronchialschleimhaut, wie atypische Basalzellenproliferation bis hin zum Carcinoma in situ, lassen sich bedingt Plattenepithelkarzinome, kleinzellige und großzellige Karzinome kontinuierlich ableiten. Adenokarzinome und kombinierte Plattenepithel-Adenokarzinome können durch eine gleichzeitige neoplastische Proliferation von unterschiedlich differenzierten schleimbildenden Zellen und Basalzellen der Bronchialschleimhaut ihren Ausgang nehmen (McDOWELL u. Mitarb. 1978) (Abb. 3.11).

Histologische Klassifikation bösartiger Lungentumoren

Grundlage kritischer Betrachtungen und therapeutischer Bemühungen beim Problem der häufigen bösartigen Lungentumoren muß eine sinnvolle Klassifikation der verschiedenen histologischen Tumortypen sein. Hierzu sind in den letzten 50 Jahren zahlreiche Vorschläge gemacht worden (Zusammenstellung s. MÜLLER 1980). Experten von Pathologen bei der WHO haben sich bemüht, aus der Vielzahl vorgeschlagener histologischer Einteilungen eine möglichst vollständige und vor allem international vergleichbare histologische Klassifikation der Lungentumoren zu erarbeiten (s. Tab. 3.1). Diese zunächst 1967 vereinbarte

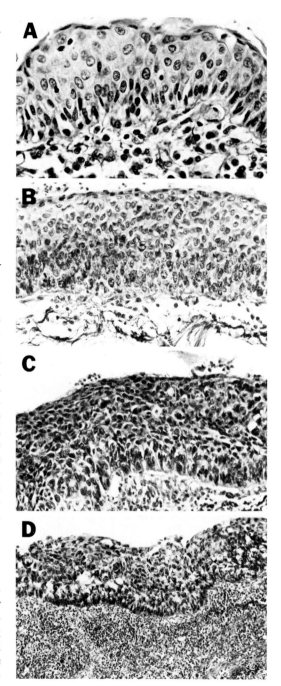

Abb. 3.10 Präneoplasien der Bronchialschleimhaut
A Plattenepithelmetaplasie (350x)
B Dysplasie Grad I (250x)
C Dysplasie Grad III (220x)
D Carcinoma in situ mit starker entzündlicher Reaktion des subepithelialen Stromas (180x) (aus *Müller, K.-M., G. Müller*: Münch. med. Wschr. 122, Suppl. 1 [1980] 14–18)

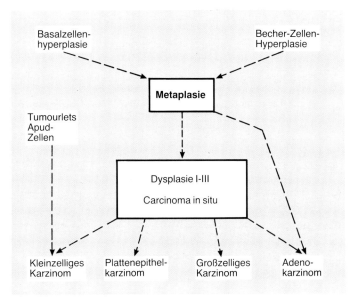

Abb. 3.11 Mögliche Beziehungen zwischen Präneoplasien der Bronchialschleimhaut und verschiedenen histologischen Typen des Bronchialkarzinoms (aus *Müller, K.-M.:* Verh. dtsch. Ges. Path. 63 [1979] 112–131)

und 1977 revidierte Klassifikation der WHO soll aus dem „Fiasko der Klassifizierung" (SALZER 1967, 1971) herausführen. Der Kliniker erwartet heute besonders für seine therapeutischen Bemühungen vom Pathologen eine möglichst zweifelsfreie und klare Einordnung des einzelnen Tumors anhand vorgegebener, klarer Tumortypen. Diese verständliche Forderung stößt aber gerade beim Bronchialkarzinom auf erhebliche Schwierigkeiten, da die histologischen und zytologischen Befunde bösartiger Tumoren der Lunge einer großen Vielfalt unterliegen. Nur etwa 50–70% der Bronchialkarzinome zeigen ein einheitliches Bild. Plattenepithelkarzinome, kleinzellige Karzinome, Adenokarzinome und großzellige Karzinome bilden neben Kombinationstumoren die wesentlichen histologischen Gruppen. Bei unterschiedlichen Differenzierungsgraden innerhalb eines Tumors kann sich die Diagnose des histologischen Tumortyps nach dem niedrigsten Differenzierungsgrad und/oder vorherrschenden Zell- und Strukturtypen richten. Zusätzlich sollte jede Tumordiagnose mit einem histopathologischen Grading entsprechend den Vorschlägen zur TNM-Klassifikation versehen sein. Dabei bedeutet G_1 = hoher Grad, G_2 = mittlerer Grad, G_3 = geringer Grad und G_x = unbestimmbarer Grad der Differenzierung.

Plattenepithelkarzinom

Das Plattenepithelkarzinom ist mit ca. 40% der häufigste histologische Tumortyp unter allen bösartigen Neubildungen der Lunge. Hoch differenzierte Plattenepithelkarzinome bestehen aus epidermisähnlichen Zellkomplexen mit Interzellularbrücken und wechselnden Zeichen der Keratinbildung bis zur Ausbildung konzentrisch geschichteter Hornperlen (Abb. 3.12). Die Angabe über den Differenzierungsgrad (G_1 bis G_3) richtet sich nach der unterschiedlichen Ausprägung der für das Plattenepithel typischen Strukturmerkmale. Als Variante des Plattenepithelkarzinoms ist in die WHO-Klassifikation von 1977 das spindelzellige Plattenepithelkarzinom aufgenommen worden. Bei dieser Karzinomart sind histologisch gleichzeitig atypische Plattenepithelkomplexe und spindelzellige Tumorareale mit sarkomähnlichem Wachstumsmuster vorhanden.

Plattenepithelmetaplasien und Dysplasien bis hin zum Carcinoma in situ sind bei Patienten mit manifestem Plattenepithelkarzinom in Tumornähe, aber auch in größerer Entfernung sowie in anderen Bronchusästen häufig.

Kleinzelliges Karzinom

Das kleinzellige Karzinom ist mit etwa 20% unter den Bronchialkarzinomen vertreten. Wegen unterschiedlicher Selektion des Beobachtungsgutes schwanken die Häufigkeitsan-

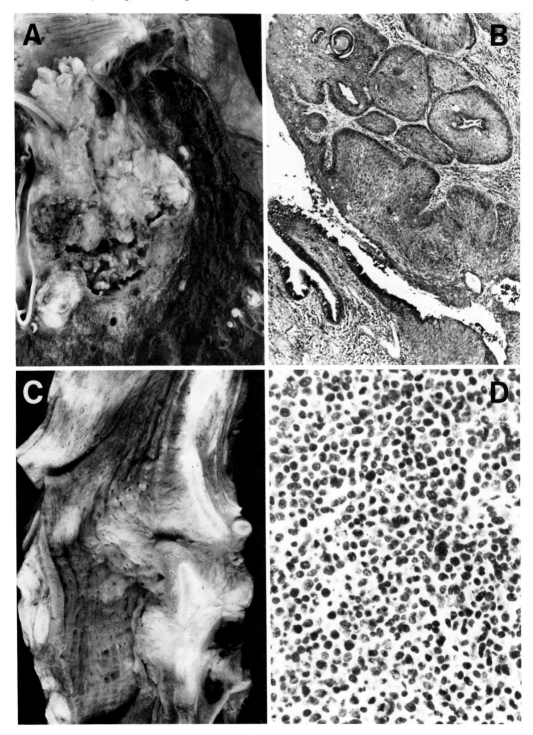

Abb. 3.**12** Beispiele unterschiedlicher makroskopischer und histologischer Typen des Bronchialkarzinoms
A u. **B** Hochdifferenziertes Plattenepithelkarzinom mit Verhornung (64 J., männl., B = 60x)
C u. **D** Kleinzelliges Karzinom (oat-cell-type) (67 J., männl., D = 350x)

gaben aber erheblich. Gemeinsames Merkmal kleinzelliger Bronchialkarzinome sind lichtmikroskopisch kleine, nacktkernig erscheinende, zytoplasmaarme, lymphozytenähnliche oder spindelige Tumorzellen (Abb. 3.12). In der WHO-Klassifikation von 1977 werden als besondere histologische Typen des kleinzelligen Karzinoms das oat-cell-carcinoma, das kleinzellige Karzinom vom Intermediärzelltyp (früher fusiforme und polygonale kleinzellig-anaplastische Karzinome) und das kleinzellige Karzinom vom kombinierten oat-cell-Typ unterschieden. Die Einordnung des kleinzelligen Bronchialkarzinoms vom oat-cell-type in eine eigene Gruppe ist durch ihre histogenetische Beziehung zu den endokrinen Zellen vom Kultschitzky-Typ im Bronchialsystem (sog. Apud-System) begründet. Die gelegentlich in den Tumorzellen von oat-cell-Karzinomen nachweisbaren neurosekretorischen Granula werden als Speicherorgane für Amine und/oder Peptidhormone angesehen und sind mit klinischen Zeichen paraneoplastischer Syndrome mit abnormer Hormonproduktion korrelierbar (BENSCH u. Mitarb. 1968, SPENCER 1977 u.a.).

Adenokarzinome

Das Adenokarzinom der Lunge wird mit einer Häufigkeit von 13-23% angegeben, wobei in den letzten Jahren eine ansteigende Tendenz zu verzeichnen ist (VINCENT u. Mitarb. 1977). Adenokarzinome sind histologisch gekennzeichnet durch den Aufbau aus atypischen drüsenähnlichen Strukturen. Die WHO-Klassifikation von 1977 unterscheidet die folgenden 4 Typen des Adenokarzinoms:
1. Azinäre Adenokarzinome mit überwiegend drüsigen Bauformen und Ausbildung von Azini und Tubuli mit oder ohne Papillenbildung (Abb. 3.13).
2. Papilläre Adenokarzinome mit vorwiegend zottenartigen, papillenähnlichen Strukturen im Bereich pseudoalveolärer oder glandulärer Tumoranteile. Diese Tumoren enthalten relativ oft Psammomkörper und werden am häufigsten in Verbindung mit Lungennarben als sog. Narbenkarzinome gefunden.
3. Solide, schleimbildende Adenokarzinome mit niedrig differenzierten Tumorstrukturen ohne Ausbildung von Azini, Tubuli oder papillären Formationen. Bei diesem Tumortyp ist zur Unterscheidung von großzelligen Karzinomen der histochemische Schleimnachweis unerläßlich (z.B. PAS-Färbung).
4. Bronchiolo-alveoläre Karzinome (Alveolarzellkarzinome) mit tapetenartiger Auskleidung der Alveolarräume unter Benutzung der vorgebildeten Lungenstruktur (Abb. 3.14). Als Ausgangspunkt dieser seltenen Tumorform (1-2% aller bösartigen Lungentumoren) werden das Epithel der bronchiolären Endstrecke, Clara-Zellen und Pneumozyten II des Alveolarepithels diskutiert.

Großzellige Karzinome

In dieser Gruppe werden solide Lungentumoren aus vorwiegend großkernigen, zytoplasmareichen Zellen mit zahlreichen Mitosen und Übergängen zu mehrkernigen Riesenzellen sowie zylindrischen Zellformen zusammengefaßt. Die Häufigkeit dieses Tumortyps wird mit ca. 19% angegeben. Als Varianten des großzelligen Karzinoms werden in der WHO-Klassifikation das großzellige Karzinom mit Riesenzellen und das hellzellige Karzinom unterschieden.

Kombinationstumoren

Schwierigkeiten in der histologischen Tumordiagnostik können beim gleichzeitigen Auftreten von histologisch stark unterschiedlichen Wachstumstypen innerhalb desselben bösartigen Lungentumors entstehen. Auch regional sehr unterschiedliche Differenzierungsgrade in einem Tumor sind mit ein Grund für die möglicherweise starke Diskrepanz bei der histologischen Analyse desselben Tumors durch verschiedene Untersucher (SALZER 1967) (Abb. 3.14).
Bezüglich der Einordnung von Kombinationstumoren zeigt die WHO von 1977 wesentliche Fortschritte gegenüber 1967. Bei dem gleichzeitigen Vorliegen histologischer Strukturen eines Adenokarzinoms und eines Plattenepithelkarzinoms wird die Einordnung dieses Tumors in einer eigenen Gruppe als „Adenosquamous carcinoma" empfohlen. Auch das gleichzeitige Vorliegen histologischer Strukturen von Plattenepithelkarzinomen mit kleinzelligen Anteilen sowie kleinzelligen Karzinomen mit Strukturen eines Adenokarzinoms wurden klare Richtlinien erarbeitet (s. ausführlicher Kommentar WHO-Klassifikation 1977). Wegen der von allen Morphologen immer wieder belegten und hervorgehobenen großen histologischen Formva-

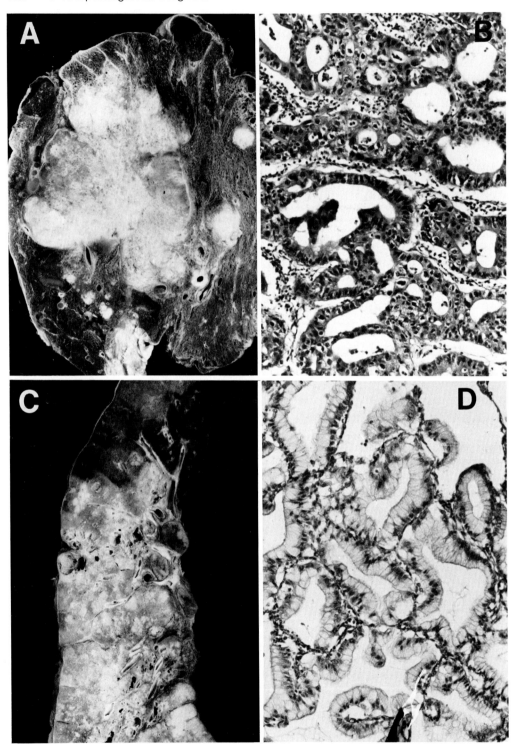

Abb. 3.**13** Beispiele unterschiedlicher makroskopischer und mikroskopischer Typen der Adenokarzinome der Lunge
A u. **B** Knotiges, vorwiegend tubuläres Adenokarzinom (55 J., männl., E. 42 442/78, **B** = 140x)
C u. **D** Pneumonisch wachsendes bronchiolo-alveoläres Adenokarzinom (sog. Alveolarzellkarzinom) (49 J., weibl., S. 391/79, **D** = 140x)

Abb. 3.**14** Drei verschiedene histologische Differenzierungen in einem Lungentumor mit plattenepithelialen (**A**), kleinzelligen (**B**) und drüsigen (**C**) Anteilen (68 J., männl., E. 41 428/79, jeweils 140x). Onkologie 3, [1980] 127–132)

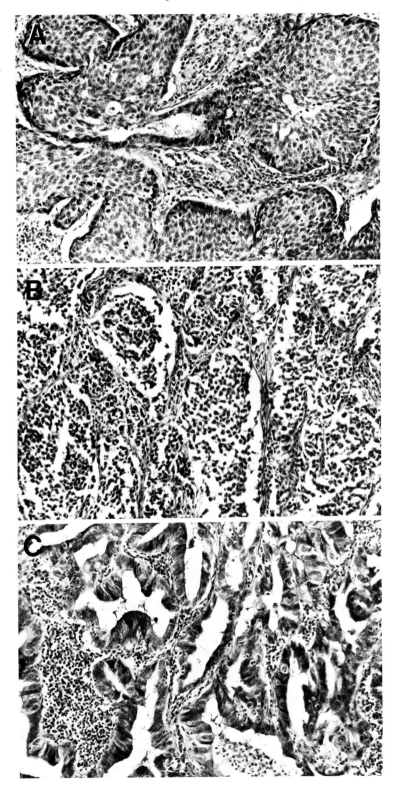

rianten der bösartigen Lungentumoren – häufig auch innerhalb desselben Tumors – ist der Pathologe im Einzelfall auf kritische Hilfe und sachliche Diskussion mit dem behandelnden klinischen Kollegen angewiesen.

Zytologische Untersuchungen

Neben der histologischen Untersuchung von Gewebsproben ist die zytologische Auswertung heute ein unentbehrlicher Bestandteil bei Diagnostik und histologischer Typisierung der Lungentumoren. Bei sehr kleinen Probeexzisionen ist häufig auch nur eine zytologische Aufarbeitung möglich. Im Zuge der Entwicklung der Frühdiagnostik zeichnet sich in den letzten Jahren die große Bedeutung zytologischer Untersuchungsverfahren neben den histologischen Analysen ab (BRANDT 1977, ATAY 1979).

Die Treffsicherheit der Untersuchungsmethoden wird entscheidend von der Gewinnung und Aufarbeitung der Gewebsproben beeinflußt. Bei Sputumuntersuchungen hängt die Aussage von der Zahl der untersuchten Proben, der Lokalisation und der histologischen Differenzierung eines Tumors ab. Zur Vermeidung von Fehlinterpretation ist eine enge Zusammenarbeit von Pathologen und Klinikern erforderlich.

Aufarbeitung des Untersuchungsgutes

Untersuchungsgut für eine zytologische Analyse muß in der Regel unmittelbar nach der Entnahme fixiert werden, da schon geringgradige Autolyse, bakterielle Verunreinigungen und Fäulinsveränderungen die mikroskopische Beurteilung erheblich stören und die Aussagekraft negativ beeinflussen. Als Fixierungsmittel ist Methylalkohol in Konzentrationen von 70–90% gut geeignet. Die Fixierung mit Formalin bringt weniger gute Ergebnisse. Nach unseren Erfahrungen ist die May-Grünwald-Giemsa-Färbung bei der Beurteilung zytologischer Präparate der Lunge vorteilhaft. Das Untersuchungsgut muß zu etwa gleichen Teilen mit Methylalkohol versetzt werden. Außerdem können unmittelbar nach der Probeentnahme Ausstriche auf Objektträgern angefertigt und dann lufttrocken versandt werden. Die Objektträger sollten vor den Ausstrichen mit Äther, Aceton oder Chloroform gereinigt werden. Trockenpräparate können aber nur nach der Pappenheim-Methode (May-Grünwald-Giemsa-Färbung) und nicht nach der Papanicolaou-Methode gefärbt werden. Beide Färbungen sind für die allgemeine Zytodiagnostik gleichwertig. Sofern die Papanicolaou-Färbung vorgezogen wird, müssen die Ausstriche ca. 20 Minuten in Methanol fixiert werden, bevor sie anschließend trocken versandt werden. Die Fixierung kann auch durch handelsübliche Sprays ersetzt werden.

Exfoliativ-Zytologie

Sputum für den Nachweis von Tumorzellen muß vor der Morgentoilette gewonnen werden. Mund und Rachen sollen ausgespült und der Patient zum richtigen Abhusten des Bronchialsekretes angeleitet werden. Von dem z. B. in eine Petri-Schale gegebenen Sputum werden nur die glasigen, trüben, sanguinolenten oder pfropfartigen Schleimanteile in Methanol fixiert und eingeschickt. Schaumiges Mund- oder Rachensputum sowie Material von einer maulvollen Expektoration sind für die Zytodiagnostik nicht geeignet.

Der Nachweis von Tumorzellen im Sputum bei Patienten mit Bronchialkarzinomen gelingt bei gezielter Gewinnung und Aufarbeitung mit einer Treffsicherheit von 70% bis über 80% bei 2–4,5% falsch-positiven Ergebnissen. Die Treffsicherheit der Tumorzellfahndungen im Auswurf steigt deutlich in Abhängigkeit von der Zahl der pro Patient eingesandten Sputumproben. Falsch-positive Zytologiebefunde sind aus Metaplasien und Dysplasien der Bronchialschleimhaut erklärbar. Die Exfoliativ-Zytologie hat allein als prophylaktische Zytodiagnostik früher Bronchialkarzinome einen sicheren Platz, solange es noch keine anderen zuverlässigen Methoden einer „Frühentdeckung" des Bronchialkarzinoms gibt (MORAWETZ u. RONA-SELNIC 1980).

Bronchialsekret und Abstriche: von Bürsten werden durch Abrollen des Instrumentes auf dem Objektträger angefertigt. Dabei sind Wischbewegungen oder zu starke Druckanwendung zur Vermeidung von Quetschartefakten unbedingt zu vermeiden. Auch diese Präparate können lufttrocken eingeschickt werden.

Punktions- und Aspirationszytologie: Bei dieser Methode gelangen Zellen zur Untersuchung, die bei einer Feinnadelpunktion aspiriert worden sind. Fast alle Lungenabschnitte sind heute einer Punktion mit Gewinnung von Zellmaterial für eine Zytodiagnostik zugänglich. Die Feinnadelbiopsie erfordert aber eine spezielle Erfahrung in der Punktion und Präparation. Das aspirierte Material wird auf den gereinigten Objektträger gespritzt und schonend ausgestrichen (nicht wischen!).
Die zytologische Diagnostik und die histologische Klassifikation bösartiger Lungentumoren wurden durch die Aspirationszytologie entscheidend erweitert. Röntgenologisch sichtbare Tumoren mit einem Durchmesser von 5-15 mm können durch transthorakale Feinnadelbiopsie erfaßt werden. Mit 9-16 cm langen Biopsienadeln werden bei dieser Untersuchungsmethode meist periphere aber auch zentrale Tumoren unter röntgenologischer Kontrolle punktiert (DAHLGREN 1974, MULDER 1977).
Falsch-negative Ergebnisse können Folge der Aspiration von nekrotischem Material z. B. aus einem Tumorzentrum sein. Bei chronischen Entzündungen, Bronchiektasen, nach Bestrahlungen und zytostatischer Therapie können Zellveränderungen hervorgerufen werden, die einen positiven Tumorbefund vortäuschen. Aus diesem Grunde ist es unerläßlich, dem Zytologen genauere Angaben über klinische Befunde und Diagnosen zu machen. Eine vorausgegangene zytostatische oder radiologische Behandlung muß unbedingt angegeben werden, um eine Fehldeutung toxischer degenerativer Zellveränderungen zu vermeiden. Bei intensiver Zusammenarbeit von Klinikern und Pathologen sind derartige diagnostische Irrtümer selten. Die Trefferquote von Punktions- und Aspirationszytologie liegt bei entsprechender Erfahrung um 90% bei nur 1,5% falsch-positiven Ergebnissen. Ernsthafte Komplikationen der Feinnadelbiopsie wie Pneumothorax, Hämatothorax, Luftembolie und Impfmetastasen sind bei richtiger Handhabung, insbesondere bei Verwendung möglichst dünner Nadeln, relativ selten. Die zytologischen Untersuchungsverfahren sind heute so weit fortgeschritten, daß bei Auswertung geeigneter Präparate in vielen Fällen auch eine Typisierung des Karzinoms vorgenommen werden kann (BRANDT u. ATAY 1975). Bei der *Kathetersaugbiopsie* werden neben Material für die zytologische Aufarbeitung auch größere Gewebsproben aspiriert, die für eine histologische Aufarbeitung und Diagnostik geeignet sind (Übersicht s. MAASSEN u. GRESCHUCHNA 1979).

Ergußzytologie

Ergüsse oder Spülflüssigkeiten sollten durch Zentrifugieren oder Sedimentation (Bodensatz nach 2 Stunden) angereichert werden. Das Sediment wird zu gleichen Teilen mit Methanol (ggf. auch Formalin) versetzt. Gelierende Ergüsse sollten sofort ausgestrichen werden. Spülflüssigkeiten müssen sofort, noch vor der Sedimentation, mit Methanol versetzt werden, um die osmotische Zytolyse zu vermeiden. Neben herkömmlichen Sedimentausstrichen stehen auch Zytozentrifugen, Membranfilterverfahren und histologische Schnittmethoden für die zytologische Untersuchung von Ergüssen zur Verfügung. Elektronenmikroskopische Untersuchungen, Chromosomenanalysen und DNS-Messungen sind Speziallabors vorbehalten. Für die Routinediagnostik empfiehlt sich der Sedimentausstrich nach der May-Grünwald-Giemsa-Färbung oder Papanicolaou-Färbung.
Bei reaktiven oder entzündlichen Pleuraergüssen beherrschen proliferierende, aber auch degenerativ veränderte Mesothelzellen das Bild. Diese oft auch atypisch strukturierten Zellformen können Tumorzellen vortäuschen. Tumorzellen im Pleurapunktat sind in mehr als 95% der Fälle Folge einer metastatischen Pleurabeteiligung, nur in 5% handelt es sich um primäre Pleuratumoren. Die Diagnostik metastatischer Tumoren bereitet in der Regel dem Zytologen keine Probleme, während beim hoch differenzierten Mesotheliom die zytologische Diagnose oft sehr schwierig ist. Bei bösartigen Tumoren ist zytologisch eine Differenzierung von Adenokarzinomen, Plattenepithelkarzinomen, soliden undifferenzierten Karzinomen und Siegelringzellkarzinomen möglich. Bei Bronchialkarzinomen ist aber in etwa der Hälfte der Fälle der zytologische Tumornachweis im Ergußmaterial nicht möglich, da es sich um Begleitergüsse ohne Tumormetastasierung in der Pleura handelt. (ATAY 1981, BRANDT 1977, TAKAHASHI 1981).

Zytologische Kriterien von Tumorzellen

Tumorzellen sind morphologisch charakterisiert durch vielfältige Kern- und Zytoplasmaveränderungen. Bei der zytologischen Diagnostik stehen die Zeichen der Zellatypie im Vordergrund. Die wichtigsten Kriterien der Atypie sind Kernveränderungen. Die Zellkerne atypischer Zellen sind im Gegensatz zu normalen Zellen unterschiedlich groß (Anisonukleose). Atypische Zellen sind durch eine Polymorphie der Zellkerne mit eckigen, ovalen, gelappten und bizarren Strukturen gekennzeichnet. Durch die Hyperchromasie färben sich die Zellkerne atypischer Zellen bei den gewöhnlichen Färbemethoden dunkler bis tief schwarz an. Diese Atypiezeichen sind Folge eines erhöhten Chromatingehaltes und unregelmäßiger Verteilung der Chromatinsubstanz innerhalb der polymorphen Zellkerne. Weitere Atypiezeichen sind vergrößerte Nukleolen, die auch in der Mehrzahl innerhalb desselben Kernes angetroffen werden (s. Abb. 3.16). Die Verschiebung der Kern-Plasma-Relation zugunsten der Zellkerne, gehäufte Mitosen und atypische Mitosen sowie mehrkernige Tumorzellen gehören weiterhin zu den Kriterien der Atypie. Die Veränderungen am Zytoplasma sind weniger ausgeprägt. Bei der Differentialdiagnose der verschiedenen histologischen Tumortypen des Bronchialkarzinoms spielt aber auch die Anisozytose mit unterschiedlich großen und unterschiedlich geformten, eckigen, spindeligen oder ovalen polymorphen Zytoplasmastrukturen eine wichtige Rolle (Abb. 3.15 u. 3.16).

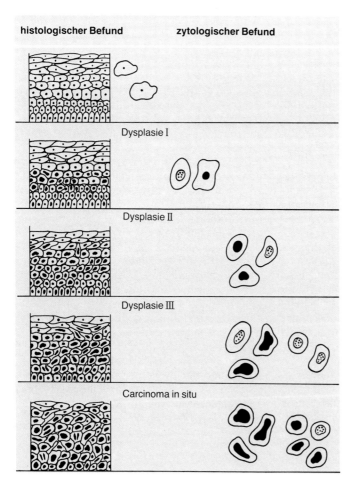

Abb. 3.15 Schema histologischer Befunde von Dysplasien Grad I–III und Carcinoma in situ mit Zuordnung zytologischer, atypischer Befunde

Abb. 3.16 Beispiele von Tumorzellen im Pleuraerguß (**A** = 350 ×, **B** = 560 ×), im Feinnadelpunktat (**C** = 350 ×) und im Bürstenabstrich (**D** = 350 ×)

Pathologisch-anatomische Diagnostik

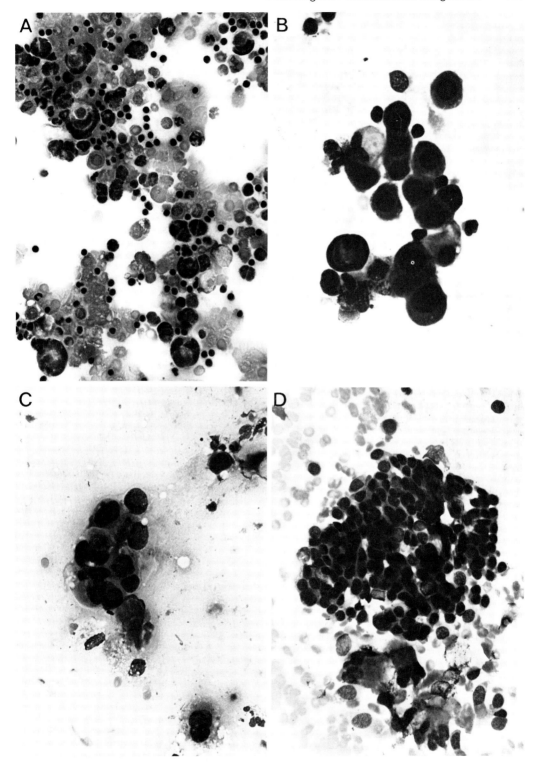

Zytologische Gruppeneinteilung nach Papanicolaou

Die ursprünglich für die gynäkologische Zytologie von PAPANICOLAOU vorgeschlagene Gruppeneinteilung der zytologischen Diagnostik findet zunehmend häufiger auch Anwendung bei zytologischem Untersuchungsgut aus Lungen und anderen Körperregionen. Besonders in Zusammenhang mit der Suche nach Krebsvorstadien werden 5 Gruppen unterschieden, die folgendermaßen definiert sind:

Gruppe 1 = ausschließlich normale Zellen
    = unverdächtig (negativ).

Gruppe 2 = einige abnorme, aber unverdächtige Zellen
    = unverdächtig (negativ).

Gruppe 3 = Zellen, die weder als eindeutig gutartig noch als atypisch bezeichnet werden können
    = zweifelhaft (kontrollbedürftig).

Gruppe 4 = einzelne atypische Zellen oder Zellgruppen
    = Verdacht auf bösartiges Wachstum (positiv).

Gruppe 5 = zahlreiche atypische Zellen oder Zellgruppen
    = Verdacht auf bösartiges Wachstum (positiv) (Tab. 3.3).

Diese von PAPANICOLAOU vorgeschlagene Gruppeneinteilung wurde durch die diagnostische Gruppeneinteilung für die Differentialzytologie der Münchener Schule erweitert und als Richtlinien der Deutschen Gesellschaft für Zytologie empfohlen. Bei dieser Gruppeneinteilung werden in den Gruppen 3 und 4 Unterteilungen nach zytologischen Kriterien entsprechend den zytologischen Merkmalen der Dysplasien und Tumorzellen vorgenommen. So werden z. B. als Gruppe III B Zellen einer Dysplasie leichten bis mäßigen Grades, in einer Gruppe IV A Zellen einer schweren Dysplasie oder eines Carcinoma in situ und in einer Gruppe IV B Zellen einer schweren Dysplasie oder eines Carcinoma in situ, oder eines nicht sicher auszuschließenden invasiven Karzinoms und in einer Gruppe V Zellen eines invasiven Karzinoms unterschieden.

Die Zytodiagnostik spielt heute auch in der Lungenpathologie, besonders bei der Früherkennung bösartiger Tumoren, eine große Rolle. Die Exfoliativzytologie zur Untersuchung von abgelösten Oberflächenepithelien aus bösartigen Lungentumoren wird in großem Umfang bei Vorsorgeprogrammen zur Krebssuche und zur Erhärtung eines begründeten Lungenkrebsverdachtes eingesetzt. Die Untersuchungsmethoden basieren auf der Tatsache, daß an einzelnen Zellen zytologische Kennzeichen eines bösartigen Zellwachstums bzw. Vorstufen eines bösartigen Tumors diagnostiziert werden können. Wert und Aussagekraft zytologischer Präparate hängen aber entscheidend von der Gewinnung des Zellmaterials, der sorgfältigen Aufarbeitung des Untersuchungsgutes und der Erfahrung des Zytologen ab (GRUNZE 1974, ATAY 1981, TAKAHASHI 1981).

Tabelle 3.3 Gruppeneinteilung zytologischer Abstrichbefunde nach *Papanicolaou;* Gruppe I bis Gruppe V, wie sie besonders bei der gynäkologischen Vorsorgeuntersuchung angewandt wird

Gruppe I	negativ	ausschließlich normale Zellen
Gruppe II	negativ	von der Norm abweichende aber unverdächtige Zellen
Gruppe III	zweifelhaft	ungewöhnliche Zellen, die weder als gutartig noch als eindeutig atypisch bezeichnet werden können
Gruppe IV	positiv	einzelne atypische Zellen
Gruppe V	positiv	zahlreiche atypische Zellen oder Zellgruppen

Literatur

Atay, Z.: Cytopathologische Erkennbarkeit früher Neoplasien. In Georgii, A.: Verhandlungen der Deutschen Krebsgesellschaft, Bd. II: Frühe Tumoren in Diagnostik und Therapie. Fischer, Stuttgart 1979

Atay, Z.: Die zytologische Untersuchung des Pleurapunktates. In Fabel, H.: Kongreßbericht der 16. wissenschaftl. Tagung der Norddeutschen Gesellschaft für Lungen- und Bronchialheilkunde. Hansisches Verlagskontor, Lübeck 1981 (S. 165-175)

Auerbach, O., A. P. Stout, E. C. Hammond, L. Garfinkel: Changes in bronchial epithelium in relation to cigarette smoking and in relation to lung cancer. New Engl. J. Med. 265 (1961) 253

Auerbach, O., E. C. Hammond, L. Garfinkel: Changes in bronchial epithelium in relation to cigarette smoking. 1955-1960 vs. 1970-1977. New Engl. J. Med. 300 (1979) 381

Bensch, K. G., B. Corrin, R. Pariente, H. Spencer, F. C. Path: Oat cell carcinoma of the lung. Cancer 22 (1968) 1163-1172

Brandt, H. J., Z. Atay: Die Feinnadel-Punktion der Lunge. Dtsch. Ärztebl. H. 45 (1975) 3113

Brandt, H. J.: Endoskopie und Biopsie in der Diagnostik pneumologischer Krankheiten. Prax. Pneumol. 31 (1977) 384

Bünte, H.: Möglichkeiten und Grenzen der intraoperativen Schnellschnittuntersuchung aus der Sicht des Chirurgen. Medizintechnik 101 (1981) 13

Cujnik, F.: Perbronchiale Lungenbiopsie. Med. Klin. 74 (1979) 9

Dahlgren, S.: In Zajicek, J.: Aspiration Biopsy Cytology. Part I: Cytology of Supradiaphragmatic Organs. Lungs. Karger, Basel (1974) (pp. 195-208)

Gough, J., J. E. Wentworth: The use of thin sections of cutire organs in morbid anatomical Studies. J. roy. micr. Soc., Ser. III, 69 (1949) 231

Grundmann, E.: Bedeutung der präoperativen cyto- und histopathologischen Tumordiagnostik. Langenbecks Arch. Chir. 349 (1979) 1

Grunze, H.: Zytodiagnostik des Respirationstraktes. In Soost, H.-J.: Lehrbuch der klinischen Zytodiagnostik. Thieme, Stuttgart 1974

Hartung, W.: Fortschritte der Lungenpathologie. Prax. Pneumol. 29 (1975) 727

Hartung, W.: Lungenemphysem, Morphologie, Pathogenese und funktionelle Bedeutung. Springer, Berlin 1964

Heymer, B.: Stellenwert der intraoperativen histologischen Schnellschnittdiagnostik. Münch. med. Wschr. 123 (1981) 599

Kißler, W.: Formal genesis of pulmonary fibrosis; experimental investigations. In Müller, K. M.: Current Topics in Pathology. Springer, Berlin 1983

Liebow, A. A.: New concepts and entities in pulmonary disease. In Liebow, A. A., D. E. Smith: The Lung. Williams & Wilkins, Baltimore 1968

Maassen, W., D. Greschuchna: Bronchustumoren. Endoskopische Diagnostik früher Neoplasien. In Georgii, A.: Verhandlungen der Deutschen Krebsgesellschaft, Bd. II: Frühe Tumoren in Diagnostik und Therapie, Fischer, Stuttgart 1979 (S. 201-213)

McDowell, E. M., J. S. Laughlin, D. K. Merenyl, R. F. Kieffer, C. C. Harris, B. F. Trump: The respiratory epithelium. V. Histogenesis of lung carcinoma in the human. J. nat. Cancer Inst. 61 (1978) 587

Morawetz, F., G. Rona-Selnic: Zytologie des Sputums und des Feinnadelpunktats. Atemwegs- und Lungenkr. 6 (1980) 416

Morgenroth, K.: Experimentelle Lungenfibrose als immunologische Spätreaktion. Veröff. morph. Path. H. 89 (1972)

Müller, K.-M.: Krebsvorstadien der Bronchialschleimhaut. Verh. dtsch. Ges. Path. 63 (1979) 112

Müller, K.-M.: Problematik der histologischen Klassifikation des Bronchialkarzinoms. Onkologie 3 (1980) 127

Müller, K.-M.: Chronische Bronchitis und Emphysem. Veröff. morph. Path. H. 93 (1973)

Müller, K. M.: Lungentumoren. In Doerr, W., G. Seifert: Spezielle pathologische Anatomie. Springer, Berlin 1983

Mulder, G. A.: Diagnostic procedures in lung cancer. Chest 71 (1977) 629

Nasiell, M.: Die Bedeutung der Epithelmetaplasie für die Frage des Bronchialkarzinoms. Ber. dtsch. Ges. angew. Cytol. 1 (1963) 40

Otto, H.: Die Atmungsorgane. In Altmann, H. W. u. Mitarb.: Handbuch der allgemeinen Pathologie, Bd. III/4. Springer, Berlin 1970

Otto, H., I. Mieth: Morphology and therapeutic changes of interstitial lung disease. Respiration 38 (1979) 171

Remmele, W.: Probleme der klinisch-pathologischen Zusammenarbeit in der histologischen Tumordiagnostik. Pathologe 2 (1981) 72

Saccomanno, G., V. E. Archer, O. Auerbach, R. P. Saunders, L. Brennan: Development of carcinoma of the lung as reflected in exfoliated cells. Cancer 33 (1974) 256

Salzer, G.: Klinische Überlegungen zur Histologie des Bronchuskarzinoms. Das Fiasko der Klassifizierung. Thoraxchirurgie 15 (1967) 121

Salzer, G.: Die Problematik der histologischen Klassifizierung des Bronchuskarzinoms. Thoraxchirurgie 19 (1971) 423

Seifert, G., H. Denk, P. J. Klein, H. Stein, H. F. Otto: Die Anwendung der Immunzytochemie in der praktischen Diagnostik des Pathologen. Pathologe 5 (1984) 187

Spencer, H.: Pathology of the lung, 3rd ed. Pergamon, Oxford 1977

Takahashi, M.: Color Atlas of Cancer Cytology, 2nd ed. Thieme, Stuttgart 1981

Vincent, R. G., J. W. Pickren, W. Lane, I. Bross, H. Takite, L. Houten, A. C. Goutierez, T. Rzepka: The changing histopathology of lung cancer. A review of 1682 cases. Cancer 39 (1977) 1647

Witting, C.: Immunfluorescence studies on formalin-fixed and paraffin-embedded material. Beitr. path. Anat. 161 (1977) 288

Wolfart, W.: Mediastinoskopie und offene Lungenbiopsie. Atemwegs- und Lungenkr. 6 (1980) 406

4 Lungenfunktionsdiagnostik

W. Petro und N. Konietzko

Lungenfunktionsprüfung dient der funktionellen Diagnostik, der Quantifizierung klinischer Eindrücke und gutachterlichen Zwecken.

Die apparative Ausstattung muß den Bedürfnissen der betreffenden Institution und ihrem Krankengut entsprechen und dem Erfahrungs- und Kenntnisstand der Ärzte, die sich ihrer bedienen, adäquat sein (Tab. 4.1).

Mit der Entscheidung über Art und Umfang der apparativen Ausrüstung fällt auch die Entscheidung über den Personalbedarf. Die Zahl der Stellen für das medizinische Hilfspersonal richtet sich natürlich nach dem Patientendurchgang und dem Methodenrepertoire des Labors; für die Qualifikation spielen Eigenschaften wie Menschenkenntnis, Fähigkeit zur Motivation, auch des Patienten, folgerichtiges Denken und Handeln und naturwissenschaftliches Grundwissen eine weit größere Rolle als die üblicherweise in den MTA-Schulen erlernten Kenntnisse. Die Einarbeitungszeit muß je nach Untersuchungsverfahren auf einen Tag (Spirometrie) bis zu einem halben Jahr (Verteilungsanalysen, Atemmechanik) veranschlagt werden.

Die Beurteilung der Ergebnisse obliegt dem Arzt, der außerdem bei bestimmten Untersuchungsverfahren wie der Ergometrie, den Tests zur Bestimmung der Atemmechanik und den Verteilungsanalysen zugegen sein muß! Dies ist weniger wichtig im Hinblick auf Komplikationen, die während der Untersuchung bei Patienten auftreten könnten (solche sind allenfalls bei der Ergometrie von Bedeutung) als vielmehr, um während der Untersuchung Fehlmessungen vermeiden zu helfen, durch Beobachtung des Patienten eine Bezugsbasis zu den gemessenen Funktionsdaten zu bekommen und den Untersuchungsgang gegebenenfalls zu modifizieren. Dann ist auch die zweite Forderung erfüllt: Befund und Patient müssen zusammengeführt werden, d.h., die Beurteilung der Lungenfunktionsprüfung darf nicht isoliert von den klinischen Daten erfolgen.

Tabelle 4.1 Vorschlag zur apparativen Ausstattung für allgemeine Praxis, pneumologische Fachpraxis, großes Allgemeinkrankenhaus und spezialisierte Lungenabteilung oder Lungenklinik

Methode	Allg. Praxis	Fachpraxis	Allg. Krhs.	Spez. Abt./Klin.
Spirographie	+	+	+	+
Residualvolumenbestimmung	–	(+)	(+)	+
Oszillometrie	–	(+)	+	+
Lungendehnbarkeitsmessung	–	–	–	+
Ganzkörperplethysmographie	–	(+)	–	+
Transferfaktor	–	–	–	+
Blutgasanalyse	–	(+)	+	+
Verteilungsanalyse	–	–	–	+
Ergometrie	–	(+)	+	+

Zum Dritten ist zu fordern, daß Lungenfunktionsprüfungen nach einer patienten- und krankheitsorientierten Indikation unter Berücksichtigung der auch sonst in der Labordiagnostik erhobenen Forderungen auf Spezifität, Sensitivität und Kosten-Nutzen-Relation und mit standardisierten, möglichst vereinfachten methodischen Verfahren durchgeführt werden.

Symbole/Abkürzungen, Begriffe/Definition/Einheit

Die Benutzung internationaler Symbole und Abkürzungen erleichtert graphische und mathematische Darstellungen wesentlich. Trotz aller Versuche zur interdisziplinären Koordination gibt es immer noch erstaunlich viel Verwirrung durch unterschiedliche Definitionen, Besetzung eines Buchstabens oder eines Symbols mit verschiedenen Begriffen, Bezeichnung eines Begriffes mit unterschiedlichen Symbolen, unterschiedliche Einheiten und Dimensionen. Zur Erleichterung der Lesearbeit wird deswegen das folgende Glossar den Einzelkapiteln vorangestellt. Zur Umrechnung in das internationale System für Einheit (SI) s. Kap. 11.

Abkürzungen und Definitionen

a	Arterie, arteriell
A	Alveolus, alveolar
Δp_{A-a}	alveolo-arterielle Druckdifferenz
$\Delta p_{A-a, O_2}$	alveolo-arterielle O_2-Partialdruckdifferenz
$\Delta p_{a-A, CO_2}$	arterio-alveoläre CO_2-Partialdruckdifferenz
am	in der Umgebung (ambient)
an	anatomisch
ao	Aorta
atm	Atmosphäre, Druckeinheit
ATPS	Umgebungsdruck und -temperatur, unter diesen Bedingungen wasserdampfgesättigt
a-v	arterio-venös
aw	Atemwege
B	Barometer
bar	bar, Druckeinheit
BB	Pufferbasen in mmol/l (= mval/l)
BE	Basenüberschuß in mmol/l (= mval/l)
bl	Blut
box, pleth	Ganzkörperplethysmographie
br	bronchial, Bronchus
BSA	Körperoberfläche in m^2
BTPS	bei Körpertemperatur und -druck, unter diesen Bedingungen wasserdampfgesättigt
BV	Blutvolumen
c	kapillär
c'	endkapillär im Lungenkreislauf
C	Compliance oder Dehnbarkeit in ml/Pa (l/cmH$_2$O)
C	Gehalt (Content)
C_{pulm}	Lungendehnbarkeit (Verhältnis von Volumendifferenz zu Druckdifferenz)
$C_{pulm, dyn}$	dynamische Lungendehnbarkeit (Verhältnis von Hubvolumen zur Änderung des intrapulmonalen Druckes während der Atmung zwischen den Punkten des O-Flusses, am Mund gemessen; frequenzabhängig)
$C_{pulm, stat}$	statische Lungendehnbarkeit (bei Atemstillstand oder quasi-Apnoe gemessen; Steigung im nahezu linearen Teil der statischen Druck-Volumen-Kurve)
C_{tot}	Gesamtdehnbarkeit (total) von Lunge und Brustkorb
C_{th}	Dehnbarkeit der Thoraxwand
sC_{pulm}	spezifische (volumische) Compliance der Lunge ($C_{pulm, stat}$/FRC)
CC	Verschlußkapazität (closing capacity)
CV	Verschlußvolumen (closing volume) = Volumen oberhalb des Residualvolumens, bei dem ein Verschluß von Atemwegen bei langsamer Exspiration nachgewiesen werden kann
circ	zirkadian
C.O.	Herzminutenvolumen (l/min) (cardiac output)
const	konstant
cmH$_2$O	Zentimeter Wassersäule, Druckeinheit (1 cmH$_2$O = 0,098 kPa)
D	Totraum, Diffusion
dia	diastolisch
D/$\dot{Q}$	Diffusions-Perfusions-Verhältnis
ds	stromabwärts (downstream)
dyn	dynamisch
dyn	Dyn. (Einheit der Kraft)
E	Elastance
E	exspiratorisch
EPP	Punkt gleichen Druckes (equal pressure point)
ERV	exspiratorisches Reservevolumen (vom Ende der Exspiration zusätzlich ausatembares Volumen bis zur maximalen Exspiration)
EVLW	extravaskuläres Lungenwasser
exp	exspiratorisch
f	funktionell
f	Frequenz (min^{-1}; s^{-1} = Hz)
f_R	Atemfrequenz (min^{-1})

f_c	Herzfrequenz (min^{-1})	la	linker Vorhof des Herzens (left atrium)
FVC	forcierte exspiratorische Vitalkapazität (definiert wie VC, jedoch mit größtmöglicher Geschwindigkeit ausgeatmet)	lat	lateral
		lam	laminar
		M	mega-, Präfix für 10^6
		m	Masse in kg
FRC	funktionelle Residualkapazität (FRC = RV + ERV) Gasvolumen in der Lunge am Ende einer normalen Ausatmung)	m	Membran
		m	Meter, Längeneinheit
		m	Milli-, Präfix für 10^{-3}
FEV_t	forciertes Exspirationsvolumen in t-Sekunden (Gasvolumen, das in einer bestimmten Zeit der forcierten exspiratorischen Vitalkapazität ausgeatmet wird. Der exspiratorische 1-s-Wert (FEV_1) ist der gebräuchlichste und wird in Prozent der IVC als Tiffeneau-Index bezeichnet)	max	maximal
		mb	mehrfache Atemzüge (multiple breath)
		MEF	maximaler exspiratorischer Fluß (maximaler Fluß bei Exspiration, gemessen bei einem definierten Lungenvolumen)
		$MEF_{x\%\ FVC}$	bei x% ausgeatmeter FVC
		$MEF_{x\%\ TLC}$	bei x% ausgeatmeter TLC
		MEF_{max}	maximale exspiratorische Stromstärke
G	Leitfähigkeit (Conductance) (l/s·kPa, l/s·cmH$_2$O)	ΔMEF_{50}	Differenz der MEF bei 50% FVC zwischen He-O$_2$- und Luftatmung
G_{aw}	Leitfähigkeit der Atemwege		
sG_{aw}	spezifische (volumische Conductance (G_{aw}/V) (s^{-1}·kPa, s^{-1}·cmH$_2$O)	MIF	maximaler inspiratorischer Fluß (maximaler Fluß bei Inspiration, gemessen bei einem definierten Lungenvolumen)
H, Ht	Größe (m)		
h	Stunde = 3,6 ks	min	Minimum
Hb	Hämoglobin (g)	min	Minute
Hb-CO	Kohlenmonoxid-Hämoglobingehalt	MMEF	maximaler mittelexspiratorischer Fluß (l/s)
Hz	Hertz, Frequenzeinheit (s^{-1})	mmHg	Millimeter Quecksilber; für den Blutdruck noch erlaubte Druckeinheit
I	inspiratorisch		
IC	inspiratorische Kapazität		
IRV	inspiratorisches Reservevolumen (vom Ende der Inspiration zusätzlich einatembares Volumen bis zur maximalen Inspiration)	mo	am Mund, bukkal
		mol	mol (Einheit der Stoffmenge)
		MVV	maximale willkürliche Ventilation (Synonym: AGW-Atemgrenzwert) = maximales Luftvolumen, das pro Minute geatmet werden kann (früher AGW)
IVC	inspiratorische Vitalkapazität (Bestimmung wie VC, nur ausgehend von maximaler Exspirationslage, langsam einatmend)		
		N	Newton, Einheit der Kraft (N = m·kg/s^2)
IVPF-Kurve	Isovolumen-Druck-Fluß-Kurve	n	Nano-, Präfix für 10^{-9}
J	Joule, Energieeinheit (Arbeit, Wärme)	n	Substanzmenge (mol)
		oes	Ösophagus
k	kilo-, Präfix für 10	phys	physiologisch
K	konstant	p	pulmonal
K	Kelvin, Einheit der thermodynamischen Temperatur	p	Druck (kPa, cmH$_2$O, mmHg, torr und bar)
kg	Kilogramm, Masseneinheit	p_{x-y}	Druckdifferenz zwischen den Punkten x und y
l	Liter, Volumeneinheit		
L	Lunge	Δp_x	Druckänderung in der Zeit am Punkt x

$\bar{p}$	mittlerer Druck	pred	Referenzwert/Sollwert
p_A	Alveolardruck	PWC	physical working capacity
a_p	Pulmonalarterie	PWC_{30}	körperliche Leistung bei 30% der maximalen Sauerstoffaufnahme
p_{ab}	Abdominaldruck		
p_{amb}	Umgebungsdruck		
p_{aw}	flußresistiver Druck in den Atemwegen	Q	Flüssigkeitsvolumen (l)
$\Delta p_{A-a, i}$	alveolo-arterielle Druckdifferenz für das Gas i	$\dot{Q}_L$	pulmonales Blutvolumen (l)
		$\dot{Q}$	Blutströmung pro Zeit, Volumenfluß (l/s, l/min), Perfusion
p_{a, O_2}	Sauerstoffpartialdruck, arteriell		
p_{a, CO_2}	CO_2-Partialdruck, arteriell	$\dot{Q}_c$	Lungenkapillardurchblutung (l/s, l/min)
p_{A, O_2}	Sauerstoffpartialdruck, alveolar	$\dot{Q}_{pulm}$	Lungendurchblutung (l/s, l/min)
p_{A, CO_2}	Kohlendioxidpartialdruck, alveolar	$\dot{Q}_{sh}$	Kurzschlußdurchblutung (l/s, l/min)
$\bar{p}_{c, p}$	mittlerer Pulmonalkapillardruck („wedge")	r	Radius
		R	Reibungswiderstand
$\bar{p}_{a, p}$	mittlerer Pulmonalarteriendruck	R_{aw}	Strömungswiderstand in den Atemwegen
p_{th}	Thoraxdruck	R_{pulm}	Lungenwiderstand
p_{pl}	Pleuradruck	R_{rs}	Widerstand des respiratorischen Systems
$p_{L\,el}$	elastischer Retraktionsdruck der Lunge	R_{tis}	Gewebewiderstand
p_{mo}	Munddruck	R_{us}	Widerstand in den Atemwegen stromaufwärts vom Punkt gleichen Druckes
p_{oes}	Ösophagusdruck		
p_{pleth}	Plethysmographendruck		
p_{sy}	systolischer Blutdruck		
p_{tp}	transpulmonaler Druck (p_{pl}-p_{mo})	R_{ds}	Widerstand in den Atemwegen stromabwärts vom Punkt gleichen Druckes
$p_{rs, vis}$	Druck zur Überwindung der viskösen Widerstände	R_w	Widerstand der Thoraxwand
p_{tm}	transmuraler (transbronchialer) Druck	R_{tot}	totaler Atemwegswiderstand
		R	rechts
		rb	Rückatmung (rebreathing)
$p_{L, vis}$	Druck zur Überwindung der viskösen Widerstände in Lunge und Bronchien	reg	regional
		R_{os}	oszillatorisch bestimmter Atemwiderstand
$p_{L, ti, vis}$	Druck zur Überwindung der viskösen Widerstände im Lungengewebe	RQ;R	respiratorischer Quotient
		rs	respiratorisches System
		RV	Residualvolumen (RV = TLC − VC) (Gasvolumen in der Lunge am Ende einer maximalen Ausatmung (nicht mobilisierbares Lungenvolumen)
$p_{tp, x}$	transpulmonaler Druck beim Volumen x		
$p_{0,5}$	O_2-Halbsättigungsdruck (früher p_{50})		
Pa	Pascal, Einheit des Druckes (N/m^2; $kg/m \cdot s^2$)	s	spezifisch; volumisch
		s	Sekunde, Einheit der Zeit
PEF	exspiratorischer Spitzenfluß (l/s; l/min)	sy	systolisch
		S	Sättigung, ein dimensionsloses Verhältnis
PEFV-Kurve	partielle exspiratorische Fluß-Volumen-Kurve		
pH	Einheit der Wasserstoffionenkonzentration (Azidität)	S_{O_2}	Sauerstoffsättigung des Hämoglobin
		sb	Einatemzug (single breath)
pl	Pleura, pleural	sh	Shunt; Kurzschluß
pleth; box	plethysmographisch	sp	Spirometer, spirometrisch

ss	steady state; Gleichgewicht	$\dot{V}_{O_2}$	Sauerstoffaufnahme (l/min; l/s)
stat	statisch		
STPD	Standardtemperatur und -druck, trocken	$\Delta\dot{V}_{50}$	MEF-Differenz bei 50% FVC zwischen He-O_2- und Luftatmung
T	Kelvin, Einheit der Temperatur (°K)		
T	Atemzug (tidal)	v	venös, Vene
tc	transkutan	$\bar{v}$	gemischt venös
t	Zeit (s, min, h, d, a)	$\dot{V}$	Ventilation
t_E	Exspirationszeit	VC	Vitalkapazität (l) (VC = TV + IRV + ERV) (am Mund gemessene Volumenänderung zwischen maximaler Inspiration und Exspiration, langsam ausgeatmet (größtes mobilisierbares Lungenvolumen))
t_I	Inspirationszeit		
t_{tot}	Zeit eines Atemzyklus		
$\bar{t}$	Transitzeit		
TGV	thorakales Gasvolumen (l), nicht exakt definiert		
th	Thorax, thorakal		
ti	Gewebe (tissue)	$\dot{V}_{max}$	entspricht PEF bzw. PIF
T_L (D_L)	Transferfaktor (Diffusionskapazität der Lunge) (Gasmenge, die pro Einheit Partialdruckdifferenz und Zeit zwischen Alveolargas und Erythrozyten ausgetauscht wird)	vis	viskös
		$\dot{V}/\dot{Q}$	Ventilations-Perfusions-Verhältnis
		V_2/V_1	Quotient der Flow-Halbwertsvolumina (gemessen am exspiratorischen Teil der $\dot{V}$/V-Kurve). V_1: Volumen von $\dot{V}_{max}$ bis $\frac{1}{2}\dot{V}_{max}$; V_2: Volumen von $\frac{1}{2}\dot{V}_{max}$ bis zum Ende der Exspiration
T_L/V_L (D_L/V_L)	Transferkoeffizient (Diffusionskoeffizient) transferierte Gasmenge pro Δp, Δt und Einheit Lungenvolumen		
TLC	Totalkapazität der Lunge (l)	$\dot{V}_{50\% FVC}$	maximaler exspiratorischer Fluß, nachdem 50% der FVC exspiriert wurden
T_M (D_M)	Membrantransfer (Membrandiffusion) (Gasmenge, die pro Einheit Partialdruckdifferenz und Zeit zwischen Alveolargas und Kapillare ausgetauscht wird	$\dot{V}_{75\% FVC}$	maximaler exspiratorischer Fluß, nachdem 75% der FVC exspiriert wurden
		W	äußere Arbeit
		W_{170}	Arbeitskapazität (maximale Dauerleistung bei Puls 170/min)
tm	transmural (transbronchial)		
tot	total	W_{el}	elastische Atemarbeit
tp	transpulmonal	W_{max}	maximale Sauerstoffaufnahme ($\dot{V}_{O_2, max}$)
tr	trans		
V_T	Atemzugvolumen (l) (tidal volume)	W_{rs}	gesamte Atemarbeit
		W_{vis}	visköse Atemarbeit
tur	turbulent	sW_{vis}	spezifische (volumische) viskose Atemarbeit (J/l)
us	stromaufwärts (upstream)		
V	Gasvolumen (l)	$\dot{W}$	Leistung, Arbeit pro Zeit (J/min; W)
V_A	Alveolarvolumen (l)		
$V_{D, an}$	Volumen des anatomischen Totraums (l)	W	Watt, Einheit der Leistung (J/s; kg·m²/s³; V·A)
$V_{D, f}$	Volumen des funktionellen Totraums (l)	w	Brustwand
		we	wedge, Keil
$\dot{V}_E$	exspiratorische Stromstärke (l/min; l/s)	W_L	Atemarbeit an der Lunge
		W_W	Atemarbeit am Thorax
$\dot{V}_I$	inspiratorische Stromstärke (l/min; l/s)	Z	respiratorische Impedanz (komplexer Widerstand beschrieben durch Realteil und Phasenwinkel)
$\dot{V}_{CO_2}$	Kohlensäureabgabe (l/min; l/s)		

$\dfrac{1}{T_L}$	Transferwiderstand
$\dfrac{1}{\Theta} \cdot V_c$	Blutwiderstand
$\dfrac{1}{T_M}$	Membranwiderstand
α	Bunsenscher Löslichkeitskoeffizient (l/l)
δ	Dicke (m)
η	dynamische Viskosität
θ	Kohlenmonoxidaufnahme (Menge Kohlenmonoxid, die pro 1 mbar Partialdruckdifferenz von 1 ml Blut aufgenommen wird)
λ	Verhältnis der Durchlässigkeit der Erythrozytenmembran zur Durchlässigkeit des Erythrozyteninneren (Roughtonsche Zahl)
μ	Mikro-, Präfix für 10^{-6}
ν	kinematische Viskosität
π	osmotischer Druck (kPa)
ρ	Dichte
$\sigma; T$	Oberflächenspannung
τ	Zeitkonstante (Compliance- × Resistance)
φ	Phasenwinkel (Phasenverschiebung zwischen Munddruck und oszillierender Strömung am Mund infolge kapazitiver und induktiver Widerstände ($\sin \varphi = R_{os}/Z$))

Spirographie

Unter Spirographie wird die Registrierung von Volumenänderungen am Mund, die durch die Atmung erzeugt werden, verstanden.

Indikationsbereich

Die Messung der Lungenvolumina gibt ein Maß für die Dimension der Lunge und dient der Objektivierung pulmonaler und extrapulmonaler Erkrankungen. Hauptanwendungsbereiche:

a) Diagnose (Expositionstests),
b) Differentialdiagnose (Restriktion – Obstruktion),
c) Therapie (Indikation, Verlauf),
d) präoperative Funktion (präoperative Risikobeurteilung),
e) Begutachtung (Kausalitäts- und Einschätzung der Minderung der Erwerbsfähigkeit),
f) epidemiologische Fragestellungen,
g) pharmakologische Testungen.

Meßprinzip

Spirographie mittels Wasserspirometer
(Abb. 4.1)

Beim Wasserspirometer erfolgt die Messung der Atmung im geschlossenen Glockensystem durch die mechanische oder elektrische Registrierung der Glockenbewegungen.

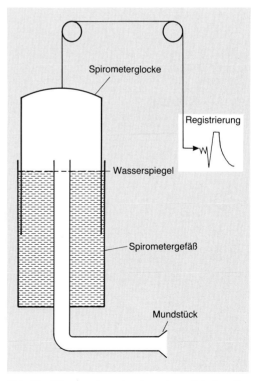

Abb. 4.1 Wasserspirometer in schematisierter Darstellung mit seinen Hauptbestandteilen Spirometergefäß, gefüllt mit Wasser als Trennmedium, Spirometerglocke, Mundstück zum Anschluß des Patienten und Registriermöglichkeit

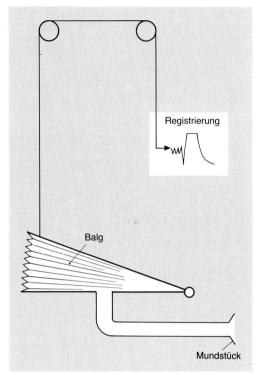

Abb. 4.2 Trockenspirometer in schematisierter Darstellung, Blasebalgprinzip mit Balg und Übertragung der Balgexkursionen auf eine Registriereinheit

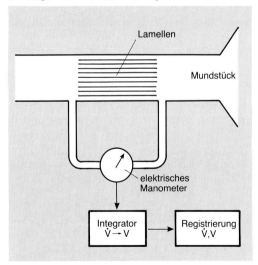

Abb. 4.3 Pneumotachograph in schematisierter Darstellung als offene Röhre mit Mundstück und einer Vielzahl von Lamellen zur Laminarisierung der Strömung. Druckaufnahmemöglichkeiten in verschiedener Entfernung vom Mundstück und Anzeige durch elektrisches Manometer, Weiterleitung des elektrischen Signals zu einem Integrator und Anzeige bzw. Registrierung von Volumen (V) und Volumen pro Zeiteinheit, d. h. Strömung ($\dot{V}$)

Die Umsetzung der Auf- und Abbewegungen der Spirometerglocke geschieht durch Übertragen auf einen Faden, der über ein Kugellagerrad eine mechanische Registrierung bzw. über ein Potentiometer eine elektrische Registrierung bewirkt. Mit dieser Meßvorrichtung läßt sich auch die Volumenänderung pro Zeiteinheit, d. h. die Strömung, bestimmen. Zu beachten sind der Wasserstand im Spirometer und seine Waagerechtstellung. Sämtliche beweglichen Teile sollten äußerst leicht gebaut und leichtgängig und die Dehnbarkeit von Glocken und Faden vernachlässigbar klein sein. Die Spirometerglocke muß in jeder Position stehen bleiben, d. h., es muß ein Ausgleich unterschiedlicher Auftriebskräfte bei verschiedener Glockenstellung gewährleistet sein.

Spirographie mittels Trockenspirometer (Abb. 4.2)

Trockenspirometer funktionieren nach dem Prinzip des Blasebalgs. Besondere Vorteile besitzen Trockenspirometer mit großer Spirometerfläche, die beim Luftwechsel geringe Wege benötigen. Die Registrierung erfolgt mechanisch oder auch elektrisch sowohl nach dem Potentiometerprinzip als auch induktiv, wobei ein Leiter durch ein elektrisches Feld bewegt wird und somit einen Strom erzeugt, der der Strömung proportional ist.

Spirographie mittels Pneumotachographie (Abb. 4.3)

Unter Pneumotachographie versteht man die Messung der Gasströmungsgeschwindigkeit pro Zeiteinheit. Die Strömung in einem Rohr verursacht über der Rohrlänge auftretende Druckdifferenzen, die proportional zur Strömungsgeschwindigkeit sind und von empfindlichen Druckrezeptoren gemessen und elektronisch verstärkt werden. Die Strömung kann analog oder digital angezeigt bzw. registriert werden. Mit Hilfe eines Integrators wird aus der Strömung das Volumen bestimmt.

Spirographie mittels „peak-flow-Meter"

Hierbei handelt es sich um z. T. technisch sehr einfache, billige Geräte, die die Verdrängung einer beweglichen Fahne oder eines Kölbchens in einem Rohr anzeigen und somit eine Aussage über den maximalen Fluß erlauben.

Es gibt aber auch Qualitätsgeräte, die entweder mit einem Manometer, den in einem Blasrohr durch den Atemstrom maximal erzeugten Überdruck gegenüber der Ausluft oder mit einem Windflügel den maximalen Exspirationsstrom messen (WRIGHT u. MCKERROW 1959).

Notwendige Geräte

Zur Durchführung der Spirographie stehen eine Vielzahl von Wasser- bzw. Trockenspirometern zur Verfügung (Geräte s. Tab. 4.21), meist erhältlich in Kombination mit einem Gasanalysator und einer Registriereinheit (SCHNELLBÄCHER u. SMIDT 1979, 1980). Oft sind diese Geräte verbessert durch Umlaufpumpen und CO_2-Absorber. Bei Pneumotachographen schließt der Lieferumfang ein Fleisch-Rohr und einen Integrator ein; oft besteht auch eine Kombination mit Registriereinheit und/oder Digital- bzw. Analoganzeige (Geräte s. Tab. 4.21).
Eine fortlaufende Registriereinrichtung muß als obligate Forderung gelten. Peak-flow-Meter sind als technisch ausgereifte Qualitätsgeräte (peak-flow-Meter nach Wright), aber auch als einfache Hubkolben- oder Flügelradgeräte, meist aus einfachem Plastikmaterial, erhältlich.

Mundstücke, Nasenklemmen, destilliertes Wasser, Absorberkalk sowie Reinigungs- und Desinfektionsmaterial gehören bei der Spirographie zu den Utensilien des täglichen Gebrauchs.

Vorbereitung des Patienten

Qualität und Aussagekraft der Untersuchung hängen in entscheidendem Maße von der ausführlichen Aufklärung des Untersuchten über die Notwendigkeit der Spirographie und deren Ablauf ab. Dabei müssen die einzelnen Atemmanöver vorher erklärt und vom Untersucher selbst vorgeführt werden, oder der zu Untersuchende wird durch einfaches Zuschauen bei der Untersuchung eines anderen Patienten von der Schmerzlosigkeit und Einfachheit der Untersuchung überzeugt. Der Vorbereitung kommt entscheidende Bedeutung zu, weil die vorgenannten Verfahren von der Mitarbeit des Patienten abhängig sind. Die Aufklärung sollte das Ziel haben, eine optimale Mitarbeit zu sichern.

Untersuchungsgang

Die exakte Untersuchung setzt geeichte Geräte voraus. Glocken- und Keilbalgspirometer haben sich in der Anwendung als äußerst stabil erwiesen und benötigen nur eine gelegentliche Eichung. Pneumotachographen und alle übrigen, das Volumen nur indirekt messende Geräte, müssen täglich geeicht werden.

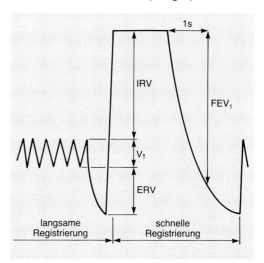

Abb. 4.4 Spirogramm in schematisierter Darstellung. Ruheatmung, maximale Exspiration, maximale Inspiration bei langsamer Registrierung, dann Umschaltung auf schnelle Registrierung und maximale forcierte Exspiration (FEV_1). Aufzeichnung des exspiratorischen Reservevolumens (ERV), des Atemvolumens (V_T) und des inspiratorischen Reservevolumens (IRV). IRV + V_T + ERV ergeben die Vitalkapazität (VC)

Unabhängig vom Gerät zeichnet sich die Spirographie durch einen einheitlichen Untersuchungsgang aus. Der Patient befindet sich in körperlicher Ruhe, in sitzender Position und wird mit dem entsprechenden Gerät verbunden. Auf guten Mundstücksitz (vor den Zähnen) und Dichtheit ist zu achten. Die Nase wird mittels federnder Nasenklemme, die nicht zwicken darf, geschlossen. Es wird die Ruheatmung (TV) über ca. 1 Minute aufgezeichnet, dann schließt sich eine maximale Exspiration (ERV) mit folgender maximaler Inspiration (IVC) an (Abb. 4.4). Nach der maximalen Inspiration erfolgt während einer kurzen Phase des Atemanhaltens im Falle einer Registrierung auf Registrierpapier die Umschaltung auf schnellen Zeitvorschub. Es schließt sich eine maximal forcierte vollständige Exspiration an (FEV_t, FVC). In Abhängigkeit vom Gerätetyp und von der Fragestellung kann sich an die maximale Exspiration eine maximale forcierte Inspiration anschließen. Neben der Registrierung der Volumen-Zeit-Beziehung können simultan die Flow-Volume-Beziehung (z. B. mittels Bandspeicher) und die Parameter der Flußvolumenkurve

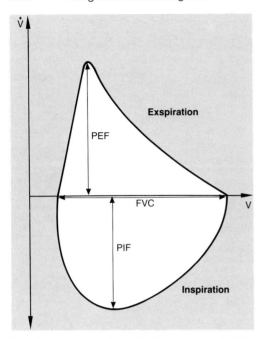

Abb. 4.5 Pneumotachgraphisch registriertes Fluß-Volumen-Diagramm in schematisierter Darstellung. Aufzeichnung einer maximalen Exspiration mit folgender maximaler Inspiration. Auswertung des maximalen exspiratorischen Flusses (peak expiratory flow, PEF) und des maximalen inspiratorischen Flusses (peak inspiratory flow, PIF). Die Volumenachse erlaubt die Bestimmung der forcierten Vitalkapazität (FVC)

men bei 37 °C und vollständiger Wasserdampfsättigung. Neuere Geräte vereinfachen die Auswertung durch Digitalanzeige, oft kombiniert mit Papierausdruck, bei Komplexmeßplätzen auch on-line mit Datenverarbeitungsmaschinen gekoppelt. In vielen Lungenfunktionslaboratorien erfolgt eine EDV-Auswertung im off-line-Betrieb, d. h. manuelle Auswertung der Meßgrößen der Einzelgeräte und Eingabe in einen zentralen Rechner, der dann die Berechnung der zusammengesetzten Größen und die Erstellung der Sollwerte und den Vergleich der Soll- mit den Istwerten vornimmt.

Komplikationen sind nicht zu erwarten, kurzzeitige Krampfneigung bei Hyperventilation sind beobachtet worden. Ein guter Untersucher beschreibt verbal jede Funktionsprüfung in Hinblick auf die Mitarbeit des Patienten.

Befunde

Die Größe gemessener Parameter ist nicht nur Ausdruck der Funktion, sondern auch abhängig von der Körpergröße, dem Alter, dem Geschlecht und dem Gewicht des Untersuchten. Die Beurteilung erhobener Befunde bezieht sich daher in erster Linie auf einen Vergleich mit den Referenzwerten (s. Kap. 11, S. 440 ff.). Die Parameter der Spirographie erlauben durch Einsatz ihrer unterschiedlichsten Ver-

(Abb. 4.5) aufgezeichnet werden. Die Spirographie wird abgeschlossen durch die Bestimmung der maximalen willkürlichen Ventilation (MVV, Synonym: AGW = Atemgrenzwert). Sämtliche Meßvorgänge erfolgen als Mehrfachbestimmung, in der Regel sollten 2–3 Bestimmungen genügen. Häufigere Messungen bringen selten bessere Ergebnisse, führen dagegen zur Ermüdung des Patienten und verschlechtern seine Mitarbeit. *Die Messung mit den besten Ergebnissen wird bewertet.*
An den eigentlichen Untersuchungsgang schließt sich die Auswertung an, die durch Zuhilfenahme von Lineal, Stechzirkel und Millimeterpapier in erster Linie die Bestimmung der Volumina und der Volumina pro Zeiteinheit betrifft. Bei älteren Geräten wird auch eine BTPS-Korrektur nötig sein, d. h. die Korrektur der im Spirometer bei Umgebungstemperatur gemessenen Volumina in Hinblick auf das tatsächliche, im Körper vorhandene Volu-

Tabelle 4.2 Ursachen der Restriktion

1. Erkrankungen der Brustwand
   a) Erkrankungen des Knochensystems, z. B. generalisierte Skeletterkrankungen mit Einschluß der Wirbelsäule, Wirbelsäulenerkrankungen isolierter Art, angeborene und erworbene Deformitäten, Traumatisierungen
   b) Erkrankungen des Muskelapparates, z. B. Myasthenie, Zwerchfellparese
2. Erkrankungen der Pleura
   a) Flüssigkeitsansammlung, wie Pleuraexsudat, -transudat, Empyem
   b) Ansammlung von Luft, wie Pneumothorax
   c) Gewebliche Veränderungen des Pleuraspaltes, wie spezifische und unspezifische Pleuraschwarte, Pleuraneoplasien (Pleuramesotheliom)
3. Erkrankungen der Lunge
   a) Umschriebene Erkrankungen wie Tumoren, Pneumonien, Atelektasen
   b) Generalisierte Erkrankungen, wie Stauungslunge, Pneumokoniosen, Fibrosen

fahren eine Aussage über das Vorliegen einer restriktiven und/oder obstruktiven Ventilationsstörung (MATTHYS 1973). Die Ursachen für diese Störungen sind in den Tab. 4.2–4.4 zusammenfassend dargestellt. Typische Parameterkonstellationen, wie sie bei Restriktion oder Obstruktion vorkommen, sind in Tab. 4.5 u. Abb. 4.6 dargestellt.

Tabelle 4.3 Ursachen der Obstruktion

1. Obstruktion der oberen Atemwege bei Glottisödem, Stimmbandparesen, Stimmbandtumoren, Stimmbandpolypen, Trachealtumoren, Tracheomalazie, Trachealstenose nach Beatmung
2. Obstruktion der unteren Atemwege bei chronischer Bronchitis, Asthma bronchiale, Mukoviszidose, Emphysem

Tabelle 4.4 Kombiniert restriktiv-obstruktive Ventilationsstörung

1. Erkrankung, die sowohl obstruktiv als auch restriktiv wirksam wird, wie Silikose, Tuberkulose
2. Zufälliges Zusammentreffen zweier Erkrankungen, wie Asthma und Atelektase

Tabelle 4.5 Typische Parameterkonstellationen bei Restriktion und Obstruktion. Parameter mit * gekennzeichnet sind definitionsgemäß für die Einordnung entscheidend (Beschreibung der sich aus dem Residualvolumen ableitenden Kapazität, s. Abschnitt Residualvolumenbestimmung)

Parameter	Thorakale, pleurale, pulmonale Restriktion	Bronchiale Obstruktion
VC*	↓	=↓
FVC*	↓	↓
IVC*	↓	↓
TV	↓	=
IRV	↓	=
ERV	↓	=↓
RV	↓	↑
FRC	↓	↑
TLC*	↓	=↑
FEV_1*	↓	↓
FEV_1 % IVC*	=↑	↓
MVV	↓	↓
$\dot{V}_{max}$	↓	↓
$\dot{V}_{50\% \, FVC}$	=	↓
$\dot{V}_{75\% \, FVC}$	=	↓

↓ vermindert
↑ erhöht
= unverändert

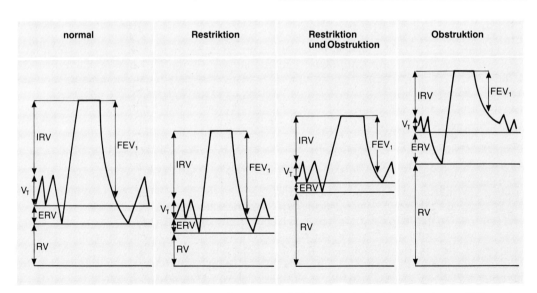

Abb. 4.6 Schematische Darstellung typischer Spirogramme (IRV-inspiratorisches Reservevolumen, ERV-exspiratorisches Reservevolumen, ERV+RV+Atemvolumen=inspiratorische Vitalkapazität; FEV_1 = forciertes exspiratorisches 1-s-Volumen, RV = Residualvolumen; RV+ERV+V_T+IRV = TLC-Totalkapazität) bei normaler Lungenfunktion, Restriktion, Restriktion und Obstruktion und bei Obstruktion (nach *Matthys*).
Die Restriktion ist charakterisiert durch eine Verkleinerung *aller* statischen Volumina und dem absoluten FEV_1; die kombinierte Restriktion/Obstruktion zeigt eine Verkleinerung von IRV, V_T, ERV, TLC und FEV_1 und vergrößertes RV; die Obstruktion ist gekennzeichnet durch ein verkleinertes IRV und FEV_1 und ein vergrößertes RV und TLC

Mit den genannten spirographischen Verfahren ist darüber hinaus auch eine differenzierte Diagnostik von Stenosen der großen Luftwege möglich. Eine extrathorakale Trachealstenose zeichnet sich durch eine betont inspiratorische Obstruktion aus. Der Quotient aus maximalen ex- und inspiratorischem Fluß bei 50% der Vitalkapazität ist grundsätzlich größer als 1 (KONIETZKO u. PETRO 1980, OVERRATH u. Mitarb. 1971). Eine intrathorakale Trachealstenose zeigt bei forcierter Ausatmung die pathophysiologischen Zeichen eines Ventilverschlusses (check-valve-Phänomen) und eine überaus starke Verminderung des forcierten exspiratorischen 1-s-Volumens in Prozent der inspiratorischen Vitalkapazität. Der Quotient aus maximalem exspiratorischen und inspiratorischen Fluß bei einem Lungenvolumen von 50% der Vitalkapazität ist deutlich kleiner 1. Der Verschluß eines Hauptbronchus ist charakterisiert durch eine in der Regel um die Hälfte verkleinerte inspiratorische Vitalkapazität und eine deutliche Verminderung des Absolutwertes des forcierten exspiratorischen 1-s-Volumens. Das forcierte exspiratorische 1-s-Volumen in Prozent der inspiratorischen Vitalkapazität ist hier jedoch normal.

Leistungsfähigkeit des Verfahrens

Die Spirometrie hat für die Pneumologie den Stellenwert des EKG in der Kardiologie und sollte deshalb ebenso wie dieses zur Routineuntersuchung werden.

Es steht heute eine breite Palette von leistungsfähigen Spirographen und Pneumotachographen zur Verfügung, die vom Entwicklungsstand her und im Hinblick auf die Technik keine entscheidenden Unterschiede aufweisen. Bei einem Kaufpreis von ca. 10000,- DM dürften die angebotenen Geräte bei kompletter Ausrüstung allen Anforderungen genügen. In der Regel sind sie bereits mit einer automatischen Sauerstoffstabilisierung ausgerüstet, die den Sauerstoffverbrauch während des Untersuchungsganges kompensiert. Spirometer, bei denen aus Gründen technischer Einfachheit die Stabilisierung mit der Hand durchgeführt wird, sind etwas schwerer zu bedienen. Moderne Spirographen verfügen über einen geräuscharmen Pumpenlauf sowie über leistungsfähige CO_2-Absorber. Der kleinste Innendurchmesser der Schlauchlumina in den zu- und abführenden Systemen sollte 20 mm nicht unterschreiten. Pneumotachographen liegen in etwa der gleichen Preiskategorie. Sie sind universeller einsetzbar, bergen jedoch die Gefahr der Fehlmessung in sich, besonders dann, wenn nicht eine tägliche Eichung vorgenommen wird und wenn man bei der Lungenfunktionsprüfung Gase unterschiedlicher Dichte benutzt. Dies betrifft insbesondere die Anwendung des Heliums (s. Residualvolumenbestimmung S. 211). Der Vorteil der Pneumotachographen liegt in erster Linie in den geringen Außenabmessungen, die einen bettseitigen Einsatz gestatten. Der Vorteil von Trockenspirometern zur Flow-volume-Messung liegt in ihrer großen Genauigkeit. Von weit größerer Bedeutung als die technische Vervollkommnung der Geräte ist der Ausbildungsstand der mit der Untersuchung betrauten MTA. Sie muß eine große Erfahrung in der Vorbereitung und Durchführung der Untersuchung besitzen und in der Lage sein, den Patienten zu maximaler Leistung zu veranlassen, da die meisten spirographischen Parameter anstrengungsabhängig sind. Anstrengungsabhängig sind neben der Größe der Vitalkapazität u.a. die Anfangsphase des forcierten exspiratorischen und inspiratorischen 1-s-Volumens und des forcierten exspiratorischen Spitzenflusses. Anstrengungsunabhängig dagegen ist der Endteil der forcierten Exspiration, d.h. die Exspirationsphase bei 50 bzw. 75% der Vitalkapazität, der charakterisiert ist durch eine Kompression der Atemwege, insbesondere der kleinen Atemwege (kleiner 2 mm). Eine Diagnostik dieser Atemwegsbereiche war lange Zeit in der Diskussion. Ihre Bedeutung liegt vorwiegend im Bereich epidemiologischer Untersuchungen, d.h. großer Kollektive. Für den Kliniker, der den Einzelfall, d.h. den individuellen Patienten und sein Problem zu lösen hat, sind sie von geringer Bedeutung.

Die mit der Spirometrie gemessenen Atemfunktionsgrößen erlauben eine gute indirekte Beurteilung der mechanischen Eigenschaften des Atemtraktes. Ihr breiter Einsatz im Bereich von Arztpraxen, inneren und anästhesiologischen Abteilungen von Krankenhäusern, im Rahmen arbeitsmedizinischer und bettseitiger Tests ist wünschenswert.

Bei der großen Bedeutung der Spirographie und der Differenzierung verschiedener Atemwegserkrankungen in bestimmte funktionelle Kategorien darf nicht vergessen werden, daß es auch funktionell relevante Krankheitsbilder gibt, z.T. mit Dyspnoe einhergehend, die sich dem spirographischen Nachweis entziehen. Es sind naturgemäß die primären Lungengefäßerkrankungen, allen voran die Lungenembolie.

Residualvolumenbestimmung

Die Lungenvolumina und Kapazitäten oberhalb des Punktes maximaler Exspiration sind im Rahmen der Spirometrie einfacher Messung zugänglich und werden daher auch als „mobilisierbare Lungenvolumina" bezeichnet. Da es sich beim Residualvolumen um ein nicht ausatembares Lungenvolumen handelt, muß seine Bestimmung indirekt erfolgen (DUBOIS u. Mitarb. 1956).

Indikationsbereich

a) Im Falle des Vorhandenseins einer Atemwegsobstruktion, die auf Broncholytika nicht reversibel ist ($FEV_1/IVC\downarrow$). Ursächlich kann dabei eine Lungenüberblähung (reversibel) oder ein Lungenemphysem (irreversibel, definiert als Erweiterung der Lufträume distal der Bronchioli terminales mit Wanddestruktion) sein.
b) Im Falle des Vorhandenseins einer Restriktion ($IVC\downarrow$). Eine echte Restriktion zeigt sich durch eine Verminderung der Totalkapazität. Eine Lungenüberblähung oder ein Lungenemphysem dagegen führen zu einer Verschiebung der Atemmittellage in Richtung Inspiration und bewirken dadurch die Verminderung der IVC.
c) Bei allen Fällen mit Verdacht auf ein Lungenemphysem wie es sich aus dem Beschwerdebild, dem klinischen Untersuchungsstatus, dem Röntgenbild und charakteristischen Laborparametern, wie beim α_1-Antitrypsin-Mangel, ergibt sowie bei alveolärer Hypoventilation.
d) Einschätzung der Operabilität (Narkoserisiko, Abschätzung der postoperativen Funktion).
e) Begutachtung (Silikose).

Meßprinzip

Nach der Art des physikalischen Prinzips, das bei der Messung zur Anwendung kommt, lassen sich drei grundsätzlich verschiedene Verfahren unterscheiden. Dies sind die spirographischen, die bodyplethysmographischen und die radiologischen Verfahren (WUTHE 1979).

Spirographische Verfahren

Als Basis dient die physikalische Gesetzmäßigkeit, daß in einem geschlossenen Raum bei konstanter Temperatur das Produkt aus Gaskonzentration und Gasvolumen konstant ist. Entsprechend dem verwendeten System unterscheidet man offene (der Patient atmet Indikatorgas ein und in einen Sammelbehälter aus) und geschlossene Verfahren (geschlossene Verbindung zwischen Lunge und Spirometer). In Abhängigkeit vom verwendeten Indikatorgas werden Eigen- (O_2, N_2) und Fremdgasverfahren (He) unterschieden. Von den heute zur Verfügung stehenden Gasanalysatoren besitzt die Kataphorometrie zur Heliumanalyse eine eindeutige Vorrangstellung. Langsame Gasanalysatoren wie die Wärmeleitfähigkeitsmessung besitzen eher historische Bedeutung. In dem Umfang, wie die Entwicklung von Großspirometern zu Kleinspirometern schritt und sogar zu sog. bag-in-box-Systemen führte, deren Systemvolumen 5 l selten überschreitet, konnte der Untersuchungsgang erheblich beschleunigt werden (KOWALSKI u. VISSER 1973, PETRO u. Mitarb. 1974). Neue Untersuchungen rücken die oszillatorische Gasdichtemessung von Helium zur FRC-Bestimmung (PETRO u. Mitarb. 1980, 1981) in den Vordergrund, die den Vorteil einer Meßwertlinearität bis zu 100% Helium besitzt, wogegen handelsübliche Kataphorometer bis zu maximal 15% Helium verwendbar sind (s. Abschnitt Oszillometrie).
Alle Verfahren basieren auf dem Prinzip, daß sich ein Testgas aus einem bekannten Spirometervolumen mit bekannter Testgaskonzentration auf das Volumen von Spirometer und Lunge verteilt, so daß aus seiner Verdünnung das Lungenvolumen berechnet werden kann.

4 Lungenfunktionsdiagnostik

Bodyplethysmographie
(s. S. 222 ff.)

Radiologische Verfahren

Ihnen kommt beim heutigen Standard der diagnostischen Einrichtungen nur noch historische Bedeutung zu (WUTHE 1979).

Notwendige Geräte

Die Basisausrüstung eines Residualvolumenmeßplatzes besteht in jedem Fall aus einem Spirometersystem, einem Gasanalysator und einem Registriergerät. Moderne Spirometersysteme zur Residualvolumenbestimmung besitzen einen CO_2-Absorber mit Pumpenumlauf und verfügen über eine Sauerstoffstabilisation, die entweder für Handbetrieb oder als Automatik über einen Sauerstoffkonzentrations- oder Volumenabfall ausgelegt ist. Neuerlich haben sich Spirometersysteme in Verbindung mit bag-in-box-Systemen eingeführt, mit dem Vorteil eines stark verkleinerten Systemvolumens und damit erheblicher Beschleunigung des Gasmischvorganges. Die einzelnen Arbeitsgänge sind bei modernen Geräten meistens automatisiert. Dies betrifft die Spülung nach Ablauf einer Messung und die Vorgabe eines definierten Volumens und einer definierten Indikatorgaskonzentration zu Beginn einer neuen Messung. Teilweise werden computerisierte Modelle angeboten, die auf eine Registrierung des Gasmischvorganges verzichten und die gemessene FRC digital anzeigen. Das neu eingeführte Analysatorverfahren durch oszillometrische Messung der Heliumdichte (SMIDT u. Mitarb. 1980) bietet zusammen mit der oszillometrischen Messung des Atemwiderstandes im Rahmen eines vereinfachten Untersuchungsganges gute diagnostische Aussagen.

Das Zubehör beschränkt sich auf verschiedene Kleinteile und Substanzen, wie sie im Rahmen der Spirometrie benötigt werden. Bei den Verdünnungsverfahren werden Fertiggemische oder Reingase, die selbst zu mischen sind, benötigt.

Untersuchungsgang

Bei klassischen Gasmischverfahren (Fremdgasverfahren in geschlossenen Systemen) wird der Patient mittels Mundstück an das Spirometersystem angeschlossen und nach dem Aufsetzen der Nasenklemme aufgefordert, möglichst ruhig zu atmen. Dabei werden die Thoraxexkursionen beobachtet, wobei es sich bewährt hat, den Luftstrom am Exspirationsstutzen zu fühlen, um die Atemlage zu prüfen. Nach einer normalen Ausatmung erfolgt eine schnelle Umschaltung an das geschlossene System. Es schließt sich eine tiefe Exspiration an, die vom Gerät mitregistriert wird und der Bestimmung des exspiratorischen Reservevolumens dient. Danach erfolgt eine mehrminütige Ruheatmung zur Gasmischung. Die Gasmischung ist abgeschlossen, wenn die Fremdgaskonzentration sich nicht weiter verändert. In diesem Fall läuft die Konzentrationskurve parallel zur Zeitachse bzw. zeigt die Digitalanzeige keine Änderung mehr. Die Konzentrationsänderung während der Messung entspricht dem Lungenvolumen zum Zeitpunkt des Anschlusses an das geschlossene System (Abb. 4.7). Während der Untersuchung ist, sofern nicht automatisiert, auf eine exakte Sauerstoffstabilisation zu achten, die durch in gleicher Höhe stehende Spirogrammzacken gesichert wird.

Für die Eigengasmischmethode ohne Sauerstoffstabilisation ist charakteristisch, daß nach Abschluß der Gasmischung eine lineare weitere Konzentrationsänderung erfolgt, die aus der Ruhe-Sauerstoffaufnahme der Lunge resultiert. In diesem Falle ist eine weitere Registrierung der Konzentrationsänderung nötig, da der Effekt der Sauerstoffaufnahme vom eigentlichen Gasmischvorgang graphisch durch Extrapolation abgetrennt werden muß. Bei Geräten ohne Sauerstoffstabilisation, d. h. bei einfacher Rückatmung, ist eine Beschleunigung der Mischung durch vertiefte und schnelle Atmung anzustreben, mit dem Ziel, die Mischzeit zu verkleinern.

Der eigentlichen Untersuchung schließt sich eine graphische Auswertung oder eine Ablesung an, die je nach Gerätetyp eine BTPS-Korrektur einschließt.

Befunde

Die Größe des Residualvolumens gibt Hinweise auf das Vorliegen einer Lungenüberblähung oder eines Lungenemphysems. Eine Lungenüberblähung (reversibel) liegt dann vor, wenn die FRC und das RV gegenüber dem Referenzwert erhöht sind. Die Totalkapazität befindet sich hier jedoch noch im Normbereich. Das Residualvolumen-Totalkapazitäts-Verhältnis ist somit erhöht und erlaubt eine Quantifizierung des Schweregrades der Überblähung. Liegt ein Lungenemphysem vor

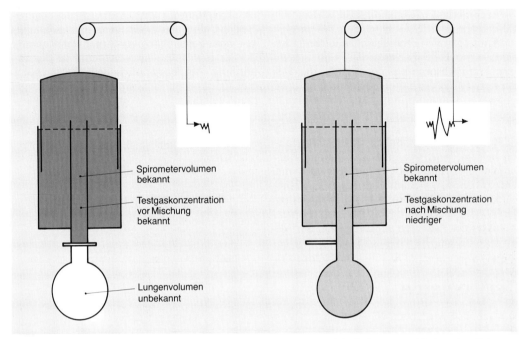

Abb. 4.7 Residualvolumenbestimmung in schematisierter Darstellung. Links Spirometer mit bekanntem Spirometerausgangsvolumen und bekannter Testgaskonzentration. Rechts angeschlossenes unbekanntes Lungenvolumen nach Mischung. Die Konzentration des Testgases ist hier geringer in Abhängigkeit von der Größe des angeschlossenen Lungenvolumens. Es gilt die Beziehung: $V_{sp} \cdot F1_{sp} = (V_{sp} + V_L) \cdot F2_{sp}$
Aufgelöst nach dem unbekannten Lungenvolumen ergibt sich dieses wie folgt: $V_L = \dfrac{V_{sp} \cdot (F1_{sp} - F2_{sp})}{F2_{sp}}$

(irreversibel), sind ebenfalls funktionelle Residualkapazität und Residualvolumen und in fortgeschrittenen Fällen auch die Totalkapazität erhöht. In typischer Weise ist dann auch die bodyplethysmographische Druckflußkurve verändert (s. Abschnitt Bodyplethysmographie) und die Registrierkurve des forcierten exspiratorischen 1-s-Volumens zeigt eine ebenfalls typische initiale Abknickung (MATTHYS 1972) (s. Abschnitt Spirographie).

Die Größe nicht ventilierter oder hypoventilierter Lungenareale (z. B. Emphysembullae) läßt sich durch die Differenz von bodyplethysmographisch bestimmter funktioneller Residualkapazität und durch Gasmischverfahren bestimmter funktioneller Residualkapazität bestimmen (KONIETZKO u. Mitarb. 1973). Eine Unterscheidung in zentri- oder panlobuläres Emphysem ist funktionsdiagnostisch nicht möglich.

Diagnostisch Bedeutung kann die Residualvolumenverminderung bei einer Restriktion haben. Sie tritt auf bei erhöhter elastischer Rückstellkraft, wie sie bei verminderter Lungendehnbarkeit, z. B. infolge von Lungenfibrosen, gefunden wird. Als weitere praktisch bedeutsame Faktoren, die eine Restriktion bewirken können und damit durch eine Verminderung des Residualvolumens imponieren, zeigen sich Parenchymverlust (z. B. nach Lungenresektion) oder Parenchymverdrängung (Pneumothorax, Pleuraerguß, Empyem, Aszites).

Leistungsfähigkeit des Verfahrens

Die genannten klassischen Verfahren zur Residualvolumenbestimmung besitzen eine hohe Reproduzierbarkeit. Die erforderliche Patientenmitarbeit ist gering; grundsätzlich handelt es sich um ein objektives, d. h. von der Mitarbeit des Patienten weitgehend unabhängiges Verfahren, was seine Aussagekraft insbesondere bei Begutachtungen, erheblich steigert. Es muß in Rechnung gestellt werden, daß es mit Zunahme schlecht oder nicht ventilierter Alveolarbezirke zu einer starken Abweichung zwischen ganzkörperplethysmographisch bestimmten Residualvolumen und mittels Gasmischverfahren bestimmten Residualvolumens zugunsten des ersteren kommt.

Meßtechnische Probleme birgt die Sauerstoffstabilisation in sich, die besonders bei unruhiger Atmung nicht immer leicht zu justieren ist. Weitere mögliche Fehlerquellen sind in verbrauchtem Absorberkalk zu suchen, der wegen der Gefahr der CO_2-Rückatmung und der möglichen Querempfindlichkeit der Gasanalysatoren regelmäßig gewechselt werden muß. Die Untersuchungsdauer, die ca. 5–7 Minuten im Rahmen der klassischen Gasmischverfahren beträgt, wird von manchen Patienten als unangenehm empfunden; sie reagieren mit dem Ziehen von Nebenluft durch eine Mundstückundichte. Weitere wesentliche Fehlerquelle ist die Schwierigkeit des exakten Anschlusses des Patienten am Ende einer normalen Exspiration. Im Falle noch nicht beendeter Exspiration kann anhand des Spirogramms eine Korrektur erfolgen. Als alleiniger, mitarbeitsabhängiger Anteil im Rahmen der Residualvolumenbestimmung ist die Ermittlung des exspiratorischen Reservevolumens anzusehen. Ihr gebührt besondere Aufmerksamkeit.

Während die klassischen Gasmischverfahren die meiste Untersuchungszeit benötigen, sind die Ganzkörperplethysmographie und die oszillometrische Heliumdichtemessung (s. Kap. Oszillometrie) in ca. 1 Minute durchführbar. Die Investitionskosten der Ganzkörperplethysmographie sind 8- bis 10mal höher. Die laufenden Untersuchungskosten werden geprägt durch den Zeitaufwand der Messung und die Menge Helium, die pro Patient verbraucht wird.

Oszillometrie

Die übliche Bestimmung des Atemwegswiderstandes und des thorakalen Gasvolumens über die bodyplethysmographische Druck-Fluß-Beziehung und Verschlußdruckkurve (s. Kap. Bodyplethysmographie) ist in den letzten Jahren durch Modifikationen der klassischen Oszillometrie (DuBois u. Mitarb. 1956, Goldman u. Mitarb. 1970, Mead 1960, Peslin u. Mitarb. 1975, Smidt u. Muysers 1971) und die Entwicklung praktischer Geräte erweitert worden (Korn u. Mitarb. 1979, Goldman u. Mitarb. 1970). Mit diesem Verfahren kann der Atemwiderstand, der sich zusammensetzt aus dem bronchialen Strömungswiderstand und dem Gewebswiderstand von Lungen und Thorax, einfach bestimmt werden. Geräteerweiterungen gestatten die Bestimmung der Volumen-Atemwiderstands-Beziehung, der kapazitiven und induktiven Anteile der respiratorischen Impedanz mit der Messung des Phasenwinkels und zusätzlich auch die Ermittlung der funktionellen Residualkapazität bzw. des Residualvolumens.

Indikationsbereich

Der Indikationsbereich ist aus methodischen und meßtechnischen Gründen klar abgegrenzt. Das Verfahren eignet sich besonders für

a) bettseitige Anwendung (Funktionskontrolle bei bettlägerigen schwerkranken Patienten mit obstruktiven Atemwegserkrankungen, direkte postoperative Funktionsdiagnostik),
b) Broncholyse- und bronchiale Provokationstests (Diagnostik und Therapiekontrolle bei Atemwegsobstruktion),
c) Einsatz in der Arbeitsmedizin.

Meßprinzip

Oszillatorischer Atemwiderstand

Bei der Bodyplethysmographie wird der bronchiale Strömungswiderstand (R_{aw}) aus dem Verhältnis von Alveolardruck zur Atemströmung bestimmt, wobei der Alveolardruck indirekt über den Kammerdruck ermittelt wird. Bei der Oszillometrie wird durch einen Strömungsgenerator eine Wechselströmung erzeugt, die wesentlich höher frequent ist als die Atmung und diese überlagert. Die Wechselströmung setzt sich als Gasströmung durch die Atemwege fort und läßt auch das angrenzende Körpergewebe mitschwingen. Aus dem Verhältnis von Wechseldruck/Wechselströmung läßt sich der Atemwiderstand (R_{os}) bestimmen (Abb. 4.8). Dieser setzt sich zusammen aus dem viskösen Atemwiderstand und dem viskösen Widerstand des die Atemwege umgebenden Gewebes (Lunge, Zwerchfell, Thorax). In der Praxis (Abb. 4.9) atmet der Patient durch einen als Referenzwiderstand dienenden Polyäthylenschlauch mit definiertem

Widerstand. Am Mundstück wird durch eine Membranpumpe eine definierte Wechselströmung erzeugt. Der bei offener Glottis am Mund entstehende Wechseldruck wird über ein Mikrophon erfaßt und nach elektronischer Verarbeitung auf der Skala eines Gerätes direkt angezeigt (KORN u. Mitarb. 1979).

Realteil und Phasenwinkel

Im Falle der Zusatzausrüstung mit einem gesonderten Einschub wird der Wechseldruck auf die Y-Achse eines XY-Schreibers und der Phasenwinkel, der der Phasenverschiebung zwischen Munddruck und Oszillationsströmung entspricht, auf die X-Achse gegeben. Mit einem speziellen Phasendiagramm können Realteil (R_{os}) und Phasenwinkel (φ) abgelesen werden.

FRC-Messung

Eine zusätzliche Geräteerweiterung (FRC-Meßkopf) erlaubt die Bestimmung der funktionellen Residualkapazität im Rahmen einer schnellen He-Rückatmung. Die Besonderheit des üblichen Gasmischverfahrens besteht hier

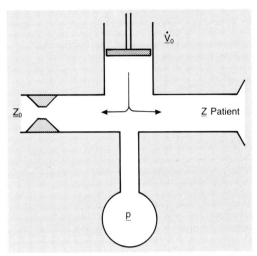

Abb. 4.8 Oszillometrie, Meßprinzip. Die am Mundstück eingeprägte Oszillationsströmung $\dot{V}_O$ verteilt sich zu gleichen Teilen in einem symmetrischen T-Stück, vorausgesetzt, daß der gesuchte Atemwiderstand (Z) dem Referenzwiderstand Z_O entspricht. In diesem Falle ist $p = O$. Ändert sich der Atemwiderstand Z des Patienten, so muß der Referenzwiderstand Z_O eine bestimmte Größe erreichen, um p wiederum gegen O zu führen. Z_O entspricht dann dem gesuchten Z

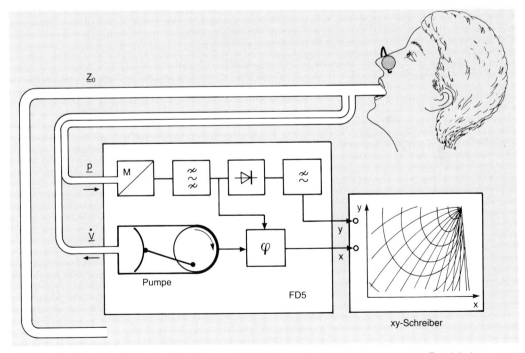

Abb. 4.9 Oszillometrie, Blockschaltbild (Siregnost FD 5, Siemens). Als Referenzwiderstand Z_O wird eine „pneumatische Induktivität" in Form eines Schlauches verwendet. Der Munddruck p wird durch ein Mikrophon M gemessen. Sein Amplitudenwert wird auf die Y-Achse des Koordinatenschreibers gegeben, der Phasenwinkel auf die X-Achse (nach *Korn* u. Mitarb.)

in der oszillatorischen Messung der He-Dichte, die bei Rückatmung im geschlossenen System (Atembeutel) eine Funktion der sich ändernden He-Konzentration ist (JÄGER 1962). Da das Meßsignal von 0–100% He linear ist, kann mit hohen He-Konzentrationen (ca. 80% He, Rest O_2) gearbeitet werden, wodurch sich die Gasmischung auf maximal 2 Minuten bis zum Ausgleich reduziert (PETRO u. Mitarb. 1979, 1980, 1981).

Notwendige Geräte

Als Industriegerät stehen derzeit ein Meßgerät zur Bestimmung des Atemwiderstandes, erweitert durch einen Zusatzeinschub zur Bestimmung des Realteils und des Phasenwinkels und ein Meßkopf zur FRC-Bestimmung (Siregnost FD 5), sowie das Oszillationsmeßgerät nach Landser (LANDSER u. Mitarb. 1976) zur Verfügung (s. Tab. 4.**21**).
Als Zubehör werden Mundstücke, Nasenklemme und als Besonderheit eine Wangenklemme benötigt, die das Mitschwingen der Wangen, bedingt durch die oszillatorischen Druckschwankungen, verhindert und somit einer Meßwertverfälschung vorbeugt. Die zusätzliche Bestimmung des Realteils, des Phasenwinkels und der FRC macht die Anschaffung eines XY-Schreibers mit entsprechendem Registrierpapier nötig.

Vorbereitung des Patienten

Die Vorbereitung des Patienten entspricht der der Spirographie. Besondere Beachtung verdient ein gesicherter Ruhe steady state, um eine anschließende, ca. 2 Minuten dauernde Messung bei Ruheatmung zu ermöglichen.

Untersuchungsgang

Der eigentlichen Untersuchung geht eine einmal täglich durchzuführende Eichung voraus, wobei durch Verschließen des Polyäthylenschlauches am Mundstückende ein unendlich hoher „Patientenwiderstand" erzeugt wird, so daß auf der Werteskala die volle Größe des parallel geschalteten Referenzwiderstandes mit 1,1 kPa·s/l (11 cmH_2O/l/s) angezeigt wird.
Die oszillatorische Bestimmung des Atemwiderstandes ist eines der am einfachsten, unkompliziertesten und am wenigsten belästigenden Untersuchungsverfahren der Lungenfunktion. Die Durchführung besteht lediglich in einer 2minütigen Ruheatmung; danach stehen die genannten Werte an der Skala ablesbar oder auf dem Registrierpapier angezeigt zur Verfügung.
Die oszillatorische FRC-Bestimmung erfolgt entsprechend der üblichen Gasmischverfahren (s. Residualvolumenbestimmung) mit der Besonderheit einer freiwilligen forcierten Ein-/Ausatmung, die durch den hohen He-Anteil im Gasgemisch unterstützt wird. Da es sich bei der oszillatorischen He-Dichtemessung um eine Relativmessung handelt, ist eine Eichung nicht erforderlich.

Befunde

In umfangreichen Untersuchungen wurde nachgewiesen, daß die Übereinstimmung mit der Bodyplethysmographie vor allem bei leichten und mittelgradigen Obstruktionen sehr gut ist. Damit ist das vorgenannte Verfahren zur Diagnostik obstruktiver Atemwegserkrankungen geeignet. Aus methodisch-theoretischen Gründen werden Atemwegswiderstände größer 0,8 kPa·s/l (8 cmH_2O/l/s) zu klein bestimmt. Dann ist aber praktisch immer ein pathologisch negativer Phasenwinkel festzustellen.
Eine Negativierung des Phasenwinkels kann einen erhöhten Atemwegswiderstand, aber auch eine verminderte Dehnbarkeit von Lunge und Thorax und eine Verminderung des aktuellen Lungenvolumens bzw. eine Verschiebung der Atemmittellage in Richtung Exspiration bedeuten. Somit ist der mit dieser Methode gemessene Wert mehrdeutig. Eine Negativierung des Phasenwinkels bedarf einer Ursachenabklärung im Rahmen einer detaillierten Funktionsprüfung.
Für die Ergebnisse der FRC-Messung ergeben sich Aussagemöglichkeiten in bezug auf Lungenüberblähung und Lungenemphysem (s. Residualvolumenbestimmung, S. 211 ff.).

Leistungsfähigkeit des Verfahrens

Die Methode bietet einige auf der Hand liegende Vorteile, die in erster Linie im geringen Investitionsaufwand bestehen, der ca. $1/10$ eines üblichen Bodyplethysmographen beträgt. Daneben bestehen geringe Unterhaltskosten sowie der Vorteil einfacher Bedienung und die Möglichkeit einer kontinuierlichen Registrierung, so daß Zeit-Wirkungs-Beziehungen provokatorischer und therapeutischer Maßnahmen erfaßt werden können. Die Untersuchung beansprucht mit Vorbereitung nicht mehr als 5 Minuten pro Patient und ist weitgehend unabhängig von seiner Mitarbeit. Die Möglichkeit der zusätzlichen Bestimmung des Phasenwinkels und der funktionellen Residualkapazität erweitert das Anwendungsspektrum. Eine Anwendungseinschränkung ergibt sich aus der Tatsache, daß schwere Obstruktionen nicht in vollem Ausmaße erfaßt werden, d.h. unterschätzt werden, während im Normalfall $R_{os} > R_{aw}$ ist.

Die Vergrößerung des Totraums bei Atmung am Referenzschlauch um ca. 80 ml und ein zusätzlicher Atemwiderstand von ca. 0,14 kPa·s/l (1,4 cm $H_2O/l/s$) sind zu beachten. Eine Meßwertebeeinflussung bzw. -verfälschung bei Speichelfluß in den Referenzschlauch oder in die Polyäthylenschläuche, die zur Pumpe bzw. zum Mikrophon des Gerätes führen, ist möglich. Besondere Beachtung verdienen Schluckartefakte. Auf Dichtheit des Mundstücks muß - wie bei anderen Verfahren der Lungenfunktionsprüfung - geachtet werden, ebenso darauf, daß der Proband mit erhobenem Kopf atmet, damit die oberen Luftwege frei sind.

Atemwegswiderstandsmessung mit der Unterbrechermethode

Neben der Bodyplethysmographie und der Oszillometrie kann der Atemwegswiderstand nach einem weiteren Verfahren bestimmt werden. Mittels Shutter wird die Ruheatmung am Mund für sehr kurze Zeit mehrmals pro Sekunde verschlossen (JÄGER 1962). Während dieser Unterbrechung kommt es zu einem Druckausgleich in den Atemwegen und der Munddruck wird gleich dem Druck der Thoraxwand. Der Munddruck in Relation zum atmosphärischen Druck ist Ausdruck des viskösen Widerstandes des gesamten Atemtraktes mit seinem Hauptbestandteil, dem Atemwegswiderstand (TAMMELING u. QUANJER 1980).

Der Vorteil dieses Verfahrens liegt in seiner schnellen Durchführung, im geringen apparativen Aufwand, in der Mitarbeitsunabhängigkeit und der Möglichkeit, den Atemwegswiderstand bettseitig und kontinuierlich zu messen, der Nachteil in einer Meßwertverfälschung durch mangelnden Druckausgleich bei hohen Atemwegswiderständen.

Dehnbarkeitsmessung (Bestimmung der Compliance)

Die Bestimmung der Dehnbarkeit von Lunge und Thorax ist ein objektives Verfahren mit guter Reproduzierbarkeit und großer Aussagekraft. Die Dehnbarkeitsmessung (Compliance-Messung) erlaubt eine Aussage über die elastischen Eigenschaften von Lunge oder Thorax. Der Kehrwert der Compliance ist die Elastizität oder Elastance. Der Begriff Elastizität sollte jedoch, um Verwirrungen vorzubeugen, vermieden werden. Eine veränderte Dehnbarkeit kann einmal durch eine starre (wenig dehnbare) oder eine schlaffe (stark dehnbare) Lunge oder Brustwand verursacht werden (MILIC-EMILI u. Mitarb. 1964).

Indikationsbereich

a) Diagnostik: Im Falle eines röntgenologischen oder klinischen Verdachtes auf Lungenfibrose (verminderte Lungendehnbarkeit) oder Lungenemphysem (erhöhte Lungendehnbarkeit); Erkrankungen der Thoraxwand und der Wirbelsäule mit der Frage meßtechnischer Trennung der Lungendehnbarkeit und Brustwanddehnbarkeit.

b) Begutachtung (Asbestose).

Wegen der relativ hohen Beanspruchung des Patienten ergeben sich Kontraindikationen (koronare Herzerkrankung, Ösophaguserkrankungen). So wird es im Einzelfalle auch bei schweren Formen respiratorischer Insuffizienz schwierig sein, die zur Messung notwendige Ösophagussonde zu plazieren. Im Falle starker Bronchialobstruktion wird die Messung wegen der Schwierigkeit, die Atmung genügend zu verlangsamen, unmöglich. Auch wird sie nicht sinnvoll sein, da in diesen Fällen wegen Atemmittellageverschiebung Interpretationsprobleme der gemessenen Werte entstehen.

Meßprinzip

Der Druck im Pleuraspalt (p_{pl}) ist ein Maß für die auf ihn wirkenden Kräfte. Die simultane Messung der Änderungen des Druckes im Pleuraspalt und die entsprechende Änderung des Lungenvolumens ermöglichen eine Aussage über die Lungendehnbarkeit und ergeben mit dem Quotienten Volumenänderung durch Druckänderung den Meßwert-Compliance (MACKLEM 1975). Statt des Druckes im Pleuraspalt, den man nur invasiv messen kann, wird aus praktischen Gründen der Ösophagusdruck gemessen. Die Druckänderungen im Ösophagus entsprechen weitgehend denen im Pleuraspalt (Abb. 4.10). Zur Messung der Lungendehnbarkeit ist nicht die Kenntnis des absoluten Ösophagusdruckes, sondern nur dessen Änderung nötig.

Im Falle einer starren oder steifen Lunge zeigen sich hohe Druckänderungen bei geringen Volumenänderungen; bei einer schlaffen Lunge findet sich das Gegenteil: geringe Druckänderungen bei großen Volumenänderungen. Die Compliance der Lunge ist definiert als eine statische Meßgröße, d.h. als Druck-Volumen-Beziehung bei der Strömung 0 ($C_{pulm, stat}$). Diese Strömung 0 liegt im Falle einer Apnoe vor. Voraussetzung für eine verwertbare Druckmessung ist eine offene Glottis. Wegen der Problematik dieser Meßvoraussetzungen, besonders bei Erkrankungen des Respirationstraktes, wird aus praktischen Gründen die quasi-statische Compliance, d.h. die Lungendehnbarkeit bei einer möglichst niedrigen Atemfrequenz, z.B. bei 4 Atemzügen pro Minute, bestimmt. In jedem Falle ist die Atemfrequenz, bei der die Messung durchgeführt wurde, anzugeben.

Unter dynamischer Compliance ($C_{pulm, dyn}$) wird die Druck-Volumen-Beziehung bei Atmung bestimmter Frequenz, wobei diese von Normalatmung bis zur Hechelatmung gehen kann, verstanden.

Die Aufzeichnung des transpulmonalen Druckes und des entsprechenden Lungenvolumens gestatten gleichzeitig die Bestimmung der Atemarbeit (W_{rs}) als Produkt aus Druck und Volumen. Die Atemarbeit kann getrennt für jeden Atemzug, als Gesamtatemarbeit und aufgesplittet in elastische (W_{el}) und viskose Atemarbeit (W_{vis}) angegeben werden und in Ruhe und auch bei Belastung registriert werden.

In bestimmten Erkrankungsfällen mit einer Atmungsbehinderung durch Veränderungen der Thoraxdehnbarkeit besteht ein Interesse an der Bestimmung der Brustwand-Compliance (C_w). Es gilt die Beziehung, daß der Kehrwert der totalen Compliance gleich der Summe der Kehrwerte der Lungen-Compliance und der Brustwandcompliance ist. Die gesamte Lungendehnbarkeit (C_{tot}) ist theoretisch meßbar nur unter den Bedingungen von ständiger muskulärer Relaxation (AGOSTINI u. MEAD 1964), d.h. unter Narkosebedingungen mit Curarisierung unter Verwendung eines Tankrespirators. Einfacher ist die Bestimmung der Druck-Volumen-Beziehung am narkotisierten intubierten Patienten mittels geeichter Druckspritze und U-Rohrmanometer. Die Gesamtcompliance kann auch durch artifizielle Verschiebung der Atemmittellage in Richtung Inspiration (Exspiration) bei Spirometeratmung

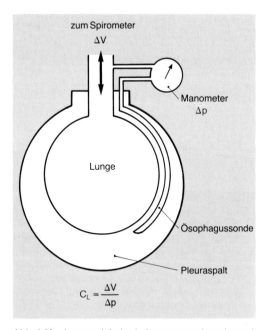

Abb. 4.10 Lungendehnbarkeitsmessung in schematisierter Darstellung. Das sich ändernde Lungenvolumen ΔV wird spirometrisch gemessen. Die dabei entstehenden Druckschwankungen Δp werden über eine Ösophagussonde erfaßt und mittels Manometer angezeigt. Die Compliance ergibt sich als Quotient der Volumenänderung über die Druckänderung

durch Verschiebung der Exspiration (Inspiration) durch ein spirometerglockenseitig (schreiberseitig) befestigtes, definiertes Gewicht bestimmt werden. Eine Verschiebung der Atemmittellage bei einem definierten Gewicht ist Ausdruck einer bestimmten Gesamtdehnbarkeit (CHERNIACK u. BROWN 1965). Der Vorteil der Einfachheit wird teilweise aufgehoben durch diverse Fehlermöglichkeiten, wie Veränderungen der Atemmittellage aus anderer Ursache oder fehlende Veränderung der Atemmittellage durch Gegenatmen des Untersuchten.

Notwendige Geräte

Die Messung des Volumens erfolgt wie unter Spirographie bzw. Pneumotachographie beschrieben. Zur Druckmessung dient eine Ösophagusballonsonde. Diese Sonde besteht aus einem dünnen PVC-Schlauch, der am Ende seitliche Öffnungen besitzt, die von einem ca. 10 cm langen Latexballon umschlossen sind. Die somit erfaßten Druckänderungen werden über ein Differenzdruckmanometer einem elektronischen Verstärker zugeführt. Als Registriergerät dient vorzugsweise ein XY-Schreiber, wobei auf die Y-Achse das Volumen und auf die X-Achse der Druck gelegt wird. Genauso kann auch ein Zweikanalschreiber benutzt werden, auf dem Druck und Volumen getrennt registriert werden. Die benötigten Geräte sind vollständig bei einem Bodyplethysmographen vorhanden. Der Compliance-Meßplatz kann aber auch aus Einzelgeräten zusammengestellt werden (Geräte s. Tab. 4.21).

Das Einführen der Ösophagussonde setzt das Vorhandensein eines schleimhautanästhesierenden Gleitmittels und Sprays sowie Trinkbecher und Trinkhalm, Nierenschalen, Zellstoff, Mundspatel und eine Punktlampe voraus. Zur Einhaltung einer bestimmten Atemfrequenz dient ein Metronom.

Vorbereitung des Patienten

Die Vorbereitung des Patienten entspricht in den Grundzügen der der Spirographie. Besonderer Wert ist bei der Compliancemessung auf die vorherige Erklärung des Einführens der Ösophagusballonsonde zu legen. Es sollte eine geeignete Zeichengebung für den Fall des Auftretens von Schmerzen oder des Einsetzens eines Hustenreflexes verabredet werden. In der Hand des Geübten ist das Einführen der Sonde etwa von gleicher Schwierigkeit wie eine Venenpunktion!

Untersuchungsgang

Der Untersuchung geht eine Volumen- und Druckeichung voraus, die einmal zu Beginn des Untersuchungstages durchgeführt werden muß.

Nach vorbereitenden Erklärungen durch den Arzt wird die Rachenhinterwand des Untersuchten mit 2 Sprühstößen eines handelsüblichen Schleimhautanästhetikums betäubt; das gleiche wird mit einem Nasenloch vorgenommen, wobei man vorher die Seite mit dem evtl. weiteren äußeren Nasengang ausgewählt hat. Eine kurze anschließende Pause wird zur Dichteprüfung der Sonde mittels Lufteinblasen durch eine Spritze benutzt. Die lokale Schleimhautanästhesie wird an der Rachenhinterwand und im Nasenloch wiederholt. Während des gesamten Vorganges sitzt der Arzt direkt vor dem Patienten, neben dem Patienten steht die MTA und hält Trinkbecher und Nierenschale. Die leicht gebogene und mittels schleimhautanästhesierendem Gleitmittel bestrichene Ballonsonde wird vorsichtig in die Nase eingelegt und langsam vorgeschoben. Dieses Vorschieben muß absolut widerstandsfrei geschehen, anderenfalls können Schmerzen verursacht werden, die zum Abbruch der Vorbereitungen führen. Insbesondere gilt es zu sichern, daß die Ösophagussonde nicht in die Nasennebenhöhlen vorgeschoben wird. Die Lage der Sonde wird im Rachenraum unter Sicht mittels Lampe und Spatel geprüft. Zwischenzeitlich kann man auf den Patienten beruhigend einreden. Es schließt sich die Phase des Wassertrinkens mit kleinen kurzen Schlucken an. Nur wenn der Patient schluckt, wird die Sonde leicht weiter vorgeschoben. Sie wird danach durch die effizienten Schluckakte praktisch von selbst in den Ösophagus hineingezogen. Die endgültige Plazierung der Ösophagusballonsonde erfolgt unter Ablesung der Markierung im unteren Ösophagusdrittel. Es hat sich in der Praxis bewährt, die optimale Lage nach den größten registrierten Druckamplituden zu verändern. Es besteht auch die Möglichkeit der Plazierung entsprechend der Körpergröße. Anschließend wird der Ballon nach der Herstellervorschrift mit einem bestimmten Luftvolumen mittels Spritze gefüllt, wobei die Eigenelastizität des Ballons nicht wirksam werden darf. Danach wird die Sonde mit einem kleinen Dreiwegehahn verschlossen und an die Meßapparaturen angeschlossen. Es erfolgt die Registrierung der Druck-Volumen-Beziehung bei Normalatmung und bei möglichst langsamer Atmung (ca. 4 Atemzüge pro Minute, kontrolliert durch Metronom). Es schließt sich die Registrierung der dynamischen Compliance an, die ausgehend von Normalatmung über Atemfrequenzen von 20, 40, 60 bis zur Hechelatmung gesteigert werden kann. Nach der Registrierung von je mindestens drei auswertbaren, im Winkel reproduzierbaren Druckvolumenkurven ohne Hinweise auf Schluckartefakte erfolgt nach langsamer maximaler Exspiration eine langsame Inspiration zur Bestimmung des transpulmonalen Druckes bei TLC-Niveau.

Die Bestimmung der Compliance erfolgt aus der Neigung des linearen Anteils der Druck-Volumen-Beziehung (Abb. 4.11).

Wenn die Sonde gut plaziert ist, sind Komplikationen praktisch nicht zu erwarten. In seltenen Fällen kommt es zu einem Fremdkörpergefühl durch den Katheter mit erhöhter Speichelsekretion und häufigem Schlucken, Reizung der Nasenschleimhäute sind mehrfach anzutreffen.

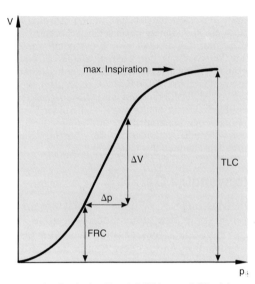

Abb. 4.11 Statische Druck-(p)Volumen-(V)Beziehung. Die Lungendehnbarkeit wird aus der Volumenänderung (V) über der Druckänderung (p) des linearen Kurvenanteils berechnet. Bei maximaler Inspiration zeigt sich der größte (negative) Druck im Pleuraspalt (Ppl)

Befunde

Neben dem Atemwiderstand ist die Lungendehnbarkeit ein weiterer wesentlicher Funktionsparameter im Rahmen der pulmonalen atemmechanischen Funktionsanalysen mit dem Vorteil der Unabhängigkeit von der Mitarbeit des Untersuchten sowie hoher Genauigkeit und guter Reproduzierbarkeit. Die diagnostische Aussage kann jedoch begrenzt sein, da sowohl eine Verminderung als auch eine Erhöhung der Lungendehnbarkeit pathologische Bedeutung besitzt. Eine Veränderung der statischen Compliance gegenüber dem Referenzwert sagt allein noch nichts über die Dehnbarkeitsverhältnisse aus. So kann eine verminderte statische Compliance zunächst nur für eine kleine Lunge (ENGSTRÖM u. Mitarb. 1962), wie sie bei einem Kind vorliegt, oder für ein vermindertes Lungenvolumen nach Pneumektomie sprechen. Die Zusammenhänge sind in Abb. 4.12 dargestellt. Wegen dieser Abhängigkeit von der Größe des Lungenvolumens kommt eine eigentlich diagnostische Bedeutung nur der volumischen (spezifischen) Compliance zu, bei der der Volumeneinfluß rechnerisch eliminiert worden ist (LIM u. LUFT 1959).

Volumische Compliance

Die Verminderung der volumischen Compliance spricht für das Vorliegen einer starren Lunge, wie sie typisch ist bei Gerüsterkrankungen der Lunge. Als Beispiel seien angeführt die Sarkoidose, Pneumokoniosen wie Asbestose und Metallstaublunge, fibrosierende und allergische Alveolitiden, interstitielles Lungenödem, schwere Formen schrumpfender Lungentuberkulose, Zunahme der Oberflächenspannung durch Surfactantmangel bei Atemnotsyndrom (Tab. 4.6). Eine Erhöhung der volumischen Compliance spricht für das Vorliegen einer schlaffen Lunge, wie sie für das Lungenemphysem mit seinen verschiedenen Ätiologien typisch ist. Bei der Kohlenbergarbeiter-Pneumokoniose findet sich durch die Kombination von Fibrose und Emphysem oft eine pseudonormale Compliance.

Transpulmonaler Druck

In Abhängigkeit vom Vorhandensein einer starren oder schlaffen Lunge ist der transpulmonale Druck bei TLC-Niveau deutlich erhöht oder erniedrigt. Insofern ist dieser Parameter, eine gute Mitarbeit mit maximaler langsamer Inspiration vorausgesetzt, ein ob-

Dehnbarkeitsmessung (Bestimmung der Compliance)

Abb. 4.**12** Volumenabhängigkeit der Compliance. Die Lunge eines Erwachsenen wird bei einem Druck von 1000 Pa (10 cmH$_2$O) um die Hälfte ihres Ausgangsvolumens von 5 l, also um 2,5 l gedehnt. Die Compliance berechnet sich zu 2,5 ml/Pa (0,25 l/cmH$_2$O). Die volumische Compliance beträgt in diesem Fall 0,0005 Pa^{-1} (0,05 cmH$_2$O^{-1}). Im Falle einer kindlichen Lunge beträgt das Ausgangsvolumen nur die Hälfte des Volumens im oben genannten Beispiel (2,5 l). Wird eine gleiche Dehnbarkeit vorausgesetzt, so wird sich bei Vorgabe eines Druckes von 1000 Pa (10 cmH$_2$O) diese kindliche Lunge ebenfalls um die Hälfte ihres Ausgangsvolumens, also um 1,25 l dehnen. In diesem Fall errechnet sich die Compliance zu 1,25 ml/Pa (0,125 l/cmH$_2$O). Die volumische Compliance ist wie im obigen Beispiel 0,0005 Pa^{-1} (0,05 cmH$_2$O^{-1})

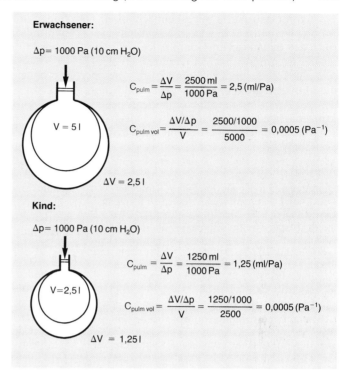

Erwachsener:

$\Delta p = 1000$ Pa (10 cm H$_2$O)

$V = 5$ l

$C_{pulm} = \dfrac{\Delta V}{\Delta p} = \dfrac{2500 \text{ ml}}{1000 \text{ Pa}} = 2{,}5 \text{ (ml/Pa)}$

$C_{pulm\,vol} = \dfrac{\Delta V / \Delta p}{V} = \dfrac{2500/1000}{5000} = 0{,}0005 \text{ (Pa}^{-1})$

$\Delta V = 2{,}5$ l

Kind:

$\Delta p = 1000$ Pa (10 cm H$_2$O)

$V = 2{,}5$ l

$C_{pulm} = \dfrac{\Delta V}{\Delta p} = \dfrac{1250 \text{ ml}}{1000 \text{ Pa}} = 1{,}25 \text{ (ml/Pa)}$

$C_{pulm\,vol} = \dfrac{\Delta V / \Delta p}{V} = \dfrac{1250/1000}{2500} = 0{,}0005 \text{ (Pa}^{-1})$

$\Delta V = 1{,}25$ l

Tabelle 4.**6** Typische Änderungen der Lungendehnbarkeitsparameter bei Lungenerkrankungen

	C_{pulm}	C_{pulm}/FRC	$p_{pl,\,TLC}$	$C_{pulm,\,stat}$ / $C_{pulm,\,dyn}$	$p_{pl,\,TLC}$ / TLC$_{ist}$
Pleuraschwarte	↓	=	=/↓	=	=
Lungenfibrose	↓↓	↓↓	↑↑	=	↑↑
Lungenemphysem	↑	n/↑	↓	↑↑	↓
„small airways disease"	=	=	=	↑	n

Verminderung ↓
Vergrößerung ↑
unverändert =

jektiver, unterstützender, diagnostischer Parameter zur Feststellung einer veränderten Lungendehnbarkeit. Bei pleural bedingter Restriktion (Pleuraschwarte) ist die Compliance der Lunge vermindert, der transpulmonale Druck aber nicht erhöht.

Dynamische Compliance

Beim Gesunden entspricht sie der statischen Compliance. Dies gilt für langsame Atemfrequenzen oder Normalatmung. Mit zunehmender Atemfrequenz zeigt sich auch bei Gesunden eine leichte Compliance-Verminderung, deren Ausmaß um so größer wird, je größer die Atemfrequenz ist. Dieser Befund zeigt, daß der Meßwert dynamische Compliance nicht nur abhängig ist von den elastischen Eigenschaften der Lunge, sondern auch vom aktuellen Atemwegswiderstand. Im Falle eines erhöhten Atemwegswiderstandes steigt die visköse Atemarbeit. Dies zeigt sich in einer vergrößerten Fläche der Atemschleife. In dieser Flächenzunahme steckt auch ein verstärkter Hystereseeffekt, der besagt, daß die Wirkung einer Kraft länger anhält als die Kraft selbst. Diese genannten Befunde treten auf im

Falle von Obstruktion mit atemmechanischer Inhomogenität und bewirken eine Verminderung der dynamischen Compliance mit steigender Atemfrequenz. Der Quotient aus statischer und dynamischer Compliance wird in diesen Fällen größer als 1 und gilt als diagnostisches Kriterium für das Vorhandensein von Lungenarealen unterschiedlicher mechanischer Eigenschaften (s. auch Kap. Distributionsanalyse).

Atemarbeit

Die Atemarbeit ist als integraler Parameter von Druck- und Volumenveränderungen zu betrachten. Eine Zunahme der Atemarbeit ist bei vertiefter Atmung (vorzugsweise Zunahme der elastischen Atemarbeit), bei Belastung, bei verminderter Lungendehnbarkeit, bei stärkerer Obstruktion und atemmechanischer Inhomogenität zu erwarten.

Brustwand-Compliance

Eine Abnahme der Brustwand-Compliance findet sich beim Lungenemphysem sowie bei bestimmten Knochenerkrankungen, besonders bei Erkrankungen der Wirbelsäule (Skoliosen, Kyphosen, Zustand nach Rippenserienfraktur), Versteifungen der kostovertebralen Gelenke (ankylosierende Spondylitis, Morbus Bechterew), Erstarrung der Thoraxmuskulatur (Sklerodermie) und ausgedehnten Pleuraschwarten. Charakteristisch für diese Fälle ist ein meist erniedrigter oder normaler transpulmonaler Druck bei maximaler Inspiration.

Leistungsfähigkeit des Verfahrens

Die breite Anwendung der Lungendehnbarkeitsmessung ist begrenzt durch die relativ hohen technischen Ansprüche, den notwendigen Ausbildungsstandard der Untersucher, die relativ komplizierte Durchführung der Untersuchung und das Auftreten unangenehmer Empfindungen beim Patienten. Ihre Vorteile liegen in der generellen Unabhängigkeit von der Mitarbeit des Untersuchten, in der guten Reproduzierbarkeit und der hohen Empfindlichkeit.

Die Interpretation der erhobenen Befunde setzt eine gewisse Erfahrung voraus. Schluckartefakte sind als solche schon zum Zeitpunkt der Messung zu markieren. In jedem Falle muß bei der Beurteilung das aktuelle Lungenvolumen berücksichtigt werden. Dies geschieht durch die Berechnung der volumischen (spezifischen) Lungendehnbarkeit. Der Beurteiler muß eine Übersicht über die aktuelle Atemlage besitzen und darauf achten, daß die Atemmittellage nicht verschoben wird, da eine Verschiebung z. B. in Richtung Inspiration den transpulmonalen Druck erhöht und damit eine verminderte Lungendehnbarkeit vortäuscht. Herzaktionen und Ösophaguskontraktionen können erheblich stören. Des weiteren ist auf die Abhängigkeit vom aktuellen Atemwegswiderstand zu achten. Aus diesen Gründen sollte man die statische Compliance grundsätzlich bei einer Strömung messen, die sich 0 nähert.

Die apparative Erstinvestition ist mit Grundkosten von ca. 10000,- DM zu veranschlagen; steht die Ganzkörperplethysmographie zur Verfügung, wird für die Compliance-Messung lediglich Zubehör benötigt. Der Zeitaufwand ist für die Vorbereitung und Eichung mit ca. 30 Minuten einzuschätzen, die Durchführung benötigt noch einmal 30 Minuten, wogegen für die Auswertung und Beurteilung wenigstens 60 Minuten zu veranschlagen sind. Eine erhebliche Zeitverkürzung entsteht, insbesondere in Verbindung mit der Ganzkörperplethysmographie und der elektronischen Datenverarbeitung.

Ganzkörperplethysmographie

Die Ganzkörperplethysmographie ist ein elegantes, wenig zeitaufwendiges und objektives Verfahren zur Bestimmung des intrathorakalen Gasvolumens und des Atemwegswiderstandes. Zusätzlich liefert sie qualitative Informationen bei der Analyse der Druck-Fluß-Kurve; diese gibt differentialdiagnostische Aufschlüsse, vergleichbar dem Kurvenbild des EKG in der Kardiologie. Ergänzt man die Untersuchung um die Bestimmung der Lungenvolumina, erhält man innerhalb von 3–5 Minuten ein umfassendes Bild von der Dimension der Lunge und der Mechanik der Atemwege des Probanden.

Indikationen

a) Diagnostik und Differentialdiagnostik, insbesondere der obstruktiven Atemwegserkrankungen (Differenzierung nach Schwe-

re und Lokalisation der Obstruktion, sensitive Emphysemdiagnostik, Abklärung der Dyspnoe unklarer Genese),
b) Objektivierung des Schweregrades der Erkrankung (kooperationsunabhängig, auch bei Schwerkranken durchführbar),
c) Verlaufsbeobachtung und Therapiekontrolle (Broncholyse, perioperativ),
d) Provokationstestung (Allergologie, unspezifische Hyperreagibilität, s. dort),
e) Begutachtung (objektiv, weitgehend kooperationsunabhängig),
f) Operabilitätsbeurteilung (s. S. 248),
h) Abschätzung der Prognose (Reversibilität).

Meßprinzip

Man unterscheidet *druckkonstante* („volume displacement") und *volumenkonstante* Plethysmographen. Beim druckkonstanten Ganzkörperplethysmographen werden die atembedingten Kompressions- und Dekompressionsvorgänge als Volumenschwankungen (ΔV) registriert, beim volumenkonstanten als Druckschwankungen (Δp). Die im Handel befindlichen Geräte erfüllen die Anforderungen der Klinik an amplitudengetreuen Frequenzgang, Messung auch schneller Atemvorgänge (forcierter Exspirationsstoß!), rasche thermische Stabilisierung, geringe Störanfälligkeit durch Druckschwankungen im Meßlabor und einfache Registrierung (s. Tab. 4.21).

Messung des Atemwegswiderstandes
(Abb. 4.13 a)

Bei der Untersuchung sitzt der Proband im geschlossenen Ganzkörperplethysmographen und atmet Luft unter Körperbedingungen (d. h. wasserdampfgesättigt und auf 37 °C aufgewärmt). Die bei der Atmung auftretenden Exkursionen des Brustkorbes bedingen im volumenkonstanten Ganzkörperplethysmographen Druckschwankungen, welche über ein empfindliches Manometer registriert werden. Diese Druckschwankungen (Δp_{box}) entsprechen der Differenz zwischen Mund- und Alveolardruck. Werden gleichzeitig über einen Pneumotachographen die Atemstromstärke ($\dot{V}$) gemessen und beide Größen gegeneinander mit einem XY-Schreiber aufgetragen, erhält man direkt den Atemwegswiderstand nach dem Ohmschen Gesetz:

$$R_{aw} = \frac{\Delta p_{box} \; (kPa; \; cmH_2O)}{\Delta \dot{V} \; (l/s)}$$

Im druckkonstanten Ganzkörperplethysmographen wird analog zur Bestimmung des in-

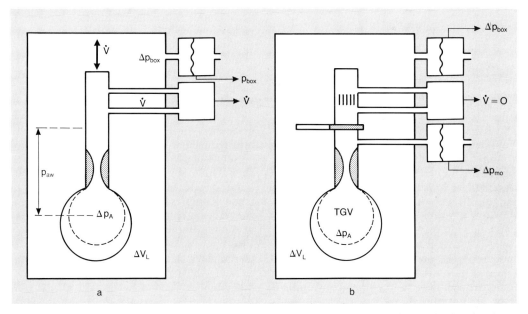

Abb. 4.**13 a** u. **b** Schematische Darstellung der Messung des Atemwegswiderstandes (**a**) und des intrathorakalen Gasvolumens TGV (**b**). Einzelheiten s. Text

Messung des intrathorakalen Gasvolumens (TGV)
(Abb. 4.13 b)

Nach dem Gesetz von Boyle-Mariotte ist das Produkt aus Druck (p) und Volumen (V) unter isothermen Bedingungen konstant ($p \times V = $ const.). Darauf beruht die Messung des intrathorakalen Gasvolumens. Man bedient sich dabei eines Tricks: Am Ende einer ruhigen Exspiration wird das Atemrohr direkt hinter dem Mundstück durch einen „shutter" verschlossen und der Proband führt in- und exspiratorische Atembewegungen mit dem Brustkorb durch, welche die intrathorakale Luft komprimieren und dekomprimieren. Die dabei auftretenden alveolaren Druckschwankungen (Δp_A) können im System der kommunizierenden Atemwege bei einer Atemstromstärke von 0 ($\dot{V} = 0$) als Druckänderungen am Mund diesseits des „shutters" registriert werden ($\Delta p_{mo} = \Delta p_A$). Registriert man simultan die in-/exspiratorischen Druckschwankungen in der Kammer (Δp_{box}), so erhält man bei bekanntem Volumen des Ganzkörperplethysmographen (TGV) nach der folgenden Formel unter der Voraussetzung von Temperaturkonstanz:

$$V_{box} \times \Delta p_{box} = TGV \times \Delta p_{mo}$$

Aufgelöst nach TGV und bei bekanntem Volumen der Ganzkörperbox lautet die Formel:

$$TGV = \frac{\Delta p_{box}}{\Delta p_{mo}} \times \text{const.}$$

Die Konstante setzt sich zusammen aus dem Volumen der Kammer, abzüglich des Körpervolumens des Probanden sowie Eichfaktoren. Man kann die Druckschwankungen direkt gegeneinander in einem XY-Schreiber registrieren und erhält so eine Gerade, deren Neigung direkt proportional zur Größe des intrathorakalen Gasvolumens ist.

Beim druckkonstanten Ganzkörperplethysmographen ist das Vorgehen analog, es werden nicht Druckschwankungen, sondern Volumenschwankungen (verdrängtes Volumen) über ein Spirometer oder einen sehr empfindlichen Pneumotachographen gemessen. Nicht die Druckschwankung, sondern die Volumenschwankung als Maß der Druckdifferenz zwischen Mund und Alveole gemessen.

Notwendige Geräte (s. Tab. 4.21)

a) Ganzkörperplethysmographische Kammer,
b) XY-Schreiber oder Speicheroszilloskop,
c) Elektronische Speichermöglichkeit für Druckflußvolumensignal (fakultativ zur Erstellung von Fluß-Volumen-Kurven, s. S. 208),
d) EDV (on-line, off-line), fakultativ und bei großem Patientendurchgang zu empfehlen, ebenso bei wissenschaftlichen Fragestellungen.

Untersuchungsgang

Der Patient atmet spontan im geschlossenen Ganzkörperplethysmographen Luft aus der Kammer, bis die thermischen Verhältnisse stabilisiert sind, d. h. bis keine Abweichung des Drucks mehr infolge Aufwärmung der Kammerluft durch den Patienten registriert werden kann. Dann wird der Patient mit einem Rückatmungsbeutel, in welchem sich sauerstoffangereicherte Luft unter Alveolarbedingungen befindet, verbunden. Diese sog. „BTPS"-Bedingungen können auch elektronisch simuliert werden. Bei ruhiger Atmung werden dann mehrere „Resistance-Schleifen" registriert (Abb. 4.14). Atmet der Patient zu langsam, fordert man ihn auf, die Frequenz zu beschleunigen. Damit wird, metronomisch gesteuert, meist ein Fluß von größer als 0,5 l/s in- und exspiratorisch erreicht, welcher für die Auswertung wichtig ist. Der Patient sollte möglichst nicht hecheln. Es schließt sich die Messung der Lungenvolumina an. Dazu wird zunächst das Spirogramm durch Integration des Flusses am Mund pneumotachographisch gemessen. Am Ende einer normalen Exspiration wird das Atemrohr durch den „shutter" verschlossen und der Atemstrom unterbrochen. Durch die darauf folgende, vom Patienten mehr oder minder automatisch vorgenommene Kompression und Dekompression gegen das geschlossene Mundstück wird das aktuelle intrathorakale Gasvolumen (TGV = FRC) bestimmt (Abb. 4.14). Unmittelbar daran schließt sich die Bestimmung der inspiratorischen Vitalkapazität nach langsamer Ausatmung und maximaler Einatmung, gefolgt vom Atemstoß. Damit ist die Messung beendet. Die Reihenfolge sollte nicht verändert werden, da die Bronchomotorik bei forcierten

Abb. 4.**14** Registrierung der Druckflußkurve ($\Delta p_A/\dot{V}_A$), der „Verschlußdruckkurve" zur Berechnung des intrathorakalen Gasvolumens TGV ($\Delta p_{box}/\Delta p_{mo}$) und der spirometrischen Werte (ERV = exspiratorisches Reservevolumen, IVC = inspiratorische Vitalkapazität und FEV$_1$ = forciertes exspiratorisches Volumen in der 1. Sekunde), über Integration des pneumotachographisch gemessenen Flusses über die Zeit ermittelt. Einzelheiten s. Text

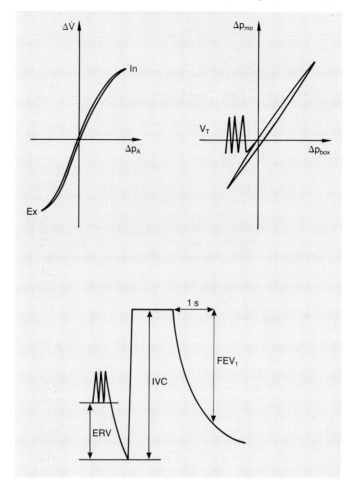

Atemmanöver und maximaler Exspiration bei Hyperreagibilität verändert werden kann (Bronchospastik nach maximaler Exspiration!).

Schwerwiegende Komplikationen gibt es bei der Messung nicht. Klaustrophobe Reaktionen, wie sie gelegentlich vorkommen, lassen sich vermeiden durch vorherige Instruktion des Patienten, insbesondere sollte ihm vorher mitgeteilt werden, daß er die Messung selbst jeder Zeit unterbrechen kann durch Dekonnektion des Mundstückes oder Öffnen der Tür. Seit ein Großteil der ganzkörperplethysmographischen Kammern transparent gestaltet ist, wird diese Komplikation nur selten gesehen. Der Möglichkeit einer Hyperkapnie oder Hypoxie durch verstärkte oder verlängerte Rückatmung im geschlossenen BTPS-Beutel ist durch entsprechend großvolumige Säkke, Abkürzung des Meßvorganges und Einbringung von sauerstoffangereicherten Mischungen vorzubeugen. Eine Nachsorge entfällt.

Befunde

Bei der Interpretation der Ergebnisse sind einige Fallstricke und Fehlerquellen zu beachten: Die Stabilisierung der Inspirationsluft auf Alveolarbedingungen, d.h. auf Körpertemperatur und Wasserdampfsättigung (BTPS), ist das größte Problem in der täglichen Meßpraxis. Will man auf die klinisch wichtige Aussage von „trapped air"-Kompartimenten (Phasenverschiebung bei Fluß-0-Durchgang) nicht verzichten und elektronisch „geschönte" Druckflußkurven nicht in Kauf nehmen, läßt sich das Problem am einfachsten durch tägliche Messung der Druckflußkurve eines Lungengesunden und entsprechende thermische

Regulierung der Inspirationsluft im BTPS-Sack durchführen: Entspricht In- und Exspirationsluft Alveolarbedingungen, dann ist die „Resistance-Schleife" während des gesamten Atemzyklus geschlossen. Entsprechende Korrekturen des Thermostaten bei „Drift nach rechts oder links" sind als Korrektur für klinische Bedürfnisse ausreichend. Erhebliche Fehlbestimmungen der FRC können entstehen, wenn der Punkt der Unterbrechung des Atemstoßes durch den „shutter" im Spirogramm nicht exakt bekannt ist, wenn z. B. nur die Druckschwankungen registriert werden. Eine exakte Bestimmung des exspiratorischen Reservevolumens ist dann nicht möglich. Es läßt sich dann nur noch ein „intrathorakales Gasvolumen" (TGV) angeben, welches im Gegensatz zu den anderen Lungenvolumina und -kapazitäten nicht exakt definiert ist und irgendwo zwischen Residualvolumen und Totalkapazität liegen kann. Natürlich wird mit der ganzkörperplethysmographischen Methode der FRC-Messung das gesamte intrathorakale Gasvolumen, sei es ventiliert, sei es nicht ventiliert, miterfaßt. Das intraabdominelle Gasvolumen (Magenblase, Darm) kann für praktische Belange, wenn nicht extreme Mengen vorhanden sind, vernachlässigt werden, da die subdiaphragmale Luft nicht in Phase mit der intrathorakalen Luft komprimiert oder dekomprimiert wird.

Liegt das Niveau des Spirogramms nicht horizontal, – dies ist bei kontinuierlicher Registrierung leicht festzustellen –, muß ein Integratordrift angenommen werden, die Messung ist nach Korrektur zu wiederholen. Fehlbestimmung des Atemwegswiderstandes durch Zubeißen des Gummimundstückes ist insbesondere bei Gutachten-Patienten zu vermeiden.

Die Domäne der Ganzkörperplethysmographie sind die obstruktiven Atemwegserkrankungen (Abb. 4.15). Folgt man dem anatomischen Verlauf der Atemwege vom Mund bis zu den Bronchioli terminales, so lassen sich folgende Störmuster abgrenzen:

Bei den *extrathorakalen obstruktiven Atemwegserkrankungen* ist die narbige *Trachealstenose* die klinisch häufigste Störung. Sie wird in der Resistance-Schleife meßbar, wenn der innere Durchmesser der Trachealstenose 8 mm unterschreitet. Typisch ist die S-förmige Deformierung der Schleife bei leichtem Überwiegen des inspiratorischen Atemwegswiderstandes, entsprechend dem inspiratorischen Stridor als klinischem Leitsymptom. Durch Hinzuziehung der Druck-Fluß-Volumen-Kurve bei forcierter In- und Exspiration sowie der Lungenvolumina ist die Differenzierung zu Stenosen der unteren Atemwege in der Regel leicht möglich. Als Verlaufskontrolle eignet sich die Bodyplethysmographie vorzüglich (Restenosierung, Hyperreagibilität). Auch variable, nicht fixe, extrathorakale Stenosierungen der oberen Atemwege wie z. B. die beidseitige *Rekurrensparese* lassen sich nach MATTHYS (1972) ganzkörperplethysmographisch differenzieren.

Die *umschriebenen intrathorakalen Stenosen*, sei es im Bereich der *intrathorakalen Trachea*, der *Bifurkation* und/oder der *Hauptbronchien* geben eine typische Konstellation, die zumindest die Verdachtsdiagnose aussprechen läßt (s. Abb. 4.15).

Bei den *generalisierten Atemwegserkrankungen* zeichnet sich das *Asthma bronchiale* durch eine vielgestaltige und rasch wechselnde „plethysmographische Symptomatik" aus. Im sog. freien klinischen Intervall ist die FRC meist erhöht, der Atemwegswiderstand normal, demzufolge die spezifische Conductance erniedrigt. Die leichte Atemwegsobstruktion ist im allgemeinen homogen, d. h. die Druckflußkurve exspiratorisch nur wenig deformiert. Mit zunehmender Verengung der Atemwege können groteske Deformierungen der Resistance-Schleife beobachtet werden, bedingt durch eine große Streuung von Zeitkonstanten infolge variabler Bronchusstenosierung von normaler Durchgängigkeit bis zum kompletten Verschluß (z. T. nicht akut reversibel: Schleimpfropf, Schleimhautödem und nicht nur Bronchospastik). Die Charakterisierung einer solchen Kurve mit nur einem Resistance-Wert wird der komplexen Situation nicht gerecht (s. Kap. Verteilungsstörungen). Die *chronische Bronchitis* zeigt im Stadium I, dem Stadium der mukoziliaren Insuffizienz, im allgemeinen keine ganzkörperplethysmographisch meßbare Erhöhung der Strömungswiderstände in den großen Atemwegen, eine unspezifische Hyperreagibilität kann nachweisbar werden. Im Stadium II, das durch die Infektion gekennzeichnet ist, kommt es infolge von Schleimhautverdickung und Lumeneinengung (Infiltration, Hypertrophie der submukösen Drüsen, Verbreiterung des Epithels infolge Basalzellhyperplasie) durch Dys- und Hyperkrinie und Entwicklung einer unspezifi-

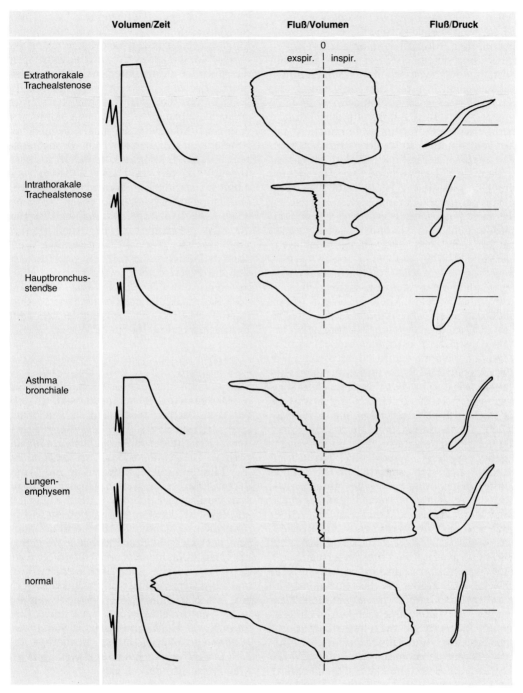

Abb. 4.15 Synopsis der Befunde von Volumenzeit-, Flußvolumen- und Flußdruckkurve zur Differentialdiagnose obstruktiver Atemwegserkrankungen (s. S. 226)

schen Hyperreagibilität in der überwiegenden Mehrzahl der Fälle zur meßbaren Atemwegsobstruktion, entweder spontan oder im akuten infektiösen Schub oder bei Provokation mit Histamin oder Acetylcholin. Das Stadium III, gekennzeichnet durch die Entwicklung der Komplikationen Emphysem und pulmonale Hypertonie, läßt sich mit Hilfe der Ganzkörperplethysmographie unter Hinzuziehung der Lungenvolumina und der Fluß-Volumen-Kurve früher als mit anderen Verfahren feststellen (s. u.), das Stadium IV, gekennzeichnet durch respiratorische Globalinsuffizienz und dekompensiertes Cor pulmonale unterscheidet sich hingegen ganzkörperplethysmographisch nicht vom Stadium III. Hier werden hämodynamische und blutgasanalytische Messungen vorrangig.

Sowohl eine Lungenüberblähung als auch eine Instabilität der Atemwege lassen sich ganzkörperplethysmographisch in einem frühen Stadium gut erfassen und quantifizieren: Die Lungenüberblähung zeigt sich durch eine Erhöhung des Residualvolumens (RV↑), die Erhöhung des Quotienten Residualvolumen/Totalkapazität (RV/TLC↑) und in ausgeprägten Fällen auch durch eine Erhöhung der Totalkapazität (TLC↑). Die Instabilität der Atemwege läßt sich auch bei ruhiger Atmung in der typischen „Keulenform" der Druck-Fluß-Kurve mit normalem inspiratorischem und erhöhtem exspiratorischem Widerstand nachweisen ($R_E/R_I > 1,5$), der Atemstoß ist wesentlich stärker eingeschränkt als es der Atemwegswiderstandserhöhung entsprechen würde ($FEV_1\downarrow\downarrow/R_{aw}\uparrow$). Außerdem lassen sich häufig „trapped air"-Kompartimente nachweisen: Zum einen zeigt die „Resistance-Schleife" bei Flußdurchgang 0 eine Phasenverschiebung, zum anderen ist die ganzkörperplethysmographische FRC größer als die mit Helium bestimmte ($FRC_{box} > FRC_{He}$). Ergänzende Messungen der Lungendehnbarkeit (Lungen-Compliance erhöht, maximale Retraktionskraft erniedrigt) und des Gasaustausches (Diffusionskapazität gesamthaft erniedrigt, Abfall des p_{O_2} unter Belastung) stützen die Diagnose einer Erkrankung, die eigentlich morphologisch definiert ist.

Bei den rein *restriktiven Ventilationsstörungen* ist die Ganzkörperplethysmographie ohne wesentlichen Aussagewert, außer, daß die funktionelle Residualkapazität erniedrigt ist. Wohl aber ist sie bedeutsam zur weiteren Differenzierung der sehr häufigen, sog. *„kombiniert restriktiv-obstruktiven Ventilationsstörungen".* Man muß hier unterscheiden zwischen den *echten* kombinierten Ventilationsstörungen, die Ausdruck zweier unterschiedlicher, pathogenetischer Mechanismen einer Erkrankung (z. B. Asthma bronchiale mit Atelektase durch „mucoid impaction") oder der Kombination von zwei Erkrankungen mit verschiedenen Resultanten sein können (z. B. Bronchiektasen, Mukoviszidose, Sarkoidose III, Silikose, Tuberkulose, Kyphoskoliose) und den *sogenannten* kombiniert obstruktiv-restriktiven Ventilationsstörungen, bei denen spirometrisch eine Erniedrigung der Vitalkapazität und des Verhältnisses von Atemstoß zur Vitalkapazität (FEV_1/VC) gefunden wird, ohne daß durch weitergehende Untersuchungen differenziert wird, ob die Erniedrigung der Vitalkapazität durch eine Erhöhung des Residualvolumens bedingt ist ($RV\uparrow + VC\downarrow = TLC$) oder ob zusätzlich eine echte Restriktion vorliegt ($RV\downarrow + VC\downarrow = TLC\downarrow$).

Leistungsfähigkeit des Verfahrens

Die Vorteile der Ganzkörperplethysmographie liegen in der raschen und objektiven, d. h. von der Mitarbeit des Patienten weitgehend unabhängigen Erstellung des Atemwegswiderstandes und der funktionellen Residualkapazität. Die Untersuchung ist zeitsparend (3–5 Minuten), gut reproduzierbar ($\pm 5\%$) und deswegen in spezialisierten Kliniken mit großem Durchgang (mehr als 5 Patienten täglich) als Basistest der Lungenfunktionsdiagnostik unverzichtbar. Durch Ausbau sind Messungen der Lungendehnbarkeit (Compliance), der Lungendurchblutung (N_2O) und differenzierte atemmechanische Analysen (visköse und elastische Atemarbeit, „small airways") möglich. Nachteilig bei der Methode sind die nicht unbeträchtlichen Investitionskosten (über 50 000,- DM) und der hohe Stand technischer und physiologischer Kenntnisse, der zur Durchführung und Interpretation der Messungen erforderlich ist.

Transferfaktor-Bestimmung

Als wesentliche Teilfunktion der Respiration beschreibt die Diffusion den Sauerstofftransport aus allen belüfteten Lungenarealen vom Alveolarraum bis zum Hämoglobin des Erytrozyten. Heute wird jedoch der Begriff Diffusionskapazität weniger benutzt, sondern mehr der Begriff Transferfaktor aus der Erkenntnis, daß die Gasdiffusion von einer Vielzahl von Faktoren beeinflußt wird. Es gilt die Beziehung, daß der Transferfaktor umgekehrt proportional dem Transferwiderstand ist.

Indikationsbereich

Die Bestimmung des Gastransfers ist indiziert bei allen pulmonalen Erkrankungen, die mit einer Vergrößerung der Diffusionsstrecke und/oder Verkleinerung der Diffusionsfläche einhergehen. Indikationen ergeben sich somit:
1. Im Rahmen der Diagnostik, vorwiegend der interstitiellen Lungenerkrankungen, insbesondere bei nicht eindeutigem Röntgenbefund,
2. zur Festlegung einer Therapieindikation bzw. als Therapiekontrolle, ebenfalls bei interstitiellen Lungenerkrankungen, aber auch der Lungenembolie,
3. bei der Begutachtung, wie z. B. der Asbestose.

Meßprinzip

Bei der Bestimmung des Transferfaktors (T_L) wird die Menge eines Gases gemessen, die pro Minute aus den Alveolen in das Blut gelangt und chemisch an das Hämoglobin gebunden wird. Dabei müssen die alveolo-kapilläre Membran (Gewebsschranke) und das Blut mit seinen flüssigen und festen Bestandteilen (Blutschranke) passiert werden (Abb. 4.16). Neuere Untersuchungen betonen die Bedeutung der Diffusion des Gases im vorgeschalteten Alveolarraum (Stratifikation). Die übertretende Gasmenge ist abhängig von der Partialdruckdifferenz zwischen Alveolen und Kapillaren, von der Gewebsdicke und deren spezifischen Eigenschaften, von der Oberfläche, die zur Diffusion zur Verfügung steht, von der Geschwindigkeit der chemischen Bindung, von der Anzahl der Erythrozyten und von der Kontaktzeit. Das zur Messung verwendete Gas muß die Voraussetzung erfüllen, sich mit dem Hb chemisch zu verbinden. Dabei ist die Bindungskapazität des Hb so groß, daß die Perfusion nicht als begrenzender Faktor wirkt. Diese Voraussetzung gilt für Sauerstoff und Kohlenmonoxid, wobei die Diffusionsphase nur durch die Gewebs- und Blutschranke limitiert wird.

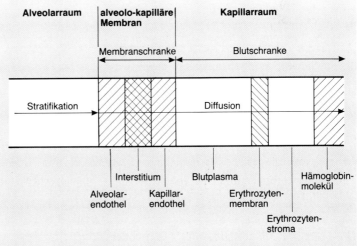

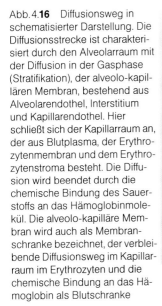

Abb. 4.16 Diffusionsweg in schematisierter Darstellung. Die Diffusionsstrecke ist charakterisiert durch den Alveolarraum mit der Diffusion in der Gasphase (Stratifikation), der alveolo-kapillären Membran, bestehend aus Alveolarendothel, Interstitium und Kapillarendothel. Hier schließt sich der Kapillarraum an, der aus Blutplasma, der Erythrozytenmembran und dem Erythrozytenstroma besteht. Die Diffusion wird beendet durch die chemische Bindung des Sauerstoffs an das Hämoglobinmolekül. Die alveolo-kapilläre Membran wird auch als Membranschranke bezeichnet, der verbleibende Diffusionsweg im Kapillarraum im Erythrozyten und die chemische Bindung an das Hämoglobin als Blutschranke

Die Affinität des Kohlemonoxids zum Hämoglobin ist etwa 210mal größer als die des Sauerstoffs. Schon bei einem CO-Partialdruck kleiner 0,13 kPa (≙ < 1 mmHg) ist eine vollständige Sättigung erreicht. Im Normalfall (außer bei Rauchern) enthält das Blut minimale Mengen Kohlenmonoxid (HbCO kleiner 2%). Dagegen enthält das in die Lunge einströmende venöse Blut noch viel Sauerstoff. In Abhängigkeit von der Sauerstoffpartialdruckdifferenz zwischen venösem Kapillarblut und Alveole erfolgt die Diffusion, die mit zunehmendem Druckausgleich exponentiell geringer wird. Im Fall der Verwendung von Kohlenmonoxid als Indikatorgas wird daher nur die Kohlenmonoxidaufnahme als Maß der Diffusion benutzt, im Fall der Verwendung von Sauerstoff als Indikatorgas muß man theoretisch die p_{O_2}-Änderung im Kapillarblut kennen.

Bestimmung des Transferfaktors für Kohlenmonoxid

Der CO-Transferfaktor berechnet sich aus dem Quotienten der CO-Aufnahme und der alveolo-kapillären CO-Partialdruckdifferenz

$$T_{L,\,CO} = \frac{V_{CO}}{p_{A\text{-}c,\,CO}} \text{ ml/min/mmHg}$$

Die Bestimmung vereinfacht sich, da der CO-Partialdruck im kapillären Blut praktisch vernachlässigbar klein ist.
Bei der *steady-state-Methode* ($T_{L,\,CO,\,ss}$) atmet der Untersuchte ein Luftgemisch mit etwa 0,1% Kohlenmonoxid für mehrere Minuten. Die Kohlenmonoxidaufnahme kann nach verschiedenen Verfahren bestimmt werden: 1. Unter Berücksichtigung des gemessenen arteriellen CO_2-Partialdruckes (FILLEY u. Mitarb. 1975), 2. bestimmt aus endexspiratorisch gemessenen Gasproben (BATES u. Mitarb. 1962), 3. berechnet unter einem angenommenen Totraum (FILLEY u. Mitarb. 1975) und 4. berechnet aus dem gemischt venösen CO_2 (BATES u. Mitarb. 1962).
Der Vorteil dieser Methode besteht in der geringen notwendigen Mitarbeit und der Möglichkeit der Belastungsuntersuchung. Nachteilig ist die Beeinflussung der Meßwerte durch Verteilungsstörungen und einer möglicherweise hohen Kohlenmonoxidbelastung bei Mehrfachtests und bei Belastungsuntersuchungen.
Die *single-breath-Methode* ($T_{L,\,CO,\,sb}$) oder Einatemzug-Technik basiert auf der CO-Diffusion während einer Apnoezeit von ca. 10 s (OGILVIE u. Mitarb. 1957). Dazu wird ein CO-haltiges Mischgas nach maximaler Exspiration tief inspiriert. Nach der Apnoe enthält die Exspirationsluft weniger CO als die Inspirationsluft. Die Differenz ist ein Maß für den CO-Transfer. Voraussetzung zur Berechnung sind die Kenntnis des Alveolarvolumens zur Apnoezeit und die inspiratorische Verdünnung des Kohlenmonoxids. Um diese Größen zu ermitteln, ist dem Mischgas eine bestimmte Menge Helium zugesetzt.

Die fraktionelle CO-Aufnahme
(BATES 1952)

Sie berechnet sich unter Berücksichtigung einer standardisierten inspiratorischen CO-Konzentration von 0,1% wie folgt:

$$\text{fraktionelle CO-Aufnahme} = \frac{F_{I,\,CO} - F_{E,\,CO}}{F_{I,\,CO}}$$

Bestimmung des Transferfaktors der Membran (T_M) und die Bestimmung des kapillären Blutvolumens (V_c)

Wird die Sauerstoffkonzentration in der Inspirationsluft erhöht, so wird mehr Hb mit Sauerstoff beladen. Bei gleichbleibender Diffusionsfähigkeit der alveolo-kapillären Membran für Kohlenmonoxid ist die Kohlenmonoxidaufnahme unter diesen Bedingungen geringer. Umgekehrt bewirkt eine Sauerstoffkonzentrationsminderung in der Inspirationsluft eine vergrößerte CO-Aufnahme, da die kompetitive Hemmung durch Sauerstoffmoleküle am Hb geringer ist. Bestimmt man den Kohlenmonoxidtransfer bei verschiedenen Sauerstoffkonzentrationen, so ergibt sich ein Maß für den Diffusionswiderstand der Membran (Kehrwert des Membrantransfers). Nach ROUGHTEN (1957) ist der Diffusionswiderstand gleich der Summe aus Membranwiderstand und Blutwiderstand (Abb. 4.17). Es gilt

$$\frac{1}{T_L} = \frac{1}{T_M} + \frac{1}{\Theta \cdot V_c}$$

Die Gleichung ist eine spezielle Form der Geradengleichung unter der Voraussetzung, daß $1/T_M$ den Ordinatenschnittpunkt und $1/V_c$ die Steilheit der Geraden bildet. Die Kohlenmonoxidaufnahme wird mit dem Quotienten $1/\Theta$ beschrieben und ist eine Funktion des mittleren kapillären Sauerstoffpartialdrucks, der wiederum abhängig ist vom inspiratorischen Sauerstoffpartialdruck und von dem Verhältnis der Durchlässigkeit von Erythrozytenmembran und Erythrozyteninneren. Der Membrantransfer beträgt ca. das Doppelte des Globaltransfers.

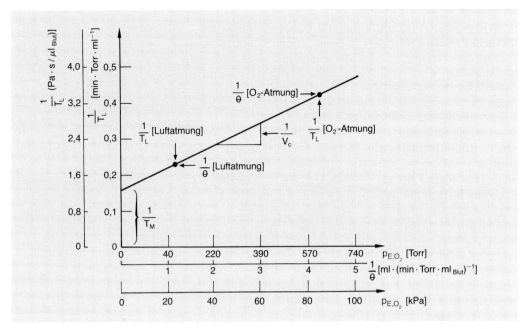

Abb. 4.17 Bestimmung des Membrantransfer (nach *Roughton*). Bestimmung des T_L für Kohlenmonoxid unter Luftatmung. Einzeichnung des Punktes im vorgegebenen Koordinatensystem durch Berechnung des Kehrwertes des Transferfaktors ($1/T_L$) und der Menge aufgenommenen Kohlenmonoxids $\left(\frac{1}{\Theta}\right)$. Festlegung des Transferfaktors bei höherer inspiratorischer Sauerstoffkonzentration (z. B. 100% O_2), Aufsuchen der Koordinatenpunkte wie beschrieben. Konstruktion der Geraden durch mindestens 2, bei unterschiedlichen Sauerstoffkonzentrationspegeln gemessenen Transferfaktoren unter Berechnung von Membranwiderstand als Ordinatenschnittpunkt ($1/T_M$) und Blutwiderstand ($1/V_c$) als Anstieg

Bestimmung des Transferfaktors für Sauerstoff

Wegen der Kompliziertheit der Durchführung und der Berechnungen sowie der starken Meßwertverfälschung durch Verteilungsstörungen hat sich die Bestimmung der Sauerstoffdiffusion in der Praxis nicht durchgesetzt.

Notwendige Geräte

Geräteeinheiten zur Bestimmung des Gastransfers existieren heute meistens als Kombinationsmeßplätze oder Teile davon mit entsprechender on-line- oder off-line-Kopplung an vorhandene Rechenanlagen. Zum prinzipiellen Geräteaufbau gehören lediglich die Volumenmessung (Spirograph oder Pneumotachograph), die CO-Konzentrationsmessung (CO-Uras), die Heliumanalyse (Wärmeleitfähigkeitsmeßzelle als Katarometer oder Katapherometer) oder das Massenspektrometer und ein Zeitgeber im Falle der CO-Apnoe-Technik. Im Rahmen des heutigen technischen Standards bestehen die Meßplätze in der Regel aus einer Kombination von Pneumotachograph mit bag-in-box-Systemen, Magnetventilen zur Steuerung der Inspiration, Apnoe und Exspiration, Regeleinheiten für den Zeitablauf und Registriergeräten und können Analog- oder Digitalanzeige der gemessenen Größen und evtl. einen Rechnerausdruck mit angeschlossenem Computer bieten.
Geräte s. Tab. 4.21.

Die Zubehörkleinteile entsprechen denen der Spirographie und der Pneumotachographie. Als Erweiterung werden lediglich entsprechende voranalysierte Mischgase mit definierten Gaskonzentrationen benötigt.

Vorbereitung des Patienten

Details der Vorbereitung des Patienten hängen ab von der verwendeten Technik und dem Automatisierungsgrad der Apparatur. Die CO-steady-state-Technik ist hinsichtlich der

Patientenmitarbeit leicht durchführbar, da sie auf einer ruhigen Ein- und Ausatmung beruht. Größere Probleme birgt die CO-single-breath-Technik in sich, bei der man das Atemmanöver unbedingt üben und prüfen muß, ob der Untersuchte in der Lage ist, die Apnoezeit einzuhalten. Eine gewisse Vereinfachung wird bei automatisch gesteuerten Geräten erreicht.

Untersuchungsgang

Eine Eichung der volumenregistrierenden Geräte, sofern es sich um Pneumotachographen handelt, ist täglich nötig. Die Eichung der Gasanalysatoren ist nicht so oft erforderlich, da es sich um Relativmessungen handelt.
Der Untersuchungsgang variiert sehr stark in Abhängigkeit vom benutzten Verfahren und der verwendeten Apparatur. Bezogen auf die meist gebräuchliche steady-state- und single-breath-Technik gilt das im folgenden beschriebene Vorgehen.

Steady-state-Technik

Eine ausreichende Menge definierten Gasgemisches, bestehend aus Luft und 0,1% Kohlenmonoxid, ist erforderlich. Nach ruhiger Ein- und Ausatmung von Außenluft wird die Verbindung mit dem System hergestellt und eine mehrminütige Ruheatmung angeschlossen, wobei am Ende des Versuches das Atemminutenvolumen aufgezeichnet wird und die Kohlenmonoxidaufnahme nach den auf S. 230 beschriebenen Verfahren berechnet wird. Die Messung ist nach ca. 5–7 Minuten abgeschlossen; Belastungsuntersuchungen sind leicht möglich; in der Regel wird in der 5.–6. Belastungsminute im „steady state" gemessen.

Single-breath-Technik

Nach ausführlicher Erklärung und mindestens einem Leerversuch wird das Gasgemisch, bestehend aus maximal 1% CO, ca. 12% Helium und Rest Luft bereitgestellt. Nachdem der Patient eine maximale Exspiration ausgeführt hat, wird elektromagnetisch oder manuell in das geschlossene System umgeschaltet. Jetzt erfolgt eine langsame maximale Inspiration, die der inspiratorischen Vitalkapazität entspricht. Am Ende der Inspiration schließt ein shutter für eine 10 s dauernde Apnoe, danach wird langsam und vollständig exspiriert, wobei ca. die ersten 750 ml als Totraum verworfen werden, der Rest wird gesammelt und analysiert. Es ist eine mindestens 2fache Messung erforderlich. Belastungsuntersuchungen sind wegen der Apnoe-Phase schwierig.

Die Berechnung des Transferfaktors für die $T_{L, CO, sb}$ wird nach folgender Formel vorgenommen:

$$T_{L, CO, sb} = \frac{V_A (STPD) \cdot 60}{(p_B - p_{H_2O}) \cdot t} \ln \frac{F_{I, CO}}{F_{A, CO}}$$

(ml · mmHg/min; mol · s^{-1} · kPa^{-1})

Die alveolare CO-Konzentration berechnet sich aus der Heliumverteilung

$$F_{A, CO} = F_{I, CO} \frac{F_{E, He}}{F_{I, He}}$$

Das Alveolarvolumen V_A berechnet sich ebenfalls aus der in-exspiratorischen Heliumkonzentration unter Berücksichtigung der Vitalkapazität.

$$V_A = VK(STPD) \cdot \frac{F_{E, He}}{F_{I, He}} \text{ (l)}$$

Bestimmung des Membrantransfers
(ROUGHTON u. FORSTER 1957, PETRO u. Mitarb. 1974)

Es gilt der gleiche Untersuchungsablauf, jedoch mit einer zusätzlichen Bestimmung bei einer anderen (höheren) inspiratorischen Sauerstoffkonzentration. Dies kann erreicht werden durch z. B. ca. 7minütiges Atmen von reinem Sauerstoff. Es ist zu beachten, daß das Gemisch des single-breath außer Kohlenmonoxid und Helium dann auch nur seinen Sauerstoff enthält. Bei zwei verschiedenen Sauerstoffkonzentrationen erhält man entsprechend verschieden große Werte für den CO-Transfer. In einem Koordinatensystem (s. Abb. 4.17), in dem die Ordinate durch den Membranwiderstand $1/T_M$ und die Abszisse durch den mittleren kapillären Sauerstoffpartialdruck bzw. den Kehrwert der Kohlenmonoxidaufnahme $1/\Theta$ gebildet wird, erhält man eine Gerade, deren Steilheit den Wert $\frac{1}{V_c \cdot \Theta}$ und somit das kapilläre Blutvolumen V_c und der Ordinatenschnittpunkt den Wert $1/T_M$ und somit den Membrantransfer T_M ergibt.

Befunde

Ein alveolo-kapillärer Block liegt vor bei allen Formen der interstitiellen Fibrose, bei interstitiellen Pneumonien, fibrosierender und allergischer Alveolitis (PETRO u. Mitarb. 1978), Stauungslunge, Pneumokoniosen, Granulomatosen, Alveolarzellkarzinom, Hyalinisierung nach Beatmung (KONIETZKO u. CARTON

1969). Eine bestimmte Gruppe von Erkrankungen, die mit einer Füllung der Alveolen einhergeht, führt sowohl zum alveolo-kapillären Block als auch zur Verminderung der Diffusionsfläche. Dies tritt auf bei Lungenödem, Pneumonie und akuten Alveolitiden. Zu einer Verminderung der zur Verfügung stehenden Diffusionsfläche können Erkrankungen des Interstitiums führen, aber auch Erkrankungen, die eine Verminderung des zur Diffusion notwendigen Alveolarraumes bedingen. Dies sind in erster Linie das Lungenemphysem (THURLBECK u. Mitarb. 1965), verschiedene Lungengefäßerkrankungen, die Lungenembolie, mit Schrumpfung einhergehende Lungenerkrankungen wie die Lungentuberkulose, verschiedene Lungen- und Bronchialtumoren, die chronisch obstruktive Bronchitis, Atelektasen und Zustand nach Lungenresektion.

Steht nur die Bestimmung des globalen Transferfaktors zur Verfügung, können bestimmte Erkrankungsgruppen charakteristische Änderungen bewirken (Tab. 4.7). In manchen Fällen wird man, ähnlich wie bei den Blutgasen, einen in Ruhe normalen Befund finden. Dagegen zeigt sich erst unter Belastungsbedingungen ein inadäquater Diffusionsanstieg. Dabei ist zu berücksichtigen, daß das Ansteigen der Diffusion unter Belastung weniger eine Funktion der veränderten alveolo-kapillären Membran, als vielmehr ein Zunehmen der Ventilation und der Perfusion darstellt.

Leistungsfähigkeit des Verfahrens

In der Hand des Erfahrenen ist die Bestimmung des Gastransfers eine schnelle und einfach durchzuführende Methode. Der Investitionsaufwand ist in Abhängigkeit von der Grundausstattung des Labors sehr unterschiedlich. In der Regel wird der Gastransfer im Rahmen einer komplexen Untersuchung zusammen mit der Spirographie und Pneumotachographie bestimmt. Ab ca. 40000,- DM ist ein solcher Kombinationsmeßplatz erhältlich. Der Zeitaufwand ist bei routinemäßiger Durchführung relativ gering. Das Vorbereiten und Messen benötigt weniger als 15 Minuten, allerdings ist die manuelle Auswertung äußerst aufwendig und benötigt selbst bei großer Übung ca. 1 Stunde. Wird die elektronische Datenverarbeitung benutzt, reduziert sich der Aufwand auf Minuten.

Vor- und Nachteile wesentlicher Meßverfahren sind in Tab. 4.8 zusammengefaßt.

Für praktische Belange genügt die Bestimmung des globalen CO-Transfer. Dieser ist abhängig vom Lungenvolumen und vom Atemminutenvolumen, die wiederum diversen anthropometrischen - und Geschlechtsabhän-

Tabelle 4.7 Charakteristische Veränderungen des globalen Transferfaktors bei verschiedenen Erkrankungen bzw. Erkrankungslokalisationen

Erkrankungen bzw. Erkrankungslokalisationen	Globaler Transferfaktor T_L
Lungenparenchymerkrankung (Emphysem, Fibrose)	↓
Lungengefäßsystemerkrankung (Lungenembolie)	↓
Erkrankungen des Lungeninterstitiums (Lungenödem)	↓
Hämoglobinveränderungen (Anämie), chron. Nikotinabusus (Hb-CO↑)	↓
Überblähung (Asthma)	n
Erkrankungen des Herzens und Gefäßsystems (Shunt-Vitien, Lungenblutung)	↑
Bluterkrankungen (Polyzythämie)	↑

Tabelle 4.8 Vergleich verschiedener Methoden zur Bestimmung des CO-Transferfaktors (nach *Bates* u. Mitarb. 1971)

Methode	Vorteile	Nachteile
$T_{L, CO, sb}$	einfach standardisierbar, unempfindlich gegenüber CO-back-pressure	Überbestimmung des T_L, schwer anwendbar bei Luftnot und/oder Belastung
$T_{L, CO, ss}$	gering beeinflußt durch $\dot{V}/\dot{Q}$-Unterschiede	Notwendigkeit der p_{a, CO_2}-Bestimmung
$T_{L, CO, ss}$	einfache Durchführung, kontrollierbare Spirometeraufzeichnung	Unterbestimmung des T_L durch nicht repräsentative Alveolarprobe
Fraktionelle CO-Aufnahme	einfache Messung und Berechnung, keine He-Analyse	Beeinflussung durch das Atemminutenvolumen

gigkeiten unterliegen. Um diesen Einfluß zu eliminieren, erfolgt die Angabe des CO-Transfers oft pro m²/Körperoberfläche oder als Transferkoeffizient, d. h. pro l/Lungenvolumen zum Zeitpunkt der Apnoe. Man muß sich Klarheit darüber verschaffen, daß ein verminderter Transferfaktor auch nur durch einen Hubvolumenverlust verursacht sein kann, wogegen ein verminderter Transferkoeffizient T_L/V_A eine echte Störung des Gastransfers bedeutet. Bei der Beurteilung muß man darüber hinaus die Körperlage beachten und ein Ruhe-steady-state sichern.

Der Vorteil der Gastransferbestimmung liegt in der Quantifizierung einer Störung. Andererseits jedoch muß klar gesehen werden, daß der Transferfaktor ein äußerst komplexer Wert ist, dessen Größe sowohl vom Gewebs- als auch vom Blutwiderstand und auch von der Verteilung abhängig ist (PETRO u. Mitarb. 1975, PIJPER u. Mitarb. 1961, PIJPER u. SIKAND 1966). Schon deshalb erscheint eine weitere Differenzierung in Membrantransfer und Kapillarblutvolumen sinnvoll. So ist es z. B. möglich, ein Lungenemphysem, das durch eine verminderte Diffusionsfläche bei normaler Membrandiffusion gekennzeichnet ist, von einer Lungenfibrose, die sich durch eine vergrößerte Schichtdicke mit vergrößertem Membranwiderstand zeigt, zu trennen. Das Ziel der weiteren Differenzierung ist in jedem Fall die Abtrennung eines echten alveolo-kapillären Blocks (BURROWS u. Mitarb. 1961, JAIN u. Mitarb. 1972).

Verteilungstests

Distributions- oder Verteilungsstörungen sind unter dem Gesichtspunkt des regionalen Auftretens eher allgemeinem Verständnis zugänglich. Im einfachsten Falle wird im Rahmen der seitengetrennten Bronchospirometrie die Links-rechts-Verteilung von Ventilation oder Perfusion meßbar.

Funktionelle Verteilungstests dagegen reflektieren in qualitativer oder quantitativer Form Verteilungsmuster ohne regionale Abgrenzbarkeit. Ihr Nachweis ist oft schwer zu führen und ihr Ergebnis schwer zu interpretieren, weshalb im deutschen Sprachraum qualitative Verteilungstests wenig und quantitative Verteilungstests fast gar nicht benutzt werden.

In dieser Komplexität ist es hilfreich, einen Überblick über vorhandene Methoden zu besitzen und festzustellen, daß eine Anzahl qualitativer Verteilungsparameter als „Nebenprodukt" anderer Verfahren anfällt (Tab. 4.9).

Indikationsbereich

Es existiert praktisch keine Lungenerkrankung ohne Veränderung der Verteilung. Vorrangige Bedeutung besitzt die Verteilungsanalyse

1. im Rahmen der Diagnostik funktioneller Störungen bei chronisch obstruktiven Lungenerkrankungen,
2. zur Einschätzung einer Therapieindikation oder Objektivierung eines Therapieerfolges,
3. bei Begutachtungsfragen und
4. im Rahmen der präoperativen Funktionsdiagnostik.

Meßprinzip

Verhältnis der ganzkörperplethysmographisch bestimmten FRC zur durch Gasmischverfahren bestimmten FRC

Im Rahmen der Ganzkörperplethysmographie wird das intrathorakale Gasvolumen zum Zeitpunkt des Shutter-Verschlusses bestimmt. Dabei werden auch minder- oder nichtbelüftete, jedoch lufthaltige Lungenareale in die Messung einbezogen. Im Gegensatz dazu werden bei der mittels Gasmischverfahren bestimmten funktionellen Residualkapazität nur ventilierte Lungenareale der Messung zugänglich. Im Falle von „trapped air" oder regionaler Hypoventilation ergibt sich somit eine Differenz zwischen den FRC-Werten. Sie ist ein Maß für das Volumen der Lungenareale, die an der Ventilation nicht oder nur unvollständig teilnehmen und damit ein qualitatives Maß für die ventilatorische Verteilung (MATTHYS u. Mitarb. 1970).

Atemwegswiderstand der In- und Exspirationsphase

Die ganzkörperplethysmographische Resistanceschleife, die in ihrem Winkel ein Maß für den Strömungswiderstand, vorwiegend in den großen Atemwegen, ist, kann bei atemmechanischer Inhomogenität typisch verändert sein (Abb. 4.18). Es zeigt sich eine keulenförmige Deformierung des exspiratorischen Schleifenteils. Die exspiratorische Resistance

Verteilungstests 235

Tabelle 4.9 Testverfahren zur funktionellen und regionalen Verteilungsanalyse

Prinzip der Messung beschrieben auf Seite	Methodik	Parameter	Verteilungsanalyse der/des					
			V	$\dot{V}$	$\dot{Q}$	R·C	$\dot{V}/\dot{Q}$	$\dot{V}/\dot{Q}/D$
222, 205	Bodyplethysmographie – Spirographie	$\Delta FRC_{box}-FRC_{spir}$[1]	+			+		
222	Bodyplethysmographie	R_I/R_E[1]		+		+		
217	Lungendehnbarkeit	$C_{pulm,\,stat}/C_{pulm,\,dyn}$[1]		+		+		
236	Verschlußvolumenmessung	CV	+	+		+		
237	Fluß-Volumen-Beziehung	V_2/V[1]				+		
254, 242	Blutgasanalyse – Ergometrie	$p_{a,\,O_2}$					+	+
238	Blut- und Alveolargasanalyse	$\Delta p_{A-a,\,O_2}$					+	+
238	Blut- und Alveolargasanalyse	$\Delta p_{a-A,\,CO_2}$					+	
238	Single-breath-Technik	$\Delta F_{CO_2,\,sb}$					+	
238	Single-breath-Technik	$\Delta F_{N_2,\,He,\,sb}$	+	+				
238	Multiple-breath-Technik	$\Delta F_{N_2,\,mb}$	+	+				
238	Multiple-breath-Technik	$\Delta p_{a,\,O_2,\,mb}$					+	+
272 ff.	Radionuklidverteilung	Perf./Vent.[2]	+	+	+		+	
239	Bronchospirometrie	VK, $\dot{V}_{O_2}/R\cdot C$	+	+		+	+	

1 als „Nebenprodukte" berechenbar bei der Bodyplethysmographie, Spirographie und Lungendehnbarkeitsmessung
2 regionale Verteilungstests

wird in solchen Fällen deutlich größer gefunden. Dies bedeutet, daß trotz zunehmendem Alveolardruck keine adäquate Strömungszunahme erzielt werden kann. Der Quotient aus exspiratorischer und inspiratorischer Resistance wird größer 1. Gleichzeitig findet sich oft eine deutliche Druckdifferenz bei Strömung 0, ein sog. Phasendisplacement.

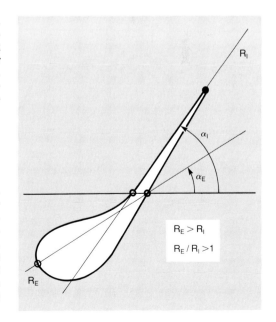

Abb. 4.18 Resistance-Schleife schematisiert. Keulenförmige Deformierung des exspiratorischen Anteils der bodyplethysmographischen Resistance-Schleife. Bestimmung der inspiratorischen Resistance durch Anlegen der Tangente an den inspiratorischen Kurventeil. Bestimmung des exspiratorischen Resistance-Wertes durch Anlegen einer Geraden, gekennzeichnet durch die Punkte Fluß 0 und maximaler Druck bei Exspiration. Der Winkel α_I ist größer als α_E, damit ist R_I kleiner R_E und somit R_E/R_I größer 1

Bestimmung der Lungendehnbarkeit bei unterschiedlicher Atemfrequenz

In einem bialveolären Modell, bei dem die Strömungswiderstände in beiden Atemwegen stark differieren, werden die Lungenhälften unterschiedlich gut belüftet (Abb. 4.19). Bei langsamer Atmung ist eine Stenose weniger wirksam als bei schneller Atmung. Die Lungenseite mit der stärkeren Obstruktion ist durch eine geringere Volumenbewegung charakterisiert, woraus sich eine niedrigere Lungendehnbarkeit berechnet. Dieses Phänomen nimmt mit steigender Atemfrequenz zu, so daß der Quotient aus statischer und dynamischer Compliance größer 1 wird (Details des Meßprinzips s. Lungendehnbarkeitsmessung, S. 218). Die Frequenzabhängigkeit der Compliance wird als Indikator für eine Verengung der kleinen Atemwege (small airways disease) angesehen (WOOLCOCK u. Mitarb. 1969).

Verschlußvolumen (closing volume)

Das Vorhandensein eines kraniokaudalen transpulmonalen Druckgradienten bedingt eine unterschiedliche Vordehnung einzelner Lungenabschnitte und eine kraniokaudal unterschiedliche Ventilation. Wird zum Beginn einer Inspiration ein Bolus eines inerten Gases, z. B. Helium, verabreicht (sog. Bolus-Technik), so wird er sich vorwiegend in den zuerst ventilierten apikalen Regionen anreichern (DOLLFUSS u. Mitarb. 1967). Die sich anschließende langsame Exspiration bei fortlaufender Konzentrationsmessung (Exspirationsströmung $0,5\,l/s \triangleq 30\,l/min$) ergibt eine typische Konzentrationsvolumenkurve (Abb. 4.20). Es zeigt sich die Phase I, in der Totraum ausgeatmet wird, wobei die Testgaskonzentration 0 beträgt. In der Phase II kommt es zu einem steilen Anstieg der Testgaskonzentration. Sie stellt die Mischphase zwischen Totraum und Alveolarluft dar. Die Phase III ist durch einen geringen Konzentrationsanstieg gekennzeichnet und wird als Alveolarplateau bezeichnet. Bei weiterer maximaler Exspiration kann es zu einem weiteren Konzentrationsanstieg der sog. Phase IV kommen, deren Volumenanteil als „closing volume" bezeichnet wird. Es entsteht durch am Ende der Exspiration auftretenden Verschluß kleiner Atemwege, der vorwiegend basalen Lungenanteile mit geringer Testgaskonzentration (ANTHONISEN u. Mitarb. 1970). Findet dieser Verschluß statt, so kommt es zu einer vorwiegenden Entleerung der Alveolarbezirke mit hohem Testgasanteil (first-in-last-out-Prinzip).

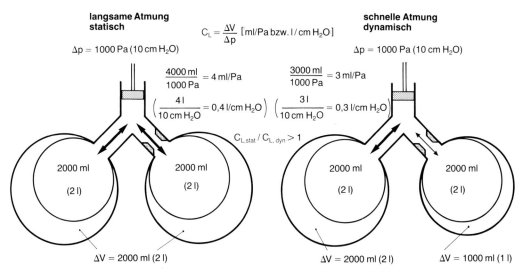

Abb. 4.19 Frequenzabhängigkeit der dynamischen Compliance. Alveolarmodell links mit Obstruktion eines Atemweges. Unter quais statischen Bedingungen (ganz langsame Atmung) erweitern sich beide Alveolen bei einem bestimmten, vorgegebenen Druck gleichartig um 2000 ml. Die Lungendehnbarkeit für beide Alveolen beträgt 4 ml/Pa (0,4 l/cmH$_2$O). Im Falle schneller Atmung (rechts) kommt es infolge der Obstruktion zu einer ungenügenden Füllung der rechten Alveole. Bei gleichen Druckänderungen beträgt die Volumenänderung hier nur 1000 ml gegenüber 2000 ml der linken Alveole. Die Lungendehnbarkeit errechnet sich zu 3 ml/Pa (0,3 l/cmH$_2$O). Somit ist die dynamische Lungendehnbarkeit geringer als die statische Lungendehnbarkeit und der Quotient $\frac{C_{pulm,\,stat}}{C_{pulm,\,dyn}}$ größer als 1

Abb. 4.**20** Exspiratorische Gaskonzentrationskurve, schematisiert. Nach Verabreichung eines Heliumbolus zum Beginn der Inspiration zeigt sich in der nachfolgenden Exspiration zunächst die sog. Phase I (Totraum), gefolgt durch die Phase II (Mischphase), der sich die Phase III, das sog. Alveolarplateau anschließt. Bei weiterer maximaler Exspiration kann ein weiterer Anstieg in der Heliumkonzentration gefunden werden, die sog. Phase IV, deren Volumen dem Verschlußvolumen „Closing volume" entspricht. Als Maße der ventilatorischen Inhomogenität dienen der Anstieg der Phase III (Slope index) oder auch der Anstieg der Phase IV

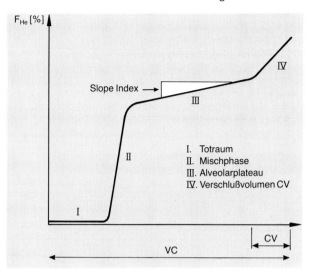

Als Testgas werden neben Helium auch Argon oder ^{133}Xenon verwendet. Außer der Bolus-Technik wird auch die sog. Gas-Resident-Technik benutzt (s. N_2-single-breath-Test, S. 238), wobei neben den genannten Indikatorgasen auch N_2 oder O_2 (WUTHE u. Mitarb. 1977) benutzt werden können. Eine weitere Möglichkeit, das Closing volume zu ermitteln, ist die Ganzkörperplethysmographie, wobei aus der Druckflußbeziehung über dem Exspirationsvolumen das Closing volume zu bestimmen ist (ISLAM u. ULMER 1974, MATTHYS u. Mitarb. 1976).

Konfiguration der exspiratorischen Fluß-Volumen-Kurve

Die Konfiguration der exspiratorischen Fluß-Volumen-Kurve ist durch die Unterteilung des Volumenanteils bei abfallenden Flow-Werten gut zu beschreiben (MÜLLER u. Mitarb. 1973). So lassen sich die Volumina V_1 und V_2 festlegen und somit der anstrengungsunabhängige Teil der Fluß-Volumen-Kurve durch einen einfachen Quotienten V_2/V_1 beschreiben (Abb. 4.21). In dem Umfang, wie exspira-

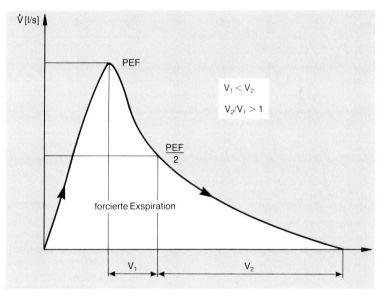

Abb. 4.**21** Exspiratorischer Anteil der Fluß-Volumen-Kurve in schematisierter Darstellung. Beschreibung des abfallenden Kurvenschenkels, der weitgehend anstrengungsunabhängig ist, durch Bestimmung von V_1 als das Volumen, das einem Strömungsabfall von peak flow zum halben peak-flow-Wert entspricht und V_2, das dem Strömungsabfall vom halben peak-flow-Wert bis zum Ende der Exspiration entspricht. Im Falle einer völlig homogenen Lunge ist $V_1 = V_2$, im Falle atemmechanischer Inhomogenität ist $V_1 < V_2$ bzw. $V_2/V_1 > 1$

torisch wirksame Widerstände mechanische Bedeutung erlangen, kommt es nach Erreichen des initialen Maximalflusses zu einer immer früheren Flußverminderung. Diese Registrierphase der Fluß-Volumen-Kurve ist ein gutes Spiegelbild der atemmechanischen Zeitkonstanten, die sich aus dem Produkt Resistance und Compliance berechnet. In Fällen atemmechanischer Inhomogenität wird der Quotient V_2/V_1 immer größer als 1 gemessen (MÜLLER u. Mitarb. 1974).

Verhalten des arteriellen Sauerstoffpartialdruckes unter Belastung

Distributionsstörungen können zur arteriellen Hypoxämie, im Gegensatz zu Ventilationsstörungen jedoch selten zur arteriellen Hyperkapnie führen. Bedingt durch eine regionale Hyperventilation zeigt sich oft eher eine Hypokapnie. Läßt sich eine belastungsinduzierter Anstieg des Sauerstoffpartialdrucks bei in Ruhe nachgewiesener Hypoxämie zeigen, ist dies als ein Zeichen von in Ruhe bestehender ventilatorisch-zirkulatorischer Inhomogenität aufzufassen, die sich unter Belastung durch Zunahme der Ventilation und Perfusion bei Ausgleich von Inhomogenitäten verbessert und zu einem Anstieg des arteriellen O_2-Partialdruck führt (Prinzip der Blutgasanalyse, s. S.254). Dennoch ist die Ruhe-Hypoxämie in solchen Fällen pathologisch, jedoch ohne klinische Bedeutung.

Alveolo-arterielle Sauerstoff- und CO_2-Partialdruckdifferenz

Eine Erhöhung ist meistens Ausdruck eines gestörten Ventilations-Perfusions-Verhältnisses (FAHRI u. RAHN 1955). Im Falle von Verteilungsstörungen zeigt sich ein erhöhter alveolarer und ein verminderter arterieller Sauerstoffpartialdruck bzw. ein verminderter alveolarer und erhöhter arterieller CO_2-Partialdruck. Die Bestimmung des alveolaren O_2- oder CO_2-Partialdruckes geschieht mittels Massenspektrometrie, Wärmeleitfähigkeitsmessung oder Ultrarotabsorptionsspektrographie. Der alveolare O_2-Partialdruck kann grob auch aus den arteriellen und exspiratorischen CO_2-Drucken mit Hilfe der Alveolarluftformel berechnet werden, die sich vereinfacht wie folgt darstellt:

$$p_{A, O_2} = \frac{p_{I, O_2} - p_{a, CO_2}}{RQ} \text{ (kPa; mmHg)}$$

Exspiratorische Gaskonzentrationskurven (single breath)

Die Ermittlung exspiratorischer Gaskonzentrationskurven zählt zu den praxiswirksamen und meistverbreiteten Methoden zur Distributionsanalyse. Bei Anwendung der 1-Atemzug-Technik (single breath) wird ein Testgas nach vollständiger Exspiration langsam und gleichmäßig maximal inspiriert und sofort langsam ($\dot{V} < 0,5 \, l/s \cong < 30 \, l/min$) und gleichmäßig vollständig exspiriert (CARLENS 1949). Während dieses Vorganges wird die exspiratorische Gaskonzentration kontinuierlich gemessen (Gasanalysetechnik, s. Residualvolumenbestimmung, S.211). Als Testgase können Stickstoff, Sauerstoff, Helium, Schwefelhexafluorid oder Argon verwendet werden. Nach der Inspiration des Testgases besteht eine apikobasale Konzentrationsdifferenz in Abhängigkeit von der inspiratorischen Verteilung. Die exspiratorische Gaskonzentrationskurve zeigt typische Anstiegsphasen, deren Konfiguration ein Maß für die ventilatorische Verteilung ist (s. Abb. 4.20 u. S.237). Bewertet werden der Anstieg der Phase III, der auch als Slope-Index bezeichnet wird (WUTHE u. Mitarb. 1977) und der Anstieg der Phase IV. Beide Parameter werden pro l exspiratorischem Volumen angegeben. Der Anstieg der Gaskonzentration der Phase III und Phase IV ist abhängig von der inspiratorischen Verteilung und von der Gleichmäßigkeit der Entleerung (BOUHUYS u. LUNDIN 1959, FOWLER 1952). Liegt z. B. eine lokalisierte Atemwegsobstruktion vor, gelangt inspiratorisch reiner Sauerstoff zuerst in die nicht obstruierten Lungenareale. Diese werden bei der anschließenden Exspiration auch zuerst entleert. Die asynchrone Entleerung bewirkt einen fortlaufenden Konzentrationsanstieg, der registrierten Stickstoffkonzentration.

Exspiratorische Gaskonzentrationskurven (multiple breath)

Im Rahmen der Mehratemzugtechnik (multiple breath) können bei größerem technischen Aufwand eine Vielzahl von Informationen über die ventilatorische Verteilung gewonnen werden. So ist z. B. die Zeit, die zum Auswasch bzw. Einwasch eines Testgases nötig ist, ein Maß für die alveoläre Ventilation und deren Verteilung (N_2-Clearance). Hat ein Patient z. B. reinen Sauerstoff geatmet, so befindet sich nach Stickstoffauswasch eine N_2-Konzentration kleiner 2,5% in der Alveolarluft. Wird der Patient jetzt zu einer maximalen Ausatmung aufgefordert, so kann es zu einem letztmaligen Ansteigen der N_2-Konzentration kommen, als Zeichen hypoventilierter Alveolarbezirke, die sich erst bei maximaler Exspirationsanstrengung entleeren. Die Inhomogenität der Ventilation läßt sich quantifizieren, wenn man eine jeden Atemzug erfassende Gasanalyse durchführt (Massenspektrometrie, Emissionsspektrometrie). Es zeigt sich dabei eine sich exponentiell verändernde Aus- bzw. Einwaschkurve, die im halblogarithmischen Schema (Y-Achse-Konzentration, X-Achse-Anzahl der Atemzüge) im Falle einer homogen ventilierten Lunge eine lineare Funktion ergibt. Bestehen ventilatorische Inhomogenitäten, so ist der Konzentrationsabfall im halblogarithmischen Schema deutlich biphasisch: Es zeigt sich ein anfänglich starker Abfall, der den gut ventilierten Alveolarraum repräsentiert (fast space), gefolgt von einem langsamen Konzentrationsabfall, der den schlecht ventilierten Alveolarraum repräsentiert (slow space). In einem mathematisch aufwendigen Auswerteverfahren läßt sich die Inhomogenität quantifizieren (BRISCOE u. COURNAND 1959, GOMEZ 1963, WEST 1977).

Mehr-Atemzug-Technik und intravasale Gaspartialdruckmessung

Entsprechend dem Mehr-Atemzug-Verfahren zur Analyse der ventilatorischen Verteilung bei Auswertung der exspiratorischen Ein- bzw. Auswaschkurven kann das Verhältnis der Verteilung von Ventilation, Perfusion und Diffusion durch Messung der Ein- und Auswaschvorgänge anhand des arteriellen Sauerstoffpartialdruckes im arteriellen Blut analysiert werden. Meß- und Auswerteprinzip verstehen sich analog.

Radionuklidverteilung

s. Kap. 5

Bronchospirometrie

Die Bronchospirometrie gilt neben der Radionuklidverteilung als ein weiteres Verfahren regionaler Distributionsanalyse. Dabei wird am relaxierten, narkotisierten oder auch am spontanatmenden Patienten mit Lokalanästhesie über einen speziellen zweigeteilten Tubus (COMROE u. FOWLER 1951) eine seitengetrennte Beurteilung der Ventilation, der Lungenvolumina und der Sauerstoffaufnahme möglich. Aus dem Atemvolumen pro Beatmungsdruck (bei Relaxation) ergibt sich eine seitengetrennte Information über die Dehnbarkeit von Lunge und Thorax und aus dem Anstieg des Spirogramms läßt sich die Sauerstoffaufnahme berechnen. Bei Anwendung von reinem Sauerstoff als Atemgas kann der prozentuale Sauerstoffaufnahmeanteil jeder Lunge dem prozentualen Anteil des funktionell effektiven Anteils der Durchblutung jeder Lungenseite gleichgesetzt werden.

Notwendige Geräte

Einzelheiten über benötigte Geräte sind in den vorangehenden Kapiteln ausgeführt. Für einige Verfahren ergeben sich neue apparative Gesichtspunkte, die im folgenden beschrieben werden (s. Tab. 4.21).

Die Bestimmung des Verschlußvolumens setzt einen Gasanalysator entsprechend dem verwendeten Testgas voraus. Wird die Bolus-Technik angewendet, wird darüber hinaus ein Ventil mit großlumiger Spritze benötigt, womit der Gasbolus in das geschlossene System gebracht wird. Die Volumenregistrierung erfolgt mittels eines bag-in-box-Systems oder eines Spirometers. Die Anwendung von Pneumotachographen ist wegen abweichender Gasdichte bei Verwendung von Helium wegen der Eichprozedur problematisch. Zur Registrierung wird ein XY-Schreiber verwendet. Die Meßprozedur setzt entsprechende Testgase voraus und Kleinmaterialien, wie sie für die Spirographie und Residualvolumenbestimmung beschrieben wurden.

Zur Bestimmung des alveolaren Sauerstoff- und CO_2-Partialdruckes werden Massenspektrometer oder Wärmeleitfähigkeitszellen und Ultrarotabsorptionsschreiber verwendet. Dabei ist grundsätzlich zu unterscheiden zwischen langsamen und schnellen Gasanalysatoren. Die Alveolargasanalyse des einzelnen Atemzuges und das Messen der Gaskonzentrationspunkte eines Ein- und Auswasches setzen schnelle Analysatoren voraus. Diese Forderungen werden durch die Massenspektrometrie und Emissionsspektrometrie (Nitrogenometer) erfüllt.

Die intravasale O_2-Partialdruckmessung setzt die Anschaffung einer intravasalen Nadelelektrode oder eine perkutane O_2-Elektrode mit dazu passendem Meßverstärker und Registriergerät voraus. Es müssen die gerätetechnischen Möglichkeiten für eine Arterienpunktion (z. B. A. femoralis) vorhanden sein.

Vorbereitung des Patienten

Die Vorbereitung des Patienten entspricht den in den vorangehenden Kapiteln beschriebenen Grundsätzen. Es empfiehlt sich eine ausführliche Erklärung, sofern komplizierte Atemmanöver notwendig sind.

Untersuchungsgang

Der Messung des Closing volume wird eine tägliche Eichung des Pneumotachographen vorangestellt. Sie beginnt in üblicher Form mit einer Normalatmung zur Geräteadaptation. Danach sollten 1–2 Trockenmanöver zur Sicherung maximaler Atemexkursionen und zum Üben einer exspiratorischen Flow-Limitierung auf kleiner 0,5 l/s (< 30 l/min) durchgeführt werden. Einer langsamen maximalen Exspiration schließt sich eine langsame maximale Inspiration an, zu deren Beginn der Bolus des Testgases verabreicht wird. Bei Anwendung der Gas-Resident-Technik wird das Testgas über den gesamten Inspirationszyklus verabreicht. Es ist auf langsame, gleichmäßige und vollständige Inspiration zu achten; danach wird in gleicher Form exspiriert mit besonderer Berücksichtigung einer wirklich kompletten Exspiration. Registriert werden das Volumen, das aus dem Flow-Signal integriert wird, und die am Mund gemessene Gaskonzentration. Beide Signale gelangen auf einen XY-Schreiber. Das Closing volume ist aus der exspiratorischen Konzentrationsvolumenkurve (s. Abb. 4.20) nur auswertbar, wenn sich die Phase IV, die das Closing volume beschreibt, eindeutig von der Phase III abtrennen läßt. Eine Doppelbestimmung ist notwendig.

Die Atemmanöver sind für die Bolus-Technik, für die Gas-Resident-Technik und die Bestimmung des Closing volume durch die Ganzkörperplethysmographie identisch.

Der N_2-multiple-breath-Test wird in den meisten Laboratorien durch Auswaschen von Stickstoff, durch Atmen von reinem Sauerstoff angewandt. Die Untersuchung beginnt mit Normalatmung von Zimmerluft und kontinuierlicher Atemzug-für-Atemzug-Registrierung am Mundstück. Im Ruhesteady-state wird auf 100% Sauerstoff umgeschaltet. Die Inspirationsluft beträgt demnach 100% Sauerstoff und 0% Stickstoff. Danach wird exspiratorisch für jeden Atemzug entsprechend der Geschwindigkeit des Auswasches eine Abnahme der Stickstoffkonzentration verzeichnet. Die exspiratorischen Kurvenpunkte beschreiben eine Exponentialfunktion. Nach Auswasch des Lungenstickstoffs kann sich der umgekehrte Versuch des Stickstoffeinwasches durch Umschalten auf Luftatmung anschließen. Beide Vorgänge sind im Ablauf und in ihrer Aussage identisch. Während der Untersuchung müssen Atemvolumen und Atemfrequenz konstant gehalten werden. Die Konzentrationsänderung wird, wie bereits beschrieben, weiterverarbeitet (WEST 1977).

Die Bronchospirometrie ist dann eine aufwendige Untersuchung, wenn sie in Narkose abläuft und damit ein Risiko in sich birgt und deshalb besonderer Fragestellung vorbehalten sein muß. Es ist oft sinnvoll, diese Untersuchung mit einer Bronchoskopie zu kombinieren. Die Untersuchung beginnt mit der Eichung des Spirometer und der evtl. benutzten Gasanalysatoren. Nach Einleitung der Narkose erfolgt Intubation mittels Carlens-Tubus und künstliche druck- oder volumengesteuerte Beatmung und Aufzeichnung der Atemexkursionen. Die gleichzeitige, aber seitengetrennte Beatmung der Lungenhälften erfolgt mit konstanter Atemfrequenz und konstantem Atemvolumen bzw. Atmungsdruck. Als Richtwerte gelten für die Atemfrequenz 0,33 Hz $\triangleq$ 20/min, das Atemvolumen beträgt 500 ml, der Beatmungsdruck 2 kPa $\triangleq$ 20 cmH_2O. Die simultan und seitengetrennt aufgezeichneten Spirogramme werden ausgewertet wie im Abschnitt Spirographie, die Gaswechselanalyse wie im Abschnitt Ergometrie beschrieben. Die Untersuchung läßt sich vereinfachen unter den Bedingungen örtlicher Betäubung am wachen Patienten.

Wird die intravasale Technik zur Bestimmung des arteriellen Sauerstoffpartialdrucks im Rahmen des multiple-breath-Verfahrens angewandt, ist die Indikation sehr streng zu stellen. Sie setzt die Punktion einer Arterie voraus und bedeutet einen erheblichen technischen Aufwand in bezug auf Vorbereitung und Nachsorge. In jedem Falle sollte der Patient 24 Stunden anschließend unter klinischer Kontrolle verbleiben. Bei Verwendung der perkutanen, kontinuierlichen Sauerstoffpartialdruckmessung ist dieser Aufwand deutlich geringer.

Befunde

In dem Umfang wie bei bestimmten Erkrankungen, z. B. Obstruktion der Atemwege oder schlaffe Lunge, die mechanischen Eigenschaften in einzelnen Lungenabschnitten mit unterschiedlicher Häufigkeit und von verschiedenem Schweregrad auftreten, führt dies zu atemmechanischen Verteilungsstörungen die wiederum ventilatorische Verteilungsstörungen bedingen. In direkter Folge, aber auch als Auswirkung selbständiger Krankheitsbilder (z. B. Lungenembolie) können Verteilungsstörungen der Perfusion und/oder der Diffusion entstehen.

Schon beim Gesunden existieren ungleichmäßige Verteilungen, die aus der gegenseitigen Beeinflussung von benachbarten Lungeneinheiten und Brustwand (sog. Interdependenz) resultieren und z.B. ein wichtiger Mechanismus für die Verteilung der Inspirationsluft darstellen (MACKLEM 1973, MEAD u. Mitarb. 1970).

Das Gewicht der Lunge und die Retraktionskraft bewirken, daß der Pleuradruck im Bereich der Lungenspitze stärker negativ ist als an der Basis. Die atemmechanische Zeitkonstante als Produkt aus Resistance und Compliance (R·C) ist unterschiedlich verteilt (PIIPER u. SIKAND 1966). Dies führt zu einer stärkeren Dehnung der apikalen Lungenregionen mit hohem Volumenanteil und besserer Ventilation der Lungenbasis (ROBERTSON u. Mitarb. 1969). In gleicher Weise wie die Verteilung von Volumen und Ventilation, ist die Verteilung der Perfusion von dem umgebenden Druck abhängig. So ist zwar auch die Lungenbasis besser durchblutet als die apikalen Areale, trotzdem ergibt sich im Vergleich eine bessere Ventilation der Spitze im Vergleich zur Perfusion (erhöhtes Ventilations-Perfusions-Verhältnis) und eine bessere Perfusion der Lungenbasis im Vergleich zur Ventilation (vermindertes Ventilations-Perfusions-Verhältnis) (VOGEL u. Mitarb. 1971). In gleicher funktionell bedeutender Weise können Verteilungsstörungen der Diffusion auftreten, die sich im Ventilations-Perfusions-Diffusions-Verhältnis widerspiegeln (OTIS u. Mitarb. 1956). Die Summe dieser physiologischen Besonderheiten kann eine sog. funktionelle Kurzschlußdurchblutung (schlecht ventilierte Lungenareale sind normal durchblutet) bzw. eine funktionelle Totraumventilation (gut ventilierte Lungenareale sind schlecht durchblutet) ergeben.

Der größte Teil der genannten Verfahren erlaubt eine qualitative Aussage über das Vorhandensein oder Nichtvorhandensein von Verteilungsstörungen. In vielen Fällen ergeben sie sich als Nebeninformation üblicher funktionsdiagnostischer Verfahren. Ihre Bewertung muß deshalb in Verbindung mit den vorangehenden Techniken erfolgen, wobei die Sicherheit einer diagnostischen Beurteilung bei gleicher Befundkonstellation verschiedener Methoden zunimmt. In der Praxis wird so oft ein Anstieg des arteriellen O_2-Partialdrucks bei Belastung im Falle in Ruhe bestehender Hypoxämie mit erhöhter alveolo-arterieller Druckdifferenz von O_2 und CO_2 gefunden. Gleichzeitig läßt sich oft eine deutliche Bronchialobstruktion mit unterschiedlicher in- exspiratorischer Atemwegsresistance und Hinweisen für „air trapping" und Instabilität der Atemwege nachweisen. Diese qualitativen Hinweise lassen sich teilweise quantifizieren durch die Bestimmung der Konzentrationsänderung pro exspirierten Volumen im Ein- oder Mehratemzug-Test. Die Form der exspiratorischen Flow-volume-Kurve, die Frequenzabhängigkeit der dynamischen Compliance und eine Vergrößerung des Closing volume und der Closing capacity ergeben zusätzliche Informationen über atemmechanische Veränderungen, vorwiegend der kleinen Atemwege. Diese Veränderungen beziehen sich auf Atemwege mit einem Durchmesser bis zu 2 mm, wie sie bei der sog. „small airways disease" vorkommen.
Die Parameter, die die Verhältnisse der globalen Verteilung von Atemmechanik, Ventilation und Perfusion beschreiben, bedürfen zu ihrer Interpretation relativ großer Erfahrung. Eindeutiger und einfacher in ihrer Beurteilung sind die Parameter, die die regionale Verteilung beschreiben. Im Rahmen der Ventilations- oder Perfusionsszintigraphie ist eine konkrete Aussage bezüglich betroffener Lungenareale möglich. Im Rahmen der Bronchospirometrie kann sich diese Aussage nur auf eine Lungenseite beziehen. Eine Vielzahl der genannten Verfahren ist nur im intraindividuellen Vergleich beurteilbar, da vielfach Normwerte fehlen oder die untersuchten Kollektive gering sind. Die Methodenvielfalt erschwert eine Standardisierung.

Leistungsfähigkeit der Verfahren

Ein großer Teil der aufgezeichneten Techniken sind ohne gesonderte Investitionen und ohne zusätzliche Untersuchungen zugänglich, meist jedoch an eine spezielle und zusätzliche Auswertung gebunden. Qualitative Tests für Distributionsstörungen, wie der Anstieg des arteriellen O_2-Partialdruckes unter Belastung, ein erhöhter alveolo-arterieller Druckgradient für O_2 und CO_2 und die Verfahren atemmechanischer Verteilungsanalyse werden breit eingesetzt und bereiten in der klinischen Beurteilung wenig Probleme. Die Closing-volume-Bestimmung hat ihre Berechtigung im Bereich von epidemiologischen Untersuchungen zur Früherkennung obstruktiver, insbesondere peripherer Atemwegserkrankungen. In der Klinik hat sich die Untersuchungsmethode nicht eingebürgert.
Die regionalen Verfahren zum Nachweis von Verteilungsstörungen haben sich im Bereich der klinischen Funktionsdiagnostik bewährt. Die Bronchospirometrie ist in ihrer Bedeutung dabei deutlich zurückgetreten gegenüber den Verfahren der Ventilations- und Perfusionsszintigraphie. Die Verfahren zum quantitativen Nachweis funktioneller Verteilungsstörungen sind wegen ihres untersuchungs- und auswertetechnischen Aufwandes ebenfalls wenig praxiswirksam geworden.
Dabei steht außer Zweifel, daß praktisch jede Erkrankung der Lunge und der Atemwege mit Verteilungsstörungen einhergeht.

Ergometrie

Heute werden Belastungsuntersuchungen mit den verschiedensten Fragestellungen und Methoden durchgeführt von Sportmedizinern, Leistungsphysiologen, Kardiologen, Arbeitsmedizinern, Stoffwechselforschern, Muskelphysiologen (ÅSTRAND u. RODAHL 1970, HOLLMANN u. HETTINGER 1976, MELLEROWICZ 1975, REINDELL u. Mitarb. 1967). Den Kardiologen interessiert dabei der Zeitpunkt des Auftretens von ST-Streckensenkungen im EKG unter „unsteady state"-Bedingungen, den Sportarzt die maximale Sauerstoffaufnahme, möglichst unblutig gemessen, den Arbeitsmediziner die „anaerobic threshold". Für klinisch orientierte Pneumologen ist weniger die maximale Leistungsfähigkeit von Interesse als vielmehr die Bedingungen von Ventilation, Gasaustausch, Atemtechnik, Hämodynamik und Atemregulation, unter denen der Patient die Leistung erbringt. Da die bei körperlicher Arbeit involvierten Organsysteme eine bestimmte Zeit zur Einregulierung benötigen (SPIRO 1977), sollten pneumologische Untersuchungen stets im „steady state"-Verfahren durchgeführt werden, d. h. unter kontinuierlicher Registrierung der verschiedenen Parameter und Messung nicht vor der 5. Minute bei Wertekonstanz. Aus diesem Grunde sollte die Wattzahl nicht zu hoch angesetzt werden, ein „steady state" könnte sonst nicht mehr erreicht werden.

Indikationsbereich

a) Diagnostik (insbesondere in der Abklärung unklarer Dyspnoe),
b) präoperative kardiopulmonale Funktionsdiagnostik (insbesondere in der Thoraxchirurgie);
c) Indikationsstellung zu bestimmten Therapieformen (z. B. Kortikosteroidtherapie bei Sarkoidose),
d) Verlaufskontrolle (etwa bei der Lungenfibrose),
e) Begutachtung,
f) Abschätzung der Arbeits- und/oder der Rehabilitationsfähigkeit.

Prinzip des Verfahrens

Zur Deckung des erhöhten Energiebedarfs der Arbeitsmuskulatur muß die Sauerstoffaufnahme erhöht werden, alle involvierten Systeme müssen sich adpatieren, nämlich

a) die *Arbeitsmuskulatur* selbst, einschließlich ihrer Durchblutung,
b) die *Atmung* und die Mechanik der „Atempumpe",
c) der *Kreislauf* und die Mechanik der „Blutpumpe" und
d) die *Regelmechanismen* der beteiligten Systeme sowie deren Koordinierung untereinander.

Funktionsstörungen während der erhöhten Anforderung an die Teilsysteme und Limitierung einzelner Teilfunktionen und deren Regulationsmechanismen für die körperliche Belastbarkeit lassen sich dabei erkennen (REINHARDT 1979, WASSERMANN u. WIPP 1975).

Die Adaptation erfolgt mit zunehmender Belastung auf unterschiedliche Weise, die einzelnen Schritte sollen schematisch im folgenden besprochen werden (Abb. 4.22):
Zunächst steigen Sauerstoffaufnahme ($\dot{V}_{O_2}\uparrow$), CO_2-Abgabe ($\dot{V}_{CO_2}\uparrow$) und damit alveoläre Ventilation ($\dot{V}_A\uparrow$) und Atemminutenvolumen ($\dot{V}_E\uparrow$) linear an. Das gleiche gilt für die Pulsfrequenz. Blut- und Atemgaswerte bleiben konstant. Die Energiebereitstellung in der Arbeitsmuskulatur erfolgt rein aerob.
Ab einer bestimmten, individuell unterschiedlichen Belastung wird zusätzlich anaerob in der Peripherie Energie bereitgestellt. Die anfallende Milchsäure wird durch den Bikarbonatpuffer abgefangen, die CO_2-Ausscheidung ($\dot{V}_{CO_2}\uparrow$) wird gegenüber der O_2-Aufnahme stärker zunehmen und damit auch der respiratorische Quotient ($R = \dot{V}_{CO_2}/\dot{V}_{O_2}\uparrow$). Zur Elimination dieses zusätzlich anfallenden Kohlendioxids ist eine Erhöhung der alveolären Ventilation ($\dot{V}_A\uparrow$) und damit des Atemminutenvolumens ($\dot{V}_E$) erforderlich. Bei gleichbleibendem arteriellen und endexspiratorischen CO_2-Partialdruck steigt deswegen der arterielle und endexspiratorische O_2 ($p_{a,O_2}\uparrow$, $p_{a,O_2}\uparrow$). Die Wasserstoffionenkonzentration bleibt konstant (pH = konst.). Diesen Punkt bezeichnet man als anaerobe Schwelle (anaerobic treshold = AT).
Bei Belastung jenseits der anaeroben Schwelle bis zu etwa 80% der maximalen Sauerstoffaufnahme kann die Wasserstoffionenkonzentration im arteriellen Blut bei ansteigendem Lactatspiegel nur durch eine vermehrte alveoläre Ventilation ($\dot{V}_A\uparrow$) und Erniedrigung des arteriellen CO_2-Druckes ($p_{a,CO_2}\downarrow$) konstant gehalten werden (pH = konst.). Diese Belastungsstufe, bei der gerade noch im „steady state" Dauerleistung gebracht werden kann, wird als Arbeitskapazität (W_{170}) bezeichnet.
Bei weiterer Steigerung der Belastung, welche nur für wenige Minuten gelingt, kann die Wasserstoffionenkonzentration auch nicht durch eine verstärkte alveoläre Ventilation konstant gehalten werden, der pH sinkt ab (pH↓). Die Sauerstoffaufnahme, die bei einem pH von ≤ 7,25 erreicht wird, be-

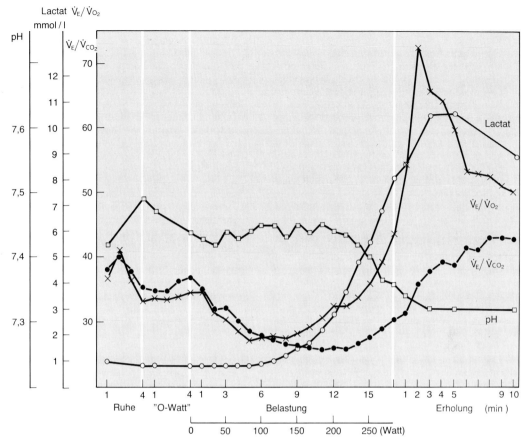

Abb. 4.22 Adaptation an steigende körperliche Belastung nach *Reinhard*. Einzelheiten s. Text

zeichnet man als maximale Sauerstoffaufnahme (W_{max}).
Für die praktischen Erfordernisse der Klinik wird die Ergometrie in drei verschiedene Stufen mit unterschiedlichem Meßaufwand unterteilt (Tab. 4.10).

Den historischen Ausdruck Ergospirometrie oder Spiroergometrie sollte man durch den passenderen Begriff Ergometrie ersetzen, da ja nicht nur die Ventilation, sondern auch der Gasaustausch und die Hämodynamik miterfaßt werden können.

Tabelle 4.10 Stufenweise Ausbaumöglichkeiten der Ergometrie mit Stufe I (Gasaustausch), Stufe II (Ventilation), Stufe III (Hämodynamik)

Ergometrie	Gerät	Meßwert
Ausbaustufe I (Gasaustausch)	Ergometer EKG Blutgasanalysator Blutdruckmeßgerät	Leistung (Watt) Puls, Formanalyse pH, p_{O_2}, p_{CO_2}, BE RR
Ausbaustufe II (Ventilation)	Pneumotachograph Atemgasanalysator	$\dot{V}_E$, V_T, f_R $\dot{V}_{O_2}$, $\dot{V}_{CO_2}$, RQ, V_D/V_T, $\dot{V}_{O_2}$/Puls, $\dot{V}_E/\dot{V}_{O_2}$
Ausbaustufe III (Hämodynamik)	Kathetermeßplatz Oximeter	$p_{a, p}$ (s,d), $\bar{p}_{a, p}$, $\bar{p}_{c, p}$, $\dot{Q}$, $\dot{Q}_{sh}$, SV, C(a–v̄) O_2, $R_{pulm, C}$

Notwendige Geräte (s. Tab. 4.21)

a) Ergometer
Die gebräuchlichste Form der standardisierten körperlichen Belastung ist die Fahrradergometrie, möglichst mit einem elektrisch gebremsten, drehzahlunabhängigen Gerät. Diese Form der Belastung ist fast immer praktikabel, es werden große Muskelgruppen dabei bewegt, die Reproduzierbarkeit der Resultate ist gut. Eichungen sind allerdings problematisch; für Vergleiche mit anderen Laboratorien empfiehlt sich die Angabe der bei der betreffenden Leistungsstufe erforderlichen Sauerstoffaufnahme ($\dot{V}_{O_2}$) statt der Wattzahl (Problem des „Hauswatt"). Die Belastung erfolgt im Sitzen, bei älteren Patienten oder speziellen Fragestellungen sowie komplexen Messungen (Katheter, Atemmaske usw.) auch im Liegen. Die Abhängigkeit der Sollwerte von der Körperposition ist jedoch zu beachten, ebenso wie bei anderen Belastungsformen wie Handkurbelergometrie, Laufbandergometrie oder dem Stufentest.
Die Möglichkeit einer kontinuierlichen EKG-Anzeige vorzugsweise auf einem Speicheroszilloskop und die Ableitung von Extremitäten und drei Brustwandableitungen sollten gegeben sein. Die einfache Pulsmessung über ein Sphygmometer gestattet zwar die Registrierung von Extrasystolen, aber nicht deren weitere Differenzierung und natürlich nicht die Beobachtung der Veränderung der elektrischen Herzstromkurve.

b) Blutdruckmeßgeräte
Ein einfaches Quecksilbermanometer mit Palpation zur systolischen Druckmessung (die diastolische ist unblutig bei Belastung sehr unexakt, und sollte nicht gewertet werden) bei entspannt liegendem oder hängendem Arm ist ein zusätzlicher wertvoller Parameter. Am besten wird er vom Arzt selber, der in jedem Fall bei der Untersuchung zugegen sein muß, gemessen. Die vollautomatisierte, unblutige Messung ist eine unnötige Investition und zudem ungenau.

c) Blutgasanalysegerät
Einzelheiten s. dazu S. 254.
Für die Berechnung des Herzzeitvolumens ist die Kenntnis des Sauerstoffgehaltes im arteriellen und zentralvenösen Blut erforderlich. Sie kann entweder bei Kenntnis des Hämoglobingehaltes des Blutes über den p_{O_2}- und pH-Wert berechnet oder direkt gemessen werden. In jedem Fall muß die Messung im arteriellen und zentralvenösen Blut mit dem gleichen Meßverfahren erfolgen, da sonst der methodische Fehler bei Messung mit zwei verschiedenen Geräten zu groß wird. Auch erfordert die Sauerstoffgehaltmessung die arterielle Punktion, arterialisiertes Kapillarblut reicht mengenmäßig nicht aus. Bei Bestimmung des R/L-Shunts unter Sauerstoffatmung muß ebenfalls arteriell punktiert werden, das Blutgasgerät ist tonometrisch entsprechend zu eichen.

d) Pneumotachograph
Die Parameter der Ventilation werden bei den heute üblichen Geräten praktisch nur noch über den Pneumotachographen oder mittels Gasuhr bestimmt („offenes System"), die früher üblichen „geschlossenen Systeme" bieten große technische und methodische Probleme. Leicht schließende Ventile, großlumige Schläuche, die bis zu Flüssen von 8 l/s linear sein sollten. Fleischpneumotachographen der Größe 5 ermöglichen Messungen der Ventilation bis 200 Watt, ohne daß es zu Artefakten oder meßbaren Widerstandserhöhungen im System kommt. Die Ventilation kann direkt über ein Mundstück bei geschlossener Nase oder über eine Maske (inspiratorisch, exspiratorisch) gemessen werden. Dabei sind natürlich Ventile zwischenzuschalten. Bei Änderung der Viskosität der geatmeten Luft (z. B. der Sauerstoffatmung) ist der Pneumotachograph umzueichen oder ein Korrekturfaktor nach dem Hagen-Poiseuilleschen Gesetz einzuführen.

f) Atemgasanalysatoren (CO_2, O_2, N_2)
Die Messung erfolgt am einfachsten für CO_2 nach dem Ultrarotspektrometerprinzip (Uras), für O_2 nach dem paramagnetischen Prinzip. Die Ansprechzeiten sind für diese Geräte bei Analyse der gemischt exspiratorischen Luft völlig ausreichend. Optimal ist die Kombination mit einem Massenspektrometer, bei dem auch instantan („breath to breath analysis") gemessen werden kann.

g) Herzkathetermeßplatz
s. Kap. 6

h) Registrierung der Kurven und Meßdaten
Bei analoger Registrierung der Kurven ergibt sich das Problem, daß hämodynamische Parameter (Druckkurven, EKG) einen sehr hohen Frequenzgang haben, während respiratorische Parameter wie Atemvolumina oder Atemstromstärke bei niedrigem Frequenzgang aus Gründen der Meßgenauigkeit einen großen Meßausschlag benötigen. Deswegen sind die wenigsten, kommerziell erhältlichen Registriergeräte zur simultanen Erfassung sowohl der ventilatorischen als auch der hämodynamischen Parameter geeignet. In praxi wird man so vorgehen, daß man auf dem kommerziellen EKG-Gerät zwei Kanäle mit Vorverstärker für die Druckregistrierung vorsieht und die ventilatorischen Parameter mit den Atemgasanalysen auf einem zweiten Registriergerät festhält.
Die elektronische Datenverarbeitung hat zur raschen Erfassung, insbesondere der ventilatorischen Parameter, der Errechnung zusammengesetzter Größen und der laufenden Inbezugsetzung von Soll/Ist-Wert „on" oder „off line" große Vorteile (SCHLEHE u. Mitarb. 1973). Vor al-

lem für die „unsteady state"-Berechnung der maximalen Sauerstoffaufnahme ist sie heute fast unverzichtbar. Bei der „on line"-Erfassung ergibt sich das Problem, daß eine große Zahl von Apparaturen mit Digitalausgang an den Rechner angeschlossen werden müssen. Der tägliche Eichaufwand ist nur sinnvoll, wenn eine größere Anzahl von Patienten durchuntersucht werden kann. Vom Personalaufwand ist für die Ergometriestufe 1 und 2 die Anwesenheit eines Arztes und einer MTA ausreichend, bei Stufe 3 benötigt man 2 MTA für die Registrierung und Analysen und einen Arzt.

Vorbereitung des Patienten

Der Patient sollte vor der Untersuchung instruiert werden, daß er alle besonderen Vorkommnisse wie Mißempfindungen oder Sensationen, insbesondere Schmerzen in der Atemmuskulatur, Atemnot, Herzdruck und Herzschmerzen sofort meldet. Bei Belastung mit Atemmaske oder Mundstück ist vorher eine Regelung per Handzeichen o.ä. zu treffen. Eine Prämedikation ist nicht erforderlich, alle Untersuchungen können ambulant durchgeführt werden, der Patient sollte ein normales, kohlenhydratreiches Frühstück zu sich genommen haben.

Untersuchungsgang

Nach Eichung und Einstellung der Meßgeräte wird der Patient, soweit dies für den Vorgang der Belastung von Bedeutung ist, mit der Apparatur vertraut gemacht und die adaptierbaren Systeme auf ihn eingestellt. Wenn keine Änderung der Ruhewerte mehr feststellbar ist, werden sie registriert bzw. abgelesen. Die Belastung sollte nicht begonnen werden, bevor das EKG am Monitor nicht technisch einwandfrei wiedergegeben ist. Die Höhe der Belastung richtet sich nach der Fragestellung und der Leistungsfähigkeit des Patienten, ist also immer individuell festzulegen. Angestrebt werden sollte die Steigerung der Pulsfrequenz über $1,67 Hz \triangleq > 100/min$, d.h. mindestens 50% der Sollarbeitskapazität. Die einfachste Sollwertformel lautet: Soll-Watt = 200 - Alter in Jahren bei Männern bzw. 160 - Alter in Jahren bei Frauen. Die Belastung wird über 5 Minuten durchgeführt, die Messung in der 6. Minute vorgenommen, falls die ablesbaren Parameter der Ventilation und Hämodynamik konstant bleiben. Bei der Entnahme von arteriellem und zentralvenösem Blut ist darauf zu achten, daß dieses simultan und über einen längeren Zeitraum von 30-60 Sekunden erfolgt („pooling"). Für Routinezwecke genügt eine Belastungsstufe, bei speziellen Fragestellungen ist eine zweite Stufe nach einer kurzen Zwischenpause von 2-5 Minuten anzustreben. Durch Verbindung zweier Punkte läßt sich die Grenze des linear arbeitenden kardiopulmonalen Systems so nach oben extrapolieren.

Mögliche Komplikationen

Bei Stufe III sind Komplikationen durch die Rechtsherzkatheterisierung denkbar, bei allen anderen Formen der Ergometrie natürlich durch die Belastung selbst. Durch klinische und funktionsanalytische Voruntersuchungen (EKG, Blutgasanalyse, Spirometrie) und kontinuierliche Beobachtung der wichtigsten hämodynamischen und ventilatorischen Parameter sowie eine relativ geringe Belastung, wie wir sie bei pneumologischen Untersuchungen brauchen, sind diese jedoch sehr niedrig zu halten. Im Gegensatz zur „unsteady state"-Belastung mit Erreichung weit höherer Wattzahlen in der Kardiologie sind ernste Komplikationen extrem selten. Keine Belastung sollte ohne Arzt durchgeführt werden, die Möglichkeit zur notfallmäßigen Intervention immer vorhanden sein (Defibrillator, Intubationsbesteck, Notfallapotheke).

Befunde

Zur Befundung ist Kenntnis der alters-, größen- und geschlechtsspezifischen Sollgrößen unerläßlich (s. Kap. 11).
In Stufe I können wir mit der arteriellen Blutgasanalyse Rückschlüsse auf das Erfolgsorgan selbst ziehen (REICHEL 1975). Die Beobachtung einer respiratorischen Globalinsuffizienz ($p_{CO_2} > 6 kPa \triangleq > 45 mmHg$, p_{O_2} erniedrigt) sollte die große Ausnahme bei einem sorgfältig voruntersuchten Patienten sein. In diesem Fall liegt - falls es sich nicht um einen Bestimmungsfehler handelt - entweder eine Störung des Atemzentrums oder ein Versagen des Stellgliedes „Lunge" im Regelkreis der Atmung vor. Weit häufiger wird eine respiratorische Partialinsuffizienz beobachtet ($p_{CO_2} \leq 6 kPa \triangleq \leq 45 mmHg$, $p_{CO_2}\downarrow$, $\Delta p_{A-a, O_2}$). Eine durch Ventilationsinhomogenität bedingte

Hypoxämie verschwindet im allgemeinen unter Belastung oder vertiefter Atmung, eine diffusionsbedingte Hypoxämie nimmt noch zu. Für die Rechts-links-Shunt-bedingte Hypoxämie ist das Verhalten variabel und abhängig von der Höhe der intrakardialen und intravaskulären Drucke. Diese Differenzierung hat Bedeutung für Diagnostik, Indikationsstellung zur Therapie und Verlaufskontrolle (Tab. 4.11 u. 4.12).

Bei Lungenkranken ist der Puls als Parameter der Leistungsfähigkeit oder des Grades der Ausbelastung ungeeignet, dies gilt auch für die Wahl der Belastungsstufe. Hier läßt man sich besser vom Spirogramm leiten (Tab. 4.13). Limitierend ist bei der Mehrzahl unserer Patienten die Atmung und nicht die Arbeitsmuskulatur oder das Herzkreislaufsystem. Da bei dieser Art der Belastung die Ventilation nicht mitgemessen wird und die arteriellen Blutgase auch bei fortgeschrittenen Lungenerkrankungen unter Belastung noch normal bleiben können (p_{O_2} und p_{CO_2} im arteriellen Blut sind die Regelgrößen im Regelkreis der Atmung!!), ist die Beobachtung des Patienten durch den erfahrenen Arzt unerläßlich. Vorzeitiger Ab-

Tabelle 4.**11** Pathophysiologische Muster von Störungen des Gasaustausches, der Ventilation und der Hämodynamik und ihr Verhalten unter körperlicher Belastung

Pathophysiologische Störungen	Ruhe	Belastung
1. Ventilations-/Perfusions-Verteilungsstörung ($\dot{V}/\dot{Q}$)	$p_{a,\,O_2}\downarrow$ $\Delta p_{A-a,\,O_2}\uparrow$ $V_D/V_T\uparrow$	$p_{a,\,O_2}\uparrow$ $\Delta p_{A-a,\,O_2}\downarrow$ $V_D/V_T\downarrow$
2. Perfusions-/Diffusions-Verteilungsstörung ($\dot{V}/D$)	$p_{a,\,O_2}(\downarrow)$ $\Delta p_{A-a,\,O_2}\uparrow$	$p_{a,\,O_2}\downarrow$ $\Delta p_{A-a,\,O_2}\uparrow\uparrow$
3. Alveoläre Hypoventilation (zentral)	$p_{a,\,CO_2}\uparrow$ $p_{a,\,O_2}\downarrow$ $\Delta p_{A-a,\,O_2}\,n$	$p_{a,\,CO_2}\uparrow$ $p_{a,\,O_2}\downarrow$ $\Delta p_{A-a,\,O_2}\,n$
4. Alveoläre Hyperventilation (funktionell)	$p_{a,\,CO_2}\downarrow$ $p_{a,\,O_2}\uparrow$ $\Delta p_{A-a,\,O_2}\,n$	$p_{a,\,CO_2}\,n(\downarrow)$ $p_{a,\,O_2}\,n(\uparrow)$ $\Delta p_{A-a,\,O_2}\,n$
6. Präkapilläre pulmonale Hypertonie (latent)	$\bar{p}_{a,\,p}\,n$ $\bar{p}_{a,\,p}\,n$	$\bar{p}_{a,\,p}\uparrow$ $\bar{p}_{c,\,p}\,n$
6. Postkapilläre pulmonale Hypertonie (latent)	$\bar{p}_{a,\,p}\,n$ $\bar{p}_{c,\,p}\,n$	$\bar{p}_{a,\,p}\uparrow\uparrow$ $\bar{p}_{c,\,p}\uparrow\uparrow$

(n = im Normbereich gelegen)

Tabelle 4.**12** Typisches Verhalten repräsentativer Parameter von Gasaustausch, Ventilation und Hämodynamik unter mittelschwerer körperlicher Arbeit im Vergleich zum Ruhewert bei einigen kardiopulmonalen Erkrankungen mittleren Schweregrades

Erkrankung	Gasaustausch			Ventilation			Hämodynamik			Puls	RR
	$p_{a,\,O_2}$	$p_{a,\,CO_2}$	$\Delta p_{A-a,\,O_2}$	V_T	V_D/V_T	$\dot{V}_E/\dot{V}_{O_2}$	$\bar{p}_{a,\,p}$	$\bar{p}_{c,\,p}$	$R_{pulm,\,c}$		
Asthma bronchiale	↑	(↓)	↓	↓	↓	(↑)	n	n	n	n	n
Lungenemphysem	(↓)	n	(↑)	↓	↑↑	↑	(↑)	n	(↑)	(↑)	n
Pleuraschwarte	n	n	n	↓	↑	↑	n	n	n	n	n
Lungenfibrose	↓↓	(↓)	↑↑	↓	n	n	↑	n	↑	↑	n
Lungenembolie	↓	↓	↑	n	↑↑	↑	↑	n	↑	↑	n
Mitralstenose (II)	n	n	↑	n	n	n	↑↑	↑↑	n	↑	n
Funkt. Atemstörung	n	(↓)	n	n	n	n	n	n	n	↑	↑
Adipositas	↓	n	↑	↓	n	n	n	n	n	(↑)	(↑)

Tabelle 4.**13** Absolutwert des Atemstoßes (FEV_1 in l/s) als Kriterium für die Wahl der Ergometerbelastung bei pathologischer Lungenfunktion

Wahl der Ergometerbelastung bei pathologischem Spirogramm	
FEV_1 ≤ 1,0 l/s	keine Belastung
FEV_1 = 1,1–1,5 l/s	40– 60 Watt
FEV_1 = 1,6–2,0 l/s	60– 80 Watt
FEV_1 = 2,1–2,5 l/s	80–100 Watt
FEV_1 > 2,5 l/s	100–120 Watt

bruch und die dazu führenden Beschwerden und Symptome (Tab. 4.14) sind zu protokollieren.
In Stufe II lassen sich die Bedingungen der Ventilation, insbesondere der Totraumventilation, und das Verhalten des Atemzugvolumens unter steigender Belastung exakt festhalten (KONIETZKO 1981, REINDELL u. Mitarb. 1967, REINHARDT 1979, SPIRO 1977). Die kontinuierliche Atemgasanalyse erleichtert darüber hinaus die Analyse von Verteilungsstörungen, von Ventilation, Perfusion, Diffusion und deren Veränderung unter Belastung. Der als Nebenprodukt abfallende „Sauerstoffpuls" ist in der Pneumologie aus den oben genannten Gründen von weit geringerer Bedeutung als in der Kardiologie oder Sportmedizin; man muß sich klar machen, daß er direkt proportional dem Schlagvolumen (SV) und umgekehrt proportional der arterio-venösen Sauerstoffdifferenz ist: $\dot{V}_{O_2} = \dfrac{SV \cdot f}{C_{a-\bar{v}, O_2}}$, also eine große Kompensationsmöglichkeit vorhanden ist und so auch bei normalem Sauerstoffpuls erheblich krankhafte Störungen vorliegen können.
In der Stufe III erschließt sich durch Messung der Druck- und Flußbeziehung im „kleinen" und „großen" Kreislauf eine zusätzliche Dimension (KELLER u. Mitarb. 1976, KONIETZKO u. Mitarb. 1976, SMIDT u. FINKENZELLER 1972). Insbesondere bei der Differenzierung von kardialer und pulmonaler Dyspnoe ist die Messung des Lungenkapillardrucks ($p_{c, p}$) von entscheidender Bedeutung (s. Tab. 4.11). Die Analyse des zentralvenösen Sauerstoffpartialdrucks ($p_{\bar{v}, O_2}$) ergibt ergänzende Aufschlüsse über die Funktion der Arbeitsmuskulatur. Neben der diagnostischen Wertigkeit dieser aufwendigen Untersuchungsanordnung ist Stufe III bei bestimmten Risikofällen in der präoperativen thoraxchirurgischen Abklärung unverzichtbar (s. Kap. 248).
Die Zuordnung der einzelnen Meßparameter zu den häufigsten bronchopulmonalen und kardialen Erkrankungen ist in Tab. 4.12 synoptisch dargestellt.

Leistungsfähigkeit des Verfahrens

In Form der „steady state"-Belastung bei mittelschweren körperlichen Belastungsstufen ist die Ergometrie ein Verfahren, welches weniger die Leistungsgrenzen unserer Kranken aufdecken soll, als vielmehr die Einschränkung des Wirkungsgrades der dabei beteiligten Systeme, d.h. die Bedingungen des Gasaustausches, der Hämodynamik, der Ventilation und der Atemregulation, unter denen eine vorwählbare Leistung bei einer bestimmten Belastungsstufe erbracht wird, aufzeigen soll. Ein Vorteil bei Untersuchungen unter körperlicher Belastung ist ferner, daß psychische Störgrößen mit zunehmender Arbeit kleiner werden und die große physiologische Streubreite mancher Parameter in Ruhe, erhöht noch durch Faktoren wie Labormilieu (Tachykardie, Hyperventilation) und methodische Artefakte (Totraum von Maske) dabei abnimmt. Bei der Vielzahl der Meßwerte ist es unerläßlich, daß ein Arzt der Untersuchung nicht nur beiwohnt und Patient und Apparatur im Auge behält, sondern daß er im vornehinein Art und Umfang der zu messenden Parameter bestimmt und laufend Plausibilitätskontrollen der gemessenen Werte vornimmt. Nur dann ist eine sinnvolle Nutzung eines Verfahrens möglich, welches wie kein anderes Grundkenntnisse der Physik, der Physiologie, der Pathophysiologie und klinische Erfahrung voraussetzt.

Tabelle 4.14 Häufige Gründe zur Beendigung der Belastungsuntersuchung

von seiten des Patienten	von seiten des Arztes
Mangelnde Motivation	Vorsichtsmaßnahme
Erschöpfung	Herzfrequenz $>3\,\text{Hz} \mathrel{\widehat{=}} > 180/\text{min}$
Muskel-/Gelenkschmerzen	Rhythmusstörungen
Brustschmerzen	EKG-Reaktion
Atemnot	Lungenstauung
Schwindel	Zyanose
Kopfschmerzen	Hypertonie ($>33\,\text{kPa} \mathrel{\widehat{=}} > 250\,\text{mmHg syst.}$)

Kombinierte Lungenfunktionstests

Präoperative Lungenfunktionsdiagnostik

Erkrankungen der Lunge – Pneumonie, Embolie, Atelektase – zählen zu den häufigsten postoperativen Komplikationen. Aufgabe der präoperativen Lungenfunktionsdiagnostik ist es, Risikopatienten zu identifizieren mit dem Ziele, sie einer speziellen präoperativen Therapie, einer möglichst schonenden Anästhesie, einer selektiven Chirurgie und einer gezielten postoperativen Nachsorge zuzuführen. Im Verlauf der präoperativen Funktionsabklärung kommt als „psychologischer Nebeneffekt" hinzu, daß der zuständige Arzt noch einmal gezwungen wird, Sinn und Nutzen des operativen Eingriffes in Relation zu setzen zum Risiko. Natürlich ist die Lungenfunktion nur eine Determinante von vielen. Folgende Bedingungen sollte ein Lungenfunktionsparameter in der präoperativen Risikoabschätzung erfüllen: Er muß a) einfach meßbar, b) möglichst kostengünstig, c) überall durchführbar, d) sensitiv und zudem e) gut reproduzierbar sein. Der Atemstoß (FEV_1) kommt diesen Forderungen am nächsten (LEBRAM u. BÜHLMANN 1968).

Spirometrie wird an jeder Klinik betrieben, die Kosten pro Test liegen bei weniger als 1 DM einschließlich Personal-, Sach- und Investitionskosten; jeder Patient kann diesen Test durchführen, außerdem ist die Aussage integral: Es wird das Ausmaß der a) Restriktion, b) der Atemwegsobstruktion, c) der Stabilität der großen Atemwege bei forcierter Exspiration (Husten) und d) der Kooperation des Patienten erfaßt. Für die folgenden Untersuchungen steht der Atemstoß daher im Mittelpunkt der Betrachtung, auch wenn damit nicht gesagt sein soll, daß andere Untersuchungen damit überflüssig werden. Die Messung des Atemwegswiderstandes ist sensibler und objektiver und für eine gezielte perioperative broncholytische Therapie aussagekräftiger, auch sagt uns der Atemstoß nichts über den Gasaustausch; die Blutgasanalyse ist hier unerläßlich. Es geht darum, daß wir im Atemstoß einen umfassenden Parameter zur Identifizierung von Risikopatienten zur Verfügung haben.

Extrathorakale Eingriffe

Narkose (Prämedikation, Intubation, Narkosegase, Hypnotika, Absaugung, Dehydrierung) wie auch postoperative Organstörungen (Transmineralisation, Hyperaldosteronismus, Hyperkaliämie, Azidose, Fieber, Wundschmerz, Meteorismus mit Zwerchfellhochstand, Aspiration, Infektion, Thrombembolie) beeinflussen in vielfältiger Weise die Atemfunktion, selbst wenn der Thorax nicht eröffnet wird oder gar Lungenparenchym reseziert wird. Störungen der Atem- und Hustendynamik, der mukoziliaren Klärfunktion, der Phagozytosefähigkeit der Alveolarmakrophagen, der Funktionstüchtigkeit der Endothelzellen des Lungenkapillarbettes, des Verhältnisses von Ventilation/Perfusion, der Reagibilität der Atemwege und der Sekretion der Schleimdrüsen können Atelektasen, Embolie, Infarkt, Pneumonie, Lungenödem, Hypoxämie, Hyperkapnie und pulmonale Hypertonie induzieren. Je ausgeprägter die präoperative kardiopulmonale Funktionseinschränkung, desto katastrophaler sind die postoperativen Komplikationen. Zur Abschätzung des Risikos ist deshalb die präoperative Lungenfunktionsdiagnostik ebenso wichtig wie das EKG, beide sollten routinemäßig vorliegen. Komplexere Untersuchungen können in Einzelfällen erforderlich werden.

Hält man sich an das nebenstehende Flußschema (Abb. 4.23), sollte man beim Absolutwert des Atemstoßes natürlich beachten, daß dieser Wert von Alter, Größe und Geschlecht abhängig ist und für einen mittelalten, normgewichtigen Mann von 175 cm gilt. Entsprechende Korrekturen nach oben und unten sind anzubringen. Das gleiche gilt für die arteriellen Blutgaswerte, die ja ebenfalls alters- und lageabhängig sind (s. Sollwerte im Anhang). Die körperliche Belastung, die die Ursache der respiratorischen Partialinsuffizienz differenzieren soll, ist in Form relativ kleiner Belastungsstufen (40 Watt bei Frauen, 60 Watt bei Männern) im steady state durchzuführen. „Inoperabel" bedeutet natürlich nur Inoperabilität für Wahleingriffe in Intubationsnarkose, lebensbedrohliche Situationen sind ausgenommen und andere Möglichkeiten der Narkose (Regionalanästhesie, Neuroleptanalgesie) bieten sich an.

Bei Operationen mit hoher thrombembolischer Komplikationsrate empfiehlt sich zusätzlich präoperativ ein Perfusionsszintigramm der Lunge anzufertigen, um postoperativ einen Ausgangsbefund zu haben (Radiopharmakon im Liegen spritzen!).

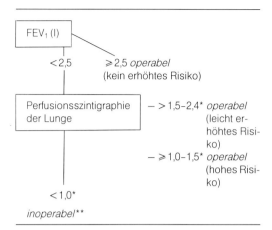

$$FEV_1 postop. = FEV_1 präop. \cdot \frac{100 - A - k \cdot B}{100} (l)$$

$FEV_1 postop.$ = für die frühe postoperative Phase *errechneter* Atemstoß
$FEV_1 präop.$ = präoperativ *gemessener* Atemstoß
A = Perfusion des Resektats in % der Gesamtlunge
B = Perfusion des Rests der zu operierenden Seite in % der Gesamtlunge
k = 0,37 (Konstante für die frühe postoperative Phase)

Der präoperative FEV_1 wird spirometrisch bestimmt, A und B lungenszintigraphisch über „areas of interests" berechnet

Beispiel
Ein 56jähriger Mann hat einen malignen Rundherd im rechten Oberlappen. Präoperativ wird der Atemstoß mit 1,4 l bestimmt. Die Perfusion in Projektion auf den zu resezierenden rechten Oberlappen ist szintigraphisch völlig aufgehoben, die restliche Perfusion der rechten Lunge beträgt 40% der Gesamt-Lungenperfusion.
Bei einer *Oberlappenresektion* berechnet sich

$$FEV_1 postop. = 1,4 \cdot \frac{100 - 0 - 40 \cdot 0,37}{100} = 1,19\,l$$

Bei einer evtl. *Pneumonektomie* berechnet sich der

$$FEV_1 postop. = 1,4 \cdot \frac{100 - 40 - 0 \cdot 0,37}{100} = 0,84\,l$$

Demnach ist dem Patienten funktionell die Lobektomie mit erhöhtem Risiko zumutbar, eine Pneumonektomie wäre mit einem zu hohen Risiko belastet.

* Frühpostoperativ berechneter Atemstoß (siehe Berechnung)
** „Inoperabel" bedeutet, daß bei Lobektomie und Pneumonektomie mit einer Letalität von deutlich über 10% bei FEV_1 zwischen 0,8 und 1,0 l/s gerechnet werden muß, im Einzelfall ist in diesem Bereich eine Keil-/Segmentresektion vertretbar.

Abb. 4.**23a** Flußschema zur Erkennung von Risikopatienten vor Lungenresektion bei Bronchialkarzinom

Abb. 4.**23b** ▷ Berechnung der postoperativen Lungenfunktion

Thoraxchirurgie

Hier gilt es zu unterscheiden, ob ein Eingriff die postoperative Funktion *verbessert* oder *verschlechtert*. Ferner ist die *unmittelbare* postoperative Komplikationsrate von der *langfristigen* definitiven Funktionseinschränkung zu trennen.

Funktionsverschlechternde Eingriffe

Auch bei nicht resektiven Thoraxoperationen muß mit einer passageren Funktionsverschlechterung gerechnet werden, auch wenn 3–6 Monate postoperativ keine Funktionseinschränkungen mehr festgestellt werden können (READ 1967, TAUBE u. KONIETZKO 1980). Bei resektiven Eingriffen ist zur Abschätzung des postoperativen Risikos nicht nur die Kenntnis der Globalfunktion des Organes wichtig, sondern auch die Lokalisation der Funktionsstörungen: *Ipsilateral*, bedingt durch den zu resezierenden Prozeß selbst (z. B. Bronchialkarzinom) und *kontralateral*, aufgrund komplizierender Begleiterkrankung (Silikose, Tuberkulose, Emphysem, Embolie). In das präoperative Untersuchungsprogramm muß also zusätzlich ein regionaler Funktionstest eingebaut werden; auch dieser sollte möglichst einfach und wenig invasiv, quantifizierbar, gut reproduzierbar und überall durchführbar sein. Das quantifizierte Perfusionsszintigramm der Lungen (s. Kap. 5) erfüllt diese Forderungen weitgehend; es hat deswegen andere regionale Funktionstests wie Bronchospirometrie, Bronchusblockade, einseitige Pulmonalarterienokklusion aus der täglichen Routine verdrängt.

a) Pneumonektomie. Für die Pneumonektomie ist die Voraussage der postoperativen Funktion sicher möglich. Dies ist hauptsächlich durch die gute Quantifizierung der regionalen Funktionsstörung R/L bedingt. Bei Be-

Tabelle 4.15 Vergleich zwischen präoperativ rechnerisch ermittelten und postoperativ gemessenen kardiopulmonalen Parametern bei Patienten nach Pneumonektomie. Die Messungen wurden 6 Monate nach der Operation vorgenommen.
Mittelwert ($\bar{x}$), Standardabweichung (s), Korrelationskoeffizient (r), Irrtumswahrscheinlichkeit (p) und Zahl der Patienten (n)

Parameter	Dimension	präop. vorausgesagt $\bar{x} \pm s$	postop. gemessen $\bar{x} \pm s$	Statistik		
				r	p<	n
IVC	l	2,3± 0,5	2,3± 0,4	0,45	0,05	29
FEV_1	l	1,5± 0,4	1,5± 0,4	0,66	0,001	27
AGW	l/min	50,1±18,7	49,8±15,6	0,61	0,001	27
FRC	l	2,1± 0,6	2,2± 0,6	0,38	n.s.	26
$\bar{p}_{a,p}$	mmHg	*18,1± 3,9	14,8± 3,8	0,04	n.s.	18
$\bar{p}_{a,p}$	mmHg	**38,6± 9,8	29,9± 6,3	0,07	n.s.	18

* Ruhe
** Belastung (im Mittel 65 Watt am Fahrradergometer)

nutzung des nebenstehenden Flußschemas (Abb. 4.23a) wird man in einer erfahrenen lungenchirurgischen Abteilung mit einer postoperativen Letalität von weniger als 10% für Pneumonektomie und erweiterte Pneumonektomie rechnen können; langfristig ist dem Patienten sogar leichte körperliche Arbeit zumutbar. Eine wesentliche Zunahme der pulmonalen Hypertonie oder Hypoxämie ist bei diesen Auswahlkriterien nicht zu erwarten. Stellt man die Indikation weiter und operiert man auch Patienten, deren errechneter postoperativer Atemstoß unter 1,0 l/s (aber über 0,8 l/s) liegt, so muß man auch mit höherer postoperativer Letalität (17% bei Pneumonektomie) und langfristig mit kardiopulmonaler Insuffizienz („Atemkrüppel") rechnen.

b) *Lobektomie/Bilobektomie.* Im Gegensatz zur Pneumonektomie, wo die unmittelbare postoperative Funktion sich im Laufe der nächsten Monate nur unwesentlich ändert, muß bei der Lobektomie/Bilobektomie unterschieden werden zwischen der unverhältnismäßig starken Funktionsstörung in den ersten postoperativen Tagen und der langfristigen, meist nach Ablauf von 6 Monaten definitiven kardiopulmonalen Funktionseinbuße (FITZ-GERALD u. Mitarb. 1974, LOCKWOOD 1973). Sowohl die unmittelbare postoperative als auch die langfristige definitive Funktionseinschränkung sind bei Lobektomie nicht so gut voraussagbar wie bei Pneumonektomie (Tab. 4.15). Dies liegt zu einem an der Überlappung und Verlagerung anatomischer Strukturen und der schlechten Zuordnung von Funktionsstörungen zu anatomischen Strukturen durch externe Detektoren in der Nuklearmedizin, zum anderen im variablen Ausmaß der Funktionseinbuße des verbleibenden Lungengewebes (unterschiedliche Abknickung und Torquierung von großen Atemwegen, pleurale Adhäsionen, Überblähung der Restlunge). Auch bestehen deutliche Unterschiede, je nach dem, ob Ober-, (Mittel-) oder Unterlappen entfernt werden: Die Oberlappenresektion rechts führt meist zu den stärksten Funktionseinbußen (FITZ-GERALD u. Mitarb. 1974).

Entsprechend wird im Flußdiagramm (Abb. 4.23b) für Lobektomie/Bilobektomie nach Sofort- und Langzeiteffekt unterschieden (Korrekturfaktor K1 und K2). Bei Einhaltung dieses Schemas ist mit einer postoperativen Mortalität von weniger als 2% zu rechnen; erweitert man die Grenzen und benutzt als Schnittpunkt der funktionellen Operabilität einen errechneten postoperativen Atemstoß von 0,8 l/s, so muß man auch eine höhere postoperative Mortalität hinnehmen (ca. 12%, OHLSEN u. Mitarb. 1975). Für die unmittelbare postoperative Phase ist fast immer mit einem kompletten Funktionsverlust der operierten Lungenhälfte für einige Tage zu rechnen, damit ist das Risiko bei Lobektomie in diesem Zeitraum durchaus dem bei Pneumonektomie vergleichbar.

Tabelle 4.**16** Abhängigkeit der postoperativen Todesfälle nach Lungenresektion (30-Tage-Krankenhausmortalität) von dem präoperativ nach dem vorgeschilderten Verfahren errechneten postoperativem Atemstoß (FEV_1) (nach *Loddenkemper* 1983)

$FEV_1 > 2$ l : 4,1%	(n = 74)
$FEV_1 > 1,5$ l–2,0 l: 8,6%	(n = 151)
$FEV_1 > 1,2$ l–1,5 l: 7,8%	(n = 103)
$FEV_1 > 1,0$ l–1,2 l: 13,2%	(n = 30)
$FEV_1 > 0,8$ l–1,0 l: 16,7%	(n = 12)

c) *Thorakotomie.* Eine exakte Abschätzung des Funktionsverlustes sowohl kurz- als auch langfristig ist bei solchen Eingriffen im Einzelfall nicht möglich, auch wenn die Statistik uns ungefähre Anhaltspunkte gibt. Die Grenzen der kardiopulmonalen Inoperabilität sollten beachtet werden (Tab. 4.16). Bei *kardiochirurgischen* Eingriffen scheint die präoperative Lungenfunktionsdiagnostik zur Identifizierung von Risikopatienten wenig zu bringen, auch wenn in der unmittelbaren postoperativen Phase mit erheblichen Störungen der Atemmechanik, der Husteneffektivität und des Gasaustausches zu rechnen ist (CHARPIN u. OREHEK 1978). Die Hämodynamik ist bei diesen Patienten die wichtigste Determinante.

Funktionsverbessernde Eingriffe

Während die Frage in der Thoraxchirurgie bei resektiven Eingriffen lautet: „*Kann* operiert werden?", heißt sie bei Eingriffen, von denen man sich eine Verbesserung der Atemfunktion verspricht: „*Soll* operiert werden?"
a) *Dekortikation.* Die Indikation zur Dekortikation stellt bei sich bei 1) Empyemresthöhle, 2) bronchopleuraler Fistel, 3) orthopädischen Störungen durch die Schwarte und 4) Fesselung der Lunge. Daß letzteres auch relevant ist, muß lungenfunktionsanalytisch nachgewiesen werden. Die Indikation zur Dekortikation aus funktioneller Sicht kann gestellt werden, wenn
1) die Vitalkapazität um 30% und mehr vom Sollwert vermindert ist,
2) eine mindestens 50%ige Perfusionsminderung der befallenen Lungenhälfte durch die Pleuraschwarte in ventraler und dorsaler Projektion nachweisbar ist,
3) die „gefesselte Lunge" unter der Schwarte selbst noch intakt und ausdehnungsfähig ist.

Zur Beurteilung von 2) und 3) eignen sich am besten die Bronchographie und/oder Pulmonalisangiographie, nicht jedoch nuklearmedizinische Verfahren. In Sonderfällen muß sogar die Bronchialarteriendarstellung herangezogen werden: Eine weitgehende „Aortalisierung" der Lungendurchblutung ist eine Kontraindikation gegen die Dekortikation. Der optimale Zeitpunkt der Indikationsstellung zur operativen „Entfesselung" der Lunge dürfte zwischen der 8. und 12. Woche nach Beginn der konservativen Therapie liegen. Ziel der Dekortikation ist bestenfalls die Funktionsverbesserung, zumindest jedoch die Verhinderung einer weiteren Verschlechterung, wie sie nach jahrzehntelanger „Fesselung" der Lunge in Form komplizierender obstruktiver Atemwegserkrankungen und pleurogener Bronchiektasen auftreten kann.

b) *Blasige Lungenerkrankungen.* Nach Ort der Entstehung unterscheidet man zwischen Zyste (vom Bronchus ausgehend), Bulla (von den Alveolen ausgehend) und Blasen (von der Pleura ausgehend). Die pathophysiologischen Auswirkungen sind abhängig von der Lage des Hohlraumes, seiner Größe und der Grundkrankheit, die zu seiner Entstehung geführt hat. Röntgenuntersuchungen und präoperative Funktionsdiagnostik gestatten im allgemeinen die Beantwortung der Frage, ob die Blase im Rahmen eines Lungenemphysems entstanden ist, somit nur Folge ist, oder, ob es sich dabei um eine begrenzte, umschriebene Anomalie bei sonst intaktem Lungengewebe handelt. Während die Indikation zur Resektion im letzteren Falle einfach zu stellen ist (Kompression von umgebenden Lungengewebe!), fällt der Entschluß zur Operation bei zugrundeliegendem Emphysem im Einzelfall sehr viel schwerer. Er hängt ab davon, ob
1) eine begleitende Bronchitis, die erhebliche postoperative Komplikationen nach sich ziehen kann, vorliegt,
2) mehr als 50% des befallenen Hemithorax von der Bulla okkupiert werden und
3) die kontralaterale Lunge frei von größeren Defekten ist.

c) *Trachealstenose.* Lungenfunktionsparameter eignen sich bei der Trachealstenose zu
1) Diagnostik (DD: generalisierte Atemwegsobstruktion),
2) Lokalisation (intra-/extrathorakal),
3) Quantifizierung des Schweregrades (meßbarer Atemwegswiderstand bei einem Durchmesser der Stenose von 7 mm und weniger Innendurchmesser) und
4) Verlaufskontrolle.

Der am besten dafür geeignete Parameter ist der ganzkörperplethysmographisch gemessene Atemwegswiderstand, forcierte Atemmanöver in- oder exspiratorisch sind weniger sensitiv und weniger spezifisch.

d) Deformierung des Brustkorbs. Die Indikation zur operativen Korrektur von *Trichterbrust* und schwerer *Kyphoskoliose* wird aus orthopädischen oder kosmetischen Gründen gestellt. Eine Verbesserung der kardiopulmonalen Funktion ist dadurch nicht zu erwarten.

Bronchialer Provokationstest (BPT)

Der BPT dient der Sicherung der klinischen Bedeutung eines bestimmten, zumeist im Hauttest festgestellten Allergens *(spezifische BPT)* oder der Überprüfung der Reagibilität der Atemwege auf verschiedene chemische (Acetylcholin, Histamin), physikalische (Kälte), pharmakologische (β-adrenerge Blocker) oder atemmechanischer (Belastungsinduktion, Hyperventilation) Reize *(unspezifischer BPT).*

Spezifische BPT

s. Kap. 7

Unspezifischer BPT

Indikation

a) Diagnostik, z.B. bei Husten unklarer Genese, vager Dyspnoe, Engegefühl über der Brust (DD: kardial, bronchogen),
b) Objektivierung des Schweregrades des Asthma bronchiale (insbesondere bei Kindern und Patienten mit Neigung zur Aggravation oder Dissimulation),
c) Begutachtung,
d) Arbeitsmedizinische Fragestellungen (Eignung für Berufe mit besonderen Anforderungen an den Respirationstrakt).

Kontraindikation

a) Mehr als leichte manifeste Atemwegsobstruktion ($FEV_1/IVC < 50\%$),
b) irreversible Organschädigung (Lungenemphysem, Cor pulmonale).

Untersuchungsgang

Wie beim spezifischen BPT, für klinische Zwecke ist eine einmalige Inhalation mit einer bestimmten Konzentration (Histamin, Acetylcholin, Carbachol, Methacholin in 1–2%iger Konzentration) ausreichend. Für spezielle Fragestellungen ist die Erstellung einer Dosis-Wirkungs-Kurve das aufwendigere, aber aussagekräftigere Verfahren. Es gestattet die Differenzierung in Hypersensitivität (Schwellenerniedrigung) und Hyperreaktivität (Steigung der Dosis-Wirkungs-Kurve).

Beurteilung

Wie oben.

Test zur Analyse von Atemregulationsstörungen

In der Klinik wird zur Analyse einer Atemregulationsstörung zumeist die Chemoregulation und hier die der CO_2-Rezeptoren überprüft. Dies geschieht in Form einer sog. „CO_2-Rückatmung", in kontinuierlich steigenden Konzentrationen, welche eine kontinuierliche Ventilationssteigerung zur Folge haben. In den letzten Jahren sind zur Abklärung des Syndroms der „Schlafapnoe" eine Reihe komplexer Verfahren entwickelt worden, auf die im Detail hier nicht eingegangen werden kann.

Indikation

a) Diagnostik unklarer Atemstörungen (Pickwick-Syndrom, idiopathische, alveoläre Hypoventilation, Hyperkapnie unklarer Ursache),
b) Präoperative Abklärung bei Verdacht auf zentrale Atemregulationsstörung (Narkotika „hangover"),
c) Therapie (Beurteilung von Atemanaleptika bei chronischer Bronchitis und respiratorischer Globalinsuffizienz).

Durchführung

Der Patient atmet Luft aus einem kleinen Sack, der mit Sauerstoff und ca. 7% CO_2 gefüllt ist. Während der Rückatmung steigt das CO_2 in dem Maße an, wie es metabolisch anfällt. Der p_{CO_2} steigt in allen Körperflüssigkeiten einschließlich der Gegend der Chemorezeptoren kontinuierlich an. Infolge der raschen Equilibrierung von Gewebe, venösem Blut, endexspiratorischer Luft und arteriellem Blut mit CO_2 spiegeln Änderungen in einem dieser Medien auch Änderungen an den Rezeptoren im Hirnstamm wider. Man kann demnach bei kontinuierlicher Messung der Ventilation und der endexspiratorischen CO_2-Konzentration eine sog. „CO_2-Antwortkurve" erhalten. Der Quotient von Ventilationsänderung ($\Delta \dot{V}_E$) zu alveolärer CO_2-Partialdruck-Änderung (Δp_{CO_2}) wird unter Annahme einer linearen Beziehung der beiden Größen zueinander als „Erregbarkeitsquotient" bezeichnet.

Beurteilung

Aussagen über Störungen des Regelkreises Atmung lassen sich im Grunde genommen nur treffen, wenn man die Summe der afferenten Impulse, die im Regelzentrum („Atemzentrum") ankommen und der efferenten Impulse, die vom Regelzentrum an die Regelstrecke („Atemapparat") weitergegeben werden, quantitativ erfaßt. Die vereinfachende Gleichsetzung von CO_2-Partialdruck in der Alveolarluft für die Afferenz wird problematisch bei ventilatorischen Verteilungsstörungen, die Gleichsetzung des Atemminutenvolumens für die Efferenz ist bei fortgeschrittenen Erkrankungen der Atemwege und bei Lungenemphysem mit „trapped air"-Kompartimenten nicht mehr möglich. Hier müssen ggf. komplexere Verfahren herangezogen werden.

Shunt-Bestimmung

Die Ursache für eine arterielle Hypoxämie ($p_{a,O_2}\downarrow$) kann liegen in einer 1) respiratorischen Globalinsuffizienz ($p_{a,CO_2}\uparrow$, $p_{a,O_2}\downarrow$), 2) in einer Ventilations-Perfusions-Verteilungsstörung, 3) in einer Diffusionsstörung oder 4) einem Rechts-links-Shunt. Dieser kann auf Herz- oder Lungenebene liegen (Septumdefekt mit Shunt-Umkehr, AV-Fistel, Atelektasen mit erhaltener Perfusion).

Tabelle 4.17 Ungefähre Shunt-Fraktion ($\dot{Q}_{sh}/\dot{Q}_{pulm}$) bei Atmung von 100% Sauerstoff unter Annahme einer $\Delta C_{a-\bar{v},O_2}$ von 50 ml O_2/1 l Blut, Hämoglobin = 140 g/l (14 g/dl), Temperatur = 37 °C und pH = 7,40

p_{a,O_2} kPa (mmHg)	$\dot{Q}_{sh}/\dot{Q}_{pulm}$ (%)
73,3 kPa (550 mmHg)	~ 5%
61,3 kPa (460 mmHg)	~ 10%
46,7 kPa (350 mmHg)	~ 15%
30,7 kPa (230 mmHg)	~ 20%

Die Kenntnis der Größe des Rechts-links-Shunts kann aus diagnostischen, prognostischen und therapeutischen Gründen wichtig sein, und insbesondere in der präoperativen Diagnostik bedeutsam werden. In der Lungenchirurgie taucht diese Frage gelegentlich auf, wenn präoperativ abgeklärt werden soll, ob eine festgestellte Hypoxämie durch den zu resezierenden Tumor selbst im Sinne eines Rechts-links-Shunts bedingt ist, oder Ausdruck einer allgemeinen Störung des Restparenchyms der Lunge. Im ersteren Falle wäre die Resektion funktionsverbessernd, im letzteren Falle funktionsverschlechternd. Die einfachste Methode zur Berechnung eines Rechts-links-Shunts ist die relative Shunt-Mengenbestimmung unter Sauerstoffatmung. Das theoretische Prinzip basiert auf dem Grundgedanken, daß nur Blut, das über die Lungenkapillaren mit beatmeten Alveolen in Berührung kommt, oxygeniert werden kann, während das übrige Blut ungesättigt wieder in den großen Kreislauf gelangt. Die *praktische Durchführung* geht so vor sich, daß der Patient reinen wasserdampfgesättigten Sauerstoff (unter Kontrolle der Exspirationsluft) solange atmet, bis der gesamte Stickstoff aus der Lunge ausgewaschen ist. Dann wird arteriell punktiert, der Sauerstoffpartialdruck sofort bestimmt (vorherige tonometrische Eichung des Blutgasgerätes!), und der Shunt-Anteil einem Nomogramm (s. Tab. 4.17) entnommen. Diese Untersuchung wird in Ruhe und/oder bei körperlicher Belastung je nach vorher festgestellter Hypoxämie vorgenommen.

Blutgasanalyse

Die Bestimmung des arteriellen O_2-Partialdruckes

Die Höhe des p_{a, O_2} widerspiegelt die Teilfunktionen der Lunge und stellt somit einen praktisch bedeutenden Kontrollparameter dar. Der Sauerstoffpartialdruck (p_{a, O_2}, gemessen in mmHg, Torr oder kPa) beschreibt den O_2-Anteil, der entsprechend seiner Teildrucke physikalisch im Blutplasma gelöst ist. Die Sauerstoff-Sättigung (S_{a, O_2}) beschreibt den Prozentsatz des mit Sauerstoff gesättigten Hämoglobins in Prozent der O_2-Kapazität. Der Sauerstoffgehalt (C_{a, O_2}) ist die Menge Sauerstoff, die in 1 l (100 ml) Blut enthalten ist. Dies bezieht sich auf den physikalisch gelösten Anteil (p_{a, O_2}) und den chemisch gebundenen Anteil (S_{a, O_2}).

Indikationsbereich

Ventilations-, Diffusions-, Perfusions- und Distributionsstörungen können einen veränderten p_{a, O_2} ergeben. Die Indikation zur Messung besteht demnach im Rahmen
- der Diagnostik aller Erkrankungen der Lunge und des Herz-Kreislauf-Systems (auch Differentialdiagnose der Polyglobulie),
- therapeutischer Entscheidungen, Therapiekontrolle, Verlaufsbeobachtung,
- Begutachtung,
- Prognoseabschätzung.

Meßprinzip

Erfolgsorgan des Systems Lunge ist das arterielle Blut. Dieses gelangt zur Messung an winzigen Platinelektroden, deren Oberfläche durch eine O_2-permeable Teflonmembran geschützt ist. Der O_2 wird an der Kathode zu H_2O_2 reduziert. Der Reduktionsstrom ist abhängig von der pro Zeiteinheit an die Elektrodenoberfläche diffundierenden O_2, also abhängig vom O_2-Partialdruck des Meßmediums (KOENIG 1962).
Um einen konstanten O_2-Zustrom zur Elektrode zu sichern, wird die zu messende Blutprobe bewegt (Magnetrührer, oszillierende Pumpen).

Notwendige Geräte (s. Tab. 4.21)

Die von der Industrie angebotenen Geräte kombinieren die p_{a, O_2}-Messung mit der Bestimmung des p_{a, CO_2}, des pH-Wertes und weiterer, indirekt zu berechnender Parameter des Säure-Basen-Haushaltes. Jeder Hersteller verfügt über eine Palette unterschiedlicher Gerätetypen von manueller Bedienung bis zur vollständigen Automatisierung.
Zum Ausrüstungsstandard zählen Digitalanzeige und Direktausdruck, wobei je nach Gerätetyp zwischen 17000,- und 40000,- DM investiert werden müssen.
Weiteres Zubehör schließt ein: Finalgon-Salbe, heparinisierte Mikrokapillaren, evtl. Ansatztrichter, Tupfer, Alkohollösung, Einmallanzetten, Eichgase, Eichlösungen, Ersatzelektroden, Ersatzmembranen.

Vorbereitung des Patienten

Die Blutgasanalyse widerspiegelt die Ventilationsverhältnisse des Patienten. Voraussetzung für eine aussagekräftige Messung ist deshalb ein gesichertes Ruhe-steady state. Der Patient darf vor der Blutabnahme nicht sprechen, lachen, sich bewegen (cave Ventilationsprüfung!), sonders sollte mindestens 10 Minuten ruhig sitzen. In dieser Zeit kann eine hyperämisierende Salbe (Finalgon) den venösen Kapillarplexus des Ohrläppchens arterialisieren. Die Blutabnahme erfolgt erst nach gesicherter Hyperämie (Rötung und Schwellung), durch kräftigen Lanzetteneinstich. Der erste Bluttropfen wird verworfen, der folgende zügig und luftblasenfrei in eine heparinisierte Mikrokapillare aufgesaugt. Die Größe des Füllvolumens hängt vom Gerätetyp ab und bewegt sich zwischen 25 und 100 μl für eine komplette Blutgasanalyse mit Bestimmung von p_{a, O_2}, p_{a, CO_2} und pH. Kann die Messung nicht sofort erfolgen, werden die Kapillaren mit einem Rührstäbchen versehen und an beiden Seiten verschlossen im Kühlschrank aufbewahrt.
Das arterialisierte Ohrkapillarblut entspricht im hyp- und normoxischen Bereich dem arteriellen Blut. Eine Arterienpunktion ist daher nur bei peripheren Mikrozirkulationen und Säuglingen indiziert (DAVENPORT 1977). Auch

dies ist heute durch mikrofeine Spezialkanülen aus der A. radialis gefahrlos und wiederholbar möglich (Hersteller z. B. AVL, Radiometer).

Untersuchungsgang

Tägliche Grundeichungen mit Blutersatzstoffen mit konstantem p_{O_2}, p_{CO_2} und pH (z. B. Dia-Synth 1-2-3, Dia-Med AG, Acidbasol, General Diagnostics) müssen jeglicher Messung vorausgehen. Vom Hersteller vorgegebene Toleranzgrenzen dürfen nicht über- oder unterschritten werden. Blutgasautomaten führen diese Eichung inklusive Zwischeneichung automatisch (und zeitaufwendig) durch. Jedes wirklich gute Labor besitzt ein eigenes Tonometer. Damit wird Blut mit einem definierten Eichgas äquilibriert und dieses im Blutgasgerät als Eichsubstanz verwendet. Die Notwendigkeit einer Tonometerbluteichung ergibt sich durch unterschiedliche Löslichkeit des Eichgases in Flüssigkeit und Blut. Dies gilt in besonderem Maße für Meßbedingungen mit einem $p_{a, O_2} > 13,3$ kPa $\cong > 100$ mmHg.

Zwischeneichungen erfolgen mittels Eichgas, dessen Gaspartialdruck in Abhängigkeit vom Barometerdruck täglich neu berechnet werden müssen.

$$p_{O_2} (kPa) = 0{,}133 \cdot p_{O_2} (mmHg)$$

$$p_{O_2} (mmHg) = \frac{(P_B (mmHg) - 47) \, F_{O_2} (\%)}{100}$$

Vor der Messung sollte die Eichung mit Eichgasen erfolgen, die in ihren Partialdruckwerten nahe dem zu erwartenden Meßwert im Blut liegen.

Kontinuierliche intravasale Partialdruckmessungen haben keine große praktische Bedeutung. Ihr Anwendungsfeld ist die Intensivüberwachung, z. B. zur Quantifizierung eines Rechts-links-Shunts unter Hyperoxiebedingungen. Sie basieren auf einer diffizilen Technik (Katheterelektroden, Massenspektrometrie) und setzen eine arterielle Verweilkanüle voraus (FERLINZ 1977).

Die Blutabnahme erfolgt aus dem hyperämisierten Ohrläppchen. Die Messung sollte sofort stattfinden (evtl. unter Zuhilfenahme von Ansatztrichtern). Bei Automaten ist der Meßvorgang fesgelegt. Bei manueller Bedienung werden die Parameter in der Reihenfolge des Erreichens und Bestehenbleibens stabiler Werte abgefragt: p_{a, O_2}, p_{a, CO_2}, pH. Die Messung wird durch Meßkammerspülung abgeschlossen.

Befunde

Der p_{a, O_2} ist eine alters-, geschlechts- und gewichtsabhängige Größe. Die Beurteilung geschieht durch Bezug auf einen Normwert (s. Kap. 11). Unterschreitet der gemessene p_{a, O_2}-Wert den 2-s-Streubereich der Normkurve, besteht eine Hypoxämie infolge einer meist respiratorischen Insuffizienz. Tritt diese bereits unter Ruhe-steady-Bedingungen auf, so spricht man von einer manifesten respiratorischen Insuffizienz, tritt sie erst unter Belastung auf, von einer latenten respiratorischen Insuffizienz (ULMER u. Mitarb. 1983).

Der O_2-Partialdruck ist immer in Zusammenhang mit der aktuellen Ventilation zu betrachten, d. h. in Abhängigkeit vom arteriellen CO_2-Partialdruck. Dabei kann ein erhöhter oder verminderter Sauerstoffpartialdruck seine Ursache in einer alveolären Hyper- oder Hypoventilation haben.

Die Beurteilung muß die Kenntnis über die Körperposition zum Meßzeitpunkt einschließen, da die Zwerchfellstellung und -beweglichkeit entscheidenden Einfluß auf die Ventilationsverhältnisse und damit auf den O_2-Partialdruck besitzt.

Da vom Meßwert p_{a, O_2} häufig einschneidende therapeutische und gutachterliche Schlußfolgerungen ausgehen, ist seine Doppelbestimmung angezeigt.

Da die Größe des p_{a, O_2} vom Barometerdruck abhängig ist, wird sie beeinflußt durch die Höhe über dem Meeresspiegel und den aktuellen, wetterabhängigen Druckbedingungen.

Leistungsfähigkeit des Verfahrens

Gehörte die Blutgasanalyse noch vor wenigen Jahren zu den methodisch aufwendigen Untersuchungsverfahren, stellt sie sich heute neben der Spirometrie als wesentliche und häufige Technik im Lungenfunktionslabor dar. Mit der O_2-Partialdruckmessung steht ein im Vergleich zur Sättigungsmessung sensibles Verfahren zur Verfügung, das Gasaustausch, Ventilation und Distribution in einer sehr frühen Phase erfaßt, in der die Sättigung noch keine Änderung zeigen kann (O_2-Dissoziationskur-

ve). In einem routinierten Labor können täglich von einer ausgebildeten MTA ca. 40 Messungen problemlos bewältigt werden.
Die Höhe des Automatisierungsgrades hat jedoch häufig ihren Preis. Selbsthilfe reduziert sich erheblich bei oft steigender Störanfälligkeit (SCHNELLBÄCHER u. SMIDT 1979, 1980). Wichtig ist die sofortige Verarbeitung der Meßprobe. Autooxidation senkt den p_{a,O_2}. Bei hohem p_{a,O_2} spielt der Elektrodenverbrauch eine bedeutende Rolle. Bei von 37 °C abweichender Blutprobentemperatur muß eine Meßwertkorrektur erfolgen (KOENIG 1962). Die Reproduzierbarkeit schwankt zwischen 0,5 und 5%. Mögliche Fehlerquellen ergeben sich aus Luftblasen und Gerinnung der Blutprobe sowie Membranverschmutzungen und Membrandefekten.

Bestimmung des arteriellen CO_2-Partialdruckes und weiterer Parameter des Säure-Basen-Haushaltes (pH, Standard-Bicarbonat, Basenüberschuß)

Während der p_{a,O_2} Abbild verschiedener Teilfunktionen der Respiration ist (Ventilation, Ventilations-Perfusions-Verhältnis, Diffusion, Shunt, Distribution), gibt der arterielle Kohlendioxidpartialdruck (p_{a,CO_2}) die alveoläre Ventilation wider. Mit dem p_{a,CO_2} wird der physikalisch im Blutplasma gelöste CO_2-Anteil (mmHg) gemessen. Über die Hasselbalch-Hendersonsche Gleichung wird die Beziehung zwischen p_{CO_2} und pH im Blut definiert. Der pH-Wert entspricht dem negativen dekadischen Logarithmus der Wasserstoffionenkonzentration. Die Veränderungen des Säure-Basen-Haushaltes durch Verlust oder Zugabe von Säure oder Alkali wird als Basenüberschuß (base excess – BE; positiver Wert – Basenüberschuß; negativer Wert – Basenmangel) bezeichnet. Als Standardbicarbonat oder Alkalireserve ist diejenige Menge gebundener Kohlensäure im Plasma definiert, die bei Standardbedingungen an CO_2 gebunden ist (37 °C, 44 mmHg p_{CO_2}; vollständige O_2-Sättigung des Hb) (DAVENPORT 1979).

Indikationsbereich

Wie auf S. 254 beschrieben. Weiterhin: Diagnostik von Atemregulationsstörungen, Niereninsuffizienz, Störungen des Wasser- und Elektrolythaushaltes, Intensivmedizin.

Meßprinzip

Zentrales Meßprinzip zur Bestimmung der Säure-Basen-Parameter ist die pH-Messung. Diese erfolgt mit Glaselektroden mit einer speziellen wasserstoffionenpermeablen Glasmembran. Der pH-Wert ergibt sich als Potentialdifferenz zwischen einer um die Glasmembran befindlichen Vergleichslösung und dem Meßmedium.
Zu beachten ist eine Temperaturkorrektur bei von 37 °C abweichender Bluttemperatur (KOENIG 1962).
Die Messung des p_{a,CO_2} erfolgt ebenfalls mit einer Glaselektrode, deren Glasmembran mit einer CO_2-durchlässigen Teflonfolie bezogen ist. Die indirekte p_{CO_2}-Bestimmung erfolgt durch pH-Messung in einem Raum zwischen Teflon- und Glasmembran, der mit Natriumhydrogencarbonat gefüllt ist. Der pH ist in Abhängigkeit vom herandiffundierenden Kohlendioxid veränderlich.
Die indirekte Bestimmung des p_{a,CO_2} über die pH-Messung zweier mit unterschiedlichen CO_2-Eichgasen tonometrierter Blutproben im Verfahren nach Astrup (ASTRUP 1957) und Siggaard-Andersen besitzt keine große praktische Bedeutung mehr.
Weitere wesentliche Meßgrößen des Säure-Basen-Haushaltes werden im Nomogramm nach Siggaard-Andersen (SIGGAARD-ANDERSEN 1965) indirekt graphisch ermittelt oder berechnet und digital angezeigt oder ausgedruckt.

Notwendige Geräte

s. Tab. 4.21 (S. 264 ff.)

Vorbereitung des Patienten

s. S. 254

Untersuchungsgang

s. S. 255

Abb. 4.**24** Beurteilungsschema der Säure-Basen-Analyse; schematisierte Normgrenzen im Siggaard-Andersen-Nomogramm (pH – vertikal, pa, CO₂ – horizontal, BE – schräg); Normfeld – N, geringe Störungen grau, Kompensation von Störungen durch Pfeile angedeutet

1. geringgradige kompensierte metabolische Azidose
2. geringgradige kompensierte metabolische Alkalose
3. geringgradige kompeniserte respiratorische Azidose
4. geringgradige kompensierte respiratorische Alkalose
5. geringgradige kombinierte metabolische und respiratorische Azidose
6. geringgradige kombinierte metabolische und respiratorische Alkalose
7. nicht kompensierte respiratorische Azidose
8. nicht kompensierte respiratorische Alkalose
9. respiratorische Azidose oder metabolische Alkalose, vollkompensiert
10. respiratorische Alkalose oder metabolische Azidose, vollkompensiert
11. nicht kompensierte metabolische Azidose
12. nicht kompensierte metabolische Alkalose
13. partiell kompensierte metabolische Azidose
14. partiell kompensierte metabolische Alkalose
15. partiell kompensierte respiratorische Azidose
16. partiell kompensierte respiratorische Alkalose
17. kombinierte metabolische und respiratorische Azidose
18. kombinierte metabolische und respiratorische Alkalose

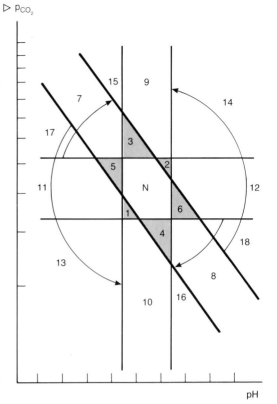

Befunde

Der p_{a, CO_2} und die übrigen Säure-Basen-Haushalt-Parameter haben ihren Normwert innerhalb feststehender, altersunabhängiger Grenzen (p_{a, CO_2} = 5,33 kPa ± 0,53 kPa (40 mmHg ± 4 mmHg); pH = 7,40 ± 0,04; Standard-Bicarbonat = 25 ± 3 mmol/l (= mval/l); BE = 0 ± 3 mmol/l (= mval/l)). Wie beim p_{a, O_2} unterliegt der p_{a, CO_2} dem wetter- und höhenabhängigen Barometerdruck. Ein Überschreiten des normalen p_{a, CO_2} wird als Hyperkapnie, ein Unterschreiten als Hypokapnie bezeichnet. Tritt eine Hypoxämie mit einer Hyperkapnie kombiniert auf, spricht man von einer respiratorischen Globalinsuffizienz (BÜHLMANN u. ROSSIER 1970). Praktisch bedeutsame, pathophysiologische Zusammenhänge sind in Tab. 4.**18** zusammengefaßt. Lunge und Säure-Basen-Haushalt sind über die CO_2-Abgabe und den Verlust saurer Valenzen eng miteinander verknüpft. Einzelheiten der Normabweichungen sind in Abb. 4.**24** dargestellt. Die Begriffe Azidose und Alkalose beziehen sich auf den jeweiligen pH-Wert, eine Verminderung bezeichnet man als Azidose, eine Vergrößerung als Alkalose. In Abhängigkeit vom p_{a, CO_2} und BE werden die Begriffe respiratorische und metabolische Veränderung definiert. Respiratorische Störungen werden metabolisch, metabolische Störungen respiratorisch kompensiert (Tab. 4.**19**).

Leistungsfähigkeit des Verfahrens

s. S. 256
Die Reproduzierbarkeit liegt zwischen 1–4%. Mögliche Fehlerquellen können sein: zu schnelles Ablesen, nicht luftblasenfreie Blutprobe, Membrandefekte, Verschmutzung mit Fett. Das Eichgas sollte im Bereich des zu erwartenden p_{a, CO_2} bzw. die Eichsubstanz in Nähe des zu erwartenden pH liegen.

Tabelle 4.18 Pathophysiologische Zusammenhänge zwischen Störung der Respiration und Effekt auf die arteriellen Blutgase; ↓-vermindert = -unverändert ↑-erhöht

	Ruhe		Belastung		O_2-Atmung	
	p_{a,O_2}	p_{a,CO_2}	p_{a,O_2}	p_{a,CO_2}	p_{a,O_2}	p_{a,CO_2}
Ventilationsstörung mit alveolärer Hypoventilation	↓	↑	↓	↑	↑	↑
Diffusionsstörung	↓	=	↓↓	=	↑	=
Rechts-links-Shunt	↓	=	↓	=	↓	=
Distributionsstörung	↓	↓	↑	=	↑	=

Tabelle 4.19 Klinische Beispiele für Verschiebungen des Säure-Basen-Haushalts

Azidose		Alkalose	
metabolisch	respiratorisch	metabolisch	respiratorisch
a) Anhäufung saurer Valenzen Ketoazidose bei Diabetes mellitus Null-Diät Lactatazidose bei schwerer körperlicher Belastung und anderen Ursachen einer Hypoxie	alveoläre Hypoventilation durch: Schädigung des ZNS Schädigung der peripheren Nerven myogen thorakal bronchial pulmonal	a) Anhäufung alkalischer Valenzen Bicarbonatzufuhr	alveoläre Hyperventilation direkte oder reflektorische Stimulation des Atemzentrums
b) Verlust alkalischer Valenzen Diarrhoe		b) Verlust saurer Valenzen Erbrechen	
c) Elektrolytverschiebungen Dilutionsazidose Hyperkaliämie-Azidose Renale Azidose		c) Elektrolytverschiebungen Hypokaliämie Diuretika endokrinologische Krankheiten	

Die transkutane O_2- und CO_2-Partialdruckmessung (p_{tc,O_2}; p_{tc,CO_2})

Diese Technik nimmt im Kapitel Blutgasanalyse eine Sonderstellung ein, da es sich um ein ausschließlich unblutiges Verfahren handelt (ASTRUP 1957).

Das Meßprinzip entspricht dem der Polarographie zur Bestimmung des p_{a,O_2} bzw. der indirekten p_{a,CO_2}-Messung über die Bestimmung des pH (Geräte s. Tab. 4.21).

Auch bei diesem Verfahren schützt eine semipermeable Teflonmembran die Elektrode. Eine leitende Verbindung zwischen Haut und Kathode wird durch einen Elektrolyttropfen erzeugt. Die Meßbedingungen werden durch Heizung des mit der Elektrode bedeckten Hautareals stabilisiert. Dennoch sind die gemessenen Werte stark von der Durchblutung abhängig. Daraus ergibt sich die Schlußfolgerung, daß eine genügende Wartezeit vor der Messung einzuhalten ist (ca. 10–15 Minuten) und die Elektrode standardisiert plaziert werden muß (z. B. thorakal, infraklavikulär). Zwischen p_{a,O_2} und p_{tc,O_2} bleibt jedoch eine mehr oder weniger große Differenz bestehen, die abhängig vom Alter des Patienten, von den äußeren Temperaturbedingungen (OP-Bereich), von der peripheren Zirkulation des Hautareals und von der Zeitdauer des Aufliegens der Elektrode (maximal 2–4 Stunden, darüber hinaus Blasenbildung durch Verbrennung bei geheizter Elektrodenoberfläche). Das Indikationsfeld liegt demnach im Bereich von kontinuierlichen Dauermessungen mit der Möglichkeit punktueller arterieller Kontrollen. Diese wären die Neonatologie, Pädiatrie, Intensivmedizin und die Einstellung einer Sauerstofflangzeittherapie bei chronischer respiratorischer Insuffizienz.

Sauerstoff-Sättigung, blutig gemessen (S_{a,O_2}, S_{v,O_2})

Unter Sauerstoff-Sättigung (S_{O_2}) wird die prozentuale Beladung des Hämoglobins mit Sauerstoff (in Prozent der Sauerstoffkapazität) definiert. Sie läßt sich aus der Sauerstoffbindungskurve unter Kenntnis von Sauerstoffpartialdruck, Temperatur, pH-Wert und p_{CO_2} berechnen (Abb. 4.25). Die Beziehung zwischen Sauerstoffpartialdruck und Hämoglobinsättigung mit Sauerstoff ist nicht linear, sondern zeigt einen biexponentiellen, S-förmigen Verlauf. In ihrem oberen Anteil ist die Kurve sehr flach, d.h., in diesem Bereich ändert sich die Sättigung bei großen Sprüngen im Sauerstoffpartialdruck nur wenig. Da sich der Großteil der Gasaustauschstörungen der Lunge in diesem „flachen" Kurventeil der *Sauerstoffdissoziationskurve* abspielt, ist die Sättigung bei diskreten Störungen des Gasaustausches ein wenig sensitiver Parameter. Umgekehrt sind bei kritischen arteriellen Hypoxämien und im zentralvenösen Blut, also im „steilen" Bereich der Sauerstoffdissoziationskurve, Änderungen der Sättigung sensitiver als die des Partialdrucks. Durch simultane Bestimmung von Sauerstoffpartialdruck und Sauerstoffsättigung über den gesamten Kurvenbereich kann eine individuelle Sauerstoffdissoziationskurve erstellt und Störungen der Sauerstoffaufnahme der Lunge ins Blut und der Sauerstoffabgang aus dem Blut ans Gewebe beschrieben werden: Eine „Rechtsverschiebung" der Sauerstoffdissoziationskurve hat eine gestörte Aufnahme des Sauerstoffs von den Alveolen ins Blut wegen einer verminderten Sauerstoffbindungsfähigkeit des Hämoglobins, aber auch eine bessere O_2-Abgabe im Gewebe zur Folge: Azidose, Hyperkapnie, Fieber, erhöhten Phosphatanteil (u.a. 2, 3 DPG) und angeborenen Hämoglobinopathien. Zu einer Linksverschiebung der Sauerstoffdissoziationskurve mit Störung der Sauerstoffabgabe aus dem Blut ins Gewebe infolge einer erhöhten Sauerstoffbindungsfähigkeit des Hämoglobins, aber auch leichteren O_2-Aufnahme in der Lunge, kommt es bei Alkalose, Hypokapnie, erniedrigter Körpertemperatur, erniedrigtem Phosphatspiegel (u.a. 2, 3 DPG), CO-Hb-Bildung, Hämoglobin- und HbF-Bildung sowie angeborenen Hämoglobinopathien. Konventionell gibt man eine Verschiebung der Sauerstoffbindungsfähigkeit des Hämoglobins wieder im sog. p_{50}-Wert, d.h. demjenigen Partialdruck des Blutes, bei dem eine 50%ige Sättigung erreicht wird (normaler $p_{50} = 3,6$ kPa $\cong 27$ mmHg) (s. Abb. 4.25).

Indikation

Heute wird die Sauerstoffsättigung direkt gemessen nur noch bei

a) Erstellung einer Sauerstoffdissoziationskurve und Bestimmung des p_{50} (s. oben).
b) Herzkatheterisierung zur Bestimmung

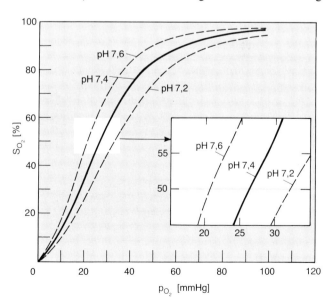

Abb. 4.25 Sauerstoffdissoziationskurve bei unterschiedlichem pH. Bestimmung des p_{50}-Wertes

eines Rechts-links- oder Links-rechts-Shunts auf Herz- und/oder Gefäßebene.
c) Zur Bestimmung des Herzzeitvolumens nach Fick.

Mit dem Fickschen Prinzip wird das Herzzeitvolumen ($\dot{Q}$) unter Bestimmung von Sauerstoffaufnahme ($\dot{V}_{O_2}$) und AV-Differenz des Sauerstoffgehaltes (C = content) gemessen:

$$\dot{Q} = \frac{\dot{V}_{O_2}}{C_{a,O_2} - C_{\bar{v},O_2}} \quad |l/min|$$

Dabei empfiehlt sich aus methodischen Gründen entweder die Bestimmung des Partialdrucks (p_{O_2}) oder der Sättigung (S_{O_2}) oder des Gehalts (C_{O_2}) arteriell wie venös und daraus die direkte Messung oder Berechnung des Gehaltes (s. S. 262). Die Bestimmung des p_{O_2} im arteriellen und der Sättigung oder des Gehaltes im zentralvenösen Blut bringt zu große, methodisch bedingte Differenzen, obwohl theoretisch sinnvoll.

Meßprinzip

Die Messung erfolgt spektrophotometrisch: Reduziertes und oxygeniertes Hämoglobin haben ein bestimmtes, z.T. überlappendes Absorptionsspektrum.

Geräte (s. Tab. 4.21)

Allgemein üblich ist die Messung von Blutproben in Oxymetern, welche nicht nur die Sauerstoffsättigung (Hb-O$_2$), sondern auch den Hämoglobingehalt pro Volumen (Hb) und das Kohlenmonoxid-Hämoglobin (HB-CO) angeben (s. S. 262). Zu den einzelnen Gerätetypen s. Tab. 4.21. Auch kann bei Herzkatheteruntersuchungen über einen Fiberoptik-Katheter eine In-vivo-Oxymetrie, insbesondere bei der Analyse von Shunt-Vitien und zur Berechnung des Herzzeitvolumens, vorgenommen werden. Sie reduziert die Fehlerbreite und erspart Umrechnungen.

Vorbereitung und Untersuchungsgang

Zur Messung sind minimal 0,4 ml erforderlich, deswegen reichen Kapillarmethoden nicht aus. Das Blut muß in einer Spritze, deren Totraum mit Heparin oder EDTA gefüllt ist, luftblasenfrei aufgezogen und unmittelbar nach Entnahme bestimmt werden. Auf Eis kann die Bestimmung bis 2 Stunden nach Probenentnahme verzögert werden. Der Messung geht bei den meisten Geräten eine Aufwärmphase, eine Standardisierung und Kalibrierung mit möglichst tonometrisch bestimmten Blutproben voraus.

Befunde

Die nicht lineare Beziehung zwischen Sauerstoffpartialdruck und Sauerstoffsättigung erklärt, warum die Kenntnis der Sättigung des arteriellen Blutes (S_{a,O_2}) für eine differenzierte Beschreibung von Störungen des Gasaustausches in der Lunge ungeeignet ist (s. oben). Umgekehrt garantiert eine im Normbereich liegende Sauerstoffsättigung – analoges gilt für den Partialdruck – arteriell wie zentralvenös bestimmt, noch keine ausreichende Sauerstoffversorgung der Körperperipherie, da entscheidend dafür noch andere Faktoren wie der Sauerstoffgehalt des Blutes (abhängig in erster Linie von der Quantität des Hämoglobins), die Sauerstoffbindung an das Hb-Molekül (Sauerstoffdissoziationskurve) und die globalen und regionalen Flußverhältnisse des Blutes sind.

Zur Shunt-Bestimmung bei Herzkatheteruntersuchungen kann alternativ der Sauerstoffpartialdruck herangezogen werden, das gleiche gilt für die Bestimmung des Herzzeitvolumens (Berechnung s. Kap. 6).

Leistungsfähigkeit

Die Indikationen für eine blutige Bestimmung der Sauerstoffsättigung sind begrenzt, meist sind sie Speziallabors vorbehalten (Herzkatheterisierung, p_{50}-Bestimmung bei Hämoglobinopathien). Die Perfektionierung der Sauerstoffpartialdruckmessung (p_{O_2}) hat die meisten Indikationen, die früher an die Sauerstoffsättigung gestellt wurden, infolge größerer Sensitivität und Einfachheit der Bestimmung überflüssig gemacht. Für die oben genannten Spezialuntersuchungen ist sie jedoch unverzichtbar. Die Reproduzierbarkeit im gesamten Bereich von 0–100% liegt bei ± 1%.

Sauerstoff-Sättigung, unblutig gemessen (Ohroxymetrie)

Die nichtinvasive Messung der Sauerstoff-Sättigung des Hämoglobins in Kapillaren des Ohres ist schon vor 50 Jahren beschrieben worden. Sie hat zwar in den 60er und 70er Jahren stark an Bedeutung gegenüber der direkten, blutigen Bestimmung des arteriellen p_{O_2} verloren, ist aber in den letzten Jahren durch apparative Verbesserungen bei bestimmten Indikationen wieder attraktiv geworden und konkurriert z.T. mit der transkutanen p_{O_2}-Messung (s. S. 258).

Indikationen

Längere, kontinuierliche Überwachung der Sauerstoffsättigung bei:
a) diagnostischen Eingriffen (etwa bei Bronchoskopie und Bronchographie),
b) Narkose,
c) Intensivpatienten, insbesondere bei Beatmung,
d) Schlafstudien, insbesondere Schlafapnoe,
d) Sauerstofftherapie und deren Kontrolle.

Meßprinzip

Das Prinzip besteht in der Messung der Transmission von Licht durch das Ohr. Das Ohr eignet sich deswegen für derartige Messungen, weil die arterielle Durchblutung den aktuellen metabolischen Bedarf übersteigt und die venöse Sauerstoffausschöpfung gering ist. Durch Aufwärmen und hyperämisierende Salben kann dieser Effekt noch gesteigert werden. Die Messung des Lichtstrahls erfolgt spektrophotometrisch. Bei Benutzung mehrerer Wellenlängen und Automatisierung von Kalibrationsvorgängen über Mikroprozessoren lassen sich in modernen Geräten die durch Hautpigmentierung, Ohrdicke und Bewegungsartefakte bedingten Störquellen weitgehend ausschalten.

Geräte (s. Tab. 4.21)

Praktische Verwendung finden heute nur noch Geräte mit den o.a. Kompensations- und Korrekturverfahren. Ihr Nachteil ist der hohe Preis, ihr Vorteil die Robustheit, Transportabilität und Einfachheit der Bedienung, welche ihre Benutzung auch auf Intensiv- und Allgemeinstationen ohne speziell geschultes Personal ermöglicht.

Vorbereitung und Untersuchungsgang

Die „Aufwärmzeit" beträgt bei modernen Geräten maximal 3 Minuten. Die zum Gerät gehörende Ohreinheit wird am Ohrläppchen angebracht und wärmt dieses auf 38 °C auf. Die Hyperämisierung wird thermostatisch reguliert. Bei Kindern können auch Ohrmuschel oder Finger benutzt werden, die Werte liegen allerdings unter den vergleichbaren blutigen Sauerstoffsättigungswerten. Das geringe Gewicht der Ohreinheit (12–20 g), die schonende Aufwärmung und der geringe Druck erlauben eine vielstündige, manchmal sogar mehrtägige kontinuierliche Messung. Bei Tausch einer Ohreinheit kommt es zu vernachlässigbar kleinen methodischen Sprüngen der Sauerstoffsättigung. Externe Faktoren wie Lichteinfall usw. stören die Messung nicht. Zu empfehlen sind punktuelle „quasi-Kalibrierungen" durch blutige Bestimmung des p_{a, O_2}.

Befunde

s. S. 260

Leistungsfähigkeit

Der Vorteil der derzeit auf dem Markt angebotenen Geräte liegt in der Einfachheit der Handhabung und der weitgehenden Ausschaltung von Fehlermöglichkeiten, welche die Messung früher problematisch machten, insbesondere von Pigmentierung (Farbige!), Hautdicke und Bewegungsartefakte. Fehlermöglichkeiten können entstehen bei Ikterus (S_{O_2} falsch zu niedrig bestimmt!), Hb-CO-Gehalt über 3% (S_{O_2} falsch zu hoch gemessen), stark verminderte Hautdurchblutung, etwa im Schock, und sehr niedrigen Sättigungswerten im Blut ($S_{O_2} < 65\%$), Werten, die allerdings klinisch selten beobachtet werden, da mit dem Leben auf Dauer nicht vereinbar. Die Fehlerbreite liegt bei modernen Geräten in der klinisch wichtigen Sättigungszone von 70–90% bei ±2,3%, die Anzeigeverzögerung ist mit maximal 15 s hinreichend. Optische und/oder akustische Signale mit vorwählbaren Alarmgrenzen sind als Standardausstattung zu fordern.

Die Vorteile gegenüber der transkutanen p_{O_2}-Messung liegen in der Robustheit der Geräte und der weitgehenden Unabhängigkeit der Messung von der Hautdurchblutung (auch wenn im Schock die Werte nicht mehr repräsentativ sind). Nachteilig ist die geringere Sensitivität, bedingt durch den oben geschilderten, eigentümlichen Verlauf der Sauerstoffdissoziationskurve.

Bestimmung des Sauerstoffgehaltes (C_{O_2})

Der Sauerstoffgehalt (C = content) ist definiert als diejenige Menge Sauerstoff, die in 100 ml Vollblut enthalten ist, ist also die Summe des chemisch gebundenen und des physikalisch gelösten Sauerstoffs im Blut. Der physikalisch gelöste Sauerstoffanteil ist abhängig vom Partialdruck (p_{O_2}) und vom Löslichkeitskoeffizienten von Sauerstoff für Blut, welcher wiederum abhängig ist von Temperatur und pH. Der chemisch gebundene Anteil des Sauerstoffs im Blut hängt ab von der Sättigung des Hä-

moglobin-Moleküls (S_{O_2}), der Gesamtmenge des Hämoglobins (Hb) und der sog. Hüfnerschen Zahl, welche diejenige Menge O_2 beschreibt, die von 1 g Hb gebunden wird und heute mit 1,34 angenommen wird.
Demnach gilt:

$$C_{O_2} = \frac{S_{O_2} \cdot Hb \cdot 1,34 \cdot 10}{100 + p_{O_2}} \text{ [ml } O_2\text{/l Blut]}$$

Entscheidend für die Sauerstoffversorgung ist natürlich der chemisch gebundene Anteil: Der Sauerstoffgehalt bei einem Hb von 150 g/l (15 g/dl) beträgt unter Standardbedingungen etwa 930 mlO_2/l Blut (93 ml O_2/100 ml Blut), bei einem Anämiker mit einem Hb von 100 g/l (10 g/dl) etwa 620 mlO_2/l Blut (62 ml O_2/100 ml Blut). Der Anteil des physikalisch gelösten Sauerstoffs ist unter normobaren Bedingungen verschwindend klein und erreicht erst unter hyperbaren Bedingungen Größenordnungen, die die arteriovenöse Differenz zu decken vermögen.

Die Anwendung der Gehaltsbestimmung im Blut beschränkt sich im allgemeinen auf die Messung des Herzzeitvolumens nach Fick, die Standardmethode nach van Slyke ist eine aussterbende Kunst, ähnlich der der Spiegelschleifer und wird nur noch in wenigen Forschungslabors geübt. Die moderne Alternative zu van Slyke ist die direkt polarographische Bestimmung der Sauerstoffmenge einer Blutprobe, die nach völliger Desoxygenierung des Hämoglobins gemessen wird. Kritisch ist bei dieser Meßmethode demnach u.a. die genaue Volumenvorgabe. Andererseits ist die Bedienung des Gerätes (Lex-O_2-Con) einfach, nur kleine Probenmengen erforderlich (0,02 ml) und das Meßergebnis in Minuten digital ablesbar (Einzelheiten s. Tab. 4.21).

Bestimmung des CO-Hämoglobins (Hb-CO)

CO-Hämoblobin (Hb-CO) wird angegeben als Anteil des durch Kohlenmonoxid (CO) blockierten Hb am Gesamthämoglobingehalt. CO steht in Kompetition mit O_2 in der Bindung an das Hämoglobinmolekül und hat, verglichen mit diesem, eine weit höhere Affinität. Kleine Mengen CO sind als metabolisches Endprodukt in jedem menschlichen Blut enthalten. Hinzukommt die Umweltbelastung, welche den Anteil des durch CO blockierten Hämoglobins stark erhöhen kann. Der Effekt von CO-Hämoglobin liegt nicht nur in der Blockade der Sauerstoffbindung des betreffenden Anteils, sondern übersteigt diesen weit, da zusätzlich Hb-CO die Sauerstoffdissoziationskurve nach links verschiebt und somit die Ausnutzung des à priori verminderten sauerstoffgesättigten Hämoglobins in der Peripherie verschlechtert wird.

Indikationsbereich

a) Vergiftung mit CO (Feuerwehr, Polizei, Suizid),
b) Raucher (Entwöhnungsprogramme, Verlauf, Begutachtung, Risikoidentifizierung),
c) Korrektur bei der Messung der Differenzkapazität mit CO ($D_{L,CO}$ s. S. 229), um den aktuell im Blut vorhandenen Hb-CO-Anteil („back pressure") .

Meßprinzip

Spektrophotometrisch (s. S. 261).

Geräte

In Kombination mit spektrometrischer Sauerstoff-Sättigungsbestimmung (s. Tab. 4.21).

Vorbereitung und Untersuchungsgang

Für die Bestimmung des Hb-CO genügt peripher venöses Blut, Entnahme und Untersuchungsgang s. S. 261.

Befunde

Der CO-Hämoglobinspiegel bei einem nichtrauchenden Stadtbewohner liegt unter 2% (Hb-CO <2%). Bei starker Umweltbelastung (Verkehrspolizist!) kann der Wert bis 5% erreichen. Bei Rauchern liegen die Werte immer im pathologischen Bereich und können in Spitzen 10–17% erreichen.

Leistungsfähigkeit des Verfahrens

Die Hb-CO-Bestimmung ist ein einfacher, rasch durchgeführter Test, der als Kontrollparameter bei Rauchererziehungs- und -entziehungsprogrammen wichtige Dienste leistet. Die Blutprobe kann peripher venös entnommen werden, braucht auch nicht – wie bei der Bestimmung des p_{O_2} oder S_{O_2} – anaerob aufbewahrt zu werden. Met-Hämoglobin interferiert mit Hb-CO im Spektrum und kann zu Fehlbestimmungen führen, dies wird besonders bei postmortalen Blutproben (Gerichtsmedizin) bedeutungsvoll. Durch Zugabe von $NaHSO_3$ läßt sich dieses Problem lösen.

Synopsis

s. Tab. 4.20 u. 4.21

Synopsis der Funktionsstörungen

Tabelle 4.20 Übersicht über die häufigsten kardiopulmonalen Erkrankungen und ihre charakteristischen pathophysiologischen Störungen. Die gerasterten Felder sollen die für das betreffende Krankheitsbild charakteristische Funktionsstörung markieren und die Wahl der wichtigsten Auswahlkriterien bei Anforderung einer Lungenfunktionsprüfung kennzeichnen (B'lyse = Broncholyse-Test, BPT = bronchialer Provokationstest).

		Spirographie		GKP			B'lyse	BPT	Compliance		CO-Transfer		Verteilungs-Störung	Ergometrie					
		IVC	FEV_1/IVC	RV	R_{aw}	FRC	FEV_1	FEV_1	C_{pulm} vol.	p_{tp} max.	T_L	T_L/V_{pulm}		V_D/V_T	V_T	$\dot{p}_{a,O_2}$	$\bar{p}_{a,P}$	$\bar{p}_{c,p}$	$R_{L,C}$
Normal	Lungenembolie	n	n	n	n	n	∅	?	n	n	↓	↓	$\dot{V}/\dot{Q}, \dot{V}/D$	↑↑	↓	↓	↑↑	n	↓
	Koronare Herzkrankheit	n	n	n	n	n	∅	?	n	n	n	n	∅	n	n	n	↓	n	n
	Mitralstenose II	(↓)	(↑)	n	(↑)	↓	∅	?	(↓)	(↑)	(↓)	(↑)	$\dot{V}/\dot{Q}_b$	n	↓	n	↑	↑↑	n
	Adipositas	(↓)	n	n	n	↓	∅	(↑)	(↓)	(↑)	n	n	∅	n	(↓)	n	n	n	n
	Funktionelle Atemstörung	n	n	n	n	n	∅	?	n	n	n	n	∅	n	n	n	n	n	n
Obstruktion	Asthmakrankheit (manifest)	↓	↓	↑	↑↑	↑↑	↑↑	↑	n	n	n	n	$\dot{V}/\dot{V}, \dot{V}/\dot{Q}$	↑	↓	(↓)	n	n	↓
	Asthmakrankheit (latent)	n	n	n	n	(↑)	∅	↑↑	n	n	n	n	$(\dot{V}/\dot{Q}_b)$	n	n	n	n	n	n
	Hyperreaktives Bronchialsystem	n	n	n	n	n	∅	↑	n	n	n	n	∅	n	n	n	n	n	n
	Chronisch obstruktive Bronchitis	n	↓	n	↑	n	(↑)	(↓)	n	n	n	n	$\dot{V}/\dot{Q}_b$	n	n	n	n	n	(↑)
	Lungenemphysem	↓↓	↓	↑↑	↑↑	↑↑	∅	(↓)	↑↑	↑↑	↓↓	↓↓	$\dot{V}/\dot{V}, \dot{V}/\dot{Q}/D$	↑↑	(↓)	(↓)	(↑)	n	(↑)
	Trachealstenose	↓	↓	(↑)	↑↑	↑↑	∅	(↓)	(↑)	(↑)	(↓)	(↑)	$\dot{V}/D$	↑↑	↓↓	n	n	n	↑
Restriktion	Lungenfibrose	↓	(↑)	↓	↓	↓	∅	?	↓↓	↑↑	↓↓	↓	$\dot{V}/\dot{Q}_b$	(↑)	↓	↓	n	n	↓
	Sarkoidose I	n	n	n	n	n	∅	?	n	n	n	n	∅	n	n	n	n	n	n
	Sarkoidose II	(↓)	(↑)	↓	(↓)	(↓)	∅	?	(↓)	(↑)	(↓)	(↓)	$\dot{V}/\dot{Q}_b/D$	(↑)	(↓)	n	n	n	(↑)
	Sarkoidose III	↓	(↑)	↓	↓	↓	∅	?	↓	↑	↓	n	$\dot{V}/D$	(↑)	↓	n	n	n	↓
	Lungenasbestose	n	(↑)	n	n	n	∅	?	n	n	n	n	∅	n	n	n	n	n	(↑)
	Pleuraschwarte	↓	(↑)	n	n	n	∅	?	(↓)	(↑)	(↓)	n	$\dot{V}/\dot{Q}_b$	(↑)	↓	n	(↑)	n	(↑)
	Resektion/Atelektase	↓	(↑)	↓	n	↓	∅	?	↓	↑	↓	n	∅	(↑)	↓	n	n	n	(↑)
Restriktion + Obstruktion	Bronchiektasen	↓	(↓)	(↑)	(↑)	(↑)	(↑)	(↓)	(↓)	(↑)	(↓)	n	$\dot{V}/\dot{Q}_b$	(↑)	↓	n	n	n	(↑)
	Kyphoskoliose	↓	(↓)	↑	↑	↑	∅	?	↓	↑	↓	n	$\dot{V}/\dot{V}, \dot{V}/\dot{Q}_b$	↑↑	↓↓	n	n	n	↑
	Silikose p-r/1-2	n	n	n	n	n	∅	?	n	n	n	n	$(\dot{V}/D)$	(↑)	n	n	n	n	(↑)
	Silikose p-r/3/A	↓	(↓)	↓	(↑)	(↓)	↓	(↓)	(↓)	(↑)	(↓)	n	$\dot{V}, \dot{V}/\dot{Q}_b$	↑	↓	n	n	n	↑
	Silikose B+C	↓	(↓)	↓	(↑)	↓	↓	(↓)	(↓)	(↑)	↓	n	$\dot{V}/\dot{Q}_b$	↑	↓	n	n	n	(↑)
	Lungen-Tbc, je nach morphologischem Substrat	↓	(↓)	↓	(↑)	↓	↓	?	(↓)	(↑)	↓	n	$\dot{V}/\dot{Q}_b$	↑	↓	n	n	n	↑
	Mukoviszidose	↓	(↓)	↑	↑	n	↓	?	?	?	↓	n	$\dot{V}/\dot{Q}_b$	↑	↓	n	n	n	(↑)

(↓) kann erniedrigt sein; ↓ erniedrigt; ↓↓ deutlich erniedrigt; ∅ keine Änderung/Störung; (↑) kann erhöht sein; ↑ erhöht; ↑↑ deutlich erhöht; ? nicht bekannt; n normal

Tabelle 4.21 Zusammenstellung der gebräuchlichsten, im deutschsprachigen Raum vertriebenen Lungenfunktionsgeräte und -kombinationen. Die Tabelle ist adaptiert aus einer Publikation von F. Schnellbächer und U. Smidt. Geräte für Lungenfunktionsprüfungen, Acta Medico Technica 28 (1980), 34–35, und erhebt keinen Anspruch auf Vollständigkeit

	BPT-Meßplatz	Transkutanoximeter	Blutoximeter	Blutgasanalysator	Atemgasanalysator	Massenspektrometer	Spiroergometrie-Meßplatz	Ergometer	Blut-CO-Oximeter	Transferfaktorgerät (CO)	Ganzkörperplethysmograph	Compliance-Geräte	Unterbrechermethode	Oszillometrie	Peak-flow-Messer	Spirometrieautomat	Spirometermeßplatz	Trockenspirometer	Wasserspirometer
Auergesellschaft GmbH Thiemannstr. 1–11 1000 Berlin 44/West																		●	●
AVL GmbH f. Elektromed. Benzstr. 6 D-6380 Bad Homburg				●															
Balzers, Hochvakuum GmbH Siemensstr. 11 D-6200 Wiesbaden-Nordenstadt						●													
Bosch Sohn GmbH u. Co Medizintechnik Besselstr. 14 D-1000 Berlin 61								●											
Bosch & Sohn Postfach 34 D-7455 Jungingen								●											
Centronic King Henry's Drive New Addington Croydon CR9 OBG England						●													
Clemens Clarke Int. Ltd. Sales Office 15 Wigmore Street London W1H 9LA															●				
Warren E. Collins, Inc. 220 Wood Road Braintree, Mass. 02184 USA						●		●	●		●	●	●		●		●		●
Corning Medical GmbH Postfach 5708 D-6300 Gießen				●					●									●	
Drägerwerk AG Lübeck Postfach 1339 D-2400 Lübeck 1				●	●							●				●	●	●	

Tabelle 4.21 (Fortsetzung)

	BPT-Meßplatz	Transkutanoximeter	Blutoximeter	Blutgasanalysator	Atemgasanalysator	Massenspektrometer	Spiroergometrie-Meßplatz	Ergometer	Blut-CO-Oximeter	Transferfaktorgerät (CO)	Ganzkörperplethysmograph	Compliance-Geräte	Unterbrechermethode	Oszillometrie	Peak-flow-Messer	Spirometrieautomat	Spirometermeßplatz	Trockenspirometer	Wasserspirometer
L. Eschweiler & Co. Holzkoppelweg 35 D-2300 Kiel 1				●	●	●													
Werner Gut AG Holbeinstr. 20 CH-4051 Basel					●	●	●	●		●	●	●			●	●	●	●	●
Monark-Crescent A B Fack S-432 01 Varberg Schweden								●											
Oldelft Franke & Co Optik GmbH Postfach 5420 D-6300 Gießen						●	●	●	●		●	●	●			●	●	●	
Radiometer Deutschland Nordkanal 8 Postfach 1367/68 D-4156 Willich 13		●	●	●					●										
Ergo-fit Rheinstr. 21 D-6780 Pirmasens								●											
Römed GmbH Im Sand 8 D-6900 Heidelberg 1				●			●	●								●	●	●	●
S + V Medizintechnik Graf-Recke-Str. 23 D-4000 Düsseldorf							●											●	
Hermann Schmidt Med. Geräte u. Zubeh. GmbH Paul Ehrlichstr. 61 D-4152 Kempen 1															●				
Siemens AG Geschäftsbereich Elektromedizin Postfach 3260 D-852 Erlangen		●			●			●						●		●	●		

266   4 Lungenfunktionsdiagnostik

Tabelle 4.21 (Fortsetzung)

	BPT-Meßplatz	Transkutanoximeter	Blutoximeter	Blutgasanalysator	Atemgasanalysator	Massenspektrometer	Spiroergometrie-Meßplatz	Ergometer	Blut-CO-Oximeter	Transferfaktorgerät (CO)	Ganzkörperplethysmograph	Compliance-Geräte	Unterbrechermethode	Oszillometrie	Peak-flow-Messer	Spirometrieautomat	Spirometermeßplatz	Trockenspirometer/Capnometer	Wasserspirometer
Speidel & Keller GmbH & Co-KG Postfach 31 D-7455 Jungingen															●				
Vitalograph Medical Instr. GmbH Jacobsenweg 12 D-2000 Hamburg 54																●	●	●	
Wilken Physikalisch-Medizinische Geräte Im Haberacker 2 b–2 c D-7500 Karlsruhe 41							●									●	●	●	
Ferraris Development and Engineering Co Lt. 26 Lea Valley Trading Estate Angelroad Edmonton London N18 3JD															●				
Gould Medical GmbH Münsterstr. 100 A 4000 Düsseldorf 30					●	●	●	●		●	●	●			●	●	●	●	●
Hellige GmbH Postfach 728 D-7800 Freiburg		●		●			●	●		●		●	●			●	●	●	
Hewlett-Packard GmbH Postfach 560140 D-6000 Frankfurt 56					●		●	●	●							●	●		
Carl A. Hoyer Parkallee 44 D-2800 Bremen 1					●														
Instrumentation Lab. GmbH Postfach 1263 8011 Kirchheim				●	●				●										
Erich Jaeger Röntgenring 5 D-8700 Würzburg	●				●		●	●		●	●	●				●	●	●	●
Keiper Dynavit GmbH Industriestr. 1 D-6760 Rockenhausen								●											

Tabelle 4.21 (Fortsetzung)

	BPT-Meßplatz	Transkutanoximeter	Blutoximeter	Blutgasanalysator	Atemgasanalysator	Massenspektrometer	Spiroergometrie-Meßplatz	Ergometer	Blut-CO-Oximeter	Transferfaktorgerät (CO)	Ganzkörperplethysmograph	Compliance-Ger. te	Unterbrechermethode	Oszillometrie	Peak-flow-Messer	Spirometrieautomat	Spirometermeßplatz	Trockenspirometer	Wasserspirometer
Klafs Saunabau GmbH Daimlerstr. 39 D-7170 Schwäbisch Hall								●											
Leybold-Heraeus GmbH Postfach 510 760 D-5000 Köln 51							●												
Medic-Eschmann Paulinenallee 28–32 D-2000 Hamburg 19															●				
Jones Medicommerz Krintenpad 10 D-2800 Bremen 33								●		●						●	●	●	

Literatur

Agostini, E., J. Mead: Statics of the respiratory system. In: Handbook of Physiology, part 3/I. Amer. Physiol. Soc., Washington 1964 (p. 387)

Al-Dulymi, R., R. Hainsworth: Use of an ear oximeter to assess lung function. Thorax 30 (1975) 50

Anthonisen, N. R., P. C. Robertson, W. R. D. Ross: Gravity-dependent sequential emptying of lung regions. J. appl. Physiol. 28 (1970) 589

Åstrand, P. O., K. Rodahl: Textbook of Work Physiology. McGraw-Hill, New York 1970

Astrup, P.: A simple electrometric technique for the determination of carbon dioxide tension in blood and plasma, total content of carbon dioxide in plasma, and bicarbonate content in „separated" plasma as a fixed carbon dioxide tension (40 mmHg) Scand. J. clin. Lab. Invest. 8 (1957) 33

Bachofen, H.: Die mechanischen Eigenschaften der Lunge. Huber, Bern 1969

Bartels, H., P. Dejours, R. H. Kellogg, J. Mead: Glossary on respiration and gas exchange. J. appl. Physiol. 34 (1973) 549

Bates, D. V.: The uptake of carbon monoxyde in health and in emphysema. Clin. Sci. 11 (1952) 21

Bates, D. V., P. T. Macklem, R. V. Christie: Respiratory Function in Disease. An Introduction to the integrated Study of the Lung. Saunders, Philadelphia 1971

Bates, D. V., C. R. Woolf, G. I. Paul: Chronic bronchitis. Report on the first two stages of the coordinated study of chronic bronchitis in the Department of Veterans Affairs, Canada. Med. Serv. J. Can. 18 (1962) 211

Bermann, L., N. L. Jones: Fiberoptic bronchoscopy: monitoring oxygenation with ear oximetry. Amer. Rev. resp. Dis. 114 (1976) 651

Bouhuys, A., B. Jonson: Alveolar pressure, airflow rate and lung inflation in man. J. appl. Physiol. 22 (967) 1086

Bouhuys, A., G. Lundin: Distribution of inspired gas in the lungs. Physiol. Rev. 39 (1959) 731

Briscoe, W. A., A. Cournand: Uneven ventilation in normal and diseases lungs studied by an open-circuit method. J. appl. Physiol 14 (1959) 284

Bühlmann, A. A., P. H. Rossier: Klinische Pathophysiologie der Atmung. Springer, Berlin 1970

Burki, N. K., R. K. Albert: Noninvasive monitoring of arterial blood gases - a report of the ACCP section on respiratory physiology. Chest 83 (1983) 666

Burrows, S. B., J. E. Karsik, A. H. Nieden, W. A. Barcley: Clinical usefulness of the single breath pulmonary diffusing capacity test. Amer. Rev. resp. Dis. 81 (1961) 789

Carlens, E.: A new flexible double-lumen catheter for bronchospirometry. J. thorac. Surg. 18 (1949) 742

Charpin, J., J. Orehek: Inhalationtests with cholinergic agents in asthmatic patients. Triangel 17 (1978) 131

Chaudhary, B. A., N. K. Burki: Ear oximetry in clinical practice. Amer. Rev. resp. Dis. 117 (1978) 173

Cherniack, R. M., E. Brown: A simple method for measuring total respiratory compliance. Normal values for males. J. appl. Physiol. 20 (1965) 87

Cherniak, R. N.: Lungenfunktionsprüfung. Schattauer, Stuttgart 1979

Comroe, J. H., W. S. Fowler: Detection of uneven ventilation during a single breath of O_2. Amer. J. Med. 10 (1951) 408

Comroe jr., J. H., R. E. Forster, A. R. Dubois, W. A. Briscoe, E. Carlsen: Die Lunge. Klinische Physiologie und Lungenfunktionsprüfung. Schattauer, Stuttgart 1972

Cotes, J. E.: SI units in respiratory medicine. Amer. Rev. resp. Dis. 112 (1975) 753-755

Davenport, H. W.: Säure-Basen-Regulation, 2. Aufl. Thieme, Stuttgart 1979

Dollfuß, R. C., J. Millic-Emili, D. F. Bates: Regional ventilation of the lung studied with boluses of ^{133}Xenon. Resp. Physiol. 2 (1967) 234

DuBois, A. B., S. Y. Botelho, J. H. Comroe jr.: A new method for measuring airway resistance in men using a body plethysmograph: values in normal subjects and in patients with respiratory disease. J. clin. Invest. 35 (1956) 327

DuBois, A. B., W. W. Brody, D. H. Lewis, B. F. Burgess: Oscillation mechanics of lung and chest in man. J. appl. Physiol. 8 (1956) 587

DuBois, A. B., S. Y. Botelho, G. N. Bedell, R. Marshall, J. H. Comroe: A rapid plethysmographic method for measuring thoracic gas volume: a comparison with nitrogen wash out method for measuring functional residual capacity in normal subjects. J. clin. Invest. 32 (1956) 322

Editorial: Epidemiology of chronic non-specific respiratory diseases. Bull. Wld Hlth Org. 52 (1975) 251

Editorial: Nomenclature and definitions in respiratory physiology and clinical aspects of chronic lung diseases. Bull. Physiopath. resp. 11 (1975) 940

Editorial: Pulmonary terms and symbols. A report of the ACCP-ATS Joint commitees on pulmonary nomenclature. Chest 67 (1975) 583

Engström, J., P. Karlberg, Ch. L. Swarts: Respiratory studies in children. Acta paediat. (Uppsala) 51 (1962) 68

European Society for Clinical Respiratory Physiology: Clinical Respiratory Physiology. Abbreviations - Symbols - Units - Definitions. Literae Medicinales Thomae, 1978

Fahri, L. E., H. Rahn: A theoretical analysis of the alveolo-arterial O_2 difference with special reference to the distribution effect. J. appl. Physiol. 7 (1955) 699

Fenn, W. Y., H. Rahn: Handbook of Physiology. Section IV: Respiration. Amer. Physiol. Soc., Washington 1965

Ferlinz, R.: Lungenfunktionsdiagnostik. Dustri, München-Deisenhofen 1977

Ferlinz, R.: Praktische Lungenfunktionsprüfungen. Bücherei des Pneumologen, Bd. III. Thieme, Stuttgart 1978

Filley, G. S., D. J. MacIntosh, G. W. Wright: Carbon monoxyde uptake and pulmonary diffusing capacity in normal subject at rest and during exercise. J. clin. Invest 33 (1975) 530

Fitz-Gerald, M. X., P. J. Keelan, D. W. Cugell, E. A. Gaensler: Long-term results of surgery for bullous emphysema. J. thorac. cardiovasc. Surg. 68 (1974) 566

Forster, R. E., F. J. W. Roughton, L. Cander, W. A. Briscoe, F. Kreutzer: Apparent pulmonary diffusing capacity for CO at varying alveolar O_2-tension. J. appl. Physiol. 11 (1957) 227

Fowler, W. S.: Intrapulmonary distribution of inspired gas. Physiol. Rev. 32 (1952) 1

Fray, D. L., R. E. Hyatt: Pulmonary mechanics: an unified analysis of the relationship between pressure, volume and gasflow in the lungs of normal and diseased human subjects. Amer. J. Med. 32 (1960) 672

Geisler, L. S., H.-D. Rost: Hyperkapnie. Thieme, Stuttgart 1972

Goldman, M., R. J. Knudson, J. Mead, N. Peterson, J. R. Schwaber, M. E. Wohl: A simplified measurement of respiratory resistance by forced oscillation. J. appl. Physiol. 28 (1970) 113

Gomez, D. A.: A mathematical treatment of the distribution of tidal volume throughout the lung. Proc. nat. Acad. Sci. (Wash.) 49 (1963) 312

Grabows, L., V. Ehalt: Die Zuverlässigkeit der präoperativen Funktionsprüfung für endothorakale Eingriffe. Pneumologie 147 (1971) 167

Herzog, H., R. Keller, M. Allgöwer: Special methods of diagnosing and treating obstructive diseases of the central airways. Chest 60 (1971) 49

Hiller, C. et al.: Precision and accuracy of carboxyhemoglobin determination. Analyzer 4 (1973) 1

Hollmann, P., Th. Hettinger: Sportmedizin – Arbeits- und Trainingsgrundlagen. Schattauer, Stuttgart 1976

Hüttemann, U., H. Huckauf: Analyse elliptischer Druck-Fluß- und Druck-Volumen-Diagramme der Atemwege: Die kompressiv wirksame obstruktive Ventilationsstörung. Klin. Wschr. 49 (1971) 205

Islam, M.S., W.T. Ulmer: Diagnostic value of "closing volume" in comparison to airway resistance/lung volume plot. Respiration 31 (1974) 44, 9

Jaeger, M., A. Bouhuys: Loop formation in pressure vs. flow diagrams obtained by body plethysmographic techniques. Progr. resp. Res. 4 (1969) 116

Jäger, M.: Verbessertes Verfahren zur Bestimmung des Alveolardruckes mit der Verschlußdruckmethode. Schweiz. med. Wschr. 3 (1962) 67

Jain, B.P., J.N. Pande, J.S. Guleria: Membrane diffusing capacity and pulmonary blood volume in chronic obstructive lung disease. Amer. Rev. resp. Dis. 105 (1972) 900

Jüngst, S.: Funktionelle Mindestforderungen vor thoraxchirurgischen Eingriffen und die Möglichkeit ihrer Trainingsbeeinflussung. Kongreßber. wiss. Tagg. norddtsch. Ges. Tuberk. Lungenheilk. 12 (1975) 118

Keller, R., H. Herzog, A. Ragaz, A. Perruchoud: Lungenfunktionsprüfungen beim Emphysem. Schweiz. med. Wschr. 108 (1978) 268

Keller, R., C. Kopp, W. Zutter, J. Mlczoch, H. Herzog: Der Lungenkreislauf als leistungsbegrenzender Faktor bei Patienten. In Ulmer, W.T.: Leistungsbegrenzung vonseiten der Lunge. Springer, Berlin 1976

Koenig, W.: Klinisch-physiologische Untersuchungsmethoden. Thieme, Stuttgart 1972

Konietzko, N.: Lungenfunktionsprüfung. Relevanz für den Thoraxchirurgen. In Hamelmann, H., H. Troidl: Behandlung des Bronchialkarzinoms. Resignation oder neue Ansätze? Thieme, Stuttgart 1981 (S. 91)

Konietzko, N.: Kriterien der Diagnostik und Möglichkeiten der Therapie des Cor pulmonale. Therapiewoche 31 (1981) 117

Konietzko, N., R.W. Carton: Diffusionsstörungen bei Patienten mit Sklerodermie. Beitr. Klin. Tuberk. 129 (1969) 166

Konietzko, N., W. Petro: Lungenfunktionsdiagnostik bei Stenosen im Bereich der großen Atemwege. Langenbecks Arch. Chir. 352 (1980) 277

Konietzko, N., H. Querfurt: Lungenfunktionsanalytische Differenzierung von Stenosen im Bereich der großen Atemwege. Thoraxchirurgie 26 (1978) 268

Konietzko, N., F. Brandstetter, U. Steinberg, W. Petro: Die gefesselte Lunge – Ergebnisse der Dekortikation. Atemw.- u. Lungenkr. 6 (1980) 191

Konietzko, N., E. Gerke, K.H. Rühle, H. Schlehe, H. Matthys: The gasdynamic work of breathing during CO_2-stimulation in patients with chronic obstructive lung disease. Bull. Physiopath. resp. 9 (1973) 625

Konietzko, N., H. Schlehe, K.H. Rühle, W.E. Adam, H. Matthys: Quantitative measurement of lung volumens using ^{133}Xe. Respiration 30 (1973) 166

Konietzko, N., H. Schlehe, K.H. Rühle, W. Brandstetter, H. Matthys: Kardiopulmonale Funktionsstörung in Ruhe und unter körperlicher Belastung bei Patienten mit einseitiger Pleuraschwarte. Pneumologie, Suppl. (1976) 105

Korn, V., M. Franetzki, K. Prestele: A simplified approach to the measurement of respiratory impedance. Progr. resp. Res. 11 (1979) 144

Kowalski, J., B.F. Visser: Eine neue Methode zur schnellen Bestimmung des Residualvolumens bei Bevölkerungsuntersuchungen. Z. Erkrank Atm.-Org. 137 (1973) 331

Kristersson, S. et al.: Prediction of ventilatory capacity after lobectomy. Scand. J. resp. Dis. 54 (1973) 315

Landser, F.J., J. Nagels, M. Demedts, L. Billiet, K.P. van de Woestijne: A new method to determine frequency characteristics of the respiratory system. J. appl. Physiol. 41 (1976) 101

Leathart, G.L.: Steady state diffusing capacity determined by simplified method. Thorax 17 (1962) 302

Lebram, Ch., A. Bühlmann: Zur Letalität und Häufigkeit schwerer respiratorischer Störungen nach thoraxchirurgischen Eingriffen bei eingeschränkter Lungenfunktion. Schweiz. med. Wschr. 98 (1968) 444

Lim, T.P.K., U.C. Luft: Alterations in lung compliance and functional residual capacity. J. appl. Physiol. 14 (1959) 164

Lockwood, P.: Lung function test. Results and the risk of postthoracotomy complications. Respiration 30 (1973) 529

Maas, A.H.J., M.L. Hamelink, R.J.M. DeLeeuw: An evaluation of HbO_2, und Hb in blood with the CO-oximeter II 182. Clin. chim. Acta 29 (1970) 303

Macklem, P.T.: Relationship between lung mechanics and ventilation distribution. Physiologist 16 (1973) 580

Macklem, P.T.: Tests of lung mechanics. New Engl. J. Med. 293 (1975) 339

Matthes, K.: Untersuchungen über die Sauerstoffsättigung des menschlichen Arterienblutes. Naunyn-Schmiedeberg's Arch. exp. Pathol. Pharmakol. 179 (1935) 698

Matthys, H.: Funktionelle Differentialdiagnose der Atemwegsobstruktion mittels Ganzkörperplethysmographie. Respiration 28 (1971) 257

Matthys, H.: Lungenfunktionsdiagnostik mittels Ganzkörperplethysmographie. Schattauer, Stuttgart 1972

Matthys, H.: Spirometrie. Diagnostik 6 (1973) 431

Matthys, H., D. Nolte: Pneumologische Diagnostik. Dustri, München-Deisenhofen 1981

Matthys, H., R. Keller, H. Herzog: Plethysmographic assessment of trapped air in man. Respiration 27 (1970) 447

Matthys, H., E. Weiss, N. Konietzko: Mechanics of breathing as a method to assess incipient emphysema. Progr. resp. Res. 10 (1976)

Matthys, H., U. Orth, G. Overath, N. Konietzko: Verhalten von Druck, Fluß, Volumen und verwandten Größen bei forcierter Atmung. Pneumonologie 147 (1972) 250

Mead, J.: Control of respiratory frequency. J. appl. Physiol. 15 (1960) 325

Mead, J., T. Takishima, D. Leith: Stress distribution in lungs: a model of pulmonary elasticity. J. appl. Physiol 28 (1970) 596

Mellerowicz, H.: Ergometrie. Urban & Schwarzenberg, München 1975

Milic-Emili, J., J. Mead, J.M. Turner: Unproved technique for estimations pleural pressure from oesophageal ballons. J. appl. Physiol. 19 (1964) 207

Müller, E., G. Hertel, J. Vogel: Pneumotest – ein elektronisches Spirometer zur Bestimmung von Ventilations- und Verteilungsparametern in epidemiologischen Untersuchungen. Z. Erkrank. Atm.-Org. 141 (1974) 337

Müller, E., J. Vogel, W. Petro: Elektronische Analyse der pulmonalen Inhomogenität. Z. Erkr. Atmungsorg. 138 (1973) 22

Newhouse, M., F.H. Hargreave: Asthma-Provokationstest. Atemw.- u. Lungenkr. 6 (1980) 308

Nolte, D., V. Korn: Oszillatorische Messung des Atemwiderstandes. Dustri, München-Diesenhofen 1979

Nolte, D., E. Reif, W.T. Ulmer: Die Ganzkörperplethysmographie: Methodische Probleme und Praxis der Bestimmung des intrathorakalen Gasvolumens und der Resistance-Messung bei Spontanatmung. Respiration 25 (1968) 12

Ogilvie, C. M., R. E. Forster, W. F. Blackmore, J. W. Morton: A standardized breath holding technique for the clinical measurement of diffusing capacity of the lung for carbon monoxyde. J. clin. Invest. 36 (1957) 1

Ohlsen, G. et al.: Pulmonary function evaluation of the lung resection candidate. A prospective study. Amer. Rev. resp. Dis. 111 (1975) 379

Overrath, G., N. Konietzko, H. Matthys: Die diagnostische Aussagekraft des exspiratorischen Flußvolumendiagramms. Pneumonologie 146 (1971) 11

Otis, A. B., C. B. McKerrow, R. A. Bartlett, J. Mead, M. B. McIlroy, N. J. Selverstone, E. P. Radford: Mechanical factors in distribution of pulmonary ventilation. J. appl. Physiol. 8 (1956) 427

Peslin, R., J. Papon, C. Duvivier, J. Richalet: Frequency response of the chest: modeling and parameter estimation. J. appl. Physiol. 39 (1975) 523

Petro, W., G. Merker, H. Wuthe, J. Vogel: Erfahrungen mit einem Universalmeßplatz zur respiratorischen Basisdiagnostik (Ventilationsprüfung, Oxytensiometrie des arterialisierten Ohrblutes, Residualvolumenbestimmung). Dtsch. Gesundh.-Wes. 29 (1974) 1357

Petro, W., U. Smidt, G. v. Nieding, W. Korte: Beziehungen zwischen oszillatorischem Atemwiderstand und Phasenwinkel sowie anderen Lungenfunktionsgrößen. Atemw.- u. Lungenkr. 5 (1979) 102

Petro, W., H. G. Wiesemann, P. Pirrone, V. Korn: Vergleich verschiedener Verfahren zur Residualvolumenbestimmung im Kindesalter. Prax. Pneumol. 35 (1981) 144

Petro, W., E. Harzendorf, H. Wuthe, B. Lachmann, J. Vogel: Pulmonale Diffusionsanalyse mittels einer eigenen Geräteeinheit und einem Computerprogramm zur schnellen Bestimmung der Gesamtdiffusion und ihrer Einzelkomponenten. Z. Erkrank. Atm.-Org. 140 (1974) 231

Petro, W., E. Müller, K. Ch. Bergmann, U. Unger, J. Vogel: Impaired CO-transfer factor in bird fancier's lung. Lung 155 (1978) 269

Petro, W., E. Müller, E. Harzendorf, R. Wauer, I. Zaumseil: Einsatz der EDV-gerechten Diffusionsanalyse zum Nachweis pulmonaler Funktionseinschränkungen. Dtsch. Gesundh.-Wes. 29 (1973) 2439

Petro, W., J. Vogel, E. Müller, H. Wuthe, B. Lachmann: Inhomogeneity of ventilation - its effect upon parameters of pulmonary diffusion in chronic obstructive lung disease. INSERM 51 (1975) 277

Petro, W., G. Gahlen, V. Korn, U. Smidt, J. A. Nakhosteen, N. Konietzko: Praktikabilität einer schnellen Helium-Mischmethode zur Bestimmung des Residualvolumens mittels Dichtemessung. Prax. Pneumol. 34 (1980) 541

Pijper, J., R. S. Sikand: Determination of D_{CO} by single breath method in inhomogenious lung; theory. Resp. Physiol. 1 (1966) 75

Pijper, J., P. Habb, H. Rahn: Unequal distribution of pulmonary diffusing capacity in the anaesthesised dog. J. appl. Physiol. 16 (1961) 499

Quanjer, Ph. H., G. Tammeling, L. de Pater: Plethysmographic Evaluation of Airway Obstruction. Nederlands Astma Fonds, Leusden 1971

Read, D. C. J.: A clinical method for assessing the ventilatory responds to CO_2. Aust. Ann. Med. 16 (1967) 20

Reichel, G.: Die Bedeutung der arteriellen Blutgasanalyse für die Lungenfunktionsdiagnostik und Begutachtung. Wien. med. Wschr., Suppl. 28 (1975) 4

Reichel, G., G. Dannenberg, R. Redecker: Bestimmung der funktionellen Residualluftkapazität mit dem Ganzkörperplethysmographen und der Fremdgasmethode. Arch. klin. Med. 215 (1968) 28

Reindell, H., K. König, H. Roskamm: Funktionsdiagnostik des gesunden und kranken Herzens. Thieme, Stuttgart 1967

Reinhardt, U.: Spiroergometrische Kriterien bei unsteady state Belastung. Habil., Tübingen 1979

Robertson, P. C., N. R. Anthonisen, D. Ross: Effect of inspiratory flow rate on regional distribution of inspired gas. J. appl. Physiol. 26 (1969) 438

Roughton, S. J. W., R. E. Forster: Relative importance of diffusion and clinical reaction rates in determining rate of exchange of gases in human lung, with special reference to true diffusing capacity of pulmonary membrane and volume of blood in the lung capillaries. J. appl. Physiol. 11 (1957) 290

Rühle, K. H., K. Fischer, H. Matthys: Sollwerte kardiopulmonaler Meßgrößen in Ruhe und unter Belastung zur Anwendung für Kleincomputer. Atemw.- u. Lungenkr. 6 (1980) 9

Schlehe, H., Matthys, H., K. U. Rühle, N. Konietzko: Vergleichende Herzminutenvolumenbestimmung in Ruhe und bei körperlicher Belastung mit Thermodilution und Prinzip. Schweiz. med. Wschr. 103 (1973) 1173

Schnellbächer, F., U. Smidt: Geräte für die Lungenfunktionsprüfung - technische Möglichkeiten und anwendungskritische Bemerkungen. Acta med. techn. 27 (1979) 104; 7, 71, 105, 138

Schwarz, R., H. Fabel: Das arterielle Sauerstoffpartialdruckprofil unter Belastung in Ruhe und in der Erholungsphase - fortlaufende Sauerstoffpartialdruckmessung bei Lungengesunden und bei Bronchitikern. Pneumonologie, Suppl. (1976) 217

Scoggin, C., L. Nett, T. L. Petty: Clinical evaluation of a new ear oximeter. Heart Lung 6 (1977) 121

Siggard-Andersen, O.: The Acid-Base-Status of the Blood. Munksgaard, Kopenhagen 1965

Siggard-Andersen, O. et al.: Hemoglobin pigments, spectrophotometric determination of oxy-, carboxy-, met-, and salthemoglobin in capillary blood. Clin. chim. Acta 42 (1972)

Smidt, U.: Oesophagusdruckmessung und Myographie der Atemmuskulatur. Atemw.- u. Lungenkr. 6 (1980) 330

Smidt, U., P. Finkenzeller: Ein Computerprogramm für die Ergometrie. Pneumonologie 147 (1972) 245

Smidt, U., K. Muysers: Eine einfache Vergleichs-Oszillationsmethode zur objektiven Bestimmung der Strömungswiderstände in den Atemwegen. Progr. resp. Res. 6 (1971) 402

Smidt, U., V. Korn, P. Bölcskei: FRC-Bestimmung durch oszillatorische Dichtemessung. Atemw.- u. Lungenkr. 4 (1980) 223

Spiro, S. G.: Exercise testing in clinical medicine. Brit. J. Dis. Chest 71 (1977) 145

Sybrecht, G.: Atemregulationsstörungen: Fortschritte in der Diagnostik. Atemw.- u. Lungenkr. 6 (1980) 323

Tammeling, G. J., Ph. H. Quanjer: Physiologie der Atmung I. Thomae 1980

Taube, K., N. Konietzko: Prediction of postoperative cardiopulmonary function in patients undergoing pneumonectomy. Thorac. cardiovasc. Surg. 28 (1980) 348

Thurlbeck, W. M., R. D. Fraser, D. V. Bates: The correlation between pulmonary structure and function in chronic bronchitis, emphysema and asthma. Med. Thorax 22 (1965) 295

Ulmer, W. T., E. Reif: Die obstruktiven Erkrankungen der Atemwege. Dtsch. med. Wschr. 90 (1965) 1803

Ulmer, W. T., M. S. Islam, I. Bakran: Untersuchungen zur Ursache der Atemwegsobstruktion und des überempfindlichen Bronchialsystems. Dtsch. med. Wschr. 96 (1971) 1759

Ulmer, W. T., G. Reichel, D. Nolte: Die Lungenfunktion. Thieme, Stuttgart 1971; 3. Aufl.: Ulmer, W. T., G. Reichel, D. Nolte, M. S. Islam

Ulmer, W. T., E. Reif, W. Weller: Die obstruktiven Atemwegserkrankungen. Pathophysiologie des Kreislaufs, der Ventilation und des Gasaustausches. Thieme, Stuttgart 1966

Vogel, J., W. Petro, H. A. Wagner, W. Münster, B. Wiesner: Grundlagen zur Bestimmung der ventilatorischen und zirkulatorischen Verteilungsmuster der Lunge. Ergebn. exp. Med. 5 (1971) 93

Wassermann, K., J. Wipp: Exercise physiology in health and disease. Amer. Rev. resp. Dis. 112 (1975) 219

Wassner, U. J., J. Timm: Zur präoperativen Ermittlung der Wahrscheinlichkeit einer pulmokardialen Insuffizienz nach Lungenresektion. Chirurg 47 (1976) 602

West, J. B.: Regional Differences in the Lung. Academic Press New York 1977

Woolcock, A. J., N. J. Vincent, P. T. Macklem: Frequency dependence of compliance as a test for obstruction in the small airways. J. clin. Invest. 48 (1969) 1097

Wright, B. M., C. B. McKerrow: Brit. med. J. 1959/II, 1041

Wuthe, H.: Die Residualvolumenbestimmung. Z. Erkrank. Atm.-Org. 152 (1979) 203

Wuthe, H., W. Petro, J. Vogel: Die „Closing-volume"-Bestimmung unter Verwendung der P_{O_2}-Mikromeßkammer als Gasanalysator. Dtsch. Gesundh.-Wes. 32 (1977) 323

5 Nuklearmedizinische Diagnostik

N. KONIETZKO

Nuklearmedizinische Untersuchungen im Bereich der Pneumologie sind bis auf wenige Ausnahmen zwar sehr sensitiv, aber wenig spezifisch. Dies gilt für den Perfusionsdefekt im Lungenszintigramm, hinter dem sich ein Tumor, eine Embolie oder eine Pneumonie verbergen kann, ebenso wie für die vermehrte Aktivitätsanreicherung im Knochenszintigramm, wie man sie etwa bei einem „Routinestaging" beim Bronchialkarzinom finden kann: Dem Befund können eine Metastase ebenso wie eine Fraktur, ein degenerativer oder ein entzündlicher Prozeß zugrunde liegen. Darin liegen gleichzeitig Stärke und Schwäche nuklearmedizinischer Untersuchungsverfahren. *Klinik und weiterführende Untersuchungen sind deswegen in der Interpretation von Szintigrammen und nuklearmedizinischen Funktionsuntersuchungen unerläßlich.* Probleme bei der Interpretation tauchen auf, wenn Durchführung und Interpretation des Befundes nicht in einer Hand liegen, d.h. wenn etwa der Nuklearmediziner zwar das Szintigramm, aber nicht den Patienten und dessen Befunde kennt, oder umgekehrt der Pneumologe zwar alle anderen Informationen vom Patienten hat und vielleicht noch den schriftlichen Befund des Nuklearmediziners gelesen hat, nicht aber das Szintigramm selbst sieht. Der Brückenschlag zwischen methodenorientierter Nuklearmedizin und organorientierter Pneumologie ist also im Interesse des Patienten und auch beider Fächer unerläßlich.

Tabelle 5.1 Radionuklide und ihre Anwendung in der pneumologischen Diagnostik

Radionuklid	Physik. HWZ	Kinet. Energie	Radiopharmakon	Untersuchungsverfahren	Strahlenbelastung
^{99m}Tc (Technetium)	6 h	141 keV	^{99m}Tc-Schwefelkolloid	Inhalationsszintigramm	ca. 81 μGy/MBq $\triangleq$ 0,3 rad/mCi
^{99m}Tc (Technetium)	6 h	141 keV	^{99m}Tc-MAA	Perfusionsszintigramm	ca. 81 μGy/MBq $\triangleq$ 0,3 rad/mCi
^{99m}Tc (Technetium)	6 h	141 keV	^{99m}Tc-HAM	Perfusionsszintigramm	ca. 81 μGy/MBq $\triangleq$ 0,3 rad/mCi
^{113m}In (Indium)	1,7 h	392 keV	^{113m}In-HAM	Perfusionsszintigramm	ca. 190 μGy/MBq $\triangleq$ 0,7 rad/mCi
^{133}Xe (Xenon)	5,3 d	81 keV	Gas	Ventilationsszintigramm	ca. 5,4 μGy/MBq $\triangleq$ 0,02 rad/mCi
^{81n}Kr (Krypton)	13 s	190 keV	Gas	Ventilationsszintigramm	ca. 5,4 μGy/MBq $\triangleq$ 0,02, rad/mCi

Perfusionsszintigraphie

Indikationen

a) Diagnostik (Lungenembolie),
b) Verlaufs- und Therapiekontrolle (Lungenembolie, Radiotherapie),
c) funktionelle Operabilität bei funktionsverschlechternden Eingriffen (Bronchialkarzinom, Tuberkulose, Rundherd, destroyed lobe, destroyed lung, Bronchiektasie),
d) Indikation zur Resektionstherapie bei funktionell verbessernden Eingriffen (Bulla, Zyste, Pleuraschwarte),

e) Begutachtung, insbesondere bei einseitigen Krankheitsprozessen wie Pleuraschwarte, Rippenserienfraktur, Schußverletzungen, Tuberkulose, oder vorwiegend einseitig entwickelten Prozessen (silikotische Schwiele, Siliko-Tuberkulose, Mehrfacherkrankungen),
f) Abschätzung der Prognose (pulmonale Hypertonie, Bronchialkarzinom),
g) Frühdiagnose (Mikroembolien der Lunge, Lungenemphysem).

Prinzip des Verfahrens

Es soll in diesem Zusammenhang nur auf das in der klinischen Routine gängige Verfahren der „Mikroembolisierung" durch radioaktiv markierte Makroaggregate eingegangen werden. Dabei gelangen nach intravenöser Injektion und Mischung im rechten Ventrikel radioaktiv markierte Partikel, deren Durchmesser den der pulmonalen Kapillaren überschreiten (*m*akro*a*ggregiertes *A*lbumin = MAA oder Mikrosphären mit einem Durchmesser größer als 30 μm), in die Pulmonalstrombahn und bleiben in den präkapillären Abschnitten hängen. Etwa jede 10000. kleine Arterie oder Arteriole wird dabei verschlossen. Die Verteilung dieser radioaktiven „Mikroembolie" gibt die momentane Verteilung des Herzzeitvolumens in der Lunge wider. Erfaßt werden dabei natürlich nur der funktionelle Kreislauf (Pulmonalarterienkreislauf), nicht der nutritive Kreislauf (Bronchialarterienkreislauf) und dabei wiederum nur die präkapillären Abschnitte und nicht die kapillären oder venösen Bezirke der Lungenstrombahn.

Notwendige Geräte

a) Detektor. Gelegentlich noch bewegter Detektor (Scanner), der die Aktivität über einen Szintillationszähler durch Abfahren registriert; heute besser Szintigraphiegeräte mit stehendem Detektor, insbesondere für die Lunge in Form der Großfeldkamera, welche ohne divergierende Kollimatoren das gesamte paarige Organ mit nahezu homogener Auflösung aufzeichnen kann.
b) Elektronische Datenspeicherung und Verarbeitung zur weiteren Verarbeitung der Information (Quantifizierung, Sequenz- oder Funktionsszintigraphie) und zur verbesserten Bildausgabe empfehlenswert.
c) Bildausgabe in Form von Nativbildern über Polaroidfoto oder Röntgenbilder, evtl. auch elektronisch gespeicherte und überarbeitete Information auf speziellen Farbdrucken.

Notwendige Reagenzien

Pro Untersuchung 75–110 MBq (2–3 mCi) ^{99m}Tc-MAA oder ^{99m}Tc-Mikrosphären. Diese Dosis gilt für den Erwachsenen. Bei Säuglingen sollte ein Fünftel der Erwachsenendosis, bei Schulkindern bis zum 10. Lebensjahr ein Drittel und bis zum 15. Lebensjahr die Hälfte der Erwachsenendosis verabfolgt werden. Das ^{99m}Tc wird aus einem Molybdän-Generator gewonnen.

Notwendiges Personal

a) Arzt mit Fachkunde, der auch die i.v. Spritze applizieren sollte,
b) 1 MTRA, diese benötigt für die optimale Registrierung und Bildverarbeitung mit der Gamma-Kamera etwa 10 Minuten pro Patient.

Vorbereitung des Patienten

Zunächst muß dem Patienten der Fragebogen nach dem Strahlenschutzgesetz vorgelegt werden; wenn die Untersuchung danach indiziert ist, erhält er 30 Tropfen Perchlorat (Irenat) 5 Minuten vor Injektion des Radiopharmakons zur Blockade der Schilddrüse per os verabreicht. Er braucht für die Untersuchung nicht nüchtern zu sein. Nach vorangegangener Bronchographie müssen mindestens 7 Tage Zwischenraum gelassen werden, da es sonst zu Perfusionsdefekten im Bereich der graphierten Lunge kommt.

Die i.v. Injektion des Radiopharmakons erfolgt ohne vorherige Aspiration, um Aggregation der MAA zu vermeiden (führt zum Artefakt der sog. „hot spots"). Die Injektion wird im Sitzen vorgenommen, wenn man am kraniokaudalen Perfusionsgradienten als Maß für die pulmonale Hypertonie interessiert ist, oder liegend, wenn die Lungenspitzen besser dargestellt werden sollen. In jedem Fall ist die Körperposition bei Injektion zu protokollieren. Unmittelbar, spätestens jedoch eine Stunde nach Injektion, werden Aufnahmen in ventraler, dorsaler und schrägdorsaler Projektion durchgeführt, evtl. werden noch Aufnahmen in seitlicher Projektion zusätzlich erforderlich. Die Kontrolle der Position kann über ein Oszilloskop vorgenommen werden, im allgemeinen ist eine hinreichende Bildqualität bei 400000 Impulsen pro Minute erreicht. Die Bildausgabe kann direkt als Polaroid oder nach Speicherung auf elektronischen Datenträgern und Verarbeitung über einen Rechner mit einem speziellen Drucker übermittelt werden. Mit Hilfe der Datenverarbeitung sind auch weitere Spezifizierungen und Quantifizierungen, z.B. das Verhältnis von rechter zu linker Lunge, die Korrektur des „background", Lungenschnitte, Auswahl bestimmter „areas of interest", Korrekturen von Inhomogenitäten der Kamera und des Kollimators usw. möglich. Die Registrierung des Perfusionseinschwemmvorganges als dynamische Untersuchung bringt keine zusätzlichen Aussagen für die Klinik.

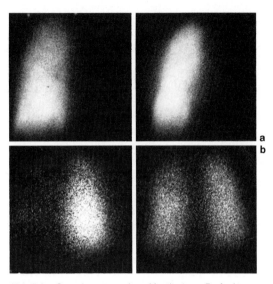

Abb. 5.1 Grundmuster der Ventilations-Perfusions-Verteilunsstörung (links Perfusion, rechts Ventilation)
Abb. 5.1a Primäre Ventilationsstörung: einseitige Drosselung der Belüftung durch zentrales Bronchialkarzinom mit sekundärer Perfusionsdrosselung über alveolo-vaskulären Mechanismus (Euler-Liljestrand-Mechanismus) = „V̇/Q̇-matching"
Abb. 5.1b Primäre Perfusionsstörung: Ausfall einer Lungenhälfte durch zentrale Thrombembolie, die Ventilation ist praktisch ungestört = „V̇/Q̇-mismatching"

Mögliche Komplikationen

Nach Verbesserung der Radiopharmakologie braucht mit allergischen Reaktionen nicht mehr gerechnet zu werden; bei sachgerechter Präparation des Radiopharmakons ist auch bei bestehendem Rechts-links-Shunt nicht mit Komplikationen zu rechnen, wie sie früher beschrieben wurden. Was die Strahlenbelastung anbelangt, so kann die Untersuchung auch in der Frühgravidität bei strenger Indikationsstellung durchgeführt werden.

Nachsorge

Eine Nachsorge ist nicht erforderlich, zu bedenken ist jedoch, daß der Patient noch „strahlt", es handelt sich ja um ein Emissionsverfahren. Entsprechend der kurzen Halbwertszeit klingt die radioaktive Strahlung jedoch sehr rasch ab.

Befunde

Allgemeines

Störungen der Perfusion zeigen sich immer als verminderte, inhomogene oder fehlende Radioaktivität in einem umschriebenen Bezirk („cold spot"). Zur Aktivitätsanreicherung („hot spot") kommt es lediglich bei Artefakten, etwa bei fehlerhafter Präparation der Radiopharmazeutika oder bei Blutaspiration während der i.v. Injektion des Radiopharmakons. Zu einer Perfusionsminderung kann es durch einen primären Gefäßprozeß, z.B. eine Lungenembolie kommen, aber auch durch sekundäre Perfusionsdrosselung bei einem primär nicht vaskulären Prozeß, z.B. einem Bronchialkarzinom (Abb. 5.1). Verantwortlich dafür sind biologisch-reflektorische Mechanismen: In der gesunden Lunge ist die Verteilung der Perfusion – ebenso wie von Ventilation und Volumina – durch physikalisch-mechanische Gesetzmäßigkeiten, im wesentlichen die Gesetze der Schwerkraft, bestimmt. Diese bedingen z.B. die in aufrechter Körperposition von oben nach unten zunehmende Durchblutung (kraniokaudaler Perfusionsgradient), welche bei Horizontallagerung ausgeglichen wird und etwa in Rückenlage in einen ventrodorsalen Perfusionsgradienten übergeht. Der wichtigste, im Krankheitsfall aktiv werdende Mechanismus ist der sog. *alveolo-vaskuläre Mechanismus* (von Euler-Liljestrand-Mechanismus oder vasomotorischer Effekt von O_2) der darauf beruht, daß es bei alveolärer Hypoxie (wie im Beispiel 1 a infolge Hypoventilation bei stenosierendem Bronchialkarzinom) zur Drosselung der Durchblutung im korrespondierenden Bereich der Pulmonalstrombahn kommt. Der umgekehrte Reflex, der sog. *alveolo-bronchiale Mechanismus* (bronchomotorischer Effekt von CO_2), dessen Wesen darin besteht, daß es bei alveolärer Hypokapnie (z. B. infolge Verlegung der Strombahn der linken Pulmonalarterie durch einen Thrombus wie in Abb. 5.**1b**) zur Bronchokonstriktion der korrespondierenden Atemwege und damit zur Drosselung der Ventilation kommt, ist nur sehr gering ausgeprägt. Dies ist für die klinische Diagnostik von großer Bedeutung: Das relativ monotone Reaktionsmuster einer verminderten oder fehlenden Perfusion kann nur unter Zuhilfenahme anderer Methoden, des Auskultationsbefundes, des Röntgenbildes des Thorax, der Lungenfunktionsanalyse, der Bronchoskopie, der Bronchographie, der Pulmonalisangiographie und evtl. des Ventilationsszintigramms (s. S. 278) sinnvoll weiter differenziert werden.

Typische pathologische Perfusionsmuster

Die Zuordnung einer Perfusionsstörung zu einem bestimmten Muster erleichtert die Diagnostik, und es empfiehlt sich, bei der Befundung nach einem solchen Schema vorzugehen (Abb. 5.**2**).

1. *Umschriebene, scharf begrenzte Perfusionsdefekte, präformierten Lungengrenzen folgend* (bei multiplen Defekten und unauffälligem Röntgenbild meist Lungenembolien, bei Ausfall eines gesamten Lungenflügels fast immer zentrales Bronchialkarzinom).
2. *Umschriebene, nicht präformierten Lungengrenzen folgende Perfusionsdefekte* (in der Regel Verdrängungseffekt = „displacement" des normalen Lungengewebes durch extrapulmonale Prozesse wie Kardiomegalie, Perikardzyste, Mediastinaltumoren, Pleuraerguß).
3. *Generelle Perfusionsminderung einer Lungenhälfte* (meist extrapulmonale Prozesse wie Zwerchfellparese, Pleuraschwarte, Pleuraerguß, Thorakoplastik, Thoraxtrauma, selten inkompletter zentraler Pulmonalarterienverschluß, Strahlenfibrose oder einseitiges Lungenemphysem).
4. *Fleckige, unscharf begrenzte Perfusionsdefekte in beiden Lungenflügeln*: „Schweizer-Käse-Muster" (zumeist bei Lungenemphysem beobachtet, aber auch bei schwerem Asthma bronchiale oder bei obstruktiver Bronchitis, in beiden letzteren Fällen nach broncholytischer Therapie teilweise oder ganz reversibel, aber auch bei ausgedehnter beidseitiger Tuberkulose, Silikose im Schwielenstadium, Bronchiektasen, Sarkoidose III),
5. *Fissurzeichen*, „fissure sign", (ein Phänomen, das gekennzeichnet ist durch ein deutliches Hervortreten der Interlobärspalte, am besten in der seitlichen Projektion an der großen Fissur zu sehen, und welches dadurch zustande kommt, daß die peripheren Gefäße nicht zur Darstellung kommen und deswegen bei Zusammentreffen zweier peripherer Lungenabschnitte ein aktivitätsfreier Spalt entsteht: Lungenemphysem, Mikroembolie, Interlobärprozesse), gleichzeitig häufig auch Bild der „kleinen Lunge".
6. *Aufhebung des kraniokaudalen Perfusionsgradienten* (nur bei Injektion des Radiopharmakons in aufrechter Körperposition und verläßlich nur bei postkapillärer pulmonaler Hypertonie heranzuziehen).
7. *Generelle inhomogene Perfusionsverteilung* (bei praktisch allen disseminiert auftretenden Erkrankungen des Lungenparenchyms, der Atemwege und der Lungengefäße).
8. *Bild der „kleinen Lunge"* (bei extremer Adipositas, Zwerchfellhochstand anderer Genese, selten auch bei Mikroembolien).

Wichtige Krankheitsbilder

Der *Verdacht auf Lungenembolie* ist die häufigste Indikation zur Durchführung eines Perfusionsszintigramms. Typisch ist die Diskrepanz zwischen relativ normalem Röntgenbild (am gleichen Tag erstellt!) und zumeist multiplen, segmentalen und subsegmentalen Perfusionsdefekten. Schwierig wird die Diagnose bei singulären segmentalen oder lobären Defekten, bei nicht eindeutigem Röntgenbild und bei gleichzeitig vorliegenden obstruktiven Atemwegs- und Lungenerkrankungen. Klinik, Ventilationsszintigraphie, bronchologische Verfahren und Pulmonalisangiographie sind zur weiteren Abklärung erforderlich. Bei geringer Spezifität ist die Sensitivität der Perfusionsszintigraphie bei der Lungenembolie extrem gut: Ein normales Perfusionsszintigramm in vier Ebenen schließt eine *Makrothrombembolie* mit 99%iger Wahrscheinlichkeit aus; die einzige Ausnahme, bei der das

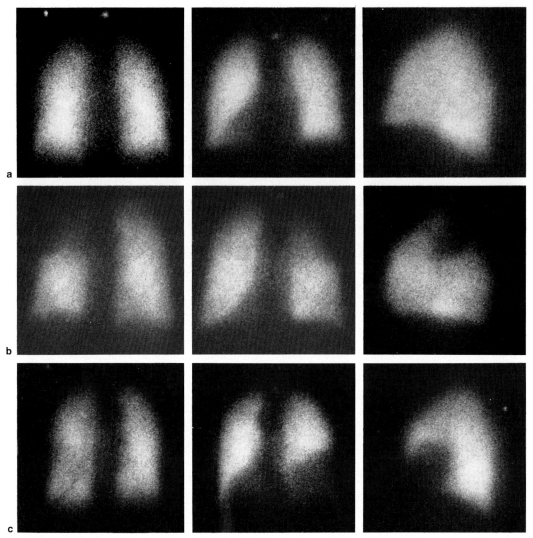

Abb. 5.**2a–f** Typische pathologische Perfusionsmuster (jeweils links dorsale, Mitte zentrale und rechts seitliche Projektion) **a** Normales Perfusionsszintigramm, **b** *Umschriebener, scharf begrenzter Perfusionsdefekt, präformierten Lungengrenzen folgend:* kompletter Ausfall von S 2 rechts und Minderdurchblutung von S 1 und S 3 rechts bei Bronchialkarzinom, **c** *Umschriebener, nicht präformierten Lungengrenzen folgender Perfusionsdefekt:* In der p.-a. Aufnahme sieht man „displacement" durch Aorta ascendens und Herz in der ventralen Projektion sowie besonders deutlich in der seitlichen Projektion „displacement" durch Tumor des Mittellappens. Leichte Perfusionsinhomogenitäten der übrigen Lungenpartien

Szintigramm falsch-negativ sein kann, ist die zentrale, inkomplette Thrombembolie. Die *Mikrothrombembolien* der Lunge, bedingt durch rezidivierende thrombembolische Verschlüsse von Gefäßen, die einen Durchmesser von weniger als 2 mm haben, entziehen sich dem angiographischen Nachweis, lassen sich aber gelegentlich durch Kombination von „Fissurzeichen" und „kleiner Lunge", insbesondere im Seitenbild, diagnostizieren; beweisend ist letztlich die Lungenbiopsie. Zur *Verlaufskontrolle* der Lungenembolie unter Therapie ist das Perfusionsszintigramm der Lunge die Methode der Wahl, es zeigt noch Perfusionsstörungen an, wenn die hämodynamischen Parameter des kleinen Kreislaufs längst wieder im Normbereich sind. Ein segmentaler Perfusionsausfall durch Thrombembolie normalisiert sich in der Regel zwischen 2 und 3 Wochen, unter fibrinolytischer Behandlung

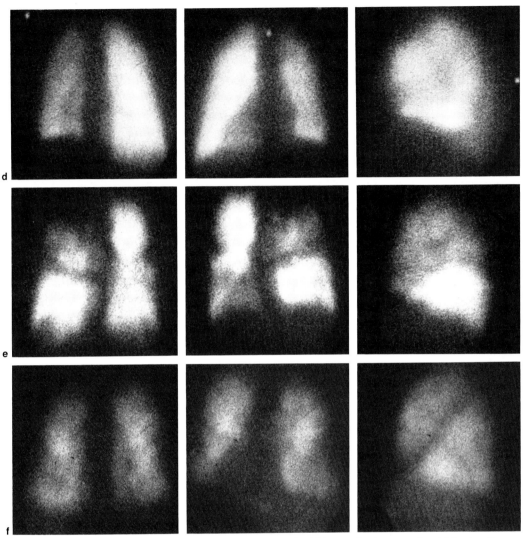

d *Generelle Perfusionsminderung einer Lungenhälfte:* Minderdurchblutung des insgesamt verkleinerten Organs bei mantelartiger Pleuraschwarte und Zwerchfellhochstand rechts (Bild der *„kleinen Lunge"* rechts)

e *Fleckige, unscharf begrenzte Perfusionsdefekte in beiden Lungen:* schweres obstruktives Lungenemphysem mit Aspergillom in rechts apikaler Bulla („Schweizer-Käse-Muster")

f *Fissurzeichen:* deutliches Hervortreten des Interlobiums, in der rechts seitlich anliegenden Aufnahme gut zu erkennen bei Lungenemphysem

rascher als unter Heparinisierung. Bei größeren Perfusionsausfällen, bei Verschleppung von organisierten Thromben und im höheren Lebensalter kann die Revaskularisierung Monate bis Jahre in Anspruch nehmen.

Beim *Bronchialkarzinom* wird stets ein stärkerer Perfusionsausfall beobachtet, als nach dem Röntgenbild und dem Bronchoskopiebefund zu erwarten ist. Man kann davon ausgehen, daß prognostische Inoperabilität besteht, wenn die tumortragende Lungenhälfte weniger als 10% der Gesamtperfusion erhält. Die Hauptindikation für die Perfusionsszintigraphie beim Bronchialkarzinom ist jedoch die Beurteilung der funktionellen Operabilität (s. S. 248). In der Früh- und Differentialdiagnostik des Bronchialkarzinoms spielt das Perfusionsszintigramm der Lunge keine Rolle. Röntgen, Zytologie und Histologie haben hier unbedingten Vorrang. Bei nachgewiesenem

Bronchialkarzinom sind nuklearmedizinische Untersuchungsverfahren zum Ausschluß von Fernmetastasen hilfreich (s. S. 284).

Generalisierte Lungenparenchymerkrankungen wie Lungenemphysem, Lungenfibrose, Sarkoidose, Lymphangiosis carcinomatosa, Silikose stellen keine Indikation für perfusionsszintigraphische Untersuchungen dar, man muß jedoch ihre Auswirkungen auf das Perfusionsmuster und die Perfusionsverteilung kennen (s. „typische pathologische Perfusionsmuster") und in der Gesamtbeurteilung berücksichtigen, will man nicht falsche diagnostische und therapeutische Schlußfolgerungen ziehen. Dies gilt besonders für die Abgrenzung zur Lungenembolie.

Von den *generalisierten Erkrankungen der Atemwege* ist bei der chronischen Bronchitis eine Rückwirkung auf das Perfusionsmuster nur zu erwarten, wenn Atemwegsobstruktion, Schleimverstopfung oder Lungenemphysem komplizierend hinzutreten, beim Asthma bronchiale sind Perfusionsstörungen im freien Intervall nicht zu erwarten. Bei den *umschriebenen Erkrankungen der Atemwege* (Bronchusstenose, Bronchiektasie, Aspiration, kompletter Bronchusverschluß durch Tumor, Fremdkörper, Schleimpfropf usw.) ist die Kenntnis des kompletten, nach Beseitigung der Störung innerhalb von Tagen reversiblen Perfusionsausfalles aus differentialdiagnostischen Erwägungen wichtig.

Bei *Erkrankungen extrapulmonaler Brustorgane* ergibt sich die Indikation zur Perfusionsszintigraphie bei Pleuraschwarten präoperativ zur Dekortikation (s. S. 251) und bei Verdacht auf subphrenischen Abszeß (kombiniertes Leber-Lungen-Szintigramm). Typisch ist hier die Trias Zwerchfellhochstand, Abflachung der Leberkuppel und aktivitätsfreier Spalt zwischen Leber und Lunge. Die Sonographie scheint bei dieser Indikation jedoch die sensitivere Methode zu sein.

Leistungsfähigkeit des Verfahrens

Die Lungenperfusionsszintigraphie ist ein im eigentlichen Sinne funktionelles, sehr sensitives Untersuchungsverfahren, welches den spezifischen, morphologischen Methoden wie Röntgenbild (einschließlich Angiographie und Bronchographie) sowie den endoskopisch-bioptischen Verfahren zur Seite gestellt werden muß. Bei kritischer Abwägung stellt das Perfusionsszintigramm der Lunge, insbesondere bei der Diagnostik und Verlaufskontrolle der Lungenembolie, ein elegantes, nichtinvasives, unverzichtbares Instrumentarium dar. Eine Reihe von anderen Indikationen (s. Tab. 5.2) bietet sich an; darüber hinaus überrascht uns das Perfusionsszintigramm immer wieder mit unerwarteten Befunden, deren Aufklärung nur unter streng pathophysiologischem Denkansatz, klinischer Imagination und Einsatz differenzierterer, aber auch invasiverer Verfahren möglich ist.

Tabelle 5.**2** Die wichtigsten Indikationen zur Durchführung des Lungenperfusionsszintigramms in der Pneumologie

1. Lungenembolie
   Diagnose (evtl. mit Ventilationsszintigraphie)
   Verlauf (spontan oder unter Therapie)
2. Bronchialkarzinom
   funktionelle Operabilität
   prognostische Inoperabilität
3. Pulmonale Hypertonie (bei aufrechter Körperhaltung gespritzt!)
4. Subphrenischer Abszeß (mit simultanem Leberszintigramm)
5. Bullöse und zystische Lungenerkrankungen (Indikation zur Resektion?)
6. Pleuraschwarte (Indikation zur Dekortikation?)

Ventilationsszintigraphie

Zur Erfassung der regionalen Ventilation werden derzeit 3 Verfahren klinisch angewandt:

1. die Radiospirometrie mit Xenon-Radionukliden (zumeist ^{133}Xenon),
2. die Ventilationsmessung mit dem sehr kurzlebigen Edelgas ^{81m}Krypton und
3. die Inhalationsszintigraphie mit radioaktiven Aerosolen.

Alle 3 Verfahren haben ihre Vor- und Nachteile, keines erfüllt unsere Vorstellungen von einer klinischen Routinemethode in dem Maße wie etwa die Perfusionsszintigraphie der Lunge (Tab. 5.3).

Tabelle 5.3

Verfahren mit Vor-/Nachteilen	Radiospirometrie mit ^{133}Xenon	Ventilationsstudie mit ^{81m}Krypton	Inhalationsszintigraphie mit radioaktivem Aerosol
Ventilationsmessung	quantitativ	qualitativ und quantitativ	nur bedingt qualitativ
Volumenmessung	möglich	nicht möglich	nicht möglich
Anforderung an Kooperationsbereitschaft des Patienten	groß	gering	mäßig
Bildqualität	mäßig	gut	mäßig
Einsatzbereitschaft des Verfahrens	praktisch immer	zeitlich begrenzt	praktisch immer
Apparativer Aufwand	groß	gering	mäßig
Zeitaufwand	groß	gering	mäßig
Strahlenbelastung für den Patienten	mäßig	gering	mäßig
Aufwand für den Strahlenschutz	groß	gering	groß
Kosten	hoch	sehr hoch	mäßig

Im folgenden soll ausführlicher die Ventilationsszintigraphie mit ^{133}Xenon, wie sie an den meisten nuklearmedizinischen Zentren geübt wird, im Detail besprochen werden. Zur Inhalationsszintigraphie sie auf S. 285 verwiesen. Die Ventilationsmessung mit ^{81m}Krypton, das eine physikalische Halbwertzeit von 13 s und ein für die meisten Kameras günstiges Gammaspektrum von 190 keV hat, ist in letzter Zeit aktuell geworden, seit ein Rb-81-Generator kommerziell erhältlich ist und diese Untersuchung auch an Zentren, die über kein Zyklotron verfügen, durchgeführt werden kann. Für die Klinik könnte diese Methode in Zukunft, insbesondere in der Lungenemboliediagnostik, wichtig werden, da infolge der kurzen physikalischen Halbwertzeit des Radionuklids die Szintifotos direkt die Ventilationsverteilung widergeben (und nicht die Volumenverteilung wie bei der Radiospirometrie mit ^{133}Xenon), die Strahlenbelastung relativ gering ist, die Qualität der Aufnahmen so gut wie bei der Perfusionsszintigraphie mit ^{99m}Tc-MAA und außerdem Aufnahmen in mehreren Ebenen problemlos möglich sind. Ein wesentlicher Nachteil der Methode ist jedoch, daß Kompartimente, die eine längere biologische Ein-/Auswasch-Halbwertzeit haben als die physikalische Halbwertzeit des ^{81m}Kryptons, dem Nachweis entgehen. Außerdem sind die Generatoren noch sehr teuer und die Nutzung nur auf wenige Stunden beschränkt.

Indikationen

a) Diagnostik und Differentialdiagnostik (Lungenembolie, Lungenemphysem, Bullae und Zysten),
b) Begutachtung (vorwiegend einseitige, primär ventilatorische Störungen wie Pleuraschwarte oder posttraumatische Thoraxwandprozesse),
c) Abklärung der funktionellen Operabilität (Bronchialkarzinom, Bronchiektasen, Pleuraschwarte).

Prinzip des Verfahrens

Der Proband atmet aus einem Spirometer, dem vorher ^{133}Xe zugefüllt wurde, solange im geschlossenen System, bis ein Gleichgewicht zwischen Lunge und Spirometer erreicht ist, d. h. die Aktivität über der Lunge zwischen In- und Exspiration nur noch unwesentlich schwankt. Zu diesem Zeitpunkt verhalten sich die Aktivitätsveränderungen über der Lunge (mit der Kamera gemessen) proportional zu den Volumenänderungen in der Lunge (mit dem Spirometer gemessen): „Radiospirometrie". Mit dieser Methode lassen sich somit auch regionale Volumenänderungen über der Lunge bestimmen (Abb. 5.3a u. b). Die Aktivitätsschwankungen als Funktion der Atmung werden auf einem elektronischen Datenspeicher aufgenommen. Man kann im nachhinein

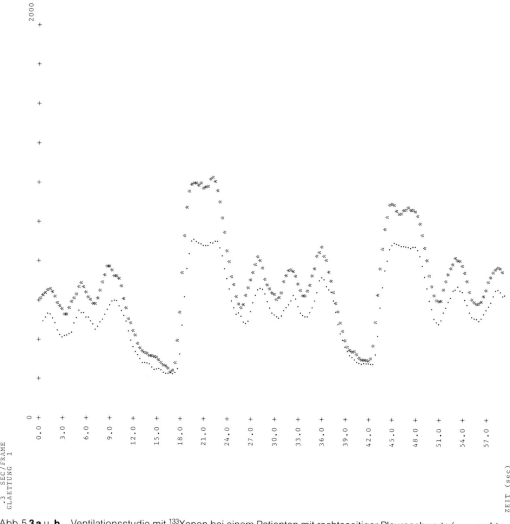

Abb. 5.3a u. b Ventilationsstudie mit ^{133}Xenon bei einem Patienten mit rechtsseitiger Pleuraschwarte (· = rechts; * = links)

a Aktivitätszeitkurve, getrennt für rechte (·) und linke (*) Lunge geschrieben („Radiospirogramm"). Man erkennt deutlich das verminderte Atemzugvolumen und die erniedrigte Vitalkapazität der rechten Lunge als Ausdruck der diaphragmalen Pleuraschwarte

Abb. 5.3

durch Wahl bestimmter „areas of interest" eine Zeitaktivitätskurve als Ausdruck einer regionalen Volumen- und Ventilationsänderung über beliebigen Teilbereichen der Lunge bestimmen.

Notwendige Geräte

a) Bleiabgeschirmtes Spirometer mit Mehrwegehahn zur Atmung im geschlossenen und offenen System,
b) Gamma-Kamera,
c) Datenverarbeitungssystem,
d) Xenon-Falle im Exspirationsteil.

Notwendige Reagenzien

10–20 mCi ^{133}Xenon für eine Ventilationsstudie.

Ventilationsszintigraphie 281

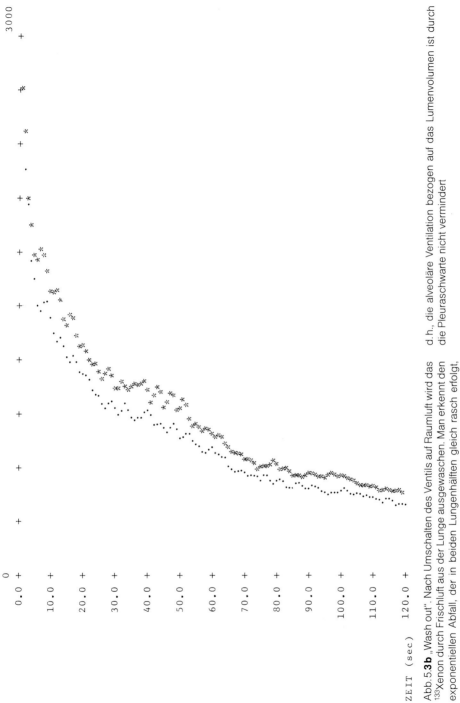

Abb. 5.3b „Wash out". Nach Umschalten des Ventils auf Raumluft wird das ^{133}Xenon durch Frischluft aus der Lunge ausgewaschen. Man erkennt den exponentiellen Abfall, der in beiden Lungenhälften gleich rasch erfolgt, d. h., die alveoläre Ventilation bezogen auf das Lumenvolumen ist durch die Pleuraschwarte nicht vermindert

Notwendiges Personal

1 Arzt, 1 MTA.

Vorbereitung des Patienten

Instruktion wie bei der spirometrischen Untersuchung. Insbesondere ist der Patient darüber aufzuklären, daß er auf keinen Fall das Mundstück selbständig herausnehmen darf (Kontamination des Raumes mit ^{133}Xenon!)

Untersuchungsgang
(Abb. 5.4)

Der Proband sitzt mit dem Rücken zur Kamera und atmet aus dem mit Luft und ^{133}Xe gefüllten Spirometer solange, bis das radioaktive Edelgas gleichmäßig in Spirometer und Lunge verteilt ist. Dabei muß das abgeatmete CO_2 im System absorbiert werden, das vom Patienten aufgenommene O_2 muß kontinuierlich nachgefüllt werden. Hyperkapnische und hypoxische Zustände werden dadurch vermieden, die Xe-Konzentration bleibt im steady state konstant. Ist der Äquilibrationsprozeß abgeschlossen, dies ist an einer in- und exspiratorisch gleichbleibenden Zählrate über der Lunge erkenntlich, schließt sich die Volumenmessung an. Dabei sollte der Patient 2 Vitalkapazitäten mit ruhiger maximaler Ausatmung durchführen (kein Atemstoßmanöver!). Nach Beendigung der Volumenmessung wird das Ventil inspiratorisch auf Raumluft und exspiratorisch in Richtung Xenon-Falle umgestellt, und der Patient wäscht bei ruhiger fortgesetzter Atmung das radioaktive Xenon aus seiner Lunge durch Frischluft aus. Das Gemisch Luft/Xenon wird in einer speziellen Falle gekühlt und über Kohlefilter aufgefangen.

Bei der Auswertung kann man beliebige „areas of interest" auswählen, aus statistischen Gründen dürfen diese natürlich nicht zu klein sein. Gewöhnlich wird die Lunge in gesamthaft 6 geometrisch gleiche Teile, also jeweils ein oberes, mittleres und unteres Drittel rechts wie links aufgeteilt. Totalkapazität, Residualvolumen, Vitalkapazität und funktionelle Residualkapazität werden in Prozent des Gesamtvolumens pro Sechstel der Lunge und

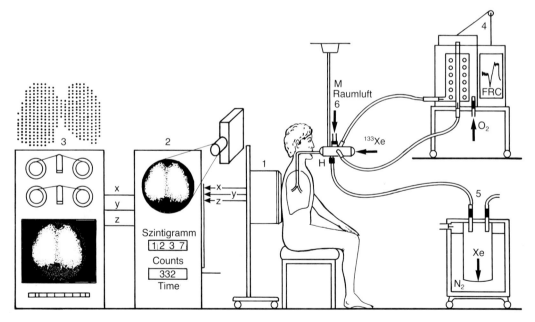

1 Szintillationskamera
2 Bedienungspult der Szintillationskamera
3 Computer
4 Spirometer
5 Xenonfalle
6 Atmungsventil

M Einlaßventil (Raumluft)
H Auslaßventil
   (Ausatmungsluft)
N^2 Flüssiger Stickstoff

Abb. 5.4 Radiospirometrie mit ^{133}Xenon (Meßvorgang)

pro Lungenhälfte angegeben. Bei simultaner Messung der Vitalkapazität am Spirometer ist eine Kalibrierung sogar in Litern möglich. Die Ventilation kann entweder errechnet werden aus dem mittleren Atemzugvolumen (graphisch ermittelt) oder – als alveoläre Ventilation – aus der Ein- oder Auswaschkurve. Eine einfache Exponentialfunktion genügt für klinische Zwecke, daraus läßt sich die Halbwertzeit errechnen (d.h. diejenige Zeit, nach der 50% der Aktivität ein- bzw. ausgewaschen sind). Falls gleichzeitig die Perfusion mit ^{133}Xe bestimmt wird – dies geschieht durch Injektion von in Kochsalz gelöstem Radionuklid, welches bei Atemanhalten in der ersten Passage zu 97% in die korrespondierenden Alveolen diffundiert – so ist darauf zu achten, daß dies beim gleichen Lungenvolumen geschieht wie die Ventilationsmessung. Dann ist ein direkter Vergleich zwischen Ventilation und Perfusion möglich, welcher ein Maß für die Effektität des Gasaustausches darstellt.

Mögliche Komplikationen

Die Strahlenbelastung einer Ventilationsstudie mit ^{133}Xe liegt für die Lunge bei 8,1 μGy/MBq (0,03 rad/mCi), für die übrigen Organe ist sie zu vernachlässigen, da das Edelgas praktisch nicht in die Blutbahn gelangt. Für den Patienten gibt es bis auf die vermeidbare Hyperkapnie und/oder Hypoxie keine Komplikationen – allerdings besteht immer die Möglichkeit der Kontamination des Raumes, insbesondere bei nicht kooperativen oder überängstlichen Patienten, wenn das Mundstück nicht konsequent während des gesamten Untersuchungsganges im Mund gehalten wird. Nachsorge entfällt.

Befunde

Die Messung der Ventilation und der Lungenvolumina ist besonders für die präoperative Abklärung von Nutzen, zumal in der Thoraxchirurgie bei Bronchialkarzinom, Bronchiektasen und bullösen Prozessen. Entscheidende diagnostische Bedeutung erhält das Verfahren jedoch erst, wenn gleichzeitig die Perfusion mitbestimmt wird – sei es mit ^{133}Xe, sei es mit ^{99m}Tc-MAA (s. S. 272). Bei der Interpretation muß man sich jedoch vor Augen halten, daß der Ventialtions-Perfusions-Quotient, den man mit der Kamera über einen bestimmten Lungenbezirk extern erhält, nicht identisch ist mit dem $\dot{V}_A/\dot{Q}$-Quotienten auf Alveolarebene, wie der Physiologe ihn bestimmt. Bei einer normal funktionierenden Lunge sind diese beiden Quotienten in einem umschriebenen Bereich möglicherweise noch identisch; bei pathologischen Prozessen erfaßt der Detektor jedoch völlig unterschiedliche Alveolareinheiten. Wir erhalten dann einen Mittelwert verschiedener Ventilations-Perfusions-Quotienten. Dies wird anschaulich, wenn man sich zwei extreme Beispiele vor Augen hält:

In einem bialveolären Modell würde die Kamera zwei Extreme der $\dot{V}/\dot{Q}$-Verteilung erfassen: ein Areal mit Null-Perfusion und normaler Ventilation ($\dot{V}/\dot{Q} = \infty$ = Totraumventilation) und ein zweites Areal mit Null-Ventilation und normaler Perfusion ($\dot{V}/\dot{Q} = 0$ = venöse Beimischung = Hypoxämie). Dem Detektor gelingt es nicht, diese beiden Extreme auseinanderzuhalten; wir würden extern einen Ventilations-Perfusions-Quotienten von 1, also ein scheinbar völlig normales Ventilations-Perfusions-Verhältnis bestimmen. Dieser Wert ist als Mittelwert natürlich richtig, physiologisch jedoch unsinnig.

In der klinischen Diagnostik hat sich der Ventilations-Perfusions-Quotient, mit radioaktiven Methoden bestimmt, dennoch als wertvoller Parameter zur Abklärung der Lungenembolie erwiesen (Tab. 5.4).

Tabelle 5.4 Diagnostisches Vorgehen bei Verdacht auf Lungenembolie

1. *Lungenembolie sehr wahrscheinlich:* mindestens 2 segmentale Defekte im Perfusionsszintigramm bei normaler Ventilation, Röntgenbild unauffällig: weitere Abklärung durch Pulmonalisangiographie nicht erforderlich

2. *Lungenembolie wahrscheinlich:* Perfusionsdefekt in 1 Segment oder 2 Subsegmenten, Ventilation in diesem Bereich normal, Röntgenbild unauffällig oder Verschattung: Pulmonalisangiographie meist nicht erforderlich

3. *Lungenembolie wenig wahrscheinlich:* nicht segmentale Perfusionsdefekte oder Perfusionsdefekte mit fehlender Ventilation bei Röntgenbild mit oder ohne Verschattung: Lungenembolie weitgehend ausgeschlossen: Pulmonalisangiographie nicht erforderlich

4. *Lungenembolie sehr unwahrscheinlich:* lokalisierte Ventilations-Perfusions-Störungen über der gesamten Lunge. Manchmal liegt eine Kombination von Lungenemphysem und Lungenembolie vor: Pulmonalisangiographie erforderlich.

Leistungsfähigkeit des Verfahrens

In der Thoraxchirurgie hat die regionale Ventilationsmessung mit radioaktiven Edelgasen die Bronchospirometrie völlig verdrängt. In der Abklärung unklarer Perfusionsausfälle erspart ein kombiniertes Ventilations- Perfusionsszintigramm häufig die Pulmonalisangiographie, wenn es um die Frage geht: Lungenembolie ja oder nein?

Tumordiagnostik

Vom Traumziel einer nuklearmedizinischen Tumorsicherung oder gar Zelltypisierung sind wir leider noch weit entfernt; es gibt jedoch eine Reihe von nützlichen und sinnvollen Ansatzpunkten zum Einsatz von Radionukliden in der onkologischen Diagnostik und Verlaufskontrolle.

Tumoraffine Radionuklide

Der direkte Tumornachweis durch Radionuklide setzt eine selektive Anreicherung derselben oder ihrer Verbindungen im Neoplasma voraus. Mit Ausnahme des metastasierenden, ^{131}J-speichernden Schilddrüsenkarzinoms fehlt das Nuklid bisher. Es stehen allerdings eine Reihe von tumoraffinen Substanzen zur Verfügung: ^{67}Galliumcitrat, ^{197}HgCl$_2$, ^{67}Kupfercitrat, ^{75}Se-Natriumselenit, radioaktiv markierte Bleomycin- oder Tetracyclin-Präparate, ^{169}Ytterbiumcitrat. Leider ist die Quote an falsch-positiven, z.T. auch falsch-negativen Resultaten bei den für die klinische Diagnostik verfügbaren Substanzen inakzeptabel hoch. Zur Frage des mediastinalen Lymphknotenbefalls kann ^{67}Ga-Citrat herangezogen werden, wenn der Tumor sich mit der Substanz „anfärbt" (95%ige Wahrscheinlichkeit des mediastinalen Lymphknotenbefalls bei positiver Darstellung), doch wird man heute hier im allgemeinen die Mediastinoskopie und die Computertomographie bevorzugen.

Metastasennachweis bei bekanntem Bronchialkarzinom

Die Ganzkörperknochenszintigraphie mit ^{99m}Tc-MDP (ca. 15 mCi) ist die sensitivste Methode zum Nachweis von *Knochenmetastasen* beim Bronchialkarzinom. Wegen ihrer geringen Spezifität bedarf sie jedoch weiterer radiologischer und evtl. bioptischer Abklärung. Allerdings ist bei Abwesenheit klinischer Symptome die Wahrscheinlichkeit, eine Metastase zu entdecken, mit etwa 8% in allen Tumorstadien sehr niedrig. Beim präoperativen „M-staging", also in den frühen Tumorstadien I und II, liegt die Wahrscheinlichkeit, eine Metastase zu entdecken, falls keine klinischen Hinweise (Symptome! Blutchemie!) vorliegen, beim nichtkleinzelligen Bronchialkarzinom knapp über 1%. Eine Ausnahme bildet das Knochenszintigramm mit einer „Ausbeute" von etwa 8%. Beim kleinzelligen sollte in jedem Fall, ob operiert wird oder nicht, eine Ganzkörperknochenszintigraphie der Therapie vorausgehen (Tab. 5.5).

Tabelle 5.5 Szintigraphisches „M-staging" bei Patienten mit gesichertem Bronchialkarzinom (n = 255) ohne (∅) und mit (+) Hinweissymptomatik (Klinik und/oder Labor) (nach *Hooper* u. Mitarb.)

Stadium	Leber		Hirn		Knochen	
	∅	+	∅	+	∅	+
I	0%	8%	0%	10%	12%	38%
II	0%	9%	0%	16%	0%	28%
III	0%	22%	0%	12%	7%	41%
Alle	0%	14%	0%	12%	8%	36%

Bei der Abklärung von *Lebermetastasen* eines bekannten Bronchialkarzinoms muß man von der niedrigen Spezifität und Sensitivität von klinisch-chemischen Untersuchungen ausgehen. Die Treffsicherheit der Leberszintigraphie liegt dagegen bei allen Tumorstadien zwischen 77 und 92% bei einer hohen Rate falsch-positiver Ergebnisse von bis zu 26%. Auch hier ist in frühen Tumorstadien ein routinemäßiges „staging" nicht lohnend (s. Tab. 5.5). Zieht man zur Szintigraphie der Leber die Sonographie hinzu, kann man Spezifität und Sensitivität steigern: Wenn Leberchemie, Szintigraphie und Sonographie pathologisch sind, muß die Wahrscheinlichkeit von

Lebermetastasen mit 97% angenommen werden, sind alle drei negativ, so ist die Wahrscheinlichkeit eines Leberbefalls geringer als 5%. Am schwierigsten ist die Frage bei diffuser Metastasierung durch ein kleinzelliges Karzinom zu beantworten, hier ist eine Laparoskopie mit gezielter Leberpunktion bei Hinweissymptomatik häufig notwendig.

Das *Hirnszintigramm* ist in der Aufdeckung von Metastasen eines Lungenkarzinoms der Computertomographie des Schädels eindeutig unterlegen.

Operabilität

In der *präoperativen Funktionsabklärung* hat das Perfusions- (und Ventilations-)szintigramm der Lunge beim Bronchialkarzinom einen festen Platz. Als regionale Funktionsmethode hat die Szintigraphie konkurrierende Verfahren (Bronchospirometrie, Pulmonalarterienokklusion, Bronchusblockade) ersetzt. Darüber hinaus kann das Perfusionsszintigramm in der Thoraxchirurgie zur Frage der *prognostischen Inoperabilität* beitragen: Liegt die Durchblutung der tumortragenden Lungenhälfte unter 10% der Gesamtdurchblutung, so ist mit Sicherheit technische und/oder prognostische Operabilität nicht mehr gegeben. Umgekehrt ist allerdings prognostische Operabilität bei nur geringer Perfusionsminderung der tumortragenden Lungenhälfte nicht voraussagbar. Das gleiche trifft zu, wenn man versucht, nicht nur die Operabilität, sondern auch den Umfang des zu erwartenden thoraxchirurgischen Eingriffes mit Hilfe der Perfusionsszintigraphie abzuschätzen: Bei geringen Perfusionsstörungen ist nicht unbedingt zu erwarten, daß auch nur ein kleiner resektiver Eingriff wie Segmentresektion oder Lobektomie ausreichen wird. Dagegen kann man davon ausgehen, daß bei einer Perfusionsdrosselung auf 30% und weniger der Gesamtperfusion im Bereich der tumortragenden Lungenhälfte praktisch immer mit einer Pneumonektomie zu rechnen ist. Ob diese dann auch technisch durchführbar und kurativ ist, läßt sich allerdings nicht prognostizieren.

Sonstige Verfahren

Inhalationsszintigraphie

Indikationen

Als Ersatz für die Ventilationsszintigraphie (s. S.278f.) ist das Inhalationsszintigramm in der Klinik nur sehr bedingt anwendbar. In der Forschung haben sowohl die Beurteilung des Depositionsmusters (z.B. zur Berechnung von lokalen Konzentrationen von Schadstoffen oder zur Beurteilung der therapeutischen Aktivität von Inhalationsgeräten) als auch die Bestimmung der Verschwinderate der Aktivität als Ausdruck der mukoziliaren Klärfunktion Bedeutung erlangt. In letzter Zeit wird ferner die Verschwinderate von in der Lunge deponiertem ^{99m}Tc-DTPA als Indikator für die Permeabilität der Membran von Atemwegen und Alveolen herangezogen: „Leaky lung"-Syndrom bei ARDS, toxischem Lungenödem, generalisierten Lungenparenchymerkrankungen und Zigarettenrauchern.

Prinzip des Verfahrens

Das Prinzip der Messung besteht darin, daß man den Probanden ein bronchialgängiges Aerosol mit radioaktiv markierten Schwefelkolloiden einatmen läßt und nach Beendigung der Inhalation Verteilungsmuster und Eliminationsrate der Radioaktivität extern über die Szintillationskamera verfolgt.

Notwendige Geräte

a) Vernebler (Ultraschallvernebler, Düsenvernebler, „spinning disk": Nur letzterer liefert relativ monodisperse Partikel.),
b) Gamma-Kamera,
c) Datenverarbeitungssystem.

Notwendige Reagenzien

Zur Anwendung kommen bei klinischer Fragestellung mit ^{99m}Tc markierte Schwefelkolloide, wie sie auch bei der Leberszintigraphie verwendet werden. In der klinischen Forschung spielen Resinpartikel, markierte Erythrozyten mit relativ konstantem Teilchendurchmesser und radioaktive Eisenpartikel eine Rolle.

Notwendiges Personal

1 Arzt, 1 MTA.

Vorbereitung des Patienten

Der Patient ist in der Atemtechnik und in der Einhaltung eines konstanten Lungenvolumens vorher zu instruieren. Nach Inhalation sind Mund und Rachen zu spülen, um Aktivitätsdeponate hier und im Ösophagus auszuspülen.

Untersuchungsgang

Der Patient sitzt mit dem Rücken zur Kamera. Über ein Inspirationsventil atmet er radioaktives Aerosol ein, im Ausatmungsteil werden die abgegebenen Partikel über einen Filter abgefangen oder in einen dichten Sack abgeatmet. Pro Untersuchungsgang werden 150–740 MBq (4–20 mCi) des Radiopharmakons benötigt, nur 10 bis maximal 15% der inhalierten Substanz gelangen jenseits der Glottis in die Bronchien und Alveolen. Der Rest bleibt extrapulmonal und im Schlauchsystem. Sobald eine ausreichende Zählrate über der Lunge erreicht ist, wird der Inhalationsvorgang beendet. Bei Bestimmung der mukoziliaren Klärfunktion sollte danach kontinuierlich über weitere 30 Minuten registriert werden. Hustenstöße sind zu protokollieren und zeitlich festzulegen, da diese die Partikelelimination beeinflussen können. Husten hat zumeist einen abrupten Abfall der Impulsrate zur Folge.

Mögliche Komplikationen

Kontamination des Raumes.
Nachsorge ist nicht erforderlich. Der Patient „strahlt" jedoch noch.

Befunde

Bei der Beurteilung des Depositionsmusters als „Ersatz für das Ventilationsszintigramm" muß man sich darüber klar sein, daß es im Bereich von Stenosen zu Aktivitätsanreicherungen kommen kann („hot spots"). Ist ein solcher „hot spot" lokalisiert, muß man mit einer lokalen Stenosierung (Bronchialkarzinom? organische Stenose anderer Genese?) rechnen. Mit zunehmender generalisierter Atemwegsobstruktion kommt es infolge regionaler Turbulenzen und Wirbelbildungen zu zentraler Deposition. In diesem Fall ist natürlich die Verschwinderate kürzer als bei peripherer Deposition: Zum einen ist die mukoziliare Transportgeschwindigkeit der zentralen Atemwege größer, zum anderen ist der Weg zum Pharynx kürzer. Vergleichende Messungen der mukoziliaren Klärfunktion sind also nur bei identischen Depositionsmustern möglich.

Leistungsfähigkeit des Verfahrens

Für die klinische Routinediagnostik nur beschränkt als indirekter Indikator für die regionale Ventilationsverteilung anwendbar.

Radiokardiographie

Injiziert man ein Radionuklid als Bolus intravenös und verfolgt den Weg des Bolus durch Herz und kleinen Kreislauf während der ersten Passage mit einer Gamma-Kamera, so kann man sequenz- und funktionsszintigraphisch Informationen über die Kreislaufzeiten („transit time"), Blutvolumen von Herz und Lunge und Herzzeitvolumen gewinnen. Bei klinischen Fragestellungen findet man etwa bei Mitralvitien die Transitzeiten bis auf die des linken Ventrikels verlängert, bei Aortenklappenvitien umgekehrt alle Transitzeiten normal mit Ausnahme der vom linken Ventrikel in die Aorta. Bei Pulmonalklappenvitien ist die Transitzeit vom rechten Ventrikel zur Pulmonalarterie verlängert.

„Gated pool"-Untersuchungen

Während die Radiokardiographie ihre Information aus der ersten Passage eines Aktivitätsbolus durch Herz und Gefäße zieht, ist das Prinzip der „gated blood pool"-Untersuchung das folgende: Nach i.v. Applikation eines Radionuklids, welches im Gefäßsystem verbleibt, und homogener Verteilung desselben im Blute werden die zyklischen Volumenschwankungen des Herzens aufgrund der entsprechenden präkordialen Strahlenschwankungen funktionsszintigraphisch dargestellt. Über ein Zeitmittlungsverfahren lassen sich die einzelnen Herzaktionen zyklusgerecht aufsummieren und daraus zyklische und regionale Volumenschwankungen des Herzens erkennen. Dies ist besonders zu Darstellung von Myokardbereichen mit aufgehobener Kontraktilität (Myokardnarben, Aneurysmen) im Bereich des linken Ventrikels von Bedeutung, außerdem lassen sich endsystolische und enddiastolische Herzvolumina sowie Auswurffraktionen berechnen. Für den rechten Ventrikel liegen noch keine klinischen Untersuchungen vor, die den Einsatz in der Praxis rechtfertigen.

Myokardszintigraphie

Hier liegen erste Untersuchungen über den Nachweis einer Rechtsherzhypertrophie vor. Praktische Bedeutung hat aber auch dieses Verfahren für die pneumologische Diagnostik (noch?) nicht erlangt. Die Echokardiographie ist hier die Methode der Wahl, auch wenn es beim Cor pulmonale technische Probleme gibt (Emphysem!).
Sonstige Sonderfälle wie Sequestration von mit ^{51}Chrom markierten Erythrozyten in der Lunge bei idiopathischer *Lungenhämosiderose* oder vermehrter Speicherung von ^{67}Galliumcitrat in *Aspergillomen* seien der Vollständigkeit halber erwähnt.

Gallium-Szintigraphie

Die ^{67}Gallium-Szintigraphie der Lunge hat sich in den letzten Jahren als sensitiver Indikator für entzündliche interstitielle und granulomatöse Lungenerkrankungen herausgestellt. Die vermehrte ^{67}Gallium-Akkumulation in der Lunge korreliert mit Zahl und Aktivität der entzündlichen Effektorzellen in der Lunge, also hauptsächlich den Granulozyten und Alveolarmakrophagen, weniger gut den Lymphozyten. Entsprechend findet sich eine erhöhte Anreicherung von Gallium in der Lunge bei aktiven Erkrankungsphasen der Sarkoidose, der Tuberkulose, der idiopathischen Lungenfibrose, der Asbestose und der Silikose, aber auch, wenn auch nicht in dem Maße, bei Rauchern und bei Patienten mit chronischer Bronchitis. Daraus geht hervor, daß diese Methode sich zur Aktivitätsbeurteilung und evtl. bei Pneumokoniosen auch zur Frühdiagnostik eignet, nicht jedoch zur Diagnostik. Methodische Probleme ergeben sich aus der Quantifizierung der Radioaktivität über der Lunge verglichen mit den übrigen Organen, eine rechnergestützte Quantifizierung ist hierfür optimal.

Literatur

Abramson, A. L., A. Z. Rudavsky: Use of lung scanning for the detection of endobronchial foreign bodies. Amer. Otol. 81 (1972) 832

Adam, W. E., A. Tarkowska, F. Bitter, M. Stauch: Equilibrium (gated) radionuclide ventriculography. Cardiovasc. Radiol. 2 (1979) 161

Albert, R. E., L. C. Arnett: Clearance of radioactive dust from the lung. Arch. Ind. Hlth 12 (1955) 99

Alderson, P. W., N. Rujanavech, R. H. Secker-Walker, R. C. McKnight: The role of ^{133}Xe ventilation studies in the scintigraphic detection of pulmonary embolism. Radiology 120 (1976) 633

Arborelius, M. et al.: ^{133}Xenon radiospirometry and extension of lung cancer. Scand. J resp. Dis. 52 (1971) 145

Bass, H., T. Heckscher, N. R. Anthonisen: Regional pulmonary gas exchange in patients with pulmonary emoblism. Clin. Sci. 33 (1967) 355

Bisson, G. et al.: Computer-based quantitative analysis of gallium-67 uptake in normal and diseased lung. Chest 84 (1983) 513

Botsch, H.: Galliumszintigraphie. Springer, Berlin 1985

Buttermann, G. et al.: Untersuchungen über die postoperative Thromboseprophylaxe nach einem neuen medikamentösen Behandlungsprinzip. Dtsch. med. Wschr. 100 (1975) 2065

Camner, P., K. Philipson, L. Friberg: Tracheobronchial clearance in twins. Arch. environ. m. Hlth 23 (1971) 444

Deland, F. et al.: ^{67}Ga-citrate imiging in untreated primary lung cancer. Prelimary report of a cooperative group. J. nucl. Med. 15 (1974) 408

Deutsche Gesellschaft für Pneumologie und Tuberkulose: Empfehlungen zur präoperativen Lungenfunktionsdiagnostik. Prax. Klin. Pneumol. 37 (1983) 1199

Dore, E. K., N. D. Poe, M. H. Ellested, G. V. Taplin: Lung perfusion and inhalation scanning in pulmonary emphysem. Amer. J. Roentgenol. 104 (1968) 770

Ernst, H. et al.: Diagnostik des destruktiven Lungenemphysems durch Perfusionsszintigraphie. Acta allerg. 25 (1970) 404

Fazio, F., T. Jones: Assessment of regional ventilation by continuous inhalation of radioactive krypton-81m. Brit. med. J. 1975/III, 673

Fridrich, R., H. Hartweg, J. Locher: Differentialdiagnose von Perfusionsstörungen mit Hilfe der kombinierten Lungenszintigraphie, insbesondere zur Abgrenzung der Lungenembolie. Fortschr. Röntgenstr. 113 (1979) 219

Goldberg, I. S., R. V. Lourenceo: Deposition of aerosols in pulmonary disease. Arch. intern. Med. 131 (1973) 88

Herzog, A., R. Fridrich, H. R. Baumann, E. Endrei: The use of pulmonary radioisiotpe scanning and bronchospirometry to assess disturbances in ventilation and perfusion of the lungs. Respiration 26, Suppl. 204 (1969)

Hooper, R. G., C. R. Beechler, M. W. Johnson: Radioisotope scanning in the initial staging of bronchogenic carcinoma. Amer. Rev. resp. Dis. 118 (1978) 279

Hunninghake, G. W. et al.: Activation of inflamatory cells increases the localisation of gallium-67 at sites of disease. Clin. Res. 49 (1981) 171 A

Kampmann, H., H. Matthys, F. Bitter, W. E. Adam, N. Konietzko: Die funktionsszintigraphische Radiospirometrie. Fortschr. Röntgenstr. 122 (1975) 50

Knipping, H. W., W. Bolt, H. Venrath, H. Valentin, H. Ludes, P. Endler: Eine neue Methode zur Prüfung der Herz- und Lungenfunktion. Dtsch. med. Wschr. 80 (1955) 1146

Köhler, D., C. Schümichen, G. Daikeler, H. Matthys: Neues Verfahren zur Messung der regionalen Lungenventilation. Schweiz. med. Wschr. 110 (1980) 1864

Konietzko, N.: Regional ventilation of the lungs as measured with the scintillation camera and a data processing system J. nucl. Biol. Med. 16 (1972) 125

Konietzko, N.: Nuklearmedizinische Methoden in der Diagnostik bronchopulmonaler Erkrankungen. Prax. Pneumol. 33 (1979) 893

Konietzko, N. et al.: Regional lung function in different body positions in patients with pulmonary tuberculosis. Amer. Rev. resp. Dis. 106 (1972) 548 b

Konietzko, N. et al.: Quantitative measurement of lung volumes using ^{133}xenon. Respiration 30 (1973) 166

Konietzko, N., H. Diedrichs, D. Greschuchna: Die Bedeutung des Perfusionsszintigramms der Lunge für das „T- und N-staging" beim Bronchial-Carcinom. Prax. Pneumol. 35 (1981) 178

Kristersson, S., S. E. Lindell, L. Svanberg: Prediction of pulmonary functions loss due to pneumonectomy using ^{133}xe-radiospirometry. Chest 62 (1972) 694

Lütgemeier, J., H. Kampmann, N. Konietzko, W. E. Adam: Lungendiagnostik mit Radionukliden. Fischer, Stuttgart 1977

Lyons, K. P., H. G. Olson, W. S. Aronow: Pyrophosphate myocardial imaging. Semin. nucl. Med. 10 (1980) 168

McNeil, B. J.: A diagnostic strategy using ventilation-perfusion studies in patients suspect for pulmonary embolism. J. nucl. Med. 17 (1976) 616

Milic-Emili, J. et al.: Regional distribution of inspired gas in the lung. J. appl. Physiol. 21 (1966) 749

Miörner, G.: ^{133}Xenon radiospirometry: a clinical method for studying ragional lung function. Scand. J. resp. Dis., Suppl. 64 (1968)

Mugger, F. M., L. R. Chervu: Lung cancer: diagnosis in metastatic sites. Semin. Oncol. 1 (1974) 217

Müller, M., N. Konietzko, W. E. Adam, H. Matthys: Die mucociliare Clearance der Lunge: untersucht mit radioaktiv markiertem Schwefelkolloid. Klin. Wschr. 53 (1975) 815

Nagel, G.: Diagnostische Maßnahmen bei Skelettmetastasen. Dtsch. med. Wschr. 20 (1980) 210

Newhouse, M. T., F. J. Wright, M. Dolovich, O. L. Hopkins: Clearance of RISA aerosol from the human lung. In Bouhuys, A.: Airway Dynamics. Thomas, Springfield 1970

Nolan, N. G., R. S. Fontana, D. R. Sanderson: Use of ^{133}xenon in lokalization of X-ray-occult, sputumpositive lung cancer. J. nucl. Med. 15 (1974) 520

Pannier, R. u. Mitarb.: Möglichkeiten und Grenzen der ^{67}Gallium-Thorax-Szintigraphie. Prax. Klin. Pneumol. 39 (1985) 641

Parker, H., P. M. Weber, D. C. Van Dyke, H. Davies, P. Steele, R. Sullivan: Evaluation of central circulatory dynamics with the radionuclide angiocardiogram. In Strauss, H. W., B. Pitt, A. E. James: Cardiovascular Nuclear Medicine. Mosby, St. Louis 1979 (p. 67)

Rösler, H. u. Mitarb.: Ergebnisse der kombinierten ^{133}Xe/^{99m}Tc-MAP-Lungenszintigraphie beim Bronchialcarcinom. Schweiz. med. Wschr. 103 (1973) 1034

Sasahara, A. u. Mitarb.: The diagnosis of postoperative pulmonary embolism. In Pabst, H. W., G. Maurer: Postoperative Thrombieprophylaxe. Schattauer, Stuttgart 1977 (S. 49)

Schad, N., O. Nickel: Assesment of ventricular function with first-pass angiocardiographie. Cardiovasc. Radiol. 2 (1979) 149

Schor, R. A., D. M. Shames, P. M. Weber, L. V. Dos Remedios: Regional ventilation studies with Kr-81 and Xe-133: a comparative analysis. J. nucl. Med. 19 (1978) 348

Taplin, G., N. D. Poe, A. Greenberg: Lung scanning following radioaerosol inhalation. J. nucl. Med. 7 (1966) 77

Tobinick, E., H. R. Schlebert, H. Henning, M. LeWinter, A. Taylor, W. L. Ashburn, J. S. Karliner: Right ventricular ejection fraction in patients with acute anterior und inferior myocardial infarction assessed by radionuclide angiography. Circulation 57 (1978) 1078

Wagner, H. N.: The use of radioisotope techniques for the evaluation of patients with pulmonary disease. Amer. Rev. resp. Dis. 113 (1976) 203

West, J.: Regional differences in gas exchange in the erect man. J. appl. Physiol. 17 (1962) 893

Yeh, E. L., P. P. Ruetz, R. C. Meade: Separation of liver-lung scintiphotos due to ascites: a false positive test for subdiaphragmatic abscess. J. nucl. Med. 13 (1972) 249

Yun Ryo, U., P. A. Bilow, St. Pinsky: Lateral-view ventilation images with ^{133}Xe. Clin. nucl. Med. 4 (1979) 47

6 Untersuchung des Lungenkreislaufs

S. Daum

Alle bronchopulmonalen Erkrankungen, die zu einer Beeinträchtigung der Funktion des Atmungssystemes führen, haben konsekutive Veränderungen des Lungenkreislaufs zur Folge. Eine objektive Analyse des Ausmaßes von Veränderungen des kleinen Kreislaufes ist nur durch Katheteruntersuchung möglich.

Allgemeine Indikationen zur Untersuchung des Lungenkreislaufs

Kardiologische Indikationen:
   Herzklappenfehler, (in der Kombination mit Linksherzkatheter retrograd oder transseptal), Linksherzinsuffizienz, koronare Herzkrankheit, arterielle Hypertonie, Kardiomyopathien, kongenitale Herzfehler mit Bestimmung des Rechts-links- oder Linksrechts-Shunts, Rechtsherzinsuffizienz.

Pneumologische Indikationen:
   Verdacht auf pulmonale Hypertonie bei Lungenparenchym- oder Lungengefäßerkrankungen, Lungenembolien.

Angiologische Indikationen:
   Nachweis der Lungenembolie, Lungengefäßanomalien (Atresie, Hypoplasie, Aneurysma der A. pulmonalis, AV-Fisteln, Dilatation der A. pulmonalis).

Intensiv-medizinische Indikationen:
   gemischt-venöse Hypoxie,- Hypo- oder Hyperhydratation.

Methoden zur Untersuchung des kleinen Kreislaufs

Sondierung des rechten Herzens und des kleinen Kreislaufs,
Pulmonalarteriographie,
Thorax-Röntgenaufnahme,
Lungenimpedanzplethysmographie.

Methoden zur Untersuchung des rechten Herzens in Beziehung zum kleinen Kreislauf

Sondierung des rechten Herzens,
Elektrokardiographie,
Echokardiographie,
Vektokardiographie,
Szintigraphie,
Kardioangiographie,
Rechtsherzkatheter und Sondierung des kleinen Kreislaufs.

Rechtsherzkatheter und Sondierung des kleinen Kreislaufs

Indikationen zum Rechtsherzkatheter von seiten der Pneumologie

- Feststellung einer pulmonalen Hypertonie,
- Differenzierung der pulmonalen Hypertonie: postkapilläre (passive) - präkapilläre (aktive),
- Diagnose der latenten und manifesten Rechtsherzinsuffizienz, die klinisch nicht diagnostizierbar ist,
- präoperative Untersuchung bei Lungenresektionen (obligatorisch bei einer vorgesehenen Pneumektomie),
- Prüfung der therapeutischen Wirkungen

von verschiedenen Medikamenten auf den Lungenkreislauf bzw. auf die pulmonale arterielle Hypertonie (Sauerstoff, ISDN, Theophyllin usw.),
- Gemischt-venöse Hypoxie als Ausdruck der Herzinsuffizienz, gemischt-venöser p_{CO_2}, bei Belastung höher als 12 mmHg als Zeichen der erhöhten CO_2-Gewebereserven.

Kontraindikationen

- Patienten mit Fieber, es sei denn, es handelt sich um eine erhöhte Temperatur im Zusammenhang mit einem Lungentumor,
- bei Frauen während der Menses,
- Endokarditisverdacht,
- hochängstliche Patienten,
- Patienten in ausgesprochen schlechtem Allgemeinzustand.

Prinzip des Verfahrens

Drei Kathetermodelle kommen in Frage:
1. Einschwemmkatheter nach Swan-Ganz. Die Vorteile dieses Katheters sind: Er ist ohne Röntgenkontrolle anwendbar (80%), Herzrhythmusstörungen treten bei seiner Anwendung nur selten auf, eine wiederholte perkutane Messung ist möglich, die Anwendung kann ambulant oder am Krankenbett erfolgen, der Lungenkapillardruck ist ohne Manipulation wiederholt meßbar, gleichzeitig ist der Druck in der A. pulmonalis und im rechten Vorhof bestimmbar.
2. Einschwemmkatheter nach Granjean. Er verursacht häufiger Rhythmusstörungen als der Swan-Ganz-Katheter. Darüber hinaus ist mit dem Granjean-Katheter der Kapillarbereich nicht immer erreichbar, eine Blutentnahme ist infolge des engen Lumens schwierig. Die Vorteile dieses Katheters sind: Er ist dünner als der Swan-Ganz-Katheter, man kann ihn durch ganz dünne venöse Punktionsnadeln einführen.
3. Der klassische Katheter nach Cournand kommt für Erwachsene in Frage (F6, F7 oder F8), bei seiner Anwendung ist die Röntgenkontrolle erforderlich. Zur Messung des pulmonal-kapillaren Verschlußdruckes muß er wiederholt vorgeschoben und nach Möglichkeit in verschiedene Positionen gebracht werden. Zur Messung des pulmonal-arteriellen Druckes wird er dann wieder zurückgezogen.

Der Vorteil des Cournand-Katheters besteht vor allem darin, daß er härter und besser dirigierbar ist. Bei Verlaufsvarianten der Venen läßt er sich besser steuern als die weichen Katheter. Im allgemeinen wird der Cournand-Katheter für die Untersuchung des kleinen Kreislaufes heute nurmehr dann verwendet, wenn eine Untersuchung mit dem Swan-Ganz-Katheter zu keinem Erfolg führt.

Die Einführung erfolgt am besten über die V. basilica des rechten Armes. Die Verwendung der V. cephalica (Außenvene) kann zu Schwierigkeiten im Bereich des Schultergelenkes führen. Falls keine ausreichenden Ellenbeugenvenen vorhanden sind, empfiehlt es sich, den Katheter über die V. femoralis einzuführen, dieses Vorgehen ist meist einfacher als eine Freilegung der V. cubitalis. Von einigen Autoren wird eine Einführung über die V. jugularis, die V. subclavia oder auch über die V. axillaris empfohlen. Diese Methoden sind jedoch nicht allgemein verbreitet.

Notwendige Geräte

Druckmeßanlagen
(Abb. 6.1)
a) Katheter Swan-Ganz* F5 (ein distales Lumen für Druck und Blutabnahme, ein Lumen für den Ballon), F7 (2 Lumen für Druck und Blutabnahme - 20 oder 30 cm voneinander, 1 Lumen für den Ballon).
   - Cournand-Katheter F6 - 7 - 8 (1 Lumen),
   - Dotter-Lucas-Katheter (meistens 2 Lumen für Druck und Blutabnahme - 1 distal, 1 proximal (2 cm) vor dem Ballon - und 1 Lumen für den Ballon mit Inhalt von 8 ml Flüssigkeit),
b) Druckabnehmer - Alwar, Elema, Statham,
c) Druckverstärker,
d) EKG-Verstärker,
e) Pulsverstärker,
f) Oszilloskop (mindestens 2 Spuren - EKG + Druck),
g) Registriergerät (opt. EKG und 2 Druckwerte),
h) Defibrillator (Abb. 6.2).

---

* Fa. Edwards, Lab. Inc. Niederlassung Deutschland AHS, GmbH, München 50

Allgemeine Indikationen zur Untersuchung des Lungenkreislaufs 291

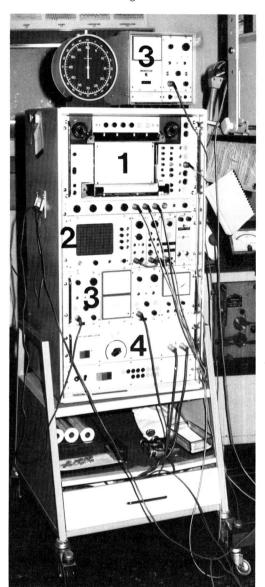

Abb. 6.1 Fahrbare Druckmeßanlage. 1 = Registriergerät mit 4 Spuren, 2 = Oszilloskop, 3 = Druckverstärker mit Pulsmeßanlage und 4 = Defibrillator

Untersuchungstisch mit Ergometer
(Elema, Jaeger, Siemens usw.)

Der Ergometer muß von der Drehzahl unabhängig und am Untersuchungstisch so angebracht sein, daß man die Lage des Patienten während der Untersuchung nicht ändern muß.

Anlage für die Messung der Ventilation
Collins, Gut, Godart, Jaeger, Siemens, Gould (Abb. 6.3).

Blutgasanalysator

RTG – C Bogen (Siemens)
Gut beweglich, fahrbar, einzelne Aufnahmen möglich, Serienaufnahmen vom Schirm.

Thermodilution
(Abb. 6.4)
Katheter mit Thermistor (Edwards) nötig.

Vorbereitung des Patienten

Eine Prämedikation ist nicht notwendig. Nur wenn eine Pulmonalarteriographie vorgesehen ist, soll der Patient nüchtern sein. Bei besonders unruhigen und ängstlichen Patienten kann man Valium 5 mg verabreichen.
Der Patient soll ausführlich über den Vorgang aufgeklärt werden und muß sein Einverständnis zur Untersuchung unterschreiben.

Untersuchungsgang

Nach der Desinfektion und nach der sterilen Abdeckung der Stelle, die zur Einführung des Katheters vorgesehen ist, wird die Vene mit der Kanüle, die zum Einführungsbesteck gehört, punktiert. Cordis-Besteck, Best.-Nr. 501 609 B (Abb. 6.5), Fa. Cordis oder Mini-Introducer-Kit, Best.-Nr. 496 184, Fa. Mandel & Ruff, Buchweg 31, 8510 Fürth. Durch die Kanüle wird der Venenführungsdraht (mit weichem Teil) eingeführt (ungefähr die Hälfte). Man spürt gelegentlich einen Widerstand, der durch die Venenklappen verursacht sein kann. Der Katheter, der nachher eingeführt wird, kommt ohne Schwierigkeiten durch – also nicht vorzeitig die Sondierung an dieser Stelle unterbrechen. Erst jetzt kommt die Lokalanästhesie im Bereich der Einstichstelle mit 2–3 ml 1% Scandicain. Beim Fixieren des Führungsdrahtes in der Vene wird die Kanüle

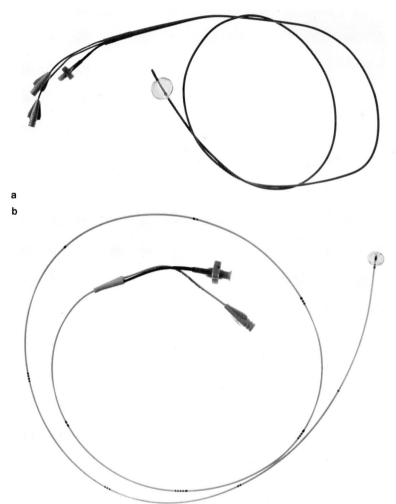

Abb. 6.2 Swan-Ganz-Einschwemmkatheter F 5 (**b**) und Okklusions-Einschwemmkatheter (**a**) für die teilweise Okklusion der A. pulmonalis

aus der Vene entfernt. Die Einstichstelle wird mit einer feinen Augenschere erweitert (2–3 mm). Über den Führungsdraht wird der Perforator mit überzogenem Desilet (Teil des Sets) eingeführt. Beim Durchzug durch die Gewebe und durch die Vene muß man Druck ausüben. Wenn der Perforator in der Vene plaziert ist, schiebt man das Desilet über den Perforator in die Vene mit gleichzeitigem Rückzug des Führungsdrahtes. Man muß oft Gewalt anwenden, damit das Desilet durch die Haut (unausreichende Erweiterung der Haut) durchkommt. Bei leichtem Handdruck im Bereich der Einstichstelle wird der Führungsdraht mit dem Perforator zurückgezogen. Die Öffnung des Desilets wird mit dem Finger zugedeckt (eventuelle Luftembolie).

Die arteriellen Einführungsbestecke bestehen aus einer Kanüle, Führungsdraht, Perforator und Desilet; es gibt 2 Größen: Für Swan-Ganz-Katheter Nr. F 5 und Nr. F 7. Man kann durch Desilet 5 den Cournand-Katheter F 6 oder durch Desilet 7 den Cournand-Katheter F 7 einführen.

Nachdem der Katheter mit warmer Kochsalz-Lösung feucht gemacht ist, wird er durch das Desilet mit leichtem Druck bis zur Marke 70 cm (alle 10 cm sind markiert) vorgeschoben. Bei Widerstand, der fest oder elastisch sein kann, muß man den Katheter mit einer leichten Drehbewegung, die aber immer in dieselbe Richtung gehen muß, zurückziehen. Wird die Drehrichtung gewechselt, kann sich der Katheter verknoten. Anschließend ver-

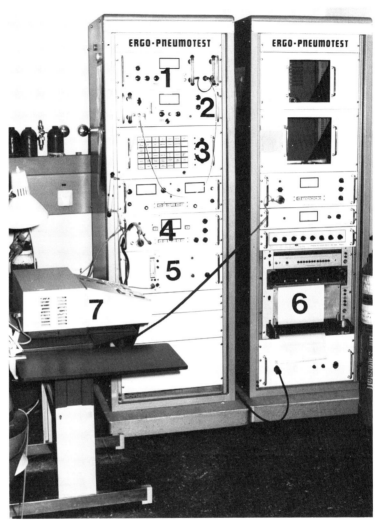

Abb. 6.**3** Anlage für die Messung der Ventilation. 1 = Analysator Hartmann & Braun für O_2, 2 = Analysator Hartmann & Braun für CO_2, 3 = Programmwähler, 4 = Lungenfunktionscomputer mit Pneumotachoskript, 5 = Pulszähler, 6 = Registriergerät, 7 = Computer

sucht man, den Katheter bis zur V. subclavia vorzuschieben. Wenn er steckenbleibt, kann man mit einem verdünnten Kontrastmittel den Verlauf der Vene und so auch die notwendige Richtung des Katheters darstellen. Man soll den Katheter wenn möglich schonend, aber schnell in die A. pulmonalis einführen. Bei einigen Patienten kommt es zum Venospasmus, den man durch Spülung mit verdünntem Kontrastmittel (1:1) beseitigen kann.

Ist der Katheter bis zur Marke 70 eingeführt, wird der Katheter-Ballon aufgeblasen (bei F 5 mit 0,8 ml Luft, bei F 7 mit 1,5 ml Luft). Diese Menge Luft bedeutet keine Gefahr der Luftembolie. Bei Füllung des Ballons mit Flüssigkeit ist der Ballon schwer und schwimmt nicht. Wenn der Katheter nicht in der V. cava superior, sondern in der V. jugularis liegt, wird das Aufblasen des Ballons schmerzhaft verspürt. Der Ballon muß dann sofort entleert werden.

Katheteranschluß an den Druckabnehmer (Statham)

Man muß das ganze System gut mit Kochsalzlösung mit Heparin durchspülen. Jede kleine Luftblase bedeutet eine Dämpfung der Druckkurve. Wie der Katheter so ist auch der Druckabnehmer mit Dreiweg-Hähnen versorgt. Der vordere Hahn (Katheterhahn) dient zur Blutabnahme. Der hintere (Druckabnehmerhahn) dient zur Durchspülung des Katheterhahnes und des Katheters, evtl. zur

294   6 Untersuchung des Lungenkreislaufs

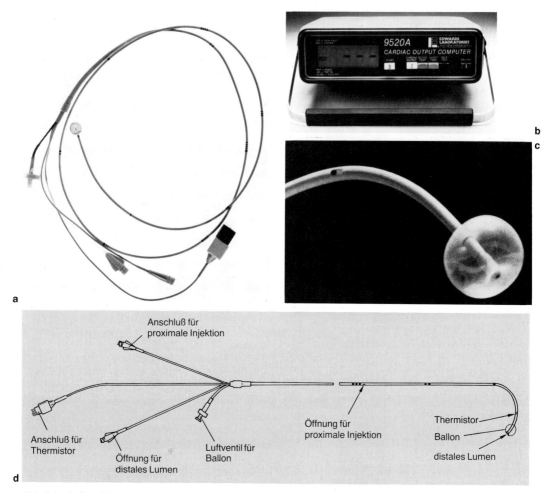

Abb. 6.4   Ballon-Einschwemmkatheter Swan-Ganz F7 mit Termistor für die Herzzeitvolumenmessung (**a**). Computer für die Herzzeitvolumenbestimmung (**b**). Detail der Katheterspitze mit aufgeblasenem Ballon und mit Öffnung für Thermistor (**c**). Gespritzt wird im rechten Vorhof, registriert von der A. pulmonalis. **d**: schematische Darstellung der einzelnen Teile des Termistor Katheters

Durchspülung des Druckabnehmers, wenn das Blut in das System eindringt. Mit Öffnung des Katheterhahnes zur Luft (Abb. 6.6) wird die Null-Position gegen atmosphärischen Druck eingestellt. Bei der Verbindung Katheter/Drucksystem erscheint auf dem Oszilloskop eine Druckkurve. Da die Position der Katheterspitze aus dieser Kurve allein nicht erkennbar ist, schiebt man den Katheter mit aufgeblasenem Ballon weiter vor, bis auf dem Oszilloskop die Druckkurve des rechten Ventrikels erscheint. Läßt sich keine ventrikuläre Druckkurve darstellen, so bedeutet dies, daß der Katheter irgendwo unterwegs einen Bogen macht. Er muß dann zurückgezogen werden, oder – noch besser – mit Röntgenkontrolle die Lage überprüft werden.

Ist der rechte Ventrikel erreicht und bestehen keine Rhythmusstörungen, kontrolliert man wieder die Null-Position. Die Referenz-Null wird mit dem Maßstab nach Burri vor dem Katheter bestimmt. Der Patient liegt ganz flach. Zwischen die Unterlage (Tisch) und den Rücken wird eine Arm-Meßeinrichtung geschoben. Der zweite Arm wird auf der Brust in Höhe von Manubrium sterni festgelegt. Der

Allgemeine Indikationen zur Untersuchung des Lungenkreislaufs

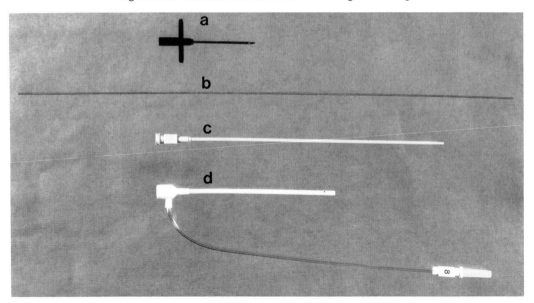

Abb. 6.**5** Transkutanes Besteck „Cordis" bestehend aus: a) 1 Kanüle, b) Führungsdraht, c) Perforator und d) Desilet; er ist so konstruiert, daß er eine Blutung entlang des Katheters verhindert und daß man von seiten des Desilet spülen kann

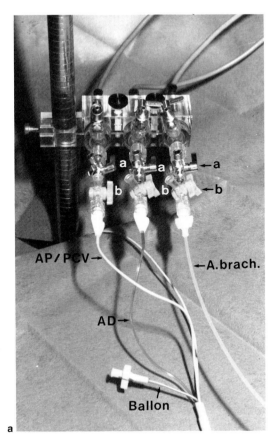

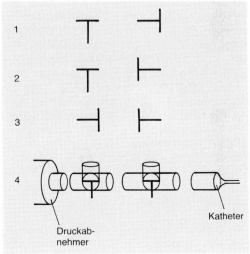

Abb. 6.**6a** Die abgebildeten Druckabnehmer „Statham" sind an einem Halter befestigt. Dieser Halter hat eine Zentimetereinteilung mit der Möglichkeit der Null-Einstellung. **a** Hähne des Druckabnehmers **b** Hähne der Katheter. AP/PCV = Teil des Katheters mit der distalen Öffnung für die Druckmessung in der A. pulmonalis (AP) bzw. beim Ballonaufblasen in den Lungenkapillaren (PCV). AD = Teil des Katheters mit der proximalen Öffnung im rechten Vorhof (AD). Ballon = Teil des Katheters für das Aufblasen des Katheterballons.
Abb. 6.**6b** 1 = Stellung für die Nulleinstellung, Verbindung zwischen Druckabnehmer-Dom und zwischen der atmosphärischen Luft, 2 = Stellung der Hähne für die Blutabnahme, 3 = Stellung der Hähne für die Spülung des Katheters, 4 = Stellung bei der Druckmessung

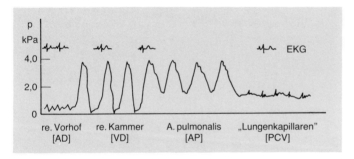

Abb. 6.7 Schematische Darstellung der Druckkurven in den einzelnen Abschnitten des rechten Herzens und des kleinen Kreislaufs

Zeiger zeigt die Referenz-Null in Zentimeter. Auf dieser Höhe wird dann das Drucksystem eingestellt. Man kann, grob gemessen, die Höhe 5 cm unter dem Angulus Ludovici nehmen.

Die Null-Position wird registriert, dann wird die Verbindung Katheter/Druckabnehmer hergestellt. Die Druckkurve aus dem rechten Ventrikel wird bei langsamer und schneller Papiergeschwindigkeit (wegen des enddiastolischen Drucks) geschrieben. Bei Atemanhalten im Exspirium wird der Ballon entleert und der Katheter in den rechten Vorhof zurückgezogen. So erhält man den Gradienten der Trikuspidalklappe. Bei Verweilen des Katheters im rechten Vorhof wird der Druck im rechten Vorhof bei Atemanhalten und bei leichtem Atmen registriert. Dann wird elektrisch der Mitteldruck gemessen.

Bei wiederholtem Aufblasen des Ballons wird der Katheter erneut in den rechten Ventrikel vorgeschoben. Bei Atemanhalten im Inspirium versucht man, den Katheter weiter langsam in die A. pulmonalis zu schieben. Meistens kann man den Katheter in die A. pulmonalis ohne Röntgenkontrolle nur nach der Form der Druckkurve plazieren (Abb. 6.7).

Die Null-Position wird wiederholt kontrolliert. Der Lungenkapillardruck wird gemessen (systolisch-diastolischer Mittelwert). Bei Atemanhalten wird der Ballon entleert, so kann man gut den Druckgradienten (diastolischer Druck in der A. pulmonalis minus Druck in den Kapillaren) bestimmen. Der Druck in der A. pulmonalis wird wieder bei langsamer und schneller Papiergeschwindigkeit registriert. Wiederholt bei Abschluß der Druckmessung die Null-Position kontrollieren.

Gelingt es nicht, nach mehreren (3maligen) Versuchen den Katheter aus dem rechten Vorhof in die rechte Kammer oder aus der rechten Kammer in die A. pulmonalis einzuführen, wird er bei entleertem Ballon in die V. cava superior zurückgezogen. Am besten läßt man den Patienten 1 Minute Ergometer treten, dann bläst man den Ballon auf und schiebt den Katheter vor. Dabei gelangt der Katheter fast immer in die A. pulmonalis.

Bei weiteren Schwierigkeiten muß man den Katheter unter Röntgen-Kontrolle vorschieben. Manchmal geht der Katheter auch ohne Ballon in die A. pulmonalis mit Hilfe des sogenannten Wood-Manövers, wobei die Spitze des Katheters gegen die Außenwand des rechten Vorhofes geschoben wird und der Katheter schnell in die A. pulmonalis springt. Dies gilt besonders für Swan-Ganz-Katheter F7 (Abb. 6.8).

Bei Einführung des klassischen Cournand-Katheters muß eine Röntgen-Kontrolle erfolgen, man muß das Wood-Manöver anwenden. Vorteile des Swan-Ganz-Katheters:
– Einführung in die A. pulmonalis auch am Krankenbett möglich.
– Messung des Lungenkapillardruckes abwechselnd mit dem Druck in der A. pulmonalis, ohne daß der Katheter vorgeschoben oder zurückgezogen wird (wie z. B. beim Cournand-Katheter).
– Möglichkeit der gleichzeitigen Druckmessung in den Lungenkapillaren oder der A. pulmonalis mit dem Druck im rechten Vorhof oder im rechten Ventrikel.
– Herzzeitvolumenmessung durch Thermodilution.
– Gute Bedingungen zur Blutabnahme aus der A. pulmonalis (besser als beim Granjean-Katheter).
– Minimale Rhythmusstörungen beim Durchgang durch den rechten Ventrikel (im Vergleich zum Granjean-Katheter).
– Ambulante Durchführung gut möglich.

Allgemeine Indikationen zur Untersuchung des Lungenkreislaufs

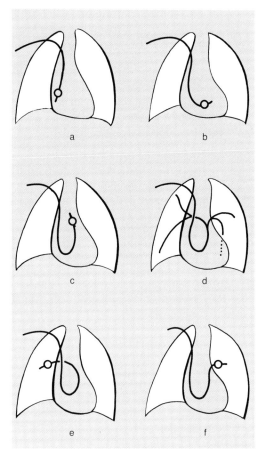

Abb. 6.8 Schematische Darstellung der Katheterlage während des Vorschubs in die A. pulmonalis bis zur „wedge position" (s. Text S. 296)

Bei Verwendung des Swan-Ganz-Katheters F7 kann man denselben direkt in die A. pulmonalis einführen, ohne Unterbrechung und Messung des Druckes im rechten Vorhof. Der Katheter hat 2 Öffnungen, die es ermöglichen, gleichzeitig den Druck in der A. pulmonalis oder den Lungenkapillaren und den Druck im rechten Vorhof zu messen. Bei einer Entfernung der proximalen Öffnung von 30 cm kann der Druck im rechten Vorhof, bei einer Entfernung von 20 cm derjenige im rechten Ventrikel gemessen werden. Man kann aber auch in 20 cm Entfernung den Katheter leicht zurückziehen, so daß abwechselnd der Druck im rechten Ventrikel (vorgeschoben) oder im rechten Vorhof (leicht zurückziehen) gemessen wird. Bei dem Swan-Ganz-Katheter F5 muß man das Vorschieben des Katheters im rechten Vorhof bzw auch im rechten Ventrikel unterbrechen, um den Ruhedruckwert zu registrieren. Bei Gefahr des Venospasmus legen wir den Katheter, wenn möglich, schnell direkt in die A. pulmonalis. Die Ruhedruckwerte im rechten Vorhof oder im rechten Ventrikel können wir nach der Belastung (10–15 min.) nachholen.

Nach Plazieren des Katheters in der A. pulmonalis punktiert man die A. brachialis am gleichen Arm. Bei Verwendung des Sets „Seldicath" Best. Nr. 3874.10 (83 D 13) Fa. Intra oder mit „arteriellem Katheter Kit" Nr. 498106 Fa. Mendel und Rupp, GmbH, 4010 Hilden ..., ... wird die Arterie mit einer feinen Kanüle punktiert, so daß keine Lokalanästhesie nötig ist. Das helle Blut dringt in die Kanüle ein. Durch diese wird ein Führungsdraht eingeführt, dann die Kanüle zurückgezogen. Über den Führungsdraht wird ein kleiner Schlauch in die Arterie eingeführt und mit einem Verbindungsschlauch (20 oder 50 cm) an den Druckabnehmer (dritter) angeschlossen. Auf diese Weise kann man fortlaufend den arteriellen Druck messen und jederzeit arterielles Blut abnehmen. Auch bei der arteriellen Druckmessung müssen wiederholt die Null-Position kontrolliert und der Kanülen-Verbindungsschlauch durchgängig gehalten werden.

Nach den Messungen im Bereich des kleinen Kreislaufs und des arteriellen Druckes wird Blut aus der A. pulmonalis abgenommen. Die Spritzen müssen vorher mit Liquemin (2–3 Tropfen) durchgespült werden. Eine Blutabnahme von 2 ml ist meistens ausreichend.

Anschließend wird das Herzzeitvolumen mit Thermodilution bestimmt. 10 ml Kochsalzlösung (4 °C) werden in den rechten Vorhof gespritzt. Die Messung des Herzzeitvolumens erfolgt über den Herzminutenvolumen-Computer. Auf diese Weise kann die Messung mehrmals kontrolliert und jederzeit wiederholt werden.

Nach Messung der Ruhe- und Druckwerte und der Blutabnahme für den Blutgaspartialdruck erfolgt die Messung des Herzzeitvolumens bei Hochlagerung der Beine. Bei Patienten mit Linksherzinsuffizienz, bei denen die Druckwerte in Ruhe im Bereich der Norm liegen, steigt dann der Lungenkapillardruck (p_c) und der Druck in der A. pulmonalis ($p_{a,p}$) pathologisch an.

Danach werden die Werte unter Belastung gemessen. Die Belastung wird stufenweise mit 25, 50 und 75 Watt durchgeführt. Jede Stufe soll mindestens 3-4 Minuten dauern. Die Herzfrequenz steigt meist auf 140-160/min. Am Ende jeder Stufe werden Druck und Herzzeitvolumen gemessen und auch Blut für den Blutgaspartialdruck entnommen. Limitierende Faktoren der Belastung können Atemnot, erhöhte Herzfrequenz, Schmerzen (am Herzen, in den Beinen) sein.

Bei Verwendung des Swan-Ganz-Katheters F 5 muß er vor Belastungsende zurückgezogen werden, damit der Druck im rechten Vorhof und im rechten Ventrikel gemessen werden kann. Die Null-Position muß so oft wie möglich zwischen den Druckmessungen kontrolliert werden.

Es kann passieren, daß der Swan-Ganz-Katheter F 5 in die A. pulmonalis vorgeschoben wird ohne vorherige Messung des Ruhewertes im rechten Vorhof. Es genügt, wenn man den Druck im rechten Vorhof nach 5-10 min Ruhe nach der Belastung als Ruhewert verwendet. Zwischen einzelnen Belastungsstufen kann der Swan-Ganz-Katheter F 5 auch in den rechten Vorhof zur Druckmessung zurückgezogen werden. Während der Belastung, wenn das Herzzeitvolumen hoch ist, kommt der Katheter sehr leicht wieder in die A. pulmonalis zurück. Während der Untersuchung soll keine Luftblase oder Blut in das Meßsystem eindringen (gedämpfte Druckkurve).

Lösungen oder Medikamente, die für die Katheteruntersuchung oder im Notfall nötig sind:

- Kochsalzlösung isotonisch 500 ml mit 0,3 ml Thrombophob (für Spülung),
- Scandicain 1% (Lokalanästhesie) 5 ml,
- Kochsalzlösung vom Kühlschrank mit Temperatur 4 °C (Thermodilution),
- Solu-Decortin oder Urbason solubile für Schock oder Allergiezustände,
- Digitalis-Präparate,
- Isoptin,
- antiarrhythmische Medikamente,
- Alupent,
- Noradrenalin,
- Calcium gluconicum,
- Euphyllin.

In allen Phasen der Untersuchung soll man messen:

1. *Ventilation:* Sauerstoffaufnahme ($\dot{V}_{O_2}$), CO_2-Abgabe ($\dot{V}_{CO_2}$), Atemfrequenz (Af_R), endexpiratorische CO_2-Konzentration. Die modernen Meßanlagen, mit Computer gekoppelt, zeigen alle 30 Sekunden die Meßgrößen der Ventilation.
2. *Blutgaspartialdrücke und pH:* arteriell und gemischtvenös, p_{O_2}, p_{CO_2}, pH.
3. *Druckwerte:* systolisch-diastolischer Druck und Mitteldruck im rechten Vorhof, in der A. pulmonalis, in den Lungenkapillaren und in der A. brachialis, systolisch-diastolischer und enddiastolischer Druck im rechten Ventrikel, nach Bedarf evtl. intrathorakaler (ösophagealer) Druck (S. 328).
4. *Herzzeitvolumen durch Thermodilution* (Fa. Edwards oder Gould) oder durch Farbstoffdilution mit Berechnung des Pulsvolumens, des Zentralblutvolumens, des zirkulierenden Plasma- bzw. Blutvolumens (S. 309) bzw. das Herzzeitvolumen nach dem Fickschen Prinzip.
5. *EKG*
6. *Berechnungen:* alveoläre Ventilation, anatomischer und funktioneller Totraum, alveolärer Sauerstoffdruck, Sauerstoff und CO_2-Gradient, Prozentsatz der ventilierten nicht-perfundierten Alveolen, Lungenshunts, Lungengefäßwiderstand, Arbeit der rechten Kammer, Herzzeitvolumen nach Fick (S. 309). Blutgaspartialdrücke und pH werden im Nebenraum innerhalb 1 Minute nach Blutabnahme gemessen. Die Entnahme des Blutes aus der A. brachialis und A. pulmonalis muß möglichst gleichzeitig erfolgen.

Komplikationen

- Venenspasmus (man muß bei Kathetereinführung schnell vorgehen, keine Zeit verlieren),
- pyrogene Reaktion,
- Thrombophlebitis,
- Nachblutung im Bereich der Venenpunktion,
- Gefäßverletzungen,
- Herzrhythmusstörungen (Vorhoftachykardie, Salven von Kammerextrasystolen, vorübergehender Rechtsschenkelblock, Kammerflimmern, Kammerflattern),
- Peripherie - Druckabfall mit Kollaps,
- Allergie,
- Katheterknoten.

Nachsorge

Nach Beenden der Untersuchung wird zuerst der Katheter aus der A. brachialis entfernt. Erst nach Beruhigung wird der Katheter aus der A. pulmonalis oder aus dem rechten Vorhof zurückgezogen. Wir behalten den Katheter im rechten Vorhof oder in der V. cava superior noch eine Weile nach der Belastung. Sollte es zu Komplikationen kommen, haben wir Zugang für die Infusionen oder Spritzen. Die Einstichstellen in die A. brachialis und auch in die Vene werden 5–10 Minuten lang nach Katheter-Rückzug komprimiert (zur Vorbeugung von Nachblutungen). Der Patient soll nach der Untersuchung 2 Stunden liegen bleiben, erfolgte die Untersuchung ambulant, muß er abgeholt werden. Er kann trinken und essen, was erlaubt ist.

Der Arzt soll die Patienten nach der Katheteruntersuchung am gleichen Abend oder am nächsten Tag kontrollieren (Blutung, Venenentzündung, Rhythmusstörungen).

Leistungsfähigkeit und Befunde

Veränderungen des Druckes im rechten Herzen bei pulmonaler Hypertonie (PH):
- Rechter Vorhof: hohe a-Welle als Zeichen der PH (bei fehlender Trikuspidstenose).
- Rechte Kammer: frühdiastolischer Abfall mit spätdiastolischem Plateau bei schwerer Trichterbrust, Pericarditis constrictiva. Druckgradienten an:
- Trikuspidalklappe:
  Trikuspidalstenose: hohe a-Welle (auch bei der pulmonalen Hypertonie), Füllungsdruck höher als der enddiastolische Druck im rechten Ventrikel.
  Trikuspidalinsuffizienz: hohe v-Welle.
- Pulmonalisklappe: Gradient $p_{VD-a, p}$ unter 1,33 kPa (< 10 mmHg) in Ruhe und unter 2,67 kPa (< 20 mmHg) während der Belastung sind hämodynamisch unbedeutsam. Wichtig ist die Differenzierung zwischen valvulärer und infundibulärer Pulmonalstenose wegen der Operation (JUST u. von MENGDEN 1976).
- Pulmonalaststenose: Die Druckkurve aus dem Stamm der Pulmonalarterie zeigt einen steilen Anstieg und Abfall des Druckes mit tiefliegender dikrotischer Inzisur. Distal der Stenose ist der systolisch-diastolische Pulmonalisdruck niedriger, oft von dem Lungenkapillardruck schwer zu unterscheiden

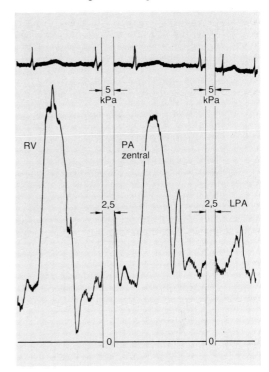

Abb. 6.9 Druckkurve aus dem rechten Ventrikel (RV), aus der A. pulmonalis zentral (Mitte) und aus dem linken Ast der A. pulmonalis (LPA) bei einer linksseitigen Pulmonalstenose

(Abb. 6.9; TROCMÉ u. CHEDAL 1958, JUST u. von MENGDEN 1976). Entscheidend bei allen genannten Stenosen ist die Angiographie (KJELLBERG u. Mitarb. 1959). Der Druckgradient zwischen dem diastolischen Druck in der A. pulmonalis und dem Mitteldruck in den Lungenkapillaren entspricht der Arteriolokonstriktion. Normalerweise liegt dieser Druckgradient unter 4 mmHg. Höhere Druckwerte sind pathologisch und entsprechen einem erhöhten Lungengefäßwiderstand (Abb. 6.10; WEIR u. REEVES 1984).

Die Druckgradienten an der Trikuspidal- und Pulmonalklappe sind für die Kardiologie interessant. Für die Pneumologie ist der Gradient bei der Pulmonalaststenose und bei der erhöhten Arteriolokonstriktion wichtig. Bei der Betrachtung der Gradienten muß das Herzzeitvolumen berücksichtigt werden. Bei niedrigem Herzzeitvolumen wird der Gradient artefiziell niedrig.

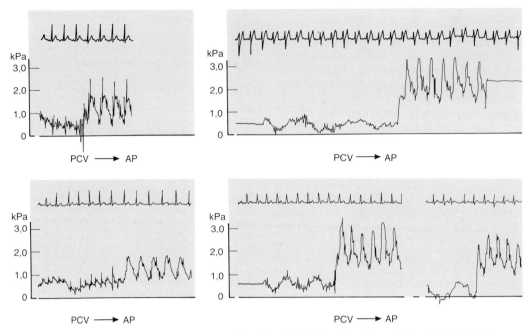

Abb. 6.**10** Druckgradient zwischen dem diastolischen Druck in der A. pulmonalis und dem Druck in den Lungenkapillaren als Zeichen der Arteriolokonstriktion. Links: normale Kurven ohne einen pathologischen Druckgradient. Rechts: Kurven von 2 Patienten mit einer ausgeprägten präkapillären pulmonalen Hypertonie: der Druckgradient beträgt 1,33 kPa ≙ 10 mmHg (unten) und 2,0 kPa ≙ 15 mmHg (Druckkurve oben)

Pulmonale Hypertonie

Leistungsfähigkeit und Befunde

- *Latente:* in Ruhe normale Werte, bei Belastung pathologisch erhöhte Druckwerte in der A. pulmonalis.
- *Manifeste:* schon in Ruhe pathologisch erhöhte Druckwerte in der A. pulmonalis. Unterscheidung nach der Lokalisation des erhöhten Druckes (Abb. 6.**11**).
- *Postkapilläre* (passive) pulmonale Hypertonie: Der Druck in der A. pulmonalis, in den Lungenkapillaren und im linken Vorhof ist erhöht. Diese pulmonale Hypertonie wird als passiv bezeichnet, weil der Druck in der A. pulmonalis passiv erhöht ist (Linksherzinsuffizienz bei koronaren Herzkrankheiten, Kardiomyopathien, arterieller Hypertonie, bei Aorten- oder Mitralklappenfehler).
- *Kapilläre* pulmonale Hypertonie (Wasserfallphänomen nach Permutt): Der Druck in der A. pulmonalis und in den Kapillaren ist erhöht, im linken Vorhof normal. Kapilläre pulmonale Hypertonie, weil der Ursprung des erhöhten Pulmonalisdruckes in den Lungenkapillaren liegt. Der intraalveoläre Druck, wie z. B. bei chronisch obstruktiven Lungenerkrankungen, bei Überdruckbeatmung (IPPB, PEEP), ist erhöht; die Lungenkapillaren sind komprimiert, und darum steigt auch der Druck in den Lungenkapillaren und in der A. pulmonalis an; im linken Vorhof, im linken Ventrikel und in der A. brachialis fällt er ab (Daum 1972).
- *Präkapilläre* (aktive) pulmonale Hypertonie: Der Druck in der A. pulmonalis ist erhöht, in den Lungenkapillaren und im linken Vorhof normal. Aktive pulmonale Hypertonie, weil der Druck in der A. pulmonalis aufgrund der Veränderungen im Bereich der Arteriolen erhöht ist, z. B. bei der arteriellen Hypoxie (Beyne 1942, von Euler u. Liljestrand 1946), bei den perivasalen und peribronchialen Veränderungen der chronisch obstruktiven Lungenerkrankungen (Daum 1980) oder bei der Restriktion des Lungengefäßnetzes (Thromboembolisation).

Die Druckmessung in der A. pulmonalis, dem rechten Ventrikel oder im rechten Vorhof be-

Allgemeine Indikationen zur Untersuchung des Lungenkreislaufs

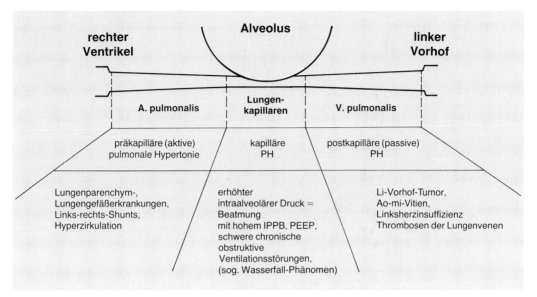

Abb. 6.11 Schematische Darstellung der Einteilung der pulmonalen Hypertonie nach der Lokalisation (s. Text S. 300)

reitet meistens keine Schwierigkeiten. Die Messung des Druckes im Bereich der sog. Lungenkapillaren muß zuverlässig sein, wiederholt gemessen werden, er soll die charakteristische Form haben (BAYER u. Mitarb. 1967, BÜHLMANN 1958, JUST u. von MENGDEN 1976, WOOD 1956). Es wurde angenommen, daß der Druck mit einigen Ausnahmen (Thrombose der Vv. pulmonales) für den linken Vorhof repräsentativ ist. Die Lage des Katheters spielt eine wichtige Rolle für den Lungenkapillardruck. Der Katheter kann ventral oder dorsal liegen bei einem horizontalliegenden Patienten, er kann apikal oder basal liegen bei einem stehenden Patienten. Die hydrostatischen Verhältnisse beeinflussen die Druckmessungen. Darum muß man bei der Lungenkapillardruckmessung in den verschiedenen Stadien der Untersuchung die Lage des Katheters berücksichtigen und möglichst die Lage nicht wechseln – dies kommt vor allem bei dem Cournand-Katheter in Frage, nicht bei dem Swan-Ganz-Ballon-Einschwemmkatheter (S. 290).

Differenzierung der Ursachen der pulmonalen Hypertonie

- *Hyperzirkulatorische Form:* Das Herzzeitvolumen in Ruhe ist pathologisch erhöht, der Pulmonalisdruck ist erhöht, der Lungengefäßwiderstand ist normal (Beri-Beri, kongenitale Herzvitien mit Links-rechts-Shunt, Morbus Basedow).
- *Vasokonstriktive Form* (unrichtig als „reaktive" bezeichnet): Die Arteriolokonstriktion wird als Reaktion auf den erniedrigten alveolären Sauerstoffdruck (p_{A, O_2}) erklärt (BEYNE 1942, VON EULER u. LILJESTRAND 1946, BÜHLMANN 1958). Heute wissen wir, daß die Konstriktion erst bei einem arteriellen Sauerstoffdruck unter 40 mmHg entsteht (DAUM 1980; Abb. 6.12). BEYNE (1942) und VON EULER u. LILJESTRAND (1946) haben eine 11- bzw. 9%ige Sauerstoffatmung angewandt ($p_{a, O_2} < 4{,}67$ kPa $\cong$ < 35 mmHg). Bei Patienten mit fibrosierenden Alveolitiden ist meistens der p_{A, O_2} normal oder erhöht (Hyperventilation), der p_{a, O_2} erniedrigt (O$_2$-Blockade), der Pulmonalisdruck erhöht. Man vermutet einen Zusammenhang zwischen der Hypoxie und den Mastzellen mit erhöhter Produktion des Histamins und Arteriolokonstriktion als Folge (KAY u. GROVER 1975, MUNGALL u. BARER 1975).
- *Obliterative Form:* Wie die Bronchiolen so sind auch die Arteriolen bei chronisch obstruktiven Lungenerkrankungen von peribronchialen entzündlichen Veränderungen umgeben. Die Gefäße können sich nicht, vor allem unter der Belastung beim erhöh-

6 Untersuchung des Lungenkreislaufs

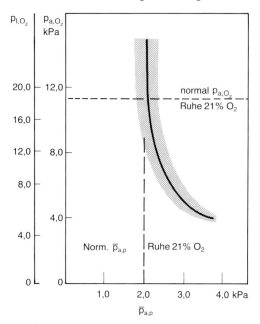

Abb. 6.**12** Druckanstieg in der A. pulmonalis ($\bar{p}_{a.p.}$) in Abhängigkeit vom Abfall des arteriellen Sauerstoffdruckes p_a, O_2 (s. Text S. 301)

ten Durchfluß, erweitern. Der Druck in der A. pulmonalis steigt pathologisch an.
- *Obstruktive Form:* Das Lumen der Lungengefäße ist durch Thromboembolien eingeengt oder ganz unterbrochen. Es handelt sich um Patienten mit Lungenembolisationen, mit Polyglobulie, COLE-Typ Blue bloater, mit primärer pulmonaler Hypertonie, primärer obstruktiver pulmonaler Hypertonie.
- *Reaktive Form:* Bei erhöhtem Druck oder erhöhtem Volumen im Bereich der Vv. pulmonales kommt es über die Druck- oder Volumenrezeptoren in diesem Bereich zur Arteriolokonstriktion (Kitajev-Reflex, s. SAMARIN 1952). Es handelt sich um einen Schutzreflex gegen Volumen- oder Drucküberlastung im Bereich der Lungenkapillaren.
- *Primäre idiopathische pulmonale Hypertonie* (plexiforme): Man nimmt an, es handelt sich um kongenitale Veränderungen, die frühzeitig zur Sklerose der Pulmonalgefäße führten. Der Druck ist schon in Ruhe stark erhöht ($p_{a,p} > 8,0$ kPa $\hat{=} > 60$ mmHg) und erreicht oft Werte, die dem systemischen Kreislauf entsprechen. Die venöse Beimischung ist meistens erhöht ($\dot{Q}_s$ mehr als 20%

- Ayerza-Syndrom, cardiocos-negros (HALMAGYI 1957). Die Differentialdiagnose gegen eine pulmonale Hypertonie bei Patienten mit chronischer obstruktiver Lungenerkrankung mit Polyglobulie (TAQUINI: Cor pulmonale chronicum subacutum) ist praktisch unmöglich.
- *Primäre obstruktive Form der pulmonalen Hypertonie:* Es handelt sich um eine pulmonale Hypertonie nach Medikamenten, nach Appetitzüglern mit Thromboembolisationen und Pulmonalsklerose mit schneller Entwicklung der Rechtsherzhypertrophie. Meistens bestehen mehrere Formen der PH zusammen, z. B. bei den chronisch obstruktiven Lungenerkrankungen, bei denen es sich um eine obliterative, obstruktive und vasokonstriktive Komponente der PH handelt. Auch die therapeutische Wirkung der Sauerstoffatmung hängt von den Formen der pulmonalen Hypertonie ab. Am günstigsten ist die Reaktion bei der vasokonstriktiven Form, am schlechtesten bei der obstruktiven Form der PH oder bei der primären idiopathischen pulmonalen Hypertonie (Abb. 6.13).
- *Folgen der Pulmonalen Hypertonie: Rechtsherzhypertrophie – chronisches Cor pulmonale:* Nach der WHO (1961) handelt es sich um eine Rechtsherzhypertrophie, die aufgrund der Lungenparenchym- oder/und Lungengefäßerkrankung (nicht aufgrund der Erkrankung des linken Herzens oder als Begleiterscheinung der kongenitalen Herzfehler) entstanden ist.

Cor pulmonale chronicum:
- *parenchymale* – bei Lungenparenchymerkrankung (chronisch obstruktive Lungenerkrankung, fibrosierende Alveolitiden, Lungentuberkulose usw.)
- *vasculare* – bei den Lungengefäßerkrankungen (Lungenembolien, Panarteritiden).

Stadien des chronischen Cor pulmonale:
- *Kompensiertes chronisches Cor pulmonale:* Es handelt sich um eine latente oder manifeste pulmonale Hypertonie. Der enddiastolische Druck im rechten Ventrikel oder der Füllungsdruck im rechten Vorhof liegen in Ruhe als auch während der Belastung im Bereich der Norm.
- *Dekompensiertes chronisches Cor pulmonale* – *latentes* Stadium: In Ruhe ist der enddiastolische Druck im rechten Ventrikel oder der Füllungsdruck im rechten Vorhof normal, bei Belastung steigen sie pathologisch an.

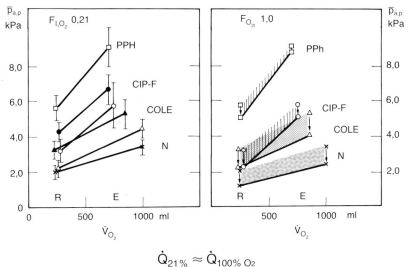

Abb. 6.**13** Druck in der A. pulmonalis ($p_{a,p}$) in Ruhe und während der Belastung (linker Teil der Abb.) sowie während der Sauerstoffatmung (100%iger Sauerstoff mit Mundstück – rechter Teil) in Ruhe und während der Belastung bei verschiedenen Formen der pulmonalen Hypertonie. N = normal, COLE = chronisch obstruktive Lungenerkrankung, CIP-F = interstitielle Pneumonie – Fibrose und PPH = primäre pulmonale Hypertonie (s. Text S. 302)

– *Dekompensiertes chronisches Cor pulmonale* – *manifestes* Stadium: Der enddiastolische Druck im rechten Ventrikel, der Füllungsdruck im rechten Vorhof sind schon in Ruhe pathologisch erhöht.
– *Rekompensiertes chronisches Cor pulmonale:* Patienten, die einmal dekompensiert waren, z.Z. sind sie „kompensiert". In Ruhe sind die Druckwerte im rechten Ventrikel wie auch im rechten Vorhof normal, bei minimaler Belastung steigen sie pathologisch an, wie bei einem latenten chronischen Cor pulmonale.
Venöse Beimischung (Rechts-links-Lungen-Shunts $\dot{Q}_s$).
– *Anatomischer präformierter Rechts-links-Lungen-Shunt:* Die Patienten mit einer schweren pulmonalen Hypertonie weisen oft eine schwere arterielle Hypoxie auf, die durch 100% Sauerstoffatmung nicht korrigiert werden kann. Beim Druckanstieg in der A. pulmonalis kommt es zur Öffnung der Sperrarterien (von Hayek) und zur Verbindung zwischen A. pulmonalis – Vv. bronchiales – Vv. pulmonales durch die arterio-venöse Anastomose und durch die veno-venöse (bronchopulmonale) Anastomose. Man kann diese Verbindung durch die radioaktiven Partikel der Größe 80–100 µm (Lungenkapillaren sind in Ruhe maximal 6 µm) nachweisen. Bei der primären pulmonalen Hypertonie oder bei COLE-Blue bloater, können die Rechts-links-Lungen-Shunts bis 40% des Herzzeitvolumens erreichen.

Untersuchung des Lungenkreislaufs unter speziellen Bedingungen

– *Geräte:* Fahrrad-Ergometer mit der Möglichkeit, die Belastung in Horizontallage durchzuführen. Die Horizontallage ist der Lage im Sitzen oder dem Laufband-Ergometer vorzuziehen. Bei letzteren: schlechte Beurteilung der Referenz-Null-Lage, schlechte Blutabnahme-Möglichkeiten.
– *Belastung:* Die Untersuchung des Lungenkreislaufs mit Belastung bei Zimmerluftatmung ist unentbehrlich. Bei 70% der Patienten zeigt sich erst während der Belastung der pathologische Druckanstieg in der A. pulmonalis (latente pulmonale Hypertonie).
Die wiederholte Belastung mit Zwischenpausen führt zu einer Adaptation an die Belastung (DENOLIN u. Mitarb. 1968). Der Sauerstoffverbrauch, das Herzzeitvolumen, der Druck in der A. pulmonalis steigen nicht so hoch an, wie bei der ersten Belastung. Bei der maximalen oder submaximalen Belastung sehen wir bei den meisten untersuchten Patienten einen mäßigen Abfall des Druckes in der A. pulmonalis, in den Lungenkapillaren und auch einen Abfall des arteriellen Sauerstoffdruckes (Abb. 6.**14**). Die Höhe der Belastung ist sehr individuell. Sie richtet sich nach dem körperlichen Zustand des Patienten, nach dem

6 Untersuchung des Lungenkreislaufs

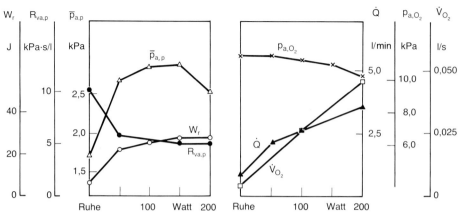

Abb. 6.14 Mitteldruck in der A. pulmonalis ($\bar{p}_{a,p}$), Lungengefäßwiderstand ($R_{va,p}$), Arbeit der rechten Kammer (W_r), Herzzeitvolumen ($\dot{Q}$), Sauerstoffabnahme ($\dot{V}_{O_2}$) und Sauerstoffdruck arteriell (p_{a,O_2}) von 12 normalen Probanden in Ruhe und während der Stufenbelastung bis zu 200 Watt (s. Text S. 303)

Kreislauf und der eventuellen Dyspnoe (S. 327).
- *Belastung bei Sauerstoffatmung* (60%- oder 100%iger mit Sauerstoffmaske oder Mundstück). Am besten Sauerstoffatmung aus der Sauerstoff-Flasche mittels Demand-Valve (Fa. Draeger) oder aus dem Douglas-Sack.
Bei den meisten Patienten fällt der Druck in der A. pulmonalis während der Sauerstoffatmung in Ruhe und bei Belastung ab, auch bei Gesunden. Der Abfall ist abhängig von der Form der pulmonalen Hypertonie. Es scheint, daß die Patienten unter Sauerstoffatmung auch mehr belastbar sind (Tab. 6.1).
Die Sauerstoffatmung während der Belastung dient auch der Differentialdiagnostik zwischen dem anatomischen (bzw. kompletten funktionellen) Lungen-Shunt und der Hypoxie, die durch die alveoläre Blockade (AUSTRIAN [1946]: fibrosierende Alveolitis) verursacht ist. Bei dem anatomischen oder kompletten funktionellen Shunt fällt der arterielle Sauerstoffdruck auch während der Sauerstoffatmung bei Belastung ab. Bei der alveolären Blockade (Lungenfibrose) bleibt der p_{a,O_2} im Bereich der Norm (Abb. 6.15).
- *Hypoxie* (normobarische, hypobarische – Höhenkrankheit): Gesunde Probanden vertragen ein Luftgemisch mit 10% Sauerstoff noch gut. Der arterielle Sauerstoffdruck fällt bis auf 4,00–4,67 kPa (30–35 mmHg), der Druck in der A. pulmonalis steigt

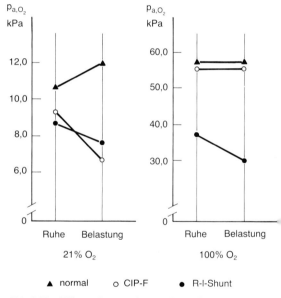

Abb. 6.15 Differenzierung der venösen Beimischung durch Sauerstofftransportstörung bei Lungenfibrosen (CIP-F) und durch Rechts-links-Lungen-Shunts (R-l-Shunt) im Vergleich zu Gesunden in Ruhe und während der Belastung unter Zimmerluft – (21% O_2) und während der Sauerstoffatmung (100% O_2) (s. Text S. 304)

Allgemeine Indikationen zur Untersuchung des Lungenkreislaufs

Tabelle 6.1 Mittelwert und Standardabweichung des arteriellen Sauerstoffdruckes (p_{a,O_2} in kPa und mmHg), des Mitteldruckes in der A. pulmonalis ($\bar{p}_{a,p}$ in kPa und mmHg) und des Lungengefäßwiderstandes ($R_{va,p}$ in kPa·s/l und dyn·s·cm^{-5}) bei Gesunden, bei Patienten mit chronisch obstruktiver Lungenerkrankung (COLE), mit idiopathischer fibrosierender Alveolitis (CIP-F), mit Wabenlunge, bei Patienten mit Sarkoidose, Stadium I, II und III, bei Patienten mit Lungenembolie (LE) und bei Patienten mit einer primären pulmonalen Hypertonie (PPH) in Ruhe (R_{21}) und während der Belastung (E_{21}), während Ruhe unter 100%iger Sauerstoffatmung mit Mundstück (R_{100})

	n	p_{a,O_2} in kPa (mmHg)			$\bar{p}_{a,p}$ in kPa (mmHg)				$R_{va,p}$ in kPa·s/l (dyn·s·cm^{-5})			
		R_{21}	E_{21}	R_{100}	R_{21}	E_{21}	R_{100}	E_{100}	R_{21}	E_{21}	R_{100}	E_{100}
Norm	21 ±	11,47 (86) 0,53 (4)	11,60 (87) 0,67 (5)	60,8 (456) 4,27 (32)	2,0 (15) 0,27 (2)	2,67 (20) 0,53 (4)	1,60 (12) 0,27 (2)	2,40 (18) 0,27 (2)	10,1 (101) 3,3 (33)	5,9 (59) 1,2 (12)	7,8 (78) 1,0 (10)	5,0 (50) 0,8 (8)
COLE	95 ±	7,73 (58) 1,60 (12)	7,60 (57) 1,87 (14)	43,7 (328) 4,13 (31)	3,44 (25,8) 0,91 (6,8)	7,04 (52,8) 1,33 (10)	3,04 (22,8) 0,92 (6,9)	5,83 (43,7) 1,07 (8)	25,9 (259) 12,0 (120)	29,1 (291) 7,4 (74)	21,0 (210) 9,8 (98)	27,0 (270) 10,5 (105)
CIP-F	74 ±	9,07 (68) 1,73 (13)	6,00 (45) 1,33 (10)	58,7 (440) 2,67 (20)	3,11 (23,3) 1,20 (9)	5,72 (42,9) 1,47 (11)	2,29 (17,2) 0,80 (6)	4,67 (35) 0,93 (7)	28,0 (280) 17,9 (179)	24,4 (244) 12,1 (121)	20,6 (206) 12,4 (124)	21,1 (211) 9,0 (90)
Wabenlunge	15 ±	6,40 (48) 1,33 (10)	4,53 (34) 0,53 (4)	41,9 (314) 12,13 (91)	4,00 (30) 1,07 (8)	6,64 (49,8) 1,07 (8)	3,73 (28) 0,80 (6)	5,60 (42) 0,80 (6)	32,6 (326) 19,6 (196)	22,5 (225) 4,6 (46)		
Sarkoidose Stadium I+II	72 ±	10,40 (78) 1,27 (9,5)	11,20 (84) 1,07 (8)		1,81 (13,6) 0,40 (3)	3,04 (22,8) 0,49 (3,7)			10,7 (107) 5,1 (51)	7,37 (73,7) 2,6 (26)		
Stadium III	7 ±	8,00 (60) 2,40 (18)	8,00 (60) 0,93 (7)	46,3 (347) 5,73 (43)	4,83 (36,2) 1,71 (12,8)	7,20 (54) 1,60 (12)	4,80 (36) 1,60 (12)	6,93 (52) 1,33 (10)	35,8 (358) 14,0 (140)	36,1 (361) 12,0 (120)	41,9 (419) 15,0 (150)	
LE	38 ±	8,53 (64) 1,33 (10)	8,27 (62) 1,07 (8)	52,1 (391) 13,20 (99)	5,60 (42) 1,33 (10)	8,53 (64) 1,60 (12)	5,33 (40) 1,07 (8)	8,13 (61) 0,93 (7)	53,5 (535) 22,0 (220)	64,0 (640) 12,0 (120)	46,7 (467) 14,2 (142)	
PPH	29 ±	9,07 (68) 2,13 (16)	8,93 (67) 1,47 (11)	45,5 (341) 10,80 (81)	6,67 (50) 1,47 (11)	9,60 (72) 1,07 (8)	6,27 (47) 1,47 (11)	9,20 (69) 1,07 (8)	81,2 (812) 27,5 (275)	110 (1100) 21 (210)	66,2 (662) 21 (210)	

Tabelle 6.2 Mittelwerte mit Standardabweichungen des arteriellen Sauerstoffdruckes (p_{a,O_2} in kPa und mmHg), des Mitteldruckes in der A. pulmonalis ($\bar{p}_{a,p}$ in kPa und mmHg) und des Lungengefäßwiderstandes ($R_{va,p}$ in kPa·s/l und dyn·s·cm^{-5}) bei Gesunden, bei Patienten mit chronisch obstruktiver Lungenerkrankung (COLE) und bei Patienten mit idiopathischer fibrosierender Alveolitis (CIP-F) vor, während und nach Okklusion eines Astes der A. pulmonalis in Ruhe und während der Belastung (50 Watt)

		Gesunde					COLE					CIP-F			
		p_{a,O_2} kPa (mmHg)	$\bar{p}_{a,p}$ kPa (mmHg)	$R_{va,p}$/1 l Lunge kPa·s/l	(dyn·s·cm^{-5})	n	p_{a,O_2} kPa (mmHg)	$\bar{p}_{a,p}$ kPa (mmHg)	$R_{va,p}$/1 l Lunge kPa·s/l	(dyn·s·cm^{-5})	n	p_{a,O_2} kPa (mmHg)	$\bar{p}_{a,p}$ kPa (mmHg)	$R_{va,p}$/1 l Lunge kPa·s/l	(dyn·s·cm^{-5})
Ruhe	n	12				45					12				
Vor	M	10,61 (79,6)	1,65 (12,4)	21,6 (216)			9,43 (70,7)	2,31 (17,3)	27,92 (279,2)			8,03 (60,2)	3,11 (23,3)	45,2 (452)	
	s.d.	0,89 (6,7)	0,61 (4,6)	5,6 (56)			1,15 (8,6)	0,48 (3,6)	10,24 (102,4)			1,09 (8,2)	1,20 (9)	11,4 (114)	
während der Okklusion	M	11,49 (86,2)	2,09 (15,7)	18,3 (183)			10,59 (79,4)	3,16 (23,7)	17,91 (179,1)			7,21 (54,1)	6,13 (46)	53,2 (532)	
	s.d.	0,75 (5,6)	0,49 (3,7)	6,5 (65)			1,04 (7,8)	0,57 (4,3)	7,41 (74,1)			0,85 (6,4)	1,36 (10,2)	8,9 (89)	
nach (2 min)	M	11,31 (84,8)	1,61 (12,1)	20,0 (200)			9,68 (72,6)	2,28 (17,1)	19,2 (192)			8,64 (64,8)	3,71 (27,8)	56 (560)	
	s.d.	1,09 (8,2)	0,36 (2,7)	5,0 (50)			0,96 (7,2)	0,37 (2,8)	6,5 (65)			1,00 (7,5)	0,83 (6,2)	6,8 (68)	
Belastung (50 W)	n	12				33					6				
vor	M	11,31 (84,8)	2,93 (22,0)	21,4 (214)			9,0 (67,5)	4,17 (31,3)	29,15 (291,5)			6,40 (48)	5,72 (42,9)	36 (360)	
	s.d.	0,96 (7,2)	0,85 (6,4)	7,8 (78)			0,96 (7,2)	0,87 (6,5)	10,94 (109,4)			1,13 (10)	1,47 (11)	11,8 (118)	
während der Okklusion	M	11,01 (82,6)	3,68 (27,6)	13,5 (135)			8,08 (60,6)	4,99 (37,4)	17 (170)			4,27 (32)	9,09 (68,2)	33,2 (332)	
	s.d.	0,91 (6,8)	0,64 (4,8)	6,8 (68)			1,17 (8,8)	1,01 (7,6)	5,78 (57,8)			0,80 (6)	1,16 (8,7)	7,2 (72)	
nach (2 min)	M	11,59 (86,9)	2,28 (17,1)	19,6 (196)			9,23 (69,2)	3,80 (28,5)	19,8 (198)			6,80 (51)	6,37 (47,8)	42 (420)	
	s.d.	1,04 (7,8)	0,52 (3,9)	7,2 (72)			0,87 (6,5)	0,64 (4,8)	7,2 (72)			1,07 (8)	0,75 (5,6)	9,4 (94)	

durchschnittlich um 0,93 kPa (7 mmHg) an. Das Herzzeitvolumen nimmt durchschnittlich um 20% zu. Der Pulmonalisdruck erhöht sich erst beim p_{a,O_2}-Abfall unter 6,67 kPa (<50 mmHg) (S. 301). Bei Patienten mit Lungenfibrosen kann höchstens eine 16%ige Sauerstoffmischung verwendet werden. Der arterielle Sauerstoffdruck und auch der Pulmonalisdruck ändern sich schon bei dieser Mischung deutlich pathologisch. Es wird vermutet, daß die Hypoxie über Histamin die Arteriolokonstriktion verursacht. Die Untersuchungen sind nicht abgeschlossen (MUNGALL u. BARER 1975, BOE u. Mitarb. 1980, GIORDANO u. Mitarb. 1977).

- *Okklusion* eines Astes der A. pulmonalis (Ballon-Katheter Dotter-Lukas): Die Untersuchung wird nur bei vorgesehenen Pneumonektomien durchgeführt, wenn die Funktion der Restlunge fraglich ist, oder bei allen Patienten, die über 70 Jahre alt sind. Der Anstieg des Druckes in der A. pulmonalis beträgt durchschnittlich sowohl in Ruhe als auch während der Belastung 0,93 kPa (7 mmHg) (Tab. 6.2). Es zeigt sich, daß nicht nur der systolische Druck im rechten Ventrikel, sondern auch der enddiastolische Druck im rechten Ventrikel und der Druck im rechten Vorhof während der Okklusion ansteigen (Abb. 6.16 u. 6.17). Die Ausschaltung der Lungenstrombahn bedeutet eine Belastung für das rechte Herz. Das Herzzeitvolumen ändert sich dabei nicht. Die Ventilation nimmt kompensatorisch leicht zu. Es ist interessant, daß nach der Entleerung des Ballons der Druck in der A. pulmonalis meistens niedriger liegt als vor der Okklusion. Die Dehnbarkeit der Lungengefäße nimmt bei der Okklusion zu (WANG u. Mitarb. 1982). Die Okklusion wird nicht nur wegen der Druckmessung durchgeführt, sondern auch wegen des p_{a,O_2}-Verhältnisses während der Okklusion. Eine Pneumonektomie ist z.B. kontraindiziert, auch wenn der Druck in der A. pulmonalis nicht pathologisch ansteigt, sondern wenn der arterielle Sauerstoffdruck während der Okklusion (besonders schon in Ruhe) deutlich pathologisch abfällt. Diese respiratorische Insuffizienz während der Okklusion führt nach der Pneumonektomie schnell zur manifesten Herzinsuffizienz, die bisher nur latent war (DAUM 1980).

Abb. 6.**16a** Röntgenaufnahme bei der Okklusion des linken Astes der A. pulmonalis mit dem Okklusions-Katheter-Dotter-Lukas

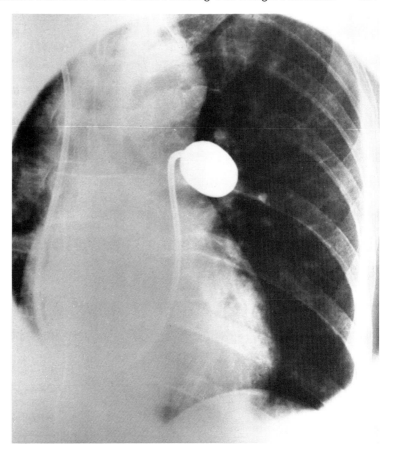

Abb. 6.**16b** Druckkurve aus der A. pulmonalis ($p_{a,p}$) und aus dem rechten Ventrikel (p_{VD}) während der Okklusion. Der Druck in der A. pulmonalis (distal von dem Ballon gemessen) fällt ab ($\bar{p}_{C,p}$), der systolische und diastolische Druck im rechten Ventrikel steigen an (s. Text S. 306)

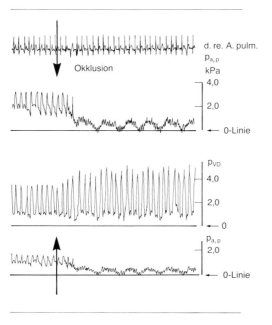

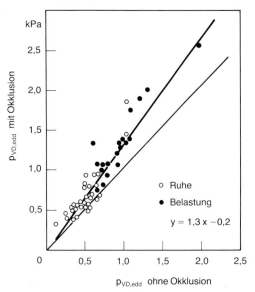

Abb. 6.17 Enddiastolischer Druck im rechten Ventrikel ($P_{VD,edd}$) vor der Okklusion (Achse X) und während der Okklusion (Achse Y) in Ruhe und während der Belastung (s. Text S. 306)

Formeln zur Berechnung kardiorespiratorischer Parameter, die zur Untersuchung des kleinen Kreislaufs gehören

- *Alveoläre Ventilation* ($\dot{V}_A$):

$$\dot{V}_A \text{ (l/min., BTPS)} = \frac{\dot{V}_{CO_2}(\text{ml}) \cdot 0{,}863}{p_{a,CO_2} \text{ (mmHg)}}$$

0,863 ist Umrechnungsfaktor von STPD ($\dot{V}_{CO_2}$) auf BTPS ($\dot{V}_A$).
Normwert: 0,067 l/s ≙ 4 l/min. Erhöht bei Hyperventilation, erniedrigt bei Hypoventilation.

- *Anatomischer Totraum* ($V_{D,an}$):

$$V_{D,an} \text{ (ml)} = V_T \frac{F_{A,CO_2} - F_{E,CO_2}}{F_{A,CO_2}}$$

Normwert: 150 ml.
Erhöht: bei chronisch obstruktiven Lungenerkrankungen, Emphysem, Hyperventilation, Belastung.

- *Funktioneller Totraum* (V_{Df}):

$$V_{D,f} \text{ (ml)} = V_T \frac{p_{a,CO_2} - p_{E,CO_2}}{p_{a,CO_2}}$$

V_T = Atemzugvolumen, E = Expiratorisch
p_{a,CO_2} = arterieller CO_2-Partialdruck
Normwert: 180 ml.
Normwert: 180 ml.
Erhöht: bei Lungenembolisationen, Hyperventilation, Belastung.

- *Alveolärer Sauerstoffdruck* (p_{A,O_2}):

$$p_{A,O_2} = p_{I,O_2} - p_{A,CO_2} \cdot \left(F_{I,O_2} + \frac{1 - F_{I,O_2}}{R}\right)$$

F = Fraktion
$p_{I,O_2} = (p_B - 6{,}27) \cdot F_{I,O_2}$ (kPa)
$p_{I,O_2} = (p_B - 47) \cdot F_{I,O_2}$ (mmHg)
6,27 = Wasserdampfdruck in kPa
47 = Wasserdampfdruck in mmHg
p_B = Barometerdruck (kPa oder mmHg)
A = Alveolär
I = Inspiratorisch
Normwert: 13,3 – 15,3 kPa ≙ 100 – 115 mmHg
Erhöht: bei Hyperventilation, Belastung.
Erniedrigt: bei chronisch obstruktiven Lungenerkrankungen, Emphysem, Höhenhypoxie.

- *Sauerstoffgradient* = $\Delta p_{A-a,O_2}$
Normwert: 1,33 kPa ≙ 10 mmHg.
Erhöht: bei Lungenfibrosen, Rechts-links-Lungen-Shunt (durch Sauerstoffatmung nicht korrigierbar).

- *CO_2-Gradient* = $\Delta p_{a-A,CO_2}$
Erhöht bei Lungenembolien, wenn kein Lungenemphysem vorliegt.

- *Prozentsatz der ventilierten nicht perfundierten Alveolen* (Severinghaus u. Stupfel 1957):

$$\% = 100 \frac{p_{a,CO_2} - p_{et,CO_2}}{p_{a,CO_2}}$$

Normwert 7%, erhöht bei Lungenembolien.
et - Endexspirium.

- *Lungen-Shunt* ($\dot{Q}_s$):

$$\dot{Q}_s \text{ (\% der } \dot{Q}) = 100 \frac{C_{c',O_2} - C_{a,O_2}}{C_{c',O_2} - C_{\bar{v},O_2}}$$

$C_{c',O_2,tot}$ = Kap.Hb $O_2 + p_{A,O_2} \cdot 0{,}0031$
$C_{a,O_2,tot} = C_{a,O_2} + p_{a,O_2} \cdot 0{,}0031$
$C_{\bar{v},O_2,tot} = C_{\bar{v},O_2} + p_{\bar{v},O_2} \cdot 0{,}0031$
Kap. Hb O_2 (ml) = Hb (g/dl) · 1,34 (Hüfner-Koeffizient) = Hb (g/l) · 0,134
C = Konzentration in Vol%
c′ = am Ende der Lungenkapillaren
a = arteriell
$\bar{v}$ = gemischt-venös

0,0031 = Vol% O_2 im Plasma bei 0,133 kPa $\triangleq$ 1 mmHg O_2-Druck
Normwert: 4% d.$\dot{Q}$, erhöht bei funktionellen und anatomischen Rechts-links-Lungen-Shunts.

- *Lungengefäßwiderstand* ($R_{va, p}$):

$$R_{va, p} = \frac{\bar{p}_{a, p} - \bar{p}_{c, p}}{\dot{Q}} \cdot 8,0 \; (kPa \cdot s/l)$$

$$R_{va, p} = \frac{\bar{p}_{a, p} - \bar{p}_{c, p}}{\dot{Q}} \cdot 80 \; (dyn \cdot s \cdot cm^{-5})$$

Normwert: 8–14 $kPa \cdot s/l \triangleq 80–140 \; dyn \cdot s \cdot cm^{-5}$, erhöht bei Lungenparenchym- und Lungengefäßerkrankungen, stark erhöht ($> 80 \; kPa \cdot s/l \triangleq > 800 \; dyn \cdot s \cdot cm^{-5}$) bei primärer PH (s. Tab. 6.**2**).

$\bar{p}_{a, p}$ = Mitteldruck in der A. pulmonalis
$\bar{p}_{c, p}$ = Mitteldruck in den Lungenkapillaren
$\dot{Q}$ = Herzzeitvolumen
8,0 bzw. 80 = Umrechnungsfaktoren

- *Totaler Lungenwiderstand* ($R_{p, tot}$):

$$R_{p, tot} = \frac{\bar{p}_{a, p}}{\dot{Q}} \cdot 8,0 \; (kPa \cdot s/l)$$

$$R_{p, tot} = \frac{\bar{p}_{a, p}}{\dot{Q}} \cdot 80 \; (dyn \cdot s \cdot cm^{-5})$$

Wird nicht mehr benützt, weil man nicht weiß, was man mißt.

- *Arbeit der rechten Kammer* (W_r in J bzw. kpm):

$$W_r = \frac{1,6 \cdot 1,36}{1000} \dot{Q} \cdot (\bar{p}_{a, p} - \bar{p}_{AD})$$

$\dot{Q}$ = Herzindex in l/min
$\bar{p}_{AD}$ = Mitteldruck im rechten Vorhof
$1,6 \cdot 1,36$ = Umrechnungsfaktoren von H_2O auf mmHg und auf kpm

Umrechnung von kpm auf J (Joule): $(kpm) \times 9,807 = (J)$
Normwert: 9,8 J $\triangleq$ 1,0 mkp, erhöht bei Cor pulmonale, Belastung, Hypoxie, pulmonaler Hypertonie.

- *Pulsvolumen* (SV in ml):
SV = $\dot{Q}$/Puls

- *Herzzeitvolumen* ($\dot{Q}$ in l/min.) *nach Fick:*

$$\dot{Q} = \frac{\dot{V}_{O_2}(ml/l)}{C_{a-\bar{v}, O_2}(ml/l)}$$

$\dot{V}_{O_2}$ = Sauerstoffaufnahme
C = O_2 Vol% ml/l
a = arteriell
$\bar{v}$ = gemischt-venös

Normwert: 0,083–0,100 l/s $\triangleq$ 5–6 l/min, erhöht: bei arterieller Hypoxie, hyperzirkulatorischem Syndrom z. B. Anämie, Morbus Basedow, Beri-Beri, vermindert: bei Herzinsuffizienz. Die Herzzeitvolumenbestimmung nach Fick soll genauer bei der Anämie, nicht bei der Polyglobulie sein. Nachteile: Bestimmung der Sauerstoffaufnahme und der Blutgase arteriell und gemischt-venös nötig.

Die Herzzeitvolumenbestimmung mittels der Farbstoffdilution nach der Formel von STEWARD und HAMILTON ermöglicht auch die Berechnung der blutvolumetrischen Komponenten des Lungenkreislaufs wie Durchflußzeit (MCT – mean circulation time), Lungenblutvolumen (CBV) (YU 1969, LOCKHART u. Mitarb. 1974, SCHRIJEN u. URTIAGA 1980), sogar die zirkulierende Menge des Plasmas mit Berechnung des zirkulierenden Blutvolumens (GREGERSEN 1951, YU 1969).

- *Bestimmung des Herzzeitvolumens* ($\dot{Q}$) *nach Steward und Hamilton* (s. Abb. 6.**18**):

$$\dot{Q} \; (l/s) = \frac{I}{\Sigma c \cdot t}$$

$$\dot{Q} \; (l/min) = \frac{I \cdot 60}{\Sigma c \cdot t}$$

I = Farbstoffmenge in mg i. v., gespritzt
c = Konzentration (mg/dl), t = Zeit in s
(Abb. 6.**18**)

- *Durchflußzeit* (MCT) ist bei Links-rechts-Shunts und bei Herzinsuffizienz verlängert, norm. 12–16 s (s. Abb. 6.**18**)

$$MCT \; (s) = \frac{c \cdot t}{\Sigma c}$$

- *Zentralblutvolumen* (CBV – norm. 700–1200 ml; YU 1969, LOCKHART u. Mitarb. 1974) ist bei Linksherzinsuffizienz, bei Links-rechts-Herz-Shunt erhöht (KOPELMAN u. LEE 1951). Bei pulmonaler Hypertonie erniedrigt.

$$CBV \; (ml) = \frac{\dot{Q} \; (l/m) \cdot MCT(s)}{60}$$

- *Lungenkapillarblutvolumen* wird über die Bestimmung der Diffusionskapazität unter Zimmerluftatmung (Gesamt D_L) und bei 100%iger Sauerstoffatmung (Membrankomponente – D_L) aus der Formel:

$1 D_L = 1/D_M + 1/V_C$

6 Untersuchung des Lungenkreislaufs

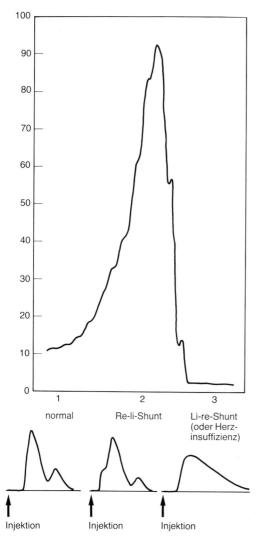

Abb. 6.**18** Farbstoff-Dilutionskurve mit der Möglichkeit der Ausrechnung des Herzzeitvolumens, der mittleren Durchflußzeit und des Zentralblutvolumens (oben). Unten die schematische Darstellung der Veränderungen der Dilutionskurve bei Rechts-links (2) oder Links-rechts-Shunt (3) oder bei Herzinsuffizienz

errechnet. Auf die spezielle Literatur wird verwiesen (ROUGHTON u. FORSTER 1957, LEE u. DUBOIS 1955, DAUM 1972).
Die Normwerte sind 70–80 ml, steigen während der Belastung bis auf 200 ml, vermindert sind sie bei restriktiven Lungenerkrankungen (30–40 ml).

– *Kontaktzeit in den Lungenkapillaren* (t_L in s):

$$t_L (s) = \frac{V_c(ml) \cdot 60}{\dot{Q} \, (ml/min)}$$

V_c = Lungenkapillarblutvolumen
$\dot{Q}$ = Herzzeitvolumen
Normalwert 0,72 s, gekürzt während der Belastung, nach der Pneumonektomie. Beim Abfall unter 0,35 s erscheint die arterielle Hypoxie (Abb. 6.**19**).

Lungenimpedanzplethysmographie

(REUBEN 1971, KIRBY 1975)

Die Messung der Dehnbarkeit der Lungengefäße beruht auf der Messung der Veränderungen des Volumens und des Druckes.
Indikation: pulmonale Hypertonie, Pulmonalsklerose.
Geräte: IFM/Minnesota Impedance Cardiograph Model 304 A, Rechtsherzkatheter

$$\text{Compliance (ml/kPa oder mmHg)} = \frac{\Delta V(ml)}{\Delta p(kPa \text{ oder } mmHg)}$$

ΔV wird durch die Impedanzveränderungen der Lunge mit dem Impedanzplethysmograph gemessen.
Δp wird mittels Rechtsherzkatheter in der A. pulmonalis gemessen.
Man kann die Dehnbarkeit der Lungengefäße schreiben:

$$C = \frac{H}{\text{Pulsdruck}}$$

H = Amplitude der ΔZ Welle = ΔV.

$$C \, (ml/kPa) = \frac{H(ml)}{\text{Pulsdruck}(kPa)} \cdot 300{,}6 + 0{,}815) \cdot 7{,}5$$

$$C \, (ml/mmHg) = \frac{H(ml)}{\text{Pulsdruck}(mmHg)} \cdot 300{,}6 + 0{,}815$$

Die Lungengefäße können sich während der Belastung, während der Okklusion eines Astes der A. pulmonalis oder nach der Pneumonektomie enorm erweitern. Es geht nicht nur um die Eröffnung neuer Gefäße, sondern vor allem um eine Dehnung der vorhandenen Gefäße (WANG u. Mitarb. 1982; Abb. 6.**20**).

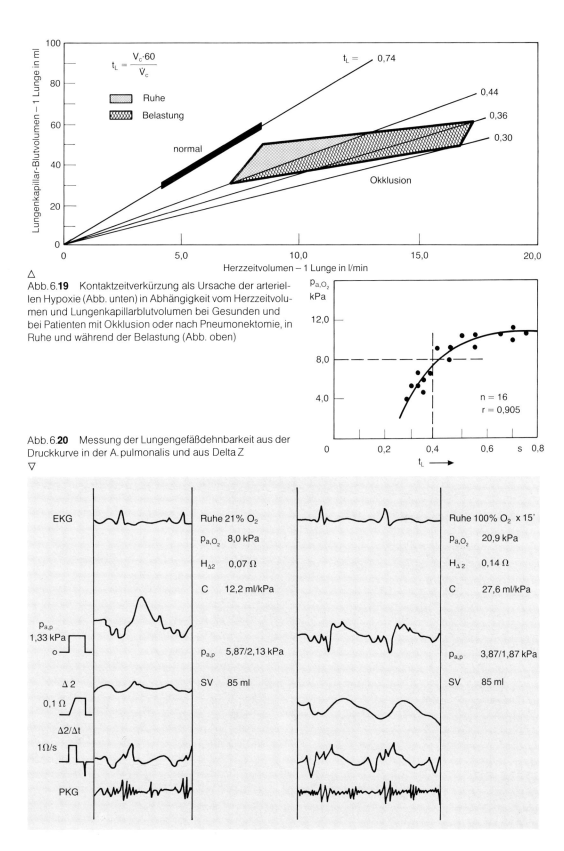

Abb. 6.**19** Kontaktzeitverkürzung als Ursache der arteriellen Hypoxie (Abb. unten) in Abhängigkeit vom Herzzeitvolumen und Lungenkapillarblutvolumen bei Gesunden und bei Patienten mit Okklusion oder nach Pneumonektomie, in Ruhe und während der Belastung (Abb. oben)

Abb. 6.**20** Messung der Lungengefäßdehnbarkeit aus der Druckkurve in der A. pulmonalis und aus Delta Z

Röntgenologische Untersuchung des kleinen Kreislaufs

s. auch Kap. 1

Indikation: Verdacht auf pulmonale Hypertonie, DD: Hiluslymphknoten.
Kontraindikation: Schwangerschaft, Leukopenie.
Geräte: Röntgeneinrichtung mit Aufnahmemöglichkeit.

Pulmonale Hypertonie

Truncus intermedius: Die Breite des Truncus intermedius über 15 mm gilt als relativ sicheres Zeichen der pulmonalen Hypertonie. Es gibt Schwierigkeiten in der Abgrenzung in Anwesenheit der vergrößerten Hiluslymphome. Es kommen falsch-positive sowie (öfter) falsch-negative Resultate (Tab. 6.3) vor, vor allem was die Diagnose der latenten pulmonalen Hypertonie betrifft. Bei hochgradigen pulmonalen Hypertonien kann man eine aktive Bewegung der Hili beobachten.
Gefäßsprung in der Peripherie (Abb. 6.21): Es handelt sich um eine subjektive Abschätzung, wobei die zentral gelegenen Gefäße breit sind, die Peripherie ziemlich gefäßarm (LESZLER 1959).

Tabelle 6.3 Breite des Truncus intermedius in Zusammenhang mit der pulmonalen Hypertonie (PH)

$\bar{p}_{a,p}$	Truncus intermedius (gemessen)					
	n	11–14 mm	n	14–16 mm	n	>16 mm
<2,67 kPa (<20 mmHg)	10	90%	1	9%	0	0%
latente PH	1	4,1%	14	58,3%	9	37,5%
manifeste PH	0	0%	10	47,6%	11	52,3%

Cor pulmonale chronicum

Man kann nicht direkt die Rechtsherzhypertrophie aus den Röntgenaufnahmen abmessen, man betrachtet die Größe der einzelnen Abschnitte des Herzens. Nach FELIX (1977) kann man folgende Stadien unterscheiden:
Stadium I. Conus pulmonalis (Ausflußtrakt des rechten Ventrikels) – hier fängt die Rechts-

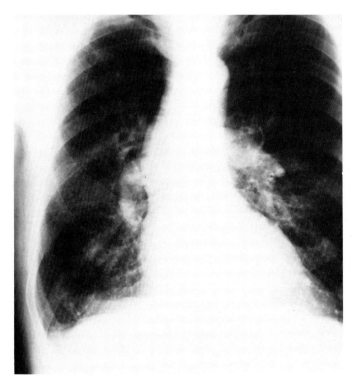

Abb. 6.21 Röntgen-Thoraxaufnahme bei einem Patienten mit chronisch obstruktiver Lungenerkrankung und mit einer präkapillären pulmonalen Hypertonie (3,73 kPa ≙ 28 mmHg). Die Breite des Truncus intermedius ist 24 mm. Der Sprung in der Peripherie ist deutlich zu sehen (s. Text S. 312)

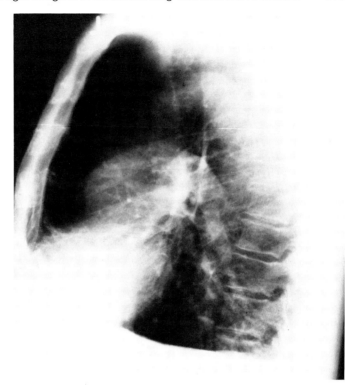

Abb. 6.22 Deutliche Verbreiterung des Conus pulmonalis bei dem gleichen Patienten wie in Abb. 6.21

herzhypertrophie an (Abb. 6.22). Am günstigsten ist der erste schräge Durchmesser. In p.-a. Projektion ist die Diagnose der pulmonalen Hypertonie in 69% falsch-negativ (BURGKHARDT 1972). Schon bei „kleinem" Cor pulmonale (Tropfenform) ist der Conus pulmonalis vergrößert, im Gegensatz zum Emphysemherzen, bei dem keine pulmonale Hypertonie besteht (FELIX 1977).
Stadium II. Es kommt zur weiteren Anhebung des Pulmonalissegments, zur Vergrößerung des rechten Vorhofes.
Stadium III. Rechtsherzverbreiterung (rechter Vorhof), Linksherzverbreiterung (großes Cor pulmonale). Bei der ersten Verbreiterung kommt es gut zur Rekompensation, zur Rückbildung der Herzgröße (Abb. 6.23 u. 6.24; Tab. 6.4).
Stadium IV. Vergrößerung des rechten Vorhofs – manifeste Trikuspidalinsuffizienz, Pleuraerguß rechts.
Den Conus pulmonalis soll man grundsätzlich im ersten, den rechten Vorhof und rechten Ventrikel im zweiten schrägen Durchmesser beurteilen (Abb. 6.25; Tab. 6.5) (DEJDAR 1961). Ein beginnendes Cor pulmonale ist röntgenologisch nicht erfaßbar. Wenn man vom Röntgenbild eine Rechtsherzhypertrophie diagnostiziert, handelt es sich schon um eine fortgeschrittene Hypertrophie.

Tabelle 6.4 Blutgaspartialdruck und pH, Druckwerte im kleinen Kreislauf und Lungenfunktionswerte vom Patienten F.E. vor (9.7.80) und nach (28.7.80) der Therapie. Gehört zu Abb. 6.20 u. 6.21

	9.7.80	28.8.80
p_{a, O_2} kPa (mmHg)	4,0 (30)	8,0 (60)
p_{a, CO_2} kPa (mmHg)	8,53 (64)	5,47 (41)
pH	7,37	7,38
$\bar{p}_{a, p}$ kPa (mmHg)	7,33 (55)	3,33 (25)
$\bar{p}_{AD}$ kPa (mmHg)	2,27 (17)	0,47 (3,5)
$\bar{p}_{c, p}$ kPa (mmHg)	1,73 (13)	0,60 (4,5)
$\dot{Q}$ l/s (l/min)	0,032 (5,5)	0,112 (6,7)
$R_{va, p}$ kPa·s/l (dyn·s·cm^{-5})	60,9 (609)	29,0 (290)
W_r J (kpm)	17 (1,7)	11 (1,1)
VC (Soll 4,1 l)	2,4	3,6
RV (Soll 1,9)	6,7	1,5
FEV_1 85% d. VC	27%	49%
R_t kPa·s·l^{-1} (dyn·s·cm^{-5})	0,68 (6,8)	0,57 (5,7)
Hkt l/l (%)	0,68 (68)	0,52 (52)
Hb g/l (g/dl)	256 (25,6)	174 (17,4)

Therapie: Bettruhe, Lantiop 2 × 1 Tbl., Aldactone 50 S 2 × 1 Tbl., Lasix 1 Tbl., Aderlaß 3 × à 400 ml

314 6 Untersuchung des Lungenkreislaufs

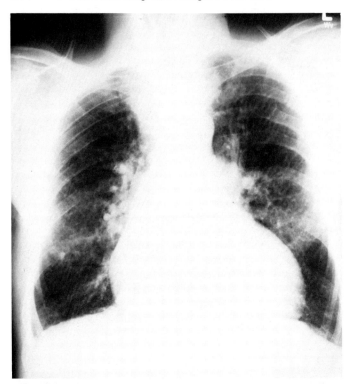
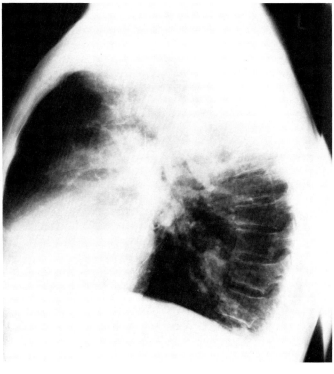

Abb.6.**23** Röntgen-Thoraxaufnahme vom Patienten F.E. männl., geb. 1926, mit einer chronisch obstruktiven Lungenerkrankung, globalen respiratorischen Insuffizienz und schweren pulmonalen Hypertonie (s. Tab.6.**4**) mit deutlichen Zeichen der Herzverbreiterung beiderseits, wie es dem Cor pulmonale chronicum Stadium III entspricht. Zustand vor der Therapie, 8.7. 1980

Abb. 6.24 Röntgen-Thoraxaufnahme von Patienten F.E. (s. Abb. 6.**23**) nach der Therapie (29.7.1980). Es ist zur deutlichen Besserung der globalen respiratorischen Insuffizienz und der pulmonalen Hypertonie gekommen. Das Herz hat sich deutlich verkleinert, wie man von p.-a. sowie auch von Seitenaufnahmen sehen kann

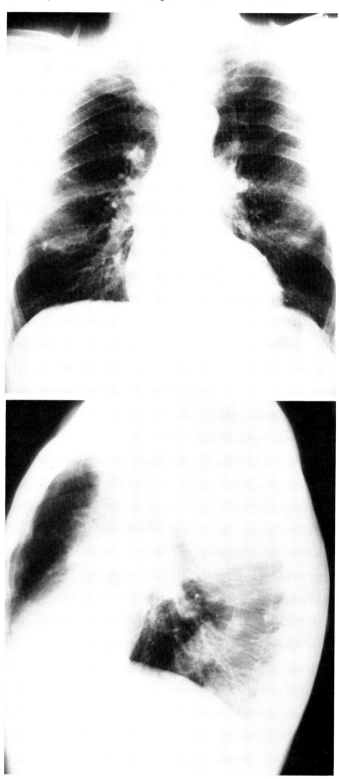

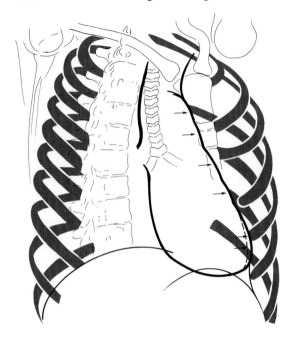 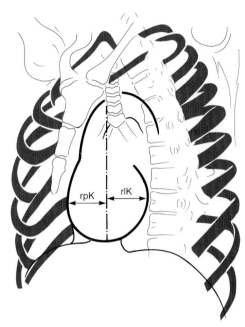

Abb. 6.**25** Schema der Thoraxaufnahme in erster schräger Projektion (**a**). Pfeile von unten: 2 Pfeile rechte Kammer (schraffiert) und linke Kammer, 3. Pfeil Conus pulmonalis, 4. Pfeil Stamm der A. pulmonalis, vorletzter Pfeil Aufzweigung der A. pulmonalis und letzter Pfeil Höhe der Projektion des Arcus aortae
b Zweite schräge Projektion. Punkt-Strich = Basis – Apex („Septum"), rpK = Breite der rechten Kammer, rlK = Breite der linken Kammer

Tabelle 6.**5** Relative Vergrößerung des rechten Ventrikels im zweiten schrägen Durchmesser in Zusammenhang mit dem Druck in der A. pulmonalis bei Patienten mit einer chronisch obstruktiven Lungenerkrankung

$\bar{p}_{a, p}$	n	Norm Querdurchmesser	n	vergrösserter Durchmesser 3–4 mm	n	>4 mm
Norm	9	69,1%	3	23%	1	7,9%
Latente PH	0	0	4	19%	17	81%
Manifeste PH	0	0	1	4,7%	20	95%

Elektrokardiographie in der Diagnose der Rechtsherzhypertrophie

Indikation: Verdacht auf Rechtsherzhypertrophie.
Kontraindikation: keine.
Geräte: Elektrokardiograph mit Zubehör.
Erst eine ausgeprägte Rechtsherzhypertrophie führt zu den elektrokardiographischen Veränderungen. Die beginnende Hypertrophie bleibt im EKG stumm. Die Hypertrophie der rechten Kammer muß doppeltes Gewicht erreichen (mehr als 60 g), um im EKG sichtbar zu sein (OTTO 1977). Bei gleichzeitiger Linksherzhypertrophie tritt die Rechtsherzhypertrophie überhaupt nicht in Erscheinung (Abb. 6.**26**). Die häufigsten Veränderungen im EKG bei der Rechtsherzhypertrophie stellt die Tab. 6.**6** dar (So 1977). Die Trefferquote

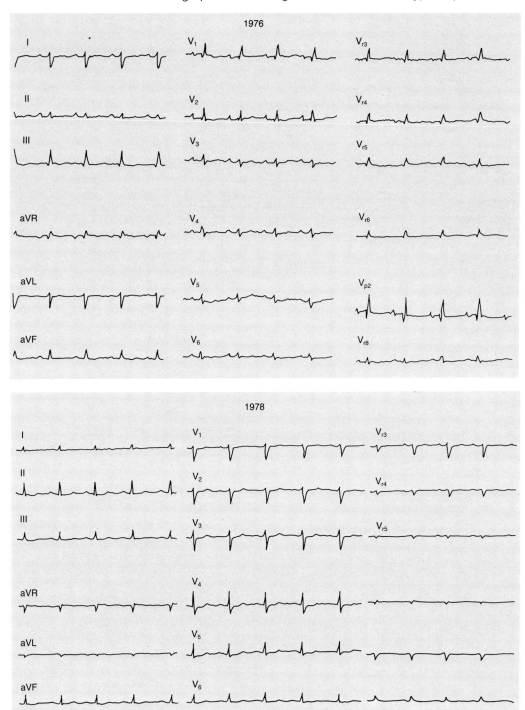

Abb. 6.**26** EKG eines 54jährigen Patienten mit einer chronisch obstruktiven Lungenerkrankung, globaler respiratorischer Insuffizienz (p_{a,O_2} 44, P_{a,CO_2} 7,73 kPa ≙ 58 mmHg), mit einer pulmonalen Hypertonie (3,47 kPa ≙ $p_{a,p}$ 26 mmHg in Ruhe) und einer Linksherzinsuffizienz ($p_{c,p}$ 2,67 kPa ≙ 20 mmHg in Ruhe) bei einer arteriellen Hypertonie. Die Rechtsherzhypertrophie kommt im EKG im Jahre 1978 nicht mehr zur Erscheinung. Röntgen-Thoraxaufnahme des Patienten s. Abb. 6.**21**

Tabelle 6.**6** Häufigkeit der einzelnen Zeichen der Rechtsherzhypertrophie im EKG bei 154 Patienten mit chronisch obstruktiver Lungenerkrankung

S in V_5, $V_6 > 0,5$ mV oder R/S < 1	57%
QRS-Winkel > +110°	43%
R in V_1 + S in V_5, $V_6 > 1,05$ mV	43%
R in $V_1 > 0,5$ mV oder R/S > 1	40%
Rechtsschenkelblock	37%
R in aVR > 0,5 mV oder R/S > 1	32%
P II, III > 0,2 oder V_1, $V_2 > 0,15$ mV	32%
Sagittaltyp	3%

der Diagnose der Rechtsherzhypertrophie im EKG beträgt 53,8%. Bei Verwendung der rechtspräkordialen Ableitungen (Vr_3–Vr_6) steigt die Treffsicherheit auf 64,8%. Die Rechtsherzhypertrophie ist festzustellen:
- bei einer latenten pulmonalen Hypertonie in 10%,
- bei einer manifesten pulmonalen Hypertonie in 60,8% und
- bei einer Rechtsherzinsuffizienz in 78,5% (Tab. 6.7).

Tabelle 6.**7** Zuverlässigkeit der EKG-Diagnose der Rechtsherzhypertrophie im Vergleich zu den Druckverhältnissen in der A. pulmonalis

EKG-Diagnose der Rechtsherzhypertrophie	Manifeste PH n 23	Latente PH n 57	Normal n 41
sicher	30%	12%	0
wahrscheinlich	39%	19%	0
fraglich	9%	16%	7,3%
negativ	22%	53%	92,7%

PH = pulmonale Hypertonie

Es gibt im EKG einen deutlichen Unterschied zwischen Cor pulmonale chronicum parenchymale und Cor pulmonale chronicum vasculare (Abb. 6.**27**), bei dem die Rechtsherzhypertrophie im EKG frühzeitig zu sehen ist.
Einige Autoren (WIDIMSKY u. Mitarb. 1958) stellen die Diagnose der Rechtsherzhypertrophie aufgrund der „direkten" und „indirekten" Zeichen der Rechtsherzhypertrophie.
Sichere Diagnose = zwei und mehrere direkte Zeichen.
Höchstwahrscheinliche Diagnose = ein direktes und ein indirektes oder zwei und mehr indirekte Zeichen.
Fragliche Diagnose = ein direktes oder ein indirektes Zeichen.

Negative Diagnose = kein direktes, kein indirektes Zeichen.
Als „direkte" Zeichen der Rechtsherzhypertrophie gelten:

R in $V_1 > 0,7$ m V
R/S in $V_1 > 1$

Aktivation der rechten Kammer in V_1 0,03–0,05 s.

R in V_1 + S in $V_5 > 1,05$ mV
2 R in V_1 (Herzinfarkt ausgeschlossen)
inkompletter Rechtsschenkelblock
+ R' in $V_1 > 1$ mV
kompletter Rechtsschenkelblock + R in $V_1 > 1,5$ mV, Rechtsüberlastung in V_1, V_2.

Die „indirekten" Zeichen der Rechtsherzhypertrophie können durch die Herzlage bedingt sein und werden darum auch wenig benützt. Von den „indirekten" Zeichen wurde vor allem ein niedriges R in V_5 (< 0,5 mV) mit tiefem S in V_5 (> 0, mV) als klassisch für die Rechtsherzhypertrophie bezeichnet (SOKOLOF u. LYON 1949). Weitere „indirekte" Zeichen:

R/S in $V_5 < 1$
kompletter Rechtsschenkelblock
+ R in $V_1 < 1,5$ mV
inkompletter Rechtsschenkelblock
+ R in $V_1 < 1,0$ mV
Sodi-Pallares Index $\frac{R/S \text{ in } V_5}{R/S \text{ in } V_1} < 1$
T in V_1–T in V_3 negativ
S in $V_1 > 0,2$ mV
$P_{2/3}$ – pulmonale
Typ S_1, S_2, S_3
R/Q in VR 1

inkompletter Rechtsschenkelblock = rSR' in V_1 mit Verspätung der Aktivation auf 0,05–0,075 s. Kompletter Rechtsschenkelblock = rSr' in V_1 mit Verspätung der Aktivation auf 0,08 und QRS ≥ 0,12 s. (Abb. 6.**28** u. 6.**29**; Tab. 6.**8** u. 6.**9**).
Die intrakardiale Elektrokardiographie (EKG-Kathetersonde) kann die Hypertrophie des Ausflußtraktes als beginnende Rechtsherzhypertrophie besser zeigen. Sie ist umständlich und darum auch wenig im Gebrauch.

Tabelle 6.8 EKG vom Patienten W.H. mit einer chronisch obstruktiven Lungenerkrankung, globaler respiratorischer Insuffizienz und einer schweren präkapillären pulmonalen Hypertonie mit Verdacht auf Lungenembolisationen (Cor pulmonale chronicum vasculare). Die Tabelle zeigt die einzelnen kardiorespiratorischen Werte des Patienten

$p_{a,\,O_2}$ kPa (mmHg)	5,1 (38)
$p_{a,\,CO_2}$ kPa (mmHg)	8,3 (62)
pH	7,38
$\bar{p}_{a,\,p}$ kPa (mmHg)	8,0 (60)
$\bar{p}_{AD}$ kPa (mmHg)	1,5 (11)
$\bar{p}_{c,\,p}$ kPa (mmHg)	1,5 (11)
$\dot{Q}$ l/s (l/min)	0,07 (4,2)
$R_{va,\,p}$ kPa·s/l (dyn·s·cm^{-5})	92,4 (924)
W_r J (kpm)	16 (1,6)
VC	0,9 l (Soll. 3,9)
RV	3,7 l (Soll. 2,0)
D_L mol·s·kPa^{-1}	66·10^{-6} (Soll. 140·10^{-6})

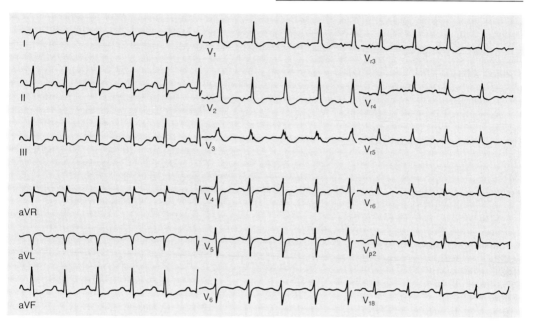

Tabelle 6.9 Kardiorespiratorische Werte der Patientin K.G. mit einer schweren idiopathischen fibrosierenden Alveolitis, Pulmonalhypertonie und Cor pulmonale als Ergänzung zum EKG und Röntgenbild in Abb. 6.28, Cor pulmonale chronicum parenchymale

	Ruhe	28.6.79 Belastung 3 min, 50 W.
$p_{a,\,O_2}$ kPa (mmHg)	7,60 (57)	5,07 (38)
$p_{a,\,CO_2}$ kPa (mmHg)	4,80 (36)	5,20 (39)
pH	7,48	7,42
$\bar{p}_{a,\,p}$ kPa (mmHg) eff.	3,47 (26)	6,13 (46)
$\bar{p}_{AD}$ kPa (mmHg) eff.	0,53 (4)	1,33 (10)
$\bar{p}_{c,\,p}$ kPa (mmHg) eff.	0,53 (4)	1,60 (12)
$p_{oes} = (-6)$		
$\dot{Q}$ l/s (l/min)	0,068 (4,1)	0,202 (12,1)
$R_{va,\,p}$ kPa·s/l (dyn·s·cm^{-5})	33,0 (330)	21,1 (211)
W_r J (kpm)	8,0 (0,8)	38 (3,8)
VC l	1,15 (Soll 4,1)	
RV l	1,23 (Soll 1,3)	
C ml·kPa^{-1}	0,28 (Soll 2,0)	
D_L mol·s·kPa^{-1}	41·50·10^{-6} (Soll 140·10^{-6})	

Abb. 6.**27** Schematische Darstellung der elektrokardiographischen Unterschiede bei Cor pulmonale chronicum vasculare (linke Seite) und Cor pulmonale parenchymale (rechte Seite)

Abb. 6.**28** Entwicklung der elektrokardiographischen Veränderungen im Sinne der Rechtsherzhypertrophie im Verlauf von 2 Jahren

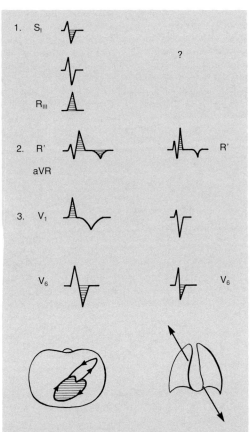
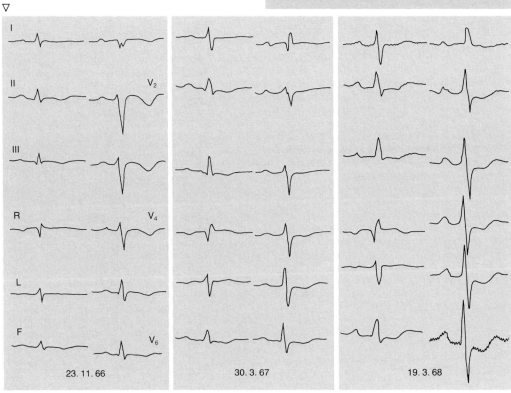

Abb. 6.29 Röntgen-Thoraxaufnahme (**a**) und EKG (**b**) der Patientin K. G., geb. 1955, mit einer schweren interstitiellen idiopathischen Lungenfibrose, Pulmonalhypertonie (s. Tab. 6.**9**). Im EKG Zeichen der Rechtsherzhypertrophie, wie es bei Cor pulmonale chronicum parenchymale vorkommt

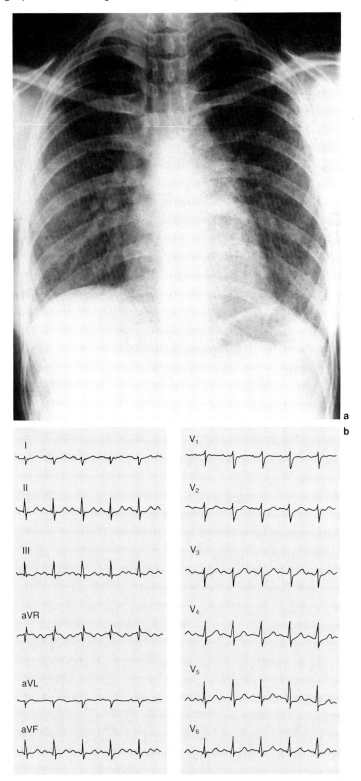

Vektorkardiographie (Vektor-Elektrokardiographie)

Gerät: Vektorkardiograph mit Oszilloskop und Kamera.

Indikation: Ergänzung der Elektrokardiographie besonders bei der Diagnose der Rechtsherzhypertrophie.

Die Vektorkardiographie und die Elektrokardiographie sind klinisch angewandte Methoden zur Exploration des elektrischen Feldes des Herzens unter Zuhilfenahme von Oberflächenpotentialen.

Die beiden Methoden unterscheiden sich jedoch in ihrer Registrierung. In der Vektorkardiographie wird das elektrische Feld räumlich dargestellt. Die Vektorkardiographie kann die Elektrokardiographie nicht ersetzen, sie kann sie nur ergänzen.

Das Franksche Ableitungssystem wird gegenwärtig am meisten verwendet. Es werden 5 Elektroden in Höhe des elektrischen Null-Punktes, den man in Höhe des 5. ICR fand, angebracht (BILGER u. ROSKAMM 1977). Die 6. Elektrode findet sich am Fuß (F) und die 7. am Nacken (H). Die 5 Thoraxelektroden sind:

I = rechte mittlere Axillarlinie,
A = linke mittlere Axillarlinie,
E = vordere Mittellinie,
M = hintere Mittellinie über der Wirbelsäule,
C = an der Brustwand links vorne im Winkel von 45° von A (Abb. 6.**30**).

Um die Schleife zeitlich analysieren zu können, wird sie durch regelmäßige Intervalle unterbrochen, meist alle 2 ms. Durch die Form der einzelnen Leuchtmarkierungen kann die Rotationsrichtung unmittelbar erkannt werden. Um den Anfangs- und Endteil (J.) der Vektorschleife genau zu differenzieren, ist es zweckmäßig, auch fortlaufend zu registrieren. Durch eine getrennte Darstellung der Schleifen (P-, QRS- und T-Schleife) und deren Vergrößerungen können feinere Abweichungen von der Norm erkannt werden. Die Vektorschleife kann nach verschiedenen Gesichtspunkten ausgewertet werden. Die rein formale Auswertung beschreibt die Form, Rotation, räumliche Orientierung und Inskriptionsgeschwindigkeit. Zum anderen können die einzelnen charakteristischen Momentan-Vektoren, die terminalen Vektoren und der T-Vektor in ihrer Größe und ihren Winkelgraden angegeben werden. Für die polare Raumeinteilung werden verschiedene Schemata benutzt. Als

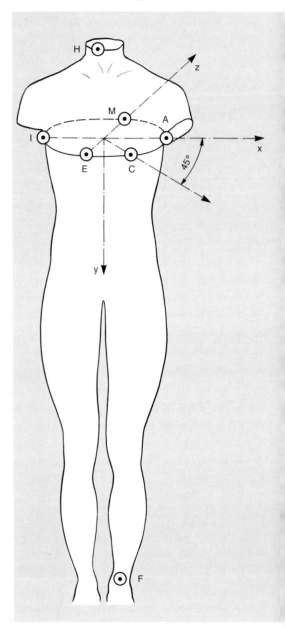

Abb. 6.**30** Elektrodenlage im Frankschen Ableitungssystem (s. Text S. 322)

Abb. 6.31 Schema der normalen P-, QRS- und T-Schleife (Horizontalebene)

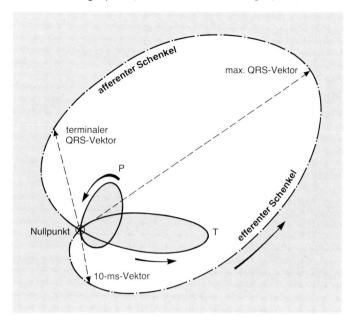

quantitative Auswertung gilt die Bestimmung der Größe des räumlichen Vektors (angegeben in mV), der sowohl aus den Schleifen als auch durch die 3 EKG-Ableitungen X, Y und Z gewonnen werden kann. Die Sagittalebene ist von der linken Seite aus zu betrachten.

Das normale Vektorkardiogramm setzt sich aus 3 unterschiedlich großen Schleifen, der P-, QRS- und T-Schleife zusammen. Sie beginnen und enden im Null-Punkt und sind normalerweise geschlossen (Abb. 6.31).

P-Schleife: Der erste Teil der Schleife ist überwiegend durch den vorne liegenden rechten Vorhof bedingt. Der letzte Abschnitt entsteht durch den hinten gelegenen linken Vorhof.

QRS-Schleife: Die größte Schleife, die als Ausdruck der Kammer-Depolarisation zu werten ist. Ihre Hauptachse ist nach links hinten oben gerichtet, d. h. in die Richtung des linken Ventrikels. Der für die Beurteilung wichtigste Abschnitt ist der initiale Schleifenteil, der vorwiegend durch die Erregung des Ventrikelseptums entsteht.

Im mittleren Abschnitt, der durch die Erregung der Hauptmasse beider Ventrikel verursacht wird, liegt der diagnostisch wichtige maximale QRS-Vektor. Der terminale Schleifenanteil entsteht durch die zuletzt erregten Muskelbezirke. Die QRS-Schleife dreht horizontal immer gegen den Uhrzeigersinn, links sagittal fast immer. In der Frontalebene dreht sie gegen den Uhrzeigersinn, im Uhrzeigersinn oder sie ist Acht-förmig.

T-Schleife: Die T-Schleife, Ausdruck der Repolarisation, ist normalerweise nach links unten vorn gerichtet. Der Winkel zwischen maximalem QRS- und T-Vektor sollte nicht mehr als 75° betragen.

Das Vektorkardiogramm der rechtsventrikulären Hypertrophie zeigt im Gegensatz zur linksventrikulären vielgestaltige Formen. Je nach Autor werden unterschiedliche Typisierungen vorgenommen. Leichtere Formen können auch im Vektorkardiogramm nicht erkannt werden, da die immer noch dominierenden elektromotorischen Kräfte des linken Ventrikels das Auftreten der charakteristischen rechtsventrikulären Vektoren verhindern. Wenn die Hypertrophie beträchtlich ist, ist die QRS-Schleife gemäß der anatomischen Lage des rechten Ventrikels nach vorn rechts orientiert. In der Frontalebene dreht die Schleife überwiegend im Uhrzeigersinn. Sie ist häufig nach rechts unten ausgeweitet und verläuft im letzten Drittel mehr oder weniger stark nach oben, was im EKG eine Zunahme der R-Zacke in aVR verursacht.

In der Horizontalebene zeigen in diesem Falle lediglich noch die ersten Abschnitte der QRS-Schleife nach vorn links. Die Drehung erfolgt im Uhrzeigersinn.

324   6 Untersuchung des Lungenkreislaufs

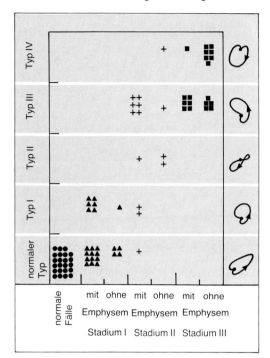

Abb. 6.**32** Vektokardiographische Veränderungen in der Horizontalebene nach Typeinteilung der Patienten mit und ohne Emphysem

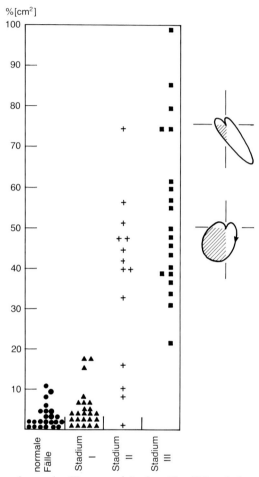

Abb. 6.**33** Vektokardiographische Veränderungen in ▷ der Frontalebene. Fläche im rechten unteren Quadranten in Prozent der Gesamtfläche der QRS-Schleife

Zur Beurteilung der Rechtsherzhypertrophie ist die Einteilung der QRS-Schleife in der Horizontalebene (Abb. 6.32) sinnvoll:

Typ I   – dextroposteriorer Typ,
Typ II – intermediärer bzw. dextroposterior-anteriorer Typ – eine Achter-Figur,
Typ III – sinistroanteriorer-dextroposteriorer Typ,
Typ IV – dextroanteriorer Typ.

Für die Rechtsherzhypertrophie sind also der dextroposteriore Typ (Typ I) und der dextroanteriore Typ (Typ IV) charakteristisch. Der dextroposteriore Typ stellt hämodynamisch ein leichteres chronisches Cor pulmonale (parenchymale) mit latenter oder manifester Pulmonalhypertonie dar. Der dextroanteriore Typ zeigt die schwere Form des chronischen Cor pulmonale vasculare an. In unseren Untersuchungen haben 7 Patienten mit Lungengefäßerkrankungen (Lungenembolie, primäre pulmonale Hypertonie) den Typ IV gehabt. Nur ein Patient mit obstruktivem Lungenemphysem war in dieser Gruppe.

In der frontalen Ebene wurde auch der terminale Teil der QRS-Schleife berücksichtigt (Abb. 6.33). Normalerweise beträgt die nach rechts unten gerichtete Fläche bis zu 10% von der gesamten QRS-Vektor-Schleife. Je schwerer das chronische Cor pulmonale ist, desto höher dieser Prozentsatz.

Die Vektorkardiographie ergänzt das EKG, sie ermöglicht z. B. die Differenzierung des chronischen Cor pulmonale gegen den abgelaufenen Hinterwandinfarkt (MOCETTI u. MORPURGO 1977). Bei der Berücksichtigung der frontalen und horizontalen Ebene des Vektorkardiogramms konnten wir die Rechtsherzhypertrophie in 77% der Fälle diagnostizieren. Also etwas bessere Ergebnisse in der Korrelation mit dem Druck in der A. pulmonalis, als die Korrelation mit dem Elektrokardiogramm zeigt (GRANT u. ESTER 1952).

Echokardiographie

Geräte: Hewlett-Packard oder Organon-Technik und verschiedene andere.
Indikation: Herzklappenfehler, Rechts-links-Shunt oder Links-rechts-Shunt, Mitralklappenprolaps, Links- oder Rechtsherzhypertrophie, Volumenbelastung der Kammern, Perikarderguß, Tumoren des Herzens, dyskinetische Veränderungen der Herzwandanteile. Möglichkeiten der Wiederholung auch bei schwerkranken Patienten; ersetzt fast ganz die invasiven diagnostischen Methoden.

Die Echokardiographie ist ein nicht-invasives Untersuchungsverfahren, welches mit Hilfe des Ultraschall-Strahles intrathorakale Strukturen, ihre Größe und Bewegung darstellt.

Unter Ultraschall versteht man die Schallwellen, deren Frequenz oberhalb der Hörgrenze des menschlichen Ohres, also über 20000 Hz liegt. Die Frequenz des diagnostischen Ultraschalls liegt zwischen 1 und 10 MHz. Das Verfahren entspricht dem Prinzip des Echolots, wie man es bei der Messung von Meerestiefen angewandt hat. Die technischen Aspekte gab GALTON schon im Jahre 1883 an. In der Medizin hat sich die Methode besonders nach 1963 entwickelt, was die Diagnostik der Linksventrikelfunktion, des Mitralklappenprolapses, der angeborenen und erworbenen Vitien und des Perikardergusses betrifft. Die Kontrastmittelverwendung (Kochsalzlösung) hat die Diagnostik weiter verbessert (Rechts-links-Shunt, Darstellung der RV-Septum-Begrenzung – FEIGENBAUM 1972, GRAMIAK u. SHAH 1969).

Der Ultraschall wird in einem Schallkopf (Transducer) mit Hilfe eines piezo-elektrischen Kristalls (aus Bariumtitanat oder Bleicirconat) erzeugt. Dieser Kristall ändert seine Größe in einem elektrischen Feld, bei Anlage einer Wechselspannung kommt es zu periodischen Dichteänderungen des Kristalles, wobei Schallwellen erzeugt werden, deren Wellenlänge von der Dicke des Kristalls abhängt. Umgekehrt versetzen auf den Kristall einfallende Schallwellen diesen in Schwingungen, wobei an der Oberfläche des Kristalls die dabei entstehende Wechselspannung abgegriffen werden kann. In der Echokardiographie wird der im Schallkopf befindliche Kristall sowohl als Sender als auch als Empfänger benutzt. Die Sendedauer beträgt 1 ms, die Impulsrate 1000/s (pulsierender Ultraschall).

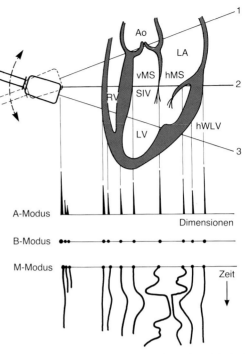

Abb. 6.**34** Schematische Darstellung der Echofunktion in verschiedenen Positionen

Der elektrische Impuls, der durch den empfangenen Schallstrahl im Piezo-Kristall erzeugt wurde, wird im Echographen verstärkt und auf einer Kathodenstrahlröhre dargestellt. Es gibt verschiedene Darstellungsmöglichkeiten, die als A-Modus, B-Modus oder M-Modus (Abb. 6.**34**) bekannt sind. Am meisten wird M-Modus verwendet. Es handelt sich um das eindimensionale B-Bild oder um sog. Zweidimensionale Querschnittsbilder des Herzens.

Ursprünglich ist der rechte Ventrikel nicht beachtet worden. Mit zunehmenden Erfahrungen und den guten Möglichkeiten der Septumdarstellung wurde auch der rechte Ventrikel Gegenstand der Untersuchung (POPP 1969). Der Abstand zwischen Septum-Strukturen und der vorderen Herzwand beträgt durchschnittlich weniger als 3 cm. Bei Patienten mit Rechtsherzvolumenbelastung werden in der Regel deutliche höhere Werte gemessen. Das Echo kann prinzipiell die Druck- von der Volumenbelastung des rechten Ventrikels unterscheiden. Allerdings muß, vor allem bei der Druckbelastung des RV, mit gelegentlich falsch-negativen Befunden gerechnet werden. Eine wichtige Rolle bei der Beurteilung der

Druck- oder Volumen-Rechtsherzbelastung kommt dem Septum zu. Normalerweise verhält sich das Septum zum LV synergistisch, d.h., es wird sich systolisch auf die Hinterwand (HW) des LV zubewegen (Abb. 6.35a). Bei der RV-Druck- oder Volumenbelastung gehört das Septum funktionell zum RV. Es kommt in dem Echokardiogramm zur sog. „paradoxen" oder auch „invertierten" Bewegung (Abb. 6.35b). Das Septum bewegt sich systolisch von der HW des LV weg. Beim chronischen Cor pulmonale parenchymale sind die echokardiographischen Möglichkeiten leider technisch meist sehr unbefriedigend. Da der Ultraschall in der echokardiographischen Frequenz von 2,25 MHz von Luft völlig gestreut wird, sind Patienten mit Lungenemphysem oder auch mit Lungenfibrose sehr schlecht zu beschallen. Sonst gelten die gleichen Aussagen wie beim Cor pulmonale vasculare.

Die Volumenüberlastung des rechten Ventrikels, wie z.B. bei Links-rechts-Shunt, zeigt sich sehr gut in dem sog. Pulmonal-System-Flow-Verhältnis-Index. Dieser Index besteht aus rechtsventrikulären Dimensionen und aus der Körperoberfläche in m^2. Der Normalwert liegt bis 1,2 cm/m^2.

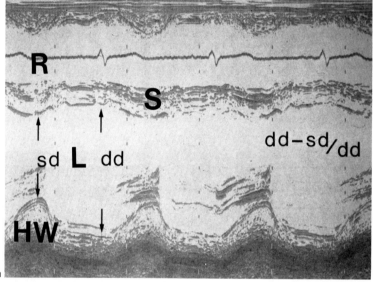

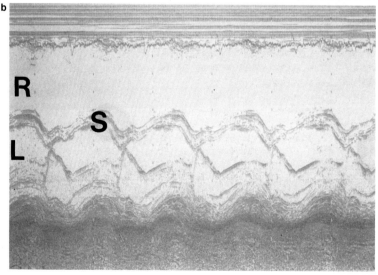

Abb. 6.35 **a** Normales Echo mit symmetrischer Bewegung des Septums (S) mit der Hinterwand des LV (HW) in der Systole (sd)
b Echo bei Druck- und Volumen-Rechtsherzbelastung (R – rechte Kammer, L – linke Kammer). Paradoxe Bewegung des Septums (S)

Die Drucküberlastung des rechten Ventrikels zeigt sich im Echokardiogramm erst bei Druckwerten (systolisch) ab 8,0 kPa ≙ 60 mmHg.

Eine Messung der rechtsventrikulären Wanddicke erlaubt die subxiphoidale M-Mode-Echokardiographie. Der Wanddurchmesser beträgt normalerweise 0,2–0,5 cm. Für zweidimensionale rechtsventrikuläre Dimensionsmessungen wird der Vierkammerblick bei apikaler Schallkopfposition empfohlen.

Anhang

Drucknormwerte

Ruhe:
Die Ruhedruckwerte im kleinen Kreislauf sind praktisch vom Alter unabhängig (WEIR u. REEVES 1984). Wegen Druckschwankungen mit der Atmung ist der Mitteldruck, elektrisch gemittelt, am zuverlässigsten (Tab. 6.10). Man mißt die Druckwerte in Ruhe wiederholt ohne und mit Mundstück. Es kann Unterschiede von 0,27–0,40 kPa (2–3 mmHg) geben (Hyperventilation, Angst). Während des Hustens (enormer Anstieg des Druckes) muß man die Messung abbrechen. Die Druckwerte kehren nach dem Husten sofort wieder zurück.

Belastung:
Man sollte bei jedem Patienten, mit kleinen Ausnahmen (Gelenkarthrosen usw.), eine Belastung durchführen. Ungefähr 70% der Patienten mit einer obstruktiven Lungenerkrankung, die wir untersucht haben, hatten erst unter Belastung eine pulmonale Hypertonie. Die Lungenkreislaufuntersuchung wird in der Horizontallage praktiziert, auch unter körperlicher Belastung. Die Messungen am Laufband sind schwierig (Null-Einstellung, arterielle Blutabnahme), auch wenn sie den physiologischen Gegebenheiten besser entsprechen (BACHMANN u. Mitarb. 1969, DENOLIN u. Mitarb. 1968).

Das Ausmaß der Belastung richtet sich nach dem Zustand des Patienten. Oft hört der Patient wegen Beinschmerzen (nicht trainiert) und nicht wegen Atemnot auf. Tachykardie ab 150–170/min und Atemnot sind weitere limitierende Faktoren der Belastung. Man beginnt die Belastungsuntersuchung mit 25 oder 50 Watt und steigert dann alle 4 Minu-

Tabelle 6.10 Normale Druckwerte in dem rechten Herzen, dem kleinen Kreislauf, Normwerte des Lungengefäßwiderstandes, der Arbeit der rechten Kammer und des Herzzeitvolumens in Ruhe (n = 58)

	AD kPa (mmHg)	VD kPa (mmHg)	AP kPa (mmHg)	PCV kPa (mmHg)	AB kPa (mmHg)	$R_{va,p}$ kPa·s/l (dyn·s·cm^{-5})	W_r J (kpm)	$\dot{Q}$ l/s (l/min)
systol.		2,67–4,0 (20–30)	2,13–4,0 (16–30)		12,0–18,7 (90–140)			
diastol.		(0,27)–(+0,80) ((−2)–(+6))	0,80–1,60 (6–12)		9,33–12,0 (70–90)			
M̄ ±	0,44 ± 0,25 (3,3 ± 1,9)	Edd < 0,93 (< 7)	1,91 ± 0,35 (14,3 ± 2,6)	1,07 ± 0,43 (8 ± 3,2)		11 ± 2,8 (110 ± 28)	7 ± 2 (0,7 ± 0,2)	0,085 ± 0,008 (5,1 ± 0,5)
Maximum	< 0,8 (< 6)		< 2,6 (< 20)	< 1,60 (< 12)		< 14 (< 140)	< 10 (< 1,0)	0,075–0,108 (4,5–6,5)
Bereich M̄	(−0,27)–(+0,80) ((−2)–(+6))		1,07–1,60 (8–20)	0,27–1,60 (2–12)	9,33–14,7 (70–110)			

AD – rechter Vorhof AP – A. pulmonalis $R_{va,p}$ – Lungengefäßwiderstand W_r – Arbeit der rechten Kammer
VD – rechte Kammer PCV – Lungenkapillaren AB – A. brachialis $\dot{Q}$ – Herzzeitvolumen

6 Untersuchung des Lungenkreislaufs

Tabelle 6.11 Normale Druckwerte während der Belastung (100 Watt) im rechten Herzen und kleinen Kreislauf, Normwerte des Lungengefäßwiderstandes, der Arbeit der rechten Kammer und des Herzzeitvolumens (n = 58)

	AD kPa (mmHg)	VD kPa (mmHg)	AP kPa (mmHg)	PCV kPa (mmHg)	AB kPa (mmHg)	$P_{va,p}$ kPa·s/l ($dyn·s·cm^{-5}$)	W_r J (kpm)	$\dot{Q}$ l/s (l/min)
systol.		5,33 (40)	5,33 (40)		26,7 (200)			
diastol.		0 (0)	2,13 (16)		13,33 (100)			
$\bar{M} \pm$	0,43 ± 0,08 (3,2 ± 0,6)		3,17 ± 0,55 (23,8 ± 4,1)	1,20 ± 0,37 (9 ± 2,8)		8 ± 2 (80 ± 20)	24 ± 7 (2,4 ± 0,7)	0,237 ± 0,03 (14,2 ± 1,8)
Maximum	<0,93 (<7)	<1,20 (<9)	<3,73 (<28)	<2,27 (<17)				

ten um 50 Watt. Wenn der Patient 50 Watt nicht leisten kann, gehen wir zurück auf 25 Watt. Zwischen jeder Belastungsstufe sind 4 Minuten für Druckmessung, Blutabnahmen und Herzzeitvolumenmessung (Tab. 6.11).

Effektive Druckwerte:
Bei einigen Patienten mit stark negativem intrathorakalem Druck (Lungenemphysem, Lungenfibrosen) ist die Druckschwankung im rechten Herzen und im kleinen Kreislauf besonders von der Atmung abhängig (Abb. 6.36).

So kann der Druck im rechten Vorhof, im rechten Ventrikel (diastolisch), sogar auch der PCV-Druck falsch-negativ sein. Zur Berechnung des wirklichen, „effektiven" Druckes muß der gemessene Druck auf den intrathorakalen Druck korrigiert werden, also nicht auf den atmosphärischen. Als intrathorakaler Druck gilt der Ösophagealdruck, gemessen über die Ösophagealsonde.
Berechnung: Effektiver Druck z.B. im rechten Vorhof = $\bar{p}_{AD, eff} = (\bar{p}_{AD} - \bar{p}_{oes})$

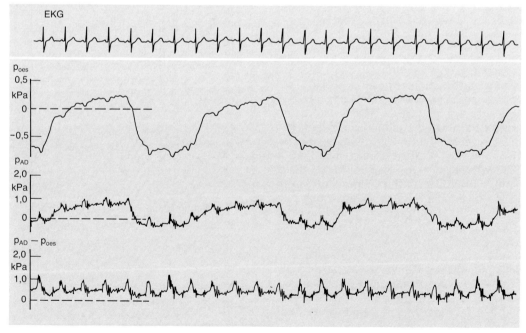

Abb. 6.36 Schwankungen der AD-Druckkurve mit der Respiration im Vergleich zu dem effektiven Druck, registriert mit dem Differentialmanometer Hellige ($p_{AD} - p_{oes}$)

Norm: $\bar{p}_{oes} = (-4)$ cmH$_2$O, umgerechnet auf kPa $(4,0 \times 0,098^*) = 0,39$ kPa $((-2,94)$ mmHg). $\bar{p}_{AD}$ gemessen $= (+0,53)$ kPa $((+4)$ mmHg).
Effektiver $\bar{p}_{AD} = (+0,53) - (0,39) = 0,92$ kPa bzw. $(+4) - (-2,9) = 6,9$ mmHg
Pathologisch, z. B. bei Lungenfibrose:
$\bar{p}_{oes} = (-8,2)$ cmH$_2$O $= (-0,80)$ kPa $[(-8,2) \times 0,098]$ bzw. (-6) mmHg
$\bar{p}_{AD}$ gemessen $= (-0,53)$ kPa $\cong (-4)$ mmHg.
Effektiver $\bar{p}_{AD} = (-0,53) - (-0,80) = (+0,27)$ kPa bzw. $(-4) - (-6) = (+2)$ mmHg.
Hellige (Freiburg) hat ein Differenzdruckmanometer entwickelt. Der gemessene Druckwert im kleinen Kreislauf oder im rechten Vorhof wird elektronisch von dem gemessenen ösophagealen Druck substrahiert. Der effektive Druck wird direkt registriert (Abb. 6.36) (GOERG u. DAUM 1978).

---

* 0,098 = Faktor zur Umrechnung von cmH$_2$O auf kPa

Literatur

Adams, W. R., I. Veith: Pulmonary Circulation. Grune & Stratton, London 1959
Assmann, H.: Die klinische Röntgendiagnostik der inneren Erkrankungen. Leipzig 1929
Aviado, D. M.: The Lung Circulation, vol. I and II. Bergmann, Oxford 1965
Bachmann, K. u. Mitarb.: Zur Belastbarkeit des Cor pulmonale, in Lunge und Herz. Bad Reichenhaller Colloquium 1969, Bad Reichenhaller Forschungsanstalt (S. 86)
Bayer, A., F. Loogen, H. H. Wolter: Die Herzkatheterisierung bei angeborenen und erworbenen Herzfehlern. Thieme, Stuttgart 1954; 2. Aufl. 1967
Beyne, J.: Influence de l'anoxemie sur la grande circulation et sur la circulation pulmonaire. C. R. Soc. Biol. (Paris) 136 (1942) 399
Bilger, H., H. Roskamm: Vektorkardiographie. In Reindell, H., H. Roskamm: Herzkrankheiten. Springer, Berlin 1977
Birman, H., A. Hagn, E. Hew, A. Aberman: Continuous monitoring of mixed venous oxygen saturation in hemodynamically unstable patients. Chest 86 (1984) 753
Boe, J., M. A. Boe, B. G. Simonson: A dual action of histamin on isolated human pulmonary arteries. Respiration 40 (1980) 117
Bolt, W., W. Forssmann, H. Rink: Selektive Lungenangiographie. Thieme, Stuttgart 1957
Bühlmann, A.: Direkte Blutdruckmessungen beim Menschen. Springer, Berlin 1958
Bühlmann, A., P. H. Rossier: Klinische Pathophysiologie der Atmung. Springer, Berlin 1970
Burckhardt, D.: Zur Diagnostik des chronischen Cor pulmonale. Huber, Bern 1972
Burghuber, O., H. Bergmann, K. Silberbauer, R. Höfer: Right ventricular performance in chronic air flow obstruction. Respiration 45 (1984) 124
Burkart, F., F. Follath, H. R. Jenser: Der Verlauf der obstruktiven pulmonalen Hypertonie. Schweiz. med. Wsch. 4 (1970) 146
Comroe, J. H. et al.: The Lung. Book Medical, Chicago 1977
Core, J. M., K. Shran: Use of continuous monitoring of mixed venous saturation in the coronary care unit. Chest 86 (1984) 757
Cournand, A., J. Lequime, P. Regniers: L'insuffisance cardiaque chroniques. Masson, Paris 1952
Cudkowitz, L. et al.: Bronchial arterial blood flow. Clin. Sec. 19 (1960) 1
Daum, S.: Die Diffusionskapazität und ihre Komponente. Habilitationsschrift, TU München 1972
Daum, S.: Therapie des chronischen Cor pulmonale. In Daum, S.: Cor pulmonale chronicum. Kongreßbuch, München 1977 (S. 531)
Daum, S.: Arterielle Hypoxie bei Lungenkrankheiten mit normalen konventionellen Lungenfunktionen. Praxis 69 (1980) 5
Daum, S. u. Mitarb.: Die Hämodynamik im kleinen Kreislauf während der IPPB mit Bird- und Engström-Registrator. Pneumonologie 147 (1972) 227
Daum, S. u. Mitarb.: CO$_2$-Gewebereserven. Atemwegs- u. Lungenkr. 4 (1978) 225
Daum, S., R. Goerg, F. Lang, B. Andjelic: Tissue hypoxia in patients with idiopathic fibrosing alveolitis and the effect of oxygen therapy. Prax. Klin. Pneumol. 37 (1983) 954
Daum, S., R. Goerg, D. Mack, A. Harlacher: Hämodynamische Untersuchungen bei einseitiger temporärer Okklusion der Pulmonalarterie. Herz 4 (1979) 47
Dejdar, R.: Röntgenologie des Herzens und des kleinen Kreislaufs bei Kranken mit Lungentuberkulose. In Widimsky, J.: Cor pulmonale. VEB Fischer, Jena 1963
Denolin, H. u. Mitarb.: Die Ergometrie in der Kardiologie. Symp. Europ. Ges. Cardiol., Freiburg 1967. Boehringer, Mannheim 1968
Emslander, H. P., U. Busch, H. Sebening, S. Daum: Unterschiedliche transkutane PO$_2$-Verlaufsbeobachtungen bei Linksventrikulographie und Pulmonalisangiogramm. Atemwegs- u. Lungenkr. 9 (1983) 517
Endrys, J.: Methods for evalution of magnitude of collateral lung circulation. Symp. Pulmonary Circul., Prague 1969. Progr. resp. Res. 5 (1970) 421
von Euler, U. S., G. Liljestrand: Observations on the pulmonary arterial blood pressure in the cat. Acta physiol. scand. 12 (1946) 301
Fahey, P. J., K. Harris, Ch. Vanderwart: Clinical experience with continuous monitoring of mixed venous oxygen saturation in respiratory failure. Chest 86 (1984) 749
Feigenbaum, H.: Clinical applications of echocardiography. Progr. cardiovasc. Dis. 14 (1972) 531
Felix, R.: Radiologie und Szintigraphie. In: Daum, S.: Cor pulmonale chronicum. Kongreßbuch, München 1977 (S. 335)
Flamm, M. D., E. K. Cohn, E. W. Hancock: Measurement of systemic cardiac output at rest and exercise in patients with atrial septal defect. Amer. J. Cardiol. 23 (1969) 258
Forssmann, W.: Die Sondierung des rechten Herzens. Klin. Wschr. 45 (1929) 2085
Fritts, H. W. et al.: Estimation of pulmonary arteriovenous shunts flow using intravenous injections of T 1824 day and Kr. 85. J. clin. Invest. 39 (1960) 1841
Giordano, J., M. Zinner, A. Guba, N. Lynch: Effects of H$_1$ and H$_2$ histamin antagonist on the pulmonary pressor response to alveolar hypoxia. J. surg. Res. 22 (1977) 392
Goerg, R., S. Daum: Berücksichtigung des Intrathorakaldruckes bei der Druckmessung im rechten Herzen und im Lungenkreislauf. Atemwegs- u. Lungenkr. 4 (1978) 243
Gramiak, R., P. M. Shah, D. H. Kramer: Ultrasound cardiography. Radiology 92 (1969) 939

Granjean, T.: Une microtechnique du cathétérisme cardiaque droit applicable au lit du malade sans contrôle radioscopique. Cardiologia (Basel) 51 (1967) 184
Grant, R. P., E. H. Estes jr.: Spatial Vector Elektrocardiography. Blakiston, Philadelphia 1952
Gregersen, M. I.: Blood volume. Amer. Rev. Physiol. 13 (1951) 397
Halmagyi, D. F. J.: Die klinische Physiologie des kleinen Kreislaufs. VEB Fischer, Jena 1957
Hamilton, W. F., J. W. Moore, J. M. Kinsmann, R. G. Spurling: Blood flow and intrathoracic blood volume. Amer. J. Physiol. 93 (1930) 654
Harris, P., D. Heath: The Human Pulmonary Circulation. Livingstone, Edinburgh 1962
von Hayek, H.: Zur Anatomie des Lungenkreislaufs. Wien. Z. inn. Med. 37 (1956) 494
Just, H., J. J. von Mengden: Herzkatheter-Diagnostik. Boehringer, Mannheim 1976
Kay, J. M., R. F. Grover. Lung mast cells and hypoxic pulmonary hypertension. Progr. resp. Res. 9 (1975) 157
Kirby, B. J.: Pulmonary artery compliance in pulmonary heart disease. Progr. resp. Res. 9 (1975) 254
Kjellberg, S. R., E. Mannheimer, U. Rudhe, B. Jonsson: Diagnosis of Congenital Heart Disease. Year Book Medical, Chicago 1959
Kopelman, H., G. de J. Lee: The intrathoracic blood volume in mitral stenosis and left ventricular failure. Clin. Sci. 10 (1951) 383
Lang, F., S. Daum: Mixed venous PO_2 during exercise in patients with different cardiopulmonary function. Respiration 44 (1983) 161
Lee, G. de J., A. B. DuBois: Pulmonary capillary blood flow in man. J. clin. Invest. 34 (1955) 1380
Leszler, H.: Über die Röntgensymptome der pulmonalen Hypertonie und deren Bedeutung. Z. ges. inn. Med. 14 (1959) 772
Lichtlen, P.: Klinische Vektor-Elektrokardiographie. Springer, Berlin 1969
Lochner, W., E. Witzleb: Lungen und kleiner Kreislauf. Springer, Berlin 1957
Lockhart, A. et al.: A modified double dye injection method for pulmonary blood volume determination. II: Results in resting and exercising normal subjects. Cardiovasc. Res. 8 (1974) 120
Löllgen, H.: Kardiopulmonale Funktionsdiagnostik. Documenta Geigy, Wehr/Baden 1983
Miller, M. R., D. M. Corecka, J. M. Bishop: Radiological prediction of pulmonary hypertension in chronic obstructive pulmonary disease. Eur. Heart J. 5 (1984) 581
Mithoefer, J. C., C. Ramirez, W. Cook: The effect of mixed venos oxygenation on arterial blood. Amer. Rev. resp. Dis. 117 (1978) 259
Mocetti, T., M. Morpurgo: The contribution of vectocardiography to the diagnosis of chronic cor pulmonale. In Daum, S.: Cor pulmonale chronicum. Kongreßbuch, München 1977
Müller, C.: Cardiopulmonary Hemodynamics in Health and Disease. Thomas, Springfield/Ill. 1965
Mungall, I. P. F., G. R. Barer: Lung vessels and mast cells in chronically hypoxic rats. Progr. resp. Res. 9 (1975) 144
Neuhold, A., J. Mlczoch, G. Grabner, E. Kotischer: Long term follow-up of radiological signs of pulmonary hypertension in correlation with hemodynamic changes. Bull. Eur. Physiopathol. resp. 21 (1985) 7

Otto, H.: Klinische Pathologie des Cor pulmonale. In Daum, S.: Cor pulmonale chronicum. Kongreßbuch, München 1977 (S. 37)
Perkins jr., J. F.: Historical development of respiratory physiology. Respiration. In W. O. Fenn & H. Rahn: Handbook of Physiology, Respiration, Vol. I, S. 1–62, Amer. Physiol. Soc., Washington 1964
Permutt, S. et al.: Alveolar pressure, pulmonary venous pressure and the vascular waterfall. Med. Thorax 19 (1962) 239
Popp, R. L., S. B. Wolfe, T. Hirate, H. Feigenbaum: Estimation of right and left ventricular size by ultrasound. Amer. J. Cardiol. 24 (1969) 523
Radwan, L., S. Daum: Evaluation of mixed venous oxygenation on the basis of arterial oxygen tension in chronic lung diseases. Respiration 40 (1980) 194
Reuben, S. R.: Compliance of the human pulmonary arterial system in disease. Circulat. Res. 29 (1971) 40
Roughton, F. J. W., R. E. Forster: Relative importance of diffusion and chemical reaction rotes. J. appl. Physiol. 11 (1957) 290
Samarin, P. I.: Über Kitajev-Reflex. (Russisch) Ter. Arch. 24 (1952) 79
Sauer, E. u. Mitarb.: Myokardszintigraphie mit 201 Thalium bei Patienten mit pulmonaler Hypertonie. In Daum, S.: Cor pulmonale chronicum. Kongreßbuch, München 1977 (S. 463)
Schrijen, F., B. Urtiaga: Le volume sanguin pulmonaire dans les bronchopneumopathies chroniques. Bull. Europ. Physiopath. resp. 16 (1980) 637
Severinghaus, J. W., M. Stupfel: Alveolar dead space as an index of distribution of blood flow in pulmonary capillaris. J. appl. Physiol. 10 (1957) 335
So, C. S.: Elektrokardiographie und Vektorkardiographie bei chronischen Cor pulmonale. In Daum, S.: Cor pulmonale chronicum. Kongreßbuch, München 1977 (S. 357)
Sokolof u. Lyon: Amer. Heart J. 38 (1949) 273
Stefan, G., E. Most: Echokardiographie. Thieme, Stuttgart 1981
Steward, G. N.: The pulmonary circulation time. J. Physiol. 58 (1921) 20
Stuart-Harris, C. H., T. Hanley et al.: Chronic Bronchitis, Emphysema and Cor Pulmonale. Wright, Bristol 1957
Swan, H. J. C., W. Ganz et al.: Catheterization of ballon tipped catheter. New Engl. J. Med. 283 (1970) 447
Taquini, A. C. et al.: Respiration and circulation in pulmonary anoxaemia. Arch. intern. Med. 82 (1949) 534
Taussig, H. B.: Congenital Malformations of the Heart. Commonwealth Fund, New York 1947
Trocmé, P., J. Chedal: Le cathétérisme du coeur droit et des arteres pulmonaires en pneumonologie. Masson, Paris 1958
Wang, D., S. Daum, R. Goerg: Compliance of the human pulmonary artery in pulmonary hypertension. Atemwegs- u. Lungenkr. 8 (1982) 306
Weir, E. K., J. T. Reeves: Pulmonary Hypertension. Futura, Mount Kisco/New York 1984
WHO: Cor Pulmonale Chronicum. Genève 1961
Widimsky, J.: Pulmonale Hypertonie, Bücherei des Pneumologen, Bd. VI. Thieme, Stuttgart 1981
Widimsky, J. et al.: Abstr. IIIrd World Congr. Cardiol., Brussels 1958
Wood, P.: Diseases of the Heart and Circulation. Eyre & Spottiswood, London 1956
Yu, P. N.: Pulmonary Blood Volume in Health and Disease. Lea & Febiger, Philadelphia 1969

7 Allergologische und klinisch-immunologische Diagnostik

R. ARNDT und P. VON WICHERT

Die Kenntnisse über die pathogenetische Bedeutung immunologischer Prinzipien bei Erkrankungen von Lunge und Atemwegen haben in den letzten Jahren sprunghaft zugenommen. Dementsprechend haben auch die Verfahren an Bedeutung gewonnen, die dem Nachweis immunologischer Vorgänge im Organismus dienen. Das nachfolgende Kapitel beschäftigt sich vor allem mit dem Nachweis von Reaktionen des Körpers gegenüber inhalativen Allergenen. Da das Ergebnis der immunologischen Antwort des Körpers von der Zusammensetzung des Allergens mitgeprägt wird (da es sich zumeist um biologische Materialien handelt, ist diese in der Regel nicht bekannt), entstehen auf einen Antigenreiz hin unterschiedliche Reaktionen des Organismus. Wir haben die wichtigsten Prinzipien immunologischer Reaktionen einleitend zusammengefaßt, um eine Übersicht zu ermöglichen.

Als klassische Funktion des Immunsystems wird allgemein die Aufrechterhaltung der somatischen Integrität eines Individuums angesehen. Zur Erreichung dieses Zieles besitzt das Immunsystem die Fähigkeit, körperfremde von körpereigenen Strukturen zu unterscheiden und die als körperfremd erkannten Strukturen zu eliminieren. Vom teleologischen Standpunkt soll somit die Immunreaktion dem Individuum nützen. Immunreaktionen, die diesem Ziel nicht dienen, sondern vielmehr den Organismus schädigen, werden als allergische Reaktion bezeichnet. Ist das die schädigende Immunreaktion auslösende Antigen körpereigen, so wird die Reaktion als Autoallergie bezeichnet, im Gegensatz zur Heteroallergie, die durch exogene Antigene induziert wird. 1963 ist von GELL und COOMBS versucht worden, die Gewebsschädigungen, die durch Immunreaktionen hervorgerufen werden nach den Effektormechanismen, die den ausgelösten Schädigungsprozessen zugrunde liegen, in vier Typen einzuteilen.

Diese Klassifikation hat bedeutend zum Verständnis immunologisch bedingter Krankheitsprozesse beigetragen und wird allgemein in folgender Weise als Typ I–IV bezeichnet:

Typ I   (anaphylaktische Reaktion, Reaginabhängig),
Typ II (zytotoxische oder zellstimulierende Reaktion),
Typ III (Schädigungen, die durch Antigen-Antikörper-Komplexe hervorgerufen werden),
Typ IV (verzögerter, Tuberkulin-Typ, zellvermittelt).

Die Problematik dieser Einteilung besteht einerseits darin, daß nicht alle inzwischen bekannten immunpathologischen Phänomene, wie z. B. die antikörperabhängige K-Zell-Zytotoxität in dieses Schema passen, andererseits einzelne Typen, wie z. B. der Typ IV allein aufgrund des klinischen Phänomens charakterisiert sind, ohne den dabei involvierten unterschiedlichen Mechanismen, wie T-Zellen, Makrophagen und löslichen Faktoren Rechnung zu tragen. Versuche immunpathologische Phänomene besser zu klassifizieren sind in zwei Richtungen unternommen worden. HOLBORROW u. REEVES haben 1977 versucht, das Gell- und Coombs-System auf 6 Mechanismen auszuweiten, die sich in drei antikörperabhängige Mechanismen und drei zelluläre Mechanismen unterteilen. Die Problematik einer mechanistischen Ausweitung des bisherigen Systems liegt darin, daß mit zunehmender Kenntnis immunologischer Mechanismen, eine derartige Einteilung geradezu weitere Subklassifizierungen induzieren muß. Eine elegante Lösung ist von HENSON (1982) vorgeschlagen worden, indem dieser Autor die Klassifizierung allergischer Reaktionen auf drei Grundmechanismen reduziert:

Typ I   vermittelt durch Mastzellen und Basophile,
Typ II vermittelt durch Antikörper, Immun-

komplexe, Komplement und inflammatorische Zellen,
Typ III vermittelt durch T-Lymphozyten.

Allergischen Reaktionen, die durch Mastzellen oder Basophile vermittelt werden, liegt eine spezifische Antigen-Antikörper-Reaktion unter Beteiligung von IgE oder IgG$_4$ zugrunde. IgE und IgG$_4$ vermögen an FC-Rezeptoren der Mastzellen und Basophilen zu binden. Nach Quervernetzung der an FC-Rezeptoren gebundenen Antikörper kommt es über Aktivierung des intrazellulären Enzymsystems zur selektiven Freisetzung von Mediatoren der akuten Hypersensitivität. Wesentliche Reaktionsorgane der Mediatoren, zu denen neben Histamin, Bradykinin, SRSA (slow reacting substance A), ECFA (eosinophile chemotactic factor A) und Prostaglandine gerechnet werden, sind das respiratorische und vaskuläre System.

Die in der ursprünglichen Gell- und Coombs-Klassifizierung vorgenommenen Differenzierung der allergischen Reaktionen Typ II und Typ III ist vor allem deswegen schwierig, weil der Mechanismus der Vermittlung der Schädigung häufig nicht deutlich voneinander abgegrenzt werden kann. Die in der Einteilung von HENSON (1982) unter Typ II zusammengefaßten pathogenen Immunreaktionen erfassen alle Schädigungen, die durch Antikörper, Immunkomplexe und inflammatorische Zellen hervorgerufen werden:

a) Direkte Schädigungen durch Antikörper können durch Aktivierung oder Inhibition der die Antikörper bindenden Antigene induziert werden. Beispiele hierfür finden sich insbesondere bei Erkrankungen, bei denen Antirezeptorantikörper, wie z.B. Acetylcholin-Rezeptor-Antikörper bei der Myasthenia gravis, eine wichtige Rolle spielen. Es ist jedoch häufig schwierig, die Beteiligung des Komplementsystems oder inflammatorischer Zellen an den pathogenetischen Effekten auszuschließen.

b) Direkte Schädigungen durch Immunkomplexe beruhen auf der Eigenschaft von Antikörpermolekülen, nach Antigenbindung biologische Eigenschaften auf dem FC-Teil des Immunglobulinmoleküls bestimmter Klassen und Subklassen zu induzieren, die zu Interaktionen mit humoralen und zellulären Systemen führen. Insbesondere die Aktivierung der Komplementkomponenten durch Immunkomplexe zu biologisch aktiven Spaltprodukten und Komplexen vermag die Entzündungsreaktion in vielfältiger Weise zu beeinflussen. Von besonderer Bedeutung sind dabei die chemotaktische Funktion von C_{3a} und C_{5a} sowie die direkte und indirekte Zytotoxizität des Komplexes C56789. Einen besonderen Einfluß in dem Zusammenspiel mit inflammatorischen Zellen besitzt das Bruchstück C_{3b} durch seine Eigenschaft, an Immunkomplexe zu binden und so an Entzündungszellen, die C_{3b}-Rezeptoren besitzen, wie Monozyten, Eosinophile und Neutrophile zu binden und diese zu aktivieren. Darüber hinaus können Immunkomplexe durch Interaktion mit FC-Rezeptoren tragenden B- und T-Lymphozyten sowohl die Regulation der Antikörper- als auch die der T-Zell-Antwort beeinflussen. Die pathogenetische Bedeutung der Immunkomplexe läßt sich folgendermaßen zusammenfassen:

– intravaskuläre Persistenz der Immunkomplexe,
– gesteigerte vaskuläre Permeabilität,
– Komplementaktivierung und Bildung chemotaktischer Faktoren,
– Attraktion von inflammatorischen Zellen,
– Freisetzung von proteolytischen Enzymen,
– Aktivierung und Freisetzung von Kininen, Histamin, Gerinnungs- und fibrinolytischen Faktoren, Prostaglandinen, durch Entzündungsreaktionen hervorgerufene Gewebsschädigung, enzymatischer Abbau von Bindegewebskomponenten, vaskuläre Verschlüsse, Gewebsnekrosen, Hämorrhagien und Granulombildung.

c) Antikörper-abhängige zelluläre Zytotoxizität. Durch Bindung von Antikörpern an FC-Rezeptoren einer Vielzahl verschiedener inflammatorischer Zellen wie Makrophagen, Monozyten, Eosinophile, Neutrophile und Killer-Lymphozyten wird eine zelluläre Zytotoxizität ermöglicht. Der Mechanismus der zytotoxischen Reaktionen ist für die einzelnen Zelltypen wahrscheinlich nicht identisch.

Allergischen Reaktionen, die durch Antigen-getriggerte T-Zell-vermittelte Gewebsschädigungen charakterisiert sind, liegen im wesentlichen zwei Hauptmechanismen zugrunde. Durch direkte Interaktion zwischen T-Zellen und Targetzellen kommt es nach Erkennung des Antigens in Kombination mit einem Produkt des Haupthistokompatibilitätskomplexes der Klasse (HLA-A,BC) zu einer direkten zytotoxischen T-Zell-Reaktion. Von diesem Mechanismus kann die Lymphokin-abhängige Gewebsschädigung unterschieden werden. Hierbei kommt es nach antigenspezifischer Aktivierung der T-Lymphozyten zur Produktion von Lymphokinen, die ihrerseits auf Makrophagen, Eosinophile und polymorphkernige Leukozyten regulativ wirken. Dabei kommt es zur Infiltration von mononukleären Zellen in das Gewebe, zur Immobilisation durch Sekretion migrationsinhibierender Faktoren, zu Erythembildung aufgrund einer durch Lymphokine induzierten Erhöhung der vaskulären Permeabilität und schließlich zur Gewebsschädigung durch Lymphokine aktivierte Zellen. Die Lymphokin-induzierte Zytotoxizität ist, wenngleich ihre Auslösung antigen-spezifisch ist, im immunologischen Sinne unspezifisch. Hierbei zeigt sich auf der T-Zell-Ebene eine deutliche Analogie zur Antikörperfunktion, d.h. ein Chimärismus zwischen Erkennungs- und Effektorfunktion.

Einleitend sei nachdrücklich darauf hingewiesen, daß in der Diagnostik nicht einzelne Methoden alleine, sondern nur das Gesamtresultat von Anamnese, Klinik und apparativen Untersuchungsverfahren für die Diagnose entscheidend sind.

Allergiediagnostik – Nachweis der Allergie vom Soforttyp, Hauttestverfahren

Eine Hauttestung ist angezeigt bei Personen, bei denen aufgrund der Anamnese und der Expositionsangaben eine IgE-mediierte Immunreaktion angenommen werden kann. Der klinische Verdacht spielt eine wesentliche Rolle und Hauttests als Screening-Methoden mit einer Vielzahl von Allergenen sind sinnlos; sie ersetzen in keinem Fall die sorgfältige Anamnese.

Prinzip des Verfahrens

Kutan applizierte Substanzen treffen auf an Mastzellen gebundene oder zirkulierende (bei Spätreaktionen) Antikörper. Die Freisetzung von Histamin an den kleinsten Blutgefäßen am Ort der Reaktion bewirkt eine Dilatation und vermehrte Permeabilität, die in einem Ödem, der Hautquaddel, resultiert. Im positiven Fall beginnt die Reaktion innerhalb von wenigen Minuten, ein Juckreiz ist häufig das erste Symptom und erreicht ein Maximum nach 10–20 Minuten, um innerhalb der nächsten Stunde abzuflauen. Mitunter findet man danach eine Spätreaktion, die nach 3–4 Stunden beginnt, ein Maximum nach 12 Stunden erreicht und nach 24 Stunden verschwunden ist. Treten sowohl Sofort- wie Spätreaktionen auf, spricht man von einer Dualreaktion. Bei manchen Allergenen, z. B. Pilzallergenen, wird eine solche Reaktion häufiger beobachtet.

Hauttests werden durchgeführt als Epikutantests, Prick-Tests, Reibe-Tests oder Intrakutan-Tests. Bei pneumologischen Untersuchungen hat sich der Prick-Test inzwischen für die klinische Fragestellung als besonders ergiebig und einfach durchführbar erwiesen.

Notwendige Reagenzien und Geräte

Allergenextrakte zur Hauttestung sind von verschiedenen Herstellern erhältlich. Die Allergene und/oder ihre allergene Potenzen jedoch sind nicht oder nur ungenügend standardisiert, so daß die Ergebnisse von Hersteller zu Hersteller sich unterscheiden können. Manche Allergene sind labil, so daß die Extrakte auch unter Berücksichtigung des angegebenen Verfallsdatums und sachgemäßer Lagerung schnell an Aktivität verlieren.

Neben den Allergenlösungen sind geeignete Instrumente, Haken, Spritzen, erforderlich, die entweder zum Durchstechen des Tropfens oder zur intrakutanen Injektion der Antigenlösung geeignet sind. Normiertes Material zur Prick-Testung ist kommerziell erhältlich und erleichtert die Standardisierung des Verfahrens.

Vorbereitung des Patienten

Eine Hauttestung kann ohne Hilfe überall, auch am Krankenbett, vorgenommen werden. Der Patient muß über mögliche Komplikationen (Hautjucken, bei Spätreaktion auch gröbere Infiltrate, gegebenenfalls Auslösung eines Asthmaanfalls (sehr selten) unterrichtet werden. Eine Medikamentenkarenz von einer Woche ist erforderlich für Antihistaminika und Pharmaka mit antihistaminer Wirkung, z.B. Ketotifen. Die mitgeführte Histaminkontrolle erleichtert die Beurteilung eines negativen Tests. Antiallergika vom Typ des DNCG, Theophyllinderivate, β-Mimetika und Corticosteroide beeinflussen die Hautreaktion vom Soforttyp in der Regel nicht (MERGET u. SCHULTZE-WERNINGHAUS 1983). Es muß aber darauf hingewiesen werden, daß in der Literatur auch gegenteilige Meinungen vertreten werden. Dieses mag auf die Verschiedenheit der experimentellen Testbedingungen und auf Unterschiede in der Qualität der Allergenextrakte zurückgeführt werden.

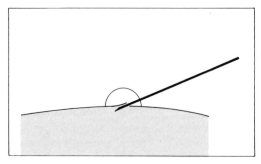

Abb. 7.1 Durchführung des Prick-Testes

Untersuchungsgang (Prick-Test)

Die Applikation der einzelnen Testlösungen erfolgt in Tropfen an der Volarseite des Unterarmes oder auch am Rücken.
Mit einem spitzen Instrument wird der Tropfen flach durchstochen und die Haut für eine Sekunde angehoben, so daß Allergenlösung in den Kanal penetrieren kann. Eine Blutung sollte nicht auftreten (Abb. 7.1). Eine Reaktion kann semiquantitativ erfaßt werden durch Messung des Durchmessers und kann in einer 1^+-4^+-Skala festgehalten werden. Reaktionen mit einem größeren Durchmesser als 3 mm sind sicher signifikant, noch größere Reaktionen mit Pseudopodien haben besondere klinische Bedeutung. Der Prick-Test hat den Vorteil der Sicherheit, systemische Reaktionen in hochsensibilisierten Individuen sind sehr selten, verglichen mit denjenigen Reaktionen bei intrakutaner Testung.
Jedem Test wird eine Negativ-Kontrolle (allergenfreie Basislösung) und eine Positiv-Kontrolle (Histamin 1:10000) beigegeben.

Mögliche Komplikationen

Bei hochgradiger spastischer Atemnot ist die Durchführung einer Hauttestung problematisch. Besser sollte man warten, bis sich der Zustand des Patienten gebessert hat.
Komplikationen sind sehr selten, aber möglich. Deswegen sollte der Patient nach der Testung in geeigneter Weise 1–2 Stunden beobachtet werden.
Jede über eine lokale Reaktion hinausgehende Reaktion stellt eine Komplikation dar. Wenig gravierend sind Jucken und generelle Urtikaria, gefährlich können Manifestationen am Respirationstrakt sein. Gefährlich sind weiterhin versehentliche intravenöse Injektionen der Testlösung, die zum anaphylaktischen Schock, insbesondere bei hochgradiger Sensibilisierung, Anlaß geben können. Eine Möglichkeit zur Notfallbehandlung sollte auch bei der Hauttestung gegeben sein.
Komplikationen ernsterer Art sind insbesondere bei der Prick-Testung außerordentlich selten.

Nachsorge

Über die Möglichkeit von Spätreaktionen ist der Patient, gegebenenfalls auch der Hausarzt, bei ambulanter Testung zu informieren. Ist das Auftreten einer Spätreaktion wahrscheinlich, sollte der Patient 8 Stunden unter ärztlicher Aufsicht bleiben.

Leistungsfähigkeit des Verfahrens

Der Prick-Test hat in den letzten Jahren weitgehende Akzeptanz erfahren wegen seiner Einfachheit und der Tatsache, daß die mit dieser Methode erhaltenen Resultate sehr gut mit anderen Untersuchungen wie der Messung des spezifischen IgE, den Provokationstests und der klinischen Aussage korrelieren.

Unter der Voraussetzung, daß ein wirksamer Antigenextrakt verwandt wurde und daß die Durchführung sorgfältig erfolgte, schließt ein negativer Hauttest unter praktischem Bezug eine IgE-mediierte Überempfindlichkeit aus. Trotz dieser eindeutigen Erfahrung darf nicht übersehen werden, daß Hauttests eine Reihe von prinzipiellen Limitationen haben, die beachtet werden müssen (KNIKER u. Mitarb. 1981). Falsch-negative Ergebnisse können bei nur geringgradiger Sensibilisierung vorkommen. Bei klinischem Verdacht empfiehlt sich dann der Einsatz höherer Antigenkonzentrationen im Intrakutantest. Dieser weist aber auch IgG-vermittelte Reaktionen nach (GWYNN u. Mitarb.).

Es kommen auch, z. B. bei empfindlicher Haut, falsch-positive Reaktionen vor, die Berücksichtigung der Anamnese ist unerläßlich.

Modifikationen des Verfahrens

Scratch-Test: Beim Scratch-Test wird ein scharfes Instrument benutzt, um die Haut zu ritzen. Ein kleiner Tropfen Antigenextrakt wird dann über das Verletzungsareal getupft.

Punktionstest: Beim Punktionstest, einer Modifikation des Prick-Testes, wird ein scharfes Instrument durch den Extrakttropfen in die Haut geführt.

Reibe-Test: Auch durch Einreiben eines Allergenextraktes in die Haut gelingt es, eine Reaktion auszulösen. Wegen der unsicheren Antigenmenge ist dieses Verfahren den anderen Kutantests unterlegen.

Intrakutantest: Beim Intrakutantest wird mit einer geeigneten Spritze (Tuberkulinspritze) eine Menge von 0,01–0,03 ml Antigenextrakt streng intrakutan injiziert, so daß eine kleine Quaddel entsteht.

Für die Reaktion ist die Konzentration des Extraktes wesentlicher als das Volumen. Die Herstellerangaben auf den Allergenlösungen sind hierbei streng zu beachten. Testlösungen für Epikutan- und Intrakutantestung sind wegen eines differenten Allergengehaltes nicht kompatibel. Die Tests sollten jeweils 3–4 cm voneinander entfernt sein, damit größere positive Reaktionen, die bei diesem Verfahren häufiger sind als beim Prick-Test, sich nicht gegenseitig beeinflussen. Eine Kontroll-Lösung ist immer mitzuführen, da die intradermale Injektion auch bei nichtsensibilisierten Patienten zu einem Ödem führen kann, so daß die Gefahr der Überinterpretation besteht. Überinterpretation der Intrakutantests ist häufig und zweifellos für viele Fehlentscheidungen verantwortlich. Die relativ hohen in die Haut eingebrachten Antigenkonzentrationen bewirken leicht eine unspezifische Histaminfreisetzung und sind häufig kein Beweis für eine spezifische immunologische Verursachung. Die Möglichkeit, auch kleine AK-Mengen mit der Intrakutantestung zu erfassen, stellt zumeist keinen Vorteil dar, da diese meist klinisch irrelevant sind. Die genauer bestimmte Allergenmenge im Intrakutan- als im Epikutantest erlaubt jedoch, durch Allergenverdünnung die Reaktionsgrenze der Haut zu bestimmen. Systemische Reaktionen und Komplikationen sind bei der Intrakutantestung sehr viel häufiger als bei der Prick-Testung. Besonders wenn hohe Allergenkonzentrationen bei empfindlichen Individuen verwandt werden, müssen Vorsichtsmaßnahmen angewandt und Behandlungsmöglichkeiten existent sein. Wegen systemischer Reaktion ist die Testung am Vorderarm der am Rücken vorzuziehen, da der Arm beim Auftreten einer systemischen Reaktion abgebunden werden kann (Tab. 7.**1**).

Der Vorteil der Intrakutantestung ist ihre bessere Quantifizierbarkeit, die eine Titration der Empfindlichkeit erlaubt. Das kann in Einzelfällen bei speziellen Extrakten von Vorteil sein. Grundsätzlich ist für Zwecke der Asthmadiagnostik im Rahmen der Allergiediagnostik in der Pneumologie der sog. Prick-Test dem Intrakutantest eindeutig vorzuziehen.

Der Hauttest als eine diagnostische Maßnahme bei IgE-mediierten allergischen Atemwegserkrankungen basiert auf der Voraussetzung, daß die spezifischen IgE-Antikörper, gebunden an Mastzellen, nicht nur im Erfolgsorgan, dem Bronchialsystem, sondern auch in anderen Geweben, wie z. B. der Nasenschleimhaut oder der Haut, vorkommen. Der positive Hauttest ist somit ein Hinweis darauf, daß gleiche Reaktionen auch am Erfolgsorgan bei Kontakt mit dem gleichen Antigen vorkommen können. Differenzen in der Anamnese einiger Patienten und der Hauttestergebnisse, meistens allerdings durch die Verwendung inaktiver Extrakte oder unzureichender Test-Technik erfordern immer wieder die Untersuchung der Aktualität eines Allergens am Erfolgsorgan.

Tabelle 7.1 Gegenüberstellung von Epikutantest und Intrakutantest – Vorteile und Nachteile

	Vorteile	Nachteile
Epikutantest (Prick-Test)	einfach durchführbar	nur semiquantitative Aussage möglich
	klinisch gute Korrelation zu spez. IgE, Provokationstest	bei geringer Sensibilisierung falsch-negative Ergebnisse möglich
	selten unspez. positiv	
	systemische Reaktion sehr selten	
	Komplikationen selten	
Intrakutantest	hohe Sensitivität	falsch-positive Reaktion häufiger als beim Prick-Test
	quantitative Aussage möglich	systemische Reaktion häufiger als beim Prick-Test
	Empfindlichkeits-Titration möglich	schlechte Korrelation zu Klinik und Provokationstest

Inhalative Provokation

Die Herausarbeitung der aktuellen Bedeutung einer allergenen oder nichtallergenen Noxe am Erfolgsorgan ist nur durch die inhalative bronchopulmonale Provokation möglich. Das Prinzip des Verfahrens besteht darin, die für die Auslösung einer Obstruktion verantwortlich gemachten Noxen durch Inhalation dem Bronchialsystem zuzuführen, also den Entstehungsmechanismus der Krankheit nachzuahmen. Es muß darauf hingewiesen werden, daß das Asthma, das durch eine bronchiale Provokation im Labor ausgelöst wird, zumeist nicht identisch mit der spontan vorkommenden Erkrankung ist. Das natürliche Asthma wird durch Inhalation spezieller Allergene hervorgerufen, meist in Partikelform, während die bei der bronchialen Provokation im Labor getesteten Allergene in Extraktform vorliegen. Dementsprechend werden Provokationen unter Umständen unter Nachahmung der natürlichen Bedingungen (Verstäubung von Materialien im Labor) oder sog. arbeitsplatzbezogene Inhalationstests (WOITOWITZ u. Mitarb. 1971) notwendig, um diese dem Verfahren ansonsten inhärente Schwierigkeit zu vermeiden. Auch dieses Verfahren hat aber methodische Probleme, da vergleichbare Allergenexpositionen unter natürlichen Bedingungen und im Laboratorium schwer zu erreichen sind und das Ausmaß z. B. der häuslichen Exposition meist unbekannt ist, ebenso wie die Menge Allergen, die zur Produktion von Symptomen bei einem Patienten erforderlich ist. Hier sollte u. U. die Messung der bronchialen Reaktion unter den üblichen Lebensumständen, z. B. durch Selbstmessung des Atemstoßtests durch den Patienten erwogen werden (s. unten).
Bronchiale Provokationstests dienen 3 Zielen:

1. eine präzise ätiologische Diagnose zu ermöglichen,
2. die Resultate der Hyposensibilisierungsbehandlung zu objektivieren und
3. als ein Laboratoriumsmodell des Asthma, z. B. um die Wirksamkeit von Medikamenten bei einem speziellen Patienten zu überprüfen.

Indikationen

1. Allergisierung mit multiplen Allergenen und mehrfach positiven Hautreaktionen bzw. mehrfach positiven IgE-RAST-Werten, ohne eindeutige anamnestische Zuordnung.
2. Multiple Hautreaktionen und Diskrepanz zwischen anamnestischer Angabe und spezifischen IgE-Antikörper-Titern.
3. Hinweise in der Anamnese ohne entsprechende positive Hautreaktionen oder ohne zugehörigen spezifischen IgE-Nachweis.
4. Fraglich positive Hautreaktion mit anamnestischem Bezug und zweifelhaftem Nachweis spezifischer IgE-Antikörper.
5. Negative oder nicht testbare Hautreaktionen infolge konstitutioneller oder dispositioneller Reaktionsanomalien der Haut (z. B. Neurodermitis).

6. Nicht bewertbare Hauttests bei Urticaria factitia.
7. Präzisierung der Rezeptur zur Hyposensibilisierungsbehandlung.

Im Ergebnis bedeutet das, daß eine bronchiale Provokation immer dann indiziert ist, wenn die ätiologische Diagnose für den therapeutischen Ansatz entscheidend ist, z. B.
erforderlicher Berufs- oder Arbeitsplatzwechsel (KENTNER u. Mitarb. 1982),
Aufgabe eines Hobbys oder Wohnungsveränderung,
bei Durchführung einer Hyposensibilisierung, die umso wirksamer ist, je spezifischer sie eingeleitet wird, und bei der die Hauttestung allein häufig klinisch nicht relevante Allergene als wichtig anzeigt (z. B. Pilze oder Hausstaub),
bei bronchialer Reaktion vom verzögerten Typ, da dabei die Beziehung Allergen – Asthma anamnestisch nur schwer zu sichern ist.

Prinzip des Verfahrens

Durch Exposition des Reaktionsorgans durch eine Inhalation des verantwortlichen bzw. angeschuldigten Allergens wird eine Überempfindlichkeitsreaktion des Bronchialsystems ausgelöst, die meßtechnisch und klinisch erfaßt werden kann.

Notwendige Geräte

Gerätschaften, mit denen der Atemwegswiderstand gemessen werden kann, sind zur Durchführung der Provokation unerläßlich. Während im Ausland hierzu häufig der Atemstoßtest (FEV 1) eingesetzt wird, wird im deutschen Sprachgebiet die Testung meist im Bodyplethysmographen durchgeführt (PETRO u. Mitarb. 1982). Eine automatische Auswertung der Meßwerte erleichtert die Arbeit (GONSIOR 1979). Wegen der prinzipiell geringeren Abhängigkeit der Bodyplethysmographen von der Präzision der Durchführung des Atemmanövers als bei der Bestimmung von FEV_1 (OHEREK u. Mitarb. 1981) und der Möglichkeit der Messung ohne forcierte Atmung ist dieses Meßverfahren anderen grundsätzlich vorzuziehen. Grundsätzlich sind alle Geräte, die den Atemwegswiderstand messen, z. B. nach der Unterbrecher-Methode oder nach der Oszillationsmethode (s. auch Kap. 4) geeignet. In ihrer quantitativen Aussage sind die unterschiedlichen Methoden nicht direkt vergleichbar (GONSIOR u. Mitarb. 1980), da sie jeweils differente Parameter erfassen; sie sind aber alle in der Lage, qualitative Aussagen zu machen.

Dementsprechend muß das Vorgehen im jeweiligen Labor in Abhängigkeit von der apparativen Möglichkeit individuell festgesetzt werden (s. unten).

Wegen der Möglichkeit einer überschießenden allergischen Reaktion müssen ein Notfallbesteck mit intravenös verabreichbaren Corticosteroiden und Methylxanthinpräparaten, eine intravenöse Dauertropfinfusion und ein komplettes Intubationsbesteck bereitliegen.

Die Möglichkeit einer Intensivbehandlung muß gegeben sein.

Notwendige Reagenzien

Zur Inhalationstestung geeignete Allergenlösungen werden von vielen Herstellern in reicher Auswahl kommerziell angeboten. Zu beachten ist, daß häufig eine Nichtübereinstimmung der zur Hauttestung bzw. Provokationstestung verwandten kommerziellen Allergenen und den für den Patienten im Einzelfalle aktuellen Allergenen besteht. Kommerzielle Extrakte sind in der Regel ungereinigte Mischungen mit einer Vielzahl von Komponenten ohne allergene Wirkung, die zu unspezifischen Reaktionen Anlaß geben. Ob die gegenwärtigen Anstrengungen, zu einer Standardisierung und Qualitätsverbesserung der Extrakte zu kommen, erfolgreich sein werden, bleibt abzuwarten. Im Bedarfsfall ist es erforderlich, aus den vom Patienten anamnestisch als verantwortlich angegebenen Substanzen Extrakte herzustellen und mit diesen dann die Testung vorzunehmen.

Notwendiges Personal

Die Anwesenheit eines Arztes ist bei der inhalativen Provokationstestung unerläßlich, da stets mit schweren Nebenwirkungen (Status asthmaticus) gerechnet werden muß. Auch das übrige technische Personal muß mit diesen Bedingungen vertraut sein und eingewiesen werden.

Vorbereitung des Patienten

Es ist zwingend erforderlich, daß jegliche bronchial wirksame Medikation spätestens 48 Stunden vor dem Test beendet wird. Eine bronchopulmonale Provokation bei einem Asthmatiker kann nur im beschwerdefreien Intervall durchgeführt werden. Zu den zu vermeidenden Medikamenten gehören Antiallergika vom Typ des Intal bzw. Zaditen, Theophyllin-Derivate, Sympathikomimetika und Antihistaminika. Corticoide, die im Prinzip die IgE-mediierte Freisetzung von Histamin aus den Mastzellen nicht beeinflussen, sollten vor einer bronchopulmonalen Provokation ebenfalls, wenn irgend möglich, nicht appliziert werden. Bei der Provokation beachte man die Tagesrhythmik des Patienten, d. h. bei mehrfachen Testungen sollte jeweils zur gleichen Tageszeit untersucht werden. Patienten mit respiratorischen Infekten in den letzten 3-4 Wochen sollten nicht getestet werden. Eine manifeste Obstruktion verbietet ebenfalls die Untersuchung.

Untersuchungsgang

Zur Verneblung des Allergenextraktes eignen sich Geräte, die ein mittleres Tröpfchenspektrum von 2-5 µ abgeben, wobei es günstig ist, wenn nur während der Einatmung Allergen vernebelt wird, dadurch ist die verabfolgte Allergenmenge einigermaßen dosierbar. Grundsätzlich muß man allerdings sagen, daß quantitative Angaben über die verabfolgten Allergenmengen unsicher sind. Ein Teil des Materials wird in Nase, Mund und Oro-Pharynx deponiert, die Partikelgröße, der Atemtyp und gerätespezifische Eigenheiten gehen ein (RYAN u. Mitarb. 1981). Auch das Ausmaß einer Obstruktion beeinflußt die applizierte Allergenmenge. Es ist mithin erforderlich, die Determinanten für das eigene Labor und die verwandte Gerätschaft einerseits zu bestimmen und andererseits bei der Untersuchung einen standardisierten Untersuchungstyp zu entwickeln. Konstantes Personal erleichtert ein solches Vorgehen. Dennoch bleiben insbesondere wiederholte Tests, etwa die Untersuchung unterschiedlicher Allergene oder die pharmakologische Beeinflußbarkeit der bronchialen Provokation mit einem inhärenten methodischen Unsicherheitsfaktor behaftet. Da quantitative Überlegungen zumeist gegenüber der Feststellung einer qualitativen identifizierbaren Reaktion zurücktreten, spielen derartige Überlegungen allerdings keine entscheidende Rolle.

Die semiquantitative Bestimmung der Allergenmenge kann sowohl durch Applikation unterschiedlicher Verdünnungen des gleichen Allergens, wie auch durch längere Inhalation der gleichen Konzentration versucht werden, jedoch hat letztere Methode den Nachteil der höhergradigen Abhängigkeit von der Atemtechnik des Patienten und einer unter Umständen unzureichenden Erfassung von frühen Reaktionen des Bronchialsystems. Bei überempfindlichem Bronchialsystem kann eine Inhalation eines indifferenten Aerosols eine bronchiale Reaktion auslösen. Ist diese mehr als nur geringfügig, so muß davon ausgegangen werden, daß Ergebnisse mit spezifischen Allergenen keine Aussagekraft besitzen werden.

Die Untersuchung kann fortgeführt werden, wenn Leerwert und Kontrolltest insgesamt einen Atemwegswiderstand von nicht mehr als $0,4 \text{ kPa} \cdot \text{s/l}$ (4 cm $H_2O/l/s$) oder einen vergleichbaren Wert mit einem anderen Meßverfahren aufweisen. Sodann wird das Allergen zur Inhalation angeboten und sofort nach der Inhalation und bei 5, 10, 20, 30, 45 und 60 Minuten gemessen. Als Startkonzentration kann jene gewählt werden, die im Prick-Test eine Rötung von 3 mm produziert. Ist eine solche Bestimmung nicht möglich, sollte mit sehr geringen Konzentrationen begonnen werden (DAVIES 1981).

In der Regel wird das Reaktionsmaximum innerhalb von 25 Minuten nach Inhalationsbeginn, bei einer Reihe von Patienten innerhalb einer Stunde erreicht. Spätreaktionen, die erst in 4-8 Stunden auftreten, sind der Allergie vom Arthus-Typ (Typ-III-Allergie) zuzuordnen.

Hat sich während dieser Zeit keine bronchiale Reaktion nachweisen lassen, kann mit der nächst höheren Konzentration des gleichen Allergens fortgefahren werden. Ist die Reaktion positiv, kann nach 48 Stunden ein neues Antigen untersucht werden. Bei den Allergenen, bei denen mit Spätreaktionen zu rechnen ist (Pilzallergene, Allergien aus dem Berufsleben), ist es sinnvoll, die Untersuchung auch bei negativen bronchialen Reaktionen im Tagesabstand durchzuführen. Bei Auftreten einer signifikanten Reaktion wird diese mit einem Broncholytikum abgebrochen.

Ein inhalativer Provokationstest gilt als negativ, wenn die Inhalation des unverdünnten Allergenextraktes keine Änderung der Atemwegswiderstände gebracht hat und auch keine Spätreaktion aufgetreten ist.

Empfehlungen zur Standardisierung des Verfahrens der Provokationstestung sind mehrfach gegeben worden (z.B. ENGSTRÖM 1980), haben jedoch bisher keine allgemeine Akzeptanz gefunden. Daher ist es für jedes Laboratorium unerläßlich, seine eigenen Kriterien zu definieren. Die oben gegebenen Beurteilungsmaßstäbe orientieren sich an den zumeist empfohlenen und in den meisten Kliniken üblichen Verfahrensweisen.

Bewertung der Reaktion

Für die Bewertung der Provokation existieren in Abhängigkeit von der gewählten Methode der Funktionsprüfung unterschiedliche Kriterien.

So werden gefordert:
1. Atemstoßtest (FEV_1) Abnahme um mehr als 15%.
2. Atemwegswiderstand-Anstieg um 100% von einem normalen Wert in einen sicher pathologischen Wert ($R + 0.4\,kPa \cdot s/l \triangleq +4.0\,cmH_2O/l/s$). Veränderungen der Resistance innerhalb des Normalbereiches sind nicht eindeutig interpretierbar. Diese Angaben beinhalten, daß der Leertest ohne bronchiale Reaktion verlaufen ist.
3. Zusätzlich ist auf die Klinik zu achten, die bronchiale Reaktion kündigt sich häufig durch Husten, Distanzgiemen und gelegentliche Atemnot an.

Bei Spätreaktionen ist neben der meßtechnischen Erfassung der bronchialen Antwort auch auf systemische Reaktionen zu achten, Fieber, Leukozytose, röntgenologisch nachweisbare pulmonale Infiltrate, insbesondere bei Beteiligung des Lungengewebes im Sinne einer allergischen Alveolitis müssen registriert werden.

Komplikationen

Die Durchführung einer inhalativen Provokation beinhaltet die Gefahr der Auslösung eines Asthmaanfalles, wenngleich solche Vorkommnisse selten sind (MELILLO u. Mitarb. 1979). Deswegen ist es notwendig, kurz nach der Allergeninhalation häufige Messungen durchzuführen, damit man bei Eintritt einer positiven Antwort durch Inhalation eines Broncholytikums, z.B. Fenoterol-Dosier-Aerosol die Reaktion sofort unterbrechen kann. Die Gefahr der Auslösung eines schweren Asthma-Anfalles erfordert weiterhin die Möglichkeit der sofortigen Intensivbehandlung, weswegen grundsätzlich derartige Untersuchungen zwar ambulant durchgeführt werden können, aber in einer Klinik durchgeführt werden sollten.

Bei Vorliegen eines klinisch relevanten Bronchospasmus soll keine inhalative Provokation erfolgen.

Nachsorge

Nach Durchführung der inhalativen Provokation sind die Patienten über mindestens drei Stunden zu beobachten, bei Allergenen, bei denen Spätreaktionen häufig sind (Pilze, Hausstaub oder Allergene aus dem Berufsleben), muß die Nachbeobachtungszeit verlängert werden. Eine stationäre Nachbehandlung ist hierbei sinnvoll.

Leistungsfähigkeit des Verfahrens

Die Leistungsfähigkeit des Verfahrens ist abhängig von der konkreten Fragestellung. Gute Korrelationen zwischen positiven Hauttests mit der Prick-Methode, Nachweis spezifischer IgE-Antikörper und den Ergebnissen der bronchialen Provokation sind dokumentiert worden (MORR 1979).

Die Übereinstimmung ist zum Teil abhängig vom Allergen. Pollen und Tierepithelien geben gute Korrelationen, während diese besonders bei Schimmelpilzen und Hausstaub, bezogen auf den RAST, deutlich geringer sind (BAUR u. Mitarb. 1978).

Wegen der allen anderen Verfahren innewohnenden Limitationen wird ein bronchialer Provokationstest allgemein als das beweisende Verfahren angesehen (MORR 1979, GONSIOR u. SCHULTZE-WERNINGHAUS 1980, BAUR u. Mitarb. 1978, WOITOWITZ 1971, FUCHS 1979, KENTNER 1982, ØSERBALLE 1979, MELILLO u. Mitarb. 1979).

Die Indikation zur Provokation bezieht sich also ausschließlich auf Asthma-Patienten, deren Ätiologie mit anderen Verfahren nicht abgeklärt werden kann. Das Verfahren ist nicht indiziert bei gänzlich negativen Hauttests bzw. nur dann, wenn an deren Korrektheit irgendwelche Zweifel bestehen. Unter diesen Prämissen läßt sich mit der bronchialen Provokation eine klare ätiologische und pathogenetische Differenzierung des verantwortlichen Allergens vornehmen. Bezüglich der klinischen Aktualität der jeweiligen Noxe zeigt sich, daß der bronchiale Provokationstest bei Allergikern (z. B. Heufieber) auch positiv werden kann, wenn symptomatisch kein eigentliches Asthma vorliegt (ORTOLANI u. Mitarb. 1981). Ob dieser Sachverhalt eine Diagnose des allergischen Asthmas vor Auftreten der klinischen Symptomatik erlaubt, ist bisher unbekannt.

Besondere Provokationstests

Unter arbeitsmedizinischen Gesichtspunkten ist die Klärung einer ätiologischen Rolle eines berufsbedingten Allergens wegen der dadurch bedingten Folgen unter Umständen besonders wesentlich. Nicht selten versagen hier die üblichen Allergeninhalationen, da entweder das vorhandene Allergen nicht in Extraktform vorliegt oder weil die besondere Situation des Arbeitsplatzes die Allergene in spezifischer Weise produziert. Schließlich existieren eine ganze Reihe von Allergenen, z. B. Schwermetalle, Salze, Kunststoffe, Dämpfe usw., die nur unter bestimmten Bedingungen ihre Wirkung entfalten. Hier ist es erforderlich, die Bedingungen, unter denen die Patienten ihre Beschwerden bekommen, im Laboratorium so genau wie möglich nachzuahmen (Verstäuben von Materialien, Verstreichen von Farben oder Simulierung der Arbeit), sog. arbeitsplatzbezogener Inhalationstest (WOITOWITZ 1971) bzw. mit einem geeigneten transportablen Meßgerät am Arbeitsplatz zu untersuchen. Für diese Form der Provokationen existieren keine standardisierten Untersuchungsverfahren, so daß die Verhältnisse im Einzelfall beurteilt werden müssen.

In manchen Arbeitsgruppen wurde zur klinischen Objektivierung der Relevanz eines Allergens die Rhinomanometrie oder auch ein konjunktivaler Provokationstest eingesetzt. Diese Verfahren testen nicht am eigentlichen Erfolgsorgan und haben gegenüber dem Hauttest für Fragen der bronchialen Reaktion keine Vorteile. Zudem ist bekannt, daß zwischen nasaler Reaktion (Heufieber) und bronchialer Reaktion (Asthma) auch beim gleichen Allergen erhebliche Differenzen bestehen. Diese Verfahren führen im Ergebnis also, bezogen auf das Bronchialsystem, eventuell zu falsch-positiven Ergebnissen.

Unspezifische Provokationen

Eine Hyperreagibilität des Bronchialsystems, verursacht durch allergische Phänomene, durch Inhalation von Schadstoffen oder durch Infektionen, ist ein wesentliches Charakteristikum des Asthma bronchiale (SILL u. LANSER 1981). Sehr häufig besteht die Fragestellung deshalb darin, das Vorhandensein einer solchen Hyperreagibilität nachzuweisen bzw. auszuschließen. Hierzu werden inhalative Provokationen mit bronchokonstriktorischen Substanzen vorgenommen. In der Regel werden Acetylcholin, Acetylcholin-Derivate, Prostaglandin $F_2\alpha$, Kaltluft und Histamin angewandt. Die Korrelation der mit Histamin und Metacholin erhaltenen Bronchialantwort ist gut (JUNIPER 1978). Die Interpretation der Befunde ist nicht unproblematisch (TATTERSFIELD 1981).

Der Untersuchungsgang folgt im wesentlichen demjenigen, der bei der Allergen-Provokation beschrieben ist. Ist bei dieser Art Testung die Aufnahme einer kumulativen Dose-response-Kurve gewünscht, kann die Inhalation des Pharmakons 5-minütlich wiederholt werden (HARGREAVE u. Mitarb. 1981). Diese Art Messungen wird durch geeignete apparative Zusammenstellungen (Inhalation in der Kabine) und automatische Auswertung wesentlich erleichtert. Das Verfahren ist ungefährlich, sollte jedoch bei Vorliegen eines Bronchospasmus nicht durchgeführt werden. Bei positiver Reaktion entsteht eine bis einige Stunden anhaltende, gegenüber dem Ausgangswert deutliche Erhöhung des Atemwegswiderstandes.

Basophilen-Degranulationstest

Der wesentliche Schritt in der Pathogenese des allergischen Asthma ist die Freisetzung von biogenen Mediatoren aus IgE-sensibilisierten Mastzellen.

Man hat versucht, diesen Prozeß im Reagenzglas mit Basophilen aus dem Blut nachzuvollziehen, um einen Nachweis spezifischer Sensibilisierung zu führen (BENVENISTE 1981). Basophile werden durch Dichte-Zentrifugation aus dem Blut angereichert. Bringt man Zellen aus einem sensibilisierten Organismus mit dem verantwortlichen Allergen in Kontakt, degranulieren sie, was nach Anfärbung mikroskopisch erfaßt werden kann. In einem kommerziellen Kit sind die Allergene auf dem Objektträger bereits aufgebracht, auf dem die Zellen dann direkt gefärbt und gezählt werden können. Die klinische Relevanz dieses Tests, der im Prinzip vielversprechend ist, muß noch überprüft werden. Die bisher vorliegenden Ergebnisse zeigen zumindestens eine gute Korrelation zum RAST.

Messung der Histaminliberation aus Leukozyten

Die Histaminliberation aus Leukozyten eines sensibilisierten Organismus nach Antigenkontakt kann erfaßt werden. Das Verfahren ist methodisch nicht einfach, die Ergebnisse können klinisch bisher nicht überzeugen (SCHULTZE-WERNINGHAUS 1980).

Verfahren zum Nachweis von Gesamt-IgE, Prinzip und Einteilung der Verfahren

Da IgE im Serum normalerweise nur in außerordentlich geringer Konzentration vorhanden ist (Tab. 7.2), war die Entwicklung von extrem sensitiven Methoden notwendig, die es gestatten, IgE reproduzierbar nachzuweisen. Insbesondere immunologische Nachweismethoden, die sich sensitiver Markertechniken bedienen, wie Radioimmuno-Assays (RIA) oder Enzymimmuno-Assays (EIA) haben sich für den Nachweis von Substanzklassen, die nur in geringer Konzentration in Körperflüssigkeiten vorhanden sind, als außerordentlich erfolgreich erwiesen. Während bei den zu IgE-Bestimmung verwendeten RIA in der Regel das Radioisotop ^{125}J als Antikörper oder Antigenkonjugat Verwendung findet und als Maß für gebundenes radiomarkiertes Antigen oder Antikörper die gemessenen cpm der Probe im Gamma-Zähler genommen werden, wird beim EIA die Umsetzung eines Substrates durch ein Enzym-Antikörper bzw. Enzymantigenkonjugat photometrisch bestimmt (Tab. 7.3). Klassische immunologische Nach-

Tabelle 7.2 Altersabhängigkeit des Serum-IgE-Spiegels einer nichtselektionierten Population (nach Lichtenstein u. Hamburger)

Alter/Jahre	Geom. Mittelw./ µg/l (=ng/ml)
3	160
5	210
9	260
13	330
15	180
20	165
40	160
60	160
70	140

Tabelle 7.3 Verfahren zum Nachweis von Gesamt-IgE

Nachweissystem	Technologie	Trennverfahren	Indikator	Typ	Hersteller
RIST (Radioimmunosorbenttest)	kompetitiver (indirekter) Festphasenassay	Sephadex-Anti-IgE (Festphase)	^{125}J-IgE	RIA	Pharmacia
PRIST (Paper-radioimmunosorbenttest)	nicht kompetitiver (direkter) Festphasenassay	Papier-Anti-IgE (Festphase)	^{125}J-Anti-IgE	RIA	Pharmacia
Quantitope ^{125}J-IgE	kompetitiver Doppelantikörperassay	Anti-Anti-IgE (Präzipitation)	^{125}J-IgE	RIA	Kallestad
Phadezym-PRIST	nicht kompetitiver (direkter) Festphasenassay	Papier-Anti-IgE (Festphase)	β-Galactosidase-Anti-IgE	EIA	Pharmacia
Enzygnost	nicht kompetitiver (direkter) Festphasenassay	Plastik-Anti-IgE (Festphase)	Peroxydase-Anti-IgE	EIA	Behring

weisverfahren, wie die radiale Immunodiffusion, weisen eine im Vergleich zu den RIA- und EIA-Techniken sehr geringe Empfindlichkeit auf, wobei die untere Nachweisgrenze für die Gesamt-IgE-Bestimmung unterschiedlich angegeben wird (2900 µg/l (=ng/ml): DUNETTE u. GLEICH 1981) (1000 µg/l (=ng/ml): LICHTENSTEIN u. HAMBURGER 1978).
Da die untere Nachweisempfindlichkeit der Immunodiffusionstechnik damit nur IgE-Konzentrationen erfaßt, die höher liegen als die IgE-Spiegel der meisten allergischen Patienten, erscheint diese Methodik zum Screening von IgE-Konzentrationen in der Allergie-Diagnostik wenig geeignet. Neben der Erstellung immunologischer Nachweisverfahren aufgrund der verwendeten Indikatorsysteme, z. B. Radioisotope-Enzyme in RIA und EIA spielt die Anordnung des Testsystems selbst für die Spezifität und Empfindlichkeit eine große Rolle. Grundsätzlich lassen sich derartige Systeme nach ihrer experimentellen Anordnung in indirekte und direkte Tests einteilen.

Indirekter IgE-Nachweis

Grundlage des indirekten Testes, der auch als kompetitiver Test, als Inhibitionsassay oder als konventioneller Immunoassay bezeichnet wird, ist die Inhibition der Bindung von IgE eines Patientenserums oder Standards durch markiertes IgE an eine limitierte Anzahl von Anti-IgE-Molekülen. Ein kritischer Punkt des indirekten IgE-Nachweises ist die Spezifität des verwendeten Anti-IgE-Antikörpers. Da IgE ein Spurenprotein des Serums darstellt, werden zur Isolierung von IgE-Seren von Patienten mit monoklonalen IgE-Plasmozytomen verwendet. Diese Seren sind außerordentlich selten, so sind bisher erst ca. 15 Patienten mit monoklonaler IgE-Gammopathie bekannt, enthalten aber einen etwa 500 000fach höheren IgE-Spiegel als Normalpatienten (50 g/l im Vergleich zu 80 µg/l des Normalserums, DUNETTE u. GLEICH 1981). Aus diesem Grunde wird IgE von Myelompatienten als radiomarkierter Ligand im Inhibitionsassay und häufig auch als Standard verwendet. Insbesondere wenn Myelom-IgE auch zur Herstellung von Anti-IgE für das Nachweissystem benutzt wurde, können die dabei induzierten Antikörper nicht nur gegen den FC-Anteil, sondern da sie gegen einen monoklonalen und damit einheitlichen Antikörper hergestellt wurden, gegen Determinanten des Antigenbindungsortes des Immunoglobulinmoleküls, den sog. idiotypischen Determinanten gerichtet sein. Wenn antiidiotypische Antikörper im Anti-IgE-Serum vorhanden sind, kann im Inhibitionsassay polyklonales IgE des Patientenserums das radiomarkierte monoklonale IgE nicht von der Bindung an antiidiotypische Antikörper verdrängen, im Gegensatz zum Standard-IgE, wenn dieses der gleichen monoklonalen IgE-Präparation entstammt, wie dasjenige, das zur Immunisierung verwendet wurde (DUNETTE u. GLEICH 1981). Da auf die Verwendung von monoklonalem IgE als Reagens für einen kompetitiven Assay nicht verzichtet werden kann, muß sichergestellt sein, daß das verwendete Anti-IgE keine antiidiotypischen Antikörper enthält, um Fehlinterpretationen der Ergebnisse zu vermeiden. Zwei methodisch unterscheidbare Modifikationen des indirekten IgE-Nachweises haben in den letzten Jahren Anwendung in der Allergiediagnostik gefunden, ein Festphasen- und ein Immunpräzipitationsassay.

Prinzip des Assays

Das Prinzip des Testes wurde zuerst als kompetitiver Radioimmunosorbent-Test (RIST) beschrieben (JOHANNSON 1967, WIDE u. PORATH 1966, WIDE 1971). Grundlage dieser Technik ist die Kompetition des zu messenden IgE mit radiomarkierendem IgE um die Bindung an Anti-IgE, das kovalent gebunden an einer Festphase vorliegt (Abb. 7.2). Als Festphasen werden Sepharose, Cellulose oder Agarose beads verwendet. Die gemessenen Counts sind umgekehrt proportional der zu bestimmenden IgE-Konzentration in der Probe (Abb. 7.3), d.h., die höchste Radioaktivität wird gemessen, wenn im Testansatz kein Antigen vorhanden ist.

Empfindlichkeit des Testes

Die Empfindlichkeit des indirekten Festphasen IgE-Nachweises wird mit 5 µg/l angegeben (ADKINSON 1980). Der Variationskoeffizient liegt bei IgE-Konzentrationen von 50 µg/l bei 18%, unterhalb dieser IgE-Konzentrationen weist der kompetitive RIST eine nicht akzeptable Variation auf (LICHTENSTEIN u. HAMBURGER 1978).

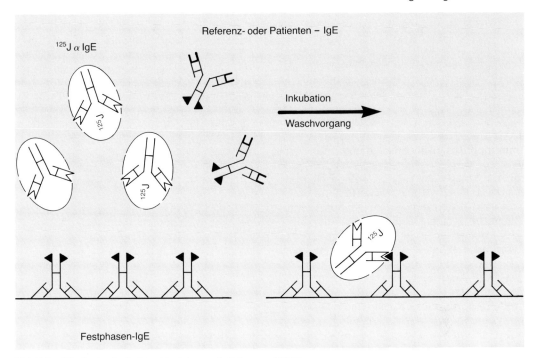

Abb. 7.2 Prinzip des indirekten Festphasen-IgE-Assays (RIST)

Leistungsfähigkeit des Verfahrens

Aufgrund dieser relativ geringen Empfindlichkeit eignet sich der Radioimmunosorbent-Test (RIST) am besten zur Unterscheidung normaler und erhöhter IgE-Werte (THOMAS u. LICHTENSTEIN 1979, ADKINSON 1980). Der Vorteil des kompetitiven RIST liegt in seiner schnellen und praktikablen Durchführung innerhalb eines Tages, der Nachteil dieses Systems entspricht anderen kompetitiven Assays, d.h. unspezifische Inhibition durch unbekannte Serumfaktoren bei Einsatz hoher Serumkonzentrationen, wie es für die Bestimmung sehr niedriger IgE-Spiegel notwendig ist (ADKINSON 1980, PLATTS-MILLS 1981). Darüber hinaus werden mit der RIST-Technik bei verschiedenen Formen der Hypogammaglobulinämie normale IgE-Werte gemessen, während bei der PRIST-Technik sehr niedrige IgE-Spiegel gefunden werden (PLATTS-MILLS 1981).

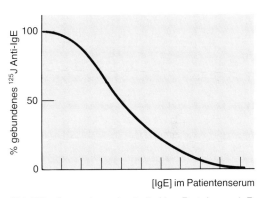

Abb. 7.3 Auswertung des indirekten Festphasen-IgE-Assays (RIST). Korrelation zwischen der IgE-Konzentration im Patientenserum und gebundenem ^{125}J-markiertem Anti-IgE an der Festphase

Doppelantikörper-RIA zum Nachweis von IgE

Der Doppelantikörper-RIA oder Radioimmunopräzipitationstest zum Nachweis von IgE wurde von GLEICH u. Mitarb. (1971) entwickelt. Er unterscheidet sich vom kompetitiven RIST durch die Technik der Separation der Anti-IgE-Komplexe von freiem IgE. Beim Doppelantikörper-RIA findet die Kompeti-

7 Allergologische und klinisch-immunologische Diagnostik

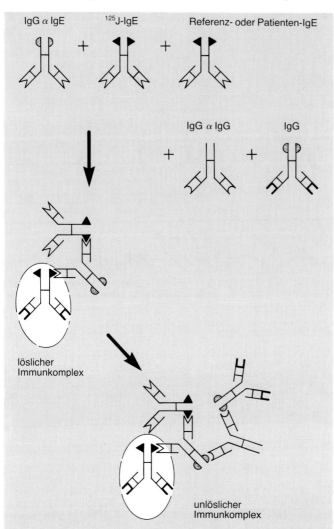

Abb. 7.4 Prinzip eines Doppelantikörper-RIA zum Nachweis von Gesamt-IgE. Das zur Verstärkung der Präzipitation verwendete IgG und das IgG und IgE müssen identischer Speziesherkunft sein

tion von IgE von Standards oder Patientenseren mit radiomarkierten Myelom-IgE-Molekülen um die Bindungsstellen des Anti-IgE in der flüssigen Phase statt. Während beim kompetitiven RIST die Trennung durch die Bindung der IgE-Moleküle an das an die Festphase gekoppelte Anti-IgE erfolgt, werden beim Doppelantikörper-RIA die löslichen Anti-IgE-IgE-Komplexe durch Immunpräzipitation unter Verwendung von gegen Anti-Human-IgE gerichteten Antikörpern von ungebundenen IgE-Molekülen abgetrennt (Abb. 7.4). Wie beim kompetitiven RIST sind auch beim Doppelantikörper RIA die gemessenen radioaktiven Counts umgekehrt proportional der IgE-Konzentration in der Probe (s. Abb. 7.3).

Empfindlichkeit

Der Doppelantikörper-RIA hat eine außerordentlich hohe Empfindlichkeit (1–5 µg/l) (LICHTENSTEIN u. HAMBURGER 1978). Durch Modifikation der Methode kann die Empfindlichkeit bis auf 0,2 µg/l gesteigert werden (DUNETTE u. GLEICH 1981).

Leistungsfähigkeit des Verfahrens

Der Doppelantikörper-RIA ist von allen zur Bestimmung des Gesamt-IgE verwendeten Systemen dasjenige, das die höchste Präzision und Reproduzierbarkeit aufweist mit den niedrigsten Variationskoeffizienten (LICHTENSTEIN u. HAMBURGER 1978, ADKINSON 1980). Verglichen mit dem kompetitiven RIST weist der Doppelantikörper-RIA eine höhere Empfindlichkeit auf. Darüber hinaus werden mit dem kompetitiven RIST in einigen Proben mit geringen IgE-Konzentrationen fälschlicherweise zu hohe Werte gemessen.

Als ein gewisser Nachteil des Doppelantikörper-RIA im Vergleich zum kompetitiven Festphasen-RIA ist die technische Durchführung zu sehen, da nach der Kompetition noch eine Präzipitation mit einem zweiten Antikörper notwendig ist, so daß für die Durchführung des Tests zwei Tage angesetzt werden müssen, wenngleich diese Zeit durch Modifikation auf einen Tag verkürzt werden kann (ADKINSON 1980).

Direkter (nicht kompetitiver) IgE-Nachweis

Das Prinzip dieses von WIDE (1971) und CESKA u. LUNDQUIST (1972) beschriebenen Testsystems besteht darin, daß das IgE des Patientenserums oder eines Standards an Anti-IgE gebunden wird, das an eine Festphase gekoppelt ist. Nach Inkubation und Abwaschen der ungebundenen Serumbestandteile wird das gebundene IgE durch ^{125}J- oder Enzym-markierte Anti-IgE nachgewiesen (Abb. 7.5). Dabei ist die Anzahl der gebundenen, markierten Anti-IgE-Moleküle direkt proportional der

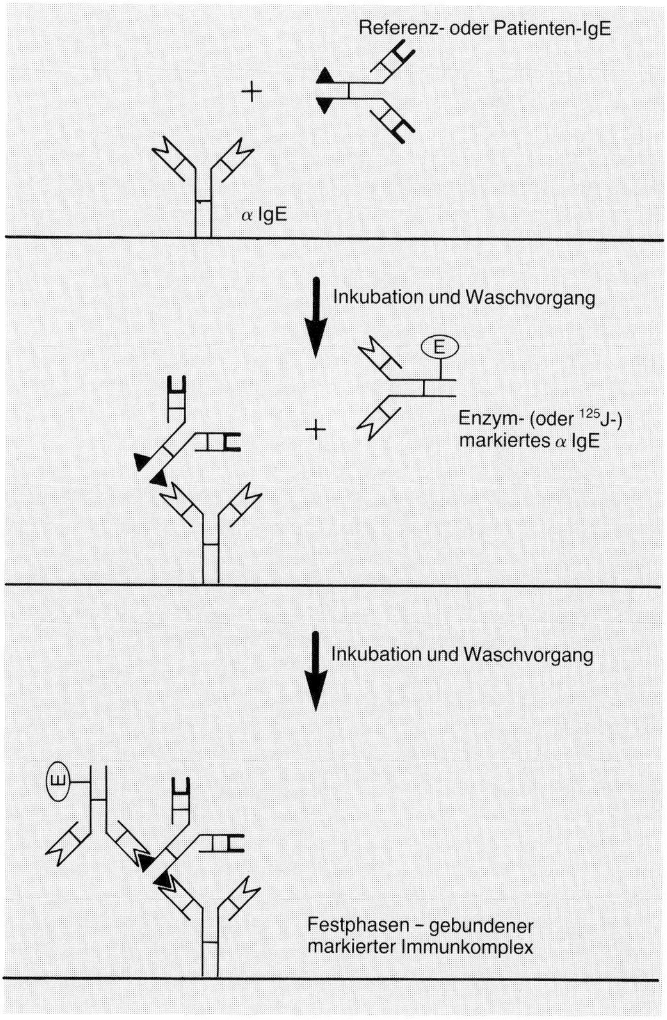

Abb. 7.**5** Direkter (nicht kompetitiver) IgE-Assay

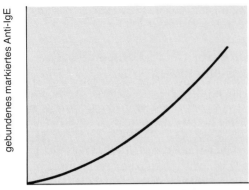

Abb. 7.6 Auswertung des direkten IgE-Assays. Korrelation zwischen der IgE-Konzentration im Patienten- oder Referenzserum und gebundenem markierten IgE an der Festphase

Serum-IgE-Konzentration (Abb. 7.6). Während als immobilisiertes Anti-Human-IgE in der Regel Antikörper verwendet werden, die in der Ziege oder im Schaf hergestellt wurden, sollte der markierte zweite IgE-Antikörper aus einer anderen Spezies stammen. Besonders bewährt haben sich hierfür affinitätschromatographisch isoliertes Anti-IgE aus dem Kaninchen (THOMAS u. LICHTENSTEIN 1979). Für den direkten IgE-Nachweis werden kommerziell inzwischen verschiedene Festphasen verwendet. In der Originalbeschreibung des PRIST (paper radioimmunosorbent test) wurde Munktell's Swedish Filter paper (S 1-80-40) verwendet (CESKA u. LUNDQUIST 1972), aber auch andere Filterpapiere, die für chromatographische Analysen geeignet sind, können nach Aktivierung mit Cyanbromid für die kovalente Kopplung von Anti-IgE verwendet werden (CESKA 1981). Alternativ findet insbesondere bei den nichtkommerziellen direkten IgE-Assays häufig auch Cyanbromid-aktivierte Sepharose als Festphasen für die Anti-IgE-Kopplung Anwendung. Der praktische Vorteil liegt darin, daß Cyanbromid-aktivierte Sepharose kommerziell erhältlich ist und sowohl als Festphase der Anti-IgE-Kopplung für den direkten Gesamt-IgE-Nachweis als auch für die allergenspezifische IgE-Bestimmung verwendet werden kann.

Darüber hinaus hat die von CATT u. TREGEAR (1967) entwickelte Technologie der Verwendung von mit spezifischen Antikörpern beschichteten Plastikoberflächen zur Trennung von Antikörper-Antigen-Konjugaten von freiem Antigen bzw. Antikörpern inzwischen auch Eingang in die Nachweissysteme zum direkten Nachweis von Gesamt-IgE gefunden. So wird in dem Enzygnost-IgE-Test an die Oberfläche von Plastik gebundenes Anti-IgE eingesetzt (FATEH-MOGHADAM 1980).

Empfindlichkeit

Empfindlichkeit im Gegensatz zum kompetitiven Festphasen-RIST-Assay bis $\geq$ 1 µg/l IgE, wobei die Variabilität im Bereich der Standardkurve (1-1000 µg/l) < 5% liegt (THOMAS u. LICHTENSTEIN 1979, ADKINSON 1980).

Leistungsfähigkeit des Verfahrens

Die Ergebnisse unterscheiden sich insofern von den Werten, die mit kompetitiven Verfahren erhalten werden, als im Bereich von 1-100 µg/l niedrigere Werte gemessen werden. Hierdurch wird eine Überlappung zwischen Atopikern und Normalpersonen geringer. Der direkte IgE-Nachweis eignet sich insbesondere zur Gesamt-IgE-Bestimmung bei Kindern, wenn eine hohe Genauigkeit erforderlich ist (ORGEL u. Mitarb. 1975) und Bestimmungen von Serum IgE-Spiegel < 100 kU/l (JOHANNSON u. Mitarb. 1981).

Als Vorteil gegenüber dem Doppelantikörper-RIA kann angesehen werden, daß kein zweiter Antikörper zur Präzipitation notwendig ist. Der direkte IgE-Nachweis ist zeitaufwendiger als der kompetitive RIST. Ein Nachteil dieses Systems liegt darin, daß hohe IgE-Werte zu niedrig bestimmt werden, wenn entsprechend hohe Serumverdünnungen eingesetzt werden. Wie bei jedem Festphasen-Immuno-Assay ist die Möglichkeit einer unspezifischen Adsorptionsbindung gegeben, die mit der spezifischen Bindung interferieren kann.

Neuere Indikatorsysteme: Enzymimmunoassays

Wenngleich in den ursprünglich entwickelten Immunoassays zum direkten Nachweis von IgE ^{125}J-markiertes Anti-IgE verwendet wurde, sind in den letzten Jahren zunehmend Anstrengungen unternommen worden, in der Allergiediagnostik radioaktive Tracer durch nichtradioaktive Immunoassays zu ersetzen. Der Nachteil des häufig verwendeten Isotops ^{125}J liegt vor allem in der relativ kurzen Halbwertszeit (60 Tage), der möglichen radioakti-

ven Kontamination und der auch für diagnostische Laboratorien immer größer werdenden Probleme der Entsorgung radioaktiver Substanzen. Durch Verwendung von Enzym-Antikörper-Konjugaten können diese Nachteile auf elegante Weise überwunden werden. Als geeignet haben sich eine Vielzahl von Enzymen erwiesen (HOFFMANN 1981); dazu gehören:
alkalische Phosphatase aus Kälber-Dünndarm oder Escherichia coli (EC. 3.1.3.1.),
Meerrettichperoxydase (EC. 1.11.17.),
Champignon-Tyrosindecarboxylase (EC. 4.1.1.25),
Aspergillus-niger-glucose-oxydase (EC. 1.1.3.4.),
Escherichia-coli-β-D-galactosidase (EC 3.2.1.23).
Diese Enzyme sind relativ stabil bei 4 °C.
Das Standardsubstrat für alkalische Phosphatase ist p-Nitrophenylphosphat bei pH 9,7-9,8. Wichtig für die Stabilität und Maximierung der Enzymaktivität ist die Gegenwart von $MgCl_2$. Die Reaktion wird durch Zugabe von NaOH gestoppt, das freigesetzte p-Nitrophenol wird bei 400 oder 405 nm gemessen.
Peroxydaseaktivität kann mit verschiedenen Chromogenen wie 0-Dianisidin, 0-Phenylendiamin und 5-Amino-Salicylsäure gemessen werden. Der bereits kommerziell verfügbare Enzygnost-IgE-Test verwendet 0-Phenylendiamin als Chromogen. Das Reaktionsprodukt wird bei 492 nm gemessen.

Klinische Relevanz der Serum-IgE-Bestimmungen

Es besteht kein Zweifel daran, daß eine Assoziation zwischen Serum-IgE-Spiegel und atopischen Symptomen besteht, wenngleich das Ausmaß der IgE-Erhöhung für verschiedene atopische Erkrankungen kontrovers diskutiert wird. Die klinischen Bedingungen, in denen eine Gesamt-IgE-Bestimmung sinnvoll zur Differentialdiagnose eingesetzt werden kann, sind in Tab. 7.4 zusammengefaßt. Zur Unterscheidung eines endogenen vom exogenen (allergischen) Asthma ist die Gesamt-IgE-Bestimmung nur mäßig geeignet (LICHTENSTEIN u. HAMBURGER 1978). Etwa 75% der Patienten mit inhalativen Allergien haben Serum-IgE-Spiegel, die oberhalb des Mittelwerts + 2 Standardabweichungen (JOHANNSON 1980) liegen.

Tabelle 7.4 Differentialdiagnostische Wertigkeit der Gesamt-IgE-Bestimmung bei verschiedenen Erkrankungen (nach *Adkinson*)

Erkrankungen	Gesamt-IgE-Spiegel
Atopien: allergische Rhinitis, allergisches Asthma, atopische Dermatitis	Mäßig erhöhte IgE-Spiegel bestärken, niedrige oder normale IgE-Spiegel sprechen jedoch gegen eine klinische Diagnose
Endogenes (nichtallergisches) Asthma	Normale oder niedrige IgE-Spiegel
Bronchopulmonäre Aspergillose	Normale Serum-IgE-Spiegel schließen die Diagnose praktisch aus
Wiskott-Aldrich-Syndrom	Erhöhte IgE-Spiegel werden besonders bei den Patienten mit Ekzemen gefunden
Hypergammaglobulinämie-E-Syndrom (erhöhte IgE-Spiegel, erhöhte Infektionsanfälligkeit und Dermatitis)	Zur Sicherung der Diagnose sind sehr hohe IgE-Spiegel essentiell
Parasitenbefall	Häufig extrem hohe IgE-Werte
Eosinophilie	Bei normalen IgE-Spiegeln, Parasitenbefall unwahrscheinlich, jedoch *häufig bei nichtallergischem Asthma*

Bei Asthmatikern mit familiärer oder persönlicher allergischer Anamnese finden sich höhere IgE-Werte als bei Patienten ohne derartige Anamnese. In Westeuropa finden sich IgE-Spiegel < 250 µg/l meist bei nichtallergischen Asthmatikern. IgE > 250 µg/l machen ein Asthma allergicum wahrscheinlicher, wenngleich es in beiden Richtungen Ausnahmen gibt. Wie bei anderen allergischen Erkrankungen nimmt auch beim Asthma die Wahrscheinlichkeit einer allergischen Genese mit der Höhe des Serums IgE-Spiegels zu, besonders wenn die Konzentrationen 1500 µg/l übersteigen. Die Bestimmung des Serum-Gesamt-IgE allein erlaubt darum nicht die Diagnose allergisches Asthma. Serum-IgE-Spiegel sind nicht konstant, da Allergenstimulation, die zu einem Anstieg von spezifischem IgE führt, häufig auch eine Erhöhung des Gesamt-IgE zur Folge hat (BERG u. JOHANNSON 1971, YUNGINGER u. GLEICH 1973). Bei allergischen Reaktionen gegen verschiedene Aller-

gene, sind in der Regel auch höhere IgE-Spiegel zu erwarten. Beim allergischen Asthma korreliert der IgE-Spiegel mit den asthmatischen Episoden und der Schwere des Anfalls (KOSAKA u. TAZAWA 1976).
Die höchsten IgE-Spiegel werden außer bei den allergischen Reaktionen vom Soforttyp bei Helminthen-Infektionen (bis zu 15fachem Anstieg) und natürlich beim IgE-Myelom gefunden. Wichtig bei der Bestimmung des IgE-Spiegels ist die Berücksichtigung des Alters, da die Entwicklung der IgE-Serumkonzentrationen sich anders verhält als die der anderen Immunglobulinklassen (s. Tab. 7.2). Mit dem 3. Lebensjahr werden die Mittelwerte der Erwachsenen erreicht. Höchste Werte finden sich bei Heranwachsenden um das 13. Lebensjahr und sinken dann wieder ab, um die Normalwerte des Erwachsenenalters zu erreichen.

Notwendige Reagenzien und Geräte

Derzeit werden Testkits sowohl für den indirekten Testphasen- als auch Doppelantikörper-IgE-Nachweis, sowie für den direkten IgE-Testphasen-Immunoassay kommerziell angeboten (Tab. 7.3). Diese Kits eignen sich alle mit den der Nachweisprinzipien innewohnenden Limitationen für die klinische Routinediagnostik, so daß auf die Herstellung laboreigener Nachweissysteme, wenn nicht besondere wissenschaftliche Fragestellungen es verlangen, verzichtet werden kann. Enzymimmunoassays entsprechen in Empfindlichkeit und Intra-Assay-Varianz den Radioimmunoassays vergleichbaren Aufbaues (DIEHL 1981). Der apparative und logistische Aufwand (insbesondere Entsorgung) ist für ein EIA jedoch weitaus geringer, so daß dieser dem RIA vorgezogen werden sollte.

Vorbereitung der Proben

Längeres Stehenlassen der Proben in der Wärme sollte vermieden werden, da das Hauptantigen des IgE-Moleküls – D_E2 – hitzelabil ist. Zur Lagerung sollten die Proben bei $-20\,°C$ eingefroren werden, da unter diesen Bedingungen die antigenen Eigenschaften des IgE-Protein unbegrenzt erhalten bleiben (ADKINSON 1980).

Auswertung der Proben

Die Ergebnisse der Gesamt-IgE-Bestimmung werden in internationalen Einheiten angegeben, die durch WHO Standardseren definiert sind. Im allgemeinen sollte für die Labortests ein eigenes am WHO-Standard für IgE substandardisiertes Referenzserum verwendet werden. Eine internationale Einheit (I. U.) IgE entspricht 2,4 ng IgE.

Nachweis spezifischer IgE-Antikörper

Serologischer allergenspezifischer IgE-Nachweis

Prinzip des Testes

Aufgrund der geringen Serumkonzentration des Gesamt-IgE kommen natürlich für den spezifischen IgE-Nachweis ebenfalls nur hochempfindliche Nachweissysteme in Betracht, die sich einer Verstärkerfunktion durch Indikatoren wie radioaktiver Markierung etwa durch ^{125}J beim RIA oder einer Enzymreaktion bei EIA (z. B. β-Galactosidase, Peroxydase oder alkalische Phosphatase) bedienen. Prinzipiell können zum Nachweis allergen-

Tabelle 7.5 Verfahren zum Nachweis von allergenspezifischem IgE

Bezeichnung	Testsystem	Festphase	Indikator	Typ	Hersteller
RAST (Radioallergo-sorbent-Test)	direkter (nicht kompetitiver Festphasenassay)	Allergen gekoppelt an Papierscheiben	^{125}J-Anti-IgE	RIA	Pharmacia
Allercoat EAST™ (Enzym-Allergosorbent-Test)	direkter (nicht kompetitiver Festphasenassay)	Allergen gekoppelt an Celluloscheiben	alk. Phosphatase-Anti-IgE	EIA	Kallestad
Allergnost	direkter (nicht kompetitiver Festphasenassay)	Allergen gekoppelt an Plastikröhrchen	Peroxydase-Anti-IgE	EIA	Behring

spezifischer Antikörper entweder Antikörper oder Antigene markiert werden. Die Verwendung markierter Antigene ist bisher auf wissenschaftliche Fragestellungen begrenzt, da es schwierig ist, größere Mengen einer Vielzahl markierter Allergene zur Verfügung zu halten.

Der klassische Nachweis allergenspezifischer IgE-Antikörper ist 1967 erstmals von WIDE u. Mitarb. als Radioallergosorbenttest RAST beschrieben worden und kann als moderne Variante des 1953 von COOMBS u. Mitarb. konzipierten Antiglobulintestes bezeichnet werden. Der RAST-Test ist ein direkter Festphasenbindungsassay. Ein indirekter Assay, wie er teilweise zum Nachweis von Gesamt-IgE verwendet wird, ist zum Nachweis allergenspezifischer IgE-Antikörper ungeeignet, da hierfür IgE-Antikörper einer Vielzahl unterschiedlicher Spezifitäten präpariert und markiert werden müßten. Im RAST-System sowie in den inzwischen vielfach beschriebenen Varianten liegt das Allergen an eine Festphase gekoppelt vor, und der Nachweis spezifischer an das Allergen bindende IgE-Antikörper erfolgt durch markiertes Anti-IgE (Abb. 7.7).

Die Allergene werden entweder an CNBr-aktivierte Sepharose, Sephadex, Polycarbonat-Filter, Filterpapier oder Plastik gekoppelt. Das Nachweisverfahren läuft prinzipiell folgendermaßen ab:

Ca. 50 µl Serum werden mit dem Festphasenantigen inkubiert. Nach Abwaschen von Serumproteinen und nichtgebundenem IgE wird

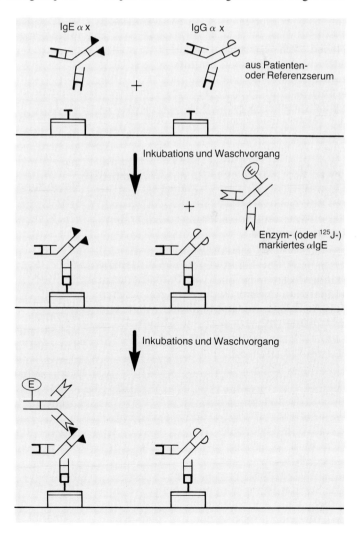

Abb. 7.7 Allergenspezifischer IgE-Nachweis

der Nachweis der an Allergen gebundenen IgE-Moleküle durch ^{125}J-Anti-IgE oder Enzym-Anti-IgE geführt. Vor dem Messen ist ein Abwaschen von nichtgebundenen Anti-IgE notwendig.

Bei dem direkten Bindungsassay, wie es das RAST-System und die inzwischen entwickelten Modifikationen darstellen, werden allergenspezifische Antikörper aller Immunglobulinklassen an das Festphasen gekoppelte Allergen gebunden. Der spezifische IgE-Nachweis ist von der Spezifität des verwendeten Anti-IgE abhängig. Die Bindung des Anti-IgE, gemessen in Counts oder durch ungesetztes Substrat, ist direkt proportional dem Gehalt der korrespondierenden spezifischen IgE-Antikörper des Serums. Die Empfindlichkeit ist hoch, die Reproduzierbarkeit gut. Die sog. Intraassay-Variabilität liegt <5% (ADKINSON 1980).

Neben dem klassischen RAST-Test stehen jetzt zwei neue Enzym-Immunoassays (EIA) zum Nachweis allergenspezifischer IgE-Antikörper zur Verfügung (s. Tab. 7.5). Der Unterschied dieser EIA zueinander liegt sowohl in der verwendeten Festphase, als auch in dem an Anti-IgE gekoppelten Indikatorenzym. Die Übereinstimmung der Testergebnisse zwischen dem EIA/Behring (PAULY u. Mitarb. 1982) und dem RAST ist außerordentlich hoch.

Quantifizierung des allergenspezifischen IgE-Nachweises

Die Aussage ist semiquantitativ, da die Zusammensetzung der Allergenextrakte schwer standardisierbar ist und von Präparation zu Präparation variieren kann und Referenzseren IgE-Antikörper unterschiedlicher Titer und Aktivitäten enthalten (ZEISS u. Mitarb. 1973). Die Ergebnisse können daher in der Regel nur in relativen Antikörpertitern bzw. Arbeitseinheiten angegeben werden. So wird für die klinische Routine eine Klassifizierung der Ergebnisse in sog. RAST-Klassen vorgenommen:

0: negativ – keine allergenspezifischen Antikörper nachweisbar,
1–4: positiv – allergenspezifische IgE-Antikörper in steigenden Konzentrationen vorhanden.

Die Standardkurve wird aus seriellen Verdünnungen eines Referenzserums hergestellt. Die Aktivität einer Probe wird in der entsprechenden Verdünnung des Referenzserums ausgedrückt.

Beispiel:
Enthält ein Referenzserum 1000 RAST-Arbeitseinheiten und entspricht der Gehalt an spezifischem IgE einer Probe, gemessen an der Bindung von ^{125}J-Anti-IgE hinsichtlich der gebundenen Radioaktivität einer 1:5 Verdünnung des Referenzserums, so weist die Probe 200 RAST-Einheiten (0,2 × 1000) auf.

Durch Verwendung verschiedener Techniken ist es möglich geworden, für einzelne Antigene den absoluten Gehalt spezifischer IgE-Antikörper zu messen.

Nach Standardisierung des Tests mit Serum, deren spezifische IgE-Antikörper-Konzentration bekannt ist, ist es möglich, die Arbeitseinheiten eines Routineassays (Counts bzw. ΔE) in µg/l (=ng/ml) spezifische IgE-Antikörper umzurechnen. Eine Verbesserung des Testsystems zum Nachweis spezifischer IgE-Antikörper durch absolute Angaben in µg/l ist dringend notwendig, da bisher ein Vergleich der Ergebnisse ohne internationalen Standard nicht durchgeführt werden kann.

Besondere Schwierigkeiten treten auf, wenn keine standardisierten Referenzseren vorliegen.

Bewertung der Testergebnisse

Jedes Labor sollte, um zu klinisch verwertbaren Ergebnissen zu kommen, Kriterien definieren, die eine Unterscheidung zwischen einem positiven und negativen allergenspezifischen IgE-Wert ermöglichen, da sowohl eine nicht-spezifische Bindung von Seren von Nicht-Atopikern, als auch eine nichtspezifische Bindung von Seren von Atopikern, die spezifische IgE-Antikörper gegen andere Allergene aufweisen, in Betracht gezogen werden muß. Derartige Kriterien sind insbesondere dann von großer Bedeutung, wenn keine hochgereinigten Allergene, sondern Allergenextrakte an die Festphase gekoppelt sind. Der Grund für mögliche Unspezifitäten liegt darin, daß Allergenextrakte eine Vielzahl von Allergenen enthalten können, wobei das relevante Antigen häufig nur einen geringen Prozentsatz des Gesamtproteins des Allergenextraktes ausmacht. Da auch Nicht-Atopiker niedrige IgE-Antikörper-Konzentrationen gegen eine Vielzahl von Antigendeterminanten aufweisen können, kann bei Allergenextrakten, die eine

Vielzahl von Antigenen enthalten unter diesen Umständen ein hoher Background auftreten. Es ist daher notwendig, daß die spezifischen IgE-Werte eines „positiven" Serums sich statistisch (2fache Standardabweichung) von den Werten eines gekoppelten Kontrollserums von Nicht-Atopikern unterscheidet.

Diese statistische Absicherung ist insbesondere ein Problem bei Patienten mit sehr geringen Gesamt-IgE-Werten. Bei diesen Patienten heben sich die spezifischen Antikörperkonzentrationen gelegentlich nicht statistisch gesichert von den Kontrollwerten der Nicht-Atopiker ab, obwohl die Patienten eine allergische Reaktion vom Soforttyp der vermuteten Spezifität aufweisen. Der Grund hierfür ist wahrscheinlich die Tatsache, daß, wie in vivo und vitro gezeigt werden konnte, „unspezifische" IgE-Moleküle mit spezifischen IgE-Antikörpern um die FC_E-Rezeptoren auf den Mastzellen kompetitieren können (ISHIZAKA u. Mitarb. 1970, PLANT u. Mitarb. 1975, STANWORTH u. Mitarb. 1968).

Daraus kann geschlossen werden, daß das Verhältnis zwischen Gesamt-IgE und allergenspezifischen IgE von klinischer Bedeutung ist (LICHTENSTEIN u. HAMBURGER 1978). Der Anteil spezifischer IgE-Antikörper reicht von 0,1% bis zu 40% des Gesamt-IgE (GLEICH u. JONES 1975, SCHELLENBERG u. ADKINSON 1975). Gesamt-IgE-Bestimmungen sind besonders bei niedrigem Gesamt-IgE-Gehalt wichtig, da dann der Nachweis spezifischer IgE negativ ausfallen kann bei positivem Hauttest und Nachweis von Histaminfreisetzung im Leukozytentest.

Methodische Einschränkungen des Systems

1. Alle bisher verwendeten Trägermaterialien weisen ein gewisses Maß an unspezifischer Bindung auf. Insbesondere bei hoher Gesamt-IgE-Konzentration wird dadurch eine vermehrte Bindung von markiertem Anti-IgE erreicht, ein Effekt, der möglicherweise zu falsch-positiven Werten führen kann. In der Praxis sollte jedoch die Grenze zwischen negativen und positiven Testwerten so gewählt werden, daß in der Regel falsch-positive Werte aus diesen Gründen nicht auftreten (JOHANSSON 1981).

2. Die an die Festphase gekoppelten Antigene können Antikörper aller Ig-Klassen binden. Daher ist es notwendig, daß das Allergen an der Festphase in hohem Überschuß vorliegt, um eine korrekte Bestimmung allergenspezifischer Antikörper zu gewährleisten und die Möglichkeit einer Interferenz mit blockierenden Antikörpern anderer Ig-Klassen zu minimalisieren. Dennoch kann es vorkommen, daß hohe allergenspezifische IgG-Antikörper-Spiegel die Antigendeterminanten absättigen und damit falschnegative Werte hervorrufen. Wichtig ist in solchen Fällen eine Durchführung des Tests in verschiedenen Serumverdünnungen. Ein Anstieg des allergenspezifischen IgE-Titers bei höheren Serumverdünnungen spricht für eine IgG-Sättigung.

3. Die Spezifität und Reinheit der verwendeten Anti-IgE-Antikörper stellt ein ganz wesentliches Kriterium für die Validität des allergenspezifischen IgE-Nachweises dar. Es sollte sowohl in selbsthergestellten als auch in kommerziellen Testsystemen nur affinitätschromatographisch isoliertes Anti-IgE Verwendung finden. Antikörper, die gegen das D_E2-Antigen des IgE gerichtet sind, ergeben die höchste Sensitivität im allergenspezifischen IgE-Test (BENNICH u. JOHANNSON 1970, DEUTSCHL u. JOHANNSON 1977). Da das D_E2-Antigen hitzelabil ist, muß unbedingt darauf geachtet werden, daß das zum spezifischen IgE-Nachweis verwendete Serum nicht vorher hitzeinaktiviert wurde. Dagegen beeinflußt Einfrieren oder wiederholtes Auftauen die Antigenaktivität von D_E2 nicht (s. auch Vorbereitung der Probe zum Nachweis von Gesamt-IgE).

4. Durch Verwendung von CNBr-aktivierter Sepharose als Festphase werden nur Proteine oder komplexe Moleküle mit Proteinanteilen gebunden. Wenngleich die überwiegende Anzahl der in Frage kommenden Allergene Proteine sind, werden mit dieser Methodik mögliche Nicht-Protein-Allergene wie etwa Glyolipide nicht erfaßt (JOHANNSON 1981). Diese Unvollständigkeit in der Bindung von Allergenextrakten an die Festphase ist bei der Analyse allergenspezifischer IgE-Antikörper in Rechnung zu stellen.

Korrelation zwischen allergenspezifischem IgE-Nachweis und konventionellem Allergietest
(Hauttest, Bronchoprovokationstests)

Wenngleich viele Studien eine gute Übereinstimmung zwischen allergenspezifischen IgE-Titern und anderen Techniken zur Diagnose allergischer Erkrankungen zeigen, besteht kein Zweifel, daß derartige Übereinstimmungen nur qualitativ sind, d.h., die Positivität bzw. Negativität des Ergebnisses betreffen. Die Übereinstimmung hängt ab von

a) der Qualität der in vivo und vitro verwendeten Allergenpräparationen,
b) der Art und Weise, wie Allergiepatienten ausgewählt wurden,
c) der Definition einer positiven Reaktion bei Haut- und Provokationstests sowie beim allergenspezifischen IgE-Nachweis.

Werden gut charakterisierte Allergene zum Test verwendet und strenge Kriterien an die Diagnose angelegt, können mit dem allergenspezifischen IgE-Nachweis 100% der klinisch manifesten Allergien diagnostiziert werden (AAS u. LUNDQUIST 1973, JOHANNSON 1981). Bei konventionellen Allergenextrakten, wie sie zur Untersuchung inhalativer Allergien verwendet werden, liegt die Übereinstimmung mit der Klinik bei 75–90% (JOHANNSON 1981). Das Maß der Übereinstimmung wird bei Vorliegen einer Diskrepanz dadurch verbessert, indem andere Allergenpräparationen verwendet werden. Die Ursache derartiger Diskrepanzen liegt in der häufig äußerst komplexen Zusammensetzung klinisch relevanter Allergene, wobei häufig das gesuchte Allergen nur einen kleinen Anteil des komplexen Gemisches ausmacht. Die Heterogenität der Allergene ist besonders groß bei tierischen Allergenen, da unterschiedliche Allergene in den Epithelien, im Serum, Speichel und im Urin nachgewiesen werden können. Die höchste Heterogenität weisen die Extrakte des Hausstaubs auf.

Patienten, die bei geringer Antigenkonzentration positiv im Hauttest reagieren, zeigen eine gute Korrelation zwischen der Bewertung des Hauttestes und dem Nachweis allergenspezifischer IgE-Antikörper. Patienten, die im Hauttest negativ reagieren, aber einen positiven allergenspezifischen IgE-Nachweis aufweisen, sind häufig Patienten, deren Leukozyten kein Histamin freisetzen können.

Der Korrelationskoeffizient zwischen allergenspezifischem IgE und Hauttest bzw. Histaminfreisetzung aus Basophilen wird mit 0,7 angegeben (LICHTENSTEIN u. HAMBURGER 1978). Es können jedoch deutlich individuelle Unterschiede auftreten. Patienten mit gleichem allergenspezifischem IgE-Antikörper-Titer können im Hauttest bzw. bei der Histaminfreisetzung erheblich unterschiedliche Ergebnisse aufweisen. Zusammenfassend kann gesagt werden, daß der allergenspezifische IgE-Nachweis diagnostisch ebenso brauchbar ist wie Hauttests und die Messung der Histaminfreisetzung aus Leukozyten, ein Verfahren, das aber in die Routine wegen seiner komplizierten Methodik bisher keinen Eingang gefunden hat.

Aus der Überlegung heraus, daß die Applikation des Allergens an dem Ort, an dem die Reaktion abläuft, bessere Aussagen als der allergenspezifische IgE-Nachweis oder Hauttests ergibt, werden Provokationen vielfach vorgezogen. Dieser Überlegung liegt die Hypothese zugrunde, daß IgE-beladene Zellen im allergischen Zielorgan wie etwa der Lunge beim Asthma bronchiale zahlreicher vorhanden sind als im übrigen Organismus. Mit einer Reihe von unaufgereinigten Allergenextrakten finden sich positive Nachweise im Provokationstest bei gleichzeitig negativen Hauttests (LICHTENSTEIN u. HAMBURGER 1979). Andererseits konnte am Beispiel hochgereinigter Allergene (Ragweed-Antigen A) gezeigt werden, daß zwischen allergenspezifischem IgE-Nachweis und Bronchoprovokation eine exzellente Korrelation besteht (BRUCE u. Mitarb. 1975). Wenngleich zur Erklärung der Diskrepanzen zwischen Bronchoprovokation und Hauttests bzw. allergenspezifischem IgE-Nachweis die Möglichkeit irritativer Reaktionen besonders bei Asthmatikern mit empfindlichen Bronchien in Betracht gezogen werden muß, gibt es andererseits Hinweise auf eine lokale IgE-Produktion und besondere Reaktivität lokaler Mastzellen, z.B. in der Lunge gemessen an der allergenspezifischen Histaminfreisetzung, verglichen mit zirkulierenden Basophilen. Inwieweit das Ergebnis der Provokationstests mit dem allergenspezifischen IgE-Nachweis bzw. dem Hauttest korreliert, hängt offensichtlich von dem verwendeten Allergen ab und müßte für jedes Allergen neu bestimmt werden.

Weitere Verfahren zum Nachweis allergenspezifischer IgE-Antikörper

Prausnitz-Küstner-Test

Eine semiquantitative Bestimmung spezifischer IgE-Antikörper ist prinzipiell seit Beschreibung des Prausnitz-Küstner-Tests 1921 möglich. Obgleich diese Technik eine brauchbare Interpretation erlaubt, wird sie vor allem wegen der Gefahr der Hepatitis-Übertragung und eingeschränkter Präzision und Empfindlichkeit nicht mehr angewendet.

Messung der Histaminfreisetzung

Die Messung der Antikörper-induzierten Histaminfreisetzung aus Leukozyten in Gegenwart von Antigen hat sich als eine geeignete In-vitro-Methode zur Messung von IgE erwiesen. Technisch wird der Test in folgender Weise durchgeführt:

Periphere Leukozyten eines Patienten werden mit verschiedenen Konzentrationen eines zu untersuchenden Antigens inkubiert und das freigesetzte Histamin im Überstand gemessen und auf den Gesamt-Histamingehalt der eingesetzten Zellpopulation als 100% bezogen. Bei der passiven Leukozytensensibilisierung wird die Serumkonzentration angegeben, die bei optimaler Antigenkonzentration unter Verwendung standardisierter Targetleukozyten zu einer 50%igen Histaminfreisetzung führt.

Da die Ergebnisse des Testes ganz wesentlich von der Funktion des FC-Teils des IgE-Moleküls abhängen, die mit den FC-Rezeptoren der Mastzellen und Basophilen reagieren, und es Hinweise gibt, daß die Antikörper der Immunglobulinklasse E hinsichtlich ihres FC-Teils heterogen sind, kann durch die Messung der Histaminfreisetzung nach passiver Leukozytensensibilisierung eine Information gewonnen werden, die durch einen allergenspezifischen IgE-Bindungsassay nicht gemacht wird. Dennoch hat sich dieser Test vor allem aufgrund seiner zeitaufwendigen Durchführung für die klinische Routine bisher nicht durchgesetzt.

Diagnostik der exogenen allergischen Alveolitis: Prinzip der Diagnostik

Als exogen allergische Alveolitis wird ein Krankheitsbild verstanden, das durch eine entzündliche Infiltration des Lungenparenchyms gekennzeichnet ist, hervorgerufen durch eine allergische Reaktion gegen verschiedene inhalative Antigene wie Pilze, thermophile Aktinomyzeten und organischen Staub. Die Diagnose dieser Erkrankungen beruht auf dem Nachweis des auslösenden Antigens nach Exposition, und dem Verschwinden der Symptome nach Antigenkarenz. In neuer Zeit wurde erstmals vom CAMPBELL (1932) das Auftreten einer allergischen Pneumonie bei Farmern nach wiederholter Exposition mit vermodertem Heu beschrieben. Durch PEPYS wurde diese Erkrankung dann Mitte der 60iger Jahre als Farmerlunge bekannt. Seit REED u. Mitarb. (1965) dann ähnliche Erkrankungen bei Taubzüchtern nach Kontakt mit Vogelproteinen beschrieben haben, ist inzwischen eine Vielzahl von Antigenen bekannt, die eine allergische Alveolitis auslösen können (s. Tab. 7.6, S. 356). Wenn Immunreaktionen das pathogenetische Prinzip einer Erkrankung darstellen, ist es anzustreben, im Rahmen eines diagnostischen Konzepts die wesentlichen Parameter des krankheitsauslösenden bzw. unterhaltenen Prozesses zu erfassen. Die Einteilung immunologischer Schädigungsmechanismen durch GELL u. COOMBS (1969) in Typ I bis IV hat zur Klassifizierung und zum Verständnis schädigender Immunreaktionen einen bedeutsamen Beitrag geleistet. Da die Einteilung aber artefiziell ist, muß sie zwangsläufig bei einer Vielzahl von Erkrankungen, denen immunologische Mechanismen zugrunde liegen, die sich nicht ausschließlich durch die Kategorien I–IV klassifizieren lassen, unzureichend sein. Diagnostische Überlegungen sollten sich daher eher an der Komplexheit immunologischer Auslösungs- und Regelmechanismen orientieren, als den Versuch zu unternehmen, über starre artifizielle Einteilungsformen Hinweise auf pathogenetische Prinzipien zu erhalten, die dann zwangsläufig die klinische Relevanz erfaßter immunologischer Parameter einschränken. Obwohl bei der exogenen allergischen Alveolitis IgE-vermittelte allergische Reaktionen (Typ I) nur geringe Bedeutung zu haben scheinen, konnte FINK (1973) zeigen, daß bei 80% der Patienten mit Taubenzüchterlunge Reaktionen vom Soforttyp gegen Taubenantigene beobachtet werden können. Diese Reaktionsform ist möglicherweise auch für bronchospezifische Reaktionen vom Soforttyp, wie sie nach bronchialen Provokationstests auftreten können, verantwortlich (HARGRAEVE u. PEPYS 1972). Nichtsdestoweniger zeigen die meisten Patienten mit allergischer Alveolitis keine erhöhte Prävalenz für asthmatische oder atopische Reaktionen.

Der Nachweis von Micropolyspora-faeni-Antigen, Immunglobulin, Komplement und mononukleären Zellen in den bronchiolären Wänden in Lungenbiopsiepräparaten bei Patienten mit Farmerlungen haben WENZEL u. Mitarb. (1971) zur Spekulation veranlaßt, daß direkte zytotoxische Reaktionen (Typ II) als pathogenetisches Prinzip der allergischen Alveolitis eine zentrale Rolle spielen könnten. Sie nehmen an, daß die auslösenden Antigene an Membranstrukturen der Zelloberfläche gebunden werden und in Gegenwart spezifischer, gegen Determinanten der Mikroorganismen gerichtete Antikörper eine Komplementinduzierte zytotoxische Reaktion auslösen. Diese Auffassung konnte bisher nicht durch weitere substantielle Daten erhärtet werden.

Dagegen sind Hinweise, daß der exogenen allergischen Alveolitis eine Typ-III-Immunreaktion, d.h. ein durch Immunkomplex ausgelöster Krankheitsprozeß, zugrunde liegt, erheblich stärker. So werden bei allen Formen der allergischen Alveolitis präzipitierende Antikörper gegen die ätiologischen Antigene gefunden, wobei der spezifische Antikörpertiter mit der Intensität der Exposition und der Schwere der Erkrankung zu korrelieren scheint (FINK u. Mitarb. 1967). Hauttests mit z.B. Vogelantigenen führen zur charakteristischen späten Arthus-Reaktion in der Haut (4–8 Std.), die histologisch durch eine nekrotisierende Vaskulitis mit Ablagerung von Komplement und Immunglobulin an den Gefäßwänden charakterisiert ist (PEPYS 1969, FINK u. Mitarb. 1968). Sowohl bei natürlicher Exposition als auch nach Bronchoprovokation entwickeln sich die Krankheitsmanifestationen entsprechend dem zeitlichen Verlauf, wie er auch bei den Arthus-Reaktionen in der Haut beobachtet wird. Immunfluoreszenzoptisch lassen sich im Lungenbiopsiematerial Antigen, Komplement und Immunglobulin nachweisen, charakteristische und essentielle Reaktionspartner einer Immunkomplexreaktion.

Gegen eine alleinige Interpretation der allergischen Alveolitis als Immunkomplexkrankheit spricht jedoch, daß spezifische präzipitierende Antikörper gegen ätiologische Antigene auch in einem beträchtlichen Prozentsatz asymptomatischer exponierter Personen nachgewiesen werden können und die Histopathologie der Lungenläsion sich substantiell von den Vaskulitisläsionen unterscheidet, wie sie bei der Immunkomplex-Erkrankung beobachtet werden (KARR u. Mitarb. 1979, 1980). Andererseits kann nach GHOSE u. Mitarb. (1974) eine nekrotisierende Vaskulitis nur in Lungenbiopsien im Anfangsstadium der Erkrankung gefunden werden. Darüber hinaus können offensichtlich die häufig nachgewiesenen Granulome, die klassischerweise charakteristisch für den Typ IV sind, durch unlösliche Immunkomplexe, die nicht durch Enzyme abgebaut werden, hervorgerufen werden (SPECTOR u. HEESOM 1969, GERMUTH 1961). Allerdings findet sich bei akuten Stadien der Taubenzüchterkrankheit kein Absinken des Serumkomplementspiegels (MOORE u. Mitarb. 1974, 1975), wie man es bei einer klassischen Immunkomplexerkrankung erwarten würde. Interessanterweise konnten MARX u. FLAHERTY (1975) zeigen, daß die Aktivierung des Komplementsystems über dem alternativen Weg durch Substanzen organischen Staubes ausgelöst wird. Wenngleich Immunokomplexe ganz offensichtlich an der Auslösung und Unterhaltung der allergischen Alveolitis beteiligt sind, so muß andererseits die Einordnung ihres Stellenwertes in der Pathogenese der Erkrankung als eine offene Frage angesehen werden. In zunehmendem Maße wird deutlich, daß T-Zell-abhängige Mechanismen, wie sie bei den Immunreaktionen vom verzögerten Typ (Typ IV) eine Rolle spielen, offensichtlich bei der allergischen Alveolitis von erheblicher Bedeutung sind (LEATHERMAN u. Mitarb. [1984]). So konnten CALDWELL u. Mitarb. (1973) und MOORE u. Mitarb. (1974) zeigen, daß periphere Blutlymphozyten von Taubenzüchtern mit allergischer Alveolitis im Gegensatz zu asymptomatischen exponierten Personen durch Vogelantigene zur MIF-Produktion stimuliert werden können. Nach SCHATZ u. Mitarb. (1976) korreliert die Antigen-induzierte Blastentransformation mit der Aktivität der Erkrankung. Die in letzter Zeit immer deutlicher werdende Erkenntnis, daß für normale als auch schädigende Immunreaktionen der Lunge das lokale Immunsystem die entscheidende Rolle spielt, wird in erheblichem Maße zu einem Umdenken in der Pathogenese der allergischen Alveolitis führen. So konnten SCHUYLER u. Mitarb. (1978) zeigen, daß nur bronchoalveoläre, nicht aber periphere Lymphozyten eines Patienten mit Taubenzüchterkrankheit zur MIF-Produktion durch Taubenantigene stimuliert werden können.

Zusammenfassend kann gesagt werden, daß Pathomechanismen, wie sie von GELL u. COOMBS (1969) vorgeschlagen werden, für ein Verständnis der allergischen Alveolitis nicht ausreichend sind. Insbesondere zunehmende Kenntnisse über das lokale Immunsystem der Lunge werden zu neuen diagnostischen Perspektiven für dieses Krankheitsbild führen.

Wenngleich dieses zu einer Umwälzung des diagnostischen Potentials führen wird, erscheint es sinnvoll, derzeit neben dem Nachweis präzipitierender Antikörper gegen ätiologische Antigene auch den Nachweis von Immunkomplexen in das diagnostische Spektrum aufzunehmen. Insbesondere da standardisierte Immunkomplexnachweissysteme kommerziell erhältlich sind. Die Testung antigenspezifischer T-Lymphozyten-Reaktivität, insbesondere des lokalen Immunsystems der Lunge, wie sie an T-Lymphozyten, die mit Bronchial-Lavagetechnik gewonnen werden, durchgeführt werden kann, muß jedoch vorerst zukünftig wenigen Zentren vorbehalten bleiben.

Nachweis von Aktinomyzeten-Antigenen

Aktinomyzeten sind thermophile und mesophile Eubakterien, die durch charakteristische Wachstumsbedingungen gekennzeichnet sind. Optimale Bedingungen finden sich in zerfallendem organischem Material, wie z. B. moderndes Heu, Zuckerrohrrückstände bei Temperaturen zwischen 37° und 60 °C.

Aufgrund der Verbreitung können sie unter geeigneten Bedingungen unter verschiedenen Situationen, wie Luftbefeuchter, Zentralheizungen und Klimaanlagen, beim Ernten von Zuckerrohr, bei Verpackung von Pilzen, insbesondere aber bei landwirtschaftlicher Arbeit, bei entsprechenden Individuen zur Auslösung einer allergischen Alveolitis (Übersicht s. Tab. 7.**6**)

Verantwortlich für die bei der Farmerlunge auftretenden allergischen Reaktionen sind hauptsächlich die Antigene von Micropolyspora faeni: Micropolyspora faeni findet sich in vermoderndem Heu, dessen hoher Feuchtigkeitsgehalt (40%) Temperaturen von 40 bis 60 °C weitgehend konstant halten kann, bessere Wachstumsbedingungen als im frischen Heu (KARR u. Mitarb. 1979).

Immunelektrophoretisch lassen sich nach EDWARDS (1972) 8 verschiedene Antigene identifizieren, deren Bezeichnung nach der elektrophoretischen Beweglichkeit erfolgte.

Antigen 1: Präzipitiert als Hauptantigen in der „C"-Zone der Elektrophorese. Es ist ein hitzestabiles Glykoprotein mit einem Molekulargewicht von 85 000, das in der Zellwand lokalisiert ist.

Antigen 2: Entspricht der Hauptpräzipitationslinie der „A"-Zone der Elektrophorese. Im Gegensatz zum Antigen I ist es hitzelabil, weist ein kleineres Molekulargewicht auf (M = 44 000) und besitzt Protease-Aktivität, die in ihrer Spezifität dem Chrymotrypsin vergleichbar ist.

Antigen 3: Hauptantigen der elektrophoretischen B-Region weist ein Molekulargewicht von 77 000 auf, ist hitzelabil und weist ebenfalls enzymatische Aktivität auf.

Tabelle 7.6 Typen und auslösende Antigene der exogenen allergischen Alveolitis (nach *Karr* u. *Salvaggio* [1979], *Karr* u. Mitarb. [1979], *Rajtora* u. *Richerson* [1979] und *Bartmann* [1979])

Erkrankung	auslösendes Antigen	Herkunft des Antigens
Farmer-Lunge	thermophile Aktinomyzeten Micropolyspora faeni Thermoactinomyces vulgaris Thermoactinomyces candidus Thermoactinomyces viridis Pilze	schimmeliges Heu
Vogelhalter-Lunge	Exkremente, Serum	Sittiche, Wellensittiche, Hühner, Kanarienvögel, Truthähne usw.
Taubenzüchter-Lunge	Exkremente, Serum	Tauben
Bagassose	thermophile Aktinomyzeten Thermoactinomyces sacchari Thermoactinomyces vulgaris Micropolyspora vulgaris	Bagasse
Pilzarbeiter-Lunge	Micropolyspora faeni Thermoactinomyces vulgaris Pleurotis florida	Pilz-Kompost
Suberose	Penicillum frequetans Thermoaktinomyzes	schimmeliger Korkstaub
Ahornschäler-Krankheit	Crytostroma corticale	infizierte Borke des Ahorns
Malzarbeiter-Krankheit	Aspergillus clavatus Aspergillus fumigatus	schimmelige Gerste Malz
Sequiose	Graphicum species Aureobasidum pullulans	schimmeliges Redwood Sägestaub
Käsewascher-Lunge	Penicillium casei	schimmeliger Käse
Kornkäfer-Lunge (Müller)	Sitophilus granarius	infiziertes Weizenmehl
Holzbreiarbeiter-Lunge	Alternaria tenuis	schimmeliger Baumstamm
Waschpulver-Lunge	Bacillus subtilis Enzyme	Waschpulver
Holzstaub-Krankheit	?	Mahagoni- und Eichenholzstaub
Weinbergspritzer-Lunge	Thermoactinomyces viridis	Weinberge
Paprikaschneider-Lunge	Pilz Mucor stoloniler	schimmelige Paprikaschoten
Tomatenzüchter-Krankheit	?	Tomaten
Alveolitis durch Luftbefeuchter und Heizsysteme	Thermophile Aktinomyzeten: Micropolyspora faeni Thermoactinomyces candidus Thermoactinomyces viridis Thermoactinomyces vulgaris Pilze: Pullularia spec. Amöben: Naegleria gruberi Acanthamoeba castellani Acanthamoeba polyphaga	kontaminierte Luftbefeuchter, Heizsysteme und Klimaanlagen
Hypophysenextrakt	Hypophysenantigene, Proteine aus Rinder- oder Schweineserum	
Alveolitis bei Umgang mit Ratten	Serum- und Urinprobe bei der Ratte	

Tabelle 7.6 (Fortsetzung)

Erkrankung	auslösendes Antigen	Herkunft des Antigens
Byssinose	?	Baumwollstaub
Hundehaus-Krankheit	Aspergillus vesiculor	schimmeliges Stroh
Fischmehlarbeiter-Lunge	?	Fischmehl
Alveolitis hervorgerufen durch chemische Agentien	Nitrofurantoin di-Natriumchromoglykat Methotrexat Toluol-diisocyanat	Medikamente Medikamente Medikamente Urethanschaum u. Herstellung

Antigen 4: Das am schnellsten anodisch wandernde Antigen (Molekulargewicht 101 000), ist durch einen hohen Glykosylierungsgrad charakterisiert.

Diese von EDWARDS identifizierten Hauptantigene von Micropolyspora faeni stellen nur einen kleinen Ausschnitt der in Frage kommenden Antigene dar. So konnte ROBERTS (1978) bei Verwendung einer diskontinuierlichen Polyacrylamidgel-Elektrophorese eine Vielzahl von Proteinen (ca. 30) in den verschiedenen untersuchten Aktinomyzetenspezis nachweisen. Interessanterweise besitzen zahlreiche dieser Proteine proteolytische Aktivität und sind durch Disopropylfluorophosphat (DFP) hemmbar und damit als Serinproteasen charakterisiert.

Nachweis von Vogelantigenen

Als Antigene, die für die Auslösung einer allergischen Alveolitis verantwortlich sind, kommen Proteine der Federn, des Serums und der Exkremente verschiedener Vogelspezies in Frage. FINK u. Mitarb. konnten 1968 zeigen, daß Antigene aus Taubenserum und Exkrementen in sensibilisierten Individuen Krankheitserscheinungen auslösen können. Die Charakterisierung der verantwortlichen Antigene geht im wesentlichen auf FREDERICKS (1978) zurück. Ähnlich der Charakterisierung der Aktinomyzeten-Antigene ist die Bezeichnung der Antigene, durch die verwendete Auftrennungs- und Identifizierungstechnik begründet. Zur immunelektrophoretischen Analyse verwendete FREDERICKS lösliche Extrakte aus Taubenexkrementen nach Dialyse (PDE = pigeon dropping extract). PDE$_{1-4}$ entsprechen den Präzipitationslinien mit steigender Wanderungsgeschwindigkeit im sauren Bereich der Immunelektrophorese.

PDE$_1$ ein Glykoprotein (M 200 000), 88% Protein, 12% Kohlenhydrat, das durch Kaninchen-Anti-Hühner-IgA-präzipitierbar ist. Es könnte sich somit um intaktes oder fragmentiertes Tauben-IgA handeln.

PDE$_3$ ein hochglykosyliertes Protein (30% Protein, 70% Kohlenhydrat mit einem Molekulargewicht von 16 000 entspricht möglicherweise einem Mucopolysaccharid-Protein-Konjugat oder Mucin.

PDE$_B$ weist im Gegensatz zu PDE$_4$ keinen sauren, sondern einen alkalischen J. P. auf, ebenfalls ein Glykoprotein, das serologisch mit PDE kreuzreagiert und durch Kaninchen-Anti-IgA präzipitierbar wird. Inwieweit dieses Antigen enzymatisch aktiv ist, ist derzeit nicht gänzlich geklärt (KARR u. SALVAGGIO 1979).

Immunologische Untersuchungen

Der Schlüssel zur Diagnose liegt in der Identifizierung des ätiologischen Agens und in der Erkennung des Zusammenhangs zwischen Exposition und Entwicklung der Erkrankung. Eine Remission der Krankheitszeichen und der Symptome sollten nach längerer Vermeidung von Antigenkontakt erfolgen. Nach längerer Karenz kann dem Patienten erlaubt werden, in die verdächtige Umgebung zurückzukehren, um die Symptome zu reproduzieren. Physikalische Lungenbefunde sichern zwar die Existenz eines Entzündungsprozesses in der Lunge, lassen jedoch keine Unterscheidung zwischen infektiöser und allergischer Pneumonitis zu.

Antigenpräparation

Als auslösendes Antigen kommt eine Vielzahl verschiedener Agentien aus dem Lebens- und/oder Arbeitsraum der Patienten in Betracht. Ein großer Teil der in Tab. 7.6 aufgeführten Antigene, deren Bedeutung für die Auslösung einer allergischen Alveolitis gut dokumentiert ist, sind inzwischen kommerziell erhältlich.

Hersteller sind:

HAL Allergie GmbH, Düsseldorf
thermophile Akinomyzeten,
Pilze,
tierische Produkte: Vogelseren, -exkremente.

Die Antigene werden in gefriergetrockneter Form zu 30 mg und 50 mg geliefert und müssen vor Gebrauch in Barbitalpuffer pH 8,4 gelöst werden.

Mercia Brocades Ltd. Surrey G.B. Vertrieb in Deutschland:
Dr. Neuling, Diagnostika GmbH, Berlin
Micropolyspora faeni,
Aspergillus,
Candida,
Vogelproteine.

Die Antigenpräparationen sind Teil eines Immunodiffusionssystems und liegen in gelöster Form in unterschiedlichen Konzentrationen vor.

Miles Lab. Deutschland,
tierische Serumproteine.

Ein großes Problem sowohl der kommerziell erhältlichen als auch der im eigenen Labor hergestellten Antigenpräparationen aus Rohextrakten von verschiedenen Aktinomyzetenspezies, Pilzen, organischem Staub, tierischen und pflanzlichen Ausgangsmaterialien liegt in der ungenügenden Standardisierung. Aus diesem Grunde ist es möglich, daß das für die allergische Alveolitis verantwortliche Antigen nicht oder in zu geringer Konzentration in der verwendeten Präparation vorhanden ist. Da darüber hinaus eine steigende Anzahl an Agentien als auslösende Antigene erkannt werden, kann es notwendig werden, Rohextrakte von tierischen, pflanzlichen Produkten bzw. von organischem Staub aus der näheren Umgebung des Patienten für die Antigenpräparation selbst herzustellen. Hierzu sollte Ausgangsmaterial wie Vogelexkremente, Gemüsekompost-Produkte, Holzstaub, Flüssigkeiten aus Luftbefeuchtern oder Klimaanlagen aus der Umgebund des Patienten gesammelt werden. Ein Teil des Materials sollte zur möglicherweise notwendigen Kultivierung von Mikroorganismen zurückgestellt werden. Material, das in nichtflüssiger Form vorliegt, sollte nach FINK (1980) in folgender Weise extrahiert werden:

100 mg Ausgangsmaterial werden in 10 ml NaCl unter ausreichender Durchmischung mindestens 72 Std. extrahiert und anschließend filtriert. Wenn es Hinweise dafür gibt, daß Mikroorganismen für die Auslösung der Alveolitis verantwortlich sind, ist es sinnvoll, die Mikroorganismen in den Proben zu analysieren, z. B. schimmeliges Heu (für thermophile Aktinomyzeten), schimmeliges Korn (für Aspergillus) oder Wasser in Luftbefeuchtern. Hierzu sollte das Material unter standardisierten mikrobiologischen Techniken kultiviert werden.

Serologische Testverfahren zum Nachweis von Antikörpern bei exogener allergischer Alveolitis

Die zum Nachweis von Antikörpern bei der allergischen Alveolitis verwendeten Testverfahren lassen sich in die drei Hauptgruppen:
Präzipitationstests,
komplementverbrauchende Tests,
Bindungstests
unterteilen.

In Tab. 7.7 sind die in der Diagnostik der allergischen Alveolitis verwendeten Testverfahren aufgeführt. Ziel der Entwicklung der verschiedenen Verfahren war es, durch Erhöhung der Spezifität und Empfindlichkeit sowie durch eine Quantifizierung die Unterscheidung zwischen Erkrankten und asymptomatisch Exponierten zu verbessern (BARTMANN 1979).

Tabelle 7.7 Verfahren zum Nachweis von Antikörpern bei allergischer Alveolitis

1. *Präzipitationsverfahren*
   a) Doppelimmunodiffusionstechnik nach Ouchterlony
   b) Gegenstromelektrophorese
   c) Eindimensionale Immunelektrophorese
   d) Zweidimensionale Immunelektrophorese nach Laurell

2. *Komplement-Konsumptionstest*

3. *Bindungstests*
   Latexagglutination
   Passive Hämagglutination
   Immunfluoreszenz-Test
   Enzymimmunoassay (EIA)

Der derzeitige Standardtest zum Nachweis präzipitierender Antikörper bei der allergischen Alveolitis ist eine auf Objektträgern durchgeführte Modifikation der Doppel-Immunodiffusion nach Ouchterlony in Agargel. Die Gegenstromelektrophorese ist im Vergleich zur Doppel-Immunodiffusion zwar das weniger zeitaufwendige Verfahren – 90 Min. im Vergleich zu 48 Std. – und darüber hinaus auch empfindlicher (GORDON u. Mitarb. 1971). Der größte Nachteil der Gegenstromelektrophoresetechnik ist jedoch die mangelnde Reproduzierbarkeit im Vergleich zu den Immunodiffusionstests und das hohe Maß an falsch-positiven Reaktionen (FLAHERTY u. Mitarb. 1974).

Die eindimensionale Immunelektrophorese bietet gegenüber der Doppelimmunodiffusionstechnik den Vorteil der qualitativen Identifizierung der korrespondierenden Antigene. Bei Verwendung der zweidimensionalen Trennungstechnik nach LAURELL (1972) wird nicht nur das Auflösungsvermögen der Immunelektrophorese gesteigert, sondern gleichzeitig eine Quantifizierung ermöglicht, da die durch die Präzipitationslinie umschlossene Fläche proportional dem Antigen-Antikörper-Verhältnis ist. Der Nachteil der Laurell-Technik für die Routinediagnostik liegt in dem nicht unerheblichen experimentellen Aufwand.

Eine weitere interessante Entwicklung weist der Einsatz von Enzymimmunoassays in der serologischen Diagnostik der allergischen Alveolitis auf, da von BARNDAD (1980) gezeigt werden konnte, daß Patienten mit Farmerlunge signifikant höhere IgG-Titer gegen Micropolyspora faeni aufweisen als exponierte aber asymptomatische Personen und daß die Schwere der Erkrankung offensichtlich mit dem spezifischen Antikörpertiter korreliert.

Nachweis präzipitierender Antikörper in der Doppel-Immunodiffusion nach Ouchterlony

Prinzip des Verfahrens

Bei diesem, zuerst von OUCHTERLONY (1948) beschriebenen Verfahren, handelt es sich um eine Doppeldiffusion in zwei Dimensionen im Gel. Hierzu werden um ein Mittelloch Löcher in Form einer Vierer-, Sechser- oder Achterrosette gestanzt. In das mittlere Loch wird Antigenlösung und die umgebende Rosette Patientenserum oder umgekehrt pipettiert. Nach radialer Diffusion von Antigen und Antikörper kommt es beim Zusammentreffen der Fronten, an der Stelle, an der Antigen und Antikörper in optimalen Präzipitationsverhältnissen vorliegen, zur Präzipitation. Die Präzipitationsreaktion wird in einer feuchten Kammer durchgeführt und dauert 48 Stunden. Durch serielle Verdünnung des Patientenserums läßt sich die Konzentration der präzipitierenden Antikörper in Titern angeben. Zur Kontrolle sollte jeweils, wenn möglich, eine positive und negative Kontrolle mitgeführt werden.

Interpretation der Testergebnisse

Positiver Test
(nachweisbare Präzipitationslinien)

Patienten mit allergischer Alveolitis weisen in der Regel präzipitierende Antikörper gegen das auslösende Antigen im Serum auf. So finden sich Präzipitationslinien bei 84% der Patienten mit allergischer broncho-pulmonaler Aspergillose mit Aspergillus fumigatus, bei 80–90% der Patienten mit akuter Farmerlunge mit Micropolyspora faeni (DAVIES 1980), bei 90% der Taubenzüchter mit Symptomen gegen Taubenexkremente, bei 84% Patienten mit Wellensittichhalterlunge (BARTMANN 1979) in der Doppeldiffusionstechnik. Wenngleich möglich ist es ungewöhnlich, daß Patienten mit allergischer Alveolitis keine Präzipitationsreaktionen gegenüber Extrakten aus organischem Staub aufweisen, der als ätiologisches Agens der Erkrankung nachgewiesen werden konnte (FINK 1980).

Andererseits weisen auch asymptomatische, aber gleichermaßen exponierte Personen präzipitierende Antikörper auf. So finden sich präzipitierende Antikörper gegenüber Micropolyspora faeni bei 20% asymptomatischer Farmer mit Exposition und im gleichen Prozentsatz bei Patienten mit anderen Lungenerkrankungen (PEPYS u. JENKINS 1965), gegenüber Taubenantigen bei 20–50% gesunder Taubenzüchter (ELGEFORS u. Mitarb. 1971). Eine Ausnahme hinsichtlich der Krankheitssignifikanz stellen die Patienten mit Wellensittichhalterlunge dar, da nahezu alle Patienten, die präzipitierende Antikörper gegen Wellensittichserum aufweisen, auch Krankheitserscheinungen haben. Andererseits haben viele Hühnerzüchter präzipitiernde Antikörper gegen Hühnerproteine ohne gleichzeitig Krankheitserscheinungen aufzuweisen (BARTMANN 1979).

Falsch-positive Tests

1. Falsch-positive Reaktionen können durch C-reaktives Protein verursacht werden (FINK 1980). C-reaktives Protein reagiert mit Phosphoryl-Cholindeterminanten einer Vielzahl von Invertebraten, Pflanzen und Mikroorganismen. BALDO u. Mitarb. (1981) konnten in einer Vielzahl von Allergenrohextrakten durch Präzipitation mit CRP Phosphoryl-Cholindeterminanten nachweisen. Zur Unterdrückung dieses Störfaktors sollte Na-Citrat in das Gel gegeben werden, da die Bindung von CRP an Phosphorylcholin Ca-abhängig ist.
2. Eine weitere Ursache falsch-positiver Reaktionen ist die unspezifische Interaktion des Patientenserums mit bakteriellen Zellwandbestandteilen der Teichoicsäure (FINK 1980).
3. Da bis zu 50% der Personen mit organischer Staubexposition klinisch symptomfrei sind, aber präzipitierende Antikörper gegen aus organischen Staub extrahierte Antigene aufweisen, zeigt der Nachweis präzipierender Antikörper zunächst nur eine Immunantwort nach Antigenexpositionen an (FINK 1980). Zur Interpretation der Immunpräzipitationsergebnisse müssen unbedingt die klinischen Daten des Patienten in Betracht gezogen werden.

Negative Testergebnisse

Bei negativem Ausfall des Testes ist insbesondere bei starkem klinischem Verdacht an Ursachen zu denken, die im Testsystem selbst liegen.

1. Der zur Präzipitation eingesetzte Antigenextrakt setzt sich aus einer Vielzahl verschiedener Antigene zusammen, die in unterschiedlicher Konzentration vorliegen. Das auslösende Antigen liegt daher möglicherweise in zu geringer Konzentration vor. Aus diesem Grunde ist es wichtig, Antigenpräparationen unterschiedlicher Herkunft zu verwenden.
2. Verunreinigung der Antigenpräparation oder Veränderung der Antigenität in vitro.

3. Darüber hinaus sinken die Titer präzipitierender Antikörper nach längerer Antigenkarenz, so daß ein negativer Test auf eine längere Remission der Erkrankung hinweisen konnte.

Notwendige Reagenzien und Geräte

Reagenzien

1) Agar purum ORDP$^{44}_{45}$ g   Fa. Behring
2) Diäthylbarbitursaures Na-Salz p. A. Art. 6318   Fa. Merck
3) Natriumacetat wasserfrei p. A. Art. 6268   Fa. Merck
4) Salzsäure 1 mol/l. Art. 9057   Fa. Merck
5) Merthiolat
6) Amidoschwarz 10B Art. 1167   Fa. Merck
7) Methanol p. A. Art. 6009   Fa. Merck
8) Essigsäure 100% p. A. Art. 63   Fa. Merck
9) 5 Minicon   Fa. Amicon

Laborgeräte

1) Ojektträger mit Mattrand
2) Plattenrahmen Pkg a 6 Nr. 8351   Fa. Camag
3) Stanze für Agar mit Lochanordnung   Fa. Camag
4) Eppendorfpipetten 20 ul
5) Plattenrahmenständer für 5 Rahmen Nr. 83522   Fa. Camag
6) Behälter mit Deckel für Plattenrahmenständer   Fa. Camag
7) Farbenbänder und Küvetten aus Glas

Herstellung von Agar und Lösungen

1) Agar: 1,4 g Agar
   70 ml Michaelispuffer
   70 ml Aqua bidest.
2) Merthiolat 10%
   1 g auf 10 ml Michaelispuffer
3) Michaelispuffer
   8,92 g Diäthylbarbitursäure, Na-Salz
   5,886 g Na-Acetat
   12,0 ml HCl 1 mol/l

auf 1 000,0 ml mit Aqua bidest. auffüllen, pH kontrollieren (pH 8,2)

4) Färbelösung
   6 g Amidoschwarz
   1 l Entfärberlösung
5) Entfärberlösung:
   450 ml Aqua bidest.
   450 ml Methanol
   100 ml 100% Essigsäure

Durchführung des Doppel-Immunodiffusionstestes

1) Agar herstellen und aufkochen.
2) Bei ca. 60°C 1 Tropfen Merthiolat 10% zugeben.
3) Agar auf Objektträger auftragen.
4) Ca. 15 Min. erhärten lassen.
5) Mit Stanzmaschine Löcher stanzen.
6) Antigene in die entsprechenden Löcher geben, in die Mitte Patientenserum oder Kontrollserum.
7) 24 Std. in feuchte Kammer inkubieren.
8) 24 Std. in 0,9% NaCl waschen.
9) 3-24 Std. in Aqua bidest. stellen.
10) Über Nacht oder im Wärmeschrank (40°C) trocknen - vorher Objektträger mit feuchten Fließpapierstreifen bedekken.
11) Färbung:
    a) 2 Min. Amidoschwarzlösung
    b) 3 Min. Entfärber
    c) 3 Min. Entfärber
    d) 5 Min. Aqua bidest.
    e) Lufttrocknung.

Test-Kits

Insbesondere für Einrichtungen mit geringer Testfrequenz eignen sich kommerzielle Kits. Ein komplettes Immunodiffusionssystem zum Nachweis präzipitierender Antikörper in der Lungendiagnostik wird von der Fa. Mercia-Brocades Ltd. Surrey G.B. geliefert.

Nachweis von Immunkomplexen

Die Vorstellung, daß komplementbindende Immunkomplexe ein wesentliches pathogenetisches Prinzip in der allergischen Alveolitis darstellen (GHOSE u. Mitarb. 1974, WENZEL u. Mitarb. 1979), läßt den Nachweis von Immunkomplexen als eine sinnvolle Erweiterung des immunologisch-diagnostischen Potentials in der Diagnose und Verlaufskontrolle dieser Erkrankung erscheinen. Die Tatsache, daß Immunkomplexnachweise in der Routinediagnostik nur wenig Eingang gefunden haben, ist vor allem in technischen Gründen zu suchen, da bisher standardisierte kommerzielle diagnostische Systeme zum Nachweis von Immunkomplexen nicht zur Verfügung standen. In den letzten Jahren ist eine Vielzahl verschiedener Methoden zum Nachweis von Immunkomplexen beschrieben worden (THEOFILOPOULOS u. DIXON 1980, LEVINSKY 1982, LAWLEY 1981).

Der Nachweis von Immunkomplexen (IC) kann grundsätzlich in antigenspezifische und antigenunabhängige Methoden eingeteilt werden.

Antigenspezifische IC-Nachweise besitzen den Vorteil eines möglicherweise krankheitsspezifischen Testsystems, insbesondere, wenn für die Auslösung bzw. Unterhaltung einer Erkrankung spezifische Antigene verantwortlich sind. Sowohl aus experimentellen als auch aus grundsätzlichen Gründen, die vor allem in der Vielzahl der in Frage kommenden Antigene liegen, haben antigenspezifische IC-Nachweise bisher keine verbreitete Anwendung gefunden.

In Tab. 7.8 findet sich eine Zusammenstellung der derzeit gebräuchlichen IC-Nachweistechniken, die sich in Prinzipien, die die biologischen Eigenschaften der IC zum Nachweis ausnutzen und in Verfahren, denen physikochemische Eigenschaften der IC zugrunde liegen, unterteilen.

Tabelle 7.8 Methoden zum Nachweis von zirkulierenden Immunkomplexen

1. *Physiko-chemische Techniken*
   Ultrazentrifugation
   Gelpermeationschromatographie
   Polyäthylenglykolpräzipitation
   Nephelometrische Verfahren

2. *Methoden, denen biologische Eigenschaften der Immunkomplexe zugrunde liegen*
   a) *Komplementbindung*
      Anti-C3-Immunkomplexassay
      C_{1q}-abhängige Assays
      Konglutinin-abhängige Assays
   b) *Nachweis durch Anti-Immunoglobuline*
      Monoklonaler Rheumafaktorassay
      Polyklonaler Rheumafaktorassay
   c) *Zelluläre Rezeptorbindungsassays*
      Raji-Zellen   (IgG-FC, C_{3b}, C_{1q})
      Makrophagen (IgG-FC, C_{3b})
      K-Zellen   (IgG-FC)
      Thrombozyten (IgG-Fc)

Da die pathologische Bedeutung der IC in ihrer Eigenschaft liegt, entzündliche Reaktionen hervorzurufen, sollten zum Nachweis von IC Methoden eingesetzt werden, die diese Eigenschaften erfassen. Die biologische Aktivität der IC hängt sowohl von der Klasse und Subklasse der Antikörper, als auch von der Natur der Antigene, die zusammen den IC bilden, und dem molekularen Verhältnis der beiden Reaktionspartner zueinander ab.

Aufgrund der großen Heterogenität der in pathologischen und physiologischen Zuständen vorkommenden IC reicht keine der bekannten Methoden *allein* aus, um die vorkommenden Immunkomplexe vollständig zu erfassen. Da es in der praktisch klinischen Labordiagnostik nicht möglich ist, daß eine Vielzahl von verschiedenen IC-Bestimmungsmethoden zur Anwendung kommt, sollten Techniken verwendet werden, die wesentliche biologische Eigenschaften der IC erfassen.

Nach Auffassung von LEVINSKY (1980) wird diese weitgehend vollständige Erfassung pathologisch bedeutsamer IC gewährleistet, wenn zwei Methoden die Bindung verschiedener Komponenten des Komplementsystems (C_{1q} und C_{3b} bzw. C_{3bi}) an Immunkomplexen bestimmen und eine Methode die auf der Interaktion zwischen Immunkomplexen und zellulären FC- bzw. Komplementrezeptoren beruht, eingesetzt werden.

C_{1q}-Bindungsassays

C_{1q} (M 400000) ist eine Subkomponente der Komplementkomponente C_1, die an Immunkomplexen die IgG_1, IgG_2, IgG_3 oder IgM enthalten und an bestimmte Polyanionen wie bakterielle Endotoxine und DNS bindet (AGNELLO u. Mitarb. 1969, CALCOTT u. MÜLLER-EBERHARD 1972). C_{1q} wird nicht kovalent an den FC-Teil des im IC vorliegenden Immunglobulins gebunden. Immunkomplexe die IgA, IgE, IgD und IgG_4 enthalten, werden durch C_{1q}-Bindungsassays nicht erfaßt.

Anti-C_3-Immunkomplexassay

Der Nachweis von IC-gebundenen C_3-Spaltprodukten stellt einen Schlüsselansatz dar, ein breites Spektrum von Immunkomplexen zu erfassen. Von den zur Verfügung stehenden Methoden Raji-Zelltest, Konglutinin- und Anti-C_3-IC-Assay erscheint nach kritischer Abwägung der Anti-C_3-IC-Assay das derzeit brauchbarste Verfahren, komplementbindende IC zu erfassen. Grundlage dieses Testsystems, das erstmals von PEREIRA u. Mitarb. (1980) vorgeschlagen wurde, ist die Bindung von $F(ab)_2$-anti-C_3 an eine Testphase, an die C_3-Immunkomplexkonjugate binden, die durch ^{125}J markierte Anti Jg nachgewiesen werden. ARNDT (1984) hat kürzlich eine Variante des Anti-C_3-JC-Assays entwickelt, mit dem es möglich ist, Immunkomplexe immunglobulin klassenspezifisch nachzuweisen. Als Indikatorantikörper werden alkalische Phosphatase, konjugiertes Anti-Human-IgG,-IgM, IgA bzw. -IgE verwendet. Der Vorteil dieses Systems ist vor allem, daß wesentliche Störmöglichkeiten und Limitationen, die bei anderen Systemen auftreten, die Antigen-Antikörper-Bindung, die die Grundlage des Anti-C_3-IC-Assays ist, nicht beeinflussen.

Nachweis von IC durch zelluläre FC- oder C-Rezeptoren

Raji-Zell-Test

Raji-Zellen sind lymphoblastoide Zellen mit B-Zell-Charakteristika. Sie besitzen Rezeptoren für Komplement (C_{1q}, C_{3b}, C_{3d}) und den FC-Teil des komplexierten Immunglobulinmoleküls, exprimieren aber keine Zelloberflächen-Immunoglobuline. Raji-Zellen können somit Immunkomplexe sowohl über Antikörper-gebundene Komplement-Komponenten (C_{1q}, C_{3b}, C_{3d}) als auch direkt über den FC-Teil des Moleküls binden (LAWLEY 1982, LEVINSKY 1982). Der Raji-Zell-Test ist eine am häufigsten verwendete IC-Nachweismethode.

Notwendige Reagenzien und Geräte

In jüngster Zeit stehen erstmals kommerzielle Test-Kits zum Nachweis von Immunkomplexen zur Verfügung.

Die Durchführung von Raji-Zell-Tests zum Nachweis von IC ist den Laboratorien vorbehalten, die über Zellkultivierungseinrichtungen verfügen, da zum Test intakte lebende Raji-Zellen notwendig sind.

Vorbereitung der Proben

Da weder der C_{1q}-Assay, noch der Anti-C_3-IC-Assay als auch der Raji-Zell-Test nicht zwischen Immunkomplexen und aggregierten Immunglobulinen unterscheiden können und Immunkomplexe als Kryoproteine vorliegen können, muß besondere Sorgfalt auf die Gewinnung der Serumproben und deren Lagerung gelegt werden. Da in der Praxis die Gewinnung der Serumproben bei 37 °C schwierig ist, sollten die Proben nach Entnahme bei Raumtemperatur gerinnen und das abgetrennte Serum 2 Stunden nach der Entnahme in mehrere Aliquots bei −70 °C eingefroren werden. Die Proben sollten erst unmittelbar vor dem Test aufgetaut und auf 37 °C erwärmt werden (LEVINSKY 1982).

Diagnostik chronischer Infektionen mit Hilfe von Hauttests – Reaktionen vom Typ IV

Eine Reihe von chronischen Infektionskrankheiten führt bevorzugt zur Ausbildung einer zellvermittelten Immunität, die sich im Hauttest nachweisen läßt.

Hierzu gehören:
1. Tuberkulose,
2. Echinokokkose,
3. Histoplasmose,
4. Kokzidioidomykose.

Tuberkulin-Diagnostik

Eine Tuberkulin-Hautreaktion ist Folge einer Infektion mit Tuberkuloseerregern. Die Tuberkulinreaktion wird bei allen Mykobakteriosen positiv, die eine Erkrankung hervorrufen, sie bleibt bei saprophytären Mykobakteriosen negativ.
Am Ort der Injektion des Antigens bildet sich eine entzündliche Reaktion, die als Ausdruck der Immunität vom verzögerten Typ histologisch durch eine Prädominanz von Lymphozyten und Plasmazellen ausgezeichnet ist. Es handelt sich nicht um spezifisches Granulationsgewebe.

Notwendige Reagenzien und Geräte

Seit der Entwicklung von Tuberkuloprotein-Derivaten, die keinen Antigencharakter mehr besitzen, ist die Testung mit Alt-Tuberkulin verlassen worden. Die gereinigten Tuberkuloproteine sind als PPD (Purified-Protein-Derivat) oder im deutschsprachigem Raum als GT (gereinigtes Tuberkulin) eingeführt. Sie haben annähernd dieselbe Zusammensetzung und werden sorgfältig nach Tuberkulineinheiten standardisiert. Die Standards sind zwar kompatibel, die Stärkeverhältnisse aber wechselnd (SCHNEIDER 1982). Eine Tuberkulineinheit AT ist in 0,1 ml einer Alt-Tuberkulin-Verdünnung von 1:10 000 enthalten. Die Angaben bei den Testungen erfolgen entweder als Verdünnung oder in Tuberkulineinheiten (Tab. 7.9).

Tabelle 7.**9** Vergleich der üblichen Angaben der Tuberkulinverdünnung (aus *Ferlinz, R.:* Lungen- und Bronchialerkrankungen. Thieme, Stuttgart 1974)

0,1 ml einer Verdünnung
1:10000 = 0,01 mg AT = 1 TE
1:1000 = 0,1 mg AT = 10 TE
1:100 = 1 mg AT = 100 TE
1:10 = 10 mg AT = 1000 TE

Bewertung des Verfahrens

Eine Reaktion wird als positiv angesehen, wenn die Induration einen Durchmesser von 6 mm und mehr hat. Als stark positiv wird ein Durchmesser von 15 mm und mehr bewertet. *Eine Tuberkulinprobe ist nur dann positiv zu werten, wenn ein Infiltrat in der Haut tastbar ist.*

Modifikationen des Verfahrens

Tuberkulinprobe nach v. Pirquet (1902): Das klassische Verfahren, hierbei wird die Haut mit dem Pirquetschen Bohrer skarifiziert, um dem vorher aufgebrachten Tuberkulintropfen Gelegenheit zu geben, in die Haut zu gelangen. Das Verfahren wird praktisch nicht mehr angewandt.
Epikutane Testung: Die epikutanen Tuberkulintests sind nur noch in Ausnahmefällen (bei Kindern) angewandt worden und inzwischen ebenfalls weitgehend verlassen. Das bekannteste Verfahren ist das nach Moro, welches humanes und bovines Tuberkulin auf die Haut bringt mit einer Salbe aus Lanolin. Heute sind standardisierte Tuberkulinsalben auf dem Markt. Ein etwa erbsgroßes Stück Tuberkulinsalbe wird 1 Minute lang in einem Areal von 3 cm eingerieben. Eine Modifikation dieser Probe ist der sog. Pflaster-Test. Diese Testver-

fahren sind quantitativ unsicher, vergleichende Untersuchungen und Bewertungen sind unmöglich. Für Screening-Untersuchungen können sie wegen ihrer schnelleren Durchführbarkeit gelegentlich von Wert sein. Gegenüber den Intrakutan-Methoden haben die perkutanen den Vorteil, daß sie die Körperoberfläche nicht verletzen. Zur Durchführung perkutaner Tuberkulin-Tests ist bei Kindern keine ausdrückliche Einwilligung der Eltern erforderlich.

Die Tuberkulinreaktionen können frühestens nach 48 Stunden abgelesen werden. Trotzdem mußte die Ablesung auch nach 72 Stunden oder noch später erfolgen. Tuberkulin liegt etwa 2 Monate im Gewebe. Man kann deshalb auch noch Wochen nach der Testung ein Positivwerden der Tuberkulinreaktion beobachten, wenn die Testung zwar nach der Infektion, aber noch während der biologischen Inkubationszeit in der präallergischen Phase erfolgte. Aus der Stärke des Ausfalls der Tuberkulinreaktion läßt sich kein Rückschluß auf die Aktivität oder Ausdehnung eines tuberkulösen Prozesses ziehen.

Vorbereitung des Patienten

Eine besondere Vorbereitung des Patienten ist nicht notwendig. Die Injektionsstelle in die Haut ist vor Applikation des Tuberkulins oder vor Aufbringung von Tuberkulonsalben bei epikutaner Testung sorgfältig zu reinigen. Das Reinigungsmittel muß vor der Testung verflüchtigt sein.

Untersuchungsverfahren

Tuberkulin kann intrakutan, durch Injektion oder Einbringung durch Ritzung in die Haut, oder epikutan durch Aufbringung des Tuberkulins auf die Haut getestet werden.
Heute haben sich im wesentlichen die intrakutane Testung nach Mendel-Mantoux und der sogenannte Tine-Test (Stempeltest) nach Rosenthal durchgesetzt.

Mendel-Mantoux-Test: An der Vorderseite des Unterarmes wird mit einer sogenannten Tuberkulinspitze und einer geeigneten Nadel 0,1 ml Tuberkulin streng intrakutan injiziert. Die intrakutane Injektion erkennt man daran, daß sich an der Injektionsstelle eine anämische weiße Quaddel bildet, die rasch wieder verschwindet. Die Applikation einer Kontroll-Quaddel ist sinnvoll.

Stempeltests: In letzter Zeit haben sich zur Tuberkulintestung Stempeltests wegen ihrer einfachen Durchführbarkeit allgemein durchgesetzt. Der Testkörper wird wie ein Stöpsel auf die Haut gedrückt, wodurch das Tuberkulin in die Haut eingebracht wird. Bezüglich der praktischen Durchführung ist es wichtig, den Stempel danach zu drehen, damit das Tuberkulin von den Stempelzacken abgenommen werden kann. Stempeltests ergeben ungefähr die gleiche Ausbeute an positiven Reaktionen wie der Test nach Mendel-Mantoux mit 10 TE GT. Bei stark positiv reagierenden Probanden können mitunter heftige Reaktionen auftreten.

Kommerziell werden der Tine-Test (Fa. Lederle), der etwa 5 E gereinigtes Tuberkulin enthält, und der Tubergentest (Fa. Behring), der etwa 10 E GT enthält, angeboten. Ein Stempeltest der Fa. Merrieux enthält Alt-Tuberkulin, wodurch eine höhere Rate positiver, dadurch wohl auch unspezifischer, Reaktionen erhalten wird.

Echinokokkose

Die Echinokokkose beim Menschen resultiert aus der Infektion mit Echinococcus granularis oder Echinococcus multilocularis. Ein Hauttest mit Echinacin (Casoni-Test) ist bei infizierten Patienten gewöhnlich positiv, aber schlecht zu standardisieren und zeigt sowohl falsch-positive wie falsch-negative Reaktionen. Immunelektrophoretische serologische Tests sind demgegenüber sensitiv und spezifisch.

Histoplasmose

Die Diagnose erfordert die Isolation von Histoplasma capsulatum aus Sputum, Blut, Urin oder Knochenmark. Immunologische Techniken sind nicht so wertvoll wie bei anderen Infektionskrankheiten. Die Hauttestung mit Histoplasmin ist ein epidemiologisches Verfahren, in endemischen Bereichen haben mehr als 90% der Bevölkerung positive Tests, als Zeichen für durchgemachte, wenngleich häufig asymptomatische Infektionen. Dementsprechend sind serologische Tests häufig hilfreicher, ein Komplementfixationstest, der auch in Liquor cerebrospinalis positiv sein kann, ist diagnostisch wertvoll.

Kokzidioidomykose

7–21 Tage nach dem Beginn der Symptomatik ist eine Hautreaktion mit Coccidioidin nachweisbar. Beim Hauttest entwickelt sich ein Indurationsbezirk von 5 mm oder größer, 48 Stunden nach der interdermalen Injektion. Bei Patienten mit Erythema nodosum sollte mit einer Verdünnung von 1:10 000 begonnen werden, bei anderen Patienten mit einer Verdünnung von 1:100. Mitunter induziert die Hauttestung die Ausbildung eines Erythema nodosum. Positive Kreuzreaktionen werden bei Patienten mit Histoplasmose gesehen. Das Antigen Coccidiodin wird aus der Mycelphase von Coccidiodes imitis präpariert. Die Hauttestung ist den anderen Nachweisverfahren überlegen.

Komplementfixierende IgG-Antikörper sind im weiteren Verlauf der Erkrankung nachweisbar, jedoch bei Patienten mit mildem Verlauf selten. Diese Antikörper kommen auch in der zerebrospinalen Flüssigkeit vor.

Literatur

Aas, K., U. Lundquist: The radioallergosorbent test with a purified allergen from cod fish. Clin. Allerg 9 (1973): 255

Adkinson, N.F.: Measurement of total serum immunoglobulin E and allergenspecific immunoglobulin E antibody. In Rose N., H. Friedmann: Manual of Clinical Immunology. American Society for Microbiology, Washington D.C. 1980 (p.794)

Agnello, V., R.I. Carr, D. Kaffler, K. Kunkel: Gel diffusion reactions of C_{1q} with aggregated globulin, DNA and other anionic substances. Fed. Proc. 28 (1969): 2447

Arndt, R.: Nachweis C_3-bindender zirkulierender Immunkomplexe durch Raji-, Konglutin- und Anti-C_3-Assays- eine kritische Wertung. Immun. Infekt. 12 (1984) 3

Baldo, B.A., St. Krilis, A. Basten: Selective approaches to the isolation and standardization of allergens. In Inman F.P., Mandy W.J.: Contemporary Topics in Molecular Immunology. Plenum, New York 1981 (p.41)

Barndad, S.: Enzyme-linked immunosorbent assay (ELISA) for IgE antibodies in farmer's lung disease. Clin. Allergy 10 (1980) 161

Bartmann, K.: Immunologische Tests in der Diagnose und Verlaufskontrolle der Alveolitiden. Prax. Pneumol. 33 (1979) 1

Baur, X., G. Fruhmann, V.v. Liebe: Allergologische Untersuchungsmethoden für die Diagnose des Asthma bronchiale. Klin. Wschr. 56 (1978) 1205

Bennich, H. S.G.O. Johannson: Immunoglobulin E and immediate hypersensitivity. Vox Sang. (Basel) 19 (1970) 1

Benveniste, J.: The human degranulation test as an in vitro method for the diagnosis of allergies. Clin. Allergy 11 (1981) 1

Berg, T.L.O., S.G.O. Johannson: In vitro diagnosis of atopic allergy. Int. Arch. Allergy 41 (1971) 434

Bruce, C.A., R. Rosenthal, L.M. Lichtenstein, P.S. Norman: Quantitative bronchial challenge in ragweed hay fever patients: a comparison with ragweed allergic asthmatics. J. Allergy clin. Immunol. 56 (1975) 331

Calcott, M.A., H.J. Müller-Eberhard: C_{1q}-protein of human complement. Biochemistry 11 (1972) 3443

Caldwell, J.R., C.E. Pearce, C. Spencer, T. Leder, R.H. Waldman: Immunologic mechanism in hypersensitivity pneumonitis. J. Allergy clin. Immunol. 52 (1973) 225

Campbell, I.M.: Acute symptoms following work with hay. Brit. med. J. 1932/II, 1143

Catt, K.J., Tragear G.W.: Solid-phase radioimmunoassay in antibodycoated tubes. Science 158 (1967) 1570

Ceska, M.: Radioimmunoassay for IgE using paper disks. In Colowick S.P., N.O. Kaplan: Methods in Enzymology, vol. LXXIII. Academic Press, New York 1981 (p.646)

Ceska, M. Lundquist U.: A new and simple radioimmunoassay method for the determination of IgE. Immunochemistry 9 (1972) 1021

Coombs, R.R.A., A.O. Howard, L.S. Uynors: A serological procedure theoretically capable of detecting incomplete and non-precipitating antibodies to soluble protein antigens. Brit. J. exp. Path. 34 (1953) 535

Davies, R.J.: Challenge tests. In Lessof, M.-H.: Immunological and clinical Aspects of Allergy. MTP Press, Lancaster/G.B. 1981

Davies, R.J.: Respiratory allergy. In Lessof, M.H.: Immunological and Clinical Aspects of Allergy. MTP Press, Lancaster/G.B. 1981 (p.217)

Deutschl, H., S.G.O. Johannson: Specific IgE antibodies in nasal secretion from patients with allergic rhinitis and with negative or weakly positive RAST on the serum. Clin. Allergy 7 (1977) 195

Diehl, F.: IgE-Konzentration im Serum allergischer Patienten. Ein immunochemischer Methodenvergleich. Lab. med. 5 (1981) 67

Dunette, S.L., Gleich G.J.: Double-antibody radioimmunoassay for IgE. In Colowick, S.P., O. Kaplan: Methods in Enzymology, vol. LXXIII. Academic Press, New York 1981 (p.634)

Edwards, J.H.: The isolation of antigens associated with farmer's lung. Clin. exp. Immunol. 11 (1972) 341

Elgefors, B., L. Berlin, C.A. Hansen: Pigeon breeder's lung. Scand. J. resp. Dis. 52 (1971) 167

Engström, I.: The bronchial provocation test and criteria for positive reaction. Allergy 35 (1980) 256

Fateh-Moghadam, A., D. Neumeier, K. Stetten, F. Dati, G. Grenner: Enzymimmunologische Methode zur Bestimmung von Immunoglobulin E. Fresenius, Z. Anal. Chem. 301 (1980) 123

Ferlinz, R.: Lungen- und Bronchialerkrankungen. Thieme, Stuttgart 1974

Ferlinz, R., A. Lichterfeld, H. Steppling (Hrsg.): Stufentherapie der Atemwegsobstruktion. Thieme, Stuttgart 1985

Fink, I.N.: Hypersensitivity pneumonitis. J. Allergy clin. Immunol. 52 (1973) 309

Fink, I.N.: Diseases of the lung. In Rose, N., H. Friedman: Manual of Clinical Immunology, 2nd ed. American Society for Microbiology, Washington D.C. 1980 (p.829)

Fink, I.N., I.I. Barboriak, A.I. Dosman: Immunologic studies of pigeon breeder's disease. J. Allergy 39 (1967) 214

Fink, I.N., A.I. Sosman, I.I. Borboniak, D.P. Schlueter, R.A. Hohnes: Pigeon breeder's disease - a clinical study of a hypersensitivity pneumonitis. Ann. intern. Med. 68 (1968) 1205

Flaherty, D., D. Borboniak, D. Emanuel et al: Multilaboratory comparison of three immunodiffusion methods used for the detection of precipitating antibodies in hypersensitivity pneumonitis. J. Lab. clin. Med. 84 (1974) 298

Fredericks, W.: Antigens in pigeon dropping extracts. J. Allergy Clin. Immunol. 61 (1978) 221

Fuchs, E.: Allergische Atemwegsobstruktion. In Schwiegk, H.: Handbuch der inneren Medizin Bd. IV/2. Springer, Berlin 1979

Gell, P. G. H., R. R. A. Coombs: Clinical Aspects of Immunology. Davis, Philadelphia 1969

Germuth, F. G.: The biologic significans of experimentally induced allergic granulomas. Amer. Rev. resp. Dis. 84 (1961) 84

Ghose, T., P. K. Landrigan, R. Killeen, I. R. Dill: Immunopathological studies in patients with farmer's lung. Clin. Allergy 4 (1974) 119

Gleich, G. J., R. T. Jones: Measurement of IgE antibodies by the radioallergosorbent test. J. Allergy clin. Immunol. 55 (1975) 334

Gleich, G. J., A. K. Averback, H. A. Svedlund: Measurement of IgE in normal and allergic serum by radioimmunoassay. J. Lab. clin. Med. (1971) 690

Gonsior, E.: Maschinelle Datenverarbeitung in der Allergie-Diagnostik. Allergologie 2 (1979) 18

Gonsior, E., G. Schultze-Werninghaus: Diagnostik und Therapie des exogen-allergischen Asthma bronchiale. Internist 21 (1980) 75

Gonsior, E., M. Krüger, J. Meier-Sydow: Influence of physiological method and criterion of evaluation on results of bronchial antigen provocation test. Progr. resp. Res. 14 (1980) 104

Gordon, M. A., I. Dixon, H. A. Oberman: Diagnostic mycoserology by immunoelectroosmophoresis. Amer. J. clin. Path. 56 (1971) 471

Gwynn, C. M., J. Ingram, T. Almousawi, D. R. Stanworth: Bronchial provocation test in atopic patients with allergenspecific IgG4 antibodies. Lancet 1982/I, 254

Hargreave, F. E., I. Pepys: Allergic respiratory reactions in bird fancier's provoked by allergen provocation tests. J. Allergy clin. Immunol. 50 (1972) 157

Hargreave, F. E., G. Ryan, N. C. Thomson, P. M. O'Byrne, K. Latimer, E. F. Juniper, J. Dolovich: Bronchial responsiveness to histamine or metacholine in asthma: measurement and clinical significance. J. Allergy clin. Immunol. 68 (1981) 347

Henson, P. M.: Antibody and immune-complex-mediated allergic and inflammatory reactions. In Lachmann, P. J., D. K. Peters: Clinical Aspects of Immunology, 4th ed. Blackwell, Oxford 1982 (p.687)

Hoffman, D. R.: Enzyme-linked immunosorbent assays (ELISA) for immunoglobin E and blocking antibodies. In Colowick, S. P., N. O. Kaplan: Methods in Enzymology, vol. LXXIII. Academic Press, New York 1981 (p.656)

Holborow, E. J., W. G. Reeves: Immunology in Medicine. Academic Press, London 1977

Ishizaka, K., T. Ishizaka, E. H. Lee: Biologic function of the FC fragments of E myeloma proteins. Immunochemistry 7 (1970) 687

Johannson, S. G. O.: Raised levels of a new immunoglobulin class (IgND) in asthma. Lancet 1967/II, 951

Johannson, S. G. O.: The clinical significance of IgE. In Franklin, E. C.: Clinical Immunology Update. Churchill - Livingstone, Edinburgh 1981 (p. 123)

Juniper, E. F., P. A. Frith, C. Dunnett, D. W. Cockcroft, F. E. Hargreave: Reproducibility and comparison of responses to inhaled histamine and metacholine. Thorax 33 (1978) 705

Karr, R. M., I. E. Salvaggio: Immunological features of infiltration pulmonary disease. In Gupta S., R. A. Good: Comprehension Immunology, vol. VI. Plenum, New York 1979 (p.469)

Karr, R. M., M. Wilson, I. Saloaggio: Allergic pneumonitis. In Franklin, E. C.: Clinical Immunology Update. Elsevier, New York 1979 (p.241)

Kentner, M., M. Hartung, J. Thürauf, Ch. Köstler: Zur Wertigkeit immunologischer und inhalativ-provokativer Testverfahren in der Diagnostik beruflich bedingter Mehlstauballergien des Respirationstraktes. Prax. Klin. Pneumol. 36 (1982) 183

Kinker, W. T., S. W. Hales, L. K. Lee: Diagnostic methods to demonstrate IgE-antibodies: skin testing techniques. Bull. N. Y. Acad. Med. 57 (1981) 524

Kosaka, S., M. Tazawa: Change of serum IgE concentration in asthmatic attack. Tohoku J. exp. Med. 120 (1976) 313

Laurell, C. B.: Electroimmunoassay. Scand. J. Lab. Invest. 29, Suppl. 129 (1972) 21

Lawley, Th. J.: Methods of detection of circulating immune complexes. In Fanci, A. S.: Clinics in Immunology and Allergy, vol. I. Saunders, Philadelphia 1982 (p. 383)

Leatherman, J. W., A. F. Michael, B. A. Schwartz, J. R. Haidal: Lung T cells in hypersensitivity pneumonitis. Ann. int. Med. 100 (1984) 390

Levinsky, R. J.: Methods of detecting circulating immune complexe. In Lachmann, P. J., D. K. Peters: Clinical Aspects of Immunology 4th ed., vol I. Blackwell, Oxford 1982 (p. 398)

Lichtenstein, L. M., R. N. Hamburger: IgE and atopic disease. In Samter, M.: Immunological Diseases. Little, Brown, Boston 1978 (p.804)

Marx, J. J., D. J. Flaherty: Alternate pathway activation of complement by antigens associated with hypersensitivity pneumonitis. J. Allergy clin. Immunol. 55 (1975) 70

Melillo, G., G. Cocco, G. D'Amato: Bronchial provocation tests in etiologic diagnosis of asthma. Broncho-Pneumologie 29 (1979) 329

Merget, R., G. Schultze-Werninghaus: Allergiehauttest trotz antiallergischer Therapie. Dtsch. med. Wschr. 108 (1983) 1250

Moore, V. L., G. T. Hensley, I. N. Fink: An animal model of hypersensitivity pneumonitis in the rabbit. J. clin. Invest. 56 (1975) 937

Moore, V. L., I. N. Fink, I. I. Barboriak, C. C. Ruff, D. P. Schlueter: Immunologic events in pigeon breeder's disease. J. Allergy clin. Immunol. 55 (1974) 319

Morr, H.: Der RAST in der Differentialdiagnose obstruktiver Atemwegserkrankungen. Z. Hautkr. 54 (1979) 136

Oherek, J., M. M. Nicoli, S. Delpierre, A. Beaupre: Influence of the previous deep inspiration on the spirometric measurement of provoked bronchoconstriction in asthma. Amer. Rev. resp. Dis. 123 (1981) 269

Orgel, H. A., R. N. Hamburger, M. Barazel, H. Gorrin, T. Gorshong, M. Lenoir, I. R. Miller, W. Wallace: Development of IgE and allergy in infancy. J. Allergy clin. Immunol. 65 (1975) 296

Ortolani, C., A. Miadonna, R. Adami, M. Restuccia, C. Zanussi: Correlation of the specific IgE in serum and nasal secretions with the clinical symptoms in atopics. Clin. Allergy 11 (1981) 249

Østerballe, O., H.-J. Malling, B. Weeke: Specific diagnosis of exogenous bronchial asthma in adults. Allergy 34 (1979) 175

Ouchterlony, Ö.: In vitro method for testing the toxin-producing capacity of diphteria bacteria. Acta path. microbiol. scand. 25 (1948) 186

Pauly, H. E., G. Grenner, W. Becker: Immunoenzymatic Determination of Allergenspecific Antibodies. Europ. Acad. Allergol. clin. Immunol., Funchal (Portugal) 1982

Petro, W., G. Loytved, V. Korn, N. Konietzko: Inhalativer bronchialer Provokationstest - diagnostische Aussagekraft verschiedener Funktionsmethoden. Prax. Klin. Pneumol. 37 (1983) 85

Pepys, I.: Hypersensitivity disease of lungs due to fungi and organic dusts. In: Monogr. Allergy, vol. IV. Karger, Basel 1969

Pepys, J., P. A. Jenkins: Precipitin (FLH) tests in farmer's lung. Thorax 20 (1965) 21

Pereira, A. B., A. M. Theofilopoulos, F. J. Dixon: Detection and partial characterization of circulating immune complexes with solid phase anti C_3. J. Immunol. 125 (1980) 763

Plant, M., L. M. Lichtenstein, K. O. Block: Failure to obtain histamin release from rat mast cells exposed to human allergic serum and specific antigen or IgE myeloma protein and anti-IgE. J. Immunol. 111 (1973) 1022

Platts-Mills, T. A. E.: Laboratory techniques in immediate hypersensitivity. In Lessof M. H.: Immunological and clinical Aspects of Allergy. MTP Press, Lancaster/G. B. 1981 (p. 85)

Prausnitz, C., H. Küstner: Studien über die Überempfindlichkeit. Zbl. Bakt. 86 (1921) 160

Rajtora, D. W., H. B. Richerson: Immunologic diseases of the lung. In Lockey, R. F.: Allergy and Clinical Immunolgy. Huber, Bern 1979 (p. 762)

Reed, C. E., A. Sosman, R. A. Barbie: Pigeon breeder's lung. J. Amer. med. Ass. 193 (1965) 261

Roberts, R.: Fractionation and characterization of thermophilis actinomycetes. J. Allergy clin. Immunol. 61 (1978) 234

Ryan, G., M. B. Dolovich, G. Obminski, E. F. Juniper, F. E. Hargreave, M. T. Newhouse: Standardization of inhalation provocation tests: influence of nebulizer output, particle size, and method of inhalation. J. Allergy clin. Immunol. 67 (1981) 156

Schatz, M., R. Patterson, J. Fink, V. Moore: Pigeon breeder's disease. II. Pigeon antigen induced proliferation of lymphocytes from symptomatic and asymptomatic subjects. Clin. Allergy 6 (1976) 7

Schellenberg, R. R., N. F. Adkinson: Measurement of absolute amounts of antigenspecific human IgE by a radioallergosorbent test (RAST) elution technique. J. Immunol. 115 (1975) 1577

Schneider, W.: Die Wertbemessung der Tuberkuline. Prax. Klin. Pneumol. 36 (1982) 424

Schultze-Werninghaus, G.: Comparison of standardized skin and provocation tests with RAST and histamine release from leukocytes in bronchial asthma. Allergy 35 (1980) 259

Schuyler, M., T. P. Thigpen, J. E. Salvaggio: Local pulmonary immunity in pigeon breeder's disease. Ann. intern. Med. 88 (1978) 335

Sill, V., K. Lanser: Der Bronchomotorentonus. Prax. Pneumol. 35 (1981) 61

Spector, W. G., W. Heesom: The production of granulomata by antigen-antibody complexes. J. Path. 98 (1969) 31

Stanworth, D. R., I. H. Humphrey, H. Bennich, S. G. O. Johannson: Inhibition of Prausnitz-Küstner reaction by proteolytic cleavage fragments of a human myeloma protein of immunoglobulin class E. Lancet 1968/II, 17

Tattersfield, A. E.: Measurement of bronchial reactivity: a question of interpretation. Thorax 36 (1981) 561

Theofilopoulos, A. N., F. J. Dixon: The biology and detection of immune complexes. In: Advances in Immunology. Academic Press, New York 1980 (p. 89)

Thomas, L. I., L. M. Lichtenstein: Laboratory diagnosis of immediate hypersensitivity disorders. In Gupta, S., R. A. Good: Comprehensive Immunology, vol. VI. Plenum, New York 1979 (p. 569)

Wenzel, F. I., D. A. Emanual, R. L. Gray: Immunofluorescent studies in patients with farmer's lung. Allergy 48 (1971) 224

Wide, L.: Solid phase antigen – antibody systems. In Kirkham, K. E., W. M. Hunter: Radioimmunoassay Methods. Churchill – Livingstone, Edinburgh 1971 (p. 405)

Wide, L., I. Porath: Radioimmunoassay of proteins with the use of Sephadex coupled antibodies. Biochim. biophys. Acta 130 (1966) 257

Wide, L., H. Bennich, S. G. O. Johansson: Diagnosis of allergy by an in vitro test for allergen antibodies. Lancet 1967/II, 1105

Woitowitz, H.-J., G. Schäcke, R. H. Woitowitz: Inhalationsdiagnostik und berufliches Asthma bronchiale. Med. Klin. 66 (1971) 322

Yunginger, I. W., G. J. Gleich: Seasonal changes in IgE antibodies and their relationship to IgG antibodies during immunotherapy for ragweed hay fever. J. clin. Invest. 52 (1973) 1268

Zeiss, L. R., I. I. Pruzansky, R. Patterson, M. Roberts: A solid phase radioimmunoassay for the quantitation of human reaginic antibody against ragweed antigen. Europ. J. Immunol. 110 (1973) 414

8 Serologische Diagnostik

W. Müller

Dieses Kapitel bringt zunächst Laborverfahren, die in die Domäne eines pneumologisch orientierten Labors gehören: Bestimmung und Bewertung von α_1-Antitrypsin, Angiotensin-Converting-Enzym und Lysozym. Die serologische Allergiediagnostik ist im Kap. Allergologie und klinische Immunologie dargestellt. In den nachfolgenden Abschnitten Infektionsserologie, Tumormarker und Autoimmunphänomene werden weitere serologische Tests, die für den Pneumologen relevant sind, jedoch zumeist in unterschiedlichen Speziallabors durchgeführt werden, kurz dargestellt nach Prinzip des Verfahrens, Leistungsfähigkeit und Aussagekraft.

Nachweis von Proteaseninhibitoren-Mangelzuständen

Der wichtigste Proteaseninhibitor im menschlichen Organismus ist das *α_1-Antitrypsin* (α_1-AT). Es stellt den Hauptanteil (90%) der gesamten Serumhemmkapazität gegenüber Proteasen. α_1-AT ist in der Lage, eine Vielzahl unterschiedlicher proteolytischer Enzyme, wie Trypsin, Chymotrypsin, Plasmin, Thrombin, Kallikrein, Elastasen, Kollagenasen, Leukozytenproteasen, zu hemmen. Als Glykoprotein besteht es aus einer einzigen Polypeptidkette mit 12% Kohlehydraten und gehört zu den sog. *„Akute-Phase-Reaktanten"*, d. h., bei akuten und chronischen Entzündungen (s. Tab. 8.2, S. 372) steigt seine Konzentration im Serum an. Die Synthese erfolgt in den Hepatozyten, die mittlere Halbwertszeit im Serum liegt bei 5-7 Tagen.
Durch die Beobachtung von Laurell u. Eriksson (1963), daß sich bei Individuen mit α_1-AT-Mangel gehäuft und frühzeitig ein Emphysem entwickelt und dieser α_1-AT-Mangel familiär auftritt, erlangte das Protein eine herausragende Bedeutung für die Pneumologie. Bei den α_1-AT-Mangel-Patienten fand sich ein qualitativ unterschiedliches Protein im Serum. Durch neuere Techniken wie die gekreuzte Immunelektrophorese, die saure Stärkekegel-Elektrophorese und die isoelektrische Fokussierung in Polyacrylamidgel konnte in der Folge der Polymorphismus des α_1-AT und der Vererbungsmodus weitgehend geklärt werden (Literaturübersicht bei Endres 1981).

Bis heute sind etwa 25 Varianten des α_1-AT-Proteins bekannt. Charakterisiert werden sie durch ein unterschiedliches Muster von fünf Proteinbanden. Die verschiedenen Typen werden nach den jeweils dominierenden Banden benannt, wobei man sich ursprünglich nach der elektrophoretischen Wanderungsgeschwindigkeit orientierte, F = Fast, M = Medium, S = Slow, und das Mangelprotein mit Z bezeichnete.
Dem *α_1-AT-Polymorphismus* liegt eine Mikroheterogenität in der Aminosäuresequenz des Proteins zugrunde. Veränderungen des Kohlenhydratanteils scheinen eine untergeordnete Rolle zu spielen (Owen u. Mitarb. 1978).
Die chemische Struktur bzw. Aminosäuresequenz der α_1-AT-Varianten werden durch jeweils unterschiedliche Allele kodiert. Es ist bisher gelungen, etwa 25 verschiedene Allele zu identifizieren. Der Erbgang ist autosomal kodominant, d. h., zwei korrespondierende Allele im Chromosom (1 auf der väterlichen, 1 auf der mütterlichen Chromosomenhälfte) kontrollieren gleichrangig das Erscheinungsbild (Phänotyp) des α_1-AT im Serum. Die Allele werden entsprechend den von ihnen bestimmten Proteinbandenmustern mit hochgesetzten Großbuchstaben in Verbindung mit Pi (Proteaseinhibitor) benannt, also z. B. Pi^M, Pi^S, Pi^Z. Ein Allelenpaar bildet den Genotyp, z. B. Pi^M/Pi^M, Pi^Z/Pi^Z (homozygot) oder Pi^M/Pi^Z, Pi^S/Pi^Z (heterozygot). Den dadurch festgeleg-

ten Phänotyp (Erscheinungsbild bzw. Bandenmuster des α_1-AT im Serum) bezeichnet man mit den entsprechenden Großbuchstaben: MM, ZZ oder MZ, SZ. Bei Homozygoten handelt es sich um ein einheitliches Protein mit definiertem Bandenmuster. Bei Heterozygoten liegen zwei unterschiedliche Proteine vor, deren jeweils charakteristische Proteinbanden sich summieren und in der Stärkegelelektrophorese und isoelektrischen Fokussierung ein Mischbild ergeben (s. Abb. 8.3 u. 8.4, S. 375).
Die qualitativ unterschiedlichen α_1-AT-Varianten sind mit unterschiedlichen Serumkonzentrationen des Proteins verknüpft. Zur vereinfachten Darstellung setzt man die normale Serumkonzentration von α_1-AT = 100%. Sie findet sich beim häufigsten Phänotypus MM. Das „Normal-Allel" Pi^M kodiert also für die Synthese von 50%, das Allelenpaar Pi^M/Pi^M für die Synthese von 100% der normalen α_1-AT-Serumkonzentration. Die sog. Defekt- oder Mangelallele Pi^Z, Pi^S, Pi^P, Pi^W kodieren ein α_1-AT-Protein, das nur relativ niedrige Serumkonzentrationen aufweist: Pi^Z: 10%, Pi^S: 25%, Pi^P: 15%, Pi^W: 30%. Entsprechend findet sich bei homozygoten Individuen mit dem Phänotyp ZZ eine α_1-AT-Serumkonzentration von 20%, bei SS von 50% usw. Die Erniedrigung der Serumkonzentrationen beruht wahrscheinlich auf der Hemmung der Ausschleusung des Proteins aus der Leberzelle. Nur zum geringen Teil dürfte eine unterschiedliche Plasmahalbwertszeit (5 statt 7 Tage) daran beteiligt sein.

Klinische Bedeutung

Klinische Relevanz haben die α_1-AT-Mangelzustände bei den Genotypen Pi^{ZZ}, Pi^{SZ}. Das Allel Pi^W fand sich nur bei Iberern (Fagerhol und Tenfjord, 1968). Das Pi^--(Null-)Allel mit nicht nachweisbarem Serum-α_1-AT, sowie Pi^M-Allele mit niedrigen α_1-AT-Konzentrationen sind Einzelbeobachtungen. Eine Übersicht über die Häufigkeit der einzelnen Allele gibt Tab. 8.1. Das in allen Populationen weitaus dominierende Allel ist M mit einer Häufigkeit von über 0,9. Danach folgt S mit etwa 0,02 bis 0,03 und Z mit 0,01 bis 0,02. In früheren Untersuchungen wurde die Genfrequenz des Z-Allels zu niedrig eingeschätzt, wahrscheinlich durch Nichterfassung vieler MZ-Typen. Nach neueren Studien (s. ENDRES 1981) liegt die Genfrequenz von Z etwa bei 0,02. Nach den Untersuchungen von SVEGER (1976) in Schweden käme auf 1686 Personen 1 homozygoter ZZ-Mangelträger, d. h., in einer Stadt von 100 000 Einwohnern wäre mit 59 Individuen mit homozygotem α_1-AT-Mangel zu rechnen. In anderen Ländern scheint ein homozygoter Mangel seltener aufzutreten.

Homozygoter α_1-AT-Mangel

Seit der Erstbeobachtung von LAURELL u. ERIKSSON im Jahre 1963 konnten zahlreiche Nachuntersucher einen Zusammenhang zwischen *homozygotem* (ZZ) α_1-AT-Mangel und familiär auftretendem *Lungenemphysem* bestätigen. Es handelt sich dabei um ein primäres, panlobuläres Emphysem, das von den basalen Lungenabschnitten seinen Ausgang nimmt. Etwa ein Drittel entwickelt im weiteren Verlauf eine chronische Bronchitis. Bei einem kleineren Teil der Mangelträger entsteht das Lungenemphysem sekundär aus einem chronisch obstruktiven Lungenleiden (LARSSON 1978). Das Emphysem bei homozygotem α_1-AT-Mangel manifestiert sich frühzeitig, bei Rauchern schon vor und um das 40. Lebensjahr, bei Nichtrauchern um das 50. Lebensjahr. In Einzelfällen entwickelt sich ein Lungenemphysem bereits im jugendlichen Alter. Das Rauchen verschlechtert die Prognose erheblich. In einer 14jährigen Verlaufsbeobachtung von 184 symptomatischen Patienten mit

Tabelle 8.1 Genfrequenzen der häufigsten Pi-Allele. Publikationsauswahl nach *Endres*

Erstautor	Population	Jahr	n	M	S	Z	F	I
Thomas	Deutsche	1971	1 052	0,952	0,019	0,004	0,002	0,002
Schmechta	Deutsche	1972	1 026	0,969	0,018	0,0043	0,008	0,0006
Fagerhol	Norweger	1967	2 830	0,946	0,023	0,016	0,013	0,001
Gulsvik	Norweger	1979	1 257	0,9352	0,0264	0,0239	0,0131	0,0008
Sveger	Schweden	1979	200 000			0,024		
Kueppers	US-Amerikaner	1978	240	0,94	0,042	0,013	0,002	0,004

α_1-AT-Mangel ermittelte LARSSON (1978) in Schweden ein durchschnittlich zu erwartendes Lebensalter von 40 Jahren für Raucher und von 65 Jahren für Nichtraucher bei einer Lebenserwartung der Normalbevölkerung von 75-80 Jahren. Über die Inzidenz eines Lungenemphysems oder chronisch obstruktiven Lungenleidens im Gesamtkollektiv aller Personen mit homozygotem α_1-AT-Mangel existieren keine gesicherten Zahlen. Aufgrund von Familienuntersuchungen (FUDENBERG u. LARSSON 1972) muß man sie jedoch als recht hoch ansehen.

Der Pathogenese des Lungenemphysems scheint folgender Mechanismus zugrunde zu liegen: Durchblutungsabhängig werden in der Lunge alternde Leukozyten aus der Blutbahn sequestriert und im Lungengewebe abgebaut. Dabei erfolgt eine kontinuierliche Freisetzung von Leukozytenproteasen. Bei pulmonalen Infekten fallen zusätzlich Proteasen, Elastasen, Kollagenasen usw. aus Bakterien, Makrophagen und Granulozyten an. Bei α_1-AT-Mangel können diese Enzyme nicht vollständig neutralisiert werden, und es kommt zu der sog. Selbstandauung der Lunge. Besonders ungünstig scheint sich der fehlende relative Anstieg des α_1-AT bei homozygotem Mangel im Verlauf von Infektionen auszuwirken. Für Individuen mit dem Phänotyp SZ und 35% der normalen α_1-AT-Serumkonzentration scheint Ähnliches zu gelten wie für den homozygoten ZZ-Mangel, gesicherte Zahlen liegen jedoch nicht vor.

Intermediärer α_1-AT-Mangel

Welche klinische Rolle einem mäßigen α_1-AT-Mangel zukommt, wie er bei heterozygoten Trägern (MZ, MS) und SS-Phänotypen zu finden ist, kann zur Zeit noch nicht eindeutig beurteilt werden. Nichtraucher mit intermediärem α_1-AT-Mangel zeigen keine Unterschiede im Vergleich zum Normalkollektiv. Dagegen scheint der additive Effekt von Rauchen und mäßigem α_1-AT-Mangel ein frühzeitiges Lungenemphysem oder eine chronisch obstruktive Lungenerkrankung zu begünstigen (ERIKSSON 1978).

M-Subtypen

Ob der M-Subtypisierung eine klinische Bedeutung zukommt, ist noch nicht endgültig geklärt. Zum jetzigen Zeitpunkt scheint die Subtypisierung vornehmlich von forensischem Interesse.

α_1-AT-Mangel und Hepatopathie

Bei Neugeborenen mit homozygotem α_1-AT-Mangel (ZZ-Phänotyp) wird in etwa 20% ein Icterus prolongatus, eine cholostatische Hepatitis oder - in schweren Fällen - die Entwicklung einer frühkindlichen Leberzirrhose beobachtet (SVEGER 1976). Auch im Erwachsenenalter muß gehäuft mit der Manifestation einer Hepatopathie gerechnet werden. LARSSON (1978) stellte bei 12% eines Kollektivs von 246 erwachsenen Patienten mit dem Phänotyp ZZ eine Leberzirrhose fest, ohne daß ein frühkindlicher Leberschaden zu eruieren war.

Bestimmungsmethoden

Quantitative Meßverfahren

Indikation

- Frühzeitiges Auftreten eines Lungenemphysems.
- Rasch progredientes Lungenemphysem.
- Bullöses Emphysem, besonders in den Lungenunterfeldern.
- Familienuntersuchungen.
- Unklarer Icterus prolongatus des Neugeborenen.
- Frühkindliche Hepatitis, Leberzirrhose.

Serumelektrophorese

Die Bestimmung der α_1-Globuline in der üblichen, in jedem Labor durchzuführenden Serumelektrophorese (Papierelektrophorese, Acetatfolienelektrophorese), ist eine sehr grobe Meßmethode. Bei Werten unter 2 g/l (< 200 mg/dl) ist eine weitere Abklärung erforderlich.

Bestimmung der Serumtrypsin-Inhibitorkapazität (STIC)

Die STIC kann nach der Methode von ERLANGER u. Mitarb. (1961) in der Modifikation von ERIKSSON (1965) gemessen werden. Im Gegensatz zu den anderen Verfahren mißt sie die Aktivität des Enzyms, nicht die Proteinkonzentration. Eine detaillierte Beschreibung des Tests gibt ERIKSSON (1965).

Prinzip des Verfahrens

In einer Testreaktion spaltet Trypsin das synthetische Substrat Benzoyl-Arginin-p-Nitroanilid. Das freigesetzte p-Nitroanilin wird bei 405 nm photometrisch gemessen. Die Zugabe von Patientenserum hemmt entsprechend der α_1-AT-Konzentration die Testreaktion.

Bewertung

Als Maß für die Inhibitorkapazität gilt die Menge Trypsin in mg, die durch ein ml Serum gehemmt wird.
Normalbereich: 0,8–1,5 mg.
Es ist gebräuchlich, die STIC eines Normalserumpools 100% zu setzen und die STIC der Patientenseren darauf zu beziehen. Die Durchführung der Methode, insbesondere die Standardisierung des Trypsins ist relativ aufwendig. Sie erfaßt außer α_1-AT auch andere trypsininhibierende Proteine (ca. 10% der Gesamt-STIC).

Radiale Immundiffusion

Die Konzentration des α_1-AT im Serum läßt sich einfach und mit geringstem Aufwand mittels der Mancini-Technik bestimmen.

Prinzip des Verfahrens

Eine Kunststoffschale wird mit einem gepufferten Agargel beschickt, das eine definierte Menge löslicher Antikörper gegen α_1-AT enthält. Das Patientenserum wird in ein vorgestanztes Auftragsloch pipettiert und diffundiert gleichmäßig radial in das Gel. Die Konzentration der Serumbestandteile nimmt proportional der Diffusionsstrecke ab. Am Ort des optimalen Antigen (= α_1-AT)/Antikörper-Verhältnisses kommt es zur Bildung von Antigen/Antikörper-Präzipitaten, die als Ring sichtbar werden. Der Durchmesser des Rings ist ein direktes Maß für die α_1-AT-Konzentration (s. Abb. 8.1).

Notwendige Materialien und Geräte

- Immundiffusionsplatten: Fertige, mit Agargel, das Antikörper gegen α_1-AT enthält, beschichtete Kunststoffschalen der Behring-Werke (M-Partigen-Immundiffusionsplatten).
- Mikroliterspritze (z.B. Partigen-Dispenser, Behringwerke, Eppendorf-Mikropipette).
- Meßlineal, Meßlupe, ggf. Meßprojektor für Immunanalysen (Fa. Behring).

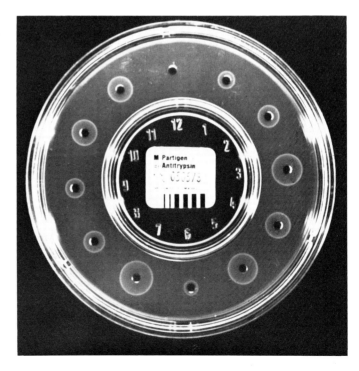

Abb. 8.1 M-Partigen-Platte der Behringwerke zur quantitativen Messung des α_1-Antitrypsins (α_1-AT). 1,2,3: verschiedene Verdünnungen des Standardserums. 4,5,7,10,11: Normalseren mit α_1-AT-Konzentrationen von 2,55–4,80 g/l (255–480 mg/dl). 7 u. 8: heterozygoter α_1-AT-Mangel, Serumkonzentration 1,5 g/l (150 mg/dl) u. 1,15 g/l (115 mg/dl). 6: homozygoter α_1-AT-Mangel, Serumkonzentration: 0,4 g/l (40 mg/dl)

Durchführung

5 μl Patientenserum, 1:5 in isotonischer NaCl-Lösung verdünnt, werden mit der Mikroliterspritze in das Auftragsloch pipettiert. Mit einem Kontrollserum (Fa. Behring) wird gleich verfahren. Nachdem das Serum in die Gelschicht eindiffundiert ist, wird die Platte fest verschlossen und bei Raumtemperatur 48 Std. stehengelassen. Danach wird mit dem Meßlineal und der Meßlupe der Durchmesser des Rings exakt gemessen und in einer Bezugswerttabelle die α_1-AT-Konzentration abgelesen. Durch Multiplikation mit dem Verdünnungsfaktor errechnet man die α_1-AT-Serumkonzentration. Das Kontrollserum muß im Vertrauensbereich liegen. Alternativ läßt sich mit Verdünnungen eines Protein-Standardserums (Fa. Behring) im Koordinatensystem Antigenkonzentration/Präzipitatdurchmesser[2] eine Gerade aufstellen und daran die α_1-AT-Konzentration ablesen.

Bewertung

Das Verfahren hat sich wegen des geringen Arbeitsaufwandes und der geringen Störanfälligkeit allgemein durchgesetzt. Die Korrelation zwischen der α_1-AT-Konzentration im Serum und der STIC ist gut (ERIKSSON 1965). Der Meßbereich liegt zwischen 60 und 850 mg/l (6–85 mg/dl), entsprechend einer Serumkonzentration von 0,30–4,25 g/l (30–425 mg/dl). Methodische Schwankungen können 10–15% betragen, in niedrigen Bereichen etwas mehr.

Normalbereich

1,9–3,5 g/l (190–350 mg/dl).
Bezüglich der ermittelten α_1-AT-Serumkonzentrationen s. Tab. 8.2, Abb. 8.2 und Abschnitt „Klinische Bedeutung".

Tabelle 8.2 α_1-Antitrypsin-Konzentration im Serum

Normalbereich: 1,9–3,5 g/l (190–350 mg/dl)

Erhöhung:
Akute und chronische Infektionen
Akute und chronische Leberparenchymschädigungen
Östrogenzufuhr / orale Kontrazeptiva
Schwangerschaft
Neoplasien
Gewebedestruktion
Postoperativ
Systemerkrankungen

Erniedrigung:
Eiweißverlust: renal oder enteral
  insbesondere: Frühgeborene und dystrophe Neugeborene mit Eiweißverlustsyndrom.
Genetisch: Die Allele Z, S, P codieren ein α_1-AT mit niedrigen Serumkonzentrationen.

Normale Serumspiegel:
Normalzustand oder:
Intermediärer Mangel (Phänotypen MZ, MS, SS) und gleichzeitiges Vorliegen eines Faktors, der zum Anstieg führt (s.o.). – Maskierung eines intermediären Mangels

α_1-AT-Phänotypisierung

Indikation

- Erniedrigte α_1-AT-Serumkonzentrationen.
- Familienuntersuchungen.

Prinzip des Verfahrens

Die *isoelektrische Fokussierung* zur Darstellung des Proteinbandenmusters der verschiedenen α_1-AT-Phänotypen erfolgt in Anlehnung an die von ARNAUD u. Mitarb. (1975) erarbeitete Methode. Das Prinzip der isoelektrischen Fokussierung läßt sich wie folgt darstellen: Die Nettoladung eines jeden Proteins (Summe aller positiven und negativen Ladungen an der Oberfläche des Proteins) variiert mit dem Umgebungs-pH. In einem niedrigen pH-Bereich ist sie in der Regel positiv, in

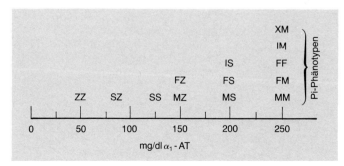

Abb. 8.2 Ungefähre α_1-AT-Serumkonzentrationen bei verschiedenen Phänotypen

einem hohen pH-Bereich negativ. Bei einem bestimmten, für jedes Protein charakteristischen pH, ist die Nettoladung gleich Null (isoelektrischer Punkt oder pI-Wert). Zur Auftrennung der Proteine nach ihren pI-Werten wird über eine Trennstrecke ein stabiler linearer pH-Gradient aufgebaut, z. B. pH 3,5-10 oder ein mehr aufgespreizter Bereich von pH 4-5. Der Aufbau eines solchen pH-Gradienten gelingt mittels Ampholine-Trägerampholyten – ein Gemisch aus verschiedenen niedermolekularen Polyaminocarbonsäuren mit unterschiedlichen pI-Werten im pH-Bereich von 2,5-11. Diese Trägerampholyten werden zumindestens 2% einer Matrix – zumeist Polyacrylamidgel – zugesetzt. Wird an der Gelplatte über eine Elektrolytlösung eine Spannung angelegt, so wandern aufgetragene Proteine in dem pH-Gradienten zur Anode oder Kathode (je nach Auftragsort und Nettoladung) so lange, bis ihr isoelektrischer Punkt erreicht ist bzw. ihre Nettoladung gleich Null ist. An diesem Ort kann das Protein als schmale Bande sichtbar gemacht werden. Die isoelektrische Fokussierung gilt als eine der leistungsfähigsten Methoden zur Auftrennung von Proteinen.

Untersuchungsmaterial

Serum aus 10 ml Nativblut. Das Serum kann ungekühlt versandt werden bei Zustellung innerhalb von 48 Stunden. Gekühlt etwa 1 Woche haltbar. Tiefgefroren ist das Protein mindestens 1 Jahr stabil. Wiederholtes Auftauen und Einfrieren sollte vermieden werden.

Notwendige Geräte

- Gießform für das Gel,
- 2 Glasplatten 125 × 260 × 3 mm,
- 2 Glasplatten 125 × 260 × 1 mm,
- umlaufende Gummidichtung 3 mm stark,
- Metallklammern.

Die angeführten Arbeitsmittel sind enthalten im Polyacrylamidgel-Elektrophorese-Kit der Fa. LKB.

- Komplette, für die isoelektrische Fokussierung geeignete Elektrophoresekammer mit Puffertrögen, Glaskühlplatte usw. (z. B. Multiphor von LKB).
- Umlauf-Kryostat (z. B. 2209 Multi-Temp von LKB).
- Gleichspannungs-Stromversorgungsgerät (z. B. LKB 2103 Power Supply) mit Wahlmöglichkeit zwischen konstanten Spannungs-, Strom- oder Leistungswerten.
- Hot plate shaker.

Notwendige Reagenzien

Zur Herstellung des Gels:
- Acrylamid (Fa. Serva Feinbiochemica, Heidelberg),
- N,N'-methylen-bis-acrylamid (Fa. Serva),
- Ampholine-Trägerampholyte (Fa. LKB) pH-Bereich 4-6 oder pH-Bereich 4-5,
- N,N,N',N'-Tetramethylaethylendiamin (Fa. Serva),
- Ammoniumpersulfat (Fa. Merck, Darmstadt).

Pufferlösung zur isoelektrischen Fokussierung:
- Phosphorsäure 1 mol/l,
- Glycin 1 mol/l (Fa. LKB).

Zur Herstellung der Fixier-, Färbe-, Entfärbe- und Konservierungslösung:
- Coomassie Brillant Blue R-250 (Fa. Merck),
- Sulfosalicylsäure (Fa. Merck),
- Trichloressigsäure (Fa. Merck),
- Ferner Methanol, Äthanol, Essigsäure, Glycerin.

Vorbereitung

Alle Arbeiten sollten unter dem Abzug durchgeführt werden.

Herstellung des Gels

- Lösung A: 29,1 g Acrylamid in kleinerem Volumen Aqua dest. zur Lösung bringen, dann mit Aqua dest. ad 100 ml auffüllen. Die Lösung ist in lichtgeschützter Flasche bei 4 °C ca. 1 Woche haltbar.
- Lösung B: 0,9 g N,N'-Methylen-bis-acrylamid in 100 ml Aqua dest. unter Rühren und leichtem Erwärmen lösen. Vor Weiterverarbeitung abkühlen lassen. Die Lösung ist in einer lichtgeschützten Flasche bei 4 °C 1 Woche haltbar.

Zu beachten: Acrylamid und N,N'-Methylen-bis-acrylamid sind in der monomeren Form toxisch. Hautkontakt und Inhalation müssen durch Schutzkleidung und Arbeiten unter dem Abzug vermieden werden.
- Lösung C: 7,5 g Saccharose in 37 ml Aqua dest. lösen, Lösung immer frisch ansetzen.

Ansatz: 37 ml Lösung C:
+ 10 ml Lösung A
+ 10 ml Lösung B

+ 50 μl TEMED
+ 1,5 ml Ampholine
Mischung in Vakuumflasche 10 min entgasen.
+ 2 ml Ammoniumpersulfat 1%

Gießen des Gels

Fertige Lösung in eine 50-ml-Spritze aufziehen und vorsichtig an einer Ecke der Gießform (Gummifalz kurzes Stück herausziehen) zwischen die Glasplatten laufen lassen. Luftblasenbildung vermeiden. Gel 20 min bei Raumtemperatur polymerisieren lassen. Anschließend 30 min auf 4°C abkühlen. Danach äußere Glasplatten vorsichtig abheben, überschüssige Feuchtigkeit am Rande abtupfen. In Polyäthylenfolie verpackt, ist das Gel bei 4°C etwa 2-3 Wochen haltbar.

Alternative

Anstatt der aufwendigen Selbstherstellung des Gels kann man auch fertige Ampholyne-Polyacrylamid-Gel-Platten beziehen (Fa. LKB). pH-Bereich 4-6,5 oder 4-5.
Haltbarkeit bei Kühlung: etwa 3 Monate.

Fixier- und Färbelösung

112 ml Coomassie Brillant Blue 0,33% in Methanol,
+ 465 ml Aqua dest.,
+ 22,5 g Sulfosalicylsäure,
+ 75 g Trichloressigsäure.

Entfärbelösung

Aqua dest., Äthanol, Essigsäure im Verhältnis 8:3:1 mischen.

Konservierungslösung

40 ml Glycerin + 400 ml Entfärber.

Durchführung der isoelektrischen Fokussierung

- Umlaufkühlsystem an die Kühlplatte der Elektrophoresekammer anschließen und in Betrieb nehmen. Temperatur 10°C. Gelplatte vorsichtig und absolut blasenfrei auf die Kühlplatte aufschieben. Der Kontakt kann mit z.B. Kerosinöl verbessert werden. Zwei Filterkartonstreifen (Whatman No. 17, 1 × 24,5 cm) werden mit dem jeweiligen Puffer getränkt, abgetupft und an den Längsseiten des Gels aufgelegt zur Herstellung des Kontakts mit der Anode (H_3PO_4 1 mol/l) und Kathode (Glycin 1 mol/l).
- Aufbringen der Proben: An der kathodennahen Längsseite des Gels werden in 2 cm Abstand zum Rand etwa 22-24 Filterpapierstückchen 5 × 10 mm (Fa. Schleicher + Schüll) aufgelegt. Der Abstand untereinander soll 0,5 cm betragen. Die Filterstückchen werden mit 15 μl der jeweiligen Patientenseren getränkt (Auftrag mit Pipette).
- Elektrofokussierung: Stromstärke auf konstant 50 mA einstellen (kontinuierliche Spannungserhöhung). Nach 20 min Gerät abschalten und Filterpapierblättchen entfernen. Anschließend 180 min bei einer konstanten Spannung von 800 V fokussieren (kontinuierlicher Stromstärkeabfall).
- Fixieren und Färben: Gel 15 min bei 60°C auf Hotplate-Shaker der Färbeschale fixieren und färben.
- Entfärben: Gel 2 × 15 min in jeweils frische Entfärberlösung legen, dann über Nacht in Entfärberlösung stehen lassen. Je nach Bedarf kann die Entfärbung um 2-3 Tage verlängert werden.
- Konservierung: Gel auf Plastikfolie 1 Std. in Konservierlösung tränken. 4-5 Std. an der Luft stehen lassen. Danach Gel auf Glasplatte mit Cellophanfolie luftblasenfrei überziehen und einschlagen. PAG-Fertigplatten: Mitgelieferte Plastikfolie luftblasenfrei aufrollen, Kanten gleichmäßig zuschneiden und mit Tesafilm versiegeln. Flachlagernd trocknen lassen. Da bei langfristiger Lagerung des Gels immer Alterationen auftreten können, stellen wir zur dauernden Dokumentation routinemäßig von dem Gel ein Diapositiv her. Bei entsprechender Aufnahmetechnik ist die isoelektrische Fokussierung auch mittels des Diapositivs gut auswertbar.

Modifikationen

Bei Anlegung einer höheren Spannung (1500 V) kann man die Fokussierungszeit verkürzen. Die Gefahr einer lokalen Überhitzung ist jedoch dadurch erhöht.
Mittels der Fokussierung über die Längsseite des Gels (zu beachten sind die längeren Laufzeiten) in einem pH-Bereich von 4-5 ist eine M-Subtypisierung möglich (s. KÜHNL 1979).

Fehlermöglichkeiten

- Verziehungen durch lokale Überwärmung bei kleinen Luftblasen unter dem Gel.
- Risse bei zu altem Gel.

Nachweis von Proteaseninhibitoren-Mangelzuständen   375

- Auftrag von zuviel Serum.
- Durch nicht sachgemäße Lagerung des Serums über längere Zeit, oftmaliges Auftauen und Einfrieren kann es zur Dissoziation und Zersetzung von Proteinen kommen. Dadurch treten zusätzliche Banden auf, die Banden sind breit und verwaschen auf einem diffus proteinhaltigem, gefärbtem Hintergrund.

Im Rahmen von neoplastischen Prozessen und von schweren Infektionen im Neugeborenenalter können bei Individuen des Typs MM anodenwärts zusätzliche Proteinbanden auftreten. Ein Verlust von Banden ist beim nephrotischen Syndrom sowie bei Frühgeborenen und dystrophen Neugeborenen mit Eiweißverlustsyndrom möglich (GUNSCHERA 1979).

Auswertung

Die Auswertung kann sofort vorgenommen werden. In der Pi-Zone werden die Proteinbanden aufgesucht und entsprechend dem Schema (Abb. 8.3) eingeordnet. Es empfiehlt sich dabei folgendes Vorgehen: Die gesamte Pi-Zone läßt sich in Etagen unterteilen, entsprechend den Positionen der fünf Proteinbanden des M-Typs, die Fagerhol analog den Peaks in der gekreuzten Immunelektrophorese mit M_2, M_4, M_6, M_7, M_8 bezeichnete. An diesen Hilfslinien orientiert man sich bei der Einordnung der Proteinbanden unbekannter Pi-Typen. Die meisten Pi-Typen lassen sich identifizieren anhand des typischen Musters aus fünf Proteinbanden (2 Haupt- und 3 Nebenbanden). Bei dem M-Typ befinden sich die zwei Hauptbanden in M_4 und M_6, die Neben-

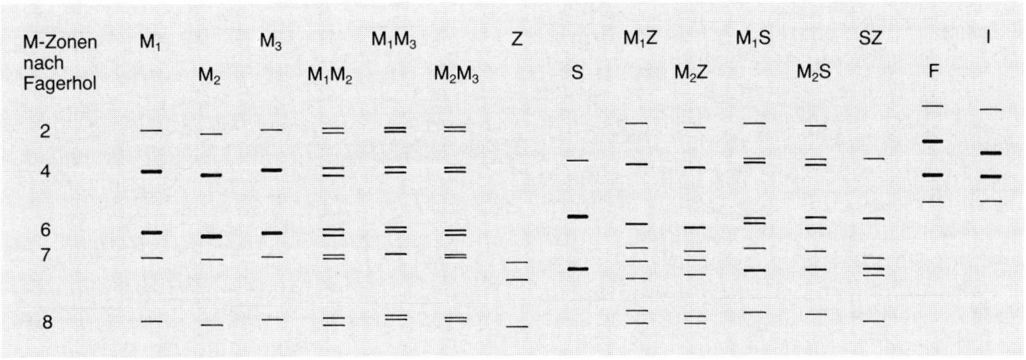

Abb. 8.3 Schematische Darstellung der häufigsten Pi-Phänotypen in der isoelektrischen Fokussierung (nach *Endres* 1981). Zwei dicht benachbarte Banden können bei der Fokussierung über die Breitseite des Gels oft nur als eine breite Bande zu erkennen sein

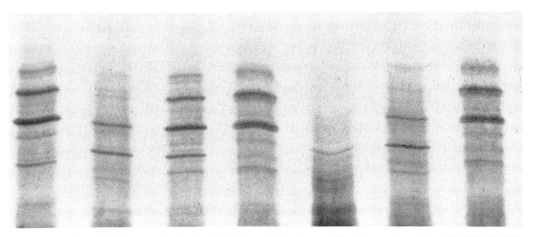

Abb. 8.4 Häufige Pi-Phänotypen in der isoelektrischen Fokussierung. Von links nach rechts: MM, SS, MS, MM, ZZ, SS, MM

banden in M_2, M_7, M_8 Position. Bei dem F-Typ sind alle Banden in Richtung Anode verschoben. Der S-Typ hat eine Hauptbande im Bereich M_6 und die zweite zwischen M_7 und M_8. Beim Mangeltyp Z fehlen die Hauptbanden, es sind nur drei diskrete Proteinlinien etwa bei M_7–M_8 erkennbar. Bei Heterozygoten summieren sich die Banden der jeweiligen Allele zu einem Mischbild. Die einzelnen Banden sind dabei etwas schwächer ausgeprägt als bei den entsprechenden homozygoten Typen (Abb. 8.4).

Angiotensin-Converting-Enzym

Das Angiotensin-Converting-Enzym (ACE) wurde für die Pneumologie interessant, als LIEBERMAN 1975 den Serumspiegel des Enzyms bei einem Großteil der aktiven Sarkoidosen erhöht fand. Zahlreiche Nachuntersuchungen an größeren Patientenkollektiven haben insgesamt den Wert der Serum-ACE-(SACE-)Bestimmung in der Diagnostik und Verlaufskontrolle der Sarkoidose bestätigt, obgleich Ergebnisse und Schlußfolgerungen teilweise differieren (LIEBERMAN u. Mitarb. 1979, SEHRT u. CHRIST 1979, TURTON u. Mitarb. 1979, SHULTZ u. Mitarb. 1979, RØMER 1980, DEREMEE u. Mitarb. 1980, ROHATGI u. Mitarb. 1981).

Die physiologische Rolle des ACE besteht in der Umwandlung des Angiotensin I in das vasopressorische Angiotensin II durch Abspaltung des Dipeptids L-Histidyl-L-Leucin. Das Enzym ist ferner in der Lage, Bradykinin zu inaktivieren (s. auch Tab. 8.3). ACE wird in allen Gefäßendothelien synthetisiert, zum weitaus größten Teil jedoch in den Endothelien der Lungenstrombahn. RYAN u. Mitarb. (1975) gelang es, das ACE an der dem Lumen zugewandten Membran der Endothelzellen zu lokalisieren.

Zunächst blieb die Ursache der SACE-Erhöhung bei Sarkoidose unklar. Mittels Immunfluoreszenz konnten SILVERSTEIN u. Mitarb. (1976, 1979) relativ hohe ACE-Konzentrationen in Sarkoidose-Epitheloidzellen und Riesenzellen nachweisen. Neuere Untersuchungen zum Pathomechanismus der Sarkoidose (HUNNINGHAKE u. CRYSTAL 1981, SILVERSTEIN 1983) deckten folgende Zusammenhänge auf: Die am Ort der Sarkoidosereaktion im Überschuß vorhandenen T-Helfer-Zellen (gestörtes Gleichgewicht zwischen T-Helfer- und T-Suppressor-Zellen) bewirken eine Transformation der eingewanderten Makrophagen in Epitheloidzellen und induzieren in der Folge die Synthese von ACE und mehrerer anderer Proteine (Mediatoren). Wie man aufgrund von ACE-Aktivitätsmessungen in Sarkoidose-Lymphknoten weiß (SILVERSTEIN u. Mitarb. 1976), liegt die Syntheserate von ACE in den Epitheloidzellen so hoch, daß sie die erhöhten SACE-Spiegel erklärt.

Ob dem ACE eine pathophysiologische Rolle bei der Sarkoidose zukommt (evtl. Freisetzung von Entzündungsmediatoren aus Vorstufen) oder ob es sich nur um ein Epiphänomen handelt, ist nicht geklärt.

Tabelle 8.3 Angiotensin-Converting-Enzym (ACE)

MW	140000
Synthese in:	Endothelzellen (Lunge, Leber usw.) Proximalem Tubulus der Niere Epitheloidzellen (abhängig von der zugrundeliegenden Erkrankung) Riesenzellen (in Granulomen)
Hydrolytische Spaltung von:	Angiotensin I Bradykinin β-Kette des Insulins Enkephalinen

Bestimmung des SACE

Indikation

- Verdacht auf Sarkoidose,
- Verlaufskontrolle der Sarkoidose.

Photometrische Methode

Prinzip des Verfahrens

Am gebräuchlichsten ist die *spektrophotometrische Methode* von CUSHMAN u. CHEUNG (1971) in einer Modifikation von LIEBERMAN

(1975): Als Substrat für das ACE wird das synthetische Peptid Hippuryl-L-Histidyl-L-Leucin mit der Serumprobe inkubiert. Das Enzym spaltet als Dipeptidase den L-Histidyl-L-Leucin-Rest ab, die freigesetzte Hippursäure wird extrahiert und anschließend die Extinktion bei 228 nm gemessen.

Untersuchungsmaterial

8–10 ml Nativblut, möglichst vom nüchternen Patienten, werden abgesert. Das Enzym ist relativ stabil. Der Versand kann ungekühlt erfolgen, wenn ein Eintreffen innerhalb von 24–36 Std. gewährleistet ist, ansonsten Kühlung. Tiefgefroren ist das Enzym 1 Jahr stabil.

Notwendige Geräte

- Wasserbad mit Thermostat,
- Hitzeblock für 10-ml-Zentrifugenröhrchen (Anfertigung von zahlreichen labortechnischen Betrieben),
- Spektrophotometer mit UV-Meßbereich,
- 10-ml-Zentrifugenröhrchen mit Schliff- und Glasstopfen,
- Arbeitsplatz mit Abzug.

Notwendige Reagenzien

- Di-Kaliumhydrogenphosphat-3-hydrat ($K_2HPO_4 \times 3 H_2O$) (Fa. Merck, Darmstadt),
- Kaliumdihydrogenphosphat krist. reinst (KH_2PO_4) (Fa. Merck),
- NaCl,
- Salzsäure 1 mol/l,
- Äthylacetat pro analysi (Fa. Merck),
- Hippursäure 99% (Fa. EGA-Chemie, Steinheim),
- Hippuryl-L-Histidyl-L-Leucin (Fa. Sigma Co. St. Louis, USA).

Vorbereitung

- Herstellung des Kaliumphosphatpuffers (Phosphat 500 mmol/l, NaCl 750 mmol/l):
  Stammlösung A (basisch):
  $K_2HPO_4 \times 3 H_2O$ 57 g
  + NaCl   21,9 g
  ad 500 ml Aqua dest.
  Stammlösung B (sauer):
  KH_2PO_4 34 g
  + NaCl   21,9 g
  ad 500 ml Aqua dest.
  Beide Stammlösungen sind im Kühlschrank 3–4 Wochen haltbar. Der Puffer sollte immer frisch angesetzt werden. Es empfiehlt sich folgendes Vorgehen: Zu 100 ml basischer Stammlösung wird unter Umrühren (Magnetrührer) und ständiger pH-Messung tropfenweise saure Stammlösung zugegeben, bis ein pH von 8,35 erreicht ist.
- Substrat:
  Hippuryl-L-Histidyl-L-Leucin 12,5 mmol/l in Kaliumphosphatpuffer, pH 8,35.
- Standard:
  Hippursäure 2, 3, 4 mmol/l in Kaliumphosphatpuffer pH 8,35.

Durchführung

Der Test wird entsprechend dem Schema in Tab. 8.4 durchgeführt. Es sollten stets Doppelbestimmungen durchgeführt werden. Die Reproduzierbarkeit läßt sich durch ein bei allen Bestimmungen mitgeführtes Referenzserum überprüfen. Der Standard kann mit dem Referenzserum angesetzt werden, um stets konstante Bedingungen zu gewährleisten. Während der Inkubation sollten die Röhrchen abgedeckt sein (Parafilm, Glasstopfen). Nach der Zentrifugation soll die überstehende Phase (Äthylacetat) sofort in frische Glasröhrchen pipettiert werden. Äthylacetat darf nicht mit dem Mund pipettiert werden, eine Inhalation ist zu vermeiden. Alle Arbeiten mit Äthylacetat und die Verdampfung des Äthylacetats sind unter dem Abzug durchzuführen. Äthylacetat kann Plastik angreifen. Zur Elimination unterschiedlich auftretender Trübungen hat es sich bei uns bewährt, alle Proben unmittelbar vor der Messung durch ein Millipor-Filter $0,22 \mu m$ zu filtrieren.

Berechnung der ACE-Einheiten

Eine ACE-Einheit ist definiert als die Menge freigesetzter Hippursäure in nmol, die durch das Enzym in 1 min freigesetzt wird. Die Einheiten (Units) werden pro l (ml) angegeben. Anhand der mitgeführten Standards läßt sich zunächst die Extinktion pro 100 nmol Hippursäure berechnen:

$$\frac{E \text{ Stand. } 60 \text{ min} - E \text{ Stand. } 0}{\text{Konzentration Stand. (mmol/l)}} = \frac{E/100 \text{ nmol}}{\text{Hippursäure}}$$

Die Berechnung der Einheiten pro l (ml) kann in der folgenden Weise vorgenommen werden:

$$\frac{^E\text{Probe 60 min} - {^E}\text{Probe 0}}{E/100 \text{ nmol Hippursäure}} \times \frac{100 \text{ nmol}}{0,15 \text{ ml} \times 60 \text{ min}} = kU/l \, (= U/ml)$$

Tabelle 8.4 Schematische Darstellung der ACE-Bestimmung

Serum	Proben-0-Wert 0,15 ml (Patientenserum)	Probe 0,15 ml (Patientenserum)	Standard-0-Wert 0,15 ml (beliebiges Serum)	Standard 0,15 ml (beliebiges Serum)
Hip.-His-Leu 12,5 mM in Puffer	0,1 ml	0,1 ml	0,1 ml	0
Standard (Hip.-S.) in Puffer	0	0	0	0,1 ml, 3, 4 u. 5 mmol/l
HCl 1 mol/l	0,25 ml	0	0,25 ml	0
		Inkubation 60 min bei 37 °C		
HCl 1 mol/l	0	0,25 ml	0	0,25 ml
Äthylacetat	1,5 ml	1,5 ml	1,5 ml	1,5 ml

Anschließend wird mit allen Röhrchen wie folgt verfahren:
- Mischen 15 s
- Zentrifugation 10 min bei 2800 U/min
- Abheben von 1 ml Äthylacetatphase
- Überführen in neue Röhrchen
- Verdampfen des Extraktionsmittels im Hitzeblock bei 120 °C, 15 min
- + 1 ml NaCl 1 mol/l
- Mischen – 15 s
- + 2 ml NaCl 1 mol/l
- Mischen – 5 s
- Messung der Extinktion bei 228 nm gegen NaCl 1 mol/l

Bewertung des Testverfahrens
- Vorteile: Bisher am häufigsten eingesetztes Verfahren, das sich in der Sarkoidosediagnostik allgemein bewährt hat. Geringe Kosten, einfache apparative Ausstattung.
- Nachteile: Sehr exaktes Arbeiten erforderlich, die Extinktionsmessung bei 228 nm reagiert sehr empfindlich auf geringe Verunreinigungen und nicht völlig verdampftes Äthylacetat. Hohe Serumlipidspiegel (z. B. bei Diabetes) sollen das Meßverfahren beeinflussen.

Alternative Meßverfahren

Spektrofluorimetrische Methode:

Prinzip
(nach FRIEDLAND u. SILVERSTEIN 1976)

Patientenserum wird mit dem Substrat Hippuryl-L-Histidyl-Leucin inkubiert (wie oben beschrieben) und die Reaktion mit Natronlauge gestoppt. Anschließend zugegebenes o-Phthaldialdehyd verbindet sich mit dem abgespaltenen L-Histidyl-L-Leucin zu einer fluoreszierenden Substanz. Nach Zugabe von HCl wird das präzipitierte Protein abzentrifugiert. Die Messung kann dann sofort in einem Spektrofluorimeter gemessen werden. Anregende Wellenlänge: 360 nm, Messung der emittierten Fluoreszenz bei 500 nm.

Bewertung des Verfahrens
- Vorteile: Sehr empfindlicher Test, schnelle Durchführung. Es werden ähnliche Ergebnisse wie mit der spektrophotometrischen Methode erzielt.
- Nachteile: Aufwendigere Geräteausstattung (Spektrofluorimeter). Mit HCl nicht ausfällbare Serumbestandteile können die Fluoreszenz beeinflussen.

Radiochemische Methode

Prinzip

Als Substrat kann Glycin-1-^{14}C-Hippuryl-L-His-L-Leu (ROHRBACH u. DEREMEE 1979) oder ^{3}H Hippuryl-Gly-Gly (RYAN u. Mitarb. 1980) eingesetzt werden. Prinzipiell sind die gleichen Arbeitsschritte erforderlich wie bei der spektrophotometrischen Methode. SACE spaltet den L-His-L-Leu, bzw. den freigesetzten Gly-Gly-Rest ab, die ^{14}C bzw. ^{3}-H-markierte Hippursäure wird mit einem Flüssigkeitsszintillationszähler (Beta-Counter) gemessen. Ein kompletter Testsatz wird von der Fa. Ventrix, USA, in Deutschland von der Fa. Paesel/Frankfurt, angeboten.

Bewertung des Testverfahrens

- Vorteile: Es werden eine geringere Störanfälligkeit, eine höhere Empfindlichkeit und eine bessere Reproduzierbarkeit als bei den anderen Tests beschrieben.
- Nachteile: höhere Kosten als bei den anderen Verfahren. Flüssigkeitsszintillationszähler erforderlich. Die Umgangsgenehmigung für ^{14}C oder ^{3}H muß vorliegen, die entsprechenden Strahlenschutzbestimmungen sind zu beachten.

Beurteilung der SACE-Werte

Normbereich

Ein allgemein gültiger Normbereich läßt sich nicht angeben. Auch bei Anwendung der gleichen Methode variieren die durchschnittlichen Normwerte von Labor zu Labor (STUDY u. JAMES 1983). Der von uns ermittelte Normbereich umfaßt Werte von 18 kU/l (U/ml) bis 46 kU/l (U/ml) (MW 32 kU/l (U/ml) SD ± 7 kU/l). Dies stimmt weitgehend mit den Normbereichen zahlreicher anderer Autoren überein. (SILVERSTEIN u. Mitarb. 1976, STUDY u. Mitarb. 1978, GRÖNHAGEN-RISKA u. SELROOS 1979, SHULTZ u. Mitarb. 1979, KATZ u. Mitarb. 1981).

SACE bei Sarkoidose

Seit der Arbeit von LIEBERMAN (1975) haben zahlreiche Folgestudien eine Erhöhung des SACE bei Sarkoidose zeigen können. Die Angaben schwanken von 45% bis 88% deutlich erhöhter SACE-Spiegel bei aktiver, unbehandelter Sarkoidose. In einer eigenen Untersuchung (MÜLLER u. Mitarb. 1983) fanden wir bei 73% der Sarkoidosepatienten den SACE-Spiegel zum Zeitpunkt der Diagnosestellung erhöht (Abb. 8.5). Eine Ausnahme hiervon scheinen die Patienten mit Sarkoidose und Erythema nodosum zu machen. Bei ihnen ließ sich in der Regel kein signifikant erhöhtes SACE bei Diagnosestellung nachweisen (SELROOS u. Mitarb. 1980, RØMER 1980).

Im Verlauf der Sarkoidoseerkrankung korreliert der SACE-Spiegel sehr eng mit dem klinisch-radiologischen Befund. Fällt das SACE ab, ist stets eine Befundverbesserung festzustellen, ein Ansteigen signalisiert ein Rezidiv (GRÖNHAGEN-RISKA u. SELROOS 1979, DEREMEE u. ROHRBACH 1980, BAUER u. Mitarb. 1980, WEAVER u. Mitarb. 1981, MÜLLER u. Mitarb. 1983).

Die Indikation zur Cortisontherapie richtet sich in der Regel nicht nach der Höhe des SACE. Ist aber die Entscheidung zur Therapie davon unabhängig gefallen, so ist die Bestimmung des SACE zur Erfolgskontrolle geeignet. Der Abfall des SACE unter Cortison kommt überwiegend durch die Beeinflussung des Krankheitsprozesses zustande. Zum Teil führen höhere Cortisondosen zu einer mäßigen, unspezifischen Erniedrigung des SACE (TURON u. Mitarb. 1979). Eine Dosis von 10 mg Prednison hat jedoch offensichtlich keinen nennenswerten unspezifischen supprimierenden Effekt (MÜLLER u. Mitarb. 1983).

Die von uns gefundenen Änderungen des SACE in bezug auf die unterschiedlichen Krankheitsverläufe sind zusammenfassend in Abb. 8.6 (S. 381) dargestellt. Je nach Fall ist eine SACE-Kontrolle in 1-, 3- oder 6monatigen Abständen angezeigt. Anstieg und Abfall des SACE um mehr als 10 kU/l (U/ml) signalisieren eine Änderung der Krankheitsaktivität.

SACE bei anderen Erkrankungen

Wie der Tab. 8.5 zu entnehmen, kann das SACE bei zahlreichen anderen Erkrankungen erhöht sein. Die differentialdiagnostisch zur Sarkoidose wichtigsten Erkrankungen, wie Tuberkulose, Morbus Hodgkin, idiopathische Lungenfibrose zeigen jedoch – von Einzelfällen abgesehen – keine signifikanten SACE-Erhöhungen. Lediglich bei der Silikose (32%) und der exogen allergischen Alveolitis (14%) ist mit höheren SACE-Werten zu rechnen. Beide Erkrankungen lassen sich in den meisten Fällen anamnestisch abgrenzen.

In Anbetracht der Häufigkeit eines Diabetes mellitus könnte sich ein erhöhtes SACE (23%) störend auswirken. Deutliche Erhöhungen fanden sich jedoch nur in 4%. Bei allen Patienten bestand eine ausgeprägte Mikroangiopathie. Inwieweit die erhöhten Serumlipide der Diabetiker die photometrische Messung beeinflussen, ist nicht klar. Erhöhungen des

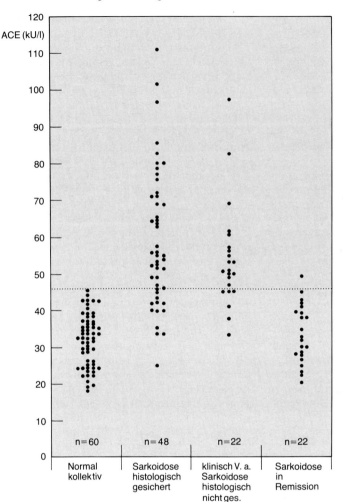

Abb. 8.5 ACE-Serumspiegel bei Sarkoidosepatienten ohne Cortisontherapie

SACE bei Hepatitis sind noch nicht ausreichend dokumentiert.

Zusammenfassende Wertung

Ist der SACE-Spiegel deutlich erhöht, so spricht das im europäischen Raum mit einer Wahrscheinlichkeit von 90% für eine Sarkoidose. Liegt der Spiegel im Normbereich, ist keine Aussage möglich, da etwa ein Drittel der Sarkoidosepatienten normale Werte aufweist. Die Bestimmung des SACE ist für die Verlaufskontrolle der Sarkoidose geeignet. Veränderungen des SACE um mehr als 10 kU/l (U/ml) (photometrische Methode) zeigen eine Aktivitätsänderung der Sarkoidose an.

Lysozym

Lysozym, eine Hydrolase mit einem MW von 15 000, wird von phagozytierenden Zellen wie neutrophilen Granulozyten und Makrophagen/Monozyten sezerniert. Das Enzym ist in der Lage, die Mucopolysaccharidkomplexe der Bakterienzellwände zu depolymerisieren und sie dadurch aufzulösen. Lysozym spielt eine Rolle in der Phagozytose und wird als ein Vermittler der Abwehrfunktion des Makrophagen bei Tumoren angesehen (OSSERMAN u. Mitarb. 1973).

Bei aktiver, unbehandelter Sarkoidose wurde eine Serumlysozymerhöhung in etwa 60-70% der Fälle gefunden.

Tabelle 8.5 SACE-Erhöhungen bei Sarkoidose und anderen Erkrankungen

Diagnose	n	SACE-Erhöhung in % der Fälle	Quelle (Erstautor)	Bemerkungen
Thorakale Erkrankungen				
Sarkoidose	2000	45–88	s. Literaturverz.	
Berylliose	4	75	*Lieberman* 1979	
Silikose	22	32	*Grönhagen-Riska* 1978	nur mäßig erhöhte Werte
Allerg. Alveolitis	22	14	*Studdy* 1983	
Tuberkulose	140	3,6	*Studdy* 1983	Erhöhung bei Miliar-Tbc und Tbc mit generalisierter Aussaat
Morbus Hodgkin	90	3	*Studdy* 1983	nur mäßig erhöhte Werte
Idiopath. Lungenfibrose	60	1,7	*Lieberman* 1979	
Chron. obstr. Lungenerkr.	209	0,5	*Studdy* 1983	
Lungen- und Bronchialkarzinom	315	0,6	*Studdy* 1983	
Extrathorakale Erkrankungen				
Morbus Gaucher	18	100	*Lieberman* 1976	höchste SACE-Werte
Lepra	95	34	*Studdy* 1983	
Primäre biliäre Zirrhose	71	27	*Studdy* 1983	
Hepatitis	29	52	*Schweisfurth* 1979 *Müller* 1983	relativ geringe Fallzahl
Diabetes mellitus	265	23 (4)	*Lieberman* 1980	in 19% grenzwertige Befunde, deutliche Erhöhung in 4%

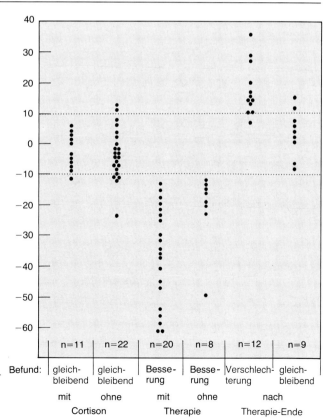

Abb. 8.6 Änderung der ACE-Serumspiegel bei verschiedenen Krankheitsverläufen. Ordinate: Anstieg (+) und Abfall (−) des SACE in U/ml. Abszisse: Befund bzw. Krankheitsverlauf

Prinzip des Meßverfahrens

Die Bestimmung erfolgt mittels eines turbidimetrischen Tests in Anlehnung an PROCKOP u. DAVIDSON (1964).
Lysozymreagenz (Bakteriensuspension aus Micrococcus lysodeicticus) und Patientenserum werden in eine Küvette pipettiert und durchmischt. Im Photometer wird bei 546 nm die Extinktion E_1 nach 30 s, die Extinktion E_2 nach 2 min abgelesen. Lysozym löst die Zellwand der Mikrokokken auf und verringert dadurch die Trübung der Bakteriensuspension. Aus der Extinktionsdifferenz E_1-E_2 und dem mitgeführten Standard (Eiklar-Lysozym) läßt sich die Lysozymkonzentration errechnen. Ein fertiger Test-Kit (Testomar-Lysozym) wird von der Fa. Behring, Marburg, angeboten.

Untersuchungsmaterial

Serum aus Nativblut. Der Versand ist ungekühlt möglich, wenn die Zustellung innerhalb von 24 Std. erfolgt. Gekühlt ist das Lysozym 8 Tage stabil.
Normbereich:
3,0–9,0 mg/l bezogen auf Hühnereiklar-Lysozym.

Bewertung

Lysozym ist bei aktiver, unbehandelter Sarkoidose in einem dem SACE vergleichbaren Prozentsatz erhöht. Zwischen beiden Enzymen besteht eine gute, jedoch keine absolute Korrelation (SILVERSTEIN u. Mitarb. 1977, GRÖNHAGEN-RISKA u. SELROOS 1979, TURTON u. Mitarb. 1979). Lysozym scheint empfindlicher und schneller auf Aktivitätsänderungen zu reagieren als SACE. Beim Löfgren-Syndrom sind die Lysozymserumkonzentrationen meist erhöht. Nachteilig wirkt sich jedoch die geringe Spezifität der Lysozymerhöhung aus. So ist es auch beim Erythema nodosum anderen Ursprungs oft erhöht (GRÖNHAGEN-RISKA u. SELROOS 1979). Hohe Werte finden sich auch bei zahlreichen anderen Erkrankungen (TURTON u. Mitarb. 1979), wie Lungentuberkulose (in 25% erhöhte Werte), idiopathischer Lungenfibrose (31%), Silikose (50%), Bronchialkarzinom (13%). Verschiedene hämatologische Erkrankungen gehen mit einem hohen Lysozymserumspiegel einher, insbesondere Morbus Hodgkin, infektiöse Mononukleose, Polycythaemie vera, monozytäre Leukämien. Bei älteren Patienten wird ein langfristig erhöhter Lysozymspiegel als Hinweis auf ein kolorektales Karzinom gewertet (DICK 1982). Akute bakterielle Infektionen werden von einem erhöhten Lysozymspiegel begleitet (Freisetzung durch Abbau neutrophiler Granulozyten), bei Virusinfektionen liegen die Lysozymspiegel gering unterhalb der Normgrenze. Da Lysozym glomerulär filtriert, in den proximalen Tubuli resorbiert und metabolisiert wird, reagiert es empfindlich auf Störungen der renalen Funktion.

Aus dieser Auflistung der verschiedensten Ursachen einer Lysozymerhöhung läßt sich folgern, daß dem Serumlysozym bezüglich der Sarkoidoseerkrankung keine diagnostische Bedeutung zukommt. Im Verlauf einer Sarkoidose kündigt zwar ein deutlicher Anstieg oder Abfall des Lysozyms ein Rezidiv oder eine Remission der Erkrankung an, bei längerfristigen, stabilen Zuständen, insbesondere bei inaktiver Sarkoidose, kommt es jedoch öfter zu unregelmäßigem Anstieg oder Abfall des Enzyms ohne Bezug zur Klinik, den Röntgenbefunden oder den SACE-Werten (GRÖNHAGEN-RISKA u. SELROOS 1979). Es entsteht somit eine Unsicherheit, die das SACE zum zuverlässigeren und besseren Verlaufsparameter der Sarkoidose macht. Der Wert einer zum SACE parallelen Lysozymbestimmung wird kontrovers beurteilt.

Differentialdiagnose der Pleuritiden

Wie der Tab. 8.6 zu entnehmen ist, kann sich die Bestimmung des Lysozyms im Pleuraerguß und Serum als differentialdiagnostisch hilfreich erweisen (KLOCKARS u. Mitarb. 1976).

Tabelle 8.6 Lysozymkonzentrationen im Pleuraexsudat (nach *Klockars* u. Mitarb.)

	Pleuralysozym/ Serumlysozym-Quotient
Tuberkulöse Pleuritis	1,99
Nichttuberkulöse Pleuritis	0,89
Bakterielles Empyem	29,0

Infektionsserologie

In diesem Abschnitt wird auf die Serologie derjenigen Erreger eingegangen, deren Krankheitsbild sich primär in der Lunge manifestieren kann. Infektionen, die in der Regel erst sekundär die pulmonalen Organe miterfassen, werden hier nicht abgehandelt. Da es im Rahmen der knappen Darstellung nicht möglich ist, die zahlreichen Originalarbeiten zu zitieren, werden im Literaturverzeichnis vornehmlich Übersichtsarbeiten und aktuelle Nachschlagewerke aufgeführt.

Untersuchungsmaterial

Zum Nachweis von Antikörpern gegen die entsprechenden Erreger empfiehlt sich generell folgendes Vorgehen: Steril gewonnenes Serum aus 8-10 ml Nativblut wird dem Untersuchungslabor schnellstmöglich zugeleitet. Bei Zustellung innerhalb von 24 Std. ist ungekühlter Versand möglich. Gekühlt ist das Serum maximal 1 Woche verwertbar. Bei längerer Lagerung kommt es zu einem Verfall der IgM-Antikörper. IgG-Antikörper sind in vitro stabiler. Hämolyse beeinträchtigt die serologischen Reaktionen. Da bei den meisten Infektionen erst ein Anstieg des Antikörpertiters für eine aktuelle Erkrankung beweisend ist, muß zweimal Serum entnommen werden, und zwar zu Beginn der Symptomatik und 10-20 Tage später. Man sollte die Seren jeweils nach Abnahme dem Untersuchungslabor zuleiten. Dort wird das Erstserum in der Regel bis zum Eintreffen des Zweitserums tiefgefroren. Die Titerbestimmung des Serumprobenpaares erfolgt im gleichen Ansatz. Bei einzelnen Erregern (s.u.) kann bereits ein positiver Antikörpertiter im Erstserum diagnostisch hinweisend sein. Auch bei bereits länger bestehender Krankheitssymptomatik oder im Falle einer versäumten rechtzeitigen Erstabnahme kann nach Absprache mit dem Labor eine Sofortuntersuchung des Erstserums veranlaßt werden. Grundsätzlich ist jedoch für eine exakte Beurteilung eine Verlaufskontrolle erforderlich.

Bakterielle Infektionen

Mykoplasmen

- *Antikörpernachweis:* Antikörper gegen Mycoplasma pneumoniae können mit der Komplementbindungsreaktion (KBR), Prinzip s. S.386, mittels der indirekten Immunfluoreszenz (IF), Prinzip s. S.388 oder mit einem Hämagglutinationshemmungstest (HHT), Prinzip s. S.386, erfaßt werden.

Die indirekte IF und der HHT besitzen keine wesentlichen Vorteile gegenüber der KBR. Die KBR ist sehr empfindlich und zeigt eine hervorragende Übereinstimmung mit den durch Virusisolation erzielten Resultaten. Die Spezifität ist ebenfalls als gut zu bezeichnen, da mit den Antigenstrukturen anderer Mykoplasmenarten keine wesentlichen Kreuzreaktionen auftreten. Die Komplementbindungsreaktion mit extrahierten Mykoplasmenantigenen hat sich wegen der leichten Durchführbarkeit gegenüber den anderen Methoden durchgesetzt.

Wertung: Zum Titeranstieg kommt es Ende der ersten Krankheitswoche, das Maximum wird in der 3.-5. Woche erreicht. Eine Probenentnahme ist folglich zu Beginn und nach 3 Wochen sinnvoll.
Ein Titeranstieg um das Vierfache, d.h. um 2 Verdünnungsstufen, gilt als beweisend für eine akute Infektion. Bei Einzeltiter ab 1:64 und entsprechender Klinik kann man ebenfalls einen frischen Infekt annehmen. Die Serumtiter fallen in der Regel nach etwa 8 Monaten ab, können aber auch noch Jahre persistieren.

- *Kälteagglutinine:* Die Bestimmung der Kälteagglutinine kann die Diagnose einer Mykoplasmenpneumonie unterstützen. Es handelt sich um Agglutinine, die vorzugsweise bei Temperaturen um 4-6 °C menschliche Erythrozyten der Blutgruppe 0 zu agglutinieren vermögen. Der Nachweis ist mit einem einfachen Verfahren möglich: Etwa 5-10 ml Nativblut werden entnommen und abgesert. Dabei ist streng darauf zu achten, daß bis zur Trennung von Blutkuchen und Serum die Probe bei einer Temperatur über 20 °C gehalten wird, sonst kommt es zur vorzeitigen Bindung der Agglutinine an die Erythrozyten. Im Labor werden Serumverdünnungsreihen mit vorrätig gehaltenen Erythrozyten der Blutgruppe 0 bei 37 °C und 4 °C über Nacht inkubiert. Mit bloßem Auge läßt sich die Agglutination ablesen.

Bewertung: Kälteagglutinine treten sehr früh, bereits Ende der ersten Krankheitswoche auf, fallen allerdings relativ rasch wieder ab. Ein Titer ab 1:64 oder ein Anstieg um zwei Stufen innerhalb von 1-2 Wochen gilt als signifikant. In etwa 50% (33-76%) der Mykoplasmenpneumonien ist mit einem positiven Ergebnis zu rechnen. Der Prozentsatz positiver Tests und die Höhe der Titer korrelieren mit der Schwere der Erkrankung. Der Nachweis von Kälteagglutininen ist nicht spezifisch. Sie finden sich bei infektiöser Mononukleose, lymphoproliferativen Erkrankungen, atypischen Pneumonien viraler Genese, Leberzirrhose usw. Etwa dreiviertel aller hohen Kälteagglutinintiter werden jedoch in Verbindung mit einer Mykoplasmenpneumonie festgestellt.

Chlamydien

Chlamydia psittaci, der Erreger der Ornithose/Psittakose, ist ein vom Energiestoffwechsel der Wirtszelle abhängiges Bakterium. Zusammen mit Chlamydia trachomatis besitzt es ein gruppenspezifisches Antigen. Die Antikörper werden mit der KBR oder mit der indirekten IF nachgewiesen. Wegen der sicheren Erfassung aller Chlamydia-psittaci-Serotypen und der einfachen Handhabung wird routinemäßig die Komplementbindungsreaktion eingesetzt.
Bewertung: Als beweisend für eine aktuelle Erkrankung gilt ein Titeranstieg von zwei Stufen innerhalb von 2 Wochen. Ein Einzeltiter ab 1:64 ist ebenfalls verdächtig für eine frische Infektion. Die Antikörper können Monate bis Jahre persistieren. Eine frühzeitige Antibiotikatherapie kann einen Titeranstieg verzögern oder ganz verhindern.
Mit einem erhöhten Titer ist auch bei Infektionen mit Chlamydia trachomatis zu rechnen. Haben diese Infekte jedoch nur oberflächlichen Charakter, findet keine nennenswerte Antikörperbildung statt.

Rickettsien

Rickettsien sind intrazellulär lebende, parasitäre Bakterien. Rickettsia burnettii (Coxiella burneti) ist der Erreger des Q-Fiebers (Balkangrippe), einer Erkrankung, die unter dem Bild einer atypischen Pneumonie verlaufen kann. Zur Erfassung von Antikörpern gegenüber Coxiella burneti stehen die KBR, der indirekte IF-Test und die Mikroagglutination mit Rickettsiensuspensionen zur Verfügung. Die Komplementbindungsreaktion mit Rikkettsiensuspensionen aus dem embryonalen Dottersack hat sich in der Routinediagnostik am besten bewährt.

Bewertung: Durch Verwendung des gruppenspezifischen Coxiella-burneti-Antigens ist eine Abtrennung von anderen Rickettsiosen möglich. Beweisend für eine frische Infektion ist ein Titeranstieg um zwei Stufen. Der Test wird normalerweise im Verlauf der 2. Krankheitswoche positiv und zeigt in über 90% zuverlässig eine Infektion mit Coxiella burneti an.

Legionella pneumophila

Der Erreger der Legionärskrankheit wurde erstmals 1977 isoliert. Im Anschluß daran gelang die Entwicklung serologischer Tests. Vom Center for Disease Control, Atlanta (USA) wird z.Z. der indirekte IF empfohlen (Prinzip s. S.388). In diesem Test werden hitzeinaktivierte Antigene aller bisher bekannten vier Serotypen eingesetzt. Die Antigenpräparation ist noch nicht allgemein erhältlich. Die serologischen Untersuchungen werden in einzelnen Speziallabors durchgeführt (z.B. Max-von-Pettenkofer-Institut für Hygiene und medizinische Mikrobiologie der Universität München).
Bewertung: Mit einem Titeranstieg ist in der 2. und 3. Krankheitswoche, mit einem Gipfel in der 5. Woche zu rechnen. Beweisend für eine frische Legionellose gilt ein Titeranstieg um zwei Verdünnungsstufen auf mindestens 1:128. Einzeltiter müssen sehr zurückhaltend interpretiert werden. Die Antikörperspiegel bleiben über Jahre erhöht. Titer von 1:256 sprechen bei asymptomatischen Patienten für einen durchgemachten Infekt.
Andere serologische Nachweisverfahren sind noch in Entwicklung. Vielversprechend scheint ein Mikroagglutinationstest zur Früherfassung der IgM-Antikörper, des weiteren ein Hämagglutinationstest.

Virale Infektionen

Über 90% der respiratorischen Infekte werden durch Viren verursacht. In Tab. 8.7 sind die pneumotropen Viren im engeren Sinne aufgelistet. Aufgrund der nicht allzu seltenen Pleurodynie (Bornholmsche Krankheit) wurden die Coxsackie-Viren mit aufgeführt. Zahlreiche andere Viruserkrankungen (z.B. Masern) können sich sekundär in der Lunge manife-

Tabelle 8.7 Serodiagnostik viraler Infektionen des Respirationstraktes

Viren*	Nachweis-verfahren**	Bemerkungen
Influenzaviren Typen A, B, C, D	KBR	Erfassung der AK gegen alle Ag-Varianten eines Typs möglich durch Einsatz typenspezif. Ag-Präparationen. Damit diagnostisch brauchbarer als HHT. Empfindlicher als HHT gegen Typ B
	HHT	Erfassung subtypenspezifischer AK, empfindlicher als KBR gegenüber Typ A, im Routinelabor seltener eingesetzt
Parainfluenzaviren Typen 1, 2, 3, 4	KBR	Keine Typenspezifität. Stets Mitreaktion der AK-Titer gegen alle Typen (bes. gegen Typ 3). Kreuzreaktionen mit anderen Paramyxoviren, insbes. Mumpsvirus. Bei pos. Ausfall ggf. Mumpstiter mitbestimmen
	HHT	Wenig gebräuchlich, es gelten die gleichen Einschränkungen wie für die KBR
Respiratory Syncytial Virus	KBR	Häufig negativer Testausfall bei Säuglingen und Kleinkindern. Rasches Absinken der AK nach Infektion. Andere serologische Tests nicht praktikabel
Adenoviren 33 Typen	KBR	Methode der Wahl, zuverlässige Erfassung aller Typen. Niedriger Titer bei einem Großteil der Bevölkerung vorhanden. Bei Kleinkindern geringer oder verzögerter Titeranstieg
	NT HHT	Nachweis typenspezifischer AK möglich. Beide Tests in der Routinediagnostik nicht gebräuchlich.
Coxsackie-Viren Gruppen A u. B mit insges. 30 Typen	KBR	Etwas weniger empfindlich als NT. Die durch einen Typ induzierten AK zeigen heterotypische Reaktionen mit zahlreichen anderen Typen sowie mit Echoviren. Routinemäßig meist Testung mit Ag der Typen B_{1-6}. Pleurodynie durch Typ A 1, 4, 6 und alle B-Typen. Rascher Abfall der AK-Titer innerhalb von 6 Monaten
	NT	Typenspezifisch, aufgrund der zahlreichen Typen jedoch sehr aufwendig und wenig praktikabel
Coronaviren	KBR	Zum AK-Nachweis bei Erwachsenen geeignet
	NT	Geeigneter zum AK-Nachweis bei Kindern. Die Viren besitzen eine geringe Bedeutung als Erreger von Pneumonien im Kindesalter, bei Erwachsenen können sie Erkältungskrankheiten sowie Exazerbationen chron. Bronchitiden verursachen

* In der Routinediagnostik viraler Pneumonien wird gleichzeitig auf AK gegen Influenza-, Parainfluenza-, RS- und Adenoviren untersucht.
** KBR: Komplementbindungsreaktion, HHT: Hämagglutinationshemmungstest, NT: Neutralisationstest.
 Bei allen Nachweisverfahren gilt ein Titeranstieg um zwei Verdünnungsstufen als beweisend für eine aktuelle Infektion.

stieren. Das ist in die differentialdiagnostischen Überlegungen mit einzubeziehen.
Die z. Z. in der Diagnostik der pneumotropen Viren routinemäßig eingesetzten serologischen Verfahren weisen überwiegend Antikörper der IgG-Klasse nach. Daraus folgt, daß in der Regel erst 10–14 Tage nach Krankheitsbeginn mit einem signifikanten Titeranstieg zu rechnen ist. Es sollen deshalb zwei im Abstand von 14 Tagen entnommenen Seren zur Untersuchung gelangen, die im gleichen Ansatz bestimmt werden. Verfahren zum Nachweis von IgM-Antikörpern, die eine Frühdiagnostik viraler Pneumonien bereits nach 3–5 Tagen ermöglichen würden (wie z. B. bei Masern, Röteln usw.), sind noch nicht im routinemäßigen Einsatz.

Serologische Verfahren in der Virusdiagnostik

In der serologischen Routinediagnostik viraler Erkrankungen kommen drei Methoden zum Einsatz, die üblicherweise im Mikrotitersystem durchgeführt werden.

1. Neutralisationstest

Prinzip und Durchführung: Neutralisierende Antikörper gegen Antikörperdeterminanten an der Virusoberfläche führen zu einer sterischen Behinderung und blockieren die Adsorption des Virus an die Wirtszelle. Die Viren verlieren somit ihre Infektiosität. Serumverdünnungen werden mit einer definierten Menge (Infektionsdosis 50) lebendem Virus inkubiert und anschließend auf eine Zell/Gewebekultur oder in ein Brutei überimpft. Diejenige Serumverdünnung, die eine Infektion noch vollständig blockiert, wird als Titer angegeben.

2. Komplementbindungsreaktion

Prinzip und Durchführung: Auf komplementbindende Antikörper wird nach einer Modifikation der üblichen Kolmer-Technik untersucht. Virusantigen und Patientenserumverdünnungen werden zusammen inkubiert. Anschließend wird eine definierte Menge Komplement zugesetzt. Nach abgelaufener Bindungsreaktion in der Kälte (über Nacht) erfolgt die Zugabe eines hämolytischen Systems (sensibilisierte Hammelerythrozyten). Sind im Patientenserum spezifische Antikörper vorhanden, kommt es zur Ausbildung von Antigen-Antikörper-Komplexen, die das zugesetzte Komplement binden und die Lyse der sensibilisierten Erythrozyten verhindern. Als Titer wird die Serumverdünnung angegeben, bei der noch keine Lyse erfolgt.

3. Hämagglutinationshemmungstest

Prinzip und Durchführung: Antigenpräparationen aus bestimmten Viren (z. B. aus der Influenza-Parainfluenza-Gruppe) haben die Eigenschaft, Hühnererythrozyten zu agglutinieren. Serumantikörper können nach Bindung mit dem Antigen die Agglutination blockieren. Im Testansatz wird eine definierte Antigenmenge mit Serumverdünnungen inkubiert. Anschließend werden als Indikator Küken-Erythrozyten zugegeben. Als Titer wird die Serumverdünnung angegeben, die noch in der Lage ist, die Agglutination vollständig zu blockieren.

Bewertung der Testverfahren

Der *Neutralisationstest* ist aufwendig und sehr störanfällig, außerdem muß mit infektiösem Material gearbeitet werden. Er wird deshalb nur bei speziellen Indikationen eingesetzt. Neutralisierende Antikörper sind sehr lange im Serum nachweisbar und eignen sich deshalb für epidemiologische Studien.

Die *Komplementbindungsreaktion* ist relativ einfach und sicher durchzuführen. Sie kann bei allen in der Tab. 8.7 angeführten Viren eingesetzt werden. Komplementbindende Antikörper steigen rascher an und fallen frühzeitiger ab als neutralisierende oder agglutinationshemmende Antikörper. Zur Erfassung aktueller Infektionen sind sie deshalb am besten geeignet. Bei manchen Viruserkrankungen (z. B. durch Coxsackie-Viren) ist in der Komplementbindungsreaktion bisweilen nur ein mäßiger Titeranstieg zu sehen.

Den *Hämagglutinationshemmungstest* kann man zur Untermauerung der Diagnose bei bestimmten Viren (s. Tab. 8.7) einsetzen. Im Gegensatz zur Komplementbindungsreaktion ist mit dem Hämagglutinationshemmungstest eine Subtypisierung der Influenza- und Parainfluenzaviren möglich. Nach überwundener Erkrankung sind agglutinierende Antikörper noch langfristig im Serum nachweisbar. Der Test wird deshalb gern bei Durchseuchungsstudien bezüglich Influenzaviren und bei der Testung neuer Influenzaimpfstoffe eingesetzt. Die bei den einzelnen Viren jeweils möglichen Testverfahren und deren Bewertung gibt Tab. 8.7 wieder.

Mykosen

Die für den Pneumologen im europäischen Raum wichtigsten Pilzinfektionen sind die ubiquitär vorkommenden Candida-, Aspergillus- und Kryptokokkusmykosen. Die außereuropäischen Mykosen wie Histoplasmose, Kokzidioidomykose, Parakokzidioidomykose, Blastomykose, können durch den internationalen Reiseverkehr vereinzelt auch in unserem Raum auftreten. Neben der Klinik und den mikrobiologischen Verfahren (s. Kap. 10) können die serologischen Tests wesentlich zur Diagnostik beitragen.

Candidamykosen

Entsprechend der Häufigkeit und klinischen Bedeutung der Candidainfektionen wird die Candidaserologie ausführlicher dargestellt. Candidasproßpilze finden sich auf Haut und Schleimhäuten vieler gesunder Personen. Ein Großteil der Normalbevölkerung besitzt des-

Tabelle 8.8 Übersicht über die Candidaserologie

Test	Antigen	Überwiegend Erfassung von	Titeranstieg	Titerabfall	AK-Nachweis
HA	Polysaccharide der Zellwand	IgM	2–5 Tage nach Infektion	10–20 Tage nach Infektion, sehr variabel	
IF	Polysaccharide der Zellwand	IgG	10–14 Tage nach Infektion	langsam	
KBR	Polysaccharide der Zellwand	IgG	10–14 Tage nach Infektion	langsam	
IE und ÜE	Zellinhaltproteine metabolisch und somatisch	IgG (IgM)			2–3 Wo. nach Infektion, langes Persistieren

halb Antikörper gegen das Candidakapselantigen. Die serologische Untersuchung war deshalb stets problematisch. Durch weiterentwickelte Testverfahren, Einsatz verschiedener Antigene und Kombination der einzelnen Tests ist heute jedoch eine aussagekräftige serologische Candidadiagnostik möglich.

Die Candidaserologie gliedert sich in
a) den *quantitativen Antikörpernachweis* gegen Zellantigene, wobei man getrennt IgM-AK (Hämagglutinationstest) oder IgG-AK (Immunfluoreszenz und Komplementbindungsreaktion) erfassen kann, und
b) den *qualitativen Antikörpernachweis* gegen Zellinhaltantigene (Überwanderungselektrophorese, Immunelektrophorese).

Eine Übersicht über die einzelnen Testverfahren und deren Bewertung geben Tab. 8.8 u. 8.9.

Indirekter Hämagglutinationstest (HA-Test)

Prinzip: Schafserythrozyten werden mit extrahierten Kapselpolysacchariden aus Candida albicans beladen. Das Patientenserum wird mit unbehandelten Schafserythrozyten absorbiert (Eliminierung der natürlichen Antikörper). Serumverdünnungsreihen werden mit den beladenen Erythrozyten in den üblichen Hämagglutinationsplatten inkubiert. Als Hämagglutinationstiter wird die Serumverdünnung angegeben, bei der gerade noch eine Agglutination der Erythrozyten erfolgt. Ein kompletter Test-Kit mit standardisierten Reagenzien wird von der Fa. Hoffman-La Roche, Grenzach-Wyhlen, angeboten (Candida-HA-Test-Roche).

Tabelle 8.9 Serologische Befunde bei verschiedenen Arten von Candidainfektionen (modifiziert nach H. L. Müller)

Infektionsart	Signifikanter Titer bzw. Titeranstieg gegen Zellwandantigene		Antikörpernachweis gegen Zellinhaltproteine	
	IgM	IgG	metabolisch	somatisch
Passagere Schleimhautkandidose	+	0	0	0
Ausgedehnte Schleimhautkandidose	+	+	(+)	0
Chronische Schleimhautkandidose	+	+	+	0
Viszerale bzw. systemische Kandidose	+	+	+	+

Bewertung: Mit dem HA-Test werden überwiegend IgM-Antikörper erfaßt. Er wird somit bereits in der Frühphase einer Candidainfektion, d. h. nach 3–5 Tagen, positiv, kann aber bereits nach 2 Wochen bei noch bestehender Infektion wieder negativ werden. Eine Unterscheidung zwischen einer oberflächlichen Schleimhautmykose und einer Systemmykose ist mit diesem Test nicht möglich. Titer bis 1:160 gelten noch als normal. Titer ab 1:320 oder ein Titeranstieg über drei Verdünnungsstufen sprechen für eine aktuelle Candidainfektion.

Indirekter Immunfluoreszenztest (IF-Test)

Prinzip: Auf Objektträger fixierte Candida-Zellwandantigene werden mit verschiedenen Verdünnungen des Patientenserums inkubiert. Nach Waschen wird mit fluoreszeinmarkiertem Anti-Human-IgG-Antikörper überschichtet. Anschließend erfolgt die Beurteilung unter dem Fluoreszenzmikroskop. Als Immunfluoreszenztiter wird diejenige Serumverdünnung angegeben, bei der noch eine eindeutige Fluoreszenz zu erkennen ist.

Bewertung: Der IF-Test erfaßt IgG-Antikörper gegen Oberflächenantigene der Candidapilze. Entsprechend erfolgt der Titeranstieg erst 10-14 Tage nach Infektion, die Antikörper persistieren relativ lange. Für das Vorliegen einer Candidainfektion sprechen Titer über 1:80.

Komplementbindungsreaktion (KBR)

Alternativ zum IF-Test kann die KBR mit Vollantigen (abgetötete Candidazellen) in der üblichen Kolmer-Technik durchgeführt werden. Es werden ähnliche Antikörper gegen Oberflächenantigene erfaßt wie mit dem Immunfluoreszenztest. Die Bewertung ist entsprechend. Titer ab 1:10 weisen auf eine Candidainfektion hin.

Überwanderungselektrophorese (ÜE) und Immunelektrophorese (IE)

Prinzip: Bei beiden Verfahren werden Inhaltproteine eingesetzt: Metabolisches Antigen aus Candida-albicans-Kulturen, somatisches Antigen aus zerkleinerten Candida-albicans-Kulturen (zu beziehen z.B. vom Institut Pasteur, Paris). Bei der ÜE wandern im Agar-Gel verschiedene Antigenkonzentrationen in einem elektrischen Spannungsfeld gegen das antikörperhaltige Testserum. Die Antigene wandern dabei zu der Anode, die Immunglobuline zu der Kathode (s. Abb. 8.7). Bei der IE werden zunächst die somatischen und metabolischen Antigene elektrophoretisch aufgetrennt und diffundieren dann gegen das Patientenserum.

Bewertung: Werden Präzipitationsbanden sichtbar, gelten die Tests als positiv. In der IE können mehrere Präzipitationsbanden auftreten. Die ÜE kann bereits nach 90 Min. abgelesen werden, die Ablesung der IE ist erst nach 1-4 Tagen möglich. ÜE und IE erfassen IgG-Antikörper. Mit einem positiven Testausfall ist erst 2-3 Wochen nach Infektion zu rechnen.

Zusammenfassende Wertung der verschiedenen Tests

Zur Früherfassung und Überwachung gefährdeter Patienten eignet sich der HA-Test. Im Verdachtsfalle sollte er 3- bis 5tägig wiederholt werden. Da bei länger bestehender Infektion ein Titerabfall möglich ist, sollte er mit dem IF- oder KBR-Test kombiniert werden. Titer über den angegebenen Grenzwerten oder Titerbewegungen über drei Stufen sprechen für eine Candidamykose. Ein positiver Ausfall der IE und der ÜE bestätigt die Diagnose und spricht mit Wahrscheinlichkeit für eine systemische Mykose (s. Tab. 8.9). Die Antigene werden aus Candida albicans gewonnen. Dieser Pilz ist für 90% der Candidainfektionen verantwortlich. Aufgrund der Antigenverwandtschaften werden bis auf einzelne Ausnahmen auch die anderen Candidaarten er-

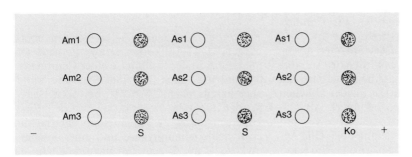

Abb. 8.7 Überwanderungselektrophorese zur serologischen Diagnostik systemischer Candidainfektionen. Am1, Am2, Am3: metabolisches Candida-albicans-Antigen, 100, 50, 25 g/l (=mg/ml). As1, As2, As3: somatisches Candida-albicans-Antigen, 100, 50, 25 g/l (=mg/ml). Ko: positives Kontrollserum. S: Testserum. Im elektrischen Spannungsfeld wandern die γ-Globuline gegen die Kathode, die Antigene gegen die Anode

faßt. Auch die Kreuzreaktion mit Torulopsis glabrata ist ausgeprägt. Andere Interferenzen sind nicht relevant.

Aspergillusmykose

Die Aspergillusserologie gestaltet sich analog der Candidaserologie. Die einzelnen Tests werden nach dem gleichen Prinzip, wie unter Candidamykosen beschrieben, durchgeführt.

Quantitative Testverfahren

- Hämagglutinationstest (HA-Test) mit Polysaccharidantigenen aus Aspergillus fumigatus (Fa. Hoffmann-La Roche),
- Komplementbindungsreaktion (KBR) mit Konidiensuspension,
- indirekter Immunfluoreszenztest (IF) mit ganzen Pilzen oder Myzelfragmenten.

Qualitative Testverfahren

- Ouchterlony-Test,
- Immunelektrophorese (IE),
- Überwanderungselektrophorese (ÜE), jeweils mit somatischen und metabolischen Zellinhaltproteinen.

Bewertung der Testverfahren

Im Serum von Normalpersonen finden sich in der Regel keine Antikörper gegen Aspergillusarten. Somit weisen bereits niedrigere Titer in den quantitativen Tests auf eine Aspergillose hin.

Der HA-Test erfaßt in erster Linie die IgM-Antikörper und wird bereits nach 7–11 Tagen nach Aspergillusbefall positiv. Der Titer kann jedoch bereits nach 4–6 Wochen wieder abfallen. Die Empfindlichkeit gegenüber allen Aspergilloseformen wird als gut angesehen, in der Frühphase einer Aspergillose soll er in etwa 90% positiv ausfallen. Größere Erfahrungswerte liegen noch nicht vor.

Die KBR ist schwieriger durchzuführen und verlangt spezielle Erfahrung. Sie wird nur von wenigen Speziallabors angeboten. Komplementbindende Antikörper treten früher auf als Präzipitine und persistieren länger als die IgM-Agglutinine.

Der indirekte IF-Test wird ebenfalls nur in wenigen spezialisierten Labors durchgeführt und besitzt gegenüber den anderen Methoden keine wesentlichen Vorteile.

Die qualitativen Verfahren zum Nachweis von Präzipitinen – Ouchterlony, Immunelektrophorese, Überwanderungselektrophorese – fallen bei der broncho-pulmonalen Aspergillose, der Aspergillusalveolitis und dem Aspergillom in einem hohen Prozentsatz (90%) positiv aus. Bei der invasiven Aspergillusmykose sind Präzipitine seltener und inkonstant nachweisbar, die Tests relativ unzuverlässig. Hier lassen sich mit dem HA-Test bessere Resultate erzielen.

Es empfiehlt sich grundsätzlich, HA-Test und Präzipitinnachweis gleichzeitig durchzuführen. Routinemäßig werden in der Aspergillusserologie Antigene von Aspergillus fumigatus (häufigster Erreger) eingesetzt. In entsprechenden Fällen muß zusätzlich mit Aspergillus flavus, Aspergillus niger und Aspergillus nidulans getestet werden.

An dieser Stelle soll noch auf das Aspergillusasthma hingewiesen werden. Bei dieser allergischen Reaktion vom Typ I finden sich hohe spezifische IgE-Titer. Die Diagnose läßt sich mit dem RAST, dem Hauttest und ggf. der inhalativen Provokation sichern. Antikörper der IgM- und IgG-Klasse lassen sich bei diesem Krankheitsbild nicht nachweisen.

Eine Übersicht über die Formen der pulmonalen Aspergillose und die entsprechenden Testverfahren gibt Tab. 8.10.

Tabelle 8.10 Formen pulmonaler Aspergillose und serologische Testverfahren

Art der Erkrankung*	Antikörper	Nachweis**
Aspergillusasthma	IgE	RAST
Allergische broncho-pulmonale Aspergillose	IgE, IgG (IgM)	RAST, IE, ÜE, (HAT)
Aspergillusalveolitis	IgG (IgM)	IE, ÜE, (HAT)
Aspergillom	IgG (IgM)	IE, ÜE, (HAT)
Bronchiale und pulmonale Aspergillose	IgG (IgM)	IE, ÜE, (HAT)
Invasive septikämische Aspergillose	IgG, IgM	HAT, IE, ÜE

* Übergänge zwischen den einzelnen Formen und Kombination der Erkrankungsarten möglich.
** RAST: Radio-allergo-sorbent-test, IE: Immunelektrophorese, ÜE: Überwanderungselektrophorese, HAT: Hämagglutinationstest

Kryptokokkusmykose

Die serologische Kryptokokkusdiagnostik besteht aus
a) dem Antigennachweis und
b) dem Antikörpernachweis.
- *Antigennachweis:* Zum Nachweis von Kryptokokkus-Polysaccharid-Antigen im Serum oder in anderen Körperflüssigkeiten wird heute ein standardisierter Latex-Test benutzt. Latex-Partikel werden mit Antikörper gegen Cryptococcus neoformans beladen und mit den entsprechenden Serumverdünnungen inkubiert. Als Titer wird die Serumverdünnung angegeben, bei der noch eine deutliche Agglutination erfolgt. Titer ab 1:8 sprechen für eine aktuelle Kryptokokkusinfektion.
- *Antikörpernachweis:* Früh auftretende IgM-Antikörper werden durch den Agglutinationstest mit einer Suspension aus Kryptokokkusstämmen erfaßt, später auftretende IgG-Antikörper mit dem Immunfluoreszenztest (Prinzip s. S. 388).

Bewertung

Zu Beginn einer Kryptokokkusinfektion finden sich zunehmend IgM-Antikörper. Auf dem Höhepunkt der Erkrankung verschwinden die IgM-Antikörper wieder, und es erscheinen jetzt Pilzpartikel im Serum und evtl. in anderen Körperflüssigkeiten, die sich als Kryptokokkusantigen nachweisen lassen. Nach Therapie nimmt der Antigentiter wieder ab, und es treten jetzt Antikörper der IgG-Klasse auf. Es empfiehlt sich deshalb, eine Kombination aller drei Tests, nämlich auf IgM-, IgG-Antikörper und auf Kryptokokkusantigen durchzuführen. Der Nachweis von Kryptokokkusantigen gelingt in einem hohen Prozentsatz. Der Test gilt bei sachgemäßer Durchführung und Ablesung als spezifisch mit einer Ausnahme: Der Rheumafaktor kann ebenfalls die Latex-Partikel agglutinieren. Man muß deshalb stets parallel den Rheumafaktor mitbestimmen. Liegt der Titer des Kryptokokkusantigens jedoch um zwei Stufen höher als der Titer eines evtl. vorhandenen Rheumafaktors, so kann man dies dennoch als Hinweis auf eine Kryptokokkusinfektion werten.

Torulopsis glabrata

Antikörper gegen diesen Pilz zeigen starke Kreuzreaktionen mit Candida-albicans-Antigen und werden durch die Candidaserologie erfaßt.
Bei anderen ubiquitären Mykosen besitzen die serologischen Nachweisverfahren keine klinische Relevanz.

Außereuropäische Mykosen

Die Serologie der außereuropäischen Mykosen wird nur in Speziallabors durchgeführt. Bei entsprechender Fragestellung kann man sich an das Institut für Hygiene und Mikrobiologie der Universität Würzburg wenden.

Histoplasmose

In der Serodiagnostik der Histoplasmose sind drei Verfahren möglich:
- *Agglutinationstest* mit *Histoplasmin* beladenen Latex-Partikeln zur Früherfassung. Der Test wird 2–3 Wochen nach Exposition positiv. Titer ab 1:32 sprechen für eine frische Infektion. Falsch-positive Befunde sind möglich. Bei chronischer Infektion kann der Titer wieder abfallen.
- *Komplementbindungsreaktion:* Die Titer der KBR steigen erst relativ spät an. 4 Wochen nach Pilzexposition ist sie in 96% der Fälle positiv. Titer ab 1:32 sprechen für eine Infektion, besonders hohe Titer finden sich bei chronischem Verlauf.
- *Immunelektrophorese und Überwanderungselektrophorese:* Präzipitationslinien treten in 70% der gesicherten Fälle auf. Zwei verschiedene Banden sind nahezu beweisend für die Erkrankung.
Zu beachten: Nach Histoplasmin-Hauttest können die Seroreaktionen, insbesondere die KBR, falsch-positiv ausfallen.

Nordamerikanische Blastomykose

Zwei verschiedene Testverfahren sind gebräuchlich:
- *KBR:* Titer über 1:8 weisen auf eine Blastomykose hin, ein Titeranstieg hat jedoch größere diagnostische Bedeutung. Der Test ist nicht sehr empfindlich, in weniger als 50% der gesicherten Fälle wird er positiv. Kreuzreaktionen mit anderen Pilzantigenen sind möglich.

– *Immundiffusion:* Empfindlicher Test, in 80% der Blastomykosefälle treten mehrere Präzipitationsbanden auf.

Kokzidioidomykose

Zur Serodiagnostik der Kokzidioidomykose kann man vier verschiedene Tests einzeln oder in Kombination anwenden.

Zur Früherfassung eignet sich der *Agglutinationstest* mit Coccidioidin-beladenen Latex-Partikeln und der Röhrchen-Präzipitationstest mit Kulturfiltraten aus Coccidioides immitis. Der *Röhrchen-Präzipitationstest* wird innerhalb von 2 Wochen nach Erkrankungsbeginn in 80% aller Fälle positiv. Der Latex-Agglutinationstest ist deutlich empfindlicher, jedoch auch unspezifischer als der Röhrchen-Präzipitationstest. Im Verlauf von Monaten können die Titer wieder abfallen.

Die *Immundiffusion* nimmt eine Mittelstellung ein.

Die *Komplementbindungsreaktion* mit Coccidioidin wird später positiv, ist jedoch sehr spezifisch. Titer ab 1:16 zeigen eine Dissemination der Pilzinfektion an. Ein negativer Ausfall der KBR schließt allerdings eine Kokzidioidomykose nicht aus.

Parakokzidioidomykose

Die Serodiagnostik besteht in der Komplementbindungsreaktion und in der Immundiffusion. Bei aktiver Erkrankung findet man hohe Komplementtiter. Zwei verschiedene Präzipitionsbanden in der Immundiffusion sind ebenfalls diagnostisch wertvoll.

Parasitosen

Echinokokkosen

Zur Serodiagnostik eines Echinokokkenbefalls steht eine Palette von Tests zur Verfügung:

Bei dem *indirekten Hämagglutinationstest* (HA-Test) werden Hammelerythrozyten mit Hydatidenflüssigkeit sensibilisiert. Bei Inkubation mit Verdünnungen eines Serums, das die entsprechenden Antikörper enthält, kommt es zur Agglutination.

Ein *indirekter Immunfluoreszenztest* (IF-Test) wird mit Protoscolices aus lebenden Zysten als Antigen nach der üblichen Technik durchgeführt.

Als drittes Verfahren ist die *KBR* mit Hydatidenflüssigkeit als Antigen in Gebrauch.

Immunelektrophorese (IE) und Überwanderungselektrophorese (ÜE) mit ankonzentriertem Antigenmaterial (Prinzip s. S. 388) können als qualitative spezifische Tests eingesetzt werden.

Bewertung der Testverfahren

Mit den aufgeführten Methoden ist grundsätzlich sowohl die Erfassung des Echinococcus cysticus (granulosus) als auch des Echinococcus alveolaris (multilocularis) möglich. Bei Befall mit Echinococcus alveolaris findet jedoch eine Antikörperbildung seltener und in geringerem Ausmaß statt, die Tests fallen häufiger negativ aus. Eine Verbesserung des Nachweisverfahrens kann mit Echinococcus-alveolaris-Antigen in spezialisierten Labors versucht werden (z. B. Institut für medizinische Parasitologie, Bonn). Die folgende Beurteilung gilt deshalb in erster Linie für den Echinococcus cysticus.

Das gebräuchlichste Verfahren ist z. Z. der HA-Test. Mit standardisierten, kommerziell erhältlichen Reagenzien ist er einfacher durchzuführen als der IF-Test. Ab einem Titer von 1:128 wird er als positiv bewertet. Die Empfindlichkeit von HA- und IF-Test ist hoch. Liegt gleichzeitig ein Leberbefall vor, so fallen die Reaktionen in 90–93% der Echinokokkosen positiv aus. Ist die Lunge allein von der Parasitose betroffen, kann man nur in etwa 60% mit einem positiven Ergebnis rechnen. Im Einzelfall wird das Ergebnis von der Struktur der Zyste beeinflußt. Eine relativ dünnwandige Zyste führt zu einer stärkeren Antikörperbildung als eine Zyste mit starker fibrotischer Umgebungsreaktion.

Die KBR ist weniger empfindlich als HA- und IF-Test. Komplementbindende Antikörper fallen jedoch nach erfolgreicher operativer Sanierung am schnellsten ab und sind deshalb zur Erfolgskontrolle geeignet (Grenztiter 1:4). IE und ÜE sind sehr spezifisch, jedoch nicht empfindlicher als HA und IF, zudem sehr arbeitsaufwendig, und sie benötigen große Antigenmengen. Im Gegensatz zur IE und ÜE können HA, IF und KBR Kreuzreaktionen mit Fasciola hepatica (Zystizerkose) und anderen Parasitosen zeigen (in der Regel niedrige Titer). Falls die klinischen Befunde für eine Echinokokkose sprechen, spielt angesichts der Seltenheit anderer Parasitosen im mitteleuropäischen Raum die Spezifität eine untergeordnete Rolle. Somit empfiehlt sich generell der Einsatz von HA zusammen mit der KBR. Es ist darauf zu achten, daß Serumproben vor einem Casoni-Hauttest entnommen werden.

Tumormarker

Als Tumormarker bezeichnet man Substanzen, die entweder von den Tumorzellen selbst synthetisiert werden, oder deren Produktion unter Einfluß eines Tumors signifikant ansteigt. Ferner kann man auch veränderte zelluläre und humorale Immunreaktionen eines vom Tumor betroffenen Organismus darunter verstehen. Eine Übersicht gibt Tab. 8.11. Die Bestimmung der Tumormarker kann in manchen Fällen diagnostisch hilfreich sein, einen höheren Stellenwert hat sie jedoch in der Verlaufs- und Therapiekontrolle von Tumorerkrankungen.

Tabelle 8.11 Tumormarker beim Bronchialkarzinom

1. Tumorassoziierte Antigene
   – Karzinoembryonales Antigen
   – Tissue-Polypeptide-Antigen
2. Ektope Hormone
   – ACTH (big-ACTH)
   – ADH
   – Calcitonin
   – HCG
   – Parathormon
3. Humorale und zelluläre Immunreaktionen
   a) Tumorspezifische Antikörper
   b) Immunkomplexe
   c) Zelluläre Immunreaktionen
4. Serumproteinveränderungen
   – α_1-Antitrypsin
   – α_1-Antichymotrypsin
   – Haptoglobin
   – α_1-saures Glykoprotein
   – C-1-Inaktivator
   – C-reaktives Protein
   – Coeruloplasmin
   – Ferritin
   – Schwangerschaftsassoziiertes α_2-Glykoprotein

Karzinofetale Antigene

Karzinofetale oder onkofetale Antigene sind Glykoproteine oder Polypeptide, die physiologischerweise in fetalen Organen und in der Plazenta gebildet werden. Wochen nach der Geburt sind sie nur noch in geringen Konzentrationen im Serum nachweisbar. Durch Derepression der entsprechenden Gene können Tumorzellen die Synthese dieser Proteine wieder aufnehmen. Karzinofetale Antigene sind immunogene Proteine, die jedoch nicht tumorspezifisch sind und bei Malignomen unterschiedlicher Histologie, wie bei nichtmalignen pathologischen Prozessen, im Serum erhöht sein können. Aufgrund einer Toleranzentwicklung bildet der Organismus selbst keine Antikörper gegen diese Antigene.

Karzinoembryonales Antigen (CEA)

Das CEA hat Eingang in die Routinelabors gefunden und ist der am häufigsten bestimmte Tumormarker. Seit der Erstbeschreibung durch GOLD u. FREEDMAN (1965) haben zahlreiche Studien den Wert der CEA-Messung bei Malignomen des Kolons und Rektums, des Magens, des Pankreas, der Leber, der Mamma, der Lunge und anderer Organe bestätigt.

Prinzip der CEA-Messung

Der in den vergangenen Jahren häufig angewandte Radioimmunoassay nach Hansen war sehr arbeitsaufwendig und ist in jüngster Zeit weitgehend durch den Festphasen-Enzymimmunoassay verdrängt worden, dessen Prinzip im folgenden kurz dargestellt wird:
Die Serumproben werden mit Polystyrolkugeln, die mit anti-CEA-Antikörper vom Meerschweinchen beschichtet sind, inkubiert. Das im Serum vorhandene CEA wird an die Antikörper gebunden. Alles ungebundene Material wird durch Waschen der Kugeln entfernt. Anschließend wird ein zweiter Anti-CEA-Antikörper, der mit dem Enzym Peroxidase gekoppelt ist, zugesetzt. Dieses Antikörper-Enzym-Konjugat bindet sich an das auf der Kugel bereits fixierte CEA. Nach Waschen wird als farbstoffbildendes Enzymsubstrat o-Phenylendiamin zugesetzt und die Extinktion bei 492 nm gemessen.
Normalwert: In einer Normalpopulation von Rauchern und Nichtrauchern liegen 88% der CEA-Werte unter 2,5 μg/l ($=$ng/ml) und 98% aller CEA-Werte unter 5 μg/l ($=$ng/ml).

Das Testverfahren gilt als spezifisch mit einer zu vernachlässigenden Kreuzreaktion gegenüber verwandten Antigenen (WINTZER u. Mitarb. 1980).

Bewertung der CEA-Spiegel

Zum Zeitpunkt der Diagnosestellung lassen sich bei 50% aller Patienten mit Bronchialkarzinom erhöhte CEA-Serumkonzentrationen nachweisen (GROPP u. Mitarb. 1977, VINCENT u. Mitarb. 1979).
– *Beziehung zur Histologie:* Differenziert man nach dem Gewebstyp des Tumors, so nimmt das Adenokarzinom mit in 68% der Fälle initial erhöhtem CEA und mit den durchschnittlich höchsten CEA-Werten eine Sonderstellung ein. Alle anderen histologischen Typen des Bronchialkarzinoms unterscheiden sich nur unwesentlich im Prozentsatz initial erhöhter CEA-Werte (40–51%) und in den durchschnittlichen absoluten Werten (VINCENT u. Mitarb. 1979).
– *Beziehung zur Tumorausbreitung:* Eine deutliche Beziehung besteht zwischen der Höhe des CEA-Spiegels und der Ausbreitung des Tumors. Bei Patienten mit Bronchialkarzinom und nachgewiesenen Metastasen ist das CEA in 73–88% pathologisch erhöht (EULER u. Mitarb. 1978, PFLÜGER u. Mitarb. 1981, GROPP u. Mitarb. 1977). Insbesondere Knochen- und Lebermetastasen lassen den CEA-Spiegel steil ansteigen. Auch bei klinisch noch nicht erkennbarer Metastasierung weisen CEA-Werte über 50 µg/l (=ng/ml) auf eine bereits stattgefundene Absiedlung des Tumors hin. Bei etwa 10–20% der Bronchialkarzinom-Patienten bleiben jedoch auch in einem weit fortgeschrittenen Tumorstadium die CEA-Werte normal.
– *Prognostische Aussage:* War bei Patienten mit Plattenepithelkarzinom und Adenokarzinom das CEA zum Zeitpunkt der Operation deutlich erhöht, so lag die postoperative Überlebenszeit nahezu ausnahmslos unter 3 Jahren (CONCANNON u. Mitarb. 1978, VINCENT u. Mitarb. 1979). Umgekehrt hatten Patienten mit einer Überlebenszeit über 5 Jahre präoperativ normale CEA-Werte. In der Regel fiel der CEA-Spiegel postoperativ ab und normalisierte sich in den meisten Fällen. Ein signifikanter Wiederanstieg kündigte stets ein Tumorrezidiv an. Als prognostisch weniger zuverlässig zeigte sich der CEA-Spiegel bei undifferenzierten, großzelligen Karzinomen (CONCANNON u. Mitarb. 1978).

Analog zur operativen Therapie kann die CEA-Messung auch bei der Chemotherapie und Strahlentherapie des Bronchialkarzinoms zur Erfolgs- und Verlaufskontrolle herangezogen werden (GROPP u. Mitarb. 1977, PFLÜGER u. Mitarb. 1981). Ein Ansprechen des Tumors auf die Therapie – auch eine Teilremission – war stets von einem Abfall des CEA-Wertes begleitet. Ein CEA-Anstieg unter Therapie zeigte die Ineffektivität der Behandlung an.
– *CEA-Messung als Screening-Test:* Die Tatsache, daß das CEA bei Rauchern, entzündlichen Prozessen und gutartigen Tumoren erhöht sein kann (in der Regel jedoch nur mäßig erhöhte Werte), schränkt den diagnostischen Wert einer einmaligen CEA-Bestimmung erheblich ein. Zudem lagen nach der Studie von VINCENT u. Mitarb. (1979) die CEA-Werte in 73% der Fälle, bei denen noch eine kurative Therapie durch Operation möglich war, im Normbereich unter 2,5 µg/l (=ng/ml). Somit ist es nicht sinnvoll, die CEA-Messung als Suchtest für das Bronchialkarzinom einzusetzen.

Tissue-Polypeptide-Antigen (TPA)

Ein weiteres karzinofetales Antigen, das ein Wachstum von Malignomen anzeigen kann, ist das TPA. Es findet sich in der Plazenta und im Fetalgewebe sowie in der Zellmembran von Tumorzellen unterschiedlicher Herkunft und Histologie. Bei Bronchialkarzinomen wird eine Erhöhung in etwa 80% (über 0,09 kU/l=U/ml) beschrieben (BJÖRKLUND 1980), es kann allerdings auch bei benignen Erkrankungen (36%) und bei Gesunden (1%) erhöht sein. Die gleichzeitige Messung von CEA und TPA soll die Rezidiverkennung von Karzinomen – u.a. auch des Bronchialkarzinoms – verbessern (SKRYEN u. Mitarb. 1981). Umfangreichere Studien liegen jedoch noch nicht vor, in das Routinelabor hat die Bestimmung des TPA noch keinen Eingang gefunden.

α_1-Fetoprotein (AFP)

Das AFP ist beim Bronchialkarzinom nicht oder nur in seltenen Fällen erhöht (GROPP u.

Mitarb. 1977) und ist als Tumormarker nur beim Leberzellkarzinom und bei Keimzelltumoren relevant.

Hormone

Eine ektope Hormonproduktion beim kleinzelligen Bronchialkarzinom, aber auch bei Bronchialkarzinomen anderer Histologie, wird mit unterschiedlichen Häufigkeitsangaben von zahlreichen Autoren beschrieben (Literaturübersicht bei HAVEMANN u. GROPP 1980). Es handelt sich dabei um folgende Hormone:
Adrenokortikotropes Hormon (ACTH) (in 11–73% der Fälle erhöht),
antidiuretisches Hormon (ADH) (in 32–44% erhöht),
Calcitonin (in 50–73% erhöht),
Choriongonadotropin (HCG) (in 6–19% erhöht),
Parathormon (in 23% erhöht).
Am häufigsten lassen sich bei kleinzelligen Bronchialkarzinomen erhöhte Hormonspiegel nachweisen, in 78% sind ein oder mehrere der oben genannten Hormone erhöht. Das großzellige Karzinom zeigt insbesondere eine Erhöhung von ACTH (in 26% der Fälle) und HCG (26%), das Plattenepithelkarzinom erhöhte Hormonspiegel von Parathormon (23%), HCG (19%) und Calcitonin (17%).
Die Hormone sind bis auf einzelne Ausnahmen bereits initial bei Diagnosestellung erhöht. Ihre Verwendung zum Tumor-Screening bei Risikogruppen wäre möglich. WOLFSEN u. ODELL (1979) konnten in einer prospektiven Studie, in der der ACTH-Spiegel von 101 Patienten mit obstruktiven Lungenerkrankungen kontrolliert wurde, nach 2 Jahren die Entstehung eines Bronchialkarzinoms bei 25 Patienten mit erhöhtem ACTH und nur bei 2 von 81 Patienten mit normalem ACTH verfolgen. Im Gegensatz zum CEA korreliert die Höhe der Hormonwerte nicht mit dem Ausbreitungsgrad des Tumors.
Für Calcitonin (GROPP u. Mitarb. 1980a, SILVA u. Mitarb. 1979), ACTH (YALOW u. Mitarb. 1979) sowie für beide Hormone zusammen (HAVEMANN u. GROPP 1980) ließ sich durch Serienmessungen eine gute Beziehung zum klinischen Verlauf der Tumorerkrankung zeigen. Ein Ansprechen auf die Chemotherapie oder die Bestrahlung wurde von einem Abfall der Hormone im Serum begleitet. Ein Rezidiv wurde durch den Anstieg des ACTH und Calcitonins bereits Wochen und Monate vorher angekündigt.
Im Rahmen der ektopen Hormonproduktion kann es zu den entsprechenden endokrinen Syndromen kommen (Cushing-Syndrom, Hyperkalziämie-Syndrom usw.). Diese Ereignisse sind jedoch erstaunlich selten. Eine Erklärung dafür besteht in der Produktion eines höhermolekularen Prohormons durch die Tumorzellen, dem eine endokrine Aktivität weitgehend fehlt. Die Synthese einer Hormonvorstufe konnte für das ACTH (sog. Big-ACTH) und das Parathormon gezeigt werden. Die Prohormone reagieren mit Antikörpern gegen die physiologischen Hormone kreuz und werden so durch die Routine-Assays erfaßt.

Humorale und zelluläre Immunreaktionen

– *Antikörper:* Bisher ist es noch nicht gelungen, Antikörper gegen tumorzellspezifische Antigene im Serum von Patienten mit Bronchialkarzinom nachzuweisen. In den letzten Jahren wurden zahlreiche Versuche unternommen, experimentell spezifische Antikörper gegen Tumorgewebe zu erzeugen, mit der Zielsetzung, sie zur Tumorlokalisation in vivo, zur immunhistologischen Klassifizierung und zur Tumortherapie in vivo zu verwenden. Bei malignen lymphoretikulären Erkrankungen wurden bereits Teilerfolge erzielt (Literatur bei KALDEN 1980). Die Herstellung von Antikörpern gegen spezifische Bronchialkarzinom-Antigene erbrachte bisher nur wenig befriedigende Resultate (Literaturübersicht bei PFLÜGER u. Mitarb. 1981, SCHLIPKÖTER u. Mitarb. 1982), ein klinischer Einsatz ist bisher nicht möglich.
– *Immunkomplexe:* GROPP u. Mitarb. (1979, 1980) konnten abhängig von der angewandten Methode in 50–80% der Seren von Bronchialkarzinom-Patienten Immunkomplexe nachweisen. Patienten mit Metastasen waren in einem hohen Prozentsatz positiv. Mit fortschreitendem Tumorleiden stieg das Molekulargewicht der Immunkomplexe an. Eine Beziehung ließ sich zwischen dem klinischen Verlauf und der Serumkonzentration der Immunkomplexe herstellen.
– *Zelluläre Immunreaktion:* Tests zur Erfas-

sung tumorspezifischer zellulärer Immunreaktionen in vitro und in vivo (Hauttests) liefern zum jetzigen Zeitpunkt keine in der Klinik verwertbaren Resultate bezüglich Diagnostik, Prognose und Verlaufskontrolle und sollen deshalb hier nicht näher erörtert werden.

Serumproteinveränderungen

Gewebsdestruktion und Entzündungsreaktion in der Umgebung eines Tumors führen in der Regel zu einem deutlichen Anstieg verschiedener Glykoproteine im Serum. Dies sind in erster Linie die sog. *„Akute Phase-Proteine"*: α_1-*Antitrypsin*, α_1-*Antichymotrypsin*, *Haptoglobin*, α_1-*saures Glykoprotein*, *C-1-Inaktivator*, *C-reaktives Protein*, *Coeruloplasmin*, *Ferritin*. Da diese Proteine auf jede Art von Gewebstraumatisierung und Entzündungsprozessen reagieren, ist ihr diagnostischer Wert sehr gering. Als Verlaufsparameter reagieren sie empfindlich (wenn auch immer unspezifisch) auf Tumorregression oder Tumorprogression. Unter Chemotherapie ist die Aussagekraft wegen einer unspezifischen Suppression der Proteinsynthese jedoch eingeschränkt (WINTZER u. Mitarb. 1980).

Autoimmunphänomene

Unter Autoimmunphänomenen versteht man Antikörper gegen körpereigene Strukturen, die sich im Serum in unterschiedlicher Häufigkeit bei den sog. Autoimmunerkrankungen nachweisen lassen. Sie können auch im Rahmen anderer Krankheitsbilder – virale Infektionen, Silikose, Asbestose usw. – sowie nach Applikation bestimmter Medikamente wie Procainamid (MEDICI u. FONTANA 1977) auftreten. In niedrigen Titern finden sie sich bisweilen in Seren gesunder Personen, insbesondere älterer Menschen.

Die Antikörper lassen sich einteilen in organspezifische und nicht-organspezifische Antikörper. Antikörper mit ausschließlicher Spezifität für Lungengewebe (analog den Antikörpern gegen Kolonzellen oder Belegzellen) ließen sich bisher weder nachweisen noch experimentell erzeugen (TURNER-WARWICK 1978). Als relativ organspezifisch kann man die Antikörper gegen die Basalmembran von Lungen- und Nierenkapillaren beim Goodpasture-Syndrom bezeichnen.

Das schwangerschaftsassoziierte α_2-Glykoprotein (α_2-PAG) steigt normalerweise während Schwangerschaft und oraler Kontrazeption an. Bei Bronchialkarzinom-Patienten wurde es in 70% erhöht gefunden (GROPP u. Mitarb. 1977). Es kann als ein weiterer Verlaufsparameter gelten.

Zusammenfassende Wertung der Tumormarker

Das CEA hat sich als Parameter für die Prognose, Verlaufs- und Therapiekontrolle des Bronchialkarzinoms bewährt und wird bisher als einziger Tumormarker bei diesem Karzinom in der klinischen Routine eingesetzt. Nach den bisherigen Untersuchungen ist auch die Bestimmung von ACTH und Calcitonin beim kleinzelligen Bronchialkarzinom sinnvoll. Für die anderen oben genannten Tumormarker erscheint der Aufwand für die doch recht geringe zusätzliche Information in der klinischen Routine zu hoch. Die Entwicklung tumorzellspezifischer Antikörper oder tumorspezifischer zellulärer Tests hat beim Bronchialkarzinom noch nicht das Stadium erreicht, das einen klinischen Einsatz ermöglichen würde.

Nicht-organspezifisch sind die antinukleären Antikörper (ANA), die antimitochondrialen Antikörper (AMA) und die Antikörper gegen glatte Muskulatur (SMA). Zu dieser Gruppe kann man auch den Rheumafaktor zählen (IgM- oder IgG-Antikörper gegen körpereigenes IgG). Zu dem Entstehungsmechanismus der Autoantikörper gibt es verschiedene Hypothesen, ihre pathogenetische Rolle ist nur partiell aufgeklärt. Beide Fragen sollen hier nicht näher erörtert werden.

Klinische Bedeutung

Der Nachweis von Antikörpern an der Basalmembran der Lungen- oder Nierenkapillaren (lineares Muster) ist beweisend für das Goodpasture-Syndrom. Die Relevanz von ANA, AMA und SMA muß in bezug auf die idiopathischen Lungenerkrankungen als gering eingestuft werden. Bei der kryptogen fibrosierenden Alveolitis (CFA) treten in nur 35%

ANA auf, die anderen Antikörper sind in noch geringerem Prozentsatz positiv (Tab. 8.13). Es besteht keine Korrelation zwischen Antikörpernachweis, Antikörperprofil und den unterschiedlichen histologischen Typen der CFA. Auch sagt das Vorkommen der Autoantikörper nichts über Verlauf und Prognose der Erkrankung aus. Ein positiver Testausfall auf ANA kann allenfalls zur Abgrenzung der CFA gegenüber einer exogenen Alveolitis beitragen.

Der Nachweis der Autoantikörper, speziell der ANA, gewinnt jedoch dann an diagnostischer Bedeutung, wenn sich andere Autoimmunerkrankungen im Lungeninterstitium manifestieren (Tab. 8.12). Ein bestimmtes Antikörpermuster kann in diesen Fällen diagnostisch wegweisend sein, insbesondere dann, wenn eine fibrosierende Alveolitis den übrigen Krankheitserscheinungen vorausgeht (FERLINZ 1979, HUNNINGHAKE u. FAUCI 1979). Eine wesentliche diagnostische Verbesserung ist in den letzten Jahren gelungen durch die Differenzierung der zahlreichen antinukleären Antikörper (Tab. 8.14). So ist der Nachweis von Antikörpern gegen doppelsträngige, native DNA und gleichzeitig gegen das Sm-Antigen weitgehend pathognomonisch für den systemischen Lupus erythematodes (DAVIS 1981). Auch bei den anderen Kollagenosen erleichtern charakteristische Antikörper-Profile die Diagnose (Tab. 8.14).

Tabelle 8.12 Manifestationen von Autoimmunerkrankungen an Lunge und Pleura* (nach *Ferlinz* und *Gonsior* u. *Meier-Sydow*)

Erkrankung	Rel. Häufigkeit der pulmonalen Beteiligung
Systemischer Lupus erythematodes	bis zu 70%
Rheumatoide Arthritis	2–55%
Sklerodermie	(25 –) 90%
Sjögren-Syndrom	1,7–33%
Caplan-Syndrom	0,01–0,4%**
Panarteriitis nodosa	30–50%
Goodpasture-Syndrom	100%
Idiopathische Lungenhämosiderose	100%
Wegenersche Granulomatose	95%?
Polymyositis/Dermatomyositis	?

* Manifestation vorwiegend als interstitielle Pneumonie/Fibrose, Pleuritis oder Vaskulitis
** % aller Silikose-Patienten

Tabelle 8.13 Prävalenz von Autoantikörpern bei interstitiellen Lungenerkrankungen verschiedenen Ursprungs (modifiziert nach *Bartmann**)

	Prozentsatz positiver Tests			
	ANA	SMA	AMA	RF
Normalkollektiv	<5	2	1	5
Kryptogene fibrosierende Alveolitis	35	5–10	10–15	14–30
Exogen-allergische Alveolitis	n	n	n	n
Sarkoidose	n	n	30	7–40
Pneumokoniosen	17–44			8–18
Asbestose	25			23
Idiopathische Lungenhämosiderose	23			31
Wegenersche Granulomatose		n	n	
Kollagenosen:				
Systemischer Lupus erythematodes	100	n	5–10	30–40
Rheumatoide Arthritis	35	n	n	70–90
Sklerodermie	40–80	n	10	0–40
Sjögren-Syndrom	70	n	n	70–95
Dermatomyositis/Polymyositis	20–30	n	n	25
Panarteriitis nodosa	30	n	n	20–30
Pseudo-LE		n	100	20

* Literatur bei *Bartmann* 1979 und *Turner-Warwick* 1977 u. 1978
ANA: antinukleäre Antikörper
SMA: Antikörper gegen glatte Muskulatur   RF: Rheumafaktoren
AMA: antimitochondriale Antikörper   n: normal

Tabelle 8.**14** Klassifikation der antinukleären AK und ihre diagnostische Bedeutung (Literatur bei *Davis* 1981, *Alarćon-Segovia* 1983)

Anti-Nukleoprotein (DNA-Histon-Komplex)	– verursacht das LE-Phänomen, bei SLE, RA, CAH, Medikamenten
Anti-DNA	
Anti-ssDNA	– relativ unspezifisch, bei einer Vielzahl von Erkrankungen nachweisbar: SLE, diskoider LE, RA, juvenile RA, CAH u.a.
Anti-dsDNA	– bis zu 90% positiv bei aktivem SLE, auch MCTD
Anti-ENA	
Anti-RNP (anti-Mo)	– bei allen Pat. mit MCTD positiv. Nachweis auch bei SLE möglich.
Anti-Sm	– bei SLE in 30% positiv, weitgehend pathognomonisch für SLE, selten auch bei RA, CAH
Anti-SS-A (anti-Ro)	– in hohem Prozentsatz bei Sjögren-Syndrom nachweisbar, weniger häufig bei SLE, RA
Anti-SS-B (Anti-Ha, Anti-La)	– in 30% bei Sjögren-Syndrom, in 13% bei SLE positiv, selten bei RA
Anti-(Pm-1)	– in 60% positiv bei Dermatomyositis/Polymyositis, bei anderen Erkrankungen nicht nachgewiesen.
Anti-dsRNA	– bei SLE ohne Nephritis
Anti-ssRNA	– bei Sklerodermie
Anti-Histone	– treten in Verbindung mit dem Medikamenten-induzierten SLE auf
AK gegen zytoplasmatische AG	– Antigene identisch mit SS-A (Ro) u. SS-B (La). Der Test auf ANA fällt negativ aus
Anti-RANA	– bei rheumatoider Arthritis in 85% positiv, selten bei SLE u. Sjögren-Syndrom, Normalpersonen
Anti-Scl-70	– bei progressiver Sklerodermie in 30% positiv

Erläuterungen:
ssDNA: einstrangige, denaturierte DNA
dsDNA: doppelstrangige, native DNA
ssRNA: einstrangige, denaturierte RNA
dsRNA: doppelstrangige, native RNA
ENA: extrahierbare nukleäre Antigene, RNP = Ribonucleoprotein
SS-A: Sjögren-Syndrom-Antigen A, SS-B: Sjögren-Syndrom-Antigen B, PM-1: Polymyositis-Ag 1
Mo, Ra, La: Abkürzungen von Patientennamen
RANA: Rheumatoid-Arthritis-Nuclear-Antigen
Scl-70: Sklerodermie-assoziiertes Antigen im Nukleolus
SLE: systemischer Lupus erythematodes
RA: rheumatoide Arthritis
CAH: chronisch aktive Hepatitis
MCTD: Mixed Connective Tissue Disease

Nachweisverfahren

Antinukleäre Antikörper

Indirekter Immunfluoreszenztest (IF-Test)

Prinzip: Gefrierschnitte aus Rattenleber werden auf einem Objektträger mit Verdünnungen des Patientenserums überschichtet. Nach Inkubation wird das nicht fixierte Material abgewaschen. Durch Auftropfen von fluoreszinmarkierten Anti-Human-Immunglobulinen vom Kaninchen werden anschließend die gebundenen Antikörper sichtbar gemacht. Das Präparat wird im Fluoreszenzmikroskop beurteilt. Im positiven Falle erkennt man eine deutliche Fluoreszenz der Zellkerne.

Bewertung: Der IF-Test ist sehr empfindlich und erfaßt mit großer Zuverlässigkeit bis auf seltene Ausnahmen alle ANA. Er gilt als der geeignetste Suchtest für ANA. Ist er positiv,

kann eine weitere Differenzierung und Charakterisierung der ANA durch Einsatz anderer Methoden angestrebt werden. Fällt der Test negativ aus, so sind weitere Untersuchungen auf ANA in der Routine nicht sinnvoll.
Vier verschiedene Muster der Kernfluoreszenz lassen sich unterscheiden und daraus – mit Einschränkungen – gewisse Rückschlüsse ziehen:

1. Diffuser Typ: homogene Fluoreszenz des Kerns, überwiegend durch Antikörper gegen Nukleoprotein verursacht (bei Lupus erythematodes, rheumatoider Arthritis, chronisch aggressiver Hepatitis, Medikamenteneinnahme).
2. Peripherer (membranöser) Typ: Ringförmige Kernfluoreszenz, in erster Linie durch Antikörper gegen native doppelsträngige DNA verursacht. Häufig beim systemischen Lupus erythematodes.
3. Gefleckter (speckled) Typ: typisch für extrahierbare nukleäre Antigene (ENA). Mögliche Krankheitsbilder s. Tab. 8.**14**.
4. Nukleolärer Typ: durch Antikörper gegen nukleoläre Antigene hinweisend auf Sklerodermie.

Oft liegen Mischbilder vor, und eine Zuordnung zu einem typischen Muster ist nicht möglich.

Radioimmunoassay (Farr)

Test zum Nachweis von Antikörper gegen doppelsträngige, native DNA.
Prinzip: radioaktiv markierte native DNA ist in einer 50%igen Ammoniumsulfatlösung noch löslich. Bindet sich jedoch nach Zusatz von Patientenserum der spezifische Antikörper, so fällt der DNA-Antikörper-Komplex aus. Über die Messung der Radioaktivität wird die Antikörperkonzentration ermittelt.
Bewertung: im Routinelabor häufig eingesetzter Test mit guter Empfindlichkeit. Nicht zu vermeidende geringe Denaturierungen der vorrätig gehaltenen nativen DNA sowie Verunreinigungen mit einsträngiger DNA beeinflussen die Spezifität.

Crithidia Luciliae

Test zum Nachweis nativer DNA.
Prinzip: Crithidia Luciliae ist ein Flagellat mit hohen Konzentrationen nativer DNA im Kinetosom. Ausstriche des Flagellaten werden mit Serum inkubiert, danach werden durch fluoreszinmarkierte Anti-Human-Immunglobuline die gebundenen Antikörper sichtbar gemacht.
Bewertung: hochspezifischer Test, dem Radioimmunoassay überlegen.

Weitere Nachweisverfahren zur Erfassung der ANA-Untergruppen

Komplementbindungstest, Hämagglutinationstest, Überwanderungselektrophorese, Präzipitationstest, Festphasen-Radioimmunoassay.
Antikörper gegen ENA können durch verschiedene Tests nachgewiesen werden, häufig eingesetzt wird die Überwanderungselektrophorese. Entscheidend für den Antikörpernachweis gegen ENA ist die Antigenaufbereitung (Literatur zu den einzelnen Tests bei DAVIS 1981).

AMA und SMA

Antikörper gegen die Mitochondrien und die glatte Muskulatur können mit der indirekten Immunfluoreszenztechnik an Gefrierschnitten aus Rattennieren nachgewiesen werden. Ihre Wertigkeit bezüglich der Differentialdiagnose pulmonaler Erkrankungen ist gering.

Komplementsystem und Immunkomplexe

Die Messung der Komplementfaktoren und der Immunkomplexe ist vor allem von pathophysiologischem Interesse, hat jedoch, bis auf Ausnahmen, keine wesentliche diagnostische Bedeutung erlangt und wird hier nicht näher besprochen (Literatur: LAKHA 1983, DREISIN u. Mitarb. 1978, SCHERZER u. WARD 1978, HUGHES 1977).

Literatur

Alarcón-Segovia, D.: Antibodies to nuclear and other intracellular antigens in the connective tissue diseases. In Jeffery, M.S., W.C. Dick: Clinics in Rheumatic Diseases: The Role of the Laboratory in Rheumatology, vol. IX/1. Saunders, Philadelphia 1983 (p. 161)

Arnaud, P.H., R. Creyssel, C. Chapuis-Cellier: The detection of α_1-antitrypsin variants (Pi-System) by analytical thin-layer electrofocussing in polyacrylamide gel. LKB Application Note 185, 1975

Bartmann, K.: Immunologische Teste in der Diagnose und Verlaufskontrolle der Alveolitiden. Prax. Pneumol. 33 (1979) 1

Baur, X., G. Fruhmann, G. König, R. Rienmüller, M. Konsalla, H. Dahlheim: Die Bedeutung des Angiotensin I-converting

Enzyms für die Diagnose einer Sarkoidose. Klin. Wschr. 58 (1980) 199

Björklung, B.: On the nature and clinical use of tissue polypeptide antigen (TPA). Tumordiagnostik 1 (1980) 9

Concannon, J. P., M. H. Dalbow, S. E. Hodgson, J. J. Headings, E. Makropoulos, J. Mitchell, W. J. Cushing, G. A. Liebler: Prognostic value of preoperative carcinoembryonic antigen (CEA) plasma levels in patients with bronchogenic carcinoma. Cancer (Philad.) 42 (1978) 1477

Cushman, D. W., H. S. Cheung: Spectrophotometric assay and properties of the angiotensin-converting enzyme of rabbit lung. Biochem. Pharmacol. 20 (1971) 1637

Davis, J. S.: Antinuclear antibodies (ANA). In Kelley, W. N., E. D. Harris, S. Ruddy, C. B. Sledge: Textbook of Rheumatology. Saunders, Philadelphia 1981 (p. 691)

Dick, W.: Lysozym – Grundlagen und diagnostische Bedeutung. Fortschr. Med. 100 (1982) 1230

Dreisin, R. B., M. I. Schwarz, A. N. Theofilopoulos, R. E. Stanford: Circulating immune complexes in the idiopathic interstitial pneumonias. New Engl. J. Med. 298 (1978) 353

Endres, P.: Proteasen-Inhibitoren und chronische Atemwegserkrankungen. Prax. Pneumol. 35 (1981) 249

Eriksson, S.: Alpha-1-antitrypsin deficiency. Acta med. scand. 177, Suppl. 432 (1965) 1

Eriksson, S.: Proteases and protease inhibitors in chronic obstructive lung disease. Acta med. scand. 203 (1978) 449

Erlanger, B. F., N. Kokowsky, W. Cohen: The preparation and properties of two new chromogenic substrates of trypsin. Arch. Biochem. 95 (1961) 271

Euler, E. C.: CEA bei Fernmetastasierung. Med. Welt 29 (1978) 828

Fagerhol, M. K., O. W. Tenfjord: Serum Pi types in some European, American, Asian and African populations. Acta path. microbiol. scand. 72 (1978) 601

Falke, D.: Virologie. In Klein, P.: Medizinische Mikrobiologie, Bd. I. Springer, Berlin 1976

Fasel, J., H. P. R. Seeliger: Serodiagnostik der Candida-Infektionen. Mykosen 26 (1983) 109

Ferlinz, R.: Autoimmunkrankheiten an Lunge und Pleura. Prax. Pneumol. 33 (1979) 323

Ferlinz, R.: Das Lungenemphysem. In Schwiegk, H.: Handbuch der inneren Medizin, Bd. IV/2: Bronchitis, Asthma, Emphysem. Springer, Berlin 1979

Friedland, J., E. Silverstein: A sensitive fluorimetric assay for serum angiotensin-converting enzyme. Amer. J. clin. Path. 66 (1976) 416

Fudenberg, H. H., R. K. Larsson: Genetic and environmental factors in emphysema. In Mittman, Ch.: Pulmonary Emphysema and Proteolysis. Academic Press, New York 1972

Gold, P., S. O. Freedman: Demonstration of tumor-specific antigens in human colonic carcinomata by immunological tolerance and absorption technique. J. exp. Med. 121 (1965) 439

Gonsior, E., J. Meier-Sydow: Lunge. In Vorlaender, K.-O.: Praxis der Immunologie. Thieme, Stuttgart 1976 (S. 378)

Grant, J.: Immunological methods in bacteriology. In Weir, D. M.: Application of Immunological Methods, 3rd ed., vol. III. Blackwell, Oxford 1979

Grönhagen-Riska, C., O. Selroos: Angiotensin converting enzyme. IV. Changes in serum activity and in lysozyme concentrations as indicators of the course of untreated sarcoidosis. Scand. J. resp. Dis. 60 (1979) 337

Grönhagen-Riska, C., K. Kurppa, F. Fyhrquist, O. Selroos: Angiotensin-converting enzyme and lysozyme in silicosis and asbestosis. Scand. J. resp. Dis. 59 (1978) 228

Gropp, C., K. Havemann, K.-H. Pflüger: Calcitonin als Tumormarker beim Bronchialkarzinom. Dtsch. med. Wschr. 105 (1980a) 1175

Gropp, A., F. G. Lehmann, K. Havemann: Carcinoembryonales Antigen im Serum von Patienten mit Bronchialkarzinom. Dtsch. med. Wschr. 102 (1977a) 1079

Gropp, C., K. Havemann, T. Schärfe, W. Ax: Incidence of circulating immune complexes in patients with lung cancer and their effect on antibody-dependent cytotoxicity. Oncology 37 (1980b) 71

Gropp, C., F. G. Lehmann, H. W. Bauer, K. Havemann: Carcinoembryonic antigen, α_1-fetoprotein, ferritin and α_2-pregnancy-associated glycoprotein in the serum of lung cancer patients and its demonstration in lung tumor tissues. Oncology 34 (1977b) 267

Gropp, C., K. Havemann, T. Schärfe, H. Schultz, E. Schaumlöffel: Zirkulierende Immunkomplexe beim Bronchialkarzinom: Beziehungen zum Ausbreitungsstadium der Erkrankung und zur Therapie. Klin. Wschr. 57 (1979) 401

Gunschera, H.: Fehlermöglichkeiten bei der Pi-Typisierung durch Isoelektrofokussierung. Ärztl. Lab. 25 (1979) 51

Hallmann, L., F. Burkhardt: Klinische Mikrobiologie, 4. Aufl. Thieme, Stuttgart 1974

Havemann, K., C. Gropp: Ektope Hormonproduktion beim kleinzelligen Bronchialkarzinom. Biologische und immunologische Aspekte. Internist 21 (1980) 84

Hein, J. C. Mumme: Pleuritis exsudativa. In Hein, J., R. Ferlinz: Lungentuberkulose. Thieme, Stuttgart 1982 (S. 6.1)

Heinrich, R., S. Naujocks-Heinrich, H. Schomerus: Europäische Rickettsiosen. Internist 22 (1981) 489

Hughes, G. R. V.: Connective Tissue Diseases. Blackwell, Oxford 1977

Hunninghake, G. W., R. G. Crystal: Pulmonary sarcoidosis: a disorder mediated by excess helper T-lymphocyte activity at sites of disease activity. New Engl. J. Med. 305 (1981) 429

Hunninghake, G. W., A. S. Fauci: Pulmonary involvement in the collagen vascular diseases. Amer. Rev. resp. Dis. 119 (1979) 471

Jawetz, E., J. L. Melnick, E. A. Adelberg: Medizinische Mikrobiologie, 5. Aufl. Springer, Berlin 1980

Kalden, J. R.: Immundiagnostik von Tumoren – Leistungsfähigkeit und Grenzen. Therapiewoche 33 (1983) 1047

Katz, P., A. S. Fauci, H. J. R. Yeager, B. M. Reen: Serum angiotensin-converting enzyme and lysozyme in granulomatous diseases of unknown cause. Ann. intern. Med. 94 (1981) 359

Klockars, M., T. Pettersson, H. Riska, P. E. Hellström: Pleural fluid lysozyle in tuberculous and non-tuberculous pleurisy. Brit. med. J. 1976/I, 1381

Kühnl, P.: Elektrofokussierung in der forensischen Serologie. Arbeitsanleitung zur Bestimmung von Serumprotein und Isoencympolymorphismen. LBK Bromma/Schweden 1979

Lakha, E.: Immune complexes. In Jeffery, M. S., W. C. Dick: Clinics in Rheumatic Diseases: The Role of the Laboratory in Rheumatology, vol. XI/1. Saunders, Philadelphia 1983 (p. 199)

Larsson, Ch.: Natural history and life expectancy in severe alpha-1-antitrypsin deficiency. Acta med. scand. 204 (1978) 345

Laurell, C. B., S. Eriksson: The electrophoretic alpha-1-globulin pattern of serum in alpha-1-antitrypsin deficiency. Lab. Invest. 15 (1963) 132

Lennette, E. H., A. Balows, W. J. Hausler, J. P. Truant: Manual of Clinical Microbiology, 3rd ed. American Society for Microbiology, Washington D. C. 1980

Lieberman, J.: Elevation of serum angiotensin-converting-enzyme (ACE) level in sarcoidosis. Amer. J. Med. 59 (1975) 365

Lieberman, J., E. Beutler: Elevation of serum angiotensin converting enzyme in Gaucher's disease. New Engl. J. Med. 294 (1976) 1442

Lieberman, J., A. Nosal, L. A. Schlessner, A. Sastre-Foken: Serum angiotensin-converting enzyme for diagnosis and therapeutic evaluation of sarcoidosis. Amer. Rev. resp. Dis. 120 (1979) 329

Lode, H., H. Schäfer, G. Ruckdeschel: Legionärskrankheit. Prospektive Studie zur Häufigkeit, Klinik und Prognose. Dtsch. med. Wschr. 107 (1982) 326

Medici, T.C., A. Fontana: Medikamentöse Lungenerkrankungen. Schweiz. med. Wschr. 107 (1977) 162

Molina, C.: Broncho-Pulmonary Immunopathology. Churchill-Livingstone, Edinburgh 1976

Müller, H. L.: zit. nach T. Wegmann 1979

Müller, W., H. Uhl, H. Steppling, J. Lorenz, R. Rubin, V. Schulz: ACE-Serumspiegel in Korrelation zum klinischen Verlauf der Sarkoidose. Prax. Klin. Pneumol. 37 (1983) 553

Murray, H. W., H. Masur, L. B. Senterfit, R. B. Roberts: The protean manifestations of mycoplasma pneumonial infection in adults. Amer. J. Med. 58 (1975) 229

Osserman, E. F., M. Klockars, J. Halper, R. E. Fischel: Effects of lysozyme on normal and transformed mammalian cells. Nature (Lond.) 243 (1973) 331

Owen, M. C., M. Lorier, W. Carell: Alpha-1-antitrypsin: structural relationships of the substitutions of the S and Z variants. FEBS Letters 88 (1978) 234

Pepys, J., J. L. Longbottom: Immunological methods in mycology. In Weir, D. M.: Application of Immunological Methods, 3rd ed., vol. III. Blackwell, Oxford 1979

Pflüger, K.-H., C. Gropp, K. Havemann: Tumormarker beim Bronchialkarzinom: Ihre Bedeutung für die Frühdiagnose, Stadieneinteilung und Therapiekontrolle. Atemw.- u. Lungenkr. 7 (1981) 335

Prockop, D. J., W. D. Davidson: A study of urinary and serum lysozyme in patients with renal disease. New Engl. J. Med. 270 (1964) 269

Purcell, R. H., R. M. Chanock: Role of myoplasmas in human respiratory disease. Med. Clin. N. Amer. 51 (1967) 791

Rohatgi, P. K., J. W. Ryan, P. Lindeman: Value of serial measurement of serum angiotensin converting enzyme in the management of sarcoidosis. Amer. J. Med. 70 (1981) 44

Rohrbach, M. S., R. A. DeRemee: Serum angiotensin converting enzyme activity in sarcoidosis as measured by a simple radiochemical assay. Amer. Rev. resp. Dis. 119 (1979) 761

Rømer, F. K.: Angiotensin-converting enzyme in newly detected sarcoidosis – with special reference to enzyme levels in patients with erythema nodosum. Acta med. scand. 208 (1980) 437

Ruckdeschel, G.: Die Legionellose, eine „neue" Infektionskrankheit. Internist 21 (1980) 108

Ryan, J. W., A. Chung, U. S. Ryan: Angiotensin-converting enzyme: I. New strategies for assay. Environm. Hlth Persp. 35 (1980) 165

Ryan, J. W., A. Chung, C. Ammons, M. L. Carlton: A simple radioassay for angiotensin-converting enzyme. Biochem. J. 167 (1977) 501

Ryan, J. W., U. S. Ryan, D. R. Schultz, C. Whitaker, A. Chung, F. E. Dorer: Subcellular localization of pulmonary angiotensin-converting enzyme (Kininase II). Biochem. J. 146 (1975) 497

Scherzer, H., P. A. Ward: Lung injury produced by immune complexes of varying composition. J. Immunol. 121 (1978) 947

Schlipköter, H.-W., I. Idel, R. Stiller-Winkler: Immunologische Diagnostik des Bronchialkarzinoms. Prax. Klin. Pneumol. 36 (1982) 198

Schweisfurth, H., H. Wernze: Changes of serum angiotensin I converting enzyme in patients with viral hepatitis and liver cirrhosis. Acta hepato-gastroent. 26 (1979) 207

Seeliger, H. P. R., H. Sühler: Serologie der Aspergillose. Zbl. Bakt., I. Abt. Orig. 229 (1974) 524

Sehrt, I., R. Christ: Diagnostischer Wert der Aktivitätsbestimmung des Angiotensin-Umwandlungsenzyms (angiotensin converting enzyme) bei der Sarkoidose. Z. Erkrank. Atm.-Org. 153 (1979) 383

Selroos, O., H. Tiitinen, C. Grönhagen-Riska, F. Fyhrqvist, M. Klockars: Angiotensin-converting-enzyme and lysozyme in sarcoidosis. In Williams, W. J., B. H. Davies: Sarcoidosis and Other Granulomatous Diseases, 8th International Conference 1978. Alpha Omega, Cardiff (Wales) 1980 (p. 303)

Shultz, T., W. C. Miller, C. W. M. Bedrossian: Clinical application of measurement of angiotensin-converting enzyme level. J. Amer. med. Ass. 242 (1979) 439

Silva, O. L., Ö.-E. Broder, J. L. Doppman, R. H. Snider, C. F. Moore, M. H. Cohen, K. L. Becker: Calcitonin as a marker for bronchogenic cancer – a prospective study. Cancer (Philad.) 44 (1979) 680

Silverstein, E., J. Friedland: Elevated serum and spleen angiotensin converting enzyme and serum lysozyme in Gaucher's disease. Clin. chim. Acta 74 (1977) 21

Silverstein, E., J. Friedland, T. Ackerman: Elevation of granulomatous lymph-node and serum lysozyme in sarcoidosis and correlation with angiotensin-converting enzyme. Amer. J. clin. Path. 68 (1977) 219

Silverstein, E., L. P. Pertschuk, J. Friedland: Immunofluorescent localization of angiotensin converting enzyme in epitheloid and giant cells of sarcoidosis granulomas. Proc. nat. Acad. Sci. (Wash.) 76 (1979) 6646

Silverstein, E., J. Friedland, H. A. Lyons, A. Gourin: Markedly elevated angiotensin converting enzyme in lymphnode containing non-necrotizing granulomas in sarcoidosis. Proc. nat. Acad. Sci. (Wash.) 73 (1976) 2137

Silverstein, E., J. Friedland, A. E. Stanek, P. R. Smith, D. R. Deason, H. A. Lyons: Angiotensin converting enzyme. Pathogenesis of sarcoidosis. Mechanism of angiotensin converting enzyme elevation: T-lymphocyte modulation of enzyme induction in mononuclear phagocytes; enzyme properties. In Chrétien, J., J. Marsac, J. C. Saltiel: Sarcoidosis and Other Granulomatous Disorders, 9th International Conference, Paris 1981. Pergamon, Oxford 1983 (p. 319)

Skryen, A., B. Unsgaard, B. Björklund, G. Eklund: Serum TPA related to activity in a wide spectrum of cancer conditions. Tumordiagnostik 3 (1981) 117

Studdy, P. R., D. G. James: The specificity and sensitivity of serum angiotensin converting enzyme in sarcoidosis and other diseases. Experience in twelve centres in six different countries. In Chretien, J., J. Marsac, J. C. Saltiel: Sarcoidosis and Other Granulomatous Disorders, Paris 1981. Pergamon, Oxford 1983 (p. 332)

Studdy, P., R. Bird, D. G. James, S. Sherlock: Serum angiotensin-converting enzyme (SACE) in sarcoidosis and other granulomatous disorders. Lancet 1978/II, 1331

Sveger, T.: Liver disease in alpha-1-antitrypsin deficiency detected by screening of 200 000 infants. New Engl. J. Med. 294 (1976) 1316

Turner-Warwick, M.: Immune reactions in pulmonary fibrosis. Schweiz. med. Wschr. 107 (1977) 171

Turner-Warwick, M.: Immunology of the lung. In Turk, J.: Current Topics in Immunology, vol. X. Arnold, London 1978

Turton, C. W. G., E. Grundy, G. Firth, D. Mitchell, B. G. Rigden, M. Turner-Warwick: Value of measuring serum angiotensin I converting enzyme and serum lysozyme in the management of sarcoidosis. Thorax 34 (1979) 57

Tyrrell, D. A. J.: Immunological methods in virology. In Weir, D. M.: Application of Immunological Methods, 3rd ed., vol. III. Blackwell, Oxford 1979

Vincent, R. G., T. M. Chu, W. W. Lane: The value of carcinoembryonic antigen in patients with carcinoma of the lung. Cancer (Philad.) 44 (1979) 685

Weaver, L. J., N. H. Solliday, L. Celic, D. Cugell: Serial observations of angiotensin-converting enzyme and pulmonary function in sarcoidosis. Arch. intern. Med. 141 (1981) 931

Wegmann, T.: Medizinische Mykologie – ein praktischer Leitfaden. Roche, Basel 1979

Wintzer, G., O. Koch, G. Uhlenbruck: Wertigkeit von CEA- und Serumglykoprotein-Bestimmungen in der Tumordiagnostik. Internist 21 (1980) 181

Wolfsen, A. R., W. D. Odell: Pro ACTH: use for early detection of lung cancer. Amer. J. Med. 66 (1979) 765

Wörz, U., I. Besenthal: Mykoplasmen-Infektionen. Internist 22 (1981) 468

Yalow, R. S.: Atopic ACTH in carcinoma of the lung. In Muggia, F. M., M. Rosenzweig: Lung Cancer. Progress in Therapeutic Research. Raven, New York 1979 (p. 209)

9 Laborchemische Diagnostik von Pleuraergüssen

W. Müller

Bei der ätiologischen Klärung des Pleuraergusses stehen zytologisch-histologische und mikrobiologische Untersuchungen an erster Stelle. Laborchemische Parameter allein können diagnostisch richtungsweisend sein, jedoch nur in Ausnahmefällen (z.B. pankreatogener Erguß) die Ursache aufdecken.

Material und Verarbeitung

Die Punktion des Ergusses soll an möglichst tiefer Stelle erfolgen. Falls das Material nicht unmittelbar weiter verarbeitet wird, soll der Erguß zum mikrobiologischen Erregernachweis bei Zimmertemperatur oder im Brutschrank aufbewahrt werden. Für die zytologisch-histologische Differenzierung ist eine Versetzung mit 50% Äthylalkohol und kühle Lagerung zu empfehlen. Zu laborchemischen Messungen sollte das Punktat wie Serum behandelt, d.h. kühl aufbewahrt oder tiefgefroren werden.

Die zytologische Untersuchung wird, insbesondere bei hämorrhagischen Ergüssen, durch den Zusatz von Heparin erleichtert, da Gerinselbildungen vermieden werden.

Die laborchemischen Untersuchungen im Pleurapunktat sind in ihrer Durchführung mit denen im Serum identisch und bedürfen keiner weiteren Erläuterung.

Einteilung der Pleuraergüsse

Schon makroskopisch kann man unterscheiden zwischen eitrigen, serösen/serofibrinösen, hämorrhagischen und chylösen Ergüssen.

Empyem: Laborchemische Untersuchungen haben bei eitrigen Ergüssen keine wesentliche differentialdiagnostische Bedeutung. Hier stehen die mikrobiologischen Verfahren im Vordergrund.

Seröser Erguß: Die Unterscheidung zwischen Transsudat und Exsudat hat wesentliche differentialdiagnostische Bedeutung. Die entsprechenden Kriterien sind in Tab. 9.1 aufgeführt.

Hämorrhagischer Erguß: Mit bloßem Auge ist eine Unterscheidung zwischen einer reinen Blutung und einem hämorrhagischen Exsudat oft nur schwer möglich. Durch eine Hämoglobinbestimmung läßt sich dies einfach klären. Bereits 2 ml Blut reichen aus, um 1 Liter Erguß blutig zu färben. Ein reiner Hämatothorax wird in erster Linie durch ein Trauma, eine Tumorblutung oder Gerinnungsstörungen verursacht. Ein hämorrhagisches Exsudat weist vor allem auf einen Tumor oder eine Lungenembolie hin.

Chylöser Erguß: Der milchig-weiße chylöse Erguß ist gekennzeichnet durch einen hohen Fettgehalt über 4 g/l (> 400 mg/dl), in der Regel zwischen 20–30 g/l (2–3 g/dl). Mit der Sudan-III-Färbung lassen sich die feinen Fett-Tröpfchen nachweisen. Die Lipide bestehen überwiegend aus Triglyceriden und Fettsäuren, der Cholesteringehalt ist niedrig.

Pseudochylöser Erguß: Dieser Erguß sieht ebenfalls milchig weiß aus und findet sich bei Malignombefall der Pleura (fettige Degeneration von Tumorzellen) oder länger bestehenden tuberkulösen oder rheumatoiden Pleuritiden. Der pseudochylöse Erguß ist charakterisiert durch den hohen Cholesterin- und Lecithingehalt und einer niedrigen Konzentration an Neutralfetten.

Durch eine gleichzeitige Triglycerid- und Cholesterinmessung oder durch eine Lipidelektrophorese lassen sich echter chylöser Erguß und pseudochylöser Erguß differenzieren.

Tabelle 9.1 Unterscheidung zwischen Transsudat und Exsudat

	Transsudat	Exsudat
Farbe	hellgelb	gelb-bernsteinfarben
Spez. Gewicht	<1,015	>1,016
Eiweißgehalt	<30 g/l (<3 g/dl)	>30 g/l (>3 g/dl)
LDH	<200 U/l	>200 U/l
LDH Plasma/LDH Serum	<0,6	>0,6
Leukozyten	<1 × 10^9/l (<1000/μl)	>1 × 10^9/l (>1000/μl)
Erythrozyten	<10 × 10^9/l (<10000/μl)	>10 × 10^9/l (>10000/μl)
Prostaglandin E	<50 ng/l (=pg/ml)	>50 ng/l (=pg/ml)

Bewertung der laborchemischen Untersuchungen der Pleuraergüsse

Die häufigsten Ursachen von Pleuraergüssen und ihre laborchemische Differenzierung sind in der Tab. 9.2 dargestellt. Die Wertigkeit und differentialdiagnostische Aussagekraft der wichtigsten Laborparameter werden im folgenden kurz besprochen.

Glucose

Die Glucosekonzentration im Pleuraerguß entspricht der Serumkonzentration. Deutlich niedrigere Glucosespiegel als im Serum finden sich in tuberkulösen Ergüssen, in Ergüssen bei rheumatoider Arthritis, in malignen Ergüssen und in Empyemen.
Die Bedeutung der Glucosemessung in tuberkulösen Ergüssen ist nicht unumstritten, da im Mittel die Werte nur mäßig erniedrigt sind und bei 3,3–3,9 mmol/l (60–70 mg/dl) liegen (SCHAARSCHMIDT 1978, LODDENKEMPER u. Mitarb. 1983). Nur ein relativ kleiner Prozentsatz (18% bei LODDENKEMPER u. Mitarb.) weist Glucosewerte unter 2,8 mmol/l (<50 mg/dl) auf. Ist der Glucosespiegel jedoch signifikant niedrig und können eine rheumatoide Arthritis, ein Tumorleiden oder unspezifische Keime ausgeschlossen werden, so ist eine tuberkulöse Genese sehr wahrscheinlich. Auch fällt der mikrobiologische Erregernachweis um so häufiger positiv aus, je niedriger die Glucosekonzentration im Erguß liegt.
In Ergüssen bei rheumatoider Arthritis liegt der Glucosespiegel nach Angaben von LILLINGTON u. Mitarb. (1971) in 70–80% der Fälle unter 1,7 mmol/l (<30 mg/dl). Appliziert man intravenös Glucose in Form einer Bolusinfusion, so bleibt der Anstieg der Glucosekonzentration in der Pleuraflüssigkeit bei rheumatoider Arthritis aus. Dieses Phänomen beruht wahrscheinlich auf einem inhibierten Glucosetransport in den befallenen Pleurablättern und dient als wichtiges differentialdiagnostisches Kriterium.
In malignen Pleuraergüssen kann die Glucose in 10–15% (BERGER u. MAHLER 1971) unter 3,3 mmol/l (<60 mg/dl) und vereinzelt sogar unter 1,7 mmol/l (<30 mg/dl) liegen, meist vergesellschaftet mit einer pleuralen Verdickung.

pH der Pleuraflüssigkeit

Bei tuberkulösen Ergüssen und unspezifischen bakteriellen Infekten sinkt der pH unter 7,3 ab. Im Anfangsstadium von malignen Ergüssen findet sich oft ein pH-Wert über 7,4.

Lactatdehydrogenase

Ein Pleura-LDH/Serum-LDH-Quotient über 0,6 kennzeichnet das Exsudat. Deutlich hohe LDH-Werte sind charakteristisch für den malignen Erguß und den Erguß bei rheumatoider Arthritis.

Fibrinogen und Fibrinogenspaltprodukte

In Tumorergüssen findet sich das Fibrinogen relativ erhöht (0,3–1,0 g/l ≙ 30–100 mg/dl). Erhöhte Fibrinogenspaltprodukte im Erguß fanden RAJA u. CASSON (1980) bei Malignomen, Lungenembolien und Infektionen. Die Serumwerte verhielten sich bei diesen Erkrankungen nicht unterschiedlich.

9 Laborchemische Diagnostik von Pleuraergüssen

Tabelle 9.2 Differentialdiagnose des Pleuraergusses

Ätiologie	Art des Ergusses	Zytologie	Eiweiß	Glucose	Andere Biochemie	Bemerkungen
Tuberkulose	serös, selten sanguinolent oder eitrig	Lymphozyten ++ Erythrozyten +	>30 g/l (>3 g/dl)	oft erniedrigt	pH oft <7,3 Lysozym erhöht	Direktpräparat nur selten pos., Kultur u. Tierversuch in 30–50% pos., Glucose meist 2,8–4,4 mmol/l (50–80 mg/dl), nur in 20% <2,8 mmol/l (<50 mg/dl)
Bakt. Infekt	eitrig	Granulozyten ++	>30 g/l (>3 g/dl)	oft <2,8 mmol/l (<50 mg/dl)	pH 7,2	
Parapneumon. Erguß (bakt.)	serös	Granulozyten +	>30 g/l (>3 g/dl)	oft erniedrigt	pH (↓)	
Viraler Infekt	serös, selten sanguinolent oder serös-eitrig	variabel	≥30 g/l (≥3 g/dl)	unspez. bis erhöht		
Kardialer Erguß	serös, Transsudat	variabel	<30 g/l (<3 g/dl)	unspez.		
Lungenembolie	serös, seröshämorrhagisch	Erythrozyten +	>30 g/l (>3 g/dl)	unspez.	Fibrinogenspaltprodukte meistens erhöht	
Lupus erythematodes disseminatus	serös, serosanguinolent	selten Lupuszellen	≥30 g/l (≥3 g/dl)	normal	Komplementfaktoren erniedrigt	Bestimmung d. ANF u. anti-DNA-AK im Serum. Messung d. AK im Pleurapunktat nicht sinnvoll
Rheumatoide Arthritis	serös	bisweilen Rheumazellen Lymphozyten +	>30 g/l (>3 g/dl)	niedrig, in 70% <1,7 mmol/l (<30 mg/dl)	Komplementfaktoren erniedrigt, LDH oft stark erhöht. Bei chron. Ergüssen Cholesterin erhöht	Kein Anstieg der Glucosekonz. im Erguß nach i.v. Glucoseinfusion. Best. d. Rheumafaktoren im Serum
Bronchialkarzinom	serös, sanguinolent	variabel, Erythrozyten, Leukozyten, atyp. Zellen	≥30 g/l (≥3 g/dl)	normal, vereinzelt niedrig	CEA mitunter erhöht (bes. Adenokarzinom) pH initial >7,4	CEA im Erguß oft deutlich höher als im Serum
Metastasen	serös, sanguinolent	variabel, Lymphozyten (+)	>30 g/l (>3 g/dl)	variabel von erhöht bis niedrig	CEA erhöht o. normal, pH initial >7,4	
Malignes Pleuramesotheliom	sanguinolent, serös	variabel, Mesothelzellen	>30 g/l (>3 g/dl)	unspez.	Hyaluronsäure erhöht	

Karzinoembryonales Antigen

Karzinome mit hohen CEA-Werten (s. auch unter Kap. 8) haben in der Regel auch erhöhte CEA-Titer im Pleuraerguß. Zwischen den absoluten Werten im Serum und im Erguß besteht jedoch keine feste Korrelation. Die CEA-Konzentration in der Pleuraflüssigkeit ist meist sehr viel höher als im Serum (EIMERMACHER 1980, KLOCKARS u. Mitarb. 1980, MCKENNA u. Mitarb. 1980).

Ergüsse mit CEA-Werten über 20 µg/l (ng/ml) haben in etwa 90% eine maligne Ursache, Werte über 50 µg/l (ng/ml) sind nahezu beweisend für ein Malignom. Unspezifische CEA-Erhöhungen sind vereinzelt bei tuberkulösen Ergüssen und Empyemen möglich.

Autoimmunphänomene

Rheumafaktoren, ANA, anti-DNA-Antikörper steigen im Erguß nur an, wenn die Serumtiter erhöht sind. Entsprechend dem Eiweißgehalt liegen die Konzentrationen im Erguß oft unter denen im Serum. Die Bestimmung der Autoantikörper in Pleuraflüssigkeiten ist deshalb nicht sinnvoll.

Andere Laborparameter

Lysozym: Die Erhöhung dieses Enzyms im Erguß weist auf eine tuberkulöse Genese hin.
Komplement: Entsprechend dem erhöhten Komplementverbrauch sind die Komplementfaktoren bei Lupus erythematodes disseminatus und rheumatoider Arthritis im Erguß erniedrigt.
Amylase und Lipase: Die teilweise starke Erhöhung dieser Enzyme (weit über den Serumwerten) ist pathognomonisch für den pankreatogenen Erguß. Exzessiv hohe Konzentrationen von Amylase und Lipase finden sich bei Fistelungen vom Pankreas in den Pleuraraum.
Hyaluronsäure: Dieser Parameter läßt sich nur in Ergüssen nachweisen, die von Pleuramesotheliomen verursacht werden.

Tabelle 9.2 (Fortsetzung)

Ätiologie	Art des Ergusses	Zytologie	Eiweiß	Glucose	Andere Biochemie	Bemerkungen
Chylothorax	chylös	zellarm	≥ 30 g/l (≥ 3 g/dl)	unspez.	Gesamtlipide erhöht, Triglyceride erhöht	Cholesterin niedrig
Pankreatitis	serös, sanguinolent	Erythrozyten, Eosinophile, Mesothelzellen	> 30 g/l (> 3 g/dl)	unspez.	Amylase erhöht, Lipase erhöht	
Leberzirrhose	serös	zellarm	≤ 30 g/l (≤ 3 g/dl)	unspez.		Der Erguß ist in seiner Zusammensetzung meist mit dem gleichzeitig bestehenden Aszites identisch
Meigs-Syndrom	serös, Transsudat	zellarm	< 30 g/l (< 3 g/dl)	unspez.		

Literatur

Berger, H. W., G. Mahler: Decreased glucose concentration in malignant pleural effusions. Amer. Rev. resp. Diss. 103 (1971) 427

Chrétien, J.: Pneumologie. Thieme, Stuttgart 1980

Editorial: Leading article: Pleurisy and rheumatoid arthritis. Brit. med. J. 1968/II, 1

Eimermacher, H., P. Schuster, H. Preßler, H. K. Beyer, A. Sturm: Diagnostische Wertigkeit des Carcinoembryonalen Antigens (CEA) und der CEA-like-Aktivität in Aszites und Pleuraergüssen. Med. Welt 31 (1980) 1516

Fraser, R. G., J. A. P. Pare: Diagnosis of diseases of the chest. 2nd ed. Saunders, Philadelphia 1977

Hein, J., C. Mumme: Pleuritis exsudativa. In: Hein, J., R. Ferlinz: Lungentuberkulose. Thieme, Stuttgart 1982

Klockars, M., J. Lindgren, T. Petterson, P. E. Hellström, A. Norhagen: Carcinoembryonal antigen in pleural effusions: a diagnostic and prognostic indicator. Europ. J. Cancer 16 (1980) 1149

Lillington, G. A., D. T. Carr, J. G. Mayne: Rheumatoid pleurisy with effusion. Arch. intern. Med. 128 (1971) 764

Loddenkemper, R., H. Großer, J. Mai, H. Preussler, M. Wundschock, H.-J. Brandt: Diagnostik des tuberkulösen Pleuraergusses: Prospektiver Vergleich laborchemischer, bakteriologischer, zytologischer und histologischer Untersuchungsergebnisse. Prax. Klin. Pneumol. 37 (1983) 1153

McKenna, J. M., A. J. Chandrasekhar, R. E. Henkin: Diagnostik Value of carcinoembryonic antigen in exsudativ pleural effusions. Chest 78 (1980) 587

Raja, O. G., I. F. Casson: Fibrinogen degradation products in pleural effusions. Brit. J. Dis. Chest 74 (1980) 164

Schaarschmidt, G.: Die Bestimmung der Glukose und Fruktose zur Differentialdiagnose von Pleurahöhlenergüssen. Z. Erkrank. Atm.-Org. 150 (1978) 59

10 Mikrobiologische Diagnostik

H. WERNER und C. KRASEMANN

Die mikrobiologische Diagnostik dient der ätiologischen Diagnose von Infektionskrankheiten durch Erregernachweis in/aus signifikantem Untersuchungsmaterial. Entsprechend der laboratoriumsmedizinischen Ausrichtung des Kapitels sollen die drei Teilgebiete (Bakteriologie, Virologie, Mykologie) nach folgenden Gesichtspunkten gegliedert werden:

– Indikationen,
– Prinzip des Verfahrens,
– Untersuchungsziel und Materialentnahme,
– Gang der Untersuchung,
– Befunde,
– Leistungsfähigkeit.

Die nachfolgend beschriebenen Methoden dienen der *direkten Krankheitsdiagnose*. Die Verfahren der indirekten Krankheitsdiagnose durch Antikörpernachweis sind in Kapitel 8 abgehandelt. Immunologische Methoden werden nachfolgend nur dann berücksichtigt, wenn sie für den Erregernachweis im Originalmaterial, z. B. durch Immunfluoreszenz, oder für die Erregeridentifizierung nach Züchtung benötigt werden.

Die Einteilung des Kapitels nach den Erregergruppen Bakterien, Viren und Pilze läßt notwendigerweise wichtige Gesichtspunkte der klinischen und laboratoriumstechnischen Differentialdiagnose, z. B. die Frage bakterielle *oder* mykotische Ätiologie bei uncharakteristischen Pneumonien, in den Hintergrund treten. Steht die differentialdiagnostische Klärung verschiedener potentieller Ätiologien an, so sind ggf. mehrere der nachfolgend aufgeführten Untersuchungen gleichzeitig einzuleiten.

Bakteriologie

Indikationen

Das ärztliche Bemühen um eine diagnostische Abklärung von vermutlich bakteriell bedingten Infektionen der tiefen Atemwege ist auf dem Hintergrund der Tatsache zu werten, daß diese Krankheiten durch antibakterielle Chemotherapie wirksam bekämpft werden können. Die Abhängigkeit einer gezielten Therapie von mikrobiologisch gestellter ätiologischer Diagnose hat im Bereich der Mykobakteriosen andere klinisch-therapeutische Konsequenzen als bei unspezifischen Pneumonien oder bei der akuten Exazerbation der chronischen Bronchitis: Während eine Tuberkulose bereits bei klinischem und mikrobiologischem Verdacht antituberkulotisch zu behandeln ist, hat sich betreffs bakterieller Ätiologie der akuten Exazerbation der chronischen Bronchitis allgemein die Vorstellung durchgesetzt, daß hier Pneumokokken und/oder Haemophilus influenzae die pathogenetischen Leitkeime sind (MAY 1965, SCHREINER u. Mitarb. 1978). Eine kalkulierte Chemotherapie der Bronchitis muß daher gegen die genannten Erreger gerichtet sein, und zwar auch ohne bakteriologische Untersuchung im Einzelfall. Dagegen wäre eine weithin verfügbare und verläßliche Pneumoniediagnostik vom therapeutischen Standpunkt aus ganz besonders wünschenswert, denn eine Klebsiellen- oder Pseudomonas-Infektion der tiefen Atemwege erfordert bekanntlich ein anderes chemotherapeutisches Vorgehen als eine Aspirationspneumonie durch Anaerobier oder eine primäre Pneumokokken-Pneumonie.

Bakterielle Infektionen der tiefen Atemwege kommen meistens aerogen oder intrakanalikulär deszendierend zustande. Die hämatogene Entstehung, z. B. als septisch-metastatische Lungenabszesse, ist demgegenüber eine Seltenheit.

10 Mikrobiologische Diagnostik

Tabelle 10.1 Indikationen für mikrobiologische Untersuchungen bei bakteriellen Infektionen der tiefen Atemwege

Klinisch-diagnostische Voraussetzung	Untersuchungsziel bzw. diagnostische Einschränkung	Literaturhinweise
Punktionsmaterial	Alle Erreger:	
	schnell wachsende Bakterien	
Biopsiematerial	aerob	*Bartmann* (1981)
	anaerob	*Bartlett* u. *Finegold* (1972)
		Gonzalez u. *Calia* (1975)
		Schreiner (1979)
	langsam wachsende Bakterien	
	Mykobakterien	*Vestal* 1975
	Nokardien	*Shneerson* u. Mitarb. (1980)
	Actinomyces-Arten	*Lowe* u. Mitarb. (1980)
	Legionellen	*Feeley* u. Mitarb. (1979)
	Mycoplasma pneumoniae	*Kenny* 1974
	Chlamydien	*Hanna* u. Mitarb. (1974)
Expektoriertes Sputum	Tbc-Erreger	*Vestal* (1975)
	Legionellen	*Edelstein* u. Mitarb. (1980)
	Mycoplasma pneumoniae	*Kenny* (1974)
Expektoriertes eitriges Sputum	Nach Sputumwaschung in quantitativer Kultur: endogene Pneumopathogene	*Bartlett* u. *Finegold* (1978)
		Wong u. Mitarb. (1982)
Trachealsekret bzw. Tracheallavage bei Langzeitbeatmeten	Quantitative Bakterienkulturen in kurzfristigen Abständen zur Kontrolle der zunehmenden Trachealbesiedlung und Infektionsbedrohung	*Polk* (1975)
Nasen-Rachen-Abstriche	Bordetella pertussis	*Antonis* (1970)
	Mycoplasma pneumoniae	*Craven* u. Mitarb. (1976)
Blutkultur	Pneumokokken	*Drew* (1977)
	Legionella pneumophila	*Yatabe* u. Mitarb. (1977)
		Edelstein u. Mitarb. (1979)

Sowohl bei exogenen Erregern (Tuberkulosebakterien, Legionellen u. a.) als auch bei endogenen Erregern (Haemophilus influenzae, Pneumokokken, Anaerobier u. a.) erfordert eine ätiologische Krankheitsdiagnose streng genommen den Nachweis aus infiziertem Gewebe selbst, und zwar über Punktion oder Biopsiematerial (Tab. 10.1). Einen hohen krankheitsdiagnostischen Wert hat darüber hinaus die positive Blutkultur, die bei Pneumokokken-Pneumonie und Legionellose erwartet werden darf (DREW 1977, EDELSTEIN u. Mitarb. 1979). Per vias naturales gewonnenes Material, in erster Linie expektoriertes Sputum, ist demgegenüber nur unter bestimmten Voraussetzungen von - eingeschränktem - diagnostischem Wert (s. Tab. 10.1). Sonderindikationen stellen die bakteriologische Untersuchung von Trachealsekret bei Langzeitbeatmeten (POLK 1975) und die Kontrolle von Nasen-Rachen-Abstrichen auf Keuchhustenerreger oder Mykoplasmen dar (s. Tab. 10.1).

Prinzip des Verfahrens

Der Zielsetzung „ätiologische Krankheitsdiagnose" entsprechend, wird der Nachweis bakterieller Erreger in signifikantem Untersuchungsmaterial mit Hilfe von mikroskopischen, immunologischen und kulturellen Verfahren angestrebt. Zu den immunologischen Verfahren des Erregernachweises rechnen sowohl mikroskopische Methoden, z. B. der fluoreszenzserologische Chlamydiennachweis (HANNA u. Mitarb. 1974), als auch nichtmikroskopische Methoden wie der Pneumokokken- oder Haemophilus-Antigen-Nachweis im Sputum mit Hilfe der Latexagglutination oder Gegenstromimmunelektrophorese (COONROD u. BAUER 1976, MILLER u. Mitarb. 1978,

Tabelle 10.2 Übersicht über die Verfahren zum Nachweis bakterieller Erreger

Erregernachweis	Genauigkeit	Empfindlichkeit	Geschwindigkeit
Mikroskopie (Gram, Ziehl-Neelsen)	gering (Gruppenaussagen, z. B. „säurefeste Stäbchen")	gering (hohe Keimdichten im Ausgangsmaterial erforderlich)	1–2 Stunden bzw. am Einsendetag
Mikroskopischer Antigennachweis (Immunfluoreszenz)	relativ am höchsten	bestimmte initiale Erregerdichte erforderlich	abhängig vom Labor (Spezialmethode)
Antigennachweis	relativ am höchsten	bei Pneumokokken groß, fast wie Kultur	abhängig vom Labor (Spezialmethode)
Kultur	groß	abhängig von der Erregerzahl im Material und der polybakteriellen Assoziation: grundsätzlich sehr empfindliche Methode	a) bei schnell wachsenden Bakterien: 1–2 Tage b) bei langsam wachsenden Bakterien: Actinomyces: 1–3 Wochen Legionella: 1–2 Wochen Tbc-Erreger: 1–8 Wochen
Tierversuch (Meerschweinchen)	bei Tbc hoch; bei Nokardiose und Legionellose Retrokultur erforderlich	bei Tbc empfindlichste Methode	großer Zeit- und Arbeitsaufwand

TROLLFORS u. Mitarb. 1979). Die verschiedenen mikrobiologischen Methoden weisen eine unterschiedliche Genauigkeit und Empfindlichkeit auf, und das Intervall bis zur Befunderhebung kann von ca. 1 Stunde bis zu mehr als ein Monat betragen (Tab. 10.2).

Untersuchungsziel und Materialentnahme

Aus leicht verständlichen Gründen ist der Kliniker geneigt, die nichtinvasive Materialentnahme aus natürlichen Hohlräumen zu bevorzugen. Hierbei ist die diagnostische Situation nur bei der Suche nach bestimmten respiratorischen Pathogenen als günstig einzuschätzen. Letzteres gilt z. B. für die Gewinnung von *Nasen-Rachen-Abstrichen* mit dem Ziel des Mykoplasmen- oder Bordetella-pertussis-Nachweises (Absprache mit dem zuständigen Laboratorium betreffs Transportmedium und Probentransport). Bei positivem Ergebnis darf ein Zusammenhang mit der Ätiologie der tiefen Atemwegsinfektion angenommen werden (ANTONIS 1970, KENNY 1974).
Günstig ist darüber hinaus die diagnostische Situation bei *expektoriertem Sputum,* wenn exogene Pneumonieerreger (Mykobakterien, Legionellen) gesucht werden. Ihr Vorhandensein in expektoriertem Sputum rechtfertigt die Annahme einer entsprechenden Ätiologie der tiefen Atemwegsinfektion. Für die Tuberkulosediagnostik ist daneben die Untersuchung von Magennüchternsaft von Vorteil (CARR u. Mitarb. 1967) oder, noch besser, die Untersuchung von bronchoskopisch (Fiberbronchoskopie!) gewonnenem Material. Dagegen ist die Möglichkeit einer Pneumoniediagnostik aus Sputum besonders dann skeptisch zu beurteilen, wenn endogene Erreger wie Pneumokokken u. a. vorliegen, die sich z. T. auch normalerweise im Oropharynx finden (BARTLETT u. FINEGOLD 1978).
Es sind zahlreiche Versuche unternommen worden, die *krankheitsdiagnostische Bedeutung der Sputumkultur* zu verbessern. HEINEMAN u. Mitarb. (1977) empfahlen zur Unterscheidung von purulenten, für die Sputumkultur akzeptablen Proben einerseits und vorwiegend aus Speichel bestehendem, daher für die Kultur ungeeignetem Material andererseits die mikroskopische Prüfung auf den Gehalt an Leukozyten und Epithelzellen. Nur Materialien mit Leukozyten-Epithelzellen-Quotienten von mindestens 20:1 sollten mit den üblichen Kulturmethoden analysiert werden (=selektive Sputummikrobiologie). Als Konsequenz dieses Vorgehens fielen zahlreiche Laborreports mit dem Wortlaut an: „Speichel, daher keine Sputumkultur angelegt". Dies

wiederum scheint selbst in dem von HEINEMAN u. Mitarb. versorgten Klinikum auf so wenig Gegenliebe gestoßen zu sein, daß HEINEMAN u. RADANO in einer 1979 erschienenen Arbeit über die Eignung und Kostengünstigkeit der selektiven Sputummikrobiologie den Leukozyten-Epithelzellen-Quotienten für die Akzeptanz von Untersuchungsproben als analysefähiges Sputum auf 10:1 herabsetzten. Die Autoren berichteten, daß nach diesen Kriterien von 940 in 7 Monaten erhaltenen Sputumproben 68% kulturell analysiert und 32% zurückgewiesen worden seien. Betreffs der 304 aus Speichel bestehenden Proben war jeweils telefonische Benachrichtigung erfolgt mit der Bitte um Neueinsendung von geeignetem, d.h. purulentem, Sputum. Von diesen 304 ungeeigneten Proben wurden daraufhin 29% durch neu eingesandte Materialien ersetzt, von denen nur etwas mehr als die Hälfte für die kulturelle Analyse in Betracht kam (HEINEMAN u. RADANO 1979).

GECKLER u. Mitarb. (1977) verglichen den Leukozyten-Epithelzellen-Gehalt und das Kulturergebnis von Sputumproben mit dem Erregernachweis aus simultan gewonnenen transtrachealen Aspiraten. Erst bei Epithelzelldichten unter 25 pro 100 Gesichtsfeldern stellte sich eine von den Autoren als gut bezeichnete Übereinstimmung von 79% zwischen Sputumbefund und transtrachealem Aspirat ein. Bei Epithelzellraten von mehr als 25 pro 100 Gesichtsfeldern lag die Übereinstimmung nur noch bei 27%. Dies zeigt deutlich, daß die Sputumkultur für die ätiologische Krankheitsdiagnose im Einzelfall letzthin nicht verläßlich ist.

Da dieses diagnostische Dilemma besonders die unspezifischen Pneumonien und Bronchopneumonien betrifft, bei denen eine erregerkonforme, gezielte Chemotherapie von großem Nutzen wäre, bekommt die Indikation zu *invasiver Materialentnahme* einen erhöhten Stellenwert (Tab. 10.3).

Weithin akzeptiert ist die Notwendigkeit einer invasiven Materialgewinnung mit Hilfe der *transtrachealen Aspiration* (s. S.129f.) für die Diagnose einer anaerobierbedingten Aspirationspneumonie (BARTLETT u. Mitarb. 1973, BROOK 1980). Da Legionella pneumophila selbst in bioptisch gewonnenem Lungengewebe sich häufig nur schwer nachweisen läßt (THOMAS u. Mitarb. 1980), erhält die transtracheale Aspiration auch für den Legionellennachweis erhöhte Bedeutung (LATTIMER u. Mitarb. 1978). Nach SLEVIN (1980) führt bei Pneumonie-Patienten mit myeloischer Insuffizienz die transtracheale Aspiration viel häufiger zur Erregerdiagnose als die Sputumkultur; eine erregerpositive Sputumkultur bei negativer transtrachealer Aspiration sei dagegen nicht zu erwarten. Obwohl gegen die transtra-

Tabelle 10.3 Invasive Methoden der Materialentnahme

Untersuchungsmaterial	Krankheitsdiagnostische Relevanz	Literaturhinweise
Pleurapunktionsmaterial	häufig positiv auf Anaerobier; außerdem wichtig bei Tbc	*Bartlett* u. *Finegold* (1972) *Schreiner* (1979) *Werner* u. Mitarb. (1971)
Transtracheales Aspirat („Bronchialsekret")	Aspirationspneumonie durch Anaerobier (bei Kindern) Legionellose Pneumokokken-Pneumonie chronische Bronchitis	*Bartlett* u. Mitarb. (1973) *Brook* (1980) *Lattimer* u. Mitarb. (1978) *Berk* u. Mitarb. (1981) *Schreiner* u. Mitarb. (1978)
Transthorakale Nadelbiopsie	neuerdings vor allem für die Legionellose-Diagnostik empfohlen	*Brook* (1981) *Carter* u. Mitarb. (1981) *Lattimer* u. Mitarb. (1980)
Fiberoptische transbronchiale Lungenbiopsie	empfohlen: a) bei immunsuppresiver Behandlung b) für Legionellose-Diagnostik	*Nishio* u. *Lynch* (1980) *Thomas* u. Mitarb. (1980)
Operativ gewonnenes Lungengewebe (diagnostische offene Lungenbiopsie)	Pneumoniediagnostik bei Kindern unter immunsuppresiver Behandlung	*Greenman* u. Mitarb. (1975) *Mason* u. Mitarb. (1974)

cheale Aspiration auch Einwände dahingehend vorgebracht wurden, daß hierbei oropharyngeale Kontamination nicht auszuschließen sei (BROOK 1981), wird die Methode von manchen Arbeitskreisen sogar für die akute Exazerbation der chronischen Bronchitis empfohlen (SCHREINER u. Mitarb. 1978).

Das invasiv gewonnene Material (s. Tab. 10.3) sollte dem zuständigen Laboratorium als dringliches Untersuchungsgut telefonisch angekündigt werden. Für unverzüglichen Probentransport ist zur Vermeidung von Keimabsterben bzw. Überwucherung von Kontaminanten Sorge zu tragen. Untersuchungsaufträge, die nicht in das laufende Routinespektrum der zuständigen Laboratorien fallen, bedürfen der vorherigen Absprache.

Große Bedeutung für die Diagnostik von tiefen Atemwegsinfektionen wird von zahlreichen Autoren der Blutkultur beigemessen, insbesondere bei primärer Pneumokokken-Pneumonie (DREW 1977, BARTLETT 1979). Die Ausbeute an Streptococcus pneumoniae (Pneumokokken) ist in anaerober Blutkultur erhöht (YATABE u. Mitarb. 1977). Auch zur Erfassung von bakteriämisch-septikämisch streuenden respiratorischen Anaerobiern (BARTLETT u. FINEGOLD 1972, WERNER 1981) müssen neben aeroben Blutkulturen parallel anaerobe Systeme verwendet werden.

Bei langzeitbeatmeten Intensivpatienten ergibt sich die Möglichkeit, *Trachealsekret* bzw. *Tracheallavagen* (POLK 1975) zwecks Kontrolle einer zunehmenden Trachealbesiedlung und damit Infektionsbedrohung, ggf. sogar quantitativ, bakteriologisch untersuchen zu lassen. Bei intratracheal mit Aminoglykosid behandelten Langzeitbeatmeten haben VOGEL u. Mitarb. (1981) kurzfristige bakteriologische Kontrollen des (antibiotikumhaltigen) Trachealsekretes auf vermehrungsfähige Keime empfohlen.

Untersuchungsgang

Für die stattliche Zahl bakterieller Erreger tieferer Atemwegsinfektionen werden z.T. sehr unterschiedliche Methoden der mikroskopischen Darstellung und der Züchtung auf Spezialmedien, teils unter aeroben, teils unter anaeroben Bedingungen bzw. in einer CO_2-angereicherten Atmosphäre, benötigt (Tab. 10.4). Hinzu kommt noch der Pneumokokken- und Haemophilus-Antigen-Nachweis im Untersuchungsmaterial (COONROD u. BAUER 1976, MILLER u. Mitarb. 1978, TROLLFORS u. Mitarb. 1979). Diese Methodenvielfalt gehört in keinem Laboratorium der Welt zum laufenden Routinespektrum. Daraus wird offensichtlich, daß *nur bei klaren und ins einzelne gehenden Untersuchungsaufträgen das Laboratorium die verschiedenen Verfahren mit optimalem Erfolg einsetzen* kann. Bei spezielleren Zielsetzungen sind vorherige Absprachen zwischen Klinik und Laboratorium nötig; in manchen Fällen werden Speziallaboratorien zu betrauen sein.

Der bakteriologische Erregernachweis ist grundsätzlich vereinfacht bei signifikanten, aus dem infizierten Gewebe selbst stammenden Proben und ist andererseits wesentlich erschwert bei Sputum und anderen flora-kontaminierten Materialien. Die Ausschaltung von Flora und sonstigen Kontaminanten in Sputum ist in Zusammenhang mit dem Mykobakteriennachweis wegen deren nicht nur färberischer, sondern auch biologischer Säurefestigkeit am wenigsten problematisch (Dekontamination; vgl. RUNYON u. Mitarb. 1974). Dagegen stehen bislang zur Erleichterung und Verbesserung des Nachweises von unspezifischen Pneumopathogenen aus Sputum lediglich Behelfsmethoden wie die Sputumverflüssigung mit Pancreatin-Trypsin (RAWLINS 1968), Dithiothreitol (HAMMERSCHLAG u. Mitarb. 1980) u. a. zur Verfügung. Nach BARTLETT u. FINEGOLD (1978) ist eine Sputumwaschung (zur Entfernung von Speichel und Anreicherung von purulentem Material) nicht imstande, ein dem transtrachealen Aspirat entsprechendes Kulturergebnis zu garantieren.

Erst die Kombination von Sputumwaschung mit quantitativer Sputumkultur ergab ein der transtrachealen Aspiration entsprechendes Resultat (BARTLETT u. FINEGOLD 1978). Wegen der Kompliziertheit dieser Prozedur dürfte diese Methodenkombination jedoch nur schwer Eingang in die Laboratoriumsroutine finden.

Manche in der Tab. 10.4 angesprochenen Spezial- und Selektivmedien enthalten Hemmstoffe (Antibiotika u.a.), so daß indirekt eine Dekontamination des Untersuchungsmaterials bewerkstelligt wird. Nokardien überstehen gelegentlich die Mykobakterien-Dekontamination und sind, vor allem bei hohen initialen Erregerkonzentrationen, auf den üblichen Medien, allerdings erst nach 3 Tagen bis

Tabelle 10.4 Methodologie des bakteriologischen Erregernachweises

Erreger	Mikroskopische Morphologie im Originalmaterial	Kulturmethode	Literaturhinweise
Streptococcus pneumoniae	grampositive Diplokokken mit Kapseln	Blutagar unter 10% CO_2-Luft in anaerober Kultur Gentamicin-Blutagar	*Austrian* u. *Collins* (1966) *Wu* u. Mitarb. (1980) *Schmidt* u. Mitarb. (1978)
Haemophilus influenzae	gramnegative Stäbchen mit Kapseln	Kochblutagar u. a. unter 10% CO_2-Luft	*Young* (1974) *Marraro* u. Mitarb. (1977) *Weinstein* (1970)
Neisseria meningitidis	gramnegative Diplokokken	Blutagar unter 10% CO_2-Luft	*Putsch* u. Mitarb. (1970)
Branhamella catarrhalis	gramnegative Diplokokken	Kochblutagar unter 10% CO_2-Luft	*Louie* u. Mitarb. (1983)
Staphylococcus aureus	grampositive Kokken	div. Medien unter aerober (oder anaerober) Bebrütung	*Sparham* u. Mitarb. (1978)
Klebsiella pneumoniae und andere Enterobacteriaceae	gramnegative Stäbchen (uncharakteristisch)	div. Medien unter aerober (und anaerober) Bebrütung	*Edwards* u. *Ewing* (1972)
Pseudomonas aeruginosa	gramnegative Stäbchen (uncharakteristisch)	div. Medien unter aerober Bebrütung	*Hammerschlag* u. Mitarb. (1980) *Seale* u. Mitarb. (1979)
Bacteroides-melaninogenicus-Gruppe Fusobacterium spp. andere Anaerobier (z. B. Peptococcaceae)	gramnegative Stäbchen, z.T. fusiform grampositive Kokken	div. blut- und hefeextrakthaltige Medien unter anaerober Bebrütung	*Bartlett* u. *Finegold* (1972) *Werner* (1982)
Legionella pneumophila	spezifische Immunfluoreszenz	Holzkohle-Hefeextrakt-Agar	*Feeley* u. Mitarb. (1979)
Actinomyces israelii	grampositive verzweigte Stäbchen (ggf. spezifische Immunfluoreszenz)	Spezialmedien unter anaerober Bebrütung	*Holmberg* u. *Forsum* (1973) *Lowe* u. Mitarb. (1980) *Schaal* (1979)
Nocardia asteroides u. a.	grampositive z.T. verzweigte Stäbchen	div. Medien unter aerober Bebrütung (meerschweinchenpathogen)	*Shneerson* u. Mitarb. (1980) *Young* u. Mitarb. (1971)
Mycobacterium tuberculosis und sonstige Mykobakterien	säurefeste Stäbchen	div. Spezialmedien (außerdem diagnostischer Tierversuch)	*Carr* u. Mitarb. (1967) *Runyon* u. Mitarb. (1974)
Bordetella pertussis	spezifische Darstellung durch Immunfluoreszenz (a)	Spezialmedien, z.B. nach Bordet-Gengou (b)	a) *Whitaker* u. Mitarb. (1960) *Harris* u. Mitarb. (1980) b) *Regan* u. *Lowe* (1977)
Mycoplasma pneumoniae	(Züchtung ist Methode der Wahl)	Züchtung auf Selektivmedium	*Craven* u. Mitarb. (1976) *Kenny* (1974)
Chlamydien	spezifische Immunfluoreszenz (Giemsa: intrazelluläre Mikrokolonien)	Dottersack-Kultur intraperitoneale Infektion von Mäusen Inokulation von Zellkulturen (McCoy, Hela)	*Hanna* u. Mitarb. (1974)

1–3 Wochen, aerob züchtbar. Actinomyces israelii, Anaerobier, Mykoplasmen und Chlamydien fallen sozusagen niemals „nebenbei" mit an: Hier ist stets ein spezieller Untersuchungsauftrag nötig.

Befunde

Bei den vorstehenden Erläuterungen, die vor allem auf das Zusammenwirken Klinik – Labor abzielten, wurden die rein bakteriologischen Probleme der Nachweisempfindlichkeit und Identifizierungsgenauigkeit nur gestreift. Manche therapeutische Konsequenzen, die sich aus dem z. T. sehr langen diagnostisch leeren Intervall bis zur Befunderhebung ergeben, lassen sich aus der Tab. 10.2 ohne weiteres ablesen.

Es ist immer wieder diskutiert worden, ob der Nachweis von Pneumokokken (und anderen endogenen Erregern) aus Sputum möglichst empfindlich sein sollte oder ob bei weniger empfindlichen Methoden eine bessere Korrelation zur Krankheitsdiagnose besteht. Technische Verbesserungen führen zunächst immer nur zu einer erhöhten Ausbeute. So läßt sich z. B. durch anaerobe Platteninkubation infolge Bildung größerer, deutlich schleimiger Kolonien die Streptococcus-pneumoniae-Ausbeute auf 93% der Proben gegenüber 65% positiven Befunden bei aerober Bebrütung steigern (Wu u. Mitarb. 1980). Krankheitsdiagnostisch der Sputumkultur überlegen ist nach TROLLFORS u. Mitarb. (1979) der Pneumokokken-Antigen-Nachweis in Sputum, und zwar vor allem bei antibiotisch anbehandelten Patienten. MILLER u. Mitarb. (1978) fanden Pneumokokken-Antigen im Sputum bei 6 von 9 kulturell pneumokokken-positiven chronischen Bronchitikern sowie bei 20 von 26 Patienten mit primärer Pneumonie, jedoch nicht im Sputum von 22 erkältungskranken Pneumokokkenträgern. Auch nach diesen Autoren ist der Pneumokokken-Antigen-Nachweis im Sputum am besten mit der Krankheitsdiagnose korreliert. Andererseits können unterschiedliche Antigennachweisquoten von der differenten Nachweisempfindlichkeit der verwendeten immunologischen Testsysteme abhängig sein (COONROD u. BAUER 1976).

Im Bereich wichtiger anderer Ätiologien (Enterobacteriaceae, Staphylococcus aureus u. a.) ist die Koppelung des kulturellen Erregernachweises mit immunologischem Direktnachweis eben so wenig möglich wie eine indirekte Krankheitsdiagnose durch Antikörpernachweis. Trotz dieses grundsätzlichen Dilemmas wird die diagnostische Situation beim Nachweis von Pseudomonas aeruginosa sowie Staphylococcus aureus in Sputum von Patienten mit zystischer Fibrose (Mukoviszidose) von den meisten Autoren sehr optimistisch gesehen (HAMMERSCHLAG u. Mitarb. 1980, SEALE u. Mitarb. 1979, SPARHAM u. Mitarb. 1978). Die Besiedlungsraten mit Pseudomonas aeruginosa (HAMMERSCHLAG u. Mitarb. 1980) bzw. Staphylococcus aureus (SPARHAM u. Mitarb. 1978) sollen bei Mukoviszidose-Patienten stets über 80% liegen.

Bei Anaerobier-Pneumonien, insbesondere nach Aspiration, wurden durch Analyse von transtrachealen Aspiraten vorwiegend polybakterielle Ätiologien aufgedeckt. BARTLETT (1979) stellte bei 46 Patienten als führende Erreger Peptostreptococcus (21mal), Fusobakterien (14mal) und Bacteroides melaninogenicus (11mal) fest.

Daß bei den langsam wachsenden Pneumonie-Erregern wie Actinomyces israelii die erst Wochen nach dem mikroskopischen Verdacht vorliegenden kulturellen Bestätigungen bei der notwendigen Langzeitbehandlung doch noch „therapierelevant" eintreffen können, haben LOWE u. Mitarb. (1980) gezeigt.

Leistungsfähigkeit des Verfahrens

Die Diagnostik unspezifischer bakterieller Infektionen der tiefen Atemwege ist dadurch behindert, daß die optimale Reaktionskette signifikantes Untersuchungsmaterial – empfindlicher und verläßlicher mikroskopischer Nachweis – schnelle Kulturmethode, ggf. auch noch in Kombination mit immunologischem Direktnachweis und indirekter Krankheitsdiagnose durch Antikörpernachweis, nur selten zu realisieren ist. Da bei Pneumonien durch Klebsiellen, Pseudomonas aeruginosa, Staphylococcus aureus u. a. die indirekten Methoden der Krankheitsdiagnostik durch Antikörpernachweis in Patientenserum ausfallen, ist hier die Situation, auch wegen meist fehlenden signifikanten Untersuchungsmaterials, besonders problematisch. Dagegen funktioniert bei den Mykobakteriosen der selektive Erregernachweis zufriedenstellend, und bei der Legionellose hat die Krankheitsdiagnose durch Antikörpernachweis den Primat.

Virologie

Nachfolgend wird die ätiologische Krankheitsdiagnose bei Infektionen durch respiratorische Viren im engeren Sinn (Tab. 10.5) dargestellt. Bei manchen Viruskrankheiten mit extrapulmonaler Hauptmanifestation wird allerdings nicht selten auch eine Beteiligung des Respirationstraktes beobachtet.

Tabelle 10.5   Virale Erreger von tiefen Atemwegsinfektionen (respiratorische Viren im engeren Sinn)

Virusgruppe	Virale Erreger (Anzahl der Typen/Subtypen)
Orthomyxoviren	Influenzavirus A Influenzavirus B
Paramyxoviren	Parainfluenzavirus 1–5 Respiratory Syncytial Virus
Coronaviren	Coronavirus 1–3
(Adenoviren	31 Typen)

Indikationen

Viren gehören zu den häufigsten Erregern von Infektionen der tieferen Atemwege, insbesondere bei Kindern (HALL u. DOUGLAS 1975). Die wichtigsten viralen Erreger von tiefen Atemwegsinfektionen, nämlich Influenzavirus A und B (ROBINSON u. DOWDLE 1969), Parainfluenzaviren (CHANOCK 1975), Respiratory Syncytial Virus (KAPIKIAN u. Mitarb. 1961) und Coronaviren (BRADBURNE u. TYRRELL 1971) gehören nicht normalerweise zur oropharyngealen oder respiratorischen Residentenflora. Daher ist der Nachweis dieser Viren (durch Züchtung oder mikroskopisch durch Immunfluoreszenz) bereits in respiratorischen Sekreten, nicht nur in signifikanten, d. h. von infiziertem Gewebe stammenden Material, mit der direkten ätiologischen Krankheitsdiagnose gleichzusetzen. Dieser Zusammenhang gilt nicht bei Adenoviren; hier beruht die Krankheitsdiagnose auf dem signifikanten Titeranstieg der Adenovirus-Antikörper im Patientenserum (PORTNOY u. SALVATORE 1974). Da die technischen Voraussetzungen zum Virusnachweis nur in voll ausgerüsteten virologischen Laboratorien gegeben sind, stellt der Antikörper-Nachweis zur indirekten, serologischen Krankheitsdiagnose (s. Kap. 8) die häufiger benutzte Routinemethode dar.

Prinzip des Verfahrens

Die ätiologische Diagnose von virusbedingten Krankheiten kann mit Hilfe von zwei Verfahren gestellt werden: dem mikroskopischen Virusnachweis in situ durch Immunfluoreszenz sowie der Viruszüchtung auf suszeptiblen Zellkulturen, Versuchstieren oder anderen Wirtszellsystemen. Da diese beiden Methoden nicht gleichermaßen nachweisempfindlich sind, stellen sie letzthin nicht Alternativen dar, sondern sollten parallel verwendet werden.

Untersuchungsziel und Materialentnahme

Obwohl in der neueren Literatur auch für den Virusnachweis die transbronchiale Lungenbiopsie empfohlen wird (FELDMAN u. Mitarb. 1977), kann für die Diagnose der virusbedingten tiefen Atemwegsinfektion in der Regel die Untersuchung von Nasen- oder Rachenabstrichen als ausreichend gelten (DOWDLE u. COLEMAN 1974, FULGINTI u. STAHL 1974). Untersuchungsproben für den Virusnachweis sollten möglichst in den ersten drei Krankheitstagen gewonnen werden. Rachenspülwasser und Material von Nasenspülungen werden, weil umständlich zu gewinnen, nur selten benutzt. Nasen- und Rachenabstriche, für Arzt und Patienten wenig mühsam, sind bei richtiger Behandlung und Verarbeitung als verläßliche routinegerechte Untersuchungsproben einzustufen (DOWDLE u. COLEMAN 1974). Zwei Rachenabstriche, in der üblichen Weise mit Wattetupfern von den Tonsillen, dem weichen Gaumen und der Rachenhinterwand gewonnen, sowie ein Abstrich von der Nasenschleimhaut werden (durch Abbrechen der vorderen watteumhüllten Tupferpartie) zusammen in ein Schraubverschlußröhrchen mit 5 ml Tryptose-Phosphat-Bouillon mit 5% Gelatinezusatz gegeben. Untersuchungsproben stets kühl (bei 4 °C) aufbewahren. Falls Verarbeitung innerhalb von 48 Std. nicht möglich ist, sollten die Röhrchen dicht verschlossen bei −70 °C aufbewahrt werden.
Für Post-mortem-Untersuchungen eignen sich infiltriertes Lungengewebe und Trachealschleimhaut.

Untersuchungsgang

Da der Pneumologe die virologischen Untersuchungen nicht selbst durchführt, dürften die nachfolgenden kursorischen Hinweise über den Gang der Laboratoriumsuntersuchung den Zwecken dieses Buches gerecht werden: Während sich das Influenzavirus A am besten in 11tägigen embryonierten Hühnereiern züchten läßt, sind für Influenzavirus B und Parainfluenzaviren primäre Affennierenzellkulturen vorzuziehen (Tab. 10.6).

Erfolgreiche Influenzavirus-B-Züchtung wurde auch mit permanenten Hundenierenzellkulturen (TOBITA 1975, MEGURO u. Mitarb. 1979) und Parainfluenzavirus-Züchtung mit primären menschlichen embryonalen Nierenzellkulturen (SMORODINTSEV 1962) beschrieben. Influenzaviren lassen sich, 3–7 Tage nach der Erstinokulation, in der Amnionflüssigkeit bzw. den Zellkulturen durch Hämagglutination bzw. Hämadsorption nachweisen. Respiratory Syncytial Virus erzeugt in HEp-2-Zellkulturen charakteristische zytopathische Effekte (JORDAN 1962, KISCH u. JOHNSON 1963). Die Identifizierung von gezüchteten Virusisolaten beruht auf serologischen Verfahren (Hämagglutinationshemmungstest, Neutralisationsteste). Nachweismethoden für Coronaviren (s. Tab. 10.6) sind noch nicht routinemäßig verfügbar.

Für den mikroskopischen Virusnachweis in situ wird von den meisten Untersuchern die direkte Methode der Immunfluoreszenz vorgezogen (Tab. 10.7).

Tabelle 10.6 Übersicht über Untersuchungsmaterialien und Züchtungsmethoden bei respiratorischen Virusinfektionen

Virale Erreger	Untersuchungsmaterial	Züchtung in	Literaturhinweise
Influenzavirus A	oropharyngeale u. respiratorische Sekrete bzw. Abstriche, Lungenbiopsie	10- bis 11tägigen embryonierten Hühnereiern	*Dowdle* u. *Coleman* (1974)
Influenzavirus B		primären Affennierenzellkulturen	*Dowdle* u. *Robinson* (1966)
Parainfluenzavirus	s. oben	primären Affennierenzellkulturen	*Chanock* (1979) *Fulginiti* u. *Stahl* (1974)
		primären menschlichen embryonalen Nierenzellkulturen	*Smorodintsev* (1962)
Respiratory Syncytial Virus	s. oben	HEp-2-Zellkulturen	*Jordan* (1962) *Kisch* u. *Johnson* (1963)
Coronavirus	s. oben	(Organkulturen embryonaler Trachea, nicht routinemäßig verfügbar)	*Bradburne* u. *Tyrrell* (1971)

Tabelle 10.7 Mikroskopischer Virusnachweis im Originalmaterial durch Immunfluoreszenz

Virale Erreger	Literaturhinweise	
	Direkte Immunfluoreszenz	Indirekte Immunfluoreszenz
Influenzavirus A	*Liu* (1956) *Daisy* u. Mitarb. (1979)	
Influenzavirus B	*Liu* (1956)	
Parainfluenzavirus 1–3	*Minnich* u. *Ray* (1980)	
Respiratory Syncytial Virus	*Minnich* u. *Ray* (1980)	*Minnich* u. *Ray* (1982)

Befunde

Während LIU 1956 mit der direkten Immunfluoreszenz bereits 71% der (durch nachfolgende Viruszüchtung bewiesenen) Fälle von Influenza-A- und 38% der Influenza-B-Fälle diagnostizieren konnte, erzielten MINNICH u. RAY (1980) bei 259 von 292 kulturell viruspositiven Patienten ein immunfluoreszenzpositives Ergebnis.
Andere Autoren gehen vom Ergebnis der Viruszüchtung als grundlegendem Befund aus.

Leistungsfähigkeit des Verfahrens

Die bewährten Methoden der Viruszüchtung stellen das verläßlichste Diagnoseverfahren dar. Der fluoreszenzserologische Direktnachweis hat zwar eine geringere Empfindlichkeit als die Viruszüchtung, ist jedoch als Schnellmethode von Vorteil.
Bei respiratorischen Viruskrankheiten läßt sich demnach grundsätzlich eine ätiologische Diagnose leichter stellen als bei den meisten bakteriellen und vielen pilzlichen Infektionen.

Mykologie

Indikationen

Einheimische und tropische Lungenmykosen werden in den letzten Jahren zunehmend häufig diagnostiziert; dies ist nach manchen Autoren mit einer echten Häufigkeitszunahme gleichzusetzen (JODER u. WEGMANN 1979).
In unseren Breiten sind Lungenmykosen vorwiegend durch Candida-Pilze und andere ubiquitär vorkommende saprophytäre Pilze bedingt, die nur im vorgeschädigten Organismus Virulenz entfalten. Konsumierende Grundleiden wie Leukämie und Malignome, sodann der Diabetes mellitus, Therapie mit Corticosteroiden, Immunsuppressiva, Zytostatika oder antibakteriellen Antibiotika sowie generelle Intensivpflegemaßnahmen stellen die häufigsten prädisponierenden Faktoren dar (FELDMAN u. Mitarb. 1977, GRIBETZ u. Mitarb. 1980, HELM u. STILLE 1974). Bei den klinischen Zeichen einer Pneumonie ist daher in den genannten Situationen eine Pilzätiologie zu diskutieren, insbesondere wenn eine sonst meist erfolgreiche antibakterielle Therapie ohne Wirkung blieb.
Bei Lungenaffektionen, die normalerweise auf eine Tuberkulose hinweisen, ist bei entsprechender Reiseanamnese (Nord- oder Südamerika) an eine tropische Mykose, vor allem die Histoplasmose, Blastomykose oder Kokzidioidomykose, zu denken (CONANT u. Mitarb. 1971).

Prinzip des Verfahrens

Mit dem Ziel, die ätiologische Krankheitsdiagnose zu stellen, wird der mikroskopische und kulturelle Pilznachweis aus signifikantem, möglichst aus dem erkrankten Gewebe selbst stammendem Untersuchungsmaterial angestrebt.
Mit mikroskopischen (histologischen) Verfahren allein gelingt nur bei wenigen Pilzarten die eindeutige Speziesdiagnose (Beispiel: Cryptococcus neoformans, der einzige in menschlichem Gewebe bekapselt erscheinende Sproßpilz). Die meisten Pilze bilden im infizierten Gewebe relativ uncharakteristische Formen, z. B. septierte, verzweigte kurze Schläuche. In diesen Fällen wird erst über die Erregeranzüchtung durch das Studium der identifikatorisch nutzbaren Kulturphase die ätiologische Diagnose möglich. Der geschilderte Zusammenhang gilt z. B. für den menschenpathogenen und pneumotropen Aspergillus fumigatus, der im befallenen Gewebe ein Myzel aus kurzen verzweigten septierten Schläuchen bildet. Nur in der Kultur, sowie selten auch bei Einwachsen in Lungenkavernen bzw. bei Proliferation auf belüfteten nekrotischen Gewebspartien, treten die charakteristischen Konidiophoren mit schlanker Kolumella und einer Reihe von Phialiden zu Tage. In letzterem Falle ist aus einem histologischen Präparat, das alle genannten Morphen zeigt, die Diagnose „Aspergillose" bereits möglich. Zur Speziesdiagnose Aspergillus fumigatus ist letzthin noch die kulturelle Feindifferenzierung (gegen die zahlreichen anderen Aspergillus-Arten) nötig (SEELIGER u. HEYMER 1981). Die Unterschiede zwischen Gewebe- und Kulturphase sind bei den dimorphen Systemmykoseerregern (Histoplasma capsulatum, Coccidioides immitis usw.) am stärksten ausgeprägt.

Nur bei exogenen Pneumonieerregern wie Cryptococcus neoformans, Histoplasma capsulatum usw. ist *Pilznachweis mit ätiologischer Krankheitsdiagnose identisch*. Demgegenüber bleiben bei normalen Kommensalen (Candida albicans) oder ubiquitären Schimmelpilzen (Aspergillus spp.) häufig Zweifel an der ätiologischen Bedeutung bestehen. Hier können der wiederholte kulturelle Pilznachweis aus dem Infektionsgebiet sowie der Nachweis der Immunantwort die Diagnose erhärten.

Untersuchungsziel und Materialentnahme

Da Pilzätiologie bei der chronischen Bronchitis keine Rolle zu spielen scheint (MAY 1965, SCHREINER u. Mitarb. 1978), ist die mykologische Diagnostik in der Pneumologie fast ausschließlich mit Bronchopneumonien und Pneumonien – neben Aspergillomen und ähnlichen Myzetomen – befaßt.

Verständlicherweise besteht auch im Zusammenhang mit der Diagnostik von Lungenmykosen eine starke Neigung, die Untersuchung auf eine nichtinvasive Materialentnahme zu stützen, d. h. nach Möglichkeit zunächst das Sputum zu untersuchen (HARIRI u. Mitarb. 1982). Hier ist aber nur aus dem Nachweis von exogenen pilzlichen Pneumonieerregern wie Histoplasma capsulatum, Cryptococcus neoformans und Blastomyces dermatitidis eine eindeutige Krankheitsdiagnose abzuleiten (CONANT u. Mitarb., 1971, SKOBEL u. SEELIGER 1962). Auf wie schwachen Füßen dagegen die Diagnose von Pneumonien durch saprophytäre Sproßpilze (Candida albicans u. a.) sowie ubiquitäre Schimmelpilze unter den üblichen klinischen Bedingungen in der Regel steht, wird aus der hohen Rate pilzpositiver Sputa und Rachenabstriche bei Nicht-Mykosekranken einerseits (Übersicht bei SKOBEL u. SEELIGER 1982) sowie der hohen Zahl erst postmortal diagnostizierter Pilzpneumonien (MOHSENIFAR u. Mitarb. 1979) andererseits deutlich. Soll trotz der diskutierten Einschränkungen Sputum mykologisch untersucht werden, so ist unmittelbar nach Gewinnung, d. h. bereits am Krankenbett, die Sputumwaschung mit steriler physiologischer Kochsalzlösung zum Zwecke der Anreicherung von Eiterklumpen (Granula) durchzuführen (SILVA-HUTNER u. COOPER 1974). Das eitrig bröckelige Material sollte vorzugsweise für die mikroskopische und kulturelle Pilzuntersuchung verwendet werden.

Im Laboratorium sind Sputumproben denselben zytologischen Beurteilungskriterien nach dem Granulozyten-Epithelzell-Quotienten wie in der Bakteriologie zu unterwerfen (HEINEMAN u. DIANTONIO 1982). Nur signifikantes Untersuchungsmaterial sollte weiter mykologisch analysiert werden.

Die moderne Literatur spiegelt sehr viel deutlicher als die bisherige klinische Routine die Einsicht wider, daß nur Untersuchungsmaterial aus dem erkrankten Gewebe, das durch fiberoptische transbronchiale Lungenbiopsie, transthorakale Nadelbiopsie oder operativ gewonnen wurde (vgl. Methoden- und Literaturübersicht in Tab. 10.8), eine ätiologische Diagnose stützen kann. Durch invasives Verfahren gewonnenes Untersuchungsmaterial ist dem Laboratorium anzukündigen und unverzüglich auf dem schnellsten Wege ins Laboratorium zu überbringen.

Der *übliche mykologische Untersuchungsauftrag* bezieht sich aus technischen und seuchenpolizeilichen Gründen nur auf Sproßpilze und Schimmelpilze. Für die Untersuchung auf außereuropäische Systemmykoseerreger (Histoplasmose, Blastomykose, Kokzidioidomykose) sind spezielle Nährböden und Bebrütungsverfahren nötig. Wegen der Gefahr einer aerogenen Laborinfektion dürfen Untersuchungen mit Coccidioides immitis nur unter speziellen Vorkehrungen in allseitig geschlossenen Impfkabinen usw. durchgeführt werden. Aus diesen Gründen sind über das übliche hinausgehende Untersuchungsaufträge mit dem Laboratorium abzusprechen; ggf. muß ein Speziallaboratorium betraut werden. Nach THOMPSON u. Mitarb. (1977) sterben Histoplasma capsulatum, Blastomyces dermatitidis und Coccidioides immitis innerhalb von zwei Stunden bei Aufbewahrung im Kühlschrank oder auf Trockeneis ab. Kühltransport von Sputumproben für die mykologische Untersuchung wird daher von den meisten amerikanischen Autoren abgelehnt.

Untersuchungsgang

Wie die Übersicht über die Methoden des Pilznachweises in Tab. 10.**9** zeigt, wird es für das Laboratorium nur bei klarem und ins einzelne gehendem Untersuchungsauftrag möglich sein, die verschiedenen Verfahren mit op-

10 Mikrobiologische Diagnostik

Tabelle 10.8 Übersicht über die Möglichkeiten der ätiologischen Diagnose von Pilzpneumonien

Untersuchungs-material	Pilznachweis				Literaturauswahl
	mikroskopisch	histologisch (zytologisch)	fluoreszenz-serologisch	kulturell	
Sputum	+	entfällt	+	+	*Hariri* u. Mitarb. (1982) *Silva-Hutner* u. *Cooper* (1974) *Skobel* u. *Seeliger* (1962)
Transtracheales Aspirat (Bronchial-sekret)	+	entfällt	+	+	*Helm* u. *Stille* (1974)
Fiberoptische trans-bronchiale Lungen-biopsie	+	+	+	+	*Chung* u. Mitarb. (1978) *Feldman* u. Mitarb. (1977) *Gribetz* u. Mitarb. (1980)
Transthorakale Nadelbiopsie	+	+	+	+	*Chesney* u. *Trumbull* (1979) *Snider* u. *Proppe* (1978)
Operativ gewonne-nes Lungengewebe	(+)	+	+	+	*Kliems* u. Mitarb. (1979) *Seeliger* u. Mitarb. (1980)
Postmortal gewon-nenes Material	+	+	+	+	*Mohsenifar* u. Mitarb. (1979)

timalem Erfolg einzusetzen. Dies gilt für die mikroskopischen Nachweisverfahren, die in dieser Form in der Bakteriologie meist nicht üblich sind, ebenso wie für die verschiedenen Kulturmethoden. Gerade bei exogenen Pneumonieerregern wie Cryptococcus neoformans, Histoplasma capsulatum usw. sind zur optimalen Ausbeute Spezialmedien nötig (Tab. 10.9).

In manchen Fällen sind extrapulmonale Materialentnahme (Blutkultur, Liquor usw.: s. Tab. 10.9) und Erregernachweis aus diesen Proben von großem Wert für die Krankheitsdiagnose.

Befunde

Je nach vorliegenden pilzlichen Erregern bzw. erteiltem Untersuchungsauftrag ist nach unterschiedlich langem Intervall mit den ersten bzw. danach mit den endgültigen Befunden zu rechnen (Tab. 10.10). Cryptococcus neoformans, verschiedene Schimmelpilze und die dimorphen Systemmykoseerreger (Histoplasma capsulatum, Blastomyces dermatitidis usw.) benötigen bis zu mehreren Wochen zur Ausbildung von Kolonien auf Spezialmedien in der Primärkultur (Tab. 10.10). Eventuell zusätzlich nötige kulturell-biochemische, fluoreszenzserologische u. a. Identifizierungsschritte bedingen eine weitere zeitliche Verzögerung. Im diagnostisch leeren Intervall wird sich daher der Kliniker in manchen Fällen gezwungen sehen, therapeutische Maßnahmen auf Verdacht hin einzuleiten.

Leistungsfähigkeit des Verfahrens

Die pilzlichen Erreger sind grundsätzlich mikroskopisch und kulturell aus menschlichen Untersuchungsmaterialien nachweisbar. Erfolgt der Nachweis aus signifikantem, vom Infektionsort stammenden Material, so hat ein positiver Befund erstrangige Bedeutung für die Krankheitsdiagnose. Dies gilt in besonderem Maße für den Nachweis von exogenen Pneumonierregern.

Mykologie 419

Tabelle 10.**9** Methodologie des mykologischen Erregernachweises

Erreger	Optimale mikroskopische Methode	Optimale Kulturmethode	Diagnostik-Maßnahmen bei extrapulmonaler Lokalisation bzw. Generalisation	Ausgewählte Literatur
Candida albicans	Phasenkontrastmikroskopie Laktophenol-Baumwollblau-Färbung	Sabouraud-Medium* (meist mit Zusatz von Antibiotika und Cycloheximid)	Blutkultur	*Roberts* (1975) *Silva-Hutner* u. *Cooper* (1974) *Seeliger* u. *Heymer* (1981)
Sonstige Candida-Arten	Laktophenol-Baumwollblau-Färbung	Sabouraud-Medium		*Seeliger* u. *Heymer* (1981)
Sproßpilze (Torulopsis spp.)	Laktophenol-Baumwollblau-Färbung	Sabouraud-Medium		*Seeliger* u. *Heymer* (1981)
Cryptococcus neoformans	Giemsa-Färbung PAS-Färbung Tusche-Präparat	Spezialmedium (z. B. Guizotia-Kreatinin-Nährboden)	ggf. Liquor	*Seeliger* u. *Heymer* (1981)
Aspergillus fumigatus	Laktophenol-Baumwollblau-Färbung	Sabouraud-Medium (s. oben)	ggf. Blutkultur	*Seeliger* u. *Heymer* (1981)
Sonstige Schimmelpilze	Laktophenol-Baumwollblau-Färbung	Sabouraud-Medium		*Seeliger* u. *Heymer* (1981)
Sporothrix schenckii	Giemsa-Färbung	Sabouraud-Medium		*Seeliger* u. *Heymer* (1981)
Histoplasma capsulatum	Giemsa-Färbung	Hefeextraktagar nach *Smith* u. *Goodman* (1975), Hirn-Herz-Infusions-Agar	Knochenmarkspunktion Knochenmarkspunktion	*Caldwell* u. *Taylor* (1982) *Conant* u. Mitarb. (1971) *Chesney* u. *Trumbull* (1979)
Histoplasma duboisii	Giemsa-Färbung			
Blastomyces dermatitidis	Giemsa-Färbung			
Paracoccidioides brasiliensis	Giemsa-Färbung		Hautherde	
Coccidioides immitis	Giemsa-Färbung	Sabouraud-Medium (s. oben)		*Emmons* u. Mitarb. (1977)

* In der Regel Bebrütung eines doppelten Nährbodensatzes bei zwei Temperaturen, z. B. 30 °C und 37 °C

Tabelle 10.10 Zeitlicher Ablauf der mykologischen Erregerdiagnostik

Spezies	Positive Primärkultur: Bebrütungszeit in Tagen	Methode und Zeitbedarf der Identifizierung (in Tagen)	Spezielle Literaturhinweise
Candida albicans	1–2	kulturell-biochemisch[1] bzw. „Keimschläuche"[2] 1–2	1) *Silva-Hutner* u. *Cooper* (1974) *Bowman* u. *Ahearn* (1976)
Sonstige Sproßpilze	1–2–4	kulturell-biochemisch[3] 1–3	2) *Dolan* (1971) 3) *Schlitzer* u. *Ahearn* (1982)
Cryptococcus neoformans	3–21	kulturell-biochemisch[4] bzw. fluoreszenzserologisch[5]	4) *Kwon-Chung* u. Mitarb. (1982) *Salkin* u. *Hurd* (1982) *Seeliger* (1959)
Aspergillus fumigatus	2–7	Mikroskopische und makroskopische Morphologie[6] 3–28	5) *Kaplan* u. Mitarb. (1981) *Wilson* u. Mitarb. (1968) 6) *Emmons* u. Mitarb. (1977) *Seeliger* u. *Heymer* (1981)
Sonstige Schimmelpilze	3–21		
Dimorphe Pilze: Sporothrix schenckii	Myzelphase: 3–7–14 (Hefe- bzw. Gewebephase in vivo)		
Histoplasma capsulatum	Myzelphase: 5–14 Hefephase: 3–7		
Blastomyces dermatitidis	Myzelphase: 10–14 Hefephase: 7–14–21		
Paracoccidioides brasiliensis	Myzelphase: 10–20 Hefephase: 10–30		
Coccidioides immitis	Myzelphase: 3–6 (Gewebe- oder Sphärulenphase meist nur in vivo)		

Literatur

Antonis, A. H.: Isolation of Bordetella pertussis from pernasal swabs stored in Stuart's medium. J. med. Microbiol. 3 (1970) 184

Austrian, R., P. Collins: Importance of carbon dioxide in the isolation of pneumococci. J. Bact. 92 (1966) 1281–1284

Bartlett, J. G.: Anaerobic bacterial pneumonitis. Amer. Rev. resp. Dis. 119 (1979) 19

Bartlett, J. G., S. M. Finegold: Anaerobic pleuropulmonary infections. Medicine (Baltimore) 51 (1972): 413

Bartlett, J. G., S. M. Finegold: Bacteriology of expectorated sputum with quantitative culture and wash technique compared to transtracheal aspirates. Amer. Rev. resp. Dis. 117 (1978) 1019

Bartlett, J. G., J. E. Rosenblatt, S. M. Finegold: Percutaneous transtracheal aspiration in the diagnosis of anaerobic pulmonary infection. Ann. intern. Med. 79 (1973) 535

Bartmann, K.: Das Erregerspektrum der mikrobiell verursachten Pneumonien des Erwachsenen unter dem Aspekt einer operationellen Diagnostik. Prax. Pneumol. 35 (1981) 101

Berk, S. L., S. A. Holtsclaw, A. Kahn, J. K. Smith: Transtracheal aspiration in the severely ill elderly patient with bacterial pneumonia. J. Amer. Geriat. Soc. 29 (1981) 228

Bowman, P. I., D. G. Ahearn: Evaluation of commercial systems for the identification of clinical yeast isolates. J. clin. Microbiol. 4 (1976) 49

Bradburne, A. F., D. A. J. Tyrrell: Coronaviruses of man. Progr. med. Virol. 13 (1971) 373

Brook, I.: Percutaneous transtracheal aspiration in the diagnosis and treatment of aspiration pneumonia in children. J. Pediat. 96 (1980) 1000

Brook, I.: Anaerobic bacteria in pediatric respiratory infection: progress in diagnosis and treatment. Sth. med. J. (Bgham, Ala.) 74 (1981) 719

Caldwell, C. W., H. Taylor: Visualization of Histoplasma capsulatum in bone marrow with Prussian blue iron stain. J. clin. Microbiol. 15 (1982) 156

Carr, D. T., A. G. Karlson, G. G. Stilwell: A comparison of cul-

tures of induced sputum and gastric washings in the diagnosis of tuberculosis. Mayo Clin. Proc. 42 (1967) 23
Carter, J. B., R. K. Wolter, G. Angres, P. Saltzman: Nodular legionnaire disease. Amer. J. Roentgenol. 137 (1981) 612
Chanock, R. M.: Parainfluenzaviruses. In: Diagnostic Procedures for Viral and Rickettsial Infection. American Public Health Association, Washington, D. C. 1979 (p. 611)
Chesney, T. McC., M. L. Trumbull: Pulmonary cytology: the optimal diagnostic method for pulmonary blastomycosis. Amer. Rev. resp. Dis. 119 (1979) 246
Chung, C., P. L. Lord, P. E. Krumpe: Diagnosis of invasive pulmonary aspergillosis by fiberoptic transbronchial lung biopsy. J. Amer. med. Ass. 239 (1978) 748
Conant, N. F., D. T. Smith, R. D. Baker, J. L. Callaway: Manual of Clinical Mycology, 3rd ed. Saunders, Philadelphia 1971
Coonrod, J. D., R. Bauer: Latex agglutination in the diagnosis of pneumococcal infection. J. clin. Microbiol. 4 (1976) 168
Craven, R. B., R. P. Wenzel, A. M. Calhoun, J. O. Hendley, B. H. Hamory, J. M. Gwaltney: Comparison of the sensitivity of two methods for isolation of Mycoplasma pneumoniae. J. clin. Microbiol. 4 (1976) 225
Daisy, J. A., F. S. Lief, H. M. Friedman: Rapid diagnosis of influenza A infection by direct immunofluorescence of nasopharyngeal aspirates in adults. J. clin. Microbiol. 9 (1979) 688
Dolan, C. T.: A practical approach to identification of yeast-like organisms. Amer. J. clin. Path. 55 (1971) 580
Dowdle, W. R., M. T. Coleman: Influenza virus. In Lennette, E. H., E. H. Spaulding, J. P. Truant: Manual of Clinical Microbiology, 2nd ed. American Society for Microbiology, Washington D. C. 1974 (p. 678)
Dowdle, W. R., R. Q. Robinson: Non-specific hemadsorption by rhesus monkey kidney cells. Proc. Soc. exp. Biol. (N. Y.) 121 (1966) 193
Drew, W. L.: Value of sputum culture in diagnosis of pneumococcal pneumonia. J. clin. Microbiol. 6 (1977) 62
Edelstein, P. H., R. D. Meyer, S. M. Finegold: Isolation of Legionella pneumophila from blood. Lancet 1979/I, 750
Edelstein, P. H., R. D. Meyer, S. M. Finegold: Laboratory diagnosis of legionnaire's disease. Amer. Rev. resp. Dis. 121 (1980) 317
Edwards, P. R., W. H. Ewing: Identification of Enterobacteriaceae, 3rd ed. Burgess, Minneapolis 1972
Emmons, C. W., C. H. Binford, J. P. Utz, K. J. Kwon-Chung: Medical Mycology, 3rd ed. Lea & Febiger, Philadelphia 1977
Feeley, J. C., R. J. Gibson, G. W. Gorman, N. C. Langford, J. K. Rasheed, D. C. Mackel, W. B. Baine: Charcoal-yeast extract agar: primary isolation medium for Legionella pneumophila. J. clin. Microbiol. 10 (1979) 437
Feldman, N. T., J. E. Pennington, M. G. Ehrie: Transbronchial lung biopsy in the compromised host. J. Amer. med. Ass. 238 (1977) 1377
Fulginiti, V. A., M. Stahl: Parainfluenza and respiratory syncytial virus. In Lennette, E. H., E. H. Spaulding, J. P. Truant: Manual of Clinical Microbiology, 2nd ed. American Society for Microbiology, Washington D. C. 1974 (p. 686)
Geckler, R. W., D. H. Gremillion, C. K. McAllister, C. Ellenbogen: Microscopic and bacteriological comparison of paired sputa and transtracheal aspirates. J. clin. Microbiol. 6 (1977) 396
Gonzalez-C., C. L., F. M. Calia: Bacteriologic flora of aspiration-induced pulmonary infections. Arch. intern. Med. 135 (1975) 711
Greenman, R. L., P. T. Goodall, D. King: Lung biopsy in immunocompromised hosts. Amer. J. Med. 59 (1975) 488
Gribetz, A. R., M. T. Chuang, A. S. Teirstein: Fiberoptic bronchoscopy in patients with Hodgkin's and non-Hodgkin's lymphomas. Cancer (Philad.) 46 (1980) 1476
Hammerschlag, M. R., L. Harding, A. Macone, A. L. Smith, D. A. Goldmann: Bacteriology of sputum in cystic fibrosis: evaluation of dithiothreitol as a mucolytic agent. J. clin. Microbiol. 11 (1980) 552
Hanna, L., J. Schachter, E. Jawetz: Chlamydiae (psittacosis-lymphgranuloma venereum – trachoma group). In Lennette, E. H., E. H. Spaulding, J. P. Truant: Manual of Clinical Microbiology, 2nd ed. American Society for Microbiology, Washington D. C. 1974 (p. 795)
Hariri, A. R., H. O. Hempel, C. L. Kimberlin, N. L. Goodman: Effects of time lapse between sputum collection and culturing on isolation of clinically significant fungi. J. clin. Microbiol. 15 (1982) 425
Harris, P. P., B. Thomason, R. M. McKinney: Preservation of nasopharyngeal smears for fluorescent antibody detection of Bordetella pertussis. J. clin. Microbiol. 12 (1980) 799
Heineman, H. S., R. R. Diantonio: Bacteriology of sputum – purpose, significance, problems, and role in diagnosis. In Lorian, V.: Significance of Medical Microbiology in the Care of Patient, 2nd ed. Williams & Wilkins, Baltimore 1982 (p. 169)
Heineman, H. S., R. R. Radano: Acceptability and cost savings of selective sputum microbiology in a community teaching hospital. J. clin. Microbiol. 10 (1979) 567
Heineman, H. S., J. K. Chawla, W. M. Lofton: Misinformation from sputum cultures without microscopic examination. J. clin. Microbiol. 6 (1977) 518
Helm, E., W. Stille: Aspergillus-Pneumonie. In Stille, W., R. Timmler: Internationale Arbeitstagung Pneumonie, Oberursel/Taunus 1974. Boehringer, Mannheim 1974 (S. 119)
Holmberg, K., U. Forsum: Identification of Actinomyces, Arachnia, Bacterionema, Rothia, and Propionibacterium species by defined immunofluorescence. Appl. Microbiol. 25 (1973) 834
Joder, P., T. Wegmann: Pilzpneumonien. Atemw. u. Lungenkr. 5 (1979) 366
Jordan jr., W. S.: Growth characteristics of respiratory syncytial virus. J. Immunol. 88 (1962) 581
Kapikian, A. Z., J. A. Bell, F. Mastroda, K. M. Johnson, R. J. Huebner, R. M. Chanock: An outbreak of febrile illness and pneumonia associated with respiratory syncytial virus infection. Amer. J. Hyg. 74 (1961) 235
Kaplan, W., S. L. Bragg, S. Crane, D. G. Ahearn: Serotyping Cryptococcus neoformans by immunofluorescence. J. clin. Microbiol. 14 (1981) 313
Kenny, G. E.: Mycoplasma. In: Lennette, E. H., E. H. Spaulding, J. P. Truant: Manual of Clinical Microbiology, 2nd ed. American Society for Microbiology, Washington D. C. 1974 (p. 333)
Kisch, A. L., K. M. Johnson: A plaque assay for respiratory syncytial virus. Proc. Soc. exp. Biol. (N. Y.) 112 (1963) 583
Kliems, G., B. Savic, K. Tschubel: Der mykotische Rundherd der Lunge. Prax. Pneumol. 33 (1979) 215
Kwon-Chung, K. J., I. Polachek, J. E. Bennett: Improved diagnostic medium for separation of Cryptococcus neoformans var. neoformans (serotypes A and D) and Cryptococcus neoformans var. gattii (serotypes B and C). J. clin. Microbiol. 15 (1982) 535
Lattimer, G. L., C. McCrone, J. Galgon: Diagnosis of legionnaires' disease from transtracheal aspirate by direct fluorescent-antibody-staining and isolation of the bacterium. New Engl. J. Med. 299 (1978) 1172
Lattimer, G. L., L. V. Rhodes III, J. F. Salventi, B. R. Cepil: Isolation of Legionella pneumophila from clinical specimens:

salutary effects of lung tissue dilution. Amer. Rev. resp. Dis. 122 (1980) 101
Liu, C.: Rapid diagnosis of human influenza infection from nasal smears by fluorescein-labeled antibody. Proc. Soc. exp. Biol. (N.Y.) 92 (1956) 883
Louie, M.H., E.L.Gabay, G.E.Mathisen, S.M.Finegold: Branhamella catarrhalis pneumonia. West. J. Med. 138 (1983) 47
Lowe, R.N., P.H.Azimi, J.McQuitty: Acid-fast Actinomyces in a child with pulmonary actinomycosis. J. clin. Microbiol. 12 (1980) 124
Marraro, R.V., F.K.McCleskey, J.L.Mitchell: Pneumonia due to Haemophilus influenzae (H. aegyptius) biotype 3. J. clin. Microbiol. 6 (1977) 172
Mason, W.H., S.E.Siegel, B.L.Tucker: Diagnostic open lung biopsy in immunosuppressed pediatric patients. Clin. Res. 27 (1979) 114 A
May, J.R.: The bacteriology and chemotherapy of chronic bronchitis. Brit. J. Dis. Chest. 59 (1965) 57
Meguro, H., J.D.Bryant, A.E.Torrence, P.F.Wright: Canine kidney cell line for isolation of respiratory viruses. J. clin. Microbiol. 9 (1979) 175
Miller, J., M.A.Sande, J.M.Gwaltney jr., J.O.Hendley: Diagnosis of pneumococcal pneumonia by antigen detection in sputum. J. clin. Microbiol. 7 (1978) 459
Minnich, L., C.G.Ray: Comparison of direct immunofluorescent staining of clinical specimens for respiratory virus antigens with conventional isolation techniques. J. clin. Microbiol. 12 (1980) 391
Minnich, L., C.G.Ray: Comparison of direct and indirect immunofluorescence staining of clinical specimens for detection of respiratory syncytial virus antigen. J. clin. Microbiol. 15 (1982) 969
Mohsenifar, Z., S.K.Chopra, B.L.Johnson jr., D.Simmons: Candida pneumonia: experience with 20 patients. Amer. Rev. resp. Dis. 119 (1979) 255
Nishio, J.N., J.P.Lynch III: Fiberoptic bronchoscopy in the immunocompromised host: the significance of a „nonspecific" transbronchial biopsy. Amer. Rev. resp. Dis. 121 (1980) 307
Polk, H.C.: Quantitative tracheal cultures in surgical patients requiring mechanical ventilatory assistance. Surgery 78 (1975) 485
Portnoy, B., M.A.Salvatore: Adenoviruses. In Lennette, E.H., E.H.Spaulding, J.P.Truant: Manual of Clinical Microbiology, 2nd ed. American Society for Microbiology, Washington D.C. 1974 (p.695)
Putsch, R.W., J.D.Hamilton, E.Wolinsky: Neisseria menigitidis, a respiratory pathogen? J. infect. Dis. 121 (1970) 48
Rawlins, G.A.: Use of a pancreatin-trypsin solution for the liquefaction of sputa for routine bacteriological examination. J. clin. Path. 21 (1968) 531
Regan, J., F.Lowe: Enrichment medium for the isolation of Bordetella. J. clin. Microbiol. 6 (1977) 303
Roberts, G.D.: Detection of fungi in clinical specimens by phase-contrast microscopy. J. clin. Microbiol. 2 (1975) 287
Robinson, R.Q., W.R.Dowdle: Influenza viruses. In Lennette, E.H., N.J.Schmidt: Diagnostic Procedures for Viral and Rickettsial Infections, 4th ed. American Public Health Association, New York 1969 (p.414)
Runyon, E.H., A.G.Karlson, G.P.Kubica, L.G.Wayne: Mycobacterium. In Lennette E.H., E.H.Spaulding, J.P.Truant: Manual of Clinical Microbiology, 2nd ed. American Society for Microbiology, Washington D.C. 1974 (p.148)
Salkin, I.F., N.J.Hurd: New medium for differentiation of Cryptococcus neoformans serotype pairs. J. clin. Microbiol. 15 (1982) 169

Schaal, K.P.: Die Aktinomykosen des Menschen – Diagnose und Therapie. Dtsch. Ärztebl. 76 (1979) 1997
Schlitzer, R.L., D.G.Ahearn: Characterization of atypical Candida tropicalis and other uncommon clinical yeast isolates. J. clin. Microbiol. 15 (1982) 511
Schmid, R.E., J.A.Washington II, J.P.Anhalt: Gentamicin-blood agar for the isolation of Streptococcus pneumoniae from respiratory secretions. J. clin. Microbiol. 7 (1978) 426
Schreiner, A.: Anaerobic pulmonary infections. Scand. J. infect. Dis., Suppl. 19 (1979) 77
Schreiner, A., G.Bjerkestrand, A.Digranes, F.J.Halvorsen, T.M.Kommedal: Bacteriological findings in the transtracheal aspirate from patients with acute exacerbation of chronic bronchitis. Infection 6 (1978) 54
Seale, T.W., H.Thirkill, M.Tarpay, M.Flux, O.M.Rennert: Serotypes and antibiotic susceptibilities of Pseudomonas aeruginosa isolates from single sputa of cystic fibrosis patients. J. clin. Microbiol. 9 (1979) 72
Seeliger, H.P.R.: Das kulturell-biochemische und serologische Verhalten der Cryptococcus-Gruppe. Ergebn. Mikrobiol. 32 (1959) 23
Seeliger, H.P.R., Th.Heymer: Diagnostik pathogener Pilze des Menschen und seiner Umwelt. Thieme, Stuttgart 1981
Seeliger, H.P.R., J.Kracht, A.Bikfalvi: Großzellige (afrikanische) Histoplasma-Mykose der Lunge. Dtsch. med. Wschr. 105 (1980) 609
Shneerson, J.M., J.A.Cohen, E.L.Teare: Diagnosis of Nocardia pneumonia by transtracheal aspiration. Brit. J. Dis. Chest 74 (1980) 287
Silva-Hutner, M., B.H.Cooper: Medically important yeasts. In Lennette, E.H., E.H.Spaulding, J.P.Truant: Manual of Clinical Mycology, 2nd ed. American Society of Microbiology, Washington D.C. 1974 (p.491)
Skobel, P., H.P.R.Seeliger: Die Lungenmykosen im europäischen Raum. In Knipping, H.W., H.Rink: Klinik der Lungenkrankheiten. Schattauer, Stuttgart 1962 (S.679)
Slevin, M.L.: The role of transtracheal aspiration in the diagnosis of respiratory infection in neutropenic patients with acute leukaemia. Brit. J. Cancer 42 (1980) 190
Smith, C.D., N.L.Goodman: Improved culture medium for the isolation of Histoplasma capsulatum and Blastomyces dermatitides from contaminated specimens. Amer. J. clin. Path. 63 (1975) 276
Smorodintsev, A.A.: Experiences with the isolation and propagation of parainfluenza virus. Acta virol. 6 (1962) 338
Snider, G.L., K.H.Proppe: Pulmonary infiltrates in a 42-year-old man. New Engl. J. Med. 299 (1978) 644
Sparham, P.D., D.I.Lorban, D.C.E.Speller: Isolation of Staphylococcus aureus from sputum in cystic fibrosis. J. clin. Path. 31 (1978) 913
Thomas, P., A.P.Lang, I.W.Fong: Diagnosis of legionnaires' disease from transbronchial lung biopsy using the fiberoptic bronchoscope. Canad. med. Ass. J. 122 (1980) 794
Thompson, D.W., W.Kaplan, B.J.Phillips: The effect of freezing and the influence of isolation medium on the recovery of pathogenic fungi from sputum. Mycopathologia 61 (1977) 105
Tobita, K.: Permanent canine kidney (MDCK) cells for isolation and plaque assay of influenca B viruses. Med. Microbiol. Immunol. 162 (1975) 23
Trollfors, R., E.Berntsson, B.Belgefors, B.Kaijser: Counterimmunoelectrophoresis of sputum and blood for the diagnosis of chest infections caused by pneumococci or Haemophilus influenzae. Scand. J. infect. Dis. 11 (1979) 31
Vestal, A.L.: Procedures for the Isolation and Identification of Mycobacteria. Centers for Disease Control, Atlanta/Ga. 1975

Vogel, F., H. Werner, M. Exner, M. Marx: Prophylaxe und Therapie von Atemwegsinfektionen bei beatmeten Patienten durch intratracheale Aminoglykosidgabe. Dtsch. med. Wschr. 106 (1981) 898

Weinstein, L.: Type B Haemophilus influenzae infections in adults. New Engl. J. Med. 4 (1970) 221

Werner, H.: Anaerobe Keime bei bronchopulmonalen Erkrankungen. Prax. Pneumol. 35 (1981) 433

Werner, H.: Klinische Anaerobier-Bakteriologie. Thieme, Stuttgart 1982

Werner, H., H. Hussels, F. Neuhaus: Pleuraempyem durch die anaerobe nichtsporenbildende Bakterienart Sphaerophorus necrophorus. Dtsch. med. Wschr. 96 (1971) 202

Whitaker, J. A., P. Donaldson, J. D. Nelson: Diagnosis of pertussis by the fluorecent-antibody method. New Engl. J. Med. 263 (1960) 850

Wilson, D. W., J. E. Bennett, J. W. Bailey: Serologic grouping of Cryptococcus neoformans. Proc. Soc. exp. Biol. (N. Y.) 127 (1968) 820

Wong, L. K., A. L. Barry, S. M. Horgan: Comparison of six different criteria for judging the acceptability of sputum specimens. J. clin. Microbiol. 16 (1982) 627

Wu, T. C., L. M. Trask, R. E. Phee: Comparison of media and culture techniques for detection of Streptococcus pneumoniae in respiratory secretions. J. clin. Microbiol. 12 (1980) 772

Yatabe, J. H., K. L. Baldwin, W. J. Martin: Isolation of an obligately anaerobic Streptococcus pneumoniae from blood culture. J. clin. Microbiol. 6 (1977) 181

Young, L. S., D. Armstrong, A. Blevins, P. Lieberman: Nocardia asteroides infection complicating neoplastic disease. Amer. J. Med. 50 (1971) 356

Young, V. M.: Haemophilus. In Lennette, E. H., E. H. Spaulding, J. P. Truant: Manual of Clinical Microbiology, 2nd ed. American Society for Microbiology, Washington D. C. 1974 (p. 302)

11 Referenzwerte für die Lungenfunktionsdiagnostik

U. SMIDT

Ist eine Vitalkapazität von 3500 ml bei einem Mann von 53 Jahren und einer Körperlänge von 178 cm sowie einem Körpergewicht von 85 kg normal oder vermindert? Ist dieser Wert pathologisch, wenn bei dem gleichen Probanden 1 Jahr vorher ein Wert von 4200 ml gemessen wurde?
Aus diesen beiden Fragen läßt sich schon eine Reihe der Probleme ableiten, die bei der Bewertung von Lungenfunktionsgrößen auftreten. Bei einer einmaligen Untersuchung sollte man sein Urteil nicht auf einen einzigen Meßwert stützen – genausowenig wie man sich in der Leberdiagnostik allein mit der SGPT zufriedengeben würde. Neben der Vitalkapazität sollte wenigstens noch die Einsekundenkapazität bekannt sein.

Bei mehrmaligen Untersuchungen sollte immer auch die Veränderung im Längsschnitt berücksichtigt werden. Eine zweimalige Untersuchung ist aber noch kein Längsschnitt. Die im obengenannten Beispiel gefundene Abnahme von 700 ml innerhalb eines Jahres bedarf noch der Bestätigung durch eine dritte Messung, ehe man mit genügender Wahrscheinlichkeit von einer Verschlechterung sprechen kann. Dennoch kann sich der Arzt nicht der Aufgabe entziehen, auch die Ergebnisse einer einmaligen Untersuchung zu beurteilen. Er sollte dies nur mit der gebotenen Zurückhaltung tun und sich bewußt bleiben, daß es sich um funktionelle Meßwerte handelt, die naturgemäß schwanken.

Spirometrie

Aus vielen Untersuchungen ist bekannt, daß die spirometrischen Meßwerte erheblich vom Alter, von der Körperlänge und vom Geschlecht abhängen, so daß diese drei Faktoren bei allen in der Literatur publizierten Referenzwerten berücksichtigt werden. Auch vom Körpergewicht besteht eine Abhängigkeit, jedoch ist diese so gering, daß ihre Berücksichtigung die normale Streuung nicht wesentlich reduziert. Daneben gibt es sicher auch rassisch bedingte Unterschiede, die man aber innerhalb Nordwesteuropas nicht zu berücksichtigen braucht. Schwieriger ist die Frage, ob der körperliche Trainingszustand eine wichtige Rolle spielt. Aus der Sportmedizin ist bekannt, daß die Vitalkapazität durch intensives körperliches Training um 500 ml zunehmen kann. Gegen eine Berücksichtigung dieses Faktors spricht aber, daß er im Einzelfall schwer abzuschätzen ist, wenn man nicht zusätzlich eine ergometrische Ausbelastung durchführt. Die Referenzwerte der Europäischen Gemeinschaft für Kohle und Stahl (EGKS) sind an körperlich arbeitenden Männern erhoben worden und liegen wahrscheinlich deshalb im Mittel etwas höher als die Referenzwerte von AMREIN, KELLER und HERZOG, die an Angestellten großer pharmazeutischer Firmen erhoben wurden. Wenn man für das Rauchen oder die allgemeine Luftverschmutzung in Industriegebieten eine beeinträchtigende Wirkung auf die spirometrischen Meßwerte unterstellt, kann man sich auch fragen, ob man als Bezugswerte in solchen Fällen nur Messungen an Rauchern bzw. an Personen aus luftverschmutzten Gegenden heranziehen soll oder ob umgekehrt Referenzwerte nur von Nichtrauchern, die in einer Gegend mit sauberer Luft wohnen, stammen dürfen. Im ersteren Fall würde man dann Schädigungen durch das Rauchen oder die Luftverschmutzung nicht mehr erkennen. Im zweiten Fall könnte

man den Purismus soweit treiben, daß es schließlich genausoviele Referenzwertgruppen wie Individuen gibt.
Es empfiehlt sich daher, auf solche Unterteilungen zu verzichten und bei der Spirometrie als Einflußfaktoren lediglich das Geschlecht, das Lebensalter und die Körperlänge zu benutzen. Bei Kindern kann man auch auf das Lebensalter verzichten und dafür die Körperlänge benutzen.

Erwachsene

Für Erwachsene hat sich in Deutschland in den letzten 10 Jahren die Benutzung der EGKS-Referenzwerte mehr und mehr durchgesetzt. Da diese Werte auch in den meisten anderen Ländern der Europäischen Gemeinschaften überwiegend benutzt werden, ist damit eine erfreuliche Vergleichbarkeit erreicht worden. Selbst wenn andere Referenzwerte den einen oder anderen Vorteil zu haben scheinen, sollte man bei der Entscheidung, welche Referenzwerte man benutzen will, den Gesichtspunkt der möglichst weiten Vergleichbarkeit nicht außer acht lassen. Nichts ist in der Begutachtung unangenehmer, als wenn ein Patient, bei dem zwei Untersucher die gleichen Meßwerte erhoben haben, jeweils unterschiedlich beurteilt wird, weil verschiedene Referenzwerte herangezogen werden.
Die Referenzwerte der EGKS betreffen allerdings nicht alle spirometrischen Meßgrößen, sondern lediglich

1) die inspiratorische Vitalkapazität (VC),
2) den Einsekundenwert (FEV_1),
3) den relativen Einsekundenwert (FEV_1/VC in %),
4) das Residualvolumen (RV).

Aus den entsprechenden Tabellen bzw. Formeln erhält man jeweils die *Mittelwerte* und die *Grenzwerte*. Aus der Addition der Mittelwerte von VC und RV ergibt sich zusätzlich der Mittelwert der

5) Totalkapazität.

Die EGKS hat aber keine Referenzwerte für die Funktionelle Residualkapazität (FRC) (bestimmt mittels Heliumverdünnung) herausgegeben, weil man der Ansicht war, daß dieser Parameter über das RV hinaus keine zusätzliche diagnostische Information bringt. Dem mag man zwar zustimmen, aber dennoch hat das FRC gegenüber dem RV den Vorteil, daß es unabhängig von der Mitarbeit (tiefe Exspiration) ist.
Es wäre andrerseits ein Fehler, Referenzwerte für das FRC von anderen Autoren mit den EGKS-Referenzwerten für das RV oder die VK zu kombinieren, da dann mit Sicherheit in den Grenzbereichen des Alters oder der Körpergröße inkompatible Referenzwertmuster entstehen, z. B. indem das FRC nur noch 100 ml größer als RV oder gar kleiner ist.
Entscheidet man sich also für die Referenzwerte der EGKS, so sollte man auf die Angabe des FRC verzichten.
Anstelle des FRC kann man das ganzkörperplethysmographisch gemessene intrathorakale Gasvolumen (TGV) mit heranziehen (s. dort), sollte aber, um Begriffsverwirrungen zu vermeiden, daraus nicht durch Subtraktion des exspiratorischen Reservevolumens das RV berechnen und zu Sollwerten in Beziehung setzen, die mit einer Gasmischmethode gewonnen wurden.
Der EGKS-Referenzwert der VC läßt sich nach folgender Formel berechnen (Abb. 11.1):

$$VC (1) = \frac{L^3}{K} \cdot \left(1,03 - \left(\frac{A-25}{100}\right)^2 \cdot 0,75\right) \quad (1)$$

Dabei bedeuten
L = Körperlänge in m
A = Alter in Jahren
K   bei Männern für den Mittelwert 1
            für den Grenzwert 1,2
     bei Frauen   für den Mittelwert 1,1
            für den Grenzwert 1,33

Da die Mittelwerte relativ hoch liegen, benutzt man meist die Grenzwerte, deren Unterschreitung allerdings dann auch als pathologisch oder mindestens als auffällig zu bewerten ist.
Der EGKS-Referenzwert für das FEV_1 (Abb. 11.2) ergibt sich gemäß

$$FEV_1 (1) = \frac{L^3}{K} \cdot \left(0,82 - \left(\frac{A-22}{100}\right)^2\right) \quad (2)$$

Dabei ist
K bei Männern für den Mittelwert 1
            für den Grenzwert 1,23
    bei Frauen   für den Mittelwert 1,1
            für den Grenzwert 1,37

Auch hier werden meist die Grenzwerte benutzt.
Das FEV_1 in Prozent der VC ist nicht mehr vom Geschlecht und von der Körperlänge, sondern nur noch vom Lebensalter abhängig (Abb. 11.3)

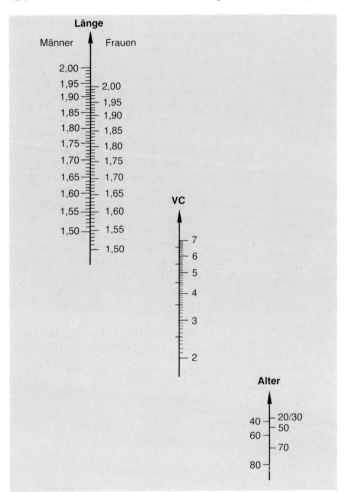

Abb. 11.1 Nomogramm zur Berechnung der Mindest-Vitalkapazität (EGKS)

$$\text{FEV}_1/\text{VC}\,(\%) = 71 - \frac{A-17}{4{,}5} \qquad (3)$$

Der EGKS-Referenzwert für das RV (Abb. 11.4) berechnet sich wie folgt:

$$\text{RV}\,(l) = K \cdot L^3\,(0{,}202 + 0{,}00288 \cdot A) \qquad (4)$$

Dabei ist
K bei Männern für den Mittelwert 1
                   für den oberen Grenzwert 1,3
  bei Frauen   für den Mittelwert 0,9
                   für den oberen Grenzwert 1,17

Die totale Lungenkapazität (TLC) (Abb. 11.5) läßt sich durch Addition der Mittelwerte der VC und des RV nach den Gleichungen (1) und (4) berechnen. Ein Überschreiten von mehr als 20% und ein Unterschreiten von mehr als 10% ist als auffällig zu betrachten.

RV und TLC sollte man beide nur als Absolutwerte interpretieren, nicht aber den prozentualen Anteil des RV an der TLC, da eine zu klein bestimmte VC zu leicht ein relativ vergrößertes RV vortäuscht.

Für weitere aus einem Spirogramm ableitbare Meßgrößen lagen bis 1983 keine EGKS-Referenzwerte und in Europa auch sonst noch keine größeren Erfahrungen vor (maximale exspiratorische Atemstromstärke (MEF), peak flow (PF), forcierte mittelexspiratorische Flußstärke (FMF), Flußwerte bei verschiedenen Anteilen der forciert ausgeatmeten Vitalkapazität (FVC)), jedoch scheinen diese Größen bisher auch keine wesentliche zusätzliche Information über die o.g. Größen hinaus zu liefern.

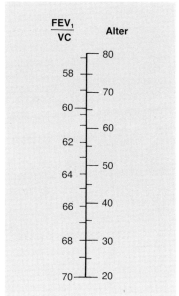

Abb. 11.3 Nomogramm zur Ermittlung des mittleren Sollwertes der relativen Einsekundenkapazität (EGKS)

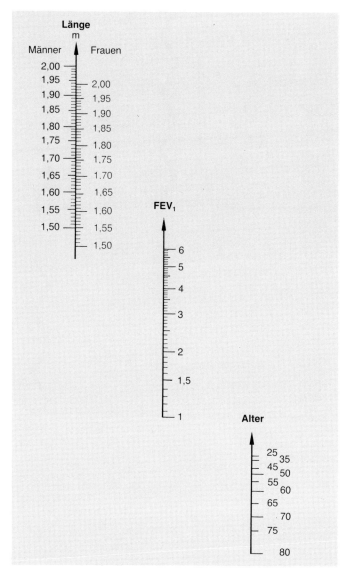

◁ Abb. 11.2 Nomogramm zur Bestimmung des Mindest-Einsekundenwertes (EGKS)

Zeichnet man das forcierte Exspirogramm nicht gegen die Zeit, sondern als Fluß-Volumen-Diagramm auf, so verläuft der abfallende Schenkel beim Gesunden und bei Patienten mit einer endobronchialen Obstruktion annähernd linear (Abb. 11.6). Bei Patienten mit einer exobronchialen Obstruktion (Bronchiolenkollaps, Emphysem) nimmt dagegen der Fluß zunächst schnell und später langsamer ab. CHERNIACK u. RABER (1972) schlagen zur Quantifizierung dieses Unterschiedes den Quotienten aus der Flußabnahme im 2. Viertel (ΔV_{25-50}) und der Flußabnahme im 3. Viertel (ΔV_{50-75}) der Ausatmung der FVC vor. Bei linearem Verlauf liegt dieser Quotient nahe 1, bei stark abgeknickter Kurve kann er bis über 2 ansteigen. Eine wesentliche Abhängigkeit von Lebensalter, Geschlecht und anthropometrischen Daten scheint nicht zu bestehen, jedoch sind die Erfahrungen in Europa noch gering. 1983 hat die EGKS einen Satz neuer Sollwertformeln für spirometrische Größen (einschließlich FRC, FVC und Fluß-Volumen-Kurve) und für den CO-Transfer publi-

428 11 Referenzwerte für die Lungenfunktionsdiagnostik

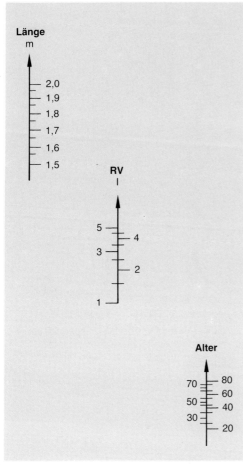

Abb. 11.**4** Nomogramm zur Ermittlung des Höchst-Residualvolumens (EGKS)

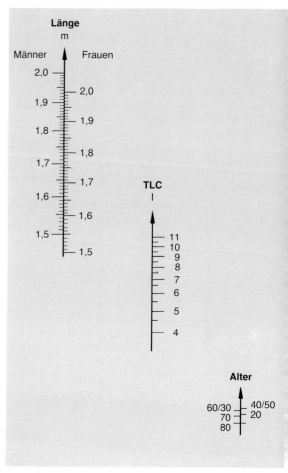

Abb. 11.**5** Nomogramm zur Ermittlung der mittleren Totalkapazität (EGKS)

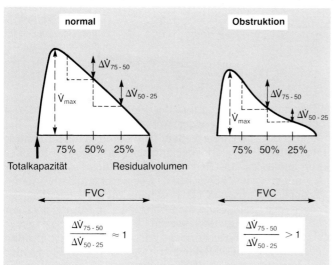

Abb. 11.**6** Normales (links) und pathologisches (rechts) Flußvolumendiagramm (s. Text)

ziert. Die Bewährung dieser Formeln in der Praxis bleibt aber noch abzuwarten. Skepsis ist insofern angezeigt, als die Gleichungen für die einzelnen Größen von unterschiedlichen Probandengruppen stammen. Deshalb ergibt auch z. B. die Summe von RV-Sollwert und VC-Sollwert nicht den TLC-Sollwert (Tabb. 11.1).

Auf die zahllosen weiteren Referenzwertvorschläge aus der Literatur soll hier bewußt nicht weiter eingegangen werden, um den Leser nicht zu verwirren (s. dazu MEYER-ERKELENZ u. Mitarb. 1980).
Neben den Lungenvolumina und den verschiedenen Indizes, die bei einer einzelnen forcierten Exspiration gemessen werden kön-

Tabelle 11.1 Summarische Gleichungen für Referenzwerte (Erwachsene). H = Körperlänge (m), A = Alter (Jahre), RSD = residuelle Standardabweichung (Restvarianz). * Hechelatmung, ** Ruheatmung

	Parameter	Dimension	Regressionsgleichung	RSD
Männer	IVC	l	$6{,}10H - 0{,}026A - 5{,}74$	0,56
	FVC	l	$5{,}76H - 0{,}026A - 4{,}34$	0,61
	TLC	l	$7{,}99H - 7{,}08$	0,70
	RV	l	$1{,}31H + 0{,}022A - 1{,}23$	0,41
	FRC	l	$2{,}34H + 0{,}009A - 1{,}09$	0,60
	RV/TLC	%	$0{,}39A + 13{,}96$	5,46
	FRC/TLC	%	$0{,}21A + 43{,}82$	6,74
	FEV_1	$l \cdot s^{-1}$	$4{,}30H - 0{,}029A - 2{,}49$	0,51
	FEV_1/VC	%	$-0{,}18A + 87{,}21$	7,17
	$FEF_{25-75\%}$	$l \cdot s^{-1}$	$1{,}94H - 0{,}043A + 2{,}70$	1,04
	PEF	$l \cdot s^{-1}$	$6{,}14H - 0{,}043A + 0{,}15$	1,21
	$MEF_{75\%FVC}$	$l \cdot s^{-1}$	$5{,}46H - 0{,}029A - 0{,}47$	1,71
	$MEF_{50\%FVC}$	$l \cdot s^{-1}$	$3{,}79H - 0{,}031A - 0{,}35$	1,32
	$MEF_{25\%FVC}$	$l \cdot s^{-1}$	$2{,}61H - 0{,}026A - 1{,}34$	0,78
	R_{aw}	$kPa \cdot l^{-1} \cdot s$	$<0{,}22$ (obere Grenze)*	
	R_{tot}	$kPa \cdot l^{-1} \cdot s$	$<0{,}30$ (obere Grenze)**	
	sG_{aw}	$kPa \cdot l^{-1} \cdot s$	$>0{,}85$ (untere Grenze)	
	$T_{L,CO,sb}$	$mmol \cdot min^{-1} \cdot kPa^{-1}$	$11{,}11H - 0{,}066A - 6{,}03$	1,41
Frauen	IVC	l	$4{,}66H - 0{,}024A - 3{,}28$	0,42
	FVC	l	$4{,}43H - 0{,}026A - 2{,}89$	0,43
	TLC	l	$6{,}60H - 5{,}79$	0,60
	RV	l	$1{,}81H - 0{,}016A - 2{,}00$	0,35
	FRC	l	$2{,}24H + 0{,}001A - 1{,}00$	0,50
	RV/TLC	%	$0{,}34A + 18{,}96$	5,83
	FRC/TLC	%	$0{,}16A + 45{,}14$	5,93
	FEV_1	$l \cdot s^{-1}$	$3{,}95H - 0{,}025A - 2{,}60$	0,38
	FEV_1/VC	%	$-0{,}19A + 89{,}10$	6,51
	$FEF_{25-75\%}$	$l \cdot s^{-1}$	$1{,}25H - 0{,}034A + 2{,}92$	0,85
	PEF	$l \cdot s^{-1}$	$5{,}50H - 0{,}030A - 1{,}11$	0,90
	$MEF_{75\%FVC}$	$l \cdot s^{-1}$	$3{,}22H - 0{,}025A + 1{,}60$	1,35
	$MEF_{50\%FVC}$	$l \cdot s^{-1}$	$2{,}45H - 0{,}025A + 1{,}16$	1,10
	$MEF_{25\%FVC}$	$l \cdot s^{-1}$	$1{,}05H - 0{,}025A + 1{,}11$	0,69
	R_{aw}	$kPa \cdot l^{-1}$	$<0{,}22$ (obere Grenze)*	
	R_{tot}	$kPa \cdot l^{-1} \cdot s$	$<0{,}30$ (obere Grenze)**	
	sG_{aw}	$kPa^{-1} \cdot s^{-1}$	$>1{,}04$ (untere Grenze)	
	$T_{L,CO,sb}$	$mmol \cdot min^{-1} \cdot kPa^{-1}$	$8{,}18H - 0{,}049A - 2{,}74$	1,17
Männer und Frauen	$p_{L,el,100\%TL}$	kPa	$4{,}10 - 0{,}027A$	0,58
	$p_{L,el,90\%TLC}$	kPa	$1{,}99 - 0{,}013A$	0,24
	$p_{L,el,80\%TLC}$	kPa	$1{,}51 - 0{,}011A$	0,20
	$p_{L,el,70\%TLC}$	kPa	$1{,}18 - 0{,}010A$	0,17
	$p_{L,el,60\%TLC}$	kPa	$0{,}88 - 0{,}008A$	0,15
	$p_{L,el,50\%TLC}$	kPa	$0{,}61 - 0{,}006A$	0,14

430 11 Referenzwerte für die Lungenfunktionsdiagnostik

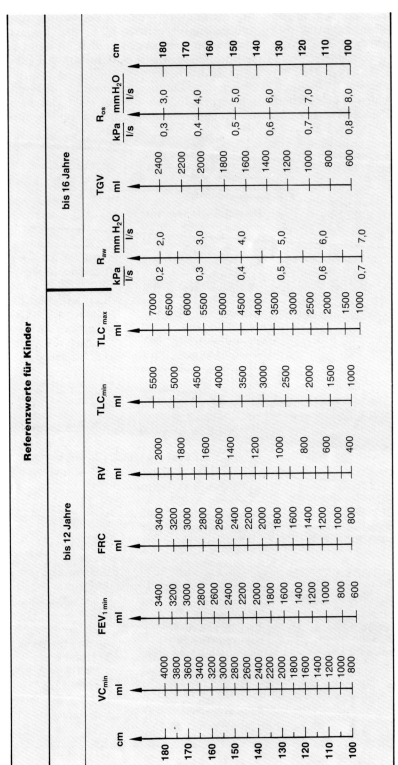

Abb. 11.7 Nomogramm zur Bestimmung spirographischer, bodyplethysmographischer und oszillometrischer Grenzwerte bei Kindern

nen, gehört zur Spirometrie im weiteren Sinne noch das *Atemminutenvolumen* (AMV), für das REICHEL u. ULMER (1974) als Referenzwertformel

$$AMV(l) = (28 \pm 3) \cdot 0{,}13 \cdot F \quad (5)$$

angeben. In dieser Formel ist die Ruhe-O_2-Aufnahme ($0{,}13 \cdot F$) enthalten. Die Körperoberfläche (F) bestimmt sich nach DUBOIS (1916) gemäß

$$K(m^2) = 0{,}007184 \cdot G^{0{,}425} \cdot L^{0{,}725} \quad (6)$$

G = Körpergewicht (kg)
L = Körperlänge (m)

Das AMV ist also weder vom Alter, noch vom Geschlecht abhängig. Die in dem Ausdruck 28 ± 3 zum Ausdruck kommende Streuung von nur etwa $\pm 10\%$ darf aber nicht darüber hinwegtäuschen, daß das AMV oft allein schon durch das Bewußtwerden der Atmung in der Untersuchungssituation bzw. durch den Fremdkörperreiz des Mundstückes stark vergrößert wird, so daß man hier sehr vorsichtig interpretieren sollte. Im übrigen ist – unter Berücksichtigung der arteriellen Blutgase und des pH_a – zu differenzieren, ob es sich um eine Willkürhyperventilation oder um eine Erfordernis-Steigerung des AMV handelt, die man nicht als Hyperventilation bezeichnen sollte.

Kinder und Jugendliche

Für Kinder sind ebenfalls zahlreiche Sollwertvorschläge veröffentlicht worden. POLGAR u. PROMADHAT (1971) haben die Werte von 13 Autoren verglichen und daraus Diagramme gebildet, anhand derer HASE (1980) Formeln für Kinder bis zu 12 Jahren aufgestellt hat, die allein von der Körperlänge abhängen (Abb. 11.7):

Mindest-
Vitalkapazität $= 0{,}25084 \cdot cm^{2{,}75} \cdot 10^{-5}$ (7)
Mindest-FEV_1 $= 0{,}16 \cdot cm^{2{,}8} \cdot 10^{-5}$ (8)
Höchst-FRC $= 1{,}25 \cdot cm^{2{,}405} \cdot 10^{-5}$ (9)
Höchst-RV $= 0{,}184 \cdot cm^{2{,}67} \cdot 10^{-5}$ (10)
Mindest-TLC $= 0{,}3626 \cdot cm^{2{,}73} \cdot 10^{-5}$ (11)
Höchst-TLC $= 0{,}4634 \cdot cm^{2{,}73} \cdot 10^{-5}$ (12)

In dem Bereich zwischen 12 und 21 Jahren muß, wenn man auf die EGKS-Werte übergehen will, außer der Körperlänge zunehmend auch das Alter und das Geschlecht berücksichtigt werden. HASE (1980) empfiehlt dazu, die Werte nach der Kinderformel (KW) und nach der Erwachsenenformel der EGKS (EW) anteilmäßig zu kombinieren, indem zu dem Kinderwert pro Jahr jenseits des 12. Lebensjahres ⅑ der Differenz zwischen KW und EW addiert wird. So ergibt sich für den Adoleszentenwert (AW):

$$AW = KW + (EW - KW) \cdot \frac{Alter - 12}{9} \quad (13)$$

Zu beachten ist dabei, daß EW nicht nach dem aktuellen Alter berechnet werden darf, sondern für ein Alter von 21 Jahren. Der KW berechnet sich normal nach der Körperlänge.

Atemwiderstände und intrathorakales Gasvolumen

Ganzkörperplethysmographie

Erwachsene

Das ganzkörperplethysmographische Druck-Strömungs-Diagramm bei Ruheatmung wird in Deutschland meist nach dem Vorschlag von ULMER u. REIF (1965) mit der totalen Resistance (R_t) ausgewertet, d.h. der Verbindungslinie zwischen den Druckextrempunkten. (Wird das gleiche Druckextrem bei einem größeren Stromstärkenbereich gefunden, so wählt man auf dieser Linie den Punkt der größten Stromstärke.) Unter diesen Voraussetzungen gilt bei Erwachsenen ein Wert von $0{,}35\,kPa \cdot s/l \triangleq 3{,}5\,cmH_2O/(l/s)$ als oberer Grenzwert des Normalen. Werte über $0{,}30\,kPa \cdot s/l \triangleq > 3{,}0\,cmH_2O/(l/s)$ sind aber schon als auffällig zu betrachten.

Da das Druck-Strömungs-Diagramm bei höheren Widerständen nicht mehr geradlinig, sondern S-förmig verläuft, hängt dann die R_t sehr von der maximalen Stromstärke des jeweiligen Atemzuges ab. In solchen Fällen ist die R_t zwar praktisch immer erhöht, kann aber sehr wechseln. Es empfiehlt sich dann, außerdem eine Verbindungslinie zwischen den Drucken bei einem inspiratorischen und exspiratorischen Fluß von je $0{,}5\,l/s$ zu ziehen und auch diese $R_{0{,}5}$ anzugeben.

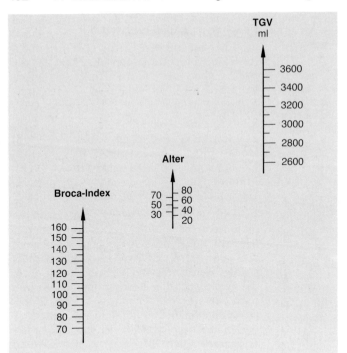

Abb. 11.**8** Nomogramm zur Ermittlung des intrathorakalen Gasvolumens (nach *Ulmer, Reichel, Nolte*)

Die Resistance hängt außerdem vom aktuellen Lungenvolumen ab: je größer das Lungenvolumen und je weiter damit die Bronchien, um so niedriger die R_t. Nimmt man den Kehrwert der R_t, die Conductance der Atemwege (G_{aw}), so zeigt diese eine lineare Beziehung zum intrathorakalen Gasvolumen (TGV). Diese Varianz kann man berücksichtigen, indem man G_{aw} durch TGV dividiert und so die *spezifische* (oder besser volumische) *Conductance* erhält. Dieser Wert sollte beim Gesunden nicht unter $1\,kPa^{-1} \cdot s^{-1} \triangleq 0{,}1\,s^{-1} \cdot cmH_2O^{-1}$ liegen.

Schließt man im Ganzkörperplethysmographen am Ende einer normalen Ausatmung den Shutter, so wird das dann noch in der Lunge befindliche Gasvolumen als *intrathorakales Gasvolumen* (TGV) bezeichnet.

Für das TGV hat sich die Referenzwertformel von ULMER, REICHEL und NOLTE (1970) am meisten durchgesetzt (Abb. 11.**8**):

$$TGV\,(ml) = 3920 + 7{,}52 \cdot A - 11{,}95 \cdot \frac{G \cdot 100}{L - 100}$$

(14)

A = Alter, G = Körpergewicht in kg, L = Körperlänge in cm

Wenn man ein Nomogramm benutzen will, muß man zunächst den Broca-Index (Abb. 11.**9**) bestimmen.

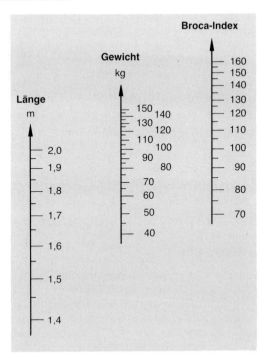

Abb. 11.**9** Nomogramm zur Ermittlung des Broca-Index

Die Praxis hat gezeigt, daß diese Referenzwerte recht niedrig liegen. Für den Grenzwert des Normalen rechnet man deshalb 20% hinzu, aber auch dann mißt man noch bei vielen anscheinend Gesunden leicht erhöhte Werte. Wichtig ist deshalb, daß die Messung tatsächlich am *Ende* einer normalen Exspiration erfolgt. Die Formel berücksichtigt den verkleinernden Effekt des Übergewichtes. Es erscheint aber - ebenso wie später beim arteriellen Sauerstoffdruck - fraglich, ob ein Untergewicht einen gegensinnigen Einfluß haben kann. Wenn eine Fettleibigkeit einen Zwerchfellhochstand bewirkt, so haben Magere deshalb noch keinen Zwerchfelltiefstand. Nach unserer Erfahrung sollte man daher für Untergewichtige die gleichen Referenzwerte benutzen wie für Normalgewichtige.

Kinder und Jugendliche

Bei Kindern und Jugendlichen ist die Streubreite der R_{aw} und des TGV viel größer als bei Erwachsenen. VOSSEN (1977) vermutet, daß das Wachstum der Lunge und speziell der Atemwege nicht eng parallel zum Lebensalter oder zur Körperlänge geht. Jedoch hat sich bisher kein anderes Körpermaß finden lassen, zu dem eine engere Korrelation besteht. Für die Praxis muß es deshalb genügen, sich auf die Körperlänge zu beziehen. Zwischen Jungen und Mädchen bestehen keine wesentlichen Unterschiede. Bis zu einer Körperlänge von 165 cm bzw. einem Alter von 16 Jahren kann man anhand der Grafiken von BERGER u. NOLTE (1977) folgende Formeln aufstellen (s. Abb. 11.7):

R_{aw} (kPa·s/l) $= 0,1 \cdot (6,7 - (cm - 100) \cdot 0,07) \pm 50\%$ (15)

R_{aw} (cmH$_2$O/(l/s)) $= 6,7 - (cm - 100) \cdot 0,07 \pm 50\%$ (15a)

TGV(l) $= 0,6 + (cm - 100) \cdot 0,022 \pm 50\%$ (16)

Eine wesentlich bessere Näherung ist auch mit logarithmischen Formeln oder über die Conductance nicht zu erreichen.

Oszillationsmethode

Seit sich in den letzten Jahren die oszillatorische Bestimmung der Atemwiderstände (R_{os}) zunehmend verbreitet, ist auch hier die Frage nach Referenzwerten akut geworden. Wenngleich auch bei Erwachsenen eine geringe Abhängigkeit von der Körperlänge festgestellt werden kann, erscheint diese doch so klein, daß ihre Berücksichtigung bei der Feststellung von Referenzwerten praktisch nicht lohnt. Mit der Oszillationsmethode werden nicht nur die viskösen Atem*wegs*widerstände, sondern alle an der Atmung beteiligten Widerstände gemessen, d.h. auch visköse, elastische und Trägheitswiderstände der Lunge, des Brustkorbs und der anderen bei der Atmung bewegten Gewebe. Deshalb liegt der Referenzwert um etwa 0,1 kPa·s/l $\cong$ 1 cmH$_2$O/(l/s) höher als bei der R_t. Sicher erhöht sind Werte über 0,45 kPa·s/l $\cong$ > 4,5 cmH$_2$O/(l/s), auffällig aber schon Werte über 0,40 kPa·s/l $\cong$ > 4,0 cmH$_2$O/(l/s).

Für Kinder bis 16 Jahre bzw. 180 cm Körperlänge geben BERDEL u. Mitarb. (1979) folgende Formel an (s. Abb. 11.7):

R_{os} (kPa·s/l) $= 0,1 (14,5 - 0,064 \cdot cm) \pm 0,175$
R_{os} (cmH$_2$O/(l/s)) $= 14,5 - 0,064 \cdot cm \pm 1,75$ (17)

Neben R_{os} kann bei der Oszilloresistometrie noch der Phasenwinkel zwischen Druck- und Strömungsmaximum (φ) bestimmt werden. Sein positiver oder negativer Wert hängt von den elastischen und den Trägheitswiderständen der bei der Atmung bewegten Strukturen ab. Bei einer Oszillationsfrequenz von 10 Hz, wie sie in dem von Siemens angebotenen Gerät (SIREGNOST FD5) benutzt wird, liegt der Normbereich des Phasenwinkels zwischen $-5°$ und $+20°$. Noch stärker positive Phasenwinkel kommen praktisch nicht vor. Stärker negative Phasenwinkel sind immer pathologisch.

Elastischer Lungenwiderstand (Compliance)

Die Dehnbarkeit (Compliance) der Lunge (C_{pulm}) ist mit der Ösophagusdruckmethode nur relativ grob zu bestimmen. Ihr Sollbereich wird deshalb mit recht weiten Grenzen von 1,2–3,5 l/kPa $\cong$ 0,12–0,35 l/cmH$_2$O angegeben (MEYER-ERKELENZ u. Mitarb. 1980). Dieser Bereich ist so weit, daß eine Altersabhängigkeit dabei vernachlässigbar ist. Bei Kindern rechnet man je nach Körperlänge mit Werten von 0,4–1,0 l/kPa $\cong$ 0,04–0,1 l/cmH$_2$O. Erhöhungen durch ein Emphysem und Verminderungen durch fibrosierende Prozesse können sich aber auch kombinieren und zu pseudonormalen Werten führen. Weiterhin ist die Compliance ebenso wie R_t vom Lungenvolumen abhängig und sollte deshalb auf das aktuelle Lungenvolumen (z. B. FRC) bezogen werden. Man spricht dann von der spezifischen (oder besser volumischen) Compliance. Der Sollwert C/V beträgt $0{,}5\,kPa^{-1} \cong 0{,}05\,cmH_2O^{-1}$. Logisch wäre es – aber bisher nicht üblich –, die volumische Compliance nicht auf die (bei der Gasmischmethode) akzessible FRC, sondern auf das (bei der Bodyplethysmographie) kompressible TGV zu beziehen.

Blutgasanalyse

Vorbedingung für die Interpretation einer Blutgasanalyse in Ruhe ist, daß der Patient nicht willkürlich hyperventiliert hat.

Arterieller O$_2$-Druck ($p_{a,\,O_2}$)

In Deutschland hat man sich weitgehend auf die Formeln von REICHEL u. ULMER (1974) geeinigt, die für Untersuchungen im Sitzen gelten (Abb. 11.**10**):

Männer:
$$p_{a,\,O_2}(kPa) = 0{,}1333 \cdot$$
$$\left(109{,}4 - 0{,}26 \cdot A - 0{,}098 \cdot \frac{G \cdot 100}{L - 100}\right) \quad (18)$$

$$p_{a,\,O_2}(mmHg) =$$
$$\left(109{,}4 - 0{,}26 \cdot A - 0{,}098 \cdot \frac{G \cdot 100}{L - 100}\right) \quad (18a)$$

Frauen:
$$p_{a,\,O_2}(kPa) = 0{,}1333$$
$$\left(108{,}86 - 0{,}26 \cdot A - 0{,}073 \cdot \frac{G \cdot 100}{L - 100}\right) \quad (19)$$

$$p_{a,\,O_2}(mmHg) =$$
$$\left(108{,}86 - 0{,}26 \cdot A - 0{,}073 \cdot \frac{G \cdot 100}{L - 100}\right) \quad (19a)$$

Als sicher pathologisch gelten Werte, die bei Männern 1,88 kPa (14,1 mmHg), bei Frauen 2,0 kPa (15,1 mmHg) unter dem so berechneten Referenzwert liegen. Es ist zwar zu beachten, daß körperlich besonders gut trainierte Probanden sich manchmal einen niedrigen $p_{a,\,O_2}$ „leisten", der dann nicht als pathologisch anzusehen ist. Weiterhin ist, wie schon beim TGV gesagt, fraglich, ob Untergewichtige einen höheren $p_{a,\,O_2}$ haben müssen als Normalgewichtige. Wir wählen für Untergewichtige die gleichen Referenzwerte wie für Normalgewichtige. Bei Untersuchung im Liegen sind die Mittel- und Grenzwerte etwa 0,67 kPa $\cong$

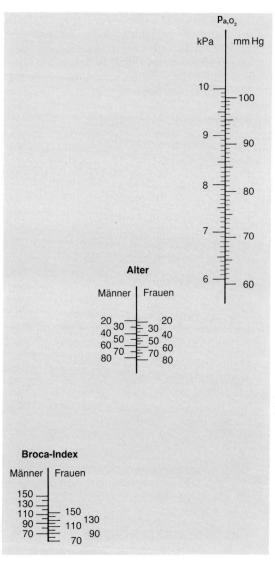

Abb. 11.**10** Nomogramm zur Ermittlung des mittleren arteriellen Sauerstoffdruckes nach *Reichel* u. *Ulmer*

5 mmHg niedriger anzusetzen. Vor dem 15. Lebensjahr ist etwa mit den gleichen Werten wie bei einem 15jährigen zu rechnen.
Während körperlicher Belastung gelten die gleichen Referenzwerte wie in Ruhe. Ein Anstieg auf normale Werte bei Belastung ändert aber nichts daran, daß erniedrigte Ruhewerte pathologisch sind (Ausnahme Sportler!).

Arterieller CO_2-Druck ($p_{a,\,CO_2}$)

Der Normalbereich ist nur unwesentlich vom Alter und von anthropometrischen Werten abhängig, so daß in Ruhe - auch für Kinder - allgemein der Normalbereich mit 4,80–5,87 kPa $\cong$ 36–44 mmHg angenommen wird. Bei körperlicher Belastung gilt das gleiche, jedoch tritt bei Überschreiten der anaeroben Schwelle eine kompensatorische Abrauchung von CO_2 zum Ausgleich der metabolischen Azidose ein, so daß dann $p_{a,\,CO_2}$ bis unter 4,0 kPa ($>$ 30 mmHg) absinken kann. Solange der pH-Wert nicht erhöht ist, liegt keine Willkürhyperventilation vor.

Arterieller pH-Wert (pH_a) und Basenexzeß (BE)

Der Normalbereich in Ruhe beträgt - auch bei Kindern - für den pHa 7,36–7,44, für den BE $\pm$ 3 mmol/l. Unter großer körperlicher Belastung (bei Überschreiten der anaeroben Schwelle) können beide Werte erheblich abfallen (pH z. B. bis unter 7,2).

CO-Transferfaktor

Die Bestimmung des CO-Transferfaktors gehört in den englisch- und französischsprechenden Ländern zur Basisdiagnostik und folgt gleich auf die Spirometrie. In Deutschland hat sie sich bisher immer noch nicht sehr weit durchgesetzt, obwohl sie nicht sehr aufwendig ist und ein recht umfassendes Urteil über Störungen des respiratorischen Gasaustausches gestattet. In den angelsächsischen Ländern bevorzugt man die *Einatemzug-Methode* mit einer maximalen Inspiration, 10 s Atemanhalten und anschließender Exspiration. Der Nachteil dieser Methode ist die erforderliche Mitarbeit des Probanden, der Vorteil die Kürze der Untersuchung und die geringe CO-Belastung.

Zur Sollwertberechnung hat sich die Formel von COTES (1965) am meisten bewährt (Abb. 11.**11**):

$$T_{CO}\,(ml/(s \cdot kPa)) = \\ 7,5 \cdot (33 \cdot m - 0,24 \cdot Alter - 17,2) \quad (20)$$

$$T_{CO}\,(ml/(min \cdot mmHg)) = \\ 33 \cdot m - 0,24 \cdot Alter - 17,2 \quad (20a)$$

Die *Steady-state-Methode* hat den Vorteil, daß sie vom Patienten keine Mitarbeit verlangt, jedoch dauert sie etwas länger, und die CO-Belastung ist etwas größer, wenn auch nie gefährlich. Als Sollwert benutzen wir die Formel von DECHOUX u. PIVOTEAU (1971), die die Abhängigkeit von der Körperlänge und vom Alter berücksichtigt (Abb. 11.**12**):

$$T_{CO}\,(ml/(s \cdot kPa)) = \\ 7,5 \cdot (16,75 \cdot m - 0,16 \cdot Alter - 2,3) \pm 34,4 \quad (21)$$

$$T_{CO}\,(ml/(min \cdot mmHg)) = \\ 16,75 \cdot m - 0,16 \cdot Alter - 2,3 \pm 4,3 \quad (21a)$$

Bei erhöhtem Atemminutenvolumen erhöht sich auch die T_{CO}. Da sich ohne gleichzeitige Blutgasanalyse eine metabolisch notwendige Ventilationserhöhung nicht von einer Luxusventilation (induziert durch Erregung und Mundstückatmung) trennen läßt, bestimmt man nicht selten falsch-normale T_{CO}-Werte. Wir bevorzugen deshalb in letzter Zeit die schon von KROGH vorgeschlagene fraktionelle CO-Aufnahme, die sich allein aus der inspiratorischen ($F_{I,\,CO}$) und der gemischt-exspiratorischen ($F_{E,\,CO}$) fraktionellen CO-Konzentration errechnet: $100 \cdot (F_{I,\,CO} - F_{E,\,CO})/F_{I,\,CO}$. Dieser Index nimmt zwar mit steigender Ventilation etwas ab, jedoch ist der Fehler nicht so groß wie bei der T_{CO}.

Eine gebräuchliche Sollwertformel stammt ebenfalls von DECHOUX u. PIVOTEAU (1971) (Abb. 11.**13**):

$$F_{CO} = 55,28 - 0,24 \cdot Alter \pm 5,02 \quad (22)$$

Bei Hämoglobinkonzentrationen unter 135 g/l (13,5 g/dl) bzw. über 165 g/l (16,5 g/dl) liegen alle diese Sollwerte pro g/dl Hb um ca. 6,5% niedriger bzw. höher. Eine angemessene Berücksichtigung von CO-Hämoglobin bei

11 Referenzwerte für die Lungenfunktionsdiagnostik

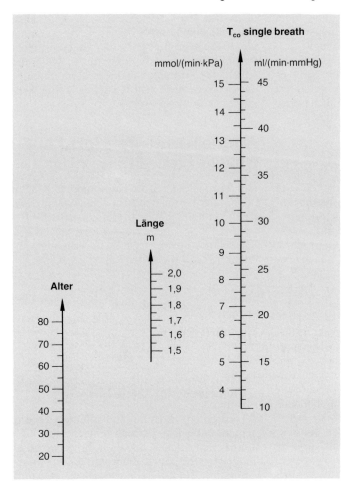

Abb. 11.**11** Nomogramm zur Berechnung des CO-Transferfaktors nach der Ein-Atemzug-Methode (nach *Cotes*)

Rauchern erscheint in der Praxis schwer möglich und auch nicht nötig, wenn der Proband am Untersuchungstag noch nicht geraucht hat.

Pulmonalarteriendruck

Bisher gibt es keine Formeln, die das Lebensalter berücksichtigen und eine größere Verbreitung gefunden hätten. Auf dem Spiroergometrie-Symposium 1979 in Aachen einigten sich die Teilnehmer für den Mitteldruck in der A. pulmonalis in Ruhe auf einen oberen Grenzwert von 2,27 bis maximal 2,67 kPa (17 bis maximal 20 mmHg), für den Kapillardruck von 1,60 kPa (12 mmHg) (MEYER-ERKELENZ u. Mitarb. 1980).

Ergometrie

Die Ergometrie dient in erster Linie der Ermittlung der körperlichen Leistungsfähigkeit und der Koronarreserven. Bezogen auf die Lunge hat sich eigentlich - abgesehen von der Pulmonalarteriendruckbestimmung in speziellen Fällen - nur die Messung des arteriellen O_2-Druckes und der $\Delta p_{A-a, O_2}$ breiter durchgesetzt. Hier gelten die gleichen Sollwerte wie in Ruhe.

Die Sauerstoffaufnahme (auf dem Fahrrad-

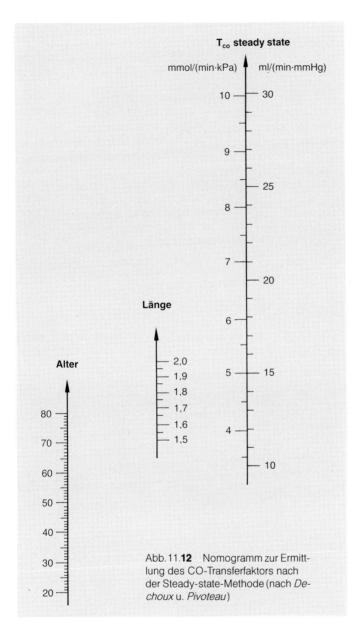

Abb. 11.**12** Nomogramm zur Ermittlung des CO-Transferfaktors nach der Steady-state-Methode (nach *Dechoux* u. *Pivoteau*)

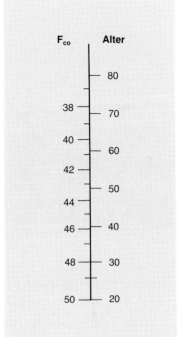

Abb. 11.**13** Nomogramm zur Ermittlung der fraktionellen CO-Aufnahme (nach *Dechoux* u. *Pivoteau*)

ergometer) ist bei gleicher Leistung bei Gesunden und Kranken gleich, dient also eher zur Überprüfung der Eichung des Ergometers als zur Krankheitsdiagnostik. Die maximal (oder submaximal, d.h. bei einer Pulsfrequenz von 200 − Alter) erreichte O_2-Aufnahme ist ebenso wie die entsprechende Wattzahl ein Maß der körperlichen Leistungsfähigkeit, aber so sehr vom Trainingszustand abhängig, daß damit eine Krankheitsdiagnose kaum möglich ist. Viele pulmonal erkrankte Patienten erreichen im übrigen eine so hohe Pulsfrequenz gar nicht, sondern brechen die Belastung vorher wegen Dyspnoe ab, was wahrscheinlich auf einer Ermüdung der Atemmuskulatur beruht.

Die in der Spiroergometrie angewandten Meßgrößen wie Atemminutenvolumen, alveoläre Ventilation, respiratorischer Quotient oder Sauerstoffpuls zeigen dabei aber keine für bronchopulmonale Erkrankungen typi-

schen Abweichungen, so daß entsprechende Sollwerte für die Interpretation hinsichtlich *pulmonaler* Erkrankungen wenig nutzen.
Lediglich der Pulmonalarteriendruck ist, wenn er in Ruhe normal war, ein wichtiger Hinweis auf eine Rechtsherzbelastung. Der Mitteldruck sollte nicht über 4,0 kPa (30 mmHg) (bei über 50jährigen nicht über 4,67 kPa (35 mmHg)), der pulmonale Kapillardruck nicht über 2,40 kPa (18 mmHg) steigen. Der letztere Wert ist zur Abgrenzung einer Linksherzinsuffizienz besonders wichtig (MEYER-ERKELENZ u. Mitarb. 1980).
Bei hohen bronchialen Strömungswiderständen und entsprechend hohen atemsynchronen intrathorakalen Druckschwankungen wird die Pulmonalisdruckmessung unzuverlässig. Liegt schon eine ausgeprägte Erniedrigung des pO_{2a} vor, kann man sich die Messung oft sparen, da man aus der Hypoxämie mit großer Wahrscheinlichkeit auf eine pulmonale Hypertonie schließen kann.
Sollwertgleichungen für eine größere Zahl kardiopulmonaler Meßgrößen haben RÜHLE u. Mitarb. (1980) an 31 gesunden Männern während ansteigender Körperbelastung im Liegen (jeweils 6 Minuten bei 0, 25, 50, 75 und 100 Watt) ermittelt. Da aber schon das Belastungsschema einen wichtigen Einfluß hat und diese Schemata an verschiedenen Stellen sehr unterschiedlich sind, soll hier auf die detaillierte Wiedergabe von Formeln für eine spezielle Belastungsart verzichtet werden.

Umrechnung der SI-Einheiten

Seit dem 1. Januar 1978 ist für die Bundesrepublik Deutschland die Verwendung der SI-Einheiten (Système International d'Unités) verbindlich vorgeschrieben.

Tabelle 11.2 Umrechnungsfaktoren für SI-Einheiten

Größe	traditionelle Einheit	anerkannte Einheit (SI)	anerkannte Einheit (SI)	traditionelle Einheit
Kraft	1 kgf	= 9,807 N	1 N	= 0,102 kgf
Druck, Spannung	1 cm H_2O	= 0,098 kPa	1 kPa	= 10,2 cm H_2O
	1 mm Hg	= 0,133 kPa	1 kPa	= 7,50 mm Hg
	1 mbar	= 0,10 kPa	1 kPa	= 10 mbar
	1 dyn/cm^2	= 10^{-4} kPa	1 kPa	= 10^4 dyn/cm^2
Energie, Wärme	1 cal	= 4,19 J	1 J	= 0,239 cal
	1 kcal (Cal)	= 4,19 kJ	1 kJ	= 0,239 kcal (Cal)
	1 cm H_2O · l	= 0,098 J	1 J	= 10,2 cm H_2O · l
Leistung	1 kcal/min	= 70 W	1 W	= 0,0143 kcal/min
	1 kgf · m/min	= 0,163 W	1 W	= 6,12 kgf · m/min
Compliance	1 l/cm H_2O	= 10,2 l/kPa	1 l/kPa	= 0,098 l/cm H_2O
Elastance	1 cm H_2O/l	= 0,098 kPa/l	1 kPa/l	= 10,2 cm H_2O/l
Leitfähigkeit (Conductance)	1 l/cm H_2O · s	= 10,2 l/kPa · s	1 l/kPa · s	= 0,098 l/cm H_2O · s
Widerstand (Resistance)	1 cm H_2O · s/l	= 0,098 kPa · s/l	1 kPa · s/l	= 10,2 cm H_2O · s/l
Gasstrom*	1 ml/min	= 0,045 mmol/min	1 mmol/min	= 22,4 ml/min
Transferfaktor*	1 ml/min · mm Hg	= 0,335 mmol/min · kPa	1 mmol/min · kPa	= 2,99 ml/min · mm Hg
Gaskonzentration	1 ml/100 ml	= 0,45 mmol/l	1 mmol/l	= 2,24 ml/100 ml

* Die Umrechnung wird von Volumen in Mol und umgekehrt durchgeführt. Volumina unter STPD-Bedingungen: 1 mol ≅ 22,4 l

Abb. 11.**14** Normogramm zur Umrechnung von Drücken

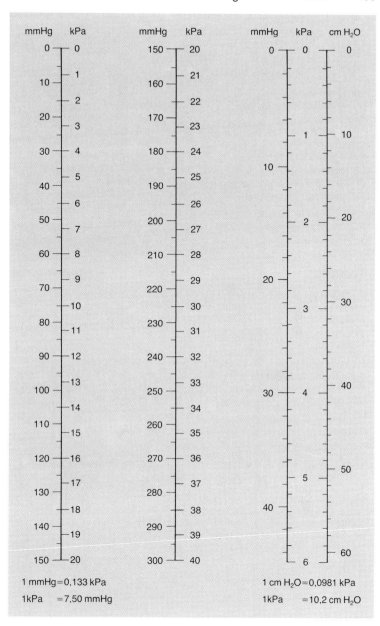

Tabelle 11.3 Beispiele für die Umrechnung häufig gebrauchter Werte

Pleuradruck	: 5 cm H_2O = 5 × 0,098 = 0,49 kPa
Blutdruck	: 120 mm Hg = 120 × 0,133 kPa = 16,0 kPa
Energiewerte	: 150 cal = 150 × 4,19 = 629 J
Visköse Atemarbeit	: 3 cm H_2O · l = 3 × 0,098 = 0,29 J
Stoffwechselleistung	: 2 kcal/min = 2 × 10^3 × 4,19 J/60 s = 140 W
Ergometrie	: 900 kgf · m/min = 900 × 0,163 = 147 W
Lungencompliance	: 0,20 l/cm H_2O = 0,20 × 10,2 = 2,04 l/kPa
Lungenelastance	: 5,0 cm H_2O/l = 5,0 × 0,098 = 0,49 kPa/l
Atemwegsleitfähigkeit	: 0,5 l/cm H_2O · s = 0,5 × 10,2 = 5,1 l/kPa · s
Atemwegswiderstand	: 2 cm H_2O · s/l = 2 × 0,098 = 0,20 kPa · s/l
Sauerstofftransport	: 300 ml/min = 300 × 0,045 = 13,5 mmol/min
Sauerstoffgehalt	: 20 ml/100 ml = 9,00 mmol/l
Kohlenmonoxid-Transferfaktor	: 20 ml/min · mm Hg = 0,335 × 20 = 6,7 mmol/min · kPa

Literatur

Berdel, D., H. Magnussen, M. Böckler: Sollwerte für den oszillatorischen Atemwiderstand im Kindesalter. Prax. Pneumol. 33 (1979) 35

Berger, D., D. Nolte: Bodyplethysmographische Sollwerte für Kinder. Prax. Pneumol. 31 (1977) 600

Cherniak, R. M., M. B. Raber: Normal standards for ventilatory function using an automated wedge spirometer. Amer. Rev. resp. Dis. 106 (1972) 38

Cotes, J. E.: Lung Function. Blackwell, Oxford 1965

Dechoux, J., C. Pivoteau: CO-Diffusion in der Lunge. In: Symposium Physiopathologie und Klinik der chronischen Erkrankungen der Atemwege. Schriftenreihe Arbeitshyg. Arbeitsmed., Nr. 13, Luxemburg 1971

EGKS: Standardised Lung Function Testing. Ed.: Ph. Quanjer. Bull. Eur. Physiopath. resp. 1983, Suppl. 5

Hase, H.: Die Erstellung eines Programmes für programmierbare Taschenrechner zur Berechnung von TGV, R_t sowie der Toleranzwerte für die Volumina (VC, FEV_1, TGV, RV, TK) für alle Personen über 7 Jahre. Prax. Pneumol. 34 (1980) 338

Meyer-Erkelenz, J. D., R. Mösges, H. Sieverts: Spiroergometrie (kardio-pulmonale Funktion unter Belastung). Prax. Pneumol. 34 (1980) 585

Meyer-Erkelenz, J. D., H. Sieverts, R. Mösges: Lungenfunktionsdiagnostik in Ruhe – Bezugswerte. Prax. Pneumol. 34 (1980) 76

Polgar, G., V. Promadhat: Pulmonary Function Testing in Children. Techniques and Standards. Saunders, Philadelphia 1971

Reichel, G., W. T. Ulmer: Die Lungenfunktion und die Differentialdiagnose ihrer Störungen. In Bock, H. E. u. Mitarb.: Klinik der Gegenwart. Urban & Schwarzenberg, München 1974

Rühle, K.-H., J. Fischer, H. Matthys: Sollwerte kardiopulmonaler Meßgrößen in Ruhe und unter Belastung zur Anwendung für Kleincomputer. Atemw.- u. Lungenkr. 6 (1980) 90

Smidt, U., K. Nerger: Sollwerte – Normalwerte – Referenzwerte. Atemw.- u. Lungenkr. 2 (1976) 174

Smidt, U., K. Muysers, G. v. Nieding: Nichtlineare Formeln zur Berechnung spirometrischer Sollwerte. Pneumonologie 144 (1971) 52

Ulmer, W. T., E. Reif: Die obstruktiven Erkrankungen der Atemwege. Dtsch. med. Wschr. 41 (1965) 1803 1965

Ulmer, W. T., G. Reichel, D. Nolte: Die Lungenfunktion. Thieme, Stuttgart 1970; 3. Aufl.: Ulmer, W. T., G. Reichel, D. Nolte, M. S. Islam 1983

Vossen, J.: Beziehungen zwischen intrathorakalem Gasvolumen, Resistance und Atemmittellage bei Kindern und Jugendlichen. Prax. Pneumol. 31 (1977) 89

Sachverzeichnis

A

Abklatschpräparat 178
ACE 147, 376 f.
ACE-Bestimmung, photometrische Methode 376 f.
- radiochemische Methode 378
- Schema 378
- Spektrofluorimetrische Methode 378
ACE-Einheiten, Berechnung 377
ACE-Werte, Beurteilung 379
Acetylcholin-Provokation 252, 340
Achalasie 51
ACTH 394
Actinomyces israelii, Nachweismethoden 412 f.
Adenokarzinom, azinäres 191
- CEA-Spiegel 393
- papilläres 191
- solides 191
Adenosquamous carcinoma 191
Adenoviren 414
- Serodiagnostik 385
Adipositas, Synopsis der Funktionsbefunde 263
AEC s. Aminoäthylcarbazol
Aerosol, radioaktives 278 f., 286
AFP s. α_1-Fetoprotein
Agarose beads 342
Ahornschäler-Krankheit, Antigen 356
Air trapping 85, 87, 225, 228, 234, 241
Aktinomykose 66, 70
- Röntgenbefunde 66
Aktinomykosedrusen 184
Aktinomyzeten-Antigene, Nachweis 355 f.
Akute-Phase-Proteine 395
Akute-Phase-Reaktant 368
Albumin, makroaggregiertes 273
Alkalireserve 256
Alkalose, metabole 257
- respiratorische 257
Allel-Pi 369
Allercoat EAST™ 348
Allergenextrakte, Hauttestung 333
Allergenextraktvernebelung 338
Allergenlösungen, inhalative Provokation 337
Allergie vom Soforttyp s. Typ-I-Allergie
Allergiediagnostik 333 ff.
Allergnost 348
Allergologie, Diagnostik 331 ff.
Alpha-1-Antitrypsin s. α_1-AT

Alveolardruck 214
Alveolarfüllung 8 f.
Alveolargasanalyse 239
Alveolarluftformel 238
Alveolarmakrophage 139 ff.
Alveolarmakrophage s. Makrophagefunktion
Alveolarproteinose 62
- Histologie 185
- Lavage 118
Alveolarzellkarzinom 70, 191 f.
- Röntgenbefunde 85
Alveolarzytologie 136
Alveolitis 136
- chronische 143
- exogen-allergische 353 ff.
- - ACE 379, 381
- - Antikörpernachweis 358 f.
- - Autoantikörper, Prävalenz 396
- - broncho-alveoläre Lavage 145
- - Diagnostik 353 f.
- - Immunkomplexnachweis 361
- fibrosierende (s. auch Lungenfibrose), alveolo-kapillärer Block 232
- - broncho-alveoläre Lavage 137 f.
- - Compliance 220
- - EKG-Veränderungen 319
- - idiopathischer Typ 143 f.
- - pulmonale Hypertonie 301
- - Autoantikörper, Prävalenz 396
- granulozytäre 143 f.
- lymphozytäre 145 f.
Alveolo-arterielle CO_2-Partialdruckdifferenz 238
- O_2-Partialdruckdifferenz 238
Alveolo-kapillärer Block 232 ff.
AMA s. Antikörper, antimitochondriale
Aminoäthylcarbazol 179
ANA s. Antikörper, antinukleäre
Anaerobe Schwelle 242
Anaerobic threshold s. anaerobe Schwelle
Anaerobier, Nachweismethoden 412
Anaerobier-Pneumonien 413
Aneurysma dissecans 48
Angiographie 1, 3
Angiotensin-Converting-Enzym s. ACE
Anisonukleose 196
Anisozytose 196
Anti-Anti-IgE 341
Anti-C_3-Immunkomplexassay 362

Anti-Human-IgE 344
Anti-IgE-Antikörper 351
α_1-Antichymotrypsin 395
Antigen, karzino-embryonales s. CEA
- karzinofetales 392
- onkofetales 179
Antigen-Antikörper-Komplex 331
Antigen-Antikörper-Reaktion 332
Antiglobulintest 349
Antikörper, antimitochondriale (AMA) 395 ff.
- antinukleäre (ANA) 395 ff.
- - Klassifikation 397
- - Nachweisverfahren 397 f.
- gegen glatte Muskulatur (SMA) 395 ff.
- präzipitierende, Nachweis 359
Antirezeptorenantikörper 332
α_1-Antitrypsin s. α_1-AT
Aortenaneurysma 48, 105
- Computertomogramm 42
- Katheteraortographie 45
Aortenisthmusstenose 13, 49
Aortographie 19
Apparaterichtlinien, Röntgendiagnostik 2
Appetitzügler, pulmonale Hypertonie 302
Apud-System 191
Äquilibrationsprozeß 282
Arbeitskapazität 242
Arbeitsmuskulatur 242, 246
Armphlebographie 43
Arteria pulmonalis, Druckkurven 296, 299
- subclavia, Obstruktion 13
Arteriolokonstriktion 299 ff., 306
Arthus-Reaktion 354
Arthus-Typ-Allergie s. Typ III-Allergie
Asbestkörperchen 178
Asbestose 81 f.
- Autoantikörper, Prävalenz 396
- broncho-alveoläre Lavage 144
- Compliance 220
- Gallumszintigraphie 287
- Synopsis der Funktionsbefunde 263
Aspergillom 417
- [67]Galliumcitrat 287
- Perfusionsszintigramm 277
Aspergillose 416
- bronchopulmonale 398
- - Gesamt-IgE-Spiegel 347
- miliare 82

Aspergillus flavus 389
- fumigatus 359, 389, 416f., 420
- - Nachweismethoden 419
- nidulans 389
- niger 389
Aspergillusmykose 389
Aspergillus-niger-glucose-oxydase 347
Aspergillusserologie 389
Aspiration, Bronchoskopie 118
- transtracheale 129f.
- - Erregergewinnung 410
Aspirationsbiopsie 132
Aspirationspneumonie 62, 410
Aspirationszytologie 195
- Trefferquote 195
Asthma, allergisches, Gesamt-IgE-Spiegel 347f.
- bronchiale, Ergometrie 246
- - Ganzkörperplethysmographie 226
- - Lavage 117f.
- - Synopsis der Funktionsbefunde 263
- endogenes, Gesamt-IgE-Spiegel 347
Astrup-Verfahren 256
α_1-AT 368, 395
α_1-AT-Bestimmungsmethoden 370f.
α_1-AT-Erbgang 368
α_1-AT-Konzentration im Serum 372
α_1-AT-Mangel, Emphysem 368f.
- Hepatopathie 370
- homozygoter 369f.
- intermediärer 370
α_1-AT-Phänotyp 368ff., 372
α_1-AT-Phänotypisierung 372ff.
α_1-AT-Polymorphismus 368
Atelektase 47, 75ff.
- Bronchographie 80
- Bronchoskopie 117
- Computertomographie 79
- Röntgendiagnostik 79f.
- Schrumpfungsverhalten 78
- Sonographie 102
- Synopsis der Funktionsbefunde 263
Atemarbeit (W_{rs}) 204, 218, 222
- elastische (W_{el}) 204, 218
- viskose (W_{vis}) 204, 218, 221
Atemfunktionsgrößen 207ff.
Atemgrenzwert (AGW) s. Ventilation, maximale willkürliche
Atemminutenvolumen 242
- Referenzwertformel 431
Atemnotsyndrom, Compliance 220
Atemregulationsstörungen 252
Atemschleife 221
Atemstoßtest s. Sekundenkapazität
Atemwege, Instabilität 241
Atemwegserkrankung, chronische obstruktive, EKG-Veränderungen 317ff.
- - - Ganzkörperplethysmographie 226
- - - Oszillometrie 216

- - - Pulmonalarterienmitteldruck 305
- - - pulmonale Hypertonie 302, 314
- - - Synopsis der Funktionsbefunde 263
- - - Transferfaktor 233
- - - Verteilungstests 234f.
Atemwegsinfektionen, virale Erreger 414
Atemwegsresistance s. Strömungswiderstand, bronchialer
Atemwegswiderstand, Exspirationsphase 234
- Inspirationsphase 234
Atemwegswiderstandsmessung, Ganzkörperplethysmographie 223f.
- Unterbrechermethode 217
Atemwiderstand (R_{os}) 203, 214
- oszillatorischer 214
- Referenzwertformel 433
- viskoser 214
Atemwiderstandsmessung, oszillometrische 214f.
Atemzugvolumen (V_T) 204, 207
Atopien, Gesamt-IgE-Spiegel 347
Autoallergie 331
Autoantikörper 396
- Prävalenz im Normalkollektiv 396
Autoimmunkrankheiten 70, 395
- Pleurabiopsie 131
Autoimmunphänomene 395f.
AV-Fistel s. Fistel, arterio-venöse
Ayerza-Syndrom 302
Azidose, metabole 257
- respiratorische 257

B

Bacteroides-melaninogenicus-Gruppe, Nachweismethoden 412
Bagassose, Antigen 356
Bag-in-box-System 211, 239
Bakteriologie 407f.
BAL s. Lavage, broncho-alveoläre
Balkangrippe s. Q-Fieber
Basalzellenhyperplasie 186
Base-excess s. Basenüberschuß
Basenüberschuß 256
- Normalbereich 435
Basophile 331f.
Basophilen-Degranulationstest 340f.
BE s. Basenüberschuß
Beatmungsbronchographie 9
Beatmungsnarkose 116
Becherzellenhyperplasie 186
Beißring 122
Berylliose, ACE 381
Berylliumvergiftung 70
Bettaufnahme 1
Bewegungsunschärfe 2
Bifurkationslymphknoten 125
- Mediastinoskopie 156
Bildverstärkerfernsehkette 6

Bilobektomie, postoperative Lungenfunktion 250
Biopsie, transbronchiale 128
Biopsienadeln 134
Biopsiezange, optische 162
BIP (interstitial pneumonia with bronchiolitis obliterans) 183
Blalock-Taussig-Operation 13
Blastomyces dermatitidis 417f., 420
- - Nachweismethoden 419
Blastomykose 416
- nordamerikanische, Serodiagnostik 390f.
Bleomycin 284
Block, alveolo-kapillärer 232ff.
Blue bloater, pulmonale Hypertonie 302
Blutgasanalyse 254ff.
Blutkultur 408f., 411
- Pilznachweis 418
Blutschranke 229
Blutvolumen, kapilläres (V_c) 230
B-Lymphozyten s. Lymphozyten
Bodyplethysmographie s. Ganzkörperplethysmographie
Bolus-Technik 236, 239f.
Bordetella pertussis, Nachweismethoden 409, 412
Bornholmsche Krankheit 384
Boyle-Mariottesches Gesetz 224
BPT s. Provokationstest, bronchialer
Bradykinin 332
Branhamella catarrhalis, Nachweismethoden 412
Breath to breath analysis 244
Broca-Index, Nomogramm 432
Bronchialbaum, Schema 182
- Topographie 123
Bronchialkarzinom (s. auch Lungentumor) 32f., 43, 80, 85ff.
- ACTH 394
- Adenokarzinom 191
- ADH 394
- Bronchoskopie 116
- Calcitonin 394
- Choriongonadotropin 394
- CEA-Spiegel 393
- Computertomographie 89
- direkte Hinweise 87
- ektope Hormonproduktion 394
- α_1-Fetoprotein 393f.
- Früherkennung 194
- Immunkomplexe 394
- Immunreaktion, zelluläre 394f.
- indirekte Hinweise 87, 89
- kleinzelliges 189f.
- Intermediärzelltyp 191
- paraneoplastische Syndrome 191
- präskalenische Lymphknotenbiopsie 149
- Probethorakotomie 169
- klinische Symptome 84
- Kombinationstumoren 191ff.
- Krebsvorstadien 186, 198
- Lebermetastasen 284
- Lysozym 382

Sachverzeichnis 443

- Mediastinoskopie 150f.
- nuklearmedizinischer Metastasennachweis 284
- Parathormon 394
- Perfusionsszintigraphie 274ff.
- peripheres 91f.
- Photosensibilisierung 117
- Plattenepithelkarzinome 189
- Risikogruppen 94
- röntgenologische Formen 84
- Schirmbilduntersuchung 94
- Sonographie 107
- szintigraphisches M-staging 284
- TNM-Stadien 183
- TPA 393
- Tumormarker 392ff.
- Tumor-Staging 108
- zentrales 49, 88, 90
Bronchialobstruktion, Bronchoskopie 117
Bronchialsekret, Zytologie 128
Bronchialsekretverhaltung 117
Bronchialsystem, hyperreaktives 340
- - Synopsis der Funktionsbefunde 263
- irritables 118
Bronchiektasen 7ff., 62, 76
- Synopsis der Funktionsbefunde 263
Bronchiolenkollaps 427
Bronchitis (s. auch Atemwegserkrankung), Bronchoskopie 116
- chronische, Exazerbation 411
- - Ganzkörperplethysmographie 226f.
- - Mikrobiologie 407
Bronchoflex-Tubus 122
Bronchogramm, postmortales 179
Bronchographie 1, 7ff., 120
- Indikation 7
- Komplikationen 9f.
- Kontrastmittel 3, 10
- selektive 7
Bronchopneumogram 76
Bronchoskop, flexibles s. Fiberbronchoskop
- starres 118f., 122
- Teaching-Einheit 120
Bronchoskopie 7, 116ff., 122
- Absaugvorrichtung 120
- Anästhesie 121f.
- Beatmung 122, 124
- Biopsie 126
- Blutung 125ff.
- Geräte 118
- histologisches Untersuchungsmaterial 128
- Indikationen 116f.
- Keimgewinnung 117
- Komplikationen 127
- Kontraindikationen 118
- mikrobiologische Materialgewinnung 129
- Saugbiopsie 126
- therapeutische 117
- zytologisches Untersuchungsmaterial 128
Bronchospirometrie 234, 239f., 249

Bronchusabbruch 33
Bronchusadenom 49
Bronchusblockade 249
Brückenantikörper 179
Brustwand-Compliance 218, 222
BTPS-Bedingungen 224f.
Bullae 81
Bürstenkatheter 129
Byssinose, Antigen 357

C

Candida albicans 417, 420
- - Nachweismethoden 419
Candidaserologie 386f.
- IgG-AK-Nachweis 387
- IgM-AK-Nachweis 387
Candidaarten, Nachweismethoden 419
Carbachol, bronchiale Provokation 252
Carcinoma in situ 186, 188
Cardiacos-negros 302
Carlens-Tubus 7, 162, 166
Casoni-Test 364, 392
C_{19}-Bindungsassay 362
C-Bogen 9, 120, 134
CEA 179
CEA-Messung 392f.
CEA-Spiegel, Bewertung 393
Cellulose 342
Champignon-Tyrosindecarboxylase 347
Check-valve-Phänomen 210
Chemoregulation 252
Chiliaditi-Syndrom 18
Chlamydia psittaci 384
- trachomatis 384
Chlamydien, Nachweismethoden 412
- serologischer Nachweis 384
Chlamydiennachweis 408
Chylomediastinum 48
C-1-Inaktivator 395
Closing volume s. Verschlußvolumen
CO-Aufnahme, fraktionelle 230
- Referenzwertnomogramm 437
CO-Hämoglobin 262
CO-Transferfaktor, Bestimmung 230ff.
- Referenzwertnomogramm 436
- single-breath-Methode 230, 232
- Sollwertberechnung 435
- steady-state-Methode 230, 232
CO_2-Antwortkurve 253
CO_2-Gradient 308
CO_2-Konzentration, endexspiratorische 253
CO_2-Partialdruck, alveolarer 238
- arterieller, Bestimmung 256
- - Normalbereich 435
CO_2-Partialdruckmessung, transkutane 258
CO_2-Rezeptor 252
CO_2-Rückatmung 252
Coccidioides immitis 417, 420
- - Nachweismethoden 419

Coccidioidin-Hauttest 365
Coccidioidin-Komplementbindungsreaktion 391
Coeruloplasmin 395
COLD s. Atemwegserkrankung, chronisch obstruktive
Cold spot 274
COLE s. Atemwegserkrankung, chronisch obstruktive
Compliance (C) 201, 217ff.
- Definition 201, 218
- dynamische 218, 220f., 236
- quasi statische 218
- Sollbereich 433
- statische 220, 236
- volumische 220f.
Compliance-Messung, Atemfrequenz 236
- Druck-Volumen-Beziehung 218, 220
- Geräte 219
- Indikationsbereich 217
Compound-Scanner 99
Computertomographie 1
- Lungenrundherd 73ff.
- Lungensequester 20
- Lungentumoren 89
- Mediastinum 34
- Pleuraerguß 24
- Verkalkungen 83
Conductance (G_{aw}) 432
- spezifische 226
Conus pulmonalis 313
Cor pulmonale (s. auch Hypertonie, pulmonale) 302f.
- - chronisches dekompensiertes 302f.
- - - EKG-Veränderungen 318, 320f.
- - - kompensiertes 302
- - - rekompensiertes 303
- - - Röntgendiagnostik 312f.
- - parenchymales 302
Coronaviren, Serodiagnostik 385
Coronavirus 414
- Nachweismethoden 415
Cournand-Katheter 290, 296
Coxiella burneti s. Rickettsia burneti
Coxsackie-Viren, Serodiagnostik 385
C-reaktives Protein 395
C-Rezeptor, zellulärer 362
Crithidia luciliae 398
Cryptococcus neoformans 390, 416ff., 420

D

DAB s. Diaminobenzidin
Daniels-Biopsie s. Lymphknotenbiopsie, präskalenische
D_E2-Antigen 351
Defekt-Allele 369
Dekortikation, Operationsindikation 251
Dermatomyositis, Autoantikörper, Prävalenz 396

Determinant, idiotypischer 342
Diabetes mellitus, ACE 381
Diagnose, pathologisch-anatomische 175 ff.
– – Gewebeentnahme 175
– – Untersuchungsantrag 180 f.
Diaminobenzidin 179
Differenzdruckmanometer 329
Diffusionsfläche 229
Diffusionskapazität s. Transferfaktor
Diffusionsstörung, Blutgase 258
Diffusionsstrecke 229
Digitale Subtraktionsangiographie, Lungensequester 20
– Mediastinum 43 f.
DIP (desquamative interstitial pneumonia) 183
Distributionsstörung s. Verteilungsstörung
Divertikel, epiphrenisches 51
Doppelantikörperassay 343
Doppelantikörer-RIA 343 ff.
Doppel-Immunodiffusion nach Ouchterlony 359
Doppel-Immunodiffusionstest, Durchführung 361
Doppelkontrastdarstellung 16
Doppelsträngige DNA 398
Dotter-Lucas-Katheter 290, 306 f.
Dottersackmalignom 106
Down-hill-Varizen 36
Druck, transpulmonaler 218, 220 f.
Druck-Flußkurve (s. auch Resistance-Schleife) 225
Druckgradient, Rechtsherzkatheter 300
Druck-Strömungs-Diagramm 431
DSA s. Subtraktionsangiographie, digitale
Dualreaktion 333
Durchflußzeit, Berechnung 309
Durchleuchtung s. Thoraxdurchleuchtung
Dysplasie, broncho-pulmonale 69
– s. Zelldysplasie
Dystelektasen 56

E

Ebstein-Syndrom 13
ECFA 332
Echinacin-Hauttest 364
Echinococcus alveolaris 391
– cysticus 391
Echinokokkus 81
– Hauttest 364
– Serodiagnostik 391
Echinokokkuszyste 104, 135
Echokardiographie 287, 325 ff.
– Septumbewegung 326
Echomuster s. Schallmuster
EGKS-Referenzwerte 424 f.
EIA 341, 346 f., 350
Eierschalen-Plaques 82
Einflußstauung 43 f., 84
Einschmelzungshöhlen 65
Einsekundenwert s. Sekundenkapazität

EKG, intrakardiales 318 f.
– Rechtsherzhypertrophie 316 ff.
Elastance (E) 201, 217
Elektrokardiographie s. EKG
Elektronenmikroskopie 178
Elektrophorese, Wanderungsgeschwindigkeit 368
Embolie s. Lungenembolie
Emerson-Chest-Respirator 116
Emissionsspektrometrie 239
Emphysem 13
– α_1-AT-Mangel 368 f.
– Ergometrie 246
– obstruktives, Perfusionsmuster 277
– panlobuläres 369
– pathologisches Präparat 177
– Residualvolumen 211 f.
– Resistance-Schleife 228 f.
– Röntgendiagnostik 80
– Synopsis der Funktionsbefunde 263
– Transferfaktor 233
– unilaterales 51
– obstruktives 81
– Vektorkardiogramm 324
– vikariierendes 89
Emphysemherz 313
Empyem 402
Endoskopie 116 ff.
Enterobacteriaceae, Nachweismethoden 412 f.
Enzygnost 341, 346
Enzym-Antikörper-Konjugate 347
Enzymimmuno-Assay s. EIA
Eosinophile chemotactic factor A s. ECFA
Eosinophilie, Gesamt-IgE-Spiegel 347
Epikutantest 333, 336
Ergometrie 242 ff., 436
– Blutdruckmeßgerät 244
– Geräte 244
– Indikationsbereich 242
– Komplikationen 245
– Pneumotachograph 244
Ergospirometrie s. Spiroergometrie
Erguß s. Pleuraerguß
Ergußaufnahme 21 f.
Ergußlamelle 22
Ergußzytologie 195
Erregbarkeitsquotient 253
Erregerdiagnostik, mykologische 420
Erregergewinnung, fiberoptische 129
– transtracheale 130
Erregernachweis, bakteriologischer 409, 411
– Materialentnahme 407
ERV s. exspiratorisches Reservevolumen
Erythema nodosum, Lysozym 382
Erythrozytenmembran 229
Erythrozytenstroma 229
Escherichia coli-β-D-galactosidase 347
Esterase-Färbung 137, 139

v. Euler-Liljestrand-Mechanismus 274, 301
Europäische Gemeinschaft für Kohle und Stahl s. EGKS
Exfoliativzytologie 194
Exspiration, forcierte s. Sekundenkapazität
Exsudat s. Pleuraexsudat

F

Fahrradergometer 244, 303
Fallotsche Tetralogie 13
Farbstoff-Dilutionskurve 310
Farmerlunge 353 ff., 359
– Antigen 356
Fasciola hepatica 391
FC-Rezeptor 140, 353
– zellulärer 362
Feinnadelaspiration 132
Feinnadelbiopsie (s. auch Lungenbiopsie) 89, 131
– Komplikationen 131, 195
– zytologische Untersuchung 195
Fernsehdurchleuchtungseinrichtung 2
Ferritin 395
Festphasenassay 341, 348
Festphasen-IgE-Assay s. RIST
α_1-Fetoprotein (AFP) 393 f.
FEV_1 s. Sekundenkapazität
Fiberbronchoskop 118 f., 122
Fiberglasbronchoskopie 122 f.
Fibrinogen, Tumorerguß 403
Fibrose s. Lungenfibrose
– zystische s. Mukoviszidose
Ficksches Prinzip 260, 309
Fischmehlarbeiter-Lunge, Antigen 357
Fissurzeichen 276 f.
Fistel (s. auch Lungenfistel), ösophago-tracheale 125
Fistelbildung 66
Fixierung Untersuchungsmaterial 175
Flächenschatten 63
Fleisch-Rohr 207
Flow-volume-Kurve s. Fluß-Volumen-Kurve
Fluorose 82
Fluß-Druck-Diagramm s. Resistance-Schleife
Fluß-Volumen-Diagramm 208, 227, 427 f.
Fluß-Volumen-Kurve, exspiratorische 237, 241
Fokus-Film-Abstand 3
Fogarty-Katheter 126
Franksches Ableitungssystem 322
FRC s. Residualkapazität, funktionelle
Fremdgasverfahren, Residualvolumenbestimmung 211 f.
Fremdkörper, aspirierter 116
Friedländer-Pneumonie 66
Funktionelle Atemstörung, Synopsis der Funktionsbefunde 263
Fusobakterien 413
FVC s. Vitalkapazität, forcierte

G

β-Galactosidase-Anti-IgE 341
^{67}Gallium-Akkumulation 287
Gallium-Szintigraphie 287
^{67}Galliumzitrat 284
Ganzkörperknochenszintigraphie 284
Ganzkörperplethysmograph, druckkonstanter 223f.
- volumenkonstanter 223
Ganzkörperplethysmographie 222ff.
- Leistungsfähigkeit 228f.
- Referenzwerte 431f.
Gasanalysator 211
Gasdichtemessung, oszillatorische 211
Gasdiffusion 229
Gaskonzentrationskurve, exspiratorische, multiple breath 238
- - single breath 238
- Testgase 238
Gasmischverfahren s. Fremdgasverfahren
Gaspartialdruckmessung, intravasale 239
Gas-Resident-Technik 240
Gasvolumen, intraabdominelles 226
- intrathorakales (TGV) 204, 223f., 432f.
- - Referenzwertformel 432
- - Referenzwertnomogramm 432
Gated pool-Untersuchungen 286f.
21-Gauge-Feinnadel 100
Gefäßsprung 312
Gegenstromelektrophorese 408
Gell- und Coombs-Klassifizierung 331f., 353
Genotyp, α_1-AT 368
Gesamt-IgE, Nachweis 341ff.
Gesamt-IgE-Bestimmung, differentialdiagnostische Wertigkeit 347
Gewebefixierung 175f.
Gewebeschranke 229
Gewebswiderstand 214
GIP (interstitial pneumonia with giant cells) 185
GKP s. Ganzkörperplethysmographie
Gleithernie 34
Gliederoptik 164
Globalinsuffizienz, respiratorische 245, 257
α_1-Globuline, Serumelektrophorese 370
Glottisfunktion 124
α_2-Glykoprotein 395
Goodpasture-Syndrom 69f., 395f.
Granjean-Einschwemmkatheter 290
Granulome, epitheloidzellige 128
Granulozyt, neutrophiler, Mediatorsubstanz 142
Granulozyten, broncho-alveoläre Lavage 140

Granulozyten-Epithelzell-Quotient 409, 417
Granulozytenfunktion 142
Grey-Scale-Darstellung 99
Großfeldkamera 273
GT-Tuberkulin 363

H

Haarspray-Pneumonie 70
Haemophilus influenzae 407
- - Nachweismethoden 412
Hämacolor-Schnellfärbung 137, 139
Hämagglutinationshemmtest 386
Hämagglutinationstest (HA-Test) 387, 391
Hämatothorax 402
Hamman-Rich-Syndrom 70
Hämoglobinbindungskurve 259
Hämophilus-Antigen-Nachweis 408
Hämoptoe 84
- Blutungsquelle 126
- Bronchoskopie 116
- Tamponade 117f., 126
Hämosiderose 66, 69f.
- verkalkende 82
Hämozytometer 137f.
Handkurbelergometer 242
Haptoglobin 395
Hartstrahltechnik 3
Hasselbalch-Hendersonsche Gleichung 256
HA-Test s. Hämagglutinationstest
Hausstaub, inhalative Provokation 339
Hautquaddel s. Quaddel
Hauttest, Antiallergika 334
- Komplikationen 334
- Korrelation zu IgE 352
- Spätreaktion 334
- Typ-IV-Allergie 363ff.
Hauttestverfahren 333f.
Hb-CO 262
Hepatitis, ACE 381
- cholestatische 370
Hernie, paraösophageale 37, 51
He-Rückatmung 215
Herz, Volumenschwankungen, zyklische 287
Herzfernaufnahme 3
Herzkammer s. Ventrikel
Herzkrankheit, koronare s. koronare Herzkrankheit
Herzvolumen, endsystolisches 287
Herzzeitvolumen, Berechnung 244
- - nach Fick 309
- - nach Steward und Hamilton 309
Herzzeitvolumenbestimmung, Thermodilution 297f.
Heteroallergie 331
^{197}HgCl$_2$ 284
Hiatushernie 16
Hilus, hochstehender 87
- paradox kleiner 84, 87
Hilustomographie 7, 32f. 91
Hilusvergrößerung 62, 66

Hirnszintigramm 285
Histamin 332f.
- bronchiale Provokation 252, 340
Histaminfreisetzungsmessung 353
Histaminliberation 341
Histiozytosis X 70f.
Histochemie 179
Histokompatibilitätskomplex 333
Histologie, bronchoskopische Materialgewinnung 128
Histopathologisches Grading 189
Histoplasma capsulatum 364, 417f., 420
- - Nachweismethoden 419
- dubosii, Nachweismethoden 419
Histoplasmin-Agglutinationstest 390
Histoplasmin-Hauttestung 364, 390
Histoplasmose 66, 416
- Hauttest 364, 390
- Serodiagnostik 390
HMV-Hochdruck 52
Höhenkrankheit 304
Hohlnadel 131
Holzbreiarbeiter-Lunge, Antigen 356
Holzstaub-Krankheit, Antigen 356
Hornperlen 189
Hot spots 273f., 286
Hundehaus-Krankheit, Antigen 357
Hustenreiz 84
Hydatidenflüssigkeit, HA-Test 391
Hypaque-Ficoll-Gradient-Zentrifugation 139
Hyperchromasie, Tumorzellen 196
Hyperparathyreoidismus 13
Hyperreagibilität, bronchiale 252, 340
Hyperreaktivität s. Hyperreagibilität
Hypersensitivität, bronchiale 252
Hypertonie, pulmonale (s. auch Cor pulmonale) 132, 299ff.
- - Appetitzügler 302
- - Einteilung 52, 301
- - Folgen 302
- - hyperzirkulatorische Form 301
- - kapilläre 300
- - latente 300
- - Lungenperfusionsszintigramm 278
- - manifeste 300
- - obliterative Form 301
- - obstruktive Form 302
- - postkapilläre 52, 300
- - - Ergometrie 246
- - präkapilläre 52, 300
- - primär obstruktive Form 302
- - primäre idiopathische 302
- - reaktive Form 302
- - Röntgendiagnostik 312
- - Sauerstofftherapie 302
- - vasokonstriktive Form 301
Hyperventilation, alveoläre 255
- - Ergometrie 246

Hyposensibilisierungsbehandlung, inhalative Provokation 336 f.
Hypoventilation, alveoläre 255, 258
– – Ergometrie 246
– idiopathische, alveoläre 252
Hypoxämie, arterielle, Shunt-Bestimmung 253
Hystereseeffekt 221

I

IC s. Immunkomplex
Icterus prolongatus 370
IEC-Cryotom-Einbettungsmedium 177
IF-Test s. Immunfluoreszenztest, indirekter
IgE 332
– allergenspezifisch, Nachweisverfahren 348 ff.
– internationale Einheit 348
– Korrelation zum Hauttest 352
– – zur inhalativen Provokation 352 f.
IgE-Antikörper, spezifische 335, 348 f.
IgE-Bestimmung, Testkits 348
– WHO-Standardseren 348
IgE-Gammopathie 342
IgE-Myelom 348
IgE-Nachweis, direkter 345 f.
– Doppelantikörper-RIA 343 ff.
– indirekter 342 f.
IgE-Plasmozytom 342
IgE-Spiegel 341
IgG_4 332
IgG-Antikörper-Spiegel 351
ILO/UC-Klassifikation der Pneumokoniosen 68
Immundiffusion, radiale 342, 371 f.
Immunelektrophorese (IE) 388
Immunfluoreszenztest (IF-Test) 388
Immunglobuline, immunhistochemischer Nachweis 179
– Lavageflüssigkeit 142
Immunhistochemie 179
Immunkomplex, pathogenetische Bedeutung 332
– zirkulierender, Nachweismethoden 361 f.
Immunkomplexkrankheit 354
Immunkomplex-Nachweis, UV-Licht 179
Immunoassay, konventioneller 342
Immunreaktion, IgE-mediierte 333, 335
Impfmetastase 134
^{113m}In (Indium) 272
Infarktpleuritis 56
Infektionsserologie 382 f.
Infiltrat, eosinophiles 70
Influenzavirus A 414, 416
Influenzavirus B 414, 416
– Nachweismethoden 415
– Serodiagnostik 385
Inhalationsszintigraphie 278 f., 285 f.

Inhalationstest, arbeitsplatzbezogener 336, 340
Inhibitionsassay 342
Inhomogenität, atemmechanische 237
– ventilatorische 237
– ventilatorisch-zirkulatorische 238
Injektoranschluß 118
Injektorbeatmung 116, 124
Inoperabilität, prognostische 285
Insuffizienz, manifeste, respiratorische 255
– respiratorische, latente 255
Interdependenz 240
Interlobärprozesse 275
Intermediärzone 61
Interzellularbrücken 189
Intraassay-Variabilität 350
Intrakutan-Test 333, 335 f.
– Komplikationen 335
IRV s. Reservevolumen, inspiratorisches
Isoelektrische Fokussierung 372
– – Durchführung 374 f.

J

^{125}J-Anti-IgE 341, 348, 350
Jet-Ventilation 116
^{125}J-IgE 341

K

Kalkherde 82
Kalkmetaplasien 82
Kalkspange 84
Kälteagglutinine, Mykoplasmeninfektion 383
Kaltluft-Provokation 340
Karzinoembryonales Antigen s. CEA
Karzinofetale Antigene 392
Karzinom s. Bronchialkarzinom
Käsewascher-Lunge, Antigen 356
Katapherometrie 211
Keimgewinnung s. Erregergewinnung
Kerleysche „B"-Linien 55, 87
Kernfluoreszenz 398
Kinking-Aorta 49
Kitajev-Reflex 302
Klebsiella pneumoniae, Nachweismethoden 412
Klebsiella-Pneumonie 412 f.
Knochenmetastasennachweis 284
Knochenszintigramm 284
Kohlenmonoxidaufnahme 230
Kokzidioidomykose 416
– Hauttest 365
– Serodiagnostik 391
Kollimation 273
Kombinationstumoren 191 ff.
Komplementbindungsreaktion 386, 388
Komplement-Rezeptoren 140
Kompressionsatelektase 80
Konidiophoren 416
Kontaktzeitverkürzung 311

Kontraktionsatelektase 76, 80
Kontrastmittel 2 f.
Kontrastmittelunverträglichkeit 10
Kornkäfer-Lunge, Antigen 356
Koronare Herzkrankheit, Synopsis der Funktionsbefunde 263
^{81m}Kr (Krypton) 272
Krebsvorstadien 186, 188 f., 198
Kreislauf, kleiner s. Lungenkreislauf
Kryostat 176
Kryptokokkusmykose, serologische Diagnostik 390
Kultschitzky-Typ-Zellen 191
^{67}Kupferzitrat 284
Kurschlußdurchblutung, funktionelle 241
Kyphoskoliose, Operationsindikation 252
– Synopsis der Funktionsbefunde 263
K-Zell-Zytotoxizität 331

L

Lactatdehydrogenase, Pleuraerguß 403
Lactatspiegel 242
Langzeitbeatmung, mikrobiologische Untersuchung 408, 411
Laser-Therapie 127
Latexagglutination 408
Laufbandergometer 242
Lavage, broncho-alveoläre 117, 136 ff.
– – Indikationen 137
– – Komplikationen 140
– – polymorphkernige Granulozyten 140
– – Zellverteilung 140 ff.
Lavagezytologie 139 f.
Leaky-lung-Syndrom 285
Lebermetastase, Bulls-Eye-Typ 108
– Sonomorphologie 108 f.
Leberprolaps 16
Leberszintigraphie 284
Leberzirrhose 370
Legionärskrankheit 384, 408
Legionella pneumophila 384, 410
– – Nachweismethoden 412
Lepra, ACE 381
Leuchtschirmbild 95
Leuchtschirmphotographie 94
Leukozyten-Epithelzellen-Quotient 409 f., 417
Lidocain-Lösung 121
Linksherzinsuffizienz 52
Links-rechts-Shunt 51
LIP (lymphoid interstitial pneumonia) 185
Lipomatose 47
Lipomatosis mediastinalis 40
Lobektomie, postoperative Lungenfunktion 250
Loeffler-Pneumonie 69
Löfgren-Syndrom, Lysozym 382
Lokalanästhesie, Bronchoskopie 121 f.

Lordosetechnik 12
Luftbefeuchter-Alveolitis, Antigen 356
Luftembolie, Lungenbiopsie 135
Luftnot 84
Lunge, einseitig helle 11
- helle 9
- kleine, Perfusionsszintigramm 276 f.
- schlaffe 218, 220
- starre 218, 220
Lungenarterienhypoplasie 81
Lungenasbestose s. Asbestose
Lungenatelektase s. Atelektase
Lungenaufhellungen 81
Lungenbiopsie, offene 165, 182
- - Indikation 166, 410
- - Komplikationen 167
- - Untersuchungstechnik 166 f.
- transkutane 130 ff.
- - diagnostische Ausbeute 135
- - Kontraindikationen 132, 134 f.
- - Lungenrundherd 134
- - Technik 135
Lungendegeneration, zystische 72
Lungendehnbarkeit s. Compliance
Lungenembolie 57, 59
- diagnostisches Vorgehen 283
- Ergometrie 246
- Perfusionsszintigramm 275 ff.
- pulmonale Hypertonie 302
- Röntgendiagnostik 55 ff.
- Synopsis der Funktionsbefunde 263
- Transferfaktor 233
Lungenemphysem s. Emphysem
Lungenerkrankungen, blasige, Operationsindikation 251
- interstitielle, Bronchoskopie 117
- - broncho-alveoläre Lavage 136, 143 f.
- - Klassifizierung 143 f.
- - Lungenbiopsie 131
- - Morphologie 186
Lungenfibrose (s. auch Alveolitis, fibrosierende) 70
- Complianceparameter 221
- Ergometrie 246
- herdförmige 128
- idiopathische 71, 81
- - ACE 379, 381
- - Galliumszintigraphie 287
- - Lysozym 382
- interstitielle, alveolo-kapillärer Block 232
- Makrophagenaktivierung 141
- pathologisches Präparat 177
- Pulmonalarterienmitteldruck 305
- Synopsis der Funktionsbefunde 263
Lungenfistel, arterio-venöse 13, 57 f.
Lungenfunktion, postoperative 249
Lungenfunktionsdiagnostik 200 ff.
- apparative Ausstattung 200
- präoperative 248 ff.
- Referenzwerte 424 ff.

- Symbole, Abkürzungen 200 ff.
Lungenfunktionsmeßgeräte 264
Lungengefäßdehnbarkeit - Messung 310 f.
Lungengefäße, Computertomographie 57
- digitale Subtraktionsangiographie 57
- Röntgendiagnostik 51 ff.
- Tomographie 57
Lungengefäßwiderstand, Berechnung 309
Lungengefäßzeichnung 51, 55
Lungenhämosiderose, idiopathische, Autoantikörper, Prävalenz 396
- Szintigraphie 287
Lungenhilus s. Hilus
Lungenimpedanzplethysmographie 310 f.
Lungeninfarkt (s. auch Lungenembolie) 60
Lungenkapillarblutvolumen, Berechnung 309 f.
Lungenkapillardruck 301
Lungenkapillaren, Druckkurven 296
- Kontaktzeit 310
Lungenkern 61 f.
Lungenkonkremente 82
Lungenkreislauf 289 ff.
- Drucknormwerte 327 f.
- Indikationen zur Untersuchung 289 f.
- Röntgendiagnostik 312 f.
Lungenmantel 61
Lungenmetastasen 74
Lungenmykosen s. Mykosen
Lungenödem 62
- interstitielles 54, 69, 220
- Klassifizierung 56
Lungenparenchymerkrankungen 61 ff.
- Computertomographie 70
- Infiltrationen 61 ff.
- Mediastinoskopie 151
- offene Lungenbiopsie 166
- Röntgendiagnostik 61 ff.
- Tomographie 66
Lungenpräparat, Ausgußpräparat 178
- Fixierung 175 f.
- Fotodokumentation 175
- Röntgenuntersuchung 176 f.
Lungenresektion, Synopsis der postoperativen Funktionsbefunde 263
Lungenrundherd 57, 83
- Computertomographie 73
- Differenzierung 76
- Lungenbiopsie 134
- Mediastinoskopie 151
- peripherer, Lungenbiopsie 131
- - Probethorakotomie 168 f.
Lungensequester 19 f.
- Computertomogramm 20
- digitale Subtraktionsangiographie 20

Lungen-Shunt 308
Lungenstativ 2
Lungentransparenz 11, 80
Lungentuberkulose (s. auch Tuberkulose), Compliance 220
- Synopsis der Funktionsbefunde 263
Lungentumor (s. auch Bronchialkarzinom), Computertomographie 89
- Diagnostik 185 ff.
- Kombinationstumor 189
- Ösophagogramm 89
- Phlebographie 91
- Röntgendiagnostik 83 ff.
- Sonographie 101
- Subtypisierung 179
- Tomographie 85 ff.
- Tumortypen 189
- Vorsorgeprogramm 198
Lungentumoren, bösartige, histologische Klassifikation 188 ff.
- histologische Klassifikation (WHO) 187
Lungenüberblähung 212
- Ganzkörperplethysmographie 228
Lungenvenen 52
Lungenvolumina, mobilisierbare 211
Lupus erythematodes disseminatus, Autoantikörper, Prävalenz 396
- - - Pulmonalarterienmitteldruck 305
Lymphangiosis 66
Lymphangitis reticularis 66
Lymphknoten, Hilus 32 f., 91
- kalkdichte 81
- tracheobronchiale 61
Lymphknotenabfluß, pulmonaler 152
Lymphknotenbiopsie, präskalenische 148 f.
- - Indikation 148
- - Komplikationen 149
Lymphknotenmetastasen 32, 47
- CT-Klassifikation 93
- mediastinale 92
Lymphknotensystem, peritracheales 152
Lymphogranulomatose 31, 47
- ACE 379, 381
- Computertomogramm 42
- digitale Subtraktionsangiographie 44
- Lysozym 382
- Mediastinoskopie 150
- präskalenische Lymphknotenbiopsie 149
Lymphokine 142, 145, 333
B-Lymphozyt 139, 141
- Mediatorsubstanz 142
T-Lymphozyt 139, 141
- aktivierter 142
- Mediatorsubstanz 142
Lymphozyten, broncho-alveoläre Lavage 141 ff.

448 Sachverzeichnis

B-Lymphozytenfunktion 142
T-Lymphozytenfunktion 142
T-Lymphozytensubpopulation 141f.
Lymphozytenalveolitis s. Alveolitis, lymphozytäre
Lymphozytenidentifizierung 141
Lymphtransportstörungen 55
Lysozym 380, 382

M

MAA s. Albumin, makroaggregiertes
Magennüchternsaft 409
Makrophagenaktivierung 141
Makrophagenfunktion 142
Malzarbeiter-Krankheit, Antigen 356
Mancini-Technik 371
Mangel-Allele s. Defekt-Allele
Mantelatelektase 75
Massenspektrometrie 238f.
Mastzellen 331f.
Materialgewinnung, mikrobiologische 410
May-Grünwald-Giemsa-Färbung 194
Mediastinalfibrose, idiopathische 47
Mediastinalhämatom 47f.
Mediastinalpendeln 24, 57
Mediastinaltumor 50f., 150
– Probethorakotomie 168f.
– Thorakoskopie 159
Mediastinalverlagerung 31, 84
– Röntgendiagnostik 46
Mediastinalverbreitung 34
Mediastinalverziehung 76, 87
Mediastinalzysten 47
Mediastinoskop 153f.
Mediastinoskopie 150ff.
– erweiterte 157f.
– Indikationen 150f.
– Komplikationen 157
– Kontraindikationen 151
– laterale 149
– Leistungsfähigkeit 158
– Narkose 154
– nach Specht s. Mediastinoskopie, erweiterte
Mediastinotomie, kollare 153ff.
– – Operationstechnik 155
Mediastinum 7
– Anatomie 152, 158
– Bifurkationslymphknoten 156
– Computertomographie 34
– digitale Subtraktionsangiographie 43f.
– Exploration 158
– Röntgendiagnostik 31ff.
Mediatoren, biogene 340
Meerrettichperoxydase 347
Membrankrankheit, hyaline 69f.
Membranpermeabilität 285
Membranschranke 229
Membran-Transferfaktor (T_M) 230
Membrantransfer, Bestimmung 232

Mendel-Mantoux-Test 364
Mesotheliom, zytologische Diagnostik 195
Metallstaublunge, Compliance 220
Metastasierung, hämatogene 86
– lymphogene 85
Methacholin, bronchiale Provokation 252
Métras-Katheter 7
Micropolyspora, faeni 354f., 359
Micropolyspora-faeni-Antigene 355
MIF-Produktion 355
Mikrobiologische Diagnostik 407ff.
Mikroembolisierung, radioaktive 273
Mikrolithiasis, alveolaris 70, 82
Mikropapillomatose 186
Mikroskopie
– bakterielle Erreger 409
Mikrosphären 273
Milchsäure 242
Miliartuberkulose (s. auch Tuberkulose), pathologisches Präparat 177
Minithorakotomie s. Lungenbiopsie, offene
Mitralstenose, Ergometrie 246
– Synopsis der Funktionsbefunde 263
Mittellappensyndrom 86
Monozytenimmigration 141
Morbus Boeck s. Sarkoidose
– Gaucher 71
– – ACE 381
– Hodgkin s. Lymphogranulomatose
– Niemann-Pick 71
Morgagni-Hernie 49
Morphologische Diagnostik 175ff.
M-Partigen-Platte 371
Mukoviszidose 62, 413
– Synopsis der Funktionsbefunde 263
Mukoziliare Klärfunktion 285f.
Myasthenia gravis 332
– – Probethorakotomie 169f.
Mycobacterium tuberculosis, Nachweis 408ff.
Mycoplasma pneumoniae 383
– – Nachweismethoden 412
Myelom-IgE 342, 344, 348
Mykobakterien, Nachweismethoden 412
Mykologie 416ff.
Mykoplasma – Pneumonie 62, 69
Mykoplasmen-Infektion, Antikörpernachweis 383
Mykoplasmen-Nachweis, Nasen-Rachen-Abstrich 409
Mykosen 386f.
– außereuropäische 390f.
– prädisponierende Faktoren 416
Myokarditis 54
Myokardszintigraphie 287

N

Nadelbiopsie s. Lungenbiopsie, transkutane
– transthorakale, Legionella-Diagnostik 410
Nasen-Rachen-Abstrich 408f.
Nativdiagnostik, radiologische 1f.
Neissaria meningitidis, Nachweismethoden 412
Neurinom, interkostales 13
Neurodermitis, inhalative Provokation 336
Neurofibrom 41
Neutralisationstest 386
Neutrophilenalveolitis 144, 147
Nitrogenometer 239
N_2-multiple-breath-Technik 240
Nocardia asteroides, Nachweismethoden 412
Nokardien 411
Non-Hodgkin-Lymphome 47
Notfallbronchoskopie 120
Nuklearmedizinische Diagnostik 272ff.
„Null"-Lymphozyten 141

O

Oat-cell-carcinoma 190f.
Obstruktionsemphysem 86
Obturationsatelektase 75
Ohrkapillarblut 255
Ohroxymetrie 260f.
– Indikation 261
Okklusions-Einschwemmkatheter 292
Okklusionskatheter 307
OKT-4-Antikörper 145
OKT-8-Antikörper 145
O_2-Partialdruck, alveolärer 238
– – Berechnung 308
– arterieller, Bestimmung 254
– – Referenzwertformel 434
– Belastung 238
– zentralnervöser 247
O_2-Partialdruckmessung, Geräte 254
– transkutane 258
Operabilität, funktionelle, Perfusionsszintigramm 277
Orthomyxoviren 414
O_2-Sättigung 254
Ösophagogramm 34, 38
Ösophagus, Röntgendarstellung 2f.
Ösophagusballonsonde 218f.
Ösophagusbreischluck 89
Ösophagusdruck 218
Ösophagusfistel 3
Ösophaguszyste 50
Osteoarthropathie, pulmonale 66
Oszillationsmethode, Referenzwert 433
Oszillometrie 214ff.
– Geräte 216
– Phasenwinkel 215f.
– Realteil 215

Sachverzeichnis

Oszilloresistometrie, Phasenwinkel 433
Ouchterlony-Test 359

P

Panarteriitis nodosa, Autoantikörper, Prävalenz 396
Pancoast-Tumor 11, 89
Pankreaspseudozyste 39
Pankreatitis 39
paO$_2$ s. O$_2$-Partialdruck
Papanicolaou, zytologische Gruppeneinteilung 198
Paper-radioimmunosorbenttest s. PRIST
Papier-Anti-IgE 341
Paprikaschneider-Lunge, Antigen 356
Paracoccidioides brasiliensis 419f.
– – Nachweismethoden 419
Parainfluenzavirus, Nachweismethoden 415
– Serodiagnostik 385
Parakokzidioidomykose, Serodiagnostik 391
Paramyxoviren 414
Paraneoplasie s. Syndrom, paraneoplastisches
Parasitenbefall, Gesamt-IgE-Spiegel 347
Parasitosen 391 f.
Parenchymerkrankungen s. Lungenparenchymerkrankungen
Partialinsuffizienz, respiratorische 245
Peak expiratory flow (PEF) 203, 208
Peak-flow-Meter 206
Peak inspiratory flow 208
PEF s. peak expiratory flow
Peptostreptococcus 413
Perfusionsausfall 60
Perfusionsdefekte 275
Perfusions-Diffusionsstörung, Ergometrie 246
Perfusionseinschwemmvorgang 274
Perfusionsgradient 273 f.
Perfusionsminderung, generelle 275
Perfusionsmuster, pathologische 275 ff.
Perfusionsszintigramm 249
Perfusionsszintigraphie 272 ff.
– Blockade der Schilddrüse 273
– Geräte 273
– Indikation 272 f., 278
– Komplikationen 274
– Lungenembolie 276 ff.
– präoperative Funktionsabklärung 285
– Strahlenbelastung 274
Pericarditis constrictiva 66
– – calcarea 83
– – Rechtsherzkatheter 299
Perikarddivertikel 49
Perikardlipom, Computertomogramm 41

Perikardtumor 49
Perikardzyste 48 f.
– Computertomogramm 41
Peroxydaseaktivität 347
Peroxydase-Anti-IgE 341, 348
Peroxydase-Antiperoxydase-Methode 179
pH-Bestimmung 256
pH-Wert, arterieller, Normalbereich 435
Phadezym-PRIST 341
Phagozytosesystem, mononukleäres 140
Phänotyp, α_1-AT 368 ff.
Phasendisplacement 235
Phlebographie 91
Phrenikusparese 16
– Mediastinoskopie 157
Pi-Allele 368
– Genfrequenzen 369
Pickwick-Syndrom 252
Piezo-Kristall 325
PIF s. peak inspiratory flow
Pilzallergen, Spätreaktion 338
Pilzarbeiter-Lunge, Antigen 356
Pilzpneumonien 417
– ätiologische Diagnostik 418
Pi-Phänotypen 375
Plastik-Anti-IgE 341
Plattenatelektasen 76
Plattenepithelkarzinom 189 f.
– Keratinbildung 188
– spindeliges 189
Plattenepithelmetaplasie 186, 188
Pleura, Röntgendiagnostik 20 ff.
Pleuraabhebung 23
Pleurabiopsie 130 f.
– diagnostische Ausbeute 135
– Indikationen 130 f.
– Komplikationen 135
– offene 165 f.
– Technik 133 f.
Pleuraerguß 16, 89
– abgekapselter 133
– chylöser 402
– Computertomographie 24
– Einteilung 402
– Fibrinogen 403
– gefangener 21
– Glukosekonzentration 403
– hämorrhagischer 402
– humorale Differentialdiagnose 404 f.
– Labordiagnostik 402 ff.
– Lactatdehydrogenase 403
– Lysozym 382
– maligner 80
– Materialverarbeitung 402
– mediastinaler 47 ff.
– pH-Wert 403
– pseudochylöser 402
– seröser 402
– Sonographie 101
– Thorakoskopie 159
– zytologische Untersuchung 195 f.
Pleuraerkrankung, offene Pleurabiopsie 166
Pleuraexsudat 402 f.

Pleurahyalinose, Thorakoskopie 159
Pleuramesotheliom 24, 30
– Thorakoskopie 159, 165
Pleurapunktionsmaterial, Erregergewinnung 410
Pleuraschwarte, Complianceparameter 221
– Ergometrie 246
– Perfusionsszintigramm 278
– Synopsis der Funktionsbefunde 263
– Ventilationsszintigramm 280
– verkalkte 30
Pleuraspalt-Druck (p$_{pl}$) 203, 218
Pleurastanze 130 f.
Pleuratumoren 27
Pleuritis calcarea 30
– exsudativa tuberculosa, Thorakoskopie 159 f.
– tuberculosa, Pleurabiopsie 135
Pleurodynie s. Bornholmsche Krankheit
Pneumatozele 66
Pneumobronchogramm 62, 64
Pneumocystis-carinii-Infektion, Nachweis 117
Pneumokokken 407 ff., 413
Pneumokokken-Antigen-Nachweis 408, 413
Pneumokokkenpneumonie 64, 67, 411
Pneumokoniosen, alveolo-kapillärer Block 232
– Autoantikörper Prävalenz 396
– Compliance 220
– Schirmbilduntersuchung 94
Pneumonektomie, postoperative Letalität 250
– präoperative Lungenfunktionsdiagnostik 249 f.
Pneumonie
– atypische 62, 69
– Brochoskopie 117
– desquamative 70
– hypostatische 62
– interstitielle 65, 70
– – alveolo-kapillärer Block 232
– – plasmazelluläre 62
– – Unterteilung nach Liebow 183 f.
– Lokalisationsformen 62
– Lungenbiopsie 132
– mykologische Diagnostik 417
– unspezifische, Erregerdiagnostik 410
Pneumoperitoneum, postoperatives 26
Pneumotachograph 210
Pneumotachographie 206
Pneumothorax, gekammerter 81
– Lungenbiopsie 134
– offener 25
– persistierender, Probethorakotomie 168 f.
– Röntgendiagnostik 24 ff.
– Thorakoskopie 159 f.
Pneumothoraxapparat 160 f.

Pneumothoraxnadel 160, 162
Polarographie 258
Pollen, inhalative Provokation 339
Polyglobulie, pulmonale Hypertonie 302
Polyzythämie, Transferfaktor 233
PPD-Tuberkulin 363
Präneoplasien s. Krebsvorstadien
Prausnitz-Küstner-Test 353
Prick-Test 333 f.
- Modifikationen 335
PRIST 341, 346
Probethorakotomie, diagnostische 168 ff.
- Indikationen 168 f.
Prostaglandin-$F_{2\alpha}$-Provokation 340
Proteaseninhibitoren-Mangelzustände 368 f.
Proteinose, alveoläre 70
Protoscolies-IF-Test 391
Provokation, bronchopulmonale s. Provokation, inhalative
- inhalative 336 ff.
- - arbeitsplatzbezogene 340
- - Geräte 337
- - Indikation 336 f., 339
- - Komplikationen 339
- - Kontraindikation 338
- - Korrelation zu IgE 352 f.
- - Medikamentenkarenz 338
- - Reaktionsbewertung 339
- - Spätreaktion 338 f.
- unspezifische 340
Provokationstest, bronchialer, unspezifischer 252, 340
- konjunktivaler 340
Psammomkörper 191
Pseudo-LE, Autoantikörper, Prävalenz 396
Pseudomonas aeruginosa 413
- - Nachweismethoden 412
Pseudotruncus 13
Pulmonalarteriendruck, oberer Grenzwert 436
Pulmonalarterienokklusion 249
Pulmonalatresie 13
Pulmonalisangiographie 57 f., 60
Pulmonalisokklusion 306
Pulmonalklappenstenose 13
Pulmonalstenose, Rechtsherzkatheter 299
Pulseless disease 13
Punktion, perbronchiale 128
- ultraschallgezielte 99, 108
Punktionsaspiration 131 f.
Punktionsbiopsie 131
Punktionsnadel, fiberoptische 128
Punktionsschallkopf 100
Punktionstest (Prick-Test) 335
Punktionszytologie 195
Purified-Protein-Derivat s. PPD

Q
Q-Fieber 384
Q-Fieber-Pneumonie 62
Quaddel 333
Quetsch-Artefakte 175, 194

R
Rachenabstrich 414
Rachenspülwasser 414
Radioallergosorbent-Test s. RAST
Radioimmunoassay, Farr 398 (s. auch RIA)
- nach Hansen 392
Radioimmunosorbenttest s. RIST
Radioisotope-Enzyme 342
Radiokardiographie 286
Radionuklide 272
- tumoraffine 284
Radiospirometrie 278 f., 282 f.
Ragweed-Antigen A 352
Raji-Zell-Test 362
Ramel-Nadel 133
Randwinkelerguß 21, 85
RAST 348 f.
RAST-Klassen 350
R_{aw} s. Strömungswiderstand, bronchialer
Reaktion, anaphylaktische s. Typ-I-Allergie
- zytotoxische s. Typ-II-Allergie
Real-Time-Gerät 99
Rechtsherzhypertrophie, EKG 316 ff.
- indirekte Zeichen 318
- Vektorkardiogramm 323 f.
Rechtsherzkatheter 289 ff.
- Belastungsuntersuchung 298, 303
- - Sauerstoffatmung 304
- Druckabnehmer 293, 295
- Druckmeßanlagen 290 ff.
- Einführungsbesteck 291 f., 295
- Indikationen 289 f.
- Komplikationen 298
- Kontraindikationen 290
- Nachsorge 299
- Referenz-Null 294
- wedge position 297
Rechts-links-Lungenshunts 303
Rechts-links-Shunt, Blutgase 258
- Ergometrie 246
Referenzwerte 424 ff.
- für Kinder 430
- summarische Gleichung 429
Reibe-Test 333, 335
Reizhusten, trockener 124
Rekurrensparese, Resistance-Schleife 226
Reservevolumen, exspiratorisches (ERV) 201, 207
- inspiratorisches (IRV) 202, 207
Residualkapazität, funktionelle, Meßverfahren 234
- - oszillometrische Messung 215
Residualvolumen (RV) 203, 209, 211 f.
- Referenzwertformel 426
- Referenzwertnomogramm 428
Residualvolumenbestimmung 211 ff.
- Befunde 212 f.
- Fremdgasverfahren 211 f.
- Indikation 211

- Leistungsfähigkeit des Verfahrens 213 f.
Residualvolumenmeßplatz 212
Resinpartikel 285
Resistance, inspiratorische (s. auch Strömungswiderstand, bronchialer) 235
- totale 431, 433
Resistance-Schleife 224, 226 f., 235
Respiratorischer Quotient 242
Respiratory Syncytial Virus 415
- - - Nachweismethoden 415
- - - Serodiagnostik 385
Restriktion s. Ventilationsstörung, restriktive
Retikuloendotheliose 69
Rezeptorbindungsassay, zellulärer 361
Rheumafaktor 395
Rheumafaktorassay 361
- - Autoantikörper, Prävalenz 396
Rhinomanometrie 340
RIA 341 f.
Rickettsia burneti 384
Rickettsien, serologischer Nachweis 384
Riley-Day-Syndrom 70
Ringstrukturen 81
Rippenarrosion 11
Rippenusuren 12 f.
RIST 341 ff.
Röhrchen-Präzipitationstest 391
Röntgendiagnostik 1 ff.
- Auflösung 2
- Belichtungsautomatik 2
- Emphysem 80
- Geräte 2 f.
- Lungenembolie 55 f.
- Lungengefäße 51 ff.
- Lungenkreislauf 312 ff.
- Lungentumoren 83 ff.
- Mediastinum 31 ff.
- Nativthoraxaufnahme 4
- Pleura 20 ff.
- Pneumothorax 24 ff.
- Rasterfokussierung 3
- Strahlengang 4
- Thoraxskelett 11 ff.
- Untersuchungstechnik 3
- Zwerchfell 15 ff.
Röntgenschichtverfahren s. Tomographie
R_{os} s. Atemwiderstand
Rosetten 139
Rundatelektase 75
Rundherd s. Lungenrundherd
RV s. Residualvolumen

S
SACE s. ACE
Sarkoidose 47, 62, 66, 70 f., 81
- ACE 376, 379 ff.
- Autoantikörper, Prävalenz 396
- broncho-alveoläre Lavage 137, 145, 147
- Bronchoskopie 116, 124, 128 f.
- Compliance 220

- Galliumszintigraphie 287
- histologische Diagnose 183
- Lysozym 380, 382
- Mediastinoskopie 150
- Pulmonalarterienmitteldruck 305
- präskalenische Lymphknotenbiopsie 149
- Synopsis der Funktionsbefunde 263

Sauerstoffaufnahme 242, 244
Sauerstoffbindungskurve 259
Sauerstoffdifferenz, arterio-venöse 247
Sauerstoffdissoziationskurve 259
Sauerstoffgehalt 254, 261f.
- Bestimmung 261f.
Sauerstoffgradient 308
Sauerstoffpartialdruck s. O_2-Partialdruck
Sauerstoffpuls 247
Sauerstoffsättigung, blutige Messung 259
- - Indikation 260
- unblutige Messung s. Ohroxymetrie
Sauerstoffstabilisierung, Residualvolumenbestimmung 212
- Spirographie 210
Sauerstofftransport 229
Säure-Basen-Haushalt, Bestimmung 256ff.
Säurefestigkeit 411
α_1-saures Glykoprotein 395
Scanner 273
Schallkopf 99, 325
Schallmuster, liquides 100ff.
- solides 100ff.
Schichtabstand 7
Schichtwinkel 7
Schimmelpilze, inhalative Provokation 339
- Nachweismethoden 419
Schirmbildapparatur 95
Schirmbildauswertung 95ff.
Schirmbilduntersuchung 94ff.
- Kontraindikation 95
- Strahlenbelastung 96
Schlafapnoe 252
Schleimhaut, tracheobronchiale, Vulnerabilität 124
Schleimhautkarzinose 124
Schluckbeschwerden 84
Schluckprüfung 34
Schnellschnittdiagnose 176
Schnellschnittuntersuchung 176
Schnupfversuch 16
Schrotkornlunge 82
Schweizer-Käse-Muster 275, 277
Scratch-Test 335
Sektor-Scanner 99
Sekundenkapazität 201, 207
- Ergometrie 246
- präoperative 248
- Referenzwertformel 425
- relative, Referenzwertnomogramm 427
^{75}Se-Natriumselenit 284

Senkungsabszeß 50
Sephadex-Anti-IgE 341
Sepharose 342, 351
Septumbewegung, paradoxe 326
Sequoiose, Antigen 356
Serologische Diagnostik 368ff.
Seropneumothorax 24, 26f.
- Spiegelbildung 27
Serum-IgE-Bestimmung 347f.
Serumproteinveränderungen 395
Serumtrypsin-Inhibitorkapazität (STIC) 370f.
Shunt-Bestimmung 253
Shunt-Fraktion 253
SI-Einheiten 438ff.
Siggaard-Andersen-Nomogramm 257
Silhouettenzeichen 49, 62
Silikose 66, 82
- ACE 379, 381
- Galliumszintigraphie 287
- histologische Diagnose 183f.
- Lysozym 382
- Synopsis der Funktionsbefunde 263
Silverman-Hausser-Nadel 132f.
Single-breath-Technik 232
Sinus phrenicocostalis 21
Sinus-Valsalvae-Aneurysma 48
Sjögren-Syndrom, Autoantikörper, Prävalenz 396
Sklerodermie 69
- Autoantikörper, Prävalenz 396
Slope-Index 237f.
Slow reacting substance s. SRSA
SMA s. Antikörper gegen glatte Muskulatur
Small airways disease 236, 241
- - Complianceparameter 221
Sonographie 284
- Leber 108f.
- Schallmuster 100ff.
Spannungspneumothorax 10, 25f.
Speicherkrankheiten 81
Sperrarterien (von Hayek) 303
Sphygmometer 244
Spinning disk 285
Spiroergometrie 243
Spirogramm 207, 209
Spirographie 205ff.
- Indikationsbereich 205
- Meßprinzip 205f.
- notwendige Geräte 207
- Obstruktion 209
- peak-flow-Meter 206
- Pneumotachographie 206
- Restriktion 208f.
- Sauerstoffstabilisierung 210
- Trockenspirometer 206
- Wasserspirometer 205
Spirometerglocke 205
Spirometrie (s. auch Spirographie), Referenzwerte 424ff.
Spondylitis tuberculosa 14
Spontanpneumothorax, Röntgendiagnostik 4
Sporothrix schenckii, Nachweismethoden 419

Spreiznadel 131
Sproßpilze 419
- Nachweismethoden 419
Sputum, expektoriertes, Erregergewinnung 408f.
- Nachweis von Tumorzellen 194
- zytologische Untersuchung 194
Sputumkultur 409
Sputummikrobiologie, selektive 409
Sputumverflüssigung 411
Sputumwaschung 411, 417
SRSA 332
Standardbicarbonat 256
Staphylococcus aureus 413
- - Nachweismethoden 412
Staphylokokkenpneumonie 66
Stauungslunge, alveolo-kapillärer Block 232
Steady-state-Technik 232
Stenosen, intrathorakale, Resistance-Schleife 226
STIC s. Serumtrypsin-Inhibitorkapazität
Strahlenbelastung 6
- Ventilationsszintigraphie 279
Strahlenpneumonie 70
Strahlenschutz, Ventilationsszintigraphie 279
Strahlenschutzgesetz, Perfusionsszintigraphie 273
Stratifikation 229
Streptococcus pneumoniae 413
- - Nachweismethoden 412
Stridor, inspiratorischer 226
Strömungswiderstand, bronchialer (R_{aw}) 203, 214
Struma, aberrierende 46
- retrosternale 35
- substernale 46
Stufentest 244
Suberose, Antigen 356
Sudan-III-Färbung 402
Surfactant-Lipoprotein-Komplex 142
Surfactantmangel, Compliance 220
Swan-Ganz-Einschwemmkatheter 290, 292, 294, 296
Syndrom, paraneoplastisches 191
Szintillationskamera 282

T

Talkose 82
Targetzellen 333
Taubenexkremente 359
Taubenzüchterlunge 354f., 359
- Antigen 356
^{99m}Tc (Technetium) 272
^{99m}Tc-DTPA 285
^{99m}Tc-MDP 284
TGV s. Gasvolumen, intrathorakales
Thallium, radioaktives 287
T-Helfer-Zellen 145, 147, 376
Thermodilution 297
Thorakoskop, abgewinkeltes 160, 163
- gerades 160, 162

Thorakoskopie 135, 159 ff.
- Anästhesieverfahren 162
- Befunddokumentation 164
- flexibles Bronchoskop 164 f.
- Indikation 159 f.
- Leistungsfähigkeit 165
- therapeutische 164
- Untersuchungsgang 163 ff.
Thorakotomie, kleine diagnostische s. Lungenbiopsie, offene
- postoperative Komplikationen 248 f.
- - Lungenfunktion 251
Thoraxaufnahme, Indikation 1 ff.
Thoraxdurchleuchtung 3 f., 6
- rotierende 1
Thoraxschmerz 84
Thoraxskelett, Röntgendiagnostik 4, 11 ff.
Thoraxsonogramm 98
Thoraxsonographie, Indikationen 99
Thoraxtrauma 48
Thoraxübersichtsaufnahme 4, 6
Thymom 105
Thymus persistens 48
Thymushyperplasie 48
Thymustumor 48
Thymuszyste, dysontogenetische 103
Tierepithelien, inhalative Provokation 339
Tierversuch, bakterielle Erreger 409
Tiffeneau-Wert s. Sekundenkapazität
Tine-Test 364
Tissue-Polypeptide-Antigen (TPA) 392 f.
TLC s. Totalkapazität
T-Lymphozyten s. Lymphozyten
TNM-Klassifikation 189
TNM-Stadien 183
Tomatenzüchter-Krankheit, Antigen 356
Tomographie 1, 6
- Hilus 32 f.
- Lungengefäße 57
- Lungentumoren 85 ff.
- Parenchymerkrankungen 66
Tonometerbluteichung 255
Torulopsis glabrata 390
- Spezies s. Sproßpilze
Totalkapazität (TLC) 204, 209, 211, 425
Totraum, anatomischer, Berechnung 308
- funktioneller, Berechnung 308
TPA s. Tissue-Polypeptide-Antigen
Trachealdyskinesie 124
Tracheallavage 411
Trachealprolaps 124
Tracheastenose, extrathorakale 210
- intrathorakale 210
- Lungenfunktionsparameter 251
- Resistance-Schleife 226 f.

- Synopsis der Funktionsbefunde 263
Tracheopathia osteoplastica 124
Tracheoskop 118
Traktionsemphysem 55
Trapped air s. Air trapping
Transducer s. Schallkopf
Transferfaktor 204, 229
Transferfaktor, Berechnung 232
- Bestimmung 229 ff.
- globaler 233
- Kohlenmonoxid s. CO-Transferfaktor
Transferkoeffizient 234
Transferwiderstand 229
Transit time s. Transitzeit
Transitzeit 286
Transparenzvermehrung 84
Transsudat 402 f.
Travenol-Nadel 132
Trichterbrust, Operationsindikation 252
- Rechtsherzkatheter 299
Trikuspidalinsuffizienz 313
- Rechtsherzkatheter 299
Trikuspidalstenose, Rechtsherzkatheter 299
Trockenspirometer 206, 210
Tru-Cut-Biopsie-Nadel 100
Truncus intermedius 312
T-Suppressor-Zellen 145, 147
Tuberkulin, epikutane Testung 363
- gereinigtes s. GT-Tuberkulin
Tuberkulin-Diagnostik 363 f., 409
Tuberkulinprobe nach Mendel-Mantoux 364
Tuberkulinprobe nach v. Pirquet 363
Tuberkulinsalbe 363
Tuberkulin-Stempeltest 364
Tuberkulin-Typ s. Typ-IV-Allergie
Tuberkulin-Verdünnung 363
Tuberkulom, verkalktes 77
Tuberkulose (s. auch Lungentuberkulose) 62, 66, 69 f., 145, 263
- ACE 379, 381
- Bronchoskopie 116 f., 124
- Erregergewinnung 130
- Früherkennung 94
- Galliumszintigraphie 287
- histologische Diagnose 183 f.
- Lysozym 382
- Miliartuberkulose 66, 82
- Pleurabiopsie 131
- Quellensuche 94
- Risikogruppen 94
- Schirmbilduntersuchung 94 ff.
Tularämie 62
Tumordiagnostik s. Lungentumor
- nuklearmedizinische 284 ff.
Tumormarker 179, 392 ff.
- Wertung 395
Tumorzapfen 44
Tumorzelle, zytologische Kriterien 196 f.
Tupfpräparat 176
Typ-I-Allergie, Gell und Coombs 331, 354
- Henson 331

Typ-II-Allergie, Gell und Coombs 331, 354
- Henson 331 f.
Typ-III-Allergie, Gell und Coombs 331, 338, 354
- Henson 332
Typ-IV-Allergie (Gell und Coombs) 331, 354, 363
T-Zellen 333
T-Zell-Reaktion, zytotoxische 333

U
Übersichtsaufnahme 1
Überwanderungselektrophorese (ÜE) 388
Überwässerung 53
UIP (usual interstitial pneumonia) 183
Ultrarotabsorptionsspektrographie 238
Ultrarotspektrometer 244
Ultraschall, Definition 325
Ultraschalldiagnostik 98 ff.
Unterbrechermethode 217
Untersuchungsauftrag, mykologischer 417
Untersuchungsmethoden, radiologische s. Röntgendiagnostik
URAS s. Ultrarotspektrometer
Urticaria factitia, inhalative Provokation 337

V
Varizellenpneumonie 69
Vektorkardiogramm, Rechtsherzhypertrophie 323 f.
Vektorkardiographie 322 ff.
Venenspasmus 297 f.
Venographie 91
Ventilation, alveoläre 242
- - Berechnung 308
- maximale, willkürliche (MVV) 202, 208
Ventilationsinhomogenität 239
Ventilationsmessung mit ^{81m}Krypton 278 f.
Ventilations-Perfusions-Quotient 283
Ventilations-Perfusionsstörung, Ergometrie 246
Ventilations-Perfusions-Verhältnis 238, 241
Ventilationsstörung, kombinierte 209, 228
- obstruktive 209 f.
- restriktive 208 f.
- - Ganzkörperplethysmographie 228
Ventilationsszintigraphie 278 ff.
- Ein- oder Auswaschkurve 283
- Indikationen 279
- Komplikationen 283
- Strahlenbelastung 283
- wash out 281
Ventilpneumothorax s. Spannungspneumothorax

Ventrikel, rechter, Druckkurve 296, 299
Verkalkungen 81 ff.
- Computertomographie 83
- schalenförmige 81
- schollig-fleckige 81
Versand, morphologische Untersuchung 176
Verschlußdruckkurve 225
Verschlußvolumen 236 f., 241
- Alveolarplateau 236 f.
- Mischphase 236 f.
- Slope index 237
Verschlußvolumenbestimmung, Geräte 239
- Untersuchungsgang 239 f.
Verteilung, ventilatorische 234
Verteilungsanalyse 234 f., 238 f.
Verteilungsstörung 234, 240 f.
- Blutgase 258
- Perfusionsszintigramm 274
Veim-Silverman-Nadel 132
Virale Infektionen 384 f.
Virchowsche Drüse 148
Virologie 414 ff.
Virusdiagnostik, serologische 385 f.
Virusnachweis, Materialgewinnung 414
- mikroskopischer 414
Viruszüchtung 414
Vitalkapazität (VC) 204, 207
- forcierte 208
- inspiratorische 225
- Referenzwertformel 425
- Referenzwertnomogramm 427
VK s. Vitalkapazität
Vogelantigene 355 f.
Volume displacement 223
Volumen-Zeit-Kurve 227
Vorhof, rechter, Druckkurven 296
V̇/Q̇-matching 274
V_T s. Atemzugvolumen

W
Waagebalkenphänomen 16
Wabenlunge 81
- Pulmonalarterienmitteldruck 305
Wabenstruktur 71
Waldenströmsche Makroglobulinämie 70
Wärmeleitfähigkeitsmessung 211
Waschpulver-Lunge, Antigen 356
Wasserfallphänomen nach Permutt 300
Wasserspirometer 205 f.
Wedge position 297
Wegenersches Granulom 66
Wegenersche Granulomatose, Autoantikörper, Prävalenz 396
Weichteilabszeß 15
Weinbergspritzer-Lunge, Antigen 356
Wellensittichhalterlunge 359
Westermarksches Zeichen 56
WHO-histological classification of lung-tumours 187
WHO-Standardseren, IgE-Bestimmung 348
Wirbelkörperzerstörung 14
Wirbelmetastasen 50
Wirbelsäulenkrümmung 13
Wiskott-Aldrich-Syndrom, Gesamt-IgE-Spiegel 347
Wood-Manöver 296

X
^{133}Xe (Xenon) 272, 283
Xenon-Falle 280, 282
Xylocain 121

Z
Zeitkonstante, atemmechanische 238, 240
Zellatypie 196
Zelldysplasie Grad I bis III 186, 188
Zellzentrifuge 137 f.
Zenkersches Divertikel 50
Zentralblutvolumen, Berechnung 309
Zielaufnahme 1, 6
Zirrhose, primäre biliäre, ACE 381
Zwerchfell, Röntgendiagnostik 15 ff.
Zwerchfellhernie, Sonographie 102
Zwerchfellhochstand 16, 18, 76, 85, 87
- reflektorischer 56
Zwerchfellähmung 16, 85
Zwerchfellipom 17
Zwerchfellücke 16, 18
Zwerchfellrelaxation 16
Zwerchfelltumor 16 f.
Zwerchfellveränderungen, radiologische Einteilung 18
Zwischenwirbelräume 13
Zyklotron 279
Zyste, bronchogene 46
- lymphogene 46
Zystizerkose 82, 391
Zytologie, bronchoskopische Materialgewinnung 128
Zytologische Untersuchung, Feinnadelbiopsie 195
- - Trockenpräparate 194
- - Untersuchungsgut 194
Zytotoxizität, antikörperabhängige 332